国家卫生和计划生育委员会"十三五"规划教材

全国高等学校教材

供本科护理学类专业用

U0276167

成人护理学（下册）

第**3**版

主　编　郭爱敏　周兰姝

副主编　王艳玲　陈　红　何朝珠　牟绍玉

编　者　（按姓氏笔画排序）

王立平	哈尔滨医科大学护理学院	迟俊涛	烟台毓璜顶医院
王秀华	首都医科大学附属北京胸科医院	张香娟	北京医院
王艳玲	首都医科大学护理学院	陈　红	四川大学华西护理学院
尹　兵	大连医科大学护理学院	陈运香	桂林医学院护理学院
邓海波	北京协和医院	岳树锦	北京中医药大学护理学院
归纯漪	复旦大学附属眼耳鼻喉科医院	周　颖	中国人民解放军总医院
朱　秀	北京大学护理学院	周　薇	广州医科大学护理学院
乔莉娜	西安交通大学第一附属医院	周兰姝	第二军医大学护理学院
刘　庚	中国医学科学院阜外医院	周艳丽	大连医科大学附属第一医院
刘腊梅	郑州大学护理学院	郑　瑾	中国医科大学附属第一医院
闫贵明	天津医科大学护理学院	郎延梅	延边大学护理学院
许雅芳	复旦大学附属华山医院	赵　红	北京协和医学院护理学院
孙　珂	中山大学附属第三医院	赵慧杰	河南大学护理学院
孙龙凤	中国医科大学附属第一医院	徐　蓉	华中科技大学同济医学院附属
牟绍玉	重庆医科大学护理学院		同济医院
李　娟	第二军医大学护理学院	高　静	成都中医药大学护理学院
李　菀	泰康仙林鼓楼医院	郭爱敏	北京协和医学院护理学院
李　越	首都医科大学附属北京同仁医院	黄　静	首都医科大学附属北京朝阳医院
何朝珠	南昌大学护理学院	曹艳佩	复旦大学附属华山医院
吴建芳	复旦大学附属眼耳鼻喉科医院	商临萍	山西医科大学第一医院
邹艳波	中南大学湘雅医院	韩　晶	青岛大学护理学院

编写秘书　于明明　北京协和医学院护理学院　张　薇　第二军医大学护理学院

人民卫生出版社

图书在版编目（CIP）数据

成人护理学：全2册／郭爱敏，周兰姝主编. —3版. —北京：
人民卫生出版社，2017

ISBN 978-7-117-23842-7

Ⅰ. ①成… Ⅱ. ①郭… ②周… Ⅲ. ①护理学－医学院
校－教材 Ⅳ. ①R47

中国版本图书馆CIP数据核字（2017）第090421号

| 人卫智网 | www.ipmph.com | 医学教育、学术、考试、健康，购书智慧智能综合服务平台 |
| 人卫官网 | www.pmph.com | 人卫官方资讯发布平台 |

成人护理学（上、下册）
第3版

主　　编：郭爱敏　周兰姝
出版发行：人民卫生出版社（中继线 010-59780011）
地　　址：北京市朝阳区潘家园南里19号
邮　　编：100021
E - mail：pmph @ pmph.com
购书热线：010-59787592　010-59787584　010-65264830
印　　刷：保定市中画美凯印刷有限公司
经　　销：新华书店
开　　本：850×1168　1/16　总印张：105　总插页：7
总 字 数：2822千字
版　　次：2005年9月第1版　2017年7月第3版
　　　　　2021年2月第3版第5次印刷（总第14次印刷）
标准书号：ISBN 978-7-117-23842-7/R·23843
定价（上、下册）：198.00元
打击盗版举报电话：010-59787491　E-mail：WQ @ pmph.com
（凡属印装质量问题请与本社市场营销中心联系退换）

第六轮修订说明

为了在"十三五"期间，持续深化医药卫生体制改革，贯彻落实《"健康中国 2030"规划纲要》，全面践行《全国护理事业发展规划（2016—2020 年）》，顺应全国高等护理学类专业教育发展与改革的需要，培养能够满足人民群众多样化、多层次健康需求的护理人才。在对第五轮教材进行全面、充分调研的基础上，在国家卫生和计划生育委员会领导下，经第三届全国高等学校护理学专业教材评审委员会的审议和规划，人民卫生出版社于 2016 年 1 月进行了全国高等学校护理学类专业教材评审委员会的换届工作，同时启动全国高等学校本科护理学类专业第六轮规划教材的修订工作。

本轮教材修订得到全国百余所本科院校的积极响应和大力支持，在结合调研结果和我国护理学高等教育的特点及发展趋势的基础上，第四届全国高等学校护理学类专业教材建设指导委员会确定第六轮教材修订的指导思想为：坚持"规范化、精品化、创新化、国际化、数字化"战略，紧扣培养目标，遵循教学规律，围绕提升学生能力，创新编写模式，体现专业特色；构筑学习平台，丰富教学资源，打造一流的、核心的、经典的具有国际影响力的护理学本科教材体系。

第六轮教材的编写原则为：

1．**明确目标性与系统性**　本套教材的编写要求定位准确，符合本科教育特点与规律，满足护理学类专业本科学生的培养目标。注重多学科内容的有机融合，减少内容交叉重复，避免某些内容疏漏。在保证单本教材知识完整性的基础上，兼顾各教材之间有序衔接，有机联系，使全套教材整体优化，具有良好的系统性。

2．**坚持科学性与专业性**　本套教材编写应坚持"三基五性"的原则，教材编写内容科学、准确，名称、术语规范，体例、体系具有逻辑性。教材须符合护理学专业思想，具有鲜明的护理学专业特色，满足护理学专业学生的教学要求。同时继续加强对学生人文素质的培养。

3．**兼具传承性与创新性**　本套教材主要是修订，是在传承上一轮教材优点的基础上，结合上一轮教材调研的反馈意见，进行修改及完善，而不是对原教材进行彻底推翻，以保证教材的生命力和教学活动的延续性。教材编写中根据本学科和相关学科的发展，补充更新学科理论与实践发展的新成果，以使经典教材的传统性和精品教材的时代性完美结合。

4. **体现多元性与统一性** 为适应全国二百余所开办本科护理教育院校的多样化教学需要，本套教材在遵循本科教育基本标准的基础上，既包括有经典的临床学科体系教材，也有生命周期体系教材、中医特色课程教材和双语教材，以供各院校根据自身教学模式的特点选用。本套教材在编写过程中，一方面，扩大了参编院校范围，使教材编写团队更具多元性的特点；另一方面，明确要求，审慎把关，力求各章内容详略一致，整书编写风格统一。

5. **注重理论性与实践性** 本套教材在强化理论知识的同时注重对实践应用的思考，通过教材中的思考题、网络增值服务中的练习题，以及引入案例与问题的教材编写形式等，努力构建理论与实践联系的桥梁，以利于培养学生应用知识、分析问题、解决问题的能力。

全套教材采取新型编写模式，借助扫描二维码形式，帮助教材使用者在移动终端共享与教材配套的优质数字资源，实现纸媒教材与富媒体资源的融合。

全套教材共 50 种，于 2017 年 7 月前由人民卫生出版社出版，供各院校本科护理学类专业使用。

人民卫生出版社
2017 年 5 月

获取图书网络增值服务的步骤说明

❶ · 扫描封底圆形图标中的二维码，登录图书增值服务激活平台。

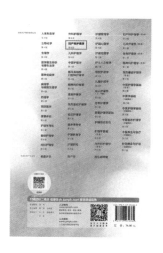

❷ · 刮开并输入激活码，激活增值服务。

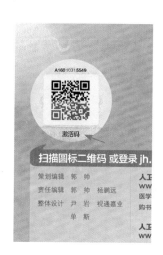

❸ · 下载"人卫图书增值"客户端。

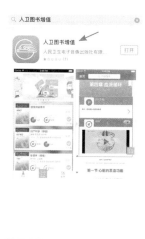

❹ · 使用客户端"扫码"功能，扫描图书中二维码即可快速查看网络增值服务内容。

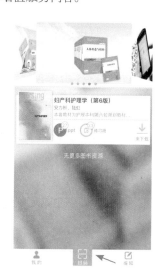

第六轮教材目录

1. 本科护理学类专业教材目录

序号	教材	版次	主审	主编	副主编
1	人体形态学	第4版		周瑞祥 杨桂姣	王海杰 郝立宏 周劲松
2	生物化学	第4版		高国全	解 军 方定志 刘 彬
3	生理学	第4版		唐四元	曲丽辉 张翠英 邢德刚
4	医学微生物学与寄生虫学	第4版		黄 敏 吴松泉	廖 力 王海河
5	医学免疫学	第4版	安云庆	司传平	任云青 王 炜 张 艳 胡 洁
6	病理学与病理生理学	第4版		步 宏	王 雯 李连宏
7	药理学	第4版		董 志	弥 曼 陶 剑 王金红
8	预防医学	第4版		凌文华 许能锋	袁 晶 龙鼎新 宋爱芹
9	健康评估	第4版	吕探云	孙玉梅 张立力	朱大乔 施齐芳 张彩虹 陈利群
10	护理学导论	第4版		李小妹 冯先琼	王爱敏 隋树杰
11	基础护理学	第6版		李小寒 尚少梅	王春梅 郑一宁 丁亚萍 吕冬梅
12	内科护理学	第6版		尤黎明 吴 瑛	孙国珍 王君俏 袁 丽 胡 荣
13	外科护理学	第6版		李乐之 路 潜	张美芬 汪 晖 李惠萍 许 勤
14	妇产科护理学	第6版	郑修霞	安力彬 陆 虹	顾 炜 丁 焱 罗碧如
15	儿科护理学	第6版		崔 焱 仰曙芬	张玉侠 刘晓丹 林素兰
16	中医护理学	第4版		孙秋华	段亚平 李明今 陆静波
17	眼耳鼻咽喉口腔科护理学	第4版		席淑新 赵佛容	肖惠明 李秀娥
18	精神科护理学	第4版		刘哲宁 杨芳宇	许冬梅 贾守梅
19	康复护理学	第4版		燕铁斌 尹安春	鲍秀芹 马素慧
20	急危重症护理学	第4版		张 波 桂 莉	金静芬 李文涛 黄素芳
21	社区护理学	第4版		李春玉 姜丽萍	陈长香
22	临床营养学	第4版	张爱珍	周 芸	胡 雯 赵雅宁
23	护理教育学	第4版		姜安丽 段志光	范秀珍 张 艳
24	护理研究	第5版		胡 雁 王志稳	刘均娥 颜巧元

序号	教材	版次	主审	主编	副主编
25	护理管理学	第4版	李继平	吴欣娟　王艳梅	翟惠敏　张俊娥
26	护理心理学	第4版		杨艳杰　曹枫林	冯正直　周英
27	护理伦理学	第2版		姜小鹰　刘俊荣	韩琳　范宇莹
28	护士人文修养	第2版		史瑞芬　刘义兰	刘桂瑛　王继红
29	母婴护理学	第3版		王玉琼　莫洁玲	崔仁善　罗阳
30	儿童护理学	第3版		范玲	崔文香　陈华　张瑛
31	成人护理学（上、下册）	第3版		郭爱敏　周兰姝	王艳玲　陈红　何朝珠　牟绍玉
32	老年护理学	第4版		化前珍　胡秀英	肖惠敏　张静
33	新编护理学基础	第3版		姜安丽　钱晓路	曹梅娟　王克芳　郭瑜洁　李春卉
34	护理综合实训	第1版		李映兰　王爱平	李玉红　蓝宇涛　高睿　靳永萍
35	护理学基础（双语）	第2版	姜安丽	王红红　沈洁	陈晓莉　尼春萍　吕爱莉　周洁
36	内外科护理学（双语）	第2版	刘华平　李峥	李津　张静平	李卡　李素云　史铁英　张清
37	妇产科护理学（双语）	第2版		张银萍　单伟颖	张静　周英凤　谢日华
38	儿科护理学（双语）	第2版	胡雁	蒋文慧　赵秀芳	高燕　张莹　蒋小平
39	老年护理学（双语）	第2版		郭桂芳　黄金	谷岩梅　郭宏
40	精神科护理学（双语）	第2版		雷慧　李小麟	杨敏　王再超　王小琴
41	急危重症护理学（双语）	第2版		钟清玲　许虹	关青　曹宝花
42	中医护理学基础（双语）	第2版		郝玉芳　王诗源	杨柳　王春艳　徐冬英
43	中医学基础（中医特色）	第2版		陈莉军　刘兴山	高静　裴秀月　韩新荣
44	中医护理学基础（中医特色）	第2版		陈佩仪	王俊杰　杨晓玮　郑方道
45	中医临床护理学（中医特色）	第2版		徐桂华　张先庚	于春光　张雅丽　闫力　马秋平
46	中医养生与食疗（中医特色）	第2版		于睿　姚新	聂宏　宋阳
47	针灸推拿与护理（中医特色）	第2版		刘明军	卢咏梅　董博

2. 本科助产学专业教材目录

序号	教材	版次	主审	主编	副主编
1	健康评估	第1版		罗碧如　李宁	王跃　邹海欧　李玲
2	助产学	第1版	杨慧霞	余艳红　陈叙	丁焱　侯睿　顾炜
3	围生期保健	第1版		夏海鸥　徐鑫芬	蔡文智　张银萍

教材建设指导委员会名单

顾　问	周　军	▶	中日友好医院
	李秀华	▶	中华护理学会
	么　莉	▶	国家卫生计生委医院管理研究所护理中心
	姜小鹰	▶	福建医科大学护理学院
	吴欣娟	▶	北京协和医院
	郑修霞	▶	北京大学护理学院
	黄金月	▶	香港理工大学护理学院
	李秋洁	▶	哈尔滨医科大学护理学院
	娄凤兰	▶	山东大学护理学院
	王惠珍	▶	南方医科大学护理学院
	何国平	▶	中南大学护理学院

| 主任委员 | 尤黎明 | ▶ | 中山大学护理学院 |
| | 姜安丽 | ▶ | 第二军医大学护理学院 |

副主任委员	安力彬	▶	大连大学护理学院
（按姓氏拼音排序）	崔　焱	▶	南京医科大学护理学院
	段志光	▶	山西医科大学
	胡　雁	▶	复旦大学护理学院
	李继平	▶	四川大学华西护理学院
	李小寒	▶	中国医科大学护理学院
	李小妹	▶	西安交通大学护理学院

刘华平	‣	北京协和医学院护理学院
陆　虹	‣	北京大学护理学院
孙宏玉	‣	北京大学护理学院
孙秋华	‣	浙江中医药大学
吴　瑛	‣	首都医科大学护理学院
徐桂华	‣	南京中医药大学
殷　磊	‣	澳门理工学院
章雅青	‣	上海交通大学护理学院
赵　岳	‣	天津医科大学护理学院

常务委员

（按姓氏拼音排序）

曹枫林	‣	山东大学护理学院
郭桂芳	‣	北京大学护理学院
郝玉芳	‣	北京中医药大学护理学院
罗碧如	‣	四川大学华西护理学院
尚少梅	‣	北京大学护理学院
唐四元	‣	中南大学湘雅护理学院
夏海鸥	‣	复旦大学护理学院
熊云新	‣	广西广播电视大学
仰曙芬	‣	哈尔滨医科大学护理学院
于　睿	‣	辽宁中医药大学护理学院
张先庚	‣	成都中医药大学护理学院

本科教材评审委员会名单

| 指导主委 | 尤黎明 | ‣ | 中山大学护理学院 |

| 主任委员 | 李小妹 | ‣ | 西安交通大学护理学院 |
| | 崔焱 | ‣ | 南京医科大学护理学院 |

副主任委员	郭桂芳	‣	北京大学护理学院
	吴瑛	‣	首都医科大学护理学院
	唐四元	‣	中南大学湘雅护理学院

委　员
（按姓氏拼音排序）

陈垦	‣	广东药科大学护理学院
陈京立	‣	北京协和医学院护理学院
范玲	‣	中国医科大学附属盛京医院
付菊芳	‣	第四军医大学西京医院
桂莉	‣	第二军医大学护理学院
何朝珠	‣	南昌大学护理学院
何桂娟	‣	浙江中医药大学护理学院
胡荣	‣	福建医科大学护理学院
江智霞	‣	遵义医学院护理学院
李伟	‣	潍坊医学院护理学院
李春玉	‣	延边大学护理学院
李惠玲	‣	苏州大学护理学院

李惠萍	‣	安徽医科大学护理学院
廖 力	‣	南华大学护理学院
林素兰	‣	新疆医科大学护理学院
刘桂瑛	‣	广西医科大学护理学院
刘义兰	‣	华中科技大学同济医学院附属协和医院
刘志燕	‣	贵州医科大学护理学院
龙 霖	‣	川北医学院护理学院
卢东民	‣	湖州师范学院
牟绍玉	‣	重庆医科大学护理学院
任海燕	‣	内蒙古医科大学护理学院
隋树杰	‣	哈尔滨医科大学护理学院
王 军	‣	山西医科大学汾阳学院
王 强	‣	河南大学护理学院
王爱敏	‣	青岛大学护理学院
王春梅	‣	天津医科大学护理学院
王君俏	‣	复旦大学护理学院
王克芳	‣	山东大学护理学院
王绍锋	‣	九江学院护理学院
王玉琼	‣	成都市妇女儿童中心医院
徐月清	‣	河北大学护理学院
许 虹	‣	杭州师范大学护理学院
许燕玲	‣	上海市第六人民医院
杨立群	‣	齐齐哈尔医学院护理学院
张 瑛	‣	长治医学院护理学院
张彩虹	‣	海南医学院国际护理学院
张会君	‣	锦州医科大学护理学院
张美芬	‣	中山大学护理学院
章泾萍	‣	皖南医学院护理学院
赵佛容	‣	四川大学华西口腔医院
赵红佳	‣	福建中医药大学护理学院
周 英	‣	广州医科大学护理学院

秘 书

| 王 婧 | ‣ | 西安交通大学护理学院 |
| 丁亚萍 | ‣ | 南京医科大学护理学院 |

数字教材评审委员会名单

指导主委	段志光 ▸	山西医科大学
主任委员	孙宏玉 ▸	北京大学护理学院
	章雅青 ▸	上海交通大学护理学院
副主任委员	仰曙芬 ▸	哈尔滨医科大学护理学院
	熊云新 ▸	广西广播电视大学
	曹枫林 ▸	山东大学护理学院
委　员 （按姓氏拼音排序）	柏亚妹 ▸	南京中医药大学护理学院
	陈　嘉 ▸	中南大学湘雅护理学院
	陈　燕 ▸	湖南中医药大学护理学院
	陈晓莉 ▸	武汉大学 HOPE 护理学院
	郭爱敏 ▸	北京协和医学院护理学院
	洪芳芳 ▸	桂林医学院护理学院
	鞠　梅 ▸	西南医科大学护理学院
	蓝宇涛 ▸	广东药科大学护理学院
	李　峰 ▸	吉林大学护理学院
	李　强 ▸	齐齐哈尔医学院护理学院
	李彩福 ▸	延边大学护理学院
	李春卉 ▸	吉林医药学院

李芳芳　▸　第二军医大学护理学院

李文涛　▸　大连大学护理学院

李小萍　▸　四川大学护理学院

孟庆慧　▸　潍坊医学院护理学院

商临萍　▸　山西医科大学护理学院

史铁英　▸　大连医科大学附属第一医院

万丽红　▸　中山大学护理学院

王桂云　▸　山东协和学院护理学院

谢　晖　▸　蚌埠医学院护理学系

许　勤　▸　南京医科大学护理学院

颜巧元　▸　华中科技大学护理学院

张　艳　▸　郑州大学护理学院

周　洁　▸　上海中医药大学护理学院

庄嘉元　▸　福建医科大学护理学院

秘　书　　　　　杨　萍　▸　北京大学护理学院

范宇莹　▸　哈尔滨医科大学护理学院

吴觉敏　▸　上海交通大学护理学院

网络增值服务编者名单

主　编　　郭爱敏　周兰姝

副主编　　王艳玲　陈　红　何朝珠　牟绍玉

编　者　　（按姓氏笔画排序）

王立平	‣ 哈尔滨医科大学护理学院	迟俊涛	‣ 烟台毓璜顶医院
王秀华	‣ 首都医科大学附属北京胸科医院	张香娟	‣ 北京医院
王艳玲	‣ 首都医科大学护理学院	陈　红	‣ 四川大学华西护理学院
尹　兵	‣ 大连医科大学护理学院	陈运香	‣ 桂林医学院护理学院
邓海波	‣ 北京协和医院	岳树锦	‣ 北京中医药大学护理学院
归纯漪	‣ 复旦大学附属眼耳鼻喉科医院	周　颖	‣ 中国人民解放军总医院
朱　秀	‣ 北京大学护理学院	周　薇	‣ 广州医科大学护理学院
乔莉娜	‣ 西安交通大学第一附属医院	周兰姝	‣ 第二军医大学护理学院
刘　庚	‣ 中国医学科学院阜外医院	周艳丽	‣ 大连医科大学附属第一医院
刘腊梅	‣ 郑州大学护理学院	郑　瑾	‣ 中国医科大学附属第一医院
闫贵明	‣ 天津医科大学护理学院	郎延梅	‣ 延边大学护理学院
许雅芳	‣ 复旦大学附属华山医院	赵　红	‣ 北京协和医学院护理学院
孙　珂	‣ 中山大学附属第三医院	赵慧杰	‣ 河南大学护理学院
孙龙凤	‣ 中国医科大学附属第一医院	徐　蓉	‣ 华中科技大学同济医学院附属
牟绍玉	‣ 重庆医科大学护理学院		同济医院
李　娟	‣ 第二军医大学护理学院	高　静	‣ 成都中医药大学护理学院
李　菀	‣ 泰康仙林鼓楼医院	郭爱敏	‣ 北京协和医学院护理学院
李　越	‣ 首都医科大学附属北京同仁医院	黄　静	‣ 首都医科大学附属北京朝阳医院
何朝珠	‣ 南昌大学护理学院	曹艳佩	‣ 复旦大学附属华山医院
吴建芳	‣ 复旦大学附属眼耳鼻喉科医院	商临萍	‣ 山西医科大学第一医院
邹艳波	‣ 中南大学湘雅医院	韩　晶	‣ 青岛大学护理学院

编写秘书　于明明　‣ 北京协和医学院护理学院　　　　张　薇　‣ 第二军医大学护理学院

主编简介

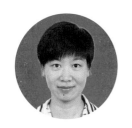

郭爱敏

郭爱敏，北京协和医学院护理学院教授，硕士研究生导师。1991年毕业于北京医科大学护理系（现北京大学护理学院），获医学士学位，毕业后从事临床护理工作。1999年获泰国清迈大学护理硕士学位，2011年获北京协和医学院博士学位。

从事一线护理教学20余年，讲授《临床护理学》《急重症护理学》《护理研究》《高级护理实践》等课程。主持及参加多项教育部、北京市及院校教育教学改革项目，曾获北京市教育教学成果二等奖2项。《中华护理杂志》《中国护理管理》杂志编委。主编护理本科规划教材4部，参编研究生教材3部。

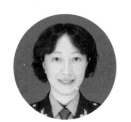

周兰姝

周兰姝，第二军医大学护理学院教授，临床护理学教研室主任，博士，博士生(后)导师。

主要研究方向为老年护理及家庭护理。负责的《成人护理学》获批上海市精品课程、上海市重点建设立项课程。主编国家卫生和计划生育委员会"十三五"、"十二五"规划教材、研究生教材、双语教材等8部，专著42本。主持国际合作课题、国家社会科学基金科研项目15项。以第一完成人获军队科技进步奖、全国护理科技进步奖及上海市护理科技进步奖各1项。申请专利12项。发表文章146篇（其中SCI文章8篇）。获总后优秀教师、上海市高校优秀青年教师和校特级优秀教师、军队育才奖银奖、上海市杨浦区十大杰出青年称号，荣立三等功3次。是唯一入选上海市优秀学科带头人计划和上海市卫生系统第二批优秀学科带头人培养计划的护理专家，第二军医大学5511人才库护理学科带头人。

副主编简介

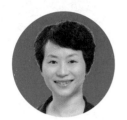

王艳玲

王艳玲，首都医科大学护理学院副院长，副教授，硕士研究生导师。北京护理学会继续护理教育工作委员会副主任委员，中国医学救援协会护理救援分会秘书长，中国自然辩证法研究会理事，中国医药信息学护理信息专业委员会委员。

从事呼吸危重症及延续性护理、护理教育教学改革的研究近二十年。近年承担及参与国家级、市级、局级科研课题、教育教学改革项目多项，在核心期刊发表文章20余篇，研究成果在国际学术会议进行交流。先后获得中华护理学会科技奖、北京市教育教学改革成果奖。

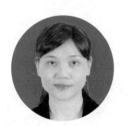

陈　红

陈红，四川大学华西护理学院副院长，华西医院护理部副主任，博士，教授，硕士研究生导师，2002年加拿大University of Manitoba访问学者，教育部高等学校护理学类专业教学指导委员会委员，中国医药信息学会护理信息学专业委员会副主任委员，四川省护理学会理事，成都市护理学会护理教育专业委员会主任委员。

主要研究领域：慢性病尤其风湿性疾病病人的健康管理、特殊脆弱人群的关怀护理、护理教育及管理。先后主持各级各类科研及教学项目10余项，发表学术论文80余篇，编写教材和专著10余部，荣获"四川省人民政府高等教育教学优秀成果二等奖"1项。

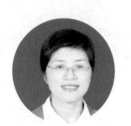

何朝珠

何朝珠，南昌大学护理学院院长，博士，教授、副主任医师，博士研究生导师。担任全国高等护理教育学会常务理事，华东地区高等护理教育第二届理事会副理事长。中华护理学会《中华护理教育》第四届编委委员。

主要从事护理学教育及教学管理工作。主要研究方向为护理教育、社区老年护理和消化系肿瘤。先后主持各级各类科研及教改项目20项。以第一作者或通讯作者发表专业论文40余篇，其中SCI收录4篇。副主编教材及配套教材各1部，参编教材5部。获江西省教学成果二等奖1项，南昌大学教学成果一等奖1项。

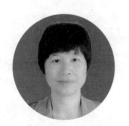

牟绍玉

牟绍玉，重庆医科大学护理学院副院长，主任护师，硕士研究生导师。中华医学会第七届创伤学分会护理专业委员会委员、中华护理学会护理院校教育工作委员会专家，中国生命关怀协会人文护理专业委员会常务委员、重庆市护理学会常务理事。

主要研究方向为肿瘤外科护理，护理临床教学管理。主讲《外科护理学》《护理管理学》课程。主持省部级及厅局级科研、教研课题10项，发表学术论文40余篇，编写出版教材7部，获校级教学成果奖1项。

前　言

　　第 3 版《成人护理学》是以人的生命周期为主线的护理学本科专业系列教材之一，在第 2 版教材基础上修订而成，讲述 18 岁以上成人主要的健康问题及护理。全书包括上、下两册，分为 11 篇 86 章，内容包括传统教材中内科护理学（含传染病护理）、外科护理学、妇科护理学、五官和皮肤科护理学的主要内容。第 3 版教材保留了第 2 版教材的基本结构和特色，以系统和功能为主线编排教材内容，力求包含成人常见疾病及健康问题；以护理程序为框架组织各章节编写，体现整体护理思想，突出护理专业特点。继续坚持教材编写的"三基五性"原则，既强调基本知识、基本理论和基本技能，又注意体现知识的更新，反映学科和专业的发展。在强调理论知识的同时，注重临床思维和实践能力的培养，充分体现教材的科学性、专业性和实用性。

　　在修订过程中，本教材做了如下调整：①基于学科发展和实践需求，增加新的内容以满足教学需要，包括"疼痛护理""伤口管理""痛风病人的护理"。②体现临床最新进展，满足教学需要。根据各专业领域相关循证依据及诊疗指南对内容更新。③完善护理程序在各章节内容编写的运用，强调护理措施科学性、实用性和先进性，文字删繁就简。④每章节学习目标及病例分析型思考题，有助于学生对相关内容的理解和掌握。以 BOX 形式体现学科前沿、科学证据及知识拓展等内容。⑤同步网络增值服务上线，出版配套教材，便于学生复习和自学。

　　本版教材编者来自护理教学和临床一线，各位编者秉承严谨认真的态度，通力协作，各参编高等护理院校和临床医院大力支持，无私帮助，保证了本书的顺利完成，在此一并感谢。同时，也感谢第 1 版及第 2 版的编者们为本书所做的贡献。

　　本书上册负责人为郭爱敏，下册负责人为周兰姝。由于时间紧张，难免存在问题和不足，敬希护理界同仁和广大读者不吝赐教并指正。

郭爱敏　周兰姝

2017 年 5 月

目 录

上 册

下 册

第六篇
泌尿系统疾病病人的护理

第四十五章
概　论

学习目标

识记

1. 能正确复述以下概念：膀胱刺激征、排尿困难、尿流中断、尿潴留、真性尿失禁、充盈性尿失禁、急迫性尿失禁、压力性尿失禁、遗尿、少尿、无尿、多尿、血尿、蛋白尿、白细胞尿、菌尿、内生肌酐清除率。
2. 能正确说明收集泌尿系统疾病病人检验标本的方法和注意事项。

理解

1. 能比较以下概念，并阐明主要异同点：肾小球性蛋白尿和肾小管性蛋白尿、肾炎性水肿和肾病性水肿、容量依赖型高血压和肾素依赖型高血压。
2. 能举例说明泌尿系统疾病常用辅助检查的临床意义。

运用

1. 能运用所学的知识，正确评估泌尿系统疾病病人健康状态与心理－社会状况，为肾源性水肿及肾性高血压的病人提供相应的护理措施与健康指导。
2. 能运用所学的知识，为实施泌尿系统诊疗技术的病人提供相应的护理措施与健康指导。

45章

第一节　泌尿系统结构与功能

泌尿系统主要负责机体生成和排泄尿液，由肾脏（kidney）、输尿管（ureter）、膀胱（bladder）、尿道（urethra）及有关的血管神经组成（图45-1-1）。

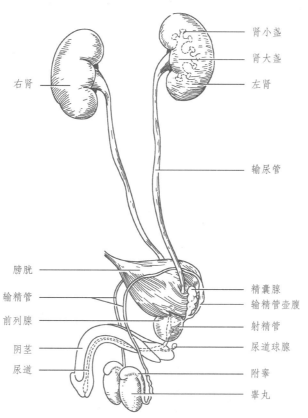

图 45-1-1　男性泌尿生殖系统结构

【肾脏】

肾脏是泌尿系统重要的实质性器官，主要功能是泌尿并通过肾盂和输尿管排入膀胱。

1. **位置**　肾为成对的器官，左右各一，位于腹腔上部脊柱两侧，在腹膜后面，紧贴腹后壁。左肾上端约平第 11 胸椎，右肾位置较左肾低 2～3cm。

2. **结构**　肾分为肾实质和肾盂两部分。肾实质分内、外两层：外层为皮质，内层为髓质。肾皮质由肾小体（renal corpuscle）和肾小管（renal tubulus）构成，部分皮质伸展至髓质锥体间，成为肾柱。肾髓质由 15～20 个肾锥体（renal pyramids）构成。肾锥体主要组织为集合管，肾锥体与肾小盏相连接，相邻 2～3 个肾小盏合成一个肾大盏，肾大盏汇合成扁漏斗状的肾盂（renal pelvis），肾盂出肾门后逐渐缩窄变细移行为输尿管。

肾单位是肾脏的基本组成和功能单位。每个肾单位由肾小体和肾小管组成。肾小体内有一个毛细血管丛，称为肾小球，它由肾动脉分支形成，肾小球外有肾小囊包绕。肾小球滤过膜由有孔的毛细血管内皮细胞、基底膜和肾小囊脏层上皮细胞足突间的裂孔组成，仅能允许一定大小的分子滤过。肾小管汇成集合管，若干集合管汇合成乳头管，尿液由此流入肾小盏。血浆经入球小动脉进入毛细血管丛时通过超滤进入肾小囊，随后直接流入肾小管。超滤液经过肾小管和集合管的重吸收最后成为尿液。

3. 肾脏的生理功能

（1）生成尿液：肾脏的基本生理功能是生成尿液，从尿中排出各种需要消除的水溶性物质，排泄各种新陈代谢的最终产物。

（2）调节水、电解质和酸碱平衡：调控体液的容量及其成分的排出，保留体液中各种对机体有用的营养物质和重要的电解质，如钠、钾、碳酸氢盐以及氯离子等，排出过多的水和电解质，尤其是氢离子。肾脏在调节机体的水、电解质和酸碱平衡中起着重要作用。因而肾脏已不再被认为是单纯的排泄器官，而是机体内环境调节系统甚为重要的组成部分。

（3）内分泌功能：肾脏还能产生多种具有生物活性的物质，例如产生肾素、血管紧张素、前列腺素族、促红细胞生成素和1α-羟化酶等，起到调节血压、促进红细胞生成和调节钙、磷代谢等作用。

【输尿管】

1. 位置 输尿管位于腹膜后，为一对细长的肌性管道，上起自肾盂，下终止于膀胱，全长为 20~30cm。

2. 分段 临床上将输尿管分为 3 段：①腹段：自肾盂输尿管交界处，到跨越髂动脉处；②盆段：位于髂血管处与穿入膀胱壁之间；③壁内段：自膀胱壁内斜行至膀胱黏膜、输尿管开口。

3. 狭窄部 输尿管有 3 个生理狭窄：即肾盂输尿管连接处、输尿管跨过髂血管处、输尿管膀胱壁段（图 45-1-2）。

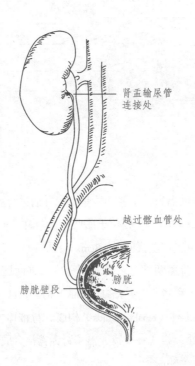

图 45-1-2 输尿管生理狭窄

4. 功能 输尿管通过规律性蠕动，将肾脏所排泄的尿液引入膀胱。

【膀胱】

膀胱是储存尿液的肌性囊性器官。成人膀胱位于骨盆腔内，耻骨联合后方，充盈时有不同程度的升高，甚至高出耻骨联合上缘。不同年龄、性别和个体的膀胱容量有所差异，正常人膀胱的平均容量为 350～500ml。膀胱可分为顶部、体部、底部和颈部，各部间无明显界限。膀胱底的内面有膀胱三角，位于两输尿管口与尿道内口三者连线之间，该区域无黏膜下层，是肿瘤和结核的好发部位。

【尿道】

男性尿道细长，起源于膀胱颈的尿道内口，止于阴茎头顶端的尿道外口，全长为 16～22cm，可分为前列腺部、膜部和阴茎海绵体部三部分。以尿道膜部为界，上、下分别称为后尿道及前尿道。尿道全长有 3 个狭窄和 3 个扩张部。3 个狭窄分别为尿道内口、尿道膜部及尿道外口。3 个扩张部分别是前列腺部、壶腹部及舟状窝。阴茎下垂时，尿道全长有两个弯曲，即耻骨下弯和耻骨前弯。当阴茎上提时，耻骨前弯消失。男性尿道兼有排尿和排精功能。

女性尿道粗而短，长约 5cm，起于尿道内口，经阴道前方，开口于阴道前庭。尿道内层向腔内突入形成皱襞，近膀胱处的尿道黏膜由移行上皮组成，尿道黏膜下有许多腺体。尿道外口为矢状裂缝，周围被尿道、阴道括约肌环绕。

【男性生殖系统】

男性生殖系统包括内生殖器和外生殖器两部分。内生殖器由生殖腺（睾丸）、输精管道（附睾、输精管、射精管和尿道）和附属腺（精囊腺、前列腺、尿道球腺）组成。外生殖器包括阴囊和阴茎。

1. 睾丸（testis） 睾丸位于阴囊内，左右各一，是产生精子和分泌雄性激素的器官。睾丸实质分隔成许多锥体形的睾丸小叶，每个小叶内含 2～3 条精曲小管，精曲小管的上皮是产生精子的场所。精曲小管之间的结缔组织内有间质细胞，可分泌雄性激素。

2. 附睾、输精管、射精管和精索

（1）附睾（epididymis）：紧贴睾丸的上端和后缘，可分为头、体、尾三部。附睾管除贮存精子外还能分泌附睾液，其中含有某些激素、酶和特异的营养物质，有助于精子的成熟。

（2）输精管（ductus deferens）：输精管长约 40cm，呈紧硬圆索状。输精管行程较长，从阴囊到外部皮下，再通过腹股沟管进入腹腔和盆腔，在膀胱底的后面精囊腺的内侧，膨大形成输精管壶腹，其末端变细，与精囊腺的排泄管合成射精管。

（3）射精管（ejaculatory duct）：射精管长约 2cm，穿经前列腺实质，开口于尿道前列腺部。

（4）精索（spermatic cord）：精索是一对扁圆形索条，由睾丸上端延至腹股沟管内口。它由输精管、睾丸动脉、蔓状静脉丛、神经丛、淋巴管等外包三层筋膜构成。

3. 附属腺

（1）精囊腺：扁椭圆形囊状器官，位于膀胱底之后，输精管壶腹的外侧，其排泄管与输精管末端合成射精管。分泌液参与构成精液。

（2）前列腺（prostate gland）：是分泌精液的主要腺体，呈栗子形，位于膀胱底和尿生殖膈之间，内部有尿道前列腺部穿过。一般分为 5 叶，即前、中、后及两侧叶。前列腺的间质中混有大量的平滑肌，较坚硬。前列腺导管最后汇合并开口于尿道前列腺部。

（3）尿道球腺：是埋藏在尿生殖膈内的一对豌豆形小腺体，导管开口于尿道海绵体部的起始段，其分泌物在射精时可滑润尿道。

4. 外生殖器

（1）阴囊（scrotum）：由皮肤构成的囊。皮肤薄而柔软，皮下组织内含有大量平滑肌纤维，称为肉膜，肉膜在正中线上形成阴囊中隔，将两侧睾丸和附睾隔开。肉膜遇冷收缩，遇热舒张，借以调节阴囊内的温度，利于精子的产生和生存。

（2）阴茎（penis）：可分为阴茎头、阴茎体和阴茎根三部分。阴茎由两个阴茎海绵体和一个尿道海绵体，外面包以筋膜和皮肤而构成。尿道海绵体有尿道贯穿其全长，前端膨大即阴茎头，后端膨大形成尿道球。

第二节　泌尿系统疾病病人的评估

【健康史】

评估病人的排尿状态，有无排尿异常及尿液异常。有无水肿、发热、感染等。询问病人及其家族成员是否患有泌尿系统疾病，是否就诊过，曾用过哪些治疗方法。是否患有高血压、糖尿病、系统性红斑狼疮、肿瘤、结核等可导致肾功能不全的疾病。护士要掌握病人既往用药情况。

【身体状况】

泌尿系统疾病常见的症状有疼痛、排尿异常、尿液异常、肾源性水肿、肾性高血压及常见综合征。

（一）疼痛

疼痛是泌尿及男性生殖系统常见的主要症状。

1. 肾及输尿管痛　肾是实质性器官，发生病变后可引起器官肿胀，牵拉肾包膜，引起肾脏疼痛，一般呈持续性钝痛，部位在肋脊角、腰部和上腹部。输尿管为平滑肌组织，发生梗阻或扩张时可引起绞痛（即肾绞痛 renal colic），呈阵发性，剧烈难忍、大汗，伴恶心、呕吐，并可沿腰部、下腹部、大腿内侧和外生殖器等部位放射。

2. 膀胱痛　急性尿潴留时可因膀胱过度膨胀引起耻骨上区疼痛，而慢性尿潴留病人一般无明显症状或仅有轻微的不适感，如有的病人膀胱尿潴留的尿液达 1000ml 以上，可病人仍只有轻微的疼痛感觉。膀胱炎症引起的疼痛常为烧灼样疼痛，并向尿道及阴茎头部放射。

3. 前列腺痛　前列腺炎症可引起会阴区、直肠、腰骶部等疼痛与不适症状。

4. 阴囊痛　睾丸及附睾的病变可引起阴囊疼痛、坠胀感等不适症状，睾丸急性炎症和睾丸扭转时可出现剧烈疼痛；鞘膜积液、精索静脉曲张常可引起阴囊不适、坠胀等感觉，但疼痛不是很严重。另外，肾绞痛、前列腺炎症也可放射至阴囊引起阴囊疼痛。

（二）下尿路症状

下尿路症状（lower urinary tract symptoms，LUTS）是所有排尿障碍症状的总称。

1. 刺激症状　尿频、尿急、尿痛3种症状同时存在，称为膀胱刺激征（urinary irritative symptoms），是泌尿系统感染时的典型症状。

（1）尿频（frequency）：正常人一般白天排尿5~6次，夜间0~2次，每次尿量约300ml。尿频指病人感觉排尿次数增加，每次尿量减少，严重者几分钟排尿一次，每次尿量仅几毫升，排尿后伴有尿不尽感。

（2）尿急（urgency）：指当有尿意时迫不及待要排尿而难以控制的情况，排出的尿量却很少，常与尿频同时存在，多见于前列腺增生症、膀胱过度活动症等。

（3）尿痛（odynuria）：指排尿时伴有尿道疼痛，可发生在排尿初、中、末或排尿后。疼痛为烧灼感，与膀胱、尿道或前列腺感染有关。

2. 梗阻症状

（1）排尿困难（dysuria）：膀胱内尿液排出受阻，病人表现为排尿踌躇、费力、排尿不尽感、尿线变细、无力、分叉、射程变短、排尿等待或间断、排尿滴沥等，又称为膀胱梗阻症状。男性一般多见于前列腺增生症、尿道狭窄，女性通常由于膀胱颈纤维化或心理因素所致。

（2）尿流中断（interruption of urinary stream）：排尿过程中尿流突然中断并伴有放射至远端尿道的疼痛，多见于膀胱结石。

（3）尿潴留（urinary retention）：尿潴留指尿液在膀胱内不能排出。急性尿潴留急性发作，表现为膀胱胀痛，尿液不能排出。慢性尿潴留缓慢发生，表现为膀胱充盈，常无疼痛，当经常有少量尿液溢出时则称为充盈性尿失禁。急性尿潴留见于膀胱颈部以下尿路严重梗阻，也有病人在腹部或会阴手术后不敢用力排尿时可发生急性尿潴留。慢性尿潴留见于膀胱颈部以下尿路不完全梗阻或神经源性膀胱。

3. 尿失禁（urinary incontinence） 由于膀胱括约肌损伤或神经功能障碍而丧失排尿自控能力，使尿液不自主地流出称为尿失禁。尿失禁可分为以下几类。

（1）持续性尿失禁：又称真性尿失禁，指尿液连续从膀胱中流出，膀胱呈空虚状态，无论何时、病人处于何种体位，尿液都会不自主地持续地由尿道口流出。

（2）充盈性尿失禁：又称为假性尿失禁，指膀胱过度充盈而造成的尿液不自主排出的现象。

（3）急迫性尿失禁：严重的尿频、尿急而膀胱不受意识控制导致尿液排出的现象。通常继发于膀胱的严重感染。

（4）压力性尿失禁：是指当腹压增加时（如咳嗽、打喷嚏、大笑、屏气时），由于腹压超过尿道的阻力导致少量尿液突然漏出的现象。多见于女性、老年、多次分娩、长期从事重体力劳动者。

4. 遗尿（enuresis） 指病人在睡眠中不自主排尿的现象，常见于新生儿、婴幼儿，为生理性。3岁以后需排除功能性外，可因神经源性膀胱、感染等病理性因素引起。大于6岁的儿童遗尿应给予泌尿系统检查。

（三）尿液改变

1. 尿量异常 正常人24小时尿量为1000～2000ml。

（1）少尿或无尿：少尿指24小时尿量少于400ml，或每小时尿量小于17ml；无尿指24小时尿量少于100ml，或者12小时全无尿。病因可分为肾前性、肾性、肾后性因素。

（2）多尿：指24小时尿量可达3000～5000ml。急性肾后性肾损伤的多尿期是由于肾浓缩功能减退和溶质性利尿所致。

2. 尿液观察

（1）血尿（hematuria）：镜下血尿指尿中混有红细胞，新鲜尿沉渣每高倍镜视野红细胞>3个。肉眼血尿指肉眼能看到的血尿，一般1000ml尿中含1ml血液即可见肉眼血尿。血尿为泌尿系统疾病重要的症状之一，血尿程度与疾病的严重程度不成正比。初始血尿指排尿开始为血尿，而后段尿液正常，一般多为尿道、膀胱颈部出血；终末血尿指排尿开始正常，快结束时出现血尿，多为后尿道、膀胱颈部或膀胱三角区病变；全程血尿指排尿的全程都是血色尿液，提示出血的部位在膀胱或上尿路。

（2）蛋白尿（albuminuria）：尿蛋白定量 >150mg/24h，常规尿蛋白定性试验呈阳性反应，称为蛋白尿。

（3）脓尿和菌尿：正常人尿中有少数白细胞存在，脓尿是指新鲜尿液离心每高倍镜视野白细胞 >5 个，或新鲜尿液白细胞计数超过 40 万。主要见于泌尿系统感染。菌尿是指中段尿涂片镜检，每个高倍视野均可见细菌，或尿细菌培养菌落计数超过 10^5/ml，菌尿仅见于泌尿系统感染。

（4）尿液混浊：正常新鲜尿液是透明的，尿液排出后不久会变混浊，主要是由于盐类结晶析出或细菌生长繁殖所致。

（四）肾性水肿

水肿是肾小球疾病最常见的临床表现。可分为：①肾病性水肿：由于长期大量蛋白尿造成血浆蛋白减少，血浆胶体渗透压降低，液体从血管内进入组织间隙，发生水肿，此外，由于有效血容量减少激活肾素 - 血管紧张素 - 醛固酮系统，抗利尿激素分泌增多，可进一步加重水肿；肾病性水肿多从下肢部位开始，常为全身性、体位性和凹陷性水肿；可无高血压。②肾炎性水肿：由于肾小球滤过率下降，而肾小管重吸收功能相对正常，导致"球 - 管失衡"和肾小球滤过分数下降，水钠潴留，产生水肿；水肿多从颜面部开始，重者可波及全身，指压凹陷不明显；由于水钠潴留造成血压升高。

对于水肿的病人应指导其卧床休息，下肢水肿明显者需抬高下肢，增加静脉回流，减轻水肿。注意阴囊水肿病人应用吊带托起。饮食上需低钠、低蛋白饮食，若每日尿量在 1000ml 以上可不限液体摄入，否则应根据水肿情况限制液体摄入量，记录 24 小时尿量，监测病人体重变化，了解水肿情况。对于长期应用利尿药的病人注意观察用药效果与不良反应，注意电解质及酸碱平衡情况，注意加强皮肤护理，同时做好健康指导。

（五）高血压

肾小球疾病常伴高血压，持续存在的高血压会加速肾功能恶化。发生机制为：

1. 水钠潴留　由于各种原因导致血容量增加可引起容量依赖性高血压。限制水钠摄入或增加水钠排出可明显降低血压。

2. 肾素分泌过多　肾实质缺血刺激肾素 - 血管紧张素 - 醛固酮分泌增加，小血管收缩，外周阻力增加，引起肾素依赖性高血压。一般降压药物效果差，限制水钠或使用利尿药后反而可使病情加重。可应用血管紧张素转换酶抑制剂、血管紧张素Ⅱ受体拮抗剂和钙通道阻滞剂降压，多见于肾血管疾病和少数慢性肾衰竭晚期病人。

3. 肾实质损害后肾内降压物质分泌减少为肾性高血压的原因之一。病人肾小球疾病所致高血压多数为容量依赖性，少数为肾素依赖性，部分病例同时存在两种类型。近年发现肾脏局部交感神经过度兴奋也可引起难治性高血压。

（六）肾脏疾病常见综合征

1. **肾病综合征**（nephrotic syndrome，NS）　是由各种原因所致的，以大量蛋白尿（尿蛋白 >3.5g/d）、低蛋白血症（血浆白蛋白 <30g/L）、明显水肿、高脂血症的临床综合征，前两项为诊断必需条件。

2. **肾炎综合征**　以血尿、蛋白尿、水肿和高血压为特点的综合征。可为急性和慢性。

3. **无症状尿检异常**　包括无症状性蛋白尿和（或）血尿，是指轻至中度蛋白尿和（或）血尿，不伴有水肿、高血压等明显症状。常见于多种原性肾小球疾病和肾小管 - 间质病变。

4. **急性肾衰竭综合征**　急性肾损伤（acute kidney injury，AKI）是指由各种原因引起的血肌酐在 48 小时内绝对值升高 ≥ 26.4μmol/L 或较基础值升高 ≥ 50% 或尿量 <0.5ml/（kg·h），持续超过 6

小时。急性肾衰竭是 AKI 的严重阶段，临床表现为少尿、无尿、含氮代谢产物在体内潴留、水电解质及酸碱平衡紊乱等。

5. 慢性肾衰竭综合征　慢性肾病（chronic kidney disease，CKD）是指肾脏损伤或肾小球滤过率<60ml/（min·1.73m²），时间 >3 个月。慢性肾衰竭是慢性肾脏病的严重阶段，临床主要表现为消化系症状、心血管并发症及贫血、肾性骨病等。

【辅助检查】

（一）尿液检查

1. 尿液一般性状检查　尿液检查可用任何时间段的新鲜尿液，最好是清晨第 1 次尿。收集尿液标本的容器应清洁，以防被细菌污染，女性在月经期间不应收集尿液标本，男性包皮过长者需翻起包皮，清洁龟头后留取。尿标本收集后应及时送检，尿蛋白定量试验应留取 24 小时尿标本，并加防腐剂。尿细菌学培养需用无菌试管留取清晨第 1 次清洁中段尿，并注意以下几点：①留取标本应在应用抗菌药之前或停用抗菌药 5 天之后；②留取尿标本时要严格无菌操作，先充分清洁外阴或包皮，消毒尿道口，再留取中段尿液；③尿标本留取后必须在 1 小时内做细菌培养，否则应冷藏保存。正常尿液多呈弱酸性，pH 约为 6.5。正常成人比重多波动在 1.015 ～ 1.025。

2. 尿液化学检查　正常人每日排出蛋白质量为 40 ～ 80mg，最多 100 ～ 150mg，常规定性检测为阴性。正常人尿内可有微量葡萄糖，每日尿内含糖量为 0.1 ～ 0.3g，最多不超过 0.9g，尿糖定性为阴性。正常尿酮体为阴性，糖尿病酮症时尿酮体呈阳性；妊娠剧吐、重症不能进食时亦为阳性。

3. 尿显微镜检查　在临床上有重要意义的尿中细胞为红细胞、白细胞及上皮细胞。

4. 尿细菌学检查　尿液细菌学检查对尿路感染的诊断与治疗有决定意义。常用的方法有：①尿沉渣涂片找细菌：可以初步确定尿路感染的致病菌是阳性球菌还是阴性杆菌，作为使用抗菌药物的参考。②尿液细菌培养。③结核菌检查：阳性率较低，尿液浓缩涂片抗酸染色找结核菌 $10^4 ～ 10^5$/ml 为阳性。

5. 尿三杯试验　初始 5 ～ 10ml 为第一杯，最后 5 ～ 10ml 为第三杯，中间部分为第二杯，用于判断血尿或脓尿的病变部位。若初始段血尿提示病变在尿道；终末段血尿提示病变在膀胱颈部、三角区或后尿道的前列腺和精囊腺；三段尿均呈红色即全程血尿，提示血尿来自膀胱、输尿管和肾脏。

（二）肾功能检查

反映肾功能的主要检查指标有以下几种：①内生肌酐清除率（Ccr）；②血肌酐（Scr）；③血尿素氮（BUN）；④血红蛋白和红细胞数；⑤尿比重；⑥尿渗透压；⑦尿酚红排泄试验等。内生肌酐清除率、血肌酐、血尿素氮的指标主要反映肾小球的滤过功能；而尿比重、尿酚红排泄试验、尿渗透压是检查肾小管功能的主要指标，直接反映肾脏的浓缩功能。

1. 肾小球滤过功能检查　内生肌酐清除率（endogenous creatinine clearance，Ccr）是指肾单位时间内把若干毫升血液中的内源性肌酐全部清除的能力，是检查肾小球滤过功能最常用的指标。Ccr 的正常值为 90 ～ 110ml/min。检验前需控制饮食，连续 3 天低蛋白饮食（蛋白质 <40g/d，禁食鱼、肉），禁饮咖啡、茶等具有兴奋作用的饮料，避免剧烈运动，在第 4 天早晨排尽尿液后收集 24 小时尿液，并在同一天采血 2 ～ 3ml 进行测定。Ccr 测定可动态观察并判断肾脏疾病的进展和预后。临床上也常用血尿素氮（BUN）和血肌酐值（Scr）来判断肾小球的滤过功能，在肾功能严重受损时明显升高。

2. 肾小管功能测定 包括近端和远端肾小管功能测定。近端肾小管功能常用尿 β_2- 微球蛋白测定，当近端小管功能障碍时，尿中 β_2- 微球蛋白含量增多，称为肾小管性蛋白尿。远端小管功能常采用尿浓缩稀释试验和尿渗量（尿渗透压）测定，常用的方法有昼夜尿比重试验（莫氏试验，Mosenthal test）和 3 小时尿比重试验。莫氏试验要求病人正常饮食，每餐食物含水量不超过 $500 \sim 600ml$，除三餐外不再饮用任何液体。早期浓缩功能不佳多表现为夜尿量增多。测定尿渗量前一天晚餐后需禁饮 8 小时，然后取晨尿，同时采静脉血。尿渗量 / 血浆尿渗量比值降低说明肾浓缩功能受损，若比值接近 1，说明肾浓缩功能接近完全丧失。

（三）影像学检查

1. X 线检查

（1）尿路平片：尿路平片是诊断肾和尿路病变常用的检查手段之一，也是作各种尿路 X 线造影之前必不可少的重要步骤。

（2）排泄性尿路造影：也称静脉尿路造影或静脉肾盂造影（IVU），可清晰显示整个泌尿系统。检查前应予病人少渣饮食，避免摄入豆类等产气食物，做碘过敏试验，检查前晚清洁肠道，检查当日需禁食，造影前 12 小时需禁水，检查后嘱病人多饮水，促进造影剂尽快排出，减少对肾脏的毒性作用。

（3）逆行肾盂造影：通过膀胱尿道镜行输尿管插管后注入造影剂进行检查。适用于排泄性尿路造影尿路显影不清晰或有禁忌者。注意严格无菌操作，防止引起尿路感染，注射造影剂时压力不可过大，速度不宜过快，检查后口服抗菌药 1 周。检查前肠道准备同静脉尿路造影。

（4）膀胱造影：经导尿管将 $10\% \sim 15\%$ 的有机碘造影剂 $150 \sim 200ml$ 注入膀胱，可显示膀胱形态及病变。

（5）血管造影：有经皮动脉穿刺插管、选择性肾动脉造影以及数字减影血管造影（DSA）等方法。可以显示动脉血管形态，对发现肾实质内小动脉瘤及动静脉畸形等血管异常有帮助意义。

（6）CT 扫描：有平扫、增强扫描和造影扫描 3 种方法，可确定肾损伤的程度，鉴别肾实质性和囊性疾病，诊断肾、肾上腺、膀胱等泌尿系统肿瘤。

2. 磁共振成像（MRI） 能显示被检查器官组织的功能和结构，无需造影剂，无 X 线辐射，但体内有起搏器或金属植入物的病人不能进行该项检查。

3. B 超 B 超检查是最常用的首选检查方法。可用于诊断肾肿块的性质、结石及位置、肾积水、测定膀胱内残余尿量、测量前列腺体积及有无结节等改变。但 B 超受干扰的因素较多，因此还需要参考其他检查结果。泌尿系统 B 超检查前要求病人憋尿。

4. 放射性核素检查 是通过体内器官对放射性示踪剂的吸收、分泌和排泄过程而显示其形态和功能的检查方法。该方法有助于疾病的诊断、治疗评价和随访。

（1）肾图：可了解肾小管分泌功能和上尿路通畅程度，也可以测定两侧肾功能，反映尿路通畅情况与尿液排出速率。

（2）肾显像：分静态和动态显像。可了解肾形态、大小及有无占位病变等。

（3）肾上腺显像：有助于肾上腺疾病的诊断。

【心理 - 社会状况】

泌尿系统疾病大多数起病隐蔽，有时迁延不愈，病人极易产生焦虑情绪，当疾病严重时病人会担心带来生命威胁，因此护士应正确评估病人对疾病的情感反应，另外还应注意评估病人的家庭情况、社会支持系统和常用的应对机制。评估病人及家属有无坚持长期用药的思想准备，如果病人最终发展为慢性肾衰竭，是否有足够的经济基础以保证病人的终身用药及透析治疗，有无医疗保险等情况。

第三节　泌尿系统常见诊疗技术与护理

一、导尿术

导尿术是用无菌导尿管自尿道插入膀胱引出尿液的方法，是泌尿外科最常使用的一项操作。

【适应证】

1. 探测尿道有无狭窄或梗阻。

2. 收集尿标本进行检查。

3. 测定膀胱内容量及压力。

4. 解除病人尿潴留。

5. 注入造影剂进行造影或灌注药物进行治疗。

6. 盆腔内器官手术前，为病人导尿，以排空膀胱，避免手术中损伤。

7. 昏迷、尿失禁或会阴部有损伤时，保留导尿以保持局部干燥、清洁，某些泌尿系统疾病手术后，为促使膀胱功能的恢复及切口的愈合，常需做留置导尿。

8. 抢救休克或垂危病员，正确记录尿量、比重，以观察肾功能。

【禁忌证】

尿道有急性炎症时禁忌行导尿术。

【操作注意事项】

1. 用物必须严格消毒灭菌，并按无菌操作进行，以防感染。

2. 导尿管如误入阴道，应更换导尿管后重新插入。

3. 选择光滑和粗细适宜的导尿管，导尿管需充分润滑，插管动作应轻慢并根据解剖角度插入，以免损伤尿道黏膜。

4. 若膀胱高度膨胀，病人又极度虚弱时，第一次放尿不应超过1000ml，因大量放尿，可导致腹腔内压力突然降低，大量血液滞留于腹腔血管内，引起血压突然下降，产生虚脱。此外，膀胱突然减压，可引起膀胱黏膜急剧充血，发生血尿。

5. 男性病人导尿时，尿管应尽可能多地插入膀胱后再向气囊内注入无菌生理盐水，以防止气囊未进入膀胱，还在尿道内，造成尿道黏膜的损伤。尤其是前列腺增生的病人尿道延长后容易发生上述情况。

【操作后护理】

1. 嘱病人多饮水，每日保持尿量在2000ml以上，以冲洗尿路。

2. 保持尿液引流通畅，如需长期留置尿管的病人，应夹闭导尿管，每 3 ~ 4 小时放尿一次，以训练病人的膀胱功能，防止形成挛缩膀胱。

3. 每日会阴护理两次，防止逆行感染。

4. 长期留置尿管尿液混浊或尿中混有血块，必要时可遵医嘱行膀胱冲洗。

5. 定期更换引流尿袋及尿管。

6. 定期复查尿常规，如出现尿路感染则需遵医嘱应用抗生素治疗。

7. 征求医生的意见，在病情允许的情况下尽早拔除尿管。

二、尿道扩张术

尿道探条由金属材料制成，用于探测尿道是否通畅以及尿道狭窄的部位与程度，也用于尿道狭窄的治疗（尿道扩张术）。

【适应证】

1. 探测尿道有无狭窄及狭窄的部位和程度。

2. 各种原因所致的尿道狭窄及膀胱颈部梗阻。

【禁忌证】

1. 急性尿道炎，前列腺炎，以免炎症扩散。

2. 慢性尿道炎有较多脓性分泌物。

3. 尿道损伤者，以免加重损伤、出血或造成假道。

4. 疑有尿道肿瘤者。

5. 每次尿道扩张后均有尿道热者。

【麻醉方法】

黏膜表面麻醉。

【操作后护理】

1. 术后遵医嘱应用抗生素预防感染。

2. 术后指导病人多饮水，每天保证尿量在 2000ml 以上。

3. 若病人出现尿道热，应给予降温措施同时应用抗生素治疗。

三、肾活组织检查

肾活组织穿刺有助于确定肾脏疾病的病理类型，对协助肾实质疾病的诊断、指导治疗与判断预后有着重要的意义。但为创伤性检查，因此对肾脏有损伤，可造成出血、感染等并发症，因此需做好术前、术后的护理。

【操作前护理】

1. 术前做好健康宣教，让病人了解穿刺的目的与意义，操作方法与安全性，减轻病人恐惧心理。

2. 训练憋气和床上排尿。

3. 遵医嘱做好各项指标的检查，了解病人的身体状态能否适应手术。

【操作后护理】

1. 腹带包扎，砂袋压迫穿刺点 24 小时。

2. 卧床休息 24 小时，先仰卧于硬板床 6 小时，不可以翻身活动。

3. 监测生命体征，观察病人有无腹痛、腰痛症状及尿液颜色。

4. 嘱病人多饮水，大量的尿液可以预防出血形成血块堵塞尿路。术后 24 小时内病人排尿应在床上，不可离床活动。

5. 遵医嘱应用 5% 碳酸氢钠以碱化尿液，应用抗菌药物防止感染，出血较多时及时应用止血剂减轻出血。

四、膀胱尿道镜检查

膀胱尿道镜检查（cystourethroscopy）是膀胱、尿道肿瘤确诊的重要方法。也可经膀胱尿道镜进行逆行性上尿路造影、安置输尿管支架作引流等。此项检查有创且较为痛苦，因此应严格掌握相应的适应证和禁忌证。

【适应证】

1. 经一般检查、B 超及 X 线检查等仍不能明确诊断的膀胱、尿道及上尿路疾患。

2. 了解泌尿系统以外疾病对泌尿系统的影响。

3. 确定血尿的原因及出血部位。

4. 确定膀胱肿瘤部位及确切大小。

5. 确诊及取出膀胱异物或结石等。

【禁忌证】

1. 尿道狭窄　检查前未考虑到遇到阻力仍用力插放，是造成尿道穿孔最主要的原因。

2. 膀胱容量小于 50ml　若事先不了解，放镜时常常发生膀胱穿孔。

3. 上一次检查后一周内　第一次检查后往往引起尿道黏膜的充血、血肿和炎症反应，这些改变未消除前再做检查不仅会给病人造成不必要的痛苦，检查结果也会受到影响。

4. 急性炎症期原则上不做检查。

5. 全身出血性疾病病人应避免做此项检查及治疗。

【操作前准备】

1．明确检查目的。

2．病人准备　病人精神上的准备极为重要，主要是正确认识检查的必要性，消除思想上的恐惧心理，主动配合检查。

3．器械准备　根据不同目的准备不同类型和不同粗细的内腔镜及附件。使用前器械消毒，滑润剂选用甘油或甘油制剂，不能用液体石蜡，以避免油珠进入膀胱后由于它与水的折光度不同，而被误认为病变或遮盖病变部位。

4. 病人体位 仰卧位，托起双腿，高度要适宜，使病人会阴部放松，覆盖消毒单并露出外生殖器。

5. 麻醉 单纯做膀胱尿道镜检查时女性病人可不用麻醉，男性病人可向尿道注入专用于尿道表面麻醉的制剂，5～10分钟后再检查。如检查加取活检、电灼及碎石等治疗时，宜用硬膜外麻醉。

【操作后护理】

1. 指导病人多饮水、勤排尿，保证每天尿量在2000ml以上。

2. 遵医嘱应用抗生素治疗，预防感染。

3. 检查后并发症与护理

（1）发热：多见于检查前已有泌尿系感染，尿道插入困难，器械消毒不彻底，造影剂注入过多或原有肾积水再行逆行造影时也容易发生急性感染。应严格消毒检查器械，检查后应用抗生素治疗、对症治疗，一般可控制。

（2）腰痛：常发生于做逆行造影的病人，特别是使用无机碘制剂造影，而注入量较多时常发生剧烈腰痛。可遵医嘱对症止痛治疗。

（3）血尿：一般均不重，多饮水后即可自愈。指导病人不要紧张。

（4）尿道损伤：多见于尿道有梗阻病变的病人，插镜过程中遇到阻力强力通过，穿破尿道进入直肠，应引起高度重视。检查前应详细了解病情，明确检查目的，遇有阻力时不能盲目用暴力插入，医生可先行尿道扩张或改在直视下插放，保证镜体在管腔内前进。一旦发现需及时留置尿管，若留置有困难时可经耻骨上穿刺插管，10天左右多可自愈，一般不需手术修补。

（5）膀胱损伤：发生于膀胱容量明显缩小时，如挛缩膀胱，而检查前又未考虑到，按常规插入膀胱时造成穿孔，甚至穿至腹膜外或腹腔内，如发现及时，则由尿道置管引流即可，如未能及时发现而发生严重尿外渗，需手术引流，同时修补膀胱并行造瘘及伤口引流。

五、输尿管镜检查

输尿管镜检查（ureteroscopy）是将输尿管镜经尿道、膀胱置入输尿管及肾盂，以直接窥查输尿管有无病变，并可对直视下的结石、肿瘤、息肉等进行治疗，或取活体组织检查。

【适应证】

1. 尿路的特发性血尿。

2. 尿石症。

3. 尿路造影发现肾盂、输尿管有充盈缺损，临床不能确定诊断。

4. 不明原因输尿管狭窄或梗阻，不完全梗阻的病人，可直接行扩张或狭窄段切除。

【禁忌证】

1. 泌尿系统感染急性期，由于冲洗压力易致败血症等并发症。

2. 尿道狭窄、前列腺增生、输尿管狭窄、梗阻、膀胱挛缩等病人，输尿管镜不能插入并易造成局部穿孔损伤。

3. 有盆腔外伤、手术史、放射治疗史的病人，输尿管固定、扭曲、纤维化，插管困难并易造成输尿管穿孔等并发症。

【操作前准备】

按一般手术进行准备（手术需硬膜外麻醉）。检查前需携带 KUB 及 IVP 等影像学检查图片。

【操作后护理】

除一般手术病人护理常规外，还包括：

1. 饮食　术后 4～6 小时可指导病人进食水。

2. 留置尿管及双 –J 管的护理　病人术后置尿管和双 –J 管，尿管 1～2 天即可拔除，双 –J 管 2～4 周后在膀胱镜下拔除（图 45-3-1）。

（1）为防止膀胱压力增加促使尿液通过双 –J 管逆流引起感染而留置尿管，同时注意观察尿液的颜色、性状与尿量情况。一般术后 3 天血尿应逐渐减轻，活动后可稍加重，不需特殊处理。指导病人多饮水，保证每天尿量在 1500ml 以上，可减轻血尿的颜色，同时还可防止结石的形成。出血严重者可遵医嘱应用止血药。出院前拔除尿管。

（2）疼痛：由于双 –J 管刺激引起输尿管平滑肌痉挛可导致肾绞痛，应嘱病人注意休息，运用放松技巧，分散注意力，适当应用解痉止痛药物治疗。

（3）尿路刺激症状：由于双 –J 管放置位置不当或双 –J 管移动致使膀胱内导管过长刺激膀胱三角区或后尿道，如症状明显者给予解痉治疗，严重者需通过膀胱镜调整双 –J 管的位置。

（4）防止尿液反流：双 –J 管放置后，肾盂输尿管圆锥失去充盈刺激，致使输尿管蠕动明显减弱或消失，输尿管膀胱开口的抗反流机制消失。在排尿状态下，膀胱内压力增高，膀胱内尿液除大部分通过尿道排出体外，另有少量尿液通过双 –J 管腔反流至肾盂，引起逆行感染。因此术后要减少引起腹压增高的任何因素，预防大便干燥，指导病人站立排尿，定时排空膀胱，不要憋尿，避免尿液反流。对排尿后腰痛不能缓解者，及时通知医生，检查是否由于双 –J 管引流不畅所致。

3. 指导病人遵医嘱常规口服抗生素预防感染。

4. 注意观察有无输尿管穿孔、尿液外渗情况，病人表现为腰部不适或疼痛，伴有感染时体温升高。及时发现予以对症处理。

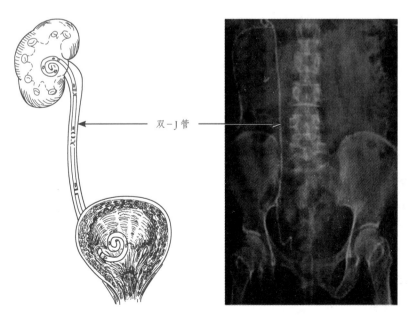

双 –J 管

图 45-3-1　输尿管内安置双 –J 管

5. 留置双 –J 管病人的健康指导　指导病人出院后不宜做四肢及腰部同时伸展动作，不做突然的下蹲动作及重体力劳动，预防便秘，减少引起腹压增高的任何因素，防止双 –J 管滑脱或上下移动。定时排空膀胱，不要憋尿，避免尿液反流。指导病人注意观察尿色、尿量，发现异常及时就诊。提醒病人记住医嘱规定的双 –J 管拔出时间，留置时间过长会因双 –J 管上附着结石而造成拔管困难。

六、尿动力学检查

尿动力学检查是依据流体力学和电生理学的基本原理和方法，通过检测尿路各部压力、流率及生物电活动，以了解尿路排送尿液的功能及机制，以及排尿功能障碍性疾病的病理生理学变化的方法。该检查可以直观、量化反映尿路功能。

【适应证】

1. 膀胱功能障碍性疾病的诊断、鉴别诊断及病因分析。
2. 指导选择治疗膀胱功能障碍的方法和效果评价。
3. 实验研究膀胱生理学、疾病病理生理学研究等。

【禁忌证】

1. 近期有急性尿路感染、急性尿道炎等，防止感染扩散出现败血症。
2. 尿道狭窄。
3. 其他导致不能进行导尿或插入测压管的病人。

【操作前准备】

1. 明确检查目的。

2. 病人准备　做好健康指导，尿动力学检查需要较长的时间，正确认识检查的必要性，指导主动配合检查。

3. 器械准备　使用前器械消毒，消毒剂必须对传感器无腐蚀性，也不能沉淀于传感器的隔膜和连接管上。消毒时消毒液必须注满所有的管道。

4. 病人体位　一般常选用平卧位，尿失禁的病人可选用坐位或立位。

5. 检查方法　将膀胱测压管经尿道插入，与导尿的方法相同，使用单腔测压管的应在体外标记零点。将腹压测压管插入直肠，对不能经直肠测压的女性病人可经阴道测压。

【操作后护理】

1. 同导尿术后护理内容。
2. 遵医嘱应用抗生素治疗，预防感染。若病人操作后出现发热则为感染所致，应用敏感抗菌药治疗，控制感染。

七、血液透析

血液透析（hemodialysis，HD）简称血透，是指通过半透膜（人工肾），利用弥散、对流以及吸附等原理清除血液中的溶质与水分，并向体内补充溶质的方法。其目的是清除体内代谢废物或毒素，纠正水、电解质与酸碱失衡。

【原理】

血液透析治疗的基本原理有弥散（diffusion）、超滤（ultrafiltration）及吸附（adsorption）等。弥散是指溶质依靠浓度梯度从浓度高的部位向浓度低的部位自由扩散的跨膜转运方式。在血液净化治疗中，溶质的弥散量取决于溶质浓度梯度、分子量大小及透析膜的有效弥散面积。超滤是指水分在静水压和渗透压的驱动下发生的跨膜转运，发生超滤时，溶于水中的溶质将受牵带作用随水一起清除，形成对流过程。吸附是通过正、负电荷的相互作用使膜表面的亲水性基团选择性吸附某些蛋白质、毒物及药物，以达到膜的吸附清除作用。

【适应证】

急性肾损伤和慢性肾衰竭应适时进行血液透析治疗。还可用于急性药物或毒物中毒，药物或毒素分子量低于透析器膜截留分子量、水溶性高、表观容积小、蛋白结合率低、游离浓度高者。对于难治性充血性心力衰竭和急性肺水肿的急救，严重水、电解质、酸碱失衡等也可以采用血液透析治疗。

【设备与装置】

透析装置主要包括透析器、透析液、透析机与供水系统等。

1. 血液透析机　主要由血液循环控制系统、透析液供给控制系统、超滤控制系统三大功能部分构成。

2. 透析器　又称为"人工肾"，是血液透析治疗时实现溶质交换和水分清除的场所，主要由透析膜和支撑结构组成。透析膜孔径大小在一定范围内，使得膜两侧溶液中的小分子溶质和水分子可自由通过，而诸如蛋白质、血细胞、细菌等大分子则不能通过。血液透析时，血液中的尿素氮、肌酐、K^+、H^+ 等弥散到透析液中，而病人所需的物质如碳酸氢根、醋酸根等从透析液弥散到血液中而得到补充。

3. 透析液　是一类含有多种离子和非离子物质的溶液，具有一定的渗透压，其成分与人体内环境成分相似，根据所含碱基的不同，透析液分为醋酸盐透析液和碳酸氢盐透析液，目前广泛使用的是碳酸氢盐透析液。

4. 水处理系统　水处理的目的是去除自来水中的杂质及各种离子，将透析用水对人体和设备的损害降到最低程度。目前最好的透析用水是反渗水，该用水无离子、无有机物且无菌。

【操作前准备】

1. 血管通路的建立　建立有效而通畅的血管通路是血液透析病人得以有效透析、长期存活的基本条件，因此血管通路也是血液透析病人的"生命线"。临床将血管通路分为两大类：

（1）临时性血管通路：主要适用于急性肾衰竭；慢性肾衰竭还未建立永久性血管通路，内瘘未成熟或因阻塞、流量不足、感染等暂时不能够使用者或出现危及生命的并发症者，包括动静脉直接穿刺、中心静脉留置导管。

（2）永久性血管通路：动静脉内瘘是目前最常用的一种，是动脉、静脉在皮下吻合建立的一种安全并能长期使用的永久性血管通路，包括自体动静脉内瘘和移植血管内瘘。

1）直接动静脉内瘘：是利用机体动静脉血管吻合而成的内瘘，经外科手术将表浅毗邻的动静脉作直接吻合，使动脉血液流至浅表静脉，血流量增加达到透析所需的要求，从而建立血液透析的体外循环。适于慢性肾衰竭需长期透析的病人。常用的血管有桡动脉－头静脉、尺动脉－贵要静脉等。内瘘需待术后动静脉吻合后 4～8 周，静脉管壁动脉化后才能使用。护理时应注意：①术后应抬高患肢，以利于静脉回流，减轻水肿。②每 3 天换一次药，10～14 天拆线，患肢勿测量血压，术后 2 周内禁止缠止血带、输液、输血及抽血化验。③指导病人正确进行内瘘的自我护理，保持内瘘肢体及敷料清洁干燥，教会病人判断内瘘是否通畅，每日检查内瘘静脉处有无震颤，如扪及震颤则表示内瘘通畅；反之则应立即通知医生处理。④术后 24 小时适当活动术侧手臂，可适当做握拳、手握橡皮健身球和腕关节活动，以促进血液循环，防止血栓形成。⑤内瘘成熟情况判断：内瘘成熟指与动脉吻合后的静脉呈动脉化，表现为血管壁增厚、显露清晰，突出于皮肤表面，有明显震颤或搏动。内瘘成熟一般至少需要 1 个月，我国透析通路使用指南建议术后 2～3 个月开始使用。

2）移植血管搭桥造瘘：是在动静脉间插入一段移植血管或人造血管制成的内瘘，但不作为血液透析血管通路的首选。护理内容包括：抬高患肢，避免受压，一般 2～3 个月后使用。

2. 血液透析前准备

（1）评估病人的症状、体征，准确测量并记录体重，评估病人的一般状况，包括肾功能、血电解质及酸碱平衡、血红蛋白、凝血功能、指标等，还包括肝炎、HIV 和梅毒血清学指标，了解心肺功能等器官组织功能。

（2）评估病人的血管通路，检查病人血管通路的类型及是否通畅、穿刺或置管处的皮肤情况以及病人瘘管的血流量。

（3）检查透析机及透析管路是否进入透析前准备状态，透析管路与透析器连接处是否紧密。

（4）根据医嘱正确设定病人的透析参数，协助病人取合适体位。

【操作过程中的护理】

1. 消毒瘘管处，进行穿刺，穿刺针应距吻合口 3cm 以上，针尖呈离心或向心方向穿刺，如静脉与动脉在同一血管上，穿刺时至少相距 8～15cm。穿刺部位要轮流更换，避免定点穿刺，沿着内瘘血管走向由上自下或由下自上交替进行穿刺，每个穿刺点相距 1cm 左右，以免形成假性动脉瘤及血栓。

2. 抗凝治疗　血液透析时，必须将病人的血液引出，通过体外循环完成治疗过程，而体外循环很容易导致凝血甚至血栓形成。

（1）普通肝素抗凝：常规肝素化，即全身肝素化，该方法易于达到透析时的抗凝要求。适用于无出血倾向和无心包炎的病人。

（2）低分子量肝素抗凝：一般为 60～80U/kg，于透析前 20～30 分钟静脉注射。适用于中、高危出血倾向病人血液透析的抗凝需要。

（3）局部枸橼酸抗凝：适用于有活动性出血不宜使用肝素的病人。枸橼酸浓度为 4%～46.7%，结合体外循环中的钙离子。需要注意考虑病人的实际血流量，依据游离钙离子的浓度进行调整。

（4）无抗凝剂抗凝：又称为无肝素透析，适用于有活动性出血、凝血功能障碍、应用肝素有禁忌证者。透析前先用 4mg/dl 的肝素生理盐水预冲，保留 20 分钟后再用生理盐水 500ml 将透析器及管路中的肝素盐水全部冲净排去，透析过程中每 30～60 分钟用 100～200ml 生理盐水快速冲洗透析器及管路一次。

3. 透析过程中护士应严密观察病情变化，每30分钟巡视一次，观察机器运转及超滤状况；观察病人穿刺部位有无出血；观察透析器和透析血管通路内血液的颜色，有无凝血；观察跨膜压与静脉压变化，如有异常及时处理。监测生命体征，每小时测量病人的血压和脉搏，及早发现并发症。

4. 并发症的观察与护理　透析过程中常见的并发症如下。

（1）低血压：是常见并发症之一，病人收缩压下降 >20mmHg，或平均动脉压降低 10mmHg，表现为恶心呕吐、胸闷、冷汗、面色苍白甚至一过性意识丧失。处理措施包括：①停止超滤。②给予头低位。③立即快速静注生理盐水 100ml 或 20% 甘露醇、白蛋白等。④监测血压变化，如果上述处理后仍不好转，应再次给予扩容治疗，严重者需使用升压药物治疗。

（2）失衡综合征：是指发生于透析中或透析后早期，出现的以神经和精神系统症状为主的综合征。易发生于严重高尿素氮血症病人开始透析时。临床表现轻者为头痛、恶心、呕吐、视物模糊、烦躁不安、肌肉痉挛、血压升高，重者甚至惊厥、癫痫样发作、意识障碍等。轻者给予吸氧，静脉注射高渗溶液，酌情给予镇静剂，减慢血流速度，缩短透析治疗时间。重者应立即终止透析，静滴 20% 甘露醇并根据病情采取必要的抢救措施。为了避免此并发症的发生，通常可根据病情进行 1～3 次的诱导透析，诱导透析的血流量应小于 150ml/min，超滤量应小于 1.5L，透析时间控制在 2～3 小时，尿素氮及肌酐的下降应限制在 30%～40%。

（3）肌肉痛性痉挛：多出现在每次透析的中后期，此并发症发生可能与超滤过多过快，使用低钠透析液有关。病人可主诉肌肉疼痛，主要部位为腓肠肌、足部、上肢及腹部肌肉。轻者可不必处理，重者可用 10%NaCl 溶液 10～20ml 或生理盐水 100～200ml 静脉注射，低钙者可静脉注射葡萄糖酸钙。

（4）透析器反应：又称之为"首次使用综合征"。分为 A 型反应与 B 型反应。A 型反应发病机制为快速的变态反应，透析开始 5 分钟内，表现为皮肤瘙痒、荨麻疹、咳嗽、流涕、腹痛、腹泻等，严重者可出现呼吸困难、休克、甚至死亡。一旦发生立即停止透析、吸氧，给予抗组胺药、激素或肾上腺素药物，必要时需行心肺复苏。B 型反应常于透析开始后 20～60 分钟出现，多表现为胸痛和背痛，在排除其他器质性疾病后给予吸氧对症处理。

（5）出血：尿毒症病人由于自身血小板计数及功能低下，再加上透析过程中全身肝素化，均可导致出血。常见的有消化道出血、颅内出血等。因此护士在透析过程中应严密观察病人的表现，一旦明确有出血，应立即停止透析，通知医生。

（6）发热：可分为致热原性发热和感染性发热。预防与处理措施包括：①严格无菌操作，做好复用透析器、透析管道的消毒与冲洗和透析用水装置的定期处理等，有条件者可使用一次性透析器和透析管路；②一旦发生致热原反应，应立即停止透析，给予异丙嗪 25mg 肌注，地塞米松 2～5mg 静注，并注意保暖。

（7）其他：如心律失常、急性左心衰竭、空气栓塞、溶血、失血等。

【操作后护理】

1. 透析针拔除后指导病人按压针眼处 20～30 分钟，直至彻底止血后缓慢放松。

2. 针眼处覆盖无菌敷料，以防感染发生。

3. 再次测量病人的生命体征及体重，并注意观察有无并发症发生。嘱病人休息 10～20 分钟，血压正常后再起床，确保其安全离开透析室。

【血液透析病人健康教育的内容】

主要针对维持性透析期病人。

1. 治疗指导 帮助维持性透析病人逐步适应透析治疗带来的生理功能变化，学会配合治疗，增强治疗依从性，以维持良好的身体状况。有关血管通路的观察和保护见以上有关内容。指导病人学会监测并记录每天尿量、体重、血压情况，保持大便通畅，保持健康生活方式，戒烟、戒酒，适当运动，可以参与力所能及的活动与工作。

2. 饮食指导 营养状况直接影响病人的生活质量和生存率，因此应加强饮食指导，使病人合理调配饮食。

（1）热量：透析病人在轻度活动状态下，能量供给为147~167kJ/(kg·d)，即35~40kcal/(kg·d)，其中碳水化合物占60%~65%，以多糖为主；脂肪占35%~40%。

（2）蛋白质：每周透析2次的病人蛋白质供给量为1.0~1.2g/(kg·d)，每周透析3次的病人为1.2~1.5g/(kg·d)，其中优质蛋白应占50%~70%。

（3）水分：两次透析之间体重增长以不超过干体重的3%~5%为宜。干体重是指身体无多余水分潴留，同时又不缺水时的体重，是血液透析治疗结束时希望达到的理想体重。每天摄入液体量为前一日尿量加500ml。

（4）限制钠、钾、磷的摄入：给予病人低盐饮食，无尿时应控制在2g/d以内。根据尿量及血清钾浓度调整钾的摄入，慎食含钾高的食物，如海带、蘑菇、香蕉、橘子等。磷摄入量应控制在600~1200mg/d，避免含磷高的食物，如全麦面包、动物内脏、蛋黄、干豆类等。

（5）增加维生素及钙的摄入：透析使水溶性维生素严重丢失，故需补充维生素C、叶酸等。钙摄入量应达到1500mg/d，除膳食中的钙外，一般要补充适量钙制剂。

3. 血管通路护理指导 ①指导病人每天判断内瘘是否通畅，用手触摸吻合口的静脉端，若扪及震颤表示通畅。②保持内瘘皮肤清洁，每次透析前需清洁手臂，透析结束保持穿刺部位清洁干燥。③内瘘侧肢体避免受压、负重，禁止戴手表、穿紧袖衣服，睡眠时注意避免压迫该侧肢体，并避免暴露于过冷或过热的环境中。④活动时注意避免碰撞内瘘肢体，防止受伤影响内瘘寿命。

八、腹膜透析

腹膜透析（peritoneal dialysis，PD）简称腹透，是利用人体天然的半透膜腹膜作为透析膜，反复向腹腔灌入透析液，通过弥散和超滤的原理，使腹膜毛细血管内血液和腹膜透析液之间进行水和溶质交换的过程。

常见的腹膜透析方式包括间歇性腹膜透析（IPD）、持续不断卧床腹膜透析（CAPD）、持续循环腹膜透析（CCPD）和夜间间歇性腹膜透析（NIPD）。

【原理】

1. 弥散作用 血液中的尿毒症毒素顺着浓度梯度从浓度较高的腹膜毛细血管弥散到腹透液中，而腹透液中的葡萄糖、乳酸盐、钙等则向相反方向弥散，直到腹膜两侧溶质浓度达到平衡。

2. 超滤作用 是指水从渗透压低的一侧流向渗透压高的一侧。腹透液具有相对的高渗透性，从而可以让体内的水分进入腹腔排出体外，同时伴有溶质的转运。

3. 吸收作用 在弥散和超滤的同时，腹腔淋巴管还可直接和间接地从腹腔中吸收水与溶质。

【适应证】

血液透析的适应证亦是腹膜透析的适应证,但具有以下情况的病人应优先考虑腹膜透析:儿童及年龄 >65 岁的老年肾衰竭病人;有严重的心血管疾病病人,如心力衰竭、严重高血压等;糖尿病肾病并伴有严重视网膜病变者;有出血倾向不适于肝素化者;建立血管通路有困难者;血液透析中发生严重并发症者。

【设备及材料】

1. **腹膜透析管**　临床采用小孔硅胶管,分为两种类型:①临时性腹膜透析管:用于急性短时间的腹膜透析。②永久性腹膜透析管:以 Tenkhoff 管为代表,管上有 2 个涤纶套。经手术将透析管置入腹腔后,一个涤纶套位于腹膜外,另一个接近皮下隧道的皮肤出口处,使结缔组织长入涤纶套内,起固定管道的作用,并可阻止细菌进入腹腔。

2. **腹膜透析液**　腹膜透析液的配方很多,但基本要求为:电解质的组成和浓度与正常血浆相近;渗透压一般不低于血浆渗透压;根据病人病情可适当加入抗生素、肝素等药物。

【禁忌证】

1. **绝对禁忌证**　腹膜有缺陷者;各种腹部病变导致腹膜清除率降低者;严重的慢性呼吸衰竭病人。

2. **相对禁忌证**　腹部手术 3 天内,腹腔置有引流管;腹腔、盆腔有局限性炎症或脓肿;晚期妊娠或腹部内有巨大肿瘤者;腹腔内血管疾患如多发性血管炎、严重动脉硬化等;未修补疝;严重肺功能不全;高分解代谢者或严重营养不良病人;不合作或精神病病人等。

【腹膜透析的护理】

1. **饮食护理**　进行腹膜透析治疗时,体内各种蛋白质都有不同程度的丢失,因此应通过饮食补充。一般蛋白质的摄入量为 1.2 ~ 1.5g/(kg·d),其中 50% 以上为优质蛋白;液体摄入量应根据每天的超滤量而定,一般每天的摄水量为前一日尿量加前一日腹膜透析超滤量加 500ml。

2. **操作注意事项**　包括:①掌握各种管道连接系统,连接和分离各种管道时要注意严格无菌操作;②透析液输入腹膜腔前应加热至 37℃;③密切观察病人病情、生命体征,观察透析液灌入和排出情况,透析液进出是否通畅,定期送腹透透出液做各种检查,正常腹膜透析液应是清亮、淡黄色液体;④观察透析管皮肤出口处有无渗血、漏液及红肿等;⑤病人可以在洗澡袋的保护下淋浴,导管用肛袋保护好,淋浴后将周围皮肤轻轻拭干,消毒后重新包扎。

3. **常见并发症的观察及护理**

(1)透析液引流不畅或腹膜透析管堵塞:为腹透的常见并发症,常见原因有腹膜透析管移位、受压、扭曲、纤维蛋白堵塞、大网膜粘连等。处理方法为:①排除腹膜透析管扭曲、受压等;②改变病人体位;③服用导泻药或灌肠,促使病人肠蠕动;④排空膀胱;⑤腹膜透析管内注入肝素、尿激酶、生理盐水等使堵塞透析管的纤维块溶解;⑥以上措施处理均无效,可在 X 线透视下调整透析管的位置或拔管重新置管。

(2)腹膜炎:是腹膜透析的最主要并发症,病人可表现为恶心呕吐、发热、腹痛、反跳痛、透析液引流不畅、透析液混浊。处理方法:①用 1000ml 透析液连续腹腔冲洗 3 ~ 5 次;②在腹透液中加入抗生素及肝素,感染严重者同时全身应用抗生素;③若经过 2 ~ 4 周后感染仍无法控制,应考虑拔除透析管道,停止透析。

（3）导管出口处感染和隧道感染：是导致腹膜透析相关腹膜炎和拔管的主要原因之一。导管出口处未保持清洁、干燥，腹膜透析导管皮下隧道周围软组织的感染。表现为导管出口处发红、水肿、疼痛、出现脓性分泌物，皮下隧道触痛等。处理方法：①局部每天换药；②应用敏感抗生素；③继发腹膜炎或难治性隧道感染需考虑拔管。预防措施包括：①妥善固定导管，指导病人避免牵拉，做好保持；②局部保持清洁干燥，置管 6 周内不可沐浴；③指导病人自我护理，掌握无菌技术，使用含碘消毒剂做好出口护理；④培训病人了解相关并发症，能及时发现问题。

（4）腹痛：应首先排除腹膜炎的可能性，在输入透析液时出现的腹痛，往往与透析温度过低、透析液流入速度过快、腹腔内进入空气等因素有关。因此腹膜透析时应使透析液的温度接近于体温，减慢透析液流入速度，排出透析管道中的气体，必要时可应用止痛药和镇静药。

（5）其他并发症：如腹膜透析超滤过多引起的脱水、低血压、腹腔出血，慢性并发症如肠粘连、腹膜后硬化等。

九、其他血液净化技术的护理

特殊血液净化技术是指除普通血液透析及腹膜透析以外的血液净化治疗技术，包括血液滤过、血液透析滤过、血浆置换、免疫吸附、血液灌流等。

1．血液滤过及血液透析滤过

（1）血液滤过（hemofiltration，HF）：是一种在治疗原理上不同于血液透析的血液净化技术。其通过模拟肾小球的滤过原理，主要以对流的方式清除血液中的水分、代谢产物和毒素，因此，血液滤过是比血液透析更接近正常肾小球滤过生理功能的一种肾脏替代疗法。

（2）血液透析滤过（hemodiafiltration，HDF）：是血液透析（HD）和血液滤过（HF）的结合，兼具两者的优点。理论上，在单位时间内能比单独的 HD 或 HF 治疗清除更多的中小分子物质，因此普遍认为 HDF 是目前较好的透析治疗方法。现已广泛应用于维持性透析病人的常规血液净化治疗中。

2．连续性肾脏替代治疗（continuous renal replacement therapy，CRRT）　又称为连续性血液净化，是一种每天连续 24 小时或接近 24 小时进行溶质、水分的缓慢、连续消除的治疗方法，以替代受损的肾脏功能，在重症病房救治危重病人时较为常用。留置深静脉置管，保持血管通路的通畅，预防血管通路的感染、滑脱，准确计算出入液量，严格无菌操作，配制 36℃低温置换液，保证配制药物的准确性，严密监测病人病情变化。

（郑　瑾）

◇ 思考题 ··

　　1．女性，63 岁，因连续一周晨起颜面部水肿，于门诊就医。医生体检发现病人除颜面部水肿，眼睑较为严重，四肢与躯干正常，腰部有轻微酸痛，叩击痛（－）。医生为该病人开出尿常规、血常规、肾功能检查的化验单。

　　（1）请指导病人正确收集标本，并进行检查前的健康指导。

　　（2）请列出该病人相关的护理措施。

2. 男性，56 岁，因无痛性肉眼血尿 7 天于门诊就诊，B 超检查发现膀胱内有一个 1.4cm×1.8cm 的肿物；尿常规检查：白细胞 9.51/HPF，红细胞 358.89/HPF；血常规检查：红细胞 $4.91×10^{12}/L$，白细胞 $13.18×10^9/L$，为确定诊断拟行膀胱镜检查。

（1）请列举膀胱镜检查的禁忌证并写出该病人行膀胱镜检查前的准备。

（2）请列出行膀胱镜检查后的护理措施。

（3）请为该病人进行健康指导。

3. 男性，56 岁，诊断为慢性肾衰竭，透析病史 3 年，日常脱水量 3000～3500ml，上一次脱水量为 4200ml，此次透析继续设置脱水量 3000ml，病人在透析 3 小时后突然出现恶心、呕吐、出汗、头晕症状，测血压 88/47mmHg，脉搏 98 次 / 分。

（1）病人可能发生了何种并发症？

（2）请说出导致该并发症发生的常见原因有哪些？

（3）作为一名透析室的护士，当病人出现这种并发症时应如何处理？

第四十六章
肾小球疾病病人的护理

学习目标

识记

1. 能正确复述以下概念：急性肾小球肾炎、慢性肾小球肾炎、肾病综合征。
2. 能正确说出急、慢性肾小球肾炎的常见病因，导致肾功能恶化的因素。
3. 能正确列举急、慢性肾小球肾炎的症状与体征。

理解

1. 能用自己的语言阐述肾小球疾病、肾病综合征的发病机制。
2. 能举例说明急、慢性肾小球肾炎和肾病综合征相关辅助检查的意义。

运用

1. 能运用所学的知识，分析蛋白尿的类别、血尿尿红细胞的来源。
2. 能运用所学知识，针对肾小球疾病、肾病综合征病人的具体情况，提出相应的护理问题，制订有针对性的护理措施和健康指导。

第四十六章
肾小球疾病病人的护理

46章

第一节 概 述

肾小球疾病（glomerulonephritis）是指一组有相似的临床表现（如血尿、蛋白尿、水肿、高血压等），但病因、发病机制、病理改变和预后不尽相同，病变主要累及双肾肾小球的疾病。可分为原发性、继发性和遗传性；原发性肾小球病病因不明，继发性肾小球疾病是指全身性疾病中的肾小球损害，遗传性肾小球病为遗传变异基因所致的肾小球疾病。本章重点介绍原发性肾小球疾病，它占肾小球疾病中的大多数，病程呈慢性进展，是导致慢性肾衰竭最常见的病因之一。

【发病机制】

多数肾小球疾病是免疫介导性炎症疾病，在慢性进展过程中也有非免疫非炎症机制参与。遗传因素在肾小球疾病的易感性、疾病的严重性和治疗反应上的重要性，近年来已受到关注。此外，自身免疫导致或参与各种肾炎的证据也引起了广泛重视。

（一）肾脏疾病免疫学发病机制

（1）肾脏损伤的体液免疫机制

1）循环免疫复合物（circulating immune complex，CIC）沉积：外源性或内源性抗原刺激机体产生相应抗体，在血液中形成 CIC，CIC 在某些情况下沉积于肾小球或为肾小球所捕捉（主要位于肾小球系膜区和基底膜的内皮细胞下），激活有关介质系统，引起肾小球损伤。

2）原位免疫复合物（in situs immune complex，IC）形成：IC 包括肾性抗原和非肾性抗原两类。肾性抗原是指抗原来自肾小球结构成分，如肾小球基底膜（glomerular basement membrane，GBM）内的胶原纤维等，在病理状态下这些抗原诱导生成自身抗体后与之结合，形成原位免疫复合物并激活补体系统，导致免疫损伤。非肾性抗原是指外源性抗原如阳离子铁蛋白等，因它们对肾组织具有某种特异的亲和力，与相应抗体在抗原原位结合形成免疫复合物，导致肾脏损伤。

（2）肾脏损害的细胞免疫机制：细胞免疫在肾炎发病中的主要机制包括：①T 淋巴细胞与固定于肾小球的抗原相互作用；②循环中的 T 淋巴细胞与抗原相互作用，导致一系列淋巴因子释放、趋化、激活吞噬细胞；③发挥细胞毒作用。

（二）炎症介质和细胞因子的作用

临床及实验研究证实始发的免疫反应需引起炎症反应，才能导致肾小球损伤及其临床症状。炎症介导系统分为炎症细胞和细胞因子两大类，炎症细胞主要包括单核 - 巨噬细胞、中性粒细胞、嗜酸性粒细胞及血小板等；炎症细胞可产生细胞因子如促炎因子白介素 -1、肿瘤坏死因子，抗炎因子白介素 -4、10、13，黏附分子、超氧化合物、前列腺素和血栓素等。细胞因子可趋化、激活炎症细胞，各种细胞因子间相互促进或制约，最终导致肾小球损害。

（三）影响肾小球疾病进展的因素

在肾小球疾病慢性病程的进展过程中，疾病本身和非免疫因素介导的肾损害持续进展、高血压、重型肾病综合征、药物肾毒性、高凝状态和肾静脉血栓形成、感染、过度疲劳等因素将影响肾小球疾病的进展。

○ 知识拓展　　　　细菌感染相关的肾小球肾炎

　　　　　　　　　　细菌感染相关的肾小球肾炎（又称作感染后肾小球肾炎）的雏形
　　　　　　　　为链球菌感染后肾小球肾炎，主要见于儿童在咽部或者皮肤感染（脓疱病）后，特别是由致肾炎链球菌株感染引起。然而在过去10年，感染后肾小球肾炎的菌谱已经发生了变化。在发达国家，链球菌感染后肾小球肾炎发病率，特别是流行性链球菌后肾炎发病率在持续性下降。最近的系列报道表明，链球菌感染后肾小球肾炎只占急性肾小球肾炎的28%～47%，金黄色葡萄球菌和表皮葡萄球菌占12%～24%，而革兰阴性杆菌所占的比例高达22%。细菌性感染性心内膜炎或者分流性感染（房室分流或者用于治疗脑积水而进行脑室颈静脉分流术后的慢性感染）也常常与感染后肾小球肾炎相关。

【原发性肾小球疾病的分类】

原发性肾小球疾病可作临床及病理分型。

（一）原发性肾小球疾病的临床分型

1. 急性肾小球肾炎（acute glomerulonephritis，AGN）。
2. 急进性肾小球肾炎（rapidly progressive glomerulonephritis，RPGN）。
3. 慢性肾小球肾炎（chronic glomerulonephritis，CGN）。
4. 无症状性血尿和（或）蛋白尿（隐匿性肾小球肾炎）（asymptomatic hematuria and /or proteinuria）。
5. 肾病综合征（nephrotic syndrome，NS）。

（二）原发性肾小球疾病的病理分型

依据世界卫生组织（WHO）1995年制定的肾小球疾病病理学分类标准：

1. 轻微性肾小球病变（minor glomerular abnormalities）。
2. 局灶性节段性病变（focal segmental lesions），包括局灶性肾小球肾炎（focal glomerulonephritis）。
3. 弥漫性肾小球肾炎（diffuse glomerulonephritis）。

（1）膜性肾病（membranous nephropathy）。

（2）增生性肾炎（proliferative glomerulonephritis）：①系膜增生性肾小球肾炎（mesangial proliferative glomerulonephritis）；②毛细血管内增生性肾小球肾炎（endocapillary proliferative glomerulonephritis）；③系膜毛细血管性肾小球肾炎（mesangiocapillary proliferative glomerulonephritis）；④新月体和坏死性肾小球肾炎（crescentic and necrotizing glomerulonephritis）。

（3）硬化性肾小球肾炎（sclerosing glomerulonephritis）。

4. 未分类的肾小球肾炎（unclassified glomerulonephritis）。

肾小球疾病的临床分类与病理类型之间有一定的联系，但并无肯定的对应关系。同一病理类型可呈现多种临床表现，而同种临床表现又可见于不同的病理类型。因此，肾活检是确定肾小球疾病病理类型和病变程度的必需手段，而正确的病理诊断又必须与临床紧密结合。

【身体状况】

（一）蛋白尿

正常人尿液中因蛋白质含量低，临床上尿常规的蛋白定性试验不能测出。当尿蛋白定量超过150mg/d时，尿蛋白定性试验呈阳性反应，称为蛋白尿。

正常的肾小球滤过膜对血浆蛋白有选择性滤过作用，能有效阻止绝大部分血浆蛋白从肾小球滤过，只有极少量会进入肾小球滤液。肾小球疾病时，肾小球滤过膜的通透性增加或所带电荷改变，导致尿中蛋白量超过肾小管的重吸收能力，形成蛋白尿。若病变导致滤过膜断裂或孔径异常增大，血浆中各种分子量的蛋白质均可无选择性地滤出，称非选择性蛋白尿；若病变仅使滤过膜上负电荷减少，则只有血浆白蛋白滤过增加，称为选择性蛋白尿。

（二）血尿

肾小球疾病导致的血尿常为无痛性全程血尿，可伴蛋白尿、管型尿。

血尿可分为肾小球源性及非肾小球源性，肾小球源性血尿系肾小球基底膜断裂所致，红细胞通过裂缝时受血管内压力挤压而受损；非肾小球源性血尿为肾小球外病变如尿路感染、结石及肿瘤等所致。使用以下两项检查可帮助区分血尿来源：① 新鲜尿沉渣相差显微镜检查：尿红细胞以多形性红细胞为主，伴较大量蛋白尿和（或）多种管型尿尤其是红细胞管型时，为肾小球源性血尿；当尿红细胞形态基本正常均一时，为非肾小球源性血尿。② 尿血细胞比容分布曲线：肾小球源性血尿高峰在低容积区，曲线不对称；非肾小球源性血尿高峰在高容积区，曲线对称。

（三）水肿（edema）

肾性水肿的基本病理生理改变为水钠潴留，根据发病机制不同可以将肾性水肿分为两类，详见第四十五章。

（四）高血压（hypertension）

肾小球疾病常伴高血压，慢性肾衰竭病人 90% 出现高血压。持续存在的高血压会加速肾功能恶化。肾性高血压的发病机制，详见第四十五章。

（五）肾功能损害

急进性肾小球肾炎易导致急性肾衰竭乃至肾衰竭，部分慢性肾小球肾炎病人可有一过性肾功能异常，慢性肾小球肾炎及蛋白尿控制不好的肾病综合征病人可随着病程进展至晚期而发展为慢性肾衰竭。

（高　静）

第二节　急性肾小球肾炎病人的护理

急性肾小球肾炎（acute glomerulonephritis，AGN），简称急性肾炎，是以急性肾炎综合征为主要临床表现的一组常见的肾脏疾病。任何年龄均可发病，好发于儿童，男性多于女性，男女之比约为（2～3）:1。临床特点为急性起病，病人可有血尿、蛋白尿、水肿和高血压等表现，并可伴一过性氮质血症。此病有自愈倾向，常在数个月内临床痊愈。以链球菌感染后引起的肾小球肾炎最为常见，其他细菌、病毒及寄生虫感染亦可引起。本节主要介绍链球菌感染后急性肾小球肾炎（post-streptococcal glomerulonephritis，PSGN）。

【病因】

本病多由 β- 溶血性链球菌"致肾炎菌株"（常见为 A 组 12 型和 49 型等）感染所致。其证据如下：① 本病常在扁桃体炎、咽炎、猩红热、丹毒、化脓性皮肤病等链球菌感染后发病，其发病季节与链球菌感染流行季节一致，如由上呼吸道感染后引起者常在冬春季，而皮肤化脓性疾病引起者在夏秋季；②病人血中抗溶血性链球菌溶血素"O"（ASO）滴度增高；③在感染季节用抗生素控制链球菌感染可同时减少急性肾炎的发病率，但感染的严重程度与是否发生急性肾炎及其严重性之间并无一致性。

【发病机制】

链球菌感染后，其致病抗原刺激机体产生抗体，形成循环免疫复合物沉积于肾小球，或与原种植于肾小球的抗原结合形成原位免疫复合物。这些肾小球内的免疫复合物激活补体，导致肾小球内皮及系膜细胞增生，并可引起中性粒细胞及单核细胞浸润，导致双侧肾脏发生弥漫性的炎症。

【病理】

急性期肾脏体积可较正常增大，病变主要累及肾小球。病变类型为毛细血管内增生性肾小球肾炎，肾小管病变多不明显。免疫病理检查可见 IgG 及 C3 呈粗颗粒状沿毛细血管壁和（或）系膜区沉积。电镜检查可见肾小球上皮细胞下有驼峰状大块电子致密物沉积。

【护理评估】

（一）健康史

询问病人近期有无感染病史，特别是皮肤及上呼吸道感染，如皮肤脓疱疮、咽炎、扁桃体炎等；有无暴露于病毒、细菌、真菌或寄生虫的情况。此外，近期的手术或侵入性检查也会造成感染的发生。

（二）身体状况

急性肾炎多发生于前驱感染后，潜伏期一般为 1~3 周，平均 10 天左右，这段时间相当于致病抗原初次免疫后诱导机体产生免疫复合物所需的时间。潜伏期的长短通常与前驱感染部位有关：咽炎一般 6~12 天，平均 10 天；皮肤感染一般 14~28 天，平均 20 天，由此可以看出，呼吸道感染潜伏期通常较皮肤感染潜伏期短。

本病起病较急，病情轻重不一，轻者呈亚临床症状（仅尿常规及 C3 异常），典型者呈急性肾炎综合征表现，重者可有急性肾衰竭、急性左心衰竭、高血压脑病等。本病大多预后良好，常可在数个月内临床自愈，但是部分病人也可遗留慢性肾脏病。

1. 典型症状及体征

（1）尿异常

1）血尿：急性肾小球肾炎病人几乎均有肾小球源性血尿，约 30% 的病人出现肉眼血尿，且常为首发症状。肉眼血尿持续 1~2 周，后转为镜下血尿。镜下血尿多数在 6 个月消失，也有的病人可持续 1~3 年才完全消失。

2）蛋白尿：蛋白尿一般不严重，常为轻、中度，仅不到 20% 的病例可呈大量蛋白尿（>3.5g/d），达到肾病综合征水平。尿沉渣中早期尚可见白细胞和上皮细胞稍增多，并常有管型（红细胞管型、颗粒管型及白细胞管型等）。

（2）水肿：见于 80% 以上的病人，常为起病的初发表现，典型表现为晨起眼睑水肿，面部肿胀，呈现所谓的"肾炎病容"，或伴有下肢轻度凹陷性水肿，严重时可出现全身性水肿、胸腔积液和腹水。大部分病人于 2~4 周内自行利尿消肿。如水肿持续发展，常提示预后不良。水肿的主要原因是由于肾小球毛细血管病变及压迫血管，致肾小球滤过率下降，而肾小管重吸收功能相对正常，造成"球－管失衡"而导致水钠潴留。

（3）高血压：约80%的病人出现一过性轻、中度高血压，成人多在（150～180）/（90～100）mmHg，主要与水钠潴留有关，因此积极利尿后血压可很快恢复正常。少数病人可出现严重高血压，甚至发生高血压脑病。如血压持续升高两周以上无下降趋势者，表明肾脏病变较为严重。

（4）肾功能异常：病人起病早期可因肾小球滤过率下降、水钠潴留而出现尿量减少症状（400～700ml/d），少数病人甚至出现少尿（<400ml/d），但无尿者少见。可出现一过性肾功能损害，表现为轻度氮质血症，血肌酐轻度升高。尿量多在1～2周后逐渐增加，肾功能逐渐恢复正常。仅有极少数病人可表现为急性肾衰竭，易与急进性肾炎相混淆。

2. 并发症　少数急性肾炎病人可发生下列并发症，常发生于疾病早期病情急剧进展而未注意休息或治疗不当时。

（1）急性充血性心力衰竭：以老年人多见，多在起病后1～2周内发生，但也可为首发症状，如表现为颈静脉怒张、奔马律和肺水肿症状等。病人病情危急，如不及时治疗可迅速致死，但经积极抢救后，症状常迅速好转。急性肾炎并发急性心力衰竭的原因主要是肾小球滤过率降低及一系列内分泌因素引起水钠潴留，循环血容量急剧增加所致。

（2）高血压脑病：以儿童多见，多发生于病程早期。本症是在全身高血压的基础上，脑内阻力小血管自身调节紊乱，血压急剧升高，脑血管痉挛引起脑缺血和脑水肿所致。

（3）急性肾衰竭：极少见，为急性肾小球肾炎死亡的主要原因，但多数可逆。

（三）辅助检查

（1）尿液检查：血尿为急性肾炎的重要表现，几乎所有病人均有镜下血尿，尿中红细胞为多形性红细胞。尿沉渣中查见红细胞管型具有诊断价值，此外也可见到少量白细胞、上皮细胞、透明管型及颗粒管型。尿蛋白多为＋～＋＋，定量通常为1～2g/d，约20%的病例可呈大量蛋白尿。

（2）抗链球菌溶血素"O"抗体（ASO）测定：在咽部感染的病人中，90%的ASO滴度可高于200U。血清抗链球菌溶血素"O"抗体（ASO）升高（>1:400），提示近期有链球菌感染，滴度高低与感染严重性相关，但早期应用青霉素后，滴度可不高。

（3）血清补体测定：血清总补体及C3在发病初期均明显下降，8周内逐渐恢复至正常水平。血清C3的动态变化是PSGN的重要特征，对本病诊断意义很大。

（4）肾功能检查：可有轻度肾小球滤过率降低，血尿素氮和血肌酐升高。

（四）心理－社会状况

护士应评估病人的年龄、职业、既往史，婚姻状况，社会支持系统和常用的应对机制，以及由于急性肾小球肾炎的相关症状给病人带来的恐惧和焦虑。耐心听取病人及其家属的倾诉，以判断他们对患病的态度，评估病人对疾病的情感反应。

【常见护理诊断／问题】

1. **体液过多**　与肾小球滤过率下降、尿量减少、水钠潴留有关。

2. **有皮肤完整性受损的危险**　与皮肤水肿、营养不良有关。

3. **焦虑**　与缺乏诊断及治疗的相关知识、或对治疗和预后不可知有关。

4. **潜在并发症**：急性充血性心力衰竭、高血压脑病、急性肾衰竭。

5. **活动无耐力**　与疾病所致水肿、高血压有关。

【计划与实施】

本病的处理原则以休息及对症治疗为主，积极预防并发症和保护肾功能。通过积极治疗与护理，病人能够：①表现出对治疗和预后的积极态度；②水肿减轻，水、电解质保持平衡；③维持皮肤完整性；④无并发症发生。

（一）减轻水肿，维持水、电解质及营养平衡

1. 观察病情 注意观察病人水肿的部位、程度，有无头晕、头痛等症状。评估病人的24小时尿量及尿液性状，评估其可承受的活动量，密切观察病人的血压及体重改变情况。

2. 活动与休息 急性期病人应绝对卧床休息，症状较明显者需卧床休息4～6周，待肉眼血尿消失、水肿消退及血压恢复正常后，可逐步增加活动量。病情稳定后可从事一些轻体力活动，但1～2年内应避免重体力活动和劳累。

3. 饮食护理 根据水肿、高血压及肾功能损害程度指导病人合理饮食。①钠盐：急性期应予低盐饮食（<3g/d），以减轻水肿和心脏负担。避免进食腌制食品、罐头食品、啤酒、汽水、味精、面包、豆腐干等含钠丰富的食物，可使用无钠盐、醋和柠檬等增进食欲。待病情好转、水肿消退、血压下降后，可逐渐转为正常饮食。②钾盐：当病人出现少尿或高钾血症时，应限制富含钾的食物，如海带、紫菜、菠菜、山药、香蕉、枣、坚果、浓肉汤、菜汤等。③液体：根据水肿程度及每日尿量确定摄入的液体量。若每天尿量达1000ml以上，一般不需严格限水，但不可过多饮水。若每天尿量小于500ml或有严重水肿者需限制水的摄入，重者应"量出为入"，每天液体入量不应超过前一天24小时尿量加上非显性失水量（约500ml/d）。液体入量包括饮食、饮水、服药、输液等各种形式或途径进入体内的水分。④蛋白质：一般认为肾功能正常者蛋白质入量应保持正常，按1.0g/（kg·d）供给，但出现氮质血症及明显少尿阶段应限制蛋白质的摄入，按0.6～0.8g/（kg·d）供给，且应给予优质蛋白，即富含必需氨基酸的动物蛋白如牛奶、鸡蛋、瘦肉等，以达到既减轻肾脏排泄氮质的负担，又保证一定营养的目的，但不宜给予高蛋白饮食，避免因尿蛋白增多而加重病情。⑤热量：补充足够的热量以免引起负氮平衡，尤其低蛋白饮食的病人，每天的供给不应低于30kcal/（kg·d）。热能的主要来源是碳水化合物及脂肪，脂肪应以植物性脂肪为主。⑥另外应注意其他营养物质如维生素等的供给。

（二）药物治疗与护理

急性肾炎主要的病理生理改变是水钠潴留，细胞外液容量增大，发生水肿、高血压，致循环负荷，心功能不全，故利尿降压是对症治疗的重点。

1. 利尿药 轻、中度水肿者，通过卧床休息、限制水钠摄入即可缓解。高度水肿者应使用利尿药，达到消肿、降压，预防心、脑并发症的目的。常用的利尿药有袢利尿药、噻嗪类利尿药及保钾利尿药。长期使用利尿药应监测血清电解质和酸碱平衡情况，观察有无低钾血症、低钠血症、低氯性碱中毒等。

2. 降压药物 积极而稳步地控制血压对于增加肾血流量，改善肾功能，预防心、脑并发症是很必要的。如果经过休息、控制水钠、利尿后血压控制仍不满意时，可服用降压药物。常用的药物为血管紧张素转换酶抑制剂（ACEI）、血管紧张素Ⅱ受体拮抗剂（ARB）或钙通道阻滞剂（CCB）。

3. 抗炎药物 有上呼吸道或皮肤感染者，应选用无肾毒性抗生素如青霉素（过敏者选用大环内酯类，如红霉素）、头孢菌素等治疗，一般不主张长期预防性用药。反复发作的慢性扁桃体炎，待肾炎病情稳定后可作扁桃体摘除，手术前后2周需注射青霉素。

4. 中药治疗 急性肾小球肾炎属中医"水肿"、"尿血"范畴，多由于感受风寒、风热及湿

邪所致。病变发展期有外感表证及水肿、尿少、血尿等症状，此期中医治疗往往采用清肺利水、清热凉血、解毒利湿等治疗法则，常用方剂有麻黄连翘赤小豆汤合越婢加术汤加减，麻黄汤合五苓散加减。但应注意目前有文献报道，防己、厚朴和马兜铃等中药可引起肾间质炎症和纤维化，应避免使用。

（三）维持皮肤完整性

做好皮肤护理，水肿较重者衣着应柔软、宽松。卧床期间应嘱病人经常变换体位，年老体弱者，可协助其翻身或用软垫支撑受压部位。由于水肿病人的皮肤较薄，易破损而致感染，故需协助病人做好全身皮肤护理，清洗时不可过分用力，避免损伤皮肤。此外，为病人做肌内注射时，应先将水肿皮肤推向一侧后进针，拔针后用无菌干棉球按压穿刺部位，以防进针口渗液而发生感染。严重水肿时，应避免肌内注射，可采用静脉途径以保证药物准确、及时地输入。

（四）透析治疗

少数病人发生急性肾衰竭而有透析指征时，应及时给予透析治疗。尤其是下列两种情况：①发生高钾血症者（血钾 >6.5mmol/L）；②严重水钠潴留，引起左心衰竭者。由于本病具有自愈倾向，肾功能多可逐渐恢复，一般不需要长期维持透析。

（五）缓解焦虑

给予病人心理支持，以增加其对疾病的心理防御能力。告知其绝大多数急性肾小球肾炎病人预后良好。病人一般于 1～4 周内出现利尿、消肿、血压下降，仅 6%～18% 的病人遗留尿异常和高血压而转成慢性肾炎，只有不到 1% 的病人可因急性肾衰竭救治不当而死亡。

（六）健康指导

1. 由于上呼吸道感染和皮肤感染均可引起急性肾小球肾炎，因此护士应指导病人出院后积极锻炼身体，增强体质，改善身体防御能力。

2. 改善环境卫生，注意个人清洁卫生，避免或减少上呼吸道及皮肤感染。嘱病人一旦发生感染应及时遵医嘱应用抗菌药物。另外应积极治疗某些慢性疾病，如慢性扁桃体炎、咽炎、龋齿、鼻窦炎及中耳炎。

3. 指导病人及家属掌握有关药物的剂量、不良反应及用药注意事项。教会病人及家属计算出入量、测量体重和血压的方法。

4. 告知病人及家属休息的重要性，急性期应绝对卧床休息，症状比较明显者需卧床休息 4～6 周，待肉眼血尿消失、水肿消退及血压恢复正常后，方可逐步增加活动量。待病情稳定后可从事一些轻体力活动，但 1～2 年内应避免重体力活动和劳累。

5. 急性肾炎完全康复可能需要 1～2 年，当临床症状消失后，蛋白尿、血尿等可能仍然存在，因此应定期随访，监测病情。

【护理评价】

经过治疗和护理，病人是否达到：①水肿减轻，水、电解质保持平衡；②皮肤完整性未被破坏；③无并发症发生。

（高　静）

第三节　慢性肾小球肾炎病人的护理

慢性肾小球肾炎（chronic glomerulonephritis）简称慢性肾炎，是指以血尿、蛋白尿、高血压和水肿为基本临床表现，起病方式各有不同，病情迁延，病变缓慢发展，可有不同程度的肾功能减退，最终将发展为慢性肾衰竭的一组肾小球疾病。由于本组疾病的病理类型及病期不同，主要临床表现可各不相同，疾病表现呈多样化。

慢性肾小球肾炎可发生于任何年龄，但以青中年为主，男性多见。

【病因】

慢性肾小球肾炎系由各种原发性肾小球疾病迁延不愈发展而成，病因大多尚不清楚，少数由急性肾小球肾炎发展所致。

【发病机制】

慢性肾炎的病因、发病机制和病理类型不尽相同，但起始因素多为免疫介导的炎症反应。导致病程慢性化的机制除免疫因素外，非免疫非炎症因素也占有重要作用。主要表现为：①高血压引起缺血性改变，导致肾小动脉狭窄、闭塞，产生肾小动脉硬化性损伤；②健存肾单位代偿性肾小球毛细血管高灌注、高压力、高滤过，促使肾小球硬化；③长期大量蛋白尿导致肾小球及肾小管慢性损伤；④脂质代谢异常引起肾小血管和肾小球硬化；⑤原发病的免疫介导性炎症导致持续性进行性肾实质受损。

【病理生理】

慢性肾小球肾炎可由多种病理类型引起，常见的为系膜增生性肾炎、系膜毛细血管性肾炎、膜性肾病及局灶性节段性肾小球硬化等。病变进展至后期，上述所有类型均可转化为程度不等的肾小球硬化，相应肾单位的肾小管萎缩、肾间质纤维化。疾病晚期肾脏体积缩小、肾皮质变薄，呈"固缩肾"，病理类型均可转化为硬化性肾小球肾炎。

【护理评估】

（一）健康史

护士应详细询问病人有无急性肾小球肾炎及其他肾病史，有无高血压、糖尿病、过敏性紫癜、系统性红斑狼疮等疾病病史以及是否长期服用对肾脏有害的药物；是否就诊过，曾服用过哪些药物；家族中有无同样或类似疾病的病人。

（二）身体状况

慢性肾炎以中青年男性多见。多数起病缓慢、隐匿，可有一个相当长的无症状尿异常期。临床表现呈多样性，蛋白尿、血尿、高血压、水肿为其基本临床表现，可有不同程度的肾功能减退，病情时轻时重、迁延不愈，渐进性发展为慢性肾衰竭。

早期病人可有乏力、疲倦、腰部疼痛、食欲缺乏等表现，水肿时有时无，一般不严重。有的病人可无明显临床症状。实验室检查多为轻度尿异常，表现为轻度蛋白尿和镜下血尿。血压可正常或轻度升高。肾功能正常或轻度受损（肌酐清除率下降或轻度氮质血症），这种情况可持续数年，甚至数十年，肾功能逐渐恶化并出现相应的临床表现（如贫血、血压增高等），进入尿毒症期。

有的病人除上述慢性肾炎的一般表现外，还可出现血压（特别是舒张压）持续性中等程度以上升高，病人可有眼底出血、渗出、甚至视神经盘水肿，如血压控制不好，肾功能恶化较快，预后较差。

另外，部分病人因感染、劳累、妊娠、应用肾毒性药物、预防接种以及高蛋白、高脂或高磷饮食等，可导致肾功能急剧恶化，如能及时祛除诱因和适当治疗，病情可一定程度缓解，但也可能由此进入不可逆的慢性肾衰竭期。多数慢性肾炎病人肾功能呈慢性进行性损害，病理类型为决定肾功能进展快慢的重要因素（如系膜毛细血管性肾小球肾炎进展较快、膜性肾病进展常较慢），但也与是否合理治疗和保养等相关。

（三）辅助检查

1. **尿液检查**　尿蛋白为轻至中度增加，定性为 + ~ +++，定量常在 1 ~ 3g/d，镜下可见多形性红细胞，可有红细胞管型。

2. **血常规检查**　早期多正常或轻度贫血，晚期红细胞计数和血红蛋白明显下降。

3. **肾功能检查**　晚期血肌酐和尿素氮增高，内生肌酐清除率明显下降。

4. **B超**　晚期双肾缩小，肾脏表面不平，肾皮质变薄或肾内结构紊乱。

（四）心理－社会状况

评估病人对疾病的情感反应，是否有焦虑、悲观等。评估病人的年龄，职业，既往史，社会支持系统和常用的应对机制。询问病人及家属有无坚持长期用药的思想准备，如病人最终发展为慢性肾衰竭，是否有足够的经济基础以保证其终身用药及透析治疗。护士应在诊断和治疗阶段给予病人及家属支持。

【常见护理诊断／问题】

1. **营养失调：低于机体需要量**　与低蛋白饮食，长期蛋白尿致蛋白丢失过多有关。

2. **体液过多**　与肾小球滤过率下降导致水钠潴留等因素有关。

3. **活动无耐力**　与低蛋白血症致水肿及晚期红细胞和血红蛋白减少有关。

4. **焦虑**　与疾病反复发作、预后不良有关。

5. **潜在并发症**：慢性肾衰竭。

【计划与实施】

慢性肾炎的处理原则应以防止或延缓肾功能进行性恶化、改善或缓解临床症状及防治严重并发症为目的，而不应以消除尿红细胞或轻微尿蛋白为目标。

通过积极的治疗与护理，病人能够：①维持营养平衡；②水肿症状得到缓解；③遵医嘱按时、准确服用药物；④积极参与自我护理。

（一）维持营养平衡

1. **饮食护理**　给予优质低蛋白、低磷饮食，以减轻肾小球毛细血管高灌注、高压力和高滤过状态，延缓肾小球硬化和肾功能减退。

慢性肾炎病人肾功能减退时应予以优质低蛋白饮食 [<0.6g/（kg·d）且 50% 以上为优质蛋白]。低蛋白饮食时，应适当增加碳水化合物的摄入，以满足机体生理代谢所需要的热量，避免因热量供给不足加重负氮平衡。控制磷的摄入。同时注意补充多种维生素及锌元素，因锌有刺激食欲的作用。水肿、高血压及心力衰竭者，予以低盐饮食（<3g/d），除有明显水肿外，不必过分限制水分的摄入。

2. 静脉补充营养素　遵医嘱静脉补充必需氨基酸。

3. 营养监测　观察并记录病人的进食情况，评估膳食的营养成分结构是否合理，总热量是否足够。观察口唇、指甲及皮肤色泽有无苍白；定期监测体重（不适合水肿病人的营养评估）和上臂肌围；检测血红蛋白浓度和血清白蛋白浓度有无下降。

（二）用药治疗与护理

1. 积极控制高血压和减少尿蛋白　高血压和尿蛋白是加速肾小球硬化、促进肾功能恶化的重要因素，积极控制高血压和减少尿蛋白是两个重要的环节。理想的血压控制水平视尿蛋白程度而定：尿蛋白 ≥ 1g/d，血压应控制在 125/75mmHg 以下；尿蛋白 <1g/d，血压控制目标可放宽到 130/80mmHg 以下。尿蛋白的治疗目标则为争取减少至 1g/d。

（1）利尿药：慢性肾炎时高血压的主要原因是水钠潴留引起的容量依赖性高血压，故大部分病人经过休息、限盐和使用利尿药即可达到降压效果。可选用噻嗪类利尿药，如氢氯噻嗪。当 Ccr<30ml/min 时，噻嗪类无效应改用袢利尿药，但一般不宜过多、长久使用。

（2）降压药物：应尽可能选择对肾脏有保护作用的降压药物，首选药为血管紧张素转换酶抑制剂（ACEI）和血管紧张素 II 受体拮抗剂（ARB）。二者除具有降压作用外，还有减少尿蛋白和延缓肾功能恶化的肾脏保护作用。这两种药物通过对肾小球血流动力学的特殊调节作用（扩张入球和出球小动脉），可降低肾小球内的高压力、高灌注和高滤过；另外，通过非血流动力学作用（抑制细胞因子、减少尿蛋白和细胞外基质的蓄积）可起到延缓肾小球硬化的发展和保护肾脏的作用，因此为治疗慢性肾炎高血压和（或）减少尿蛋白的首选药物。

1）ACEI：常用的有卡托普利（25mg，3 次 / 天）、贝那普利（20mg，3 次 / 天）等。应注意其持续性干咳等不良反应。

2）ARB：常用的有氯沙坦（50mg，1 次 / 天）、缬沙坦等。

肾功能不全病人应用 ACEI 或 ARB 要防止高钾血症，血肌酐 >264μmol/L 时务必在严密观察下谨慎使用，掌握好适应证和应用方法，监测血肌酐、血钾、防止严重不良反应尤为重要。

2. 血小板解聚药物　大剂量双嘧达莫（300 ～ 400mg/d）、小剂量阿司匹林（40 ～ 300mg/d）有抗血小板聚集作用，对系膜毛细血管性肾小球肾炎有一定的降尿蛋白作用。

3. 糖皮质激素和细胞毒药物　慢性肾小球肾炎一般不主张积极应用该类药物，如病人肾功能正常或仅轻度受损，肾脏体积正常，病理类型较轻，尿蛋白较多，无禁忌的前提下可试用，无效者逐步撤去。

（三）防治引起肾脏损害的各种因素

1. 防治各种感染，尤其是上呼吸道感染，因其可使慢性肾炎急性发作，导致肾功能急剧恶化。

2. 禁用肾毒性药物，常见的肾毒性药物有氨基糖苷类抗生素（包括新霉素、庆大霉素、妥布霉素、阿米卡星和链霉素等）、磺胺药、先锋霉素、两性霉素、顺铂及造影剂等。

3. 及时治疗高脂血症、高尿酸血症等。

（四）健康指导

1. 休息与饮食　嘱病人加强休息，以增加肾血流量，延缓肾功能减退。向病人解释优质低蛋白、低磷、低盐、高热量饮食的重要性，指导病人根据自己的病情选择合适的食物和量。

2. 避免加重肾损害的因素　向病人及家属讲解影响病情进展的因素，指导其避免加重肾损害的因素，如感染、劳累、妊娠、接种疫苗、应用肾毒性药物等。

3. 用药指导　介绍各类降压药的疗效、不良反应及用药注意事项。如告诉病人 ACEI、ARB 可致血钾升高，并告知高钾血症的表现等。

4. 自我病情监测与随访的指导 慢性肾炎病程长，需定期随访疾病的进展，包括肾功能、血压、水肿等的变化。嘱病人一旦出现水肿或水肿加重、尿液泡沫增多、血压增高或有急性感染时，及时到医院就诊。

【护理评价】

经过治疗和护理，病人是否达到：①能维持营养平衡；②水肿症状得到缓解，水电解质基本能保持平衡；③能遵医嘱按时、准确地服用药物；④正视自己的疾病，主动配合治疗和护理。

（高　静）

第四节　肾病综合征病人的护理

【病因与发病机制】

（一）病因

肾病综合征可分为原发性及继发性两大类，原发性肾病综合征是指原发于肾脏本身的肾小球疾病，儿童见于微小病变型肾病，青少年见于系膜增生性肾小球肾炎、微小病变型肾病、局灶节段性肾小球硬化、系膜毛细血管性肾小球肾炎，中老年见于膜性肾病。继发性肾病综合征是指继发于全身性或其他系统的疾病，儿童见于过敏性紫癜肾炎、乙型肝炎病毒相关性肾炎、系统性红斑狼疮肾炎，青少年见于系统性红斑狼疮肾炎、过敏性紫癜肾炎、乙型肝炎病毒相关性肾炎，中老年见于糖尿病肾病、肾淀粉样变性、骨髓瘤性肾病、淋巴瘤或实体肿瘤性肾病。本节仅讨论原发性肾病综合征。

（二）发病机制

原发性肾病综合征的发病机制为免疫介导性炎症所致的肾脏损害。

（三）病理类型

分为 5 型。

1. 微小病变性肾病 好发于幼儿，占儿童原发性肾病综合征的 80% ~ 90%。30% ~ 40% 的病例可在发病后数个月内自发缓解，90% 的病例对糖皮质激素治疗敏感，预后较好，但复发率高达 60%。

2. 局灶性节段性肾小球硬化 好发于青少年男性，多起病隐匿，最后可发展为慢性肾衰竭。

3. 膜性肾病 男性多于女性，好发于中老年。约占原发性肾病综合征的 20%，通常起病隐匿。

4. 系膜增生性肾小球肾炎 在我国发病率很高，约占原发性肾病综合征的 30%，男性多于女性，好发于青少年。50% 的病人有上呼吸道感染等前驱感染。

5. 系膜毛细血管性肾小球肾炎 好发于青壮年，男性多于女性，1/4 ~ 1/3 病人在上呼吸道感染后，表现为急性肾炎综合征，50% ~ 60% 病人表现为肾病综合征，多伴有血尿。治疗困难，发病 10 年后约 50% 的病例会发展至慢性肾衰竭。

【护理评估】

（一）健康史

询问病人是否有前驱感染史，如扁桃体炎、咽炎等；询问病人有无肾病史；了解病人有无其他疾病史，如系统性红斑狼疮、过敏性紫癜、糖尿病等；了解病人的药物史，如是否服用过青霉胺等药物；询问病人家族史，家族中有无类似疾病发生。

（二）身体状况

原发性肾病综合征的发病年龄、起病缓急与病理类型有关。起病过程可急可缓，亦有隐匿性起病者。临床过程可自然缓解或经治疗而缓解，但易反复发作加重。

1. **大量蛋白尿** 由于肾小球滤过膜分子屏障和电荷屏障作用受损，使原尿中蛋白含量增多，当超过肾近曲小管回吸收量时，形成大量蛋白尿。因此当出现高血压、高蛋白饮食等因素时，可加重尿蛋白的排出。

2. **血浆蛋白变化** 病人大量白蛋白从尿中丢失，肝脏代偿性合成白蛋白，当肾小管分解蛋白增加，肝脏合成蛋白供应不足时，出现低蛋白血症。另外，病人由于胃肠道黏膜水肿导致食欲减退、蛋白质摄入不足、吸收不良或丢失，也加重白蛋白的丢失。另外，血浆的免疫球蛋白和补体成分、抗凝及纤溶因子、金属结合蛋白及内分泌结合蛋白也可减少，病人易发生感染、高凝、微量元素缺乏、内分泌紊乱和免疫功能低下等并发症。

3. **水肿** 低白蛋白血症、血浆胶体渗透压下降，水分从血管腔内进入组织间隙，造成机体水肿。而肾灌注不足、激活肾素 - 血管紧张素 - 醛固酮系统，促进水钠潴留。

4. **高脂血症** 流行病学研究表明肾病综合征病人发生动脉硬化的风险增加。可能与肝脏合成脂蛋白增加和分解脂蛋白减少相关。

5. **并发症**

（1）感染：为肾病综合征常见并发症，也是导致本病复发和疗效不佳的主要原因。其发生与蛋白质营养不良、免疫功能紊乱及应用糖皮质激素和细胞毒药物治疗有关。感染部位以呼吸道、泌尿道、皮肤感染最多见。

（2）血栓、栓塞并发症：由于血液浓缩、有效血容量减少及高脂血症造成血液黏稠度增加；此外，某些蛋白质自尿中丢失，以及肝脏代偿性合成蛋白增加，引起机体凝血、抗凝和纤溶系统失衡；加之肾病综合征时血小板功能亢进，应用利尿药和糖皮质激素等均进一步加重高凝状态。因此易发生血栓、栓塞并发症，其中以肾静脉血栓最为常见，此外，肺血管血栓、栓塞，下肢静脉、下腔静脉、冠状血管血栓也较常见。血栓、栓塞并发症是直接影响 NS 治疗效果和预后的重要原因。

（3）急性肾损伤：因水肿导致有效血容量不足而致肾血流量下降，诱发肾前性氮质血症。经扩容、利尿后多可恢复，少数病例可发展为肾实质性肾衰竭，表现为少尿甚至无尿，扩容利尿无效。其发生机制可能是肾间质高度水肿压迫肾小管和大量管型堵塞肾小管，引起肾小管高压，肾小球滤过率骤然减少，诱发肾小管上皮细胞损伤、坏死所致。

（4）蛋白质及脂肪代谢紊乱：长期低蛋白血症可导致营养不良、小儿生长发育迟缓；免疫球蛋白减少造成机体免疫力下降，易致感染；金属结合蛋白丢失可使铁、锌等微量元素缺乏；长期高脂血症易引起动脉硬化、冠心病等心血管并发症，并可促进肾小球硬化和肾小管 - 间质病变的发生，促进肾脏病变的慢性进程。

（三）辅助检查

1. **尿液检查** 24 小时尿蛋白定量 >3.5g，尿蛋白定性一般为 +++ ~ ++++。尿沉渣常含红细胞、颗粒管型等。

2. **血液检查**　血浆清蛋白 <30g/L；总胆固醇、甘油三酯、低密度和极低密度脂蛋白均增高；转铁蛋白、补体均减少。

3. **肾功能检查**　内生肌酐清除率正常或降低，血肌酐、尿素氮可正常或升高。

4. **B超检查**　双肾正常或缩小。

5. **肾活检**　肾组织病理检查可准确反映疾病的病理分型，指导治疗及判断预后等。

（四）心理 - 社会状况

护士应评估病人及其家庭对疾病的反应，诊断为肾病综合征的病人及其家人常见的心理反应是焦虑和恐惧。另外，病人还会因全身水肿而担心自己容貌、形象的改变。评估病人及其家庭的应对能力、支持系统以及所承受压力的程度。

【常见护理诊断 / 问题】

1. **体液过多**　与低蛋白血症致血浆胶体渗透压下降、体内水钠潴留有关。

2. **营养失调：低于机体需要量**　与大量蛋白尿、食欲减退及吸收障碍有关。

3. **有感染的危险**　与机体抵抗力下降、应用激素和（或）免疫抑制剂有关。

4. **有皮肤完整性受损的危险**　与水肿、营养不良有关。

5. **焦虑 / 恐惧**　与本病病程长、易反复发作有关。

6. **潜在并发症**：血栓形成、急性肾衰竭、心脑血管并发症。

【计划与实施】

肾病综合征的治疗包括一般治疗、对症治疗（利尿消肿、减少尿蛋白、降脂治疗）、抑制免疫与炎症反应以及预防并发症等。其中，抑制免疫与炎症反应为肾病综合征的主要治疗。

经过治疗和护理，病人：①水肿减轻或消退；②维持营养平衡；③无感染及其他并发症发生；④皮肤无损伤或发生感染；⑤焦虑感（或恐惧感）减轻，舒适感增强。

（一）缓解水肿，维持水、电解质平衡

1. **活动与休息**　嘱病人卧床休息至水肿消退，但长期卧床会增加深静脉血栓形成的机会，指导病人进行下肢主动与被动活动，水肿减轻后病人可进行简单的室内活动，尿蛋白定量下降到2g/d以下时可恢复适量的室外活动。

2. **病情观察与护理**　严格观察病人的生命体征变化，观察尿量及尿液性状的变化，观察病人水肿的部位、程度及性质，每日协助病人准确测量体重及腹围，指导病人严格记录出入量。对于眼睑肿胀者，可用生理盐水棉球擦拭分泌物，并抬高头部减轻水肿，经常协助病人更换体位，防止一侧身体长期受压。

（二）维持营养平衡

1. **饮食护理**　给予低盐饮食（食盐 <3g/d）以减轻水肿。若病人肾功能正常，给予病人正常量 [0.8 ~ 1.0g/（kg·d）] 的优质蛋白（富含必需氨基酸的动物蛋白）；当肾功能不全时，应根据内生肌酐清除率调整蛋白质的摄入量。尽管病人丢失大量尿蛋白，但由于高蛋白饮食增加肾小球高滤过，可加重蛋白尿促进肾病病变进展，故目前一般不主张应用。供给足够的热量，每千克体重不少于 126 ~ 147kJ/d（30 ~ 35kcal/d）；少食富含饱和脂肪酸的动物脂肪，多食富含不饱和脂肪酸的植物油，并增加富含可溶性纤维素的食物如燕麦、豆类等以控制高脂血症；注意维生素及微量元素如铁、钙等的补充。

2. **营养监测**　记录病人的进食情况，评估饮食结构是否合理。定期测量血浆白蛋白、血红蛋白等指标，评估机体的营养状况。

（三）积极预防感染

1. 保持环境清洁　保持病房环境清洁，定时通风换气，定期进行空气消毒，保持室内温、湿度适宜。同时要尽量减少病区的探访人次，限制上呼吸道感染者探访。

2. 指导病人预防感染　告知病人预防感染的重要性，指导病人避免去人多的公共场所，减少与传染病病人接触；协助病人加强全身皮肤、口腔黏膜和会阴部等部位的护理，防止皮肤和黏膜损伤；指导病人加强营养和休息，增加机体抵抗力；遇寒冷季节注意保暖。

3. 病情观察　密切监测生命体征，尤其注意有无体温升高；观察有无呼吸道、泌尿道及皮肤感染的征象，如咳嗽、咳痰、肺部啰音、尿路刺激征、皮肤红肿等。

（四）维持皮肤完整性

具体护理措施参见本章第二节"急性肾小球肾炎病人的护理"。

（五）药物治疗与护理

1. 抑制免疫反应与炎症反应　为肾病综合征的主要治疗。

（1）肾上腺糖皮质激素：该药主要通过抑制炎症反应和免疫反应，抑制醛固酮和抗利尿激素分泌，影响肾小球基底膜通透性等综合作用而发挥其利尿、消除尿蛋白的作用。使用原则和方案一般是：①起始足量：常用药物为泼尼松 1mg/（kg·d），口服 8 周，必要时可延长至 12 周；②缓慢减药：足量治疗后每 2～3 周减原用量的 10%，当减至 20mg/d 左右时症状易反复，应更加缓慢减量；③长期维持：最后以最小有效剂量（10mg/d）再维持半年左右。激素可采用全日量顿服或在维持用药期间两日量隔日一次顿服，以减轻激素的不良反应。水肿严重、有肝功能损害或泼尼松疗效不佳时，可更换为甲泼尼龙（等剂量）口服或静脉滴注。地塞米松因半衰期长，副作用大，现已少用。

根据病人对糖皮质激素的治疗反应，可将其分为"激素敏感型"、"激素依赖型"及"激素抵抗型"3 类。"激素敏感型"是指使用糖皮质激素 8～12 周内症状即缓解的类型；"激素依赖型"是指激素减药到一定程度疾病即复发的类型；"激素抵抗型"则是指对糖皮质激素治疗无效的类型。

长期服用糖皮质激素可造成许多不良反应，例如满月脸、水牛背、皮肤变薄、痤疮、多毛、高血压、低血钾等。护士应告诉病人这是由于长期服用糖皮质激素而导致的类肾上腺皮质功能亢进，停药后可自行消退，不必焦虑。除此之外，长期应用糖皮质激素病人还可出现感染、药物性糖尿病、骨质疏松等副作用。少数病例还可能发生股骨头无菌性缺血性坏死，需加强监护，一旦出现，应立即通知医生及时给予对症处理。

（2）细胞毒药物：用于"激素依赖型"或"激素抵抗型"肾病综合征。常与激素合用。若无激素禁忌，一般不作为首选或单独治疗用药。环磷酰胺（CTX）为国内外最常用的细胞毒药物，应用剂量为 2mg/（kg·d），分 1～2 次口服，或 200mg 隔日静脉注射，累积量达 6～8g 后停药。静脉注射 CTX 时应选择粗大的血管且一定要保证药液在血管内，一旦有药液渗出应立即拔出针头，并进行局部封闭，避免产生静脉炎。主要副作用为骨髓抑制及中毒性肝损害，并可出现脱发、胃肠道反应、出血性膀胱炎及性腺抑制（主要为男性）等，因此，未婚青年应避免使用。

（3）环孢素：选择性抑制 T 辅助细胞及 T 细胞毒效应细胞，已作为二线药物用于治疗激素及细胞毒药物无效的难治性肾病综合征。常用量 3～5mg/（kg·d），分 2 次空腹口服，服药期间需监测并维持其血药浓度谷值为 100～200ng/ml。服药 2～3 个月后缓慢减量，共服半年左右。常见的不良反应为肝肾毒性、高血压、高尿酸血症、多毛及牙龈增生等，在服药期间护士应给予严密监测。

2. 对症治疗

（1）利尿消肿：多数病人经使用肾上腺糖皮质激素和限水、限钠后可达到利尿消肿的目的，经上述治疗水肿不能消退者可用利尿药。常用的利尿药有以下几类：①噻嗪类利尿药：主要作用于髓袢升支和远曲小管前段，通过抑制钠和氯的重吸收，增加钾的排泄而利尿，常用氢氯噻嗪。长期应用应防止低钾、低钠血症。②保钾利尿药：主要作用于远曲小管后段，排钠、排氯，但保钾，适用于低钾血症的病人，常用氨苯蝶啶，与噻嗪类合用可提高利尿效果，减少钾代谢紊乱。长期应用需防止高钾血症，肾功能不全病人慎用。③袢利尿药：主要作用于髓袢升支，对钠、氯、钾的重吸收具有强力的抑制作用，常用药物为呋塞米或布美他尼（丁尿胺），应用袢利尿药时需防止低钠血症及低钾、低氯血症性碱中毒的发生。④渗透性利尿药：通过一过性提高血浆胶体渗透压，使组织中的水分回吸收入血，常用不含钠的低分子右旋糖酐静滴，与袢利尿药合用可增强利尿效果，少尿者应慎用渗透性利尿药，因其易与蛋白一起形成管型，阻塞肾小管。⑤血浆或血浆白蛋白：静脉输注血浆或白蛋白可提高血浆胶体渗透压，促进组织中水分回吸收并利尿，同时加用袢利尿药常有良好的利尿效果，但应严格掌握用药适应证，对严重低蛋白血症、高度水肿而又少尿的病人，在必须利尿的情况下方可考虑使用，但也要避免过频过多，以免血容量不足，诱发血栓形成和肾损害。

（2）减少尿蛋白：应用 ACEI 或 ARB，除可有效控制高血压外，均可通过降低肾小球内压和直接影响肾小球基底膜对大分子的通透性，有不依赖于降低全身血压的减少尿蛋白作用。用 ACEI 或 ARB 降尿蛋白时，所用剂量一般应比常规降压剂量大，才能获得良好的疗效。因此用药期间也应严密监测生命体征，尤其是血压，以防出现低血压。

（3）降脂治疗：高脂血症可加速肾小球疾病的发展，增加心、脑血管病的发生率，因此肾病综合征的高脂血症应予以治疗。大多数病人仅用低脂饮食难以控制血脂，需用降脂药物。羟甲基戊二酰辅酶 A 还原酶（HMG-CoA）抑制剂如洛伐他汀为首选的降脂药。

3．并发症的预防与治疗

（1）感染：不常规应用抗生素预防感染，但病人出现感染征象时应选择敏感、强效及无肾毒性的抗生素进行治疗。

（2）血栓及栓塞：当病人出现高凝状态时应给予抗凝药物，密切观察病人有无呼吸困难、肢体肿胀等症状，若出现血栓或栓塞时应积极给予溶栓药物。

（3）急性肾衰竭：若出现急性肾衰竭，利尿仍不能缓解时需进行透析治疗。

（六）减轻病人焦虑

1. 向病人介绍疾病相关知识，强调积极配合治疗的重要性。讲解影响预后的因素，如劳累、感染等对病情进展的影响。使病人及其家属树立对疾病的正确认识，增强信心，稳定情绪，积极配合治疗和护理。

2. 多与病人交流，鼓励病人说出内心的感受。疾病恢复期可进行一些轻松的娱乐活动，使病人放松。

（七）健康指导

1．休息与运动　嘱病人加强休息，避免劳累，尤其对于水肿病人。但长期卧床会增加血栓发生的概率，故应保持适度的床上及床旁活动；水肿减轻后病人可进行简单的室内活动，尿蛋白定量下降到 2g/d 以下时可恢复适量的室外活动。

2．饮食指导　告诉病人优质蛋白、高热量、低脂、高膳食纤维和低盐饮食的重要性，指导病人根据病情选择合适的食物，并合理安排每天的饮食。

3．预防感染　肾病综合征病人免疫功能低下，易发生感染，病人应注意保持床铺清洁，勤换内衣、剪短指（趾）甲，保持个人卫生；女性病人注意会阴部清洁，每日用温水冲洗，男性病人应注意保持会阴局部清洁干燥；水肿严重时，保护皮肤，防止皮肤破溃造成感染。同时应避免受凉、感冒。

4．用药指导 告诉病人按时服药，不可擅自减量或停用激素，介绍各类药物的使用方法，使用时注意事项以及可能发生的不良反应。

5．自我病情监测与随访的指导 监测水肿、尿蛋白和肾功能变化，定期随访。

【护理评价】

经过治疗和护理，病人是否达到：①水肿减轻；②维持营养平衡；③无感染发生；④焦虑感（或恐惧感）减轻，舒适感增强。

（郑 瑾）

◇ 思考题

1．男性，24岁，发生皮肤脓疱疮3周后出现少尿、血尿及眼睑水肿，实验室检查ASO滴度增高、血清C3降低，医生诊断为急性肾小球肾炎。

（1）请分析该病人发生水肿的机制。

（2）病人目前可能存在哪些护理诊断／问题？

（3）如何为该病人提供饮食护理？

（4）如何指导该病人进行休息与活动？

2．吴先生，47岁，患慢性肾小球肾炎10年，近几日见明显血尿，且水肿加重，血压140/86mmHg。尿液检查有蛋白及颗粒管型。

（1）医嘱予优质低蛋白、低磷饮食，试分析其原因。

（2）该病人目前存在哪些护理诊断／问题？

（3）如何为该病人做好防止肾损害的健康指导？

3．女性，35岁。因水肿2周不见缓解为主诉入院治疗。尿液检查：蛋白（+），红细胞5～10个/HP，白细胞2～3个/HP，颗粒管型0～2个/HP，拟诊断为慢性肾炎。体检发现该病人有水肿发生。

（1）该病人的水肿最可能属于肾性水肿的哪种类型？请简述该种水肿的临床特点。

（2）如何对该病人进行皮肤护理？

4．男性，28岁。颜面水肿8天，全身凹陷性水肿3天，对预后十分担心，查体：T 36.2℃，BP 150/90mmHg，血浆蛋白20g/L，尿蛋白（++++），血胆固醇18.8mmol/L，拟诊断为肾病综合征。

（1）该病人目前存在哪些护理诊断／问题？

（2）现医生拟对该病人采用激素治疗，护士应如何对病人进行激素治疗的用药护理？

（3）该病人可能出现哪些并发症？

（4）请简述该病人饮食中蛋白质摄入的原则及其临床意义。

第四十七章
肾衰竭病人的护理

学习目标

识记

1. 能正确说出急性肾损伤、慢性肾衰竭、慢性肾脏病的概念。
2. 能正确列举急性肾损伤、慢性肾衰竭的症状与体征。
3. 能正确说出肾移植手术的适应证。

理解

1. 能用自己的语言阐述广义急性肾损伤的分类及各类别的常见病因。
2. 能举例说明急性肾损伤、慢性肾衰竭相关辅助检查的意义。
3. 能正确理解慢性肾衰竭的病因、治疗目的与原则。
4. 能分析肾移植排斥反应的原因并提出相应的处理措施。

运用

1. 能运用所学的知识，分析不同病人急性肾损伤或慢性肾衰竭发生的病因。
2. 能运用所学知识，针对急性肾损伤、慢性肾衰竭病人的具体情况，提出相应的护理问题，制订有针对性的护理措施和健康指导。
3. 能运用所学知识，针对具体情况对肾移植病人进行术前、术中、术后护理。

47章

第一节 急性肾损伤病人的护理

急性肾损伤（acute kidney injury，AKI）以往称为急性肾衰竭（acute renal failure，ARF），近年来研究证实轻度肾功能急性减退即可导致病人病死率明显增加，故主张将急性肾衰竭改称为 AKI，以期能在疾病早期识别，并进行有效干预。

AKI 是由各种病因引起短时间内肾功能快速减退而导致的临床综合征，表现为肾小球滤过率下降，同时伴有氮质产物如肌酐、尿素氮等潴留，水、电解质和酸碱平衡紊乱，重者出现多系统并发症。

【病因和分类】

AKI 有广义和狭义之分，广义的 AKI 可分为肾前性、肾性和肾后性 3 类。狭义的 AKI 仅指急性肾小管坏死（acute tubular necrosis，ATN）。ATN 是 AKI 最常见的类型，占全部 AKI 的 75%～80%，通常由缺血或肾毒性因素所致。本节主要讨论 ATN。

1. **肾前性** 指各种原因引起的肾脏血流灌注降低所致的缺血性肾损伤，又称为肾前性氮质血症。约占 AKI 的 55%，是 ATN 最常见的病因。缺血性肾损伤分为 4 个阶段：起始期、进展期、持续期和恢复期。常见的病因包括：①有效血容量不足；②心排量降低；③全身血管扩张；④肾动脉收缩；⑤肾自主调节反应受损。

2. **肾性** 约占 AKI 的 40%，其有肾实质损伤，是由各种原因导致的肾小管、肾间质、肾血管和肾小球性损伤所致。以肾缺血和肾毒性物质（包括外源性毒素，如生物毒素、化学毒素、抗菌药物、造影剂等和内源性毒素，如血红蛋白、肌红蛋白等）导致肾小管上皮细胞损伤（如 ATN）最为常见，其他还包括急性肾间质病变、肾小球和肾微血管病变、肾大血管疾病、肾移植排异反应等五大类。

3. **肾后性** 指由急性尿路梗阻，双侧尿路梗阻或孤立肾单侧尿路梗阻所致的 AKI，约占 AKI 的 5%。梗阻可发生在尿路从肾盂到尿道的任一水平。常见原因包括尿路结石、双侧肾盂积液、前列腺肥大、肿瘤等。尿路功能性梗阻主要指神经源性膀胱。肾后性因素多为可逆性，及时解除病因常可使肾功能恢复。

【发病机制】

1. **肾前性 AKI** 由肾脏灌注不足所致，常见于细胞外液容量减少，或虽然细胞外液容量正常，但有效循环容量下降的某些疾病，或某些药物引起的肾小球毛细血管灌注压降低。

在肾前性 AKI 早期，肾脏血流自我调节机制通过调节肾小球出球和入球小动脉的收缩，来维持肾小球滤过率（glomerular filtration rate，GFR）和肾血流量，可使肾功能维持正常。当血压过低，超过自我调节能力时将导致 GFR 降低，但短期内并无明显的肾实质损伤。如果肾灌注量减少能在6 小时内得到纠正，则血流动力学损害可以逆转，肾功能也可迅速恢复；但若低灌注持续，则可发生肾小管上皮细胞明显损伤，继而发展为 ATN。

2. **肾性 AKI** 按照损伤部位，肾性 AKI 可分为小管性、间质性、血管性和小球性。其中以 ATN 最为常见。本章主要介绍 ATN。

不同病因、不同程度的 ATN 在疾病的始动机制和持续发展因素方面各有差异。但其发病机制尚未完全明了，目前认为主要涉及小管、血管和炎症因子等方面。

（1）小管因素：缺血/再灌注、肾毒性物质等可引起近端肾小管损伤，导致肾小管对钠的重吸收减少，管－球反馈增强，小管管型形成导致小管梗阻，管内压增加，GFR下降。小管严重受损可导致肾小球滤过液的反渗，通过受损的上皮或小管基底膜漏出，使肾间质水肿、造成肾实质的进一步损伤。

（2）血管因素：肾缺血既可通过血管作用使入球小动脉细胞内钙离子增加，从而使血管收缩和对肾自主神经刺激的敏感性增加，导致肾自主调节功能损害、血管舒缩功能紊乱、内皮损伤，也可产生炎症反应。血管内皮损伤和炎症反应均可引起血管收缩因子（内皮素、肾素－血管紧张素、血栓素A_2等）产生过多，舒张因子（一氧化氮、前列腺素）合成过少，这些变化可进一步引起肾血浆流量下降、肾内血流重新分布、肾皮质血流量减少、肾髓质充血等血流动力学异常，导致GFR下降。

（3）炎症因子：缺血性急性肾损伤实际上是一种炎症性疾病，肾缺血可通过炎症反应直接导致血管内皮细胞受损，也可通过小管细胞产生炎症介质使内皮细胞受损。炎症反应导致肾组织进一步损伤，GFR下降。

3. 肾后性AKI　尿路梗阻时，尿路内反向压力首先传导到肾小球囊腔，由于肾小球入球小动脉扩张，早期GFR尚能暂时维持正常，如果梗阻持续未解除，将因肾皮质大面积无灌注或低灌注导致GFR逐渐降低。

【病理生理】

由于病因及病变严重程度不同，病理改变可有显著差异。肉眼见肾脏肿大、苍白、重量增加，剖面可见皮质肿胀，因缺血而呈苍白色，髓质呈暗红色。典型缺血性AKI常表现为肾小管上皮细胞片状和灶状坏死，从基底膜上脱落，肾小管管腔管型堵塞。管型由未受损或变性的上皮细胞、细胞碎片、Tamm-Horsfall蛋白和色素组成。肾缺血严重者，肾小管基底膜常遭破坏。如基底膜完整性存在，则肾小管上皮细胞可迅速再生，否则上皮细胞不能再生。肾毒性急性肾损伤形态学变化最明显的部位在近端肾小管的曲部和直部，其肾小管上皮细胞坏死不如缺血性急性肾损伤明显。

ATN的病理特征是肾间质炎症细胞浸润，包括T淋巴细胞和单核细胞，偶有浆细胞及嗜酸性粒细胞，其中嗜酸性粒细胞浸润是药物所致ATN的重要病理学特征。

【护理评估】

（一）健康史

护士应详细询问可能会导致急性肾损伤的原因，如失血、失液等所致的血容量不足；败血症等引起周围血管扩张而导致有效循环血容量不足；心肌病变所致的心排出量减少；询问病人有无服用过肾毒性药物或接触过肾毒性物质；了解病人过去有无慢性肾脏疾病史及有无肾脏疾病家族史等。

（二）身体状况

典型ATN的临床病程可分为起始期、维持期、恢复期3期。

1. 起始期　此期病人经常遭受低血压、缺血、脓毒血症和肾毒素等因素侵袭，但尚未发生明显的肾实质损伤，若及时治疗可避免急性肾小管坏死发生。但随着肾小管上皮细胞出现明显损伤，GFR下降，则进入维持期。

2. 维持期　又称少尿期。此期一般持续7～14天，也可短至几天，长至4～6周。GFR保持在低水平。许多病人可出现少尿（<400ml/d）和无尿（<100ml/d）。但也有病人不出现少尿，尿量

在 400ml/d 以上，称非少尿型急性肾衰竭，其病情大多较轻，预后较好。然而，无论尿量是否减少，随着肾功能减退，均可出现一系列临床表现。

（1）急性肾损伤的全身症状

1）消化系统症状：为最早出现的系统症状。表现为食欲减退、恶心、呕吐、腹胀、腹痛、腹泻等，严重者可发生消化道出血。

2）呼吸系统症状：除感染外，因容量负荷过重，可出现呼吸困难、咳嗽、憋气、胸痛等症状。

3）循环系统症状：多因尿少和未控制饮水，导致体液过多，病人可出现高血压、心力衰竭、肺水肿等表现；因毒素蓄积、电解质紊乱、贫血及酸中毒可引起各种心律失常、心肌病变等。

4）神经系统症状：可出现意识障碍、躁动、谵妄、抽搐、昏迷等尿毒症脑病症状。

5）血液系统症状：可有出血倾向及轻度贫血现象。

除此之外，感染是急性肾损伤常见而严重的并发症。在急性肾损伤同时或在疾病发展过程中还可合并多个脏器衰竭，死亡率很高。

（2）水、电解质和酸碱平衡紊乱

1）代谢性酸中毒：主要因为肾排酸能力减低，同时又因合并高分解代谢状态，使酸性产物明显增多。表现为恶心、呕吐、疲乏、嗜睡和呼吸深长。

2）高钾血症：除排钾减少外，酸中毒、组织分解过快也可引起血钾升高。在严重感染、烧伤等致病因素引起的 AKI，每日血钾可上升 1～2mmol/L，高钾血症是少尿期病人的重要死因。病人可出现恶心、呕吐、四肢麻木、烦躁、胸闷等症状，并可发生心率减慢、心律不齐，甚至室颤、心脏骤停。

3）低钠血症：主要由水钠潴留引起稀释性低钠血症。表现为急性中毒、脑水肿症状，并可加重酸中毒。

4）其他：还可有低钙、高磷血症，但远不如慢性肾衰竭时明显。

3. 恢复期　又称多尿期。从肾小管细胞再生、修复，直至肾小管完整性恢复，称为恢复期。GFR 逐渐恢复或接近正常范围。少尿型病人开始出现利尿，可有多尿表现，在不使用利尿药的情况下，每日尿量可达 3000～5000ml，或更多。通常持续 1～3 周，继而逐渐恢复。与 GFR 相比，肾小管上皮细胞功能（溶质和水的重吸收）的恢复相对延迟，常需数个月后才能恢复。少数病人可最终遗留不同程度的肾脏结构和功能缺陷。部分病例肾小管浓缩功能不全可持续 1 年以上，若肾功能持久不恢复，提示肾脏遗留有永久性损害。

（三）辅助检查

1. 血液检查　可有轻度贫血，血肌酐和尿素氮进行性升高，血清钾浓度常 >5.5mmol/L，血 pH 和碳酸氢根离子浓度降低，血清钠浓度正常或偏低，血钙降低，血磷升高。

2. 尿液检查　尿液外观混浊，尿蛋白多为 +～++，常以小分子蛋白质为主。尿沉渣检查可见肾小管上皮细胞、颗粒管型及少量红、白细胞等；尿比重降低且较固定，多在 1.015 以下，因肾小管重吸收功能损害，尿液不能浓缩所致；尿渗透浓度低于 350mOsm/L，尿与血渗透浓度之比低于 1∶1；尿钠含量增高，多在 20～60mmol/L；肾衰竭指数（尿钠浓度与尿肌酐、血肌酐比值之比）常大于 1；滤过钠排泄分数（尿钠、血钠之比与尿肌酐、血肌酐之比的比值 ×100）常大于 1。注意尿液指标检查须在输液、使用利尿药、使用高渗药物前进行，否则会影响结果。

3. 影像学检查　尿路超声显像对排除尿路梗阻很有帮助。必要时 CT 等检查显示是否存在着与压力相关的扩张，如有足够的理由怀疑由梗阻所致，可做逆行性或下行性肾盂造影。CT 血管造影、MRI 或放射性核素检查对检查血管有无阻塞有帮助，但要明确诊断仍需行肾血管造影。

4. 肾活检　是重要的诊断手段。在排除了肾前性及肾后性原因后，没有明确致病原因（肾缺血或肾毒素）的肾性急性肾损伤具有活检指征。活检结果可确定包括急性肾小球肾炎、系统性血管炎、急进性肾炎及急性间质性肾炎等肾脏及疾病。此外，原有肾脏疾病出现 AKI 以及肾功能持续不能恢复等情况，也需行肾活检明确诊断。

（四）心理 - 社会状况

急性肾损伤是危重病之一，尤其在少尿期，病人可有濒死感、恐惧感，护士应仔细评估病人及其家属对疾病的反应、对疾病的了解程度、接受程度及应对方式。在诊疗过程中给予病人和家属支持。

【常见护理诊断 / 问题】

1. 营养失调：低于机体需要量　与食欲减退、限制蛋白质摄入，透析和原发疾病等因素有关。

2. 有感染的危险　与机体免疫力低下及侵入性操作等有关。

3. 潜在的并发症：水、电解质、酸碱平衡失调。

4. 体液过多　与肾功能损害、水钠潴留有关。

5. 焦虑　与缺乏诊断及治疗的相关知识，或对治疗及预后不可知有关。

【计划与实施】

急性肾损伤首先要纠正可逆的病因，如各种严重外伤、心衰、急性失血、失液等；停用影响肾灌注或具有肾毒性的药物，存在尿路梗阻时，应及时采取措施去除梗阻；维持液体平衡，纠正水、电解质和酸碱平衡紊乱；积极治疗心力衰竭、心律失常、应激性溃疡大出血等严重的并发症。

急性肾损伤病人的总体治疗和护理目标是病人能够：①维持营养平衡；②维持出入量及水电解质和酸碱平衡；③无感染发生；④焦虑程度减轻。

（一）合理饮食，维持营养平衡

维持机体的营养状况和正常代谢有助于损伤细胞的修复和再生，提高病人的存活率。急性肾损伤病人每日所需能量应为 147kJ/kg（35kcal/kg），主要由碳水化合物和脂肪供应，蛋白质的摄入量应限制为 0.8g/（kg·d），并且应给予优质蛋白，对于有高分解代谢或营养不良以及接受透析的病人，蛋白质摄入量可适当放宽。饮食应以清淡流质或半流质食物为主，尽量减少钠、钾、氯的摄入。对不能口服的病人，需静脉补充必需氨基酸及葡萄糖或采用鼻饲。

对于有恶心、呕吐的病人，可遵医嘱给予止吐药，待其舒适时再给予适量食物，并做好口腔护理，增进食欲。同时要注意监测血浆白蛋白等营养状况指标。

（二）积极预防感染

1. 监测感染征象　注意观察病人有无体温升高、寒战、疲乏无力、咳嗽咳痰、尿路刺激征及白细胞计数增高等感染的征象。准确留取各种标本送检。

2. 预防感染　护士应采取措施，积极预防感染的发生。具体措施如下：①指导病人尽量避免到公共场所，有条件者应安置在单人病房，病室定期通风并进行空气消毒。②各项检查治疗应严格无菌操作，避免不必要的侵入性治疗与检查，特别注意身体各留置管道的部位有无感染。③加强生活护理，尤其是口腔及会阴部的护理，卧床病人应按时翻身，指导病人有效咳痰。④接受血液透析的病人，其乙型和丙型肝炎的发生率明显高于正常人群，故应接种乙肝疫苗，并尽量减少输注血液制品。⑤应尽早使用抗生素，但不提倡预防性使用。根据细菌培养和药物敏感试验合理选用对肾无毒性或低毒性的抗生素治疗，并按肾小球滤过率来调整药物剂量。

（三）维持液体平衡，预防水、电解质及酸碱失衡

1. 指导病人绝对卧床休息以减轻肾脏负担，抬高水肿下肢以促进血液回流，昏迷病人按照昏迷常规进行护理。

2. 坚持"量出为入"原则（计算方法同急性肾小球肾炎），严格记录24小时出入量。严密观察病人有无下列体液过多的表现：水肿；体重增加，若每天体重增加0.5kg以上提示补液过多；无失盐情况下血清钠浓度下降；中心静脉压>12cmH$_2$O（1.17kPa）；胸部X线片提示肺充血征象；无感染征象而出现心率快、呼吸急促和血压增高。

3. 监测并及时处理电解质、酸碱平衡失调

（1）监测血清钠、钾、钙等电解质变化，发现异常及时通知医生处理。

（2）高钾血症的处理措施：高钾血症是急性肾损伤的主要死亡原因之一，因此应密切监测血清钾浓度。当血钾>6.5mmol/L，心电图出现异常变化（高而尖的T波，QRS变宽，ST压低）应予以紧急处理，包括：①钙剂（10%葡萄糖酸钙10～20ml）稀释后静脉缓慢（≥5分钟）注射；②5% NaHCO$_3$或11.2%乳酸钠100～200ml静滴，可纠正酸中毒并同时促使钾离子向细胞内流动；③50%葡萄糖溶液50～100ml加普通胰岛素6～12U静脉缓慢注射，可促进糖原合成，使钾离子向细胞内移动；④口服离子交换（降钾）树脂（聚磺苯乙烯），15～30g，3次/天。⑤以上措施无效，或为高分解代谢型ATN的高钾血症病人，血液透析是最有效的治疗方法。

对于血钾升高而未达到高钾血症者应限制钾的摄入，少用或忌用富含钾的食物，如紫菜、菠菜、苋菜、薯类、山药、香蕉、橘子、香菇、榨菜等。预防高钾血症的措施还包括积极预防和控制感染、及时纠正代谢性酸中毒、禁止输入库存血等。

（3）低钙血症的预防及处理：密切观察有无低钙血症的征象，如手指麻木、易激惹、腱反射亢进、抽搐等。如发生低钙血症，可摄入含钙量较高的食物如牛奶，并可遵医嘱使用活性维生素D及钙剂等。

（4）纠正代谢性酸中毒：严重酸中毒可加重高钾血症，应及时治疗。当血清HCO$_3^-$浓度低于15mmol/L时，应给予5% NaHCO$_3$ 100～250ml静脉滴注，根据心功能情况控制滴速，并动态监测血气分析。严重酸中毒病人，应立即开始透析。

4. 透析治疗　自透析技术应用于急性肾损伤后，病死率大大降低。明显尿毒症综合征，包括心包炎、严重脑病、严重高钾血症（血钾>6.5mmol/L）、代谢性酸中毒（pH<7.15）、容量负荷过重且对利尿药治疗无效者，均是透析治疗的指征。对非高分解型、无少尿的病人可实行内科保守治疗。重症病人则倾向于早期进行透析治疗，其目的包括：①尽早清除体内过多的水分，以免发生急性肺水肿或脑水肿；②尽早清除体内过多的代谢废物；③治疗和预防高钾血症和酸中毒，稳定机体内环境；④减少并发症和病死率；⑤放宽对液体、热量、蛋白质及其他营养物质摄入量的限制，有利于肾损伤细胞的修复和再生。

（四）多尿期的护理

多尿期开始，威胁生命的并发症依然存在。虽然多尿期的开始标志着肾功能逐渐开始恢复，但肾小球滤过率尚未恢复，肾小管的浓缩功能仍然较差，治疗与护理的重点仍为维持水、电解质及酸碱平衡，控制氮质血症，治疗原发疾病和防治各种并发症。膳食中仍应严格控制蛋白质入量（<20g/d）。进入多尿期5～7天后，由于氮质血症有所好转，可稍微放宽蛋白质入量，按0.5～

0.8g/（kg·d）或 45g/d 供给。给予高糖、高维生素及高热量饮食。入液量不应按出水量加不显性失水量来计算，否则会使多尿期延长，一般主张入液量为尿量的 2/5，其中半量补充生理盐水，半量用 5%～10% 的葡萄糖液，当每日尿量超过 2000ml 时，应补充钾盐。

（五）恢复期的护理

一般无特殊处理，定期随访肾功能，避免使用肾毒性药物。待病情稳定后可恢复正常饮食，蛋白质供给量为 1.0g/（kg·d），热能供给量为 30～35kcal/（kg·d），此外应供给充分的维生素等。

（六）心理护理

急性肾损伤是危重病之一，病人可有濒死感、恐惧感，护士应鼓励病人表达对疾病的感受，了解病人对疾病的态度。在护理过程中，护士应向病人及其家属详细解释疾病发展过程及减轻其焦虑及不安情绪。另外，当病人精神方面发生改变时，应向家属解释这是疾病导致的病理生理及心理上的改变，以解除家属的疑惑，并避免造成家属与病人间的隔阂。护士还应随时评估病人的悲伤情况，并给予情绪与心理的支持。

（七）健康指导

1. 恢复期指导　恢复期病人应加强营养，增强体质，适当锻炼；注意个人卫生，注意保暖，防止受凉；避免妊娠、手术、外伤等。定期门诊随访，监测肾功能、尿量等。

2. 预防疾病　指导教育病人增强自我保健意识，慎用氨基糖苷类抗生素等具有肾毒性的药物。尽量避免需使用大剂量造影剂的 X 线检查，尤其是老年人及肾血流灌注不良的病人。预防感染，避免各种应激因素的影响。

3. 出院指导　出院前护士应明确病人及家属的需求，给予相应指导，包括用药、饮食、活动方法等。告知病人定期门诊复查，检查尿液，出现症状立即就诊。

【护理评价】

经过治疗和护理，病人是否达到：①焦虑程度减轻；②无感染发生；③维持营养平衡；④维持出入量平衡；⑤维持水、电解质和酸碱平衡。

第二节　慢性肾衰竭病人的护理

慢性肾衰竭（chronic renal failure，CRF），是指由慢性肾脏病引起的肾小球滤过率（GFR）下降及与此相关的代谢紊乱和临床症状组成的综合征。近 20 年来，慢性肾衰竭在人类主要死亡原因中占第 5 位至第 9 位，是人类生存的重要威胁之一。

慢性肾脏病（chronic kidney disease，CKD）是指各种原因引起的肾脏结构和功能障碍≥3 个月，包括 GFR 正常和不正常的病理损伤、血液或尿液成分异常及影像学检查异常；或不明原因的 GFR 下降（<60ml/min）超过 3 个月。目前国际公认的 CKD 分期依据美国肾脏基金会制定的指南（The National Kidney Foundation's Kidney Disease Outcomes Quality Initiative，NKF-K/DOQI）分为 1～5 期，见表 47-2-1。我国将慢性肾衰竭根据肾功能损害程度分为 4 期：肾功能代偿期、肾功能失代偿期、肾衰竭期和尿毒症期（分别相当于 K/DOQI 的第 2～5 期）（表 47-2-2）。

表47-2-1　CKD 的分期和治疗计划（NKF-K/DOQI，2002 年）

分期	特征	GFR[ml/（min · 1.73m²）]	治疗计划
1	肾损害，GFR 正常或稍高	≥90	CKD 诊治；缓解症状；保护肾功能
2	肾损害，GFR 轻度降低	60~89	评估、延缓 CKD 进展；降低心血管病风险
3	GFR 中度降低	30~59	延缓 CKD 进展；评估、治疗并发症
4	GFR 重度降低	15~29	综合治疗；透析前准备
5	肾衰竭	<15（或透析）	如出现尿毒症，需及时替代治疗

表47-2-2　我国 CRF 的分期方法

CRF 分期	肌酐清除率（Ccr）（ml/min）	血肌酐（Scr）（μmol/L）	（mg/dl）	说明
肾功能代偿期	50~80	<178	1.6~2.0	大致相当于 CKD2 期
肾功能失代偿期	20~50	178~450	2.1~5.0	大致相当于 CKD3 期
肾衰竭期	10~25	451~707	5.1~7.9	大致相当于 CKD4 期
尿毒症期	<10	≥707	≥8.0	大致相当于 CKD5 期

【病因与发病机制】

（一）病因

慢性肾衰竭的病因主要有原发性与继发性肾小球肾炎、高血压肾小动脉硬化、糖尿病肾病、肾小管间质疾病（慢性间质性肾炎、慢性肾盂肾炎、慢性尿酸性肾病、梗阻性肾病、药物性肾病等）、肾血管病变、遗传性肾病（如多囊肾、遗传性肾炎）等。在发达国家，糖尿病肾病、高血压肾小动脉硬化已成为慢性肾衰竭的主要病因；包括我国在内的发展中国家，这两种疾病在慢性肾衰竭各种病因中仍位居原发性肾小球肾炎之后，但近年也有明显升高的趋势，尤其在老年人群中。双侧肾动脉狭窄或闭塞所引起的"缺血性肾病"在老年慢性肾衰竭的病因中占有一定的地位。

（二）慢性肾衰竭进展的危险因素

1. 慢性肾衰竭渐进性发展的危险因素　包括：高血糖、高血压、蛋白尿、低蛋白血症、吸烟等。此外，贫血、高脂血症、高同型半胱氨酸血症、老年、营养不良，在慢性肾衰竭病程进展中也起一定作用。

2. 慢性肾衰竭急性加重的危险因素　主要有：累及肾脏的疾病复发或加重；有效血容量不足；肾脏局部血供急剧减少；严重高血压未能控制；应用肾毒性药物；泌尿道梗阻；其他如严重感染、高钙血症、肝衰竭、心力衰竭等。上述因素中，因有效血容量不足或肾脏局部血供急剧减少致残余肾单位低灌注、低滤过状态，是导致肾功能急剧恶化的主要原因之一，肾毒性药物的不当使用也是导致肾功能恶化的常见原因。在慢性肾衰竭病程中出现的肾功能急剧恶化，如及时妥当处理，可使病情有一定程度的逆转；如诊治延误，则病情呈不可逆性进展。

（三）发病机制

慢性肾衰竭的发病机制复杂，至今尚未完全明了，其主要学说有：

1. 慢性肾衰竭进展的发生机制

（1）肾单位高滤过学说：有关研究认为，慢性肾衰竭时残余肾单位的肾小球出现高灌注、高滤过状态是导致肾小球硬化和残余肾单位进一步丧失的重要原因。由于高滤过的存在，可促进系膜细胞增殖和基质增加，导致微动脉瘤形成、内皮细胞损伤和血小板聚集增强、炎症细胞浸润、系膜细胞凋亡等，因而肾小球硬化不断发展，肾单位进行性丧失。

（2）肾单位高代谢学说：慢性肾衰竭时残余肾单位肾小管高代谢状态是肾小管萎缩、间质纤维化和肾单位进行性损害的重要原因之一。高代谢所致肾小管氧耗增加和氧自由基增多造成肾小管－间质损伤。

（3）肾组织上皮细胞表型转化学说：近年来研究表明，在某些生长因子或炎症因子的诱导下，肾小管上皮细胞、肾小球上皮细胞、肾间质成纤维细胞均可转变为肌成纤维细胞，在肾间质纤维化、局灶节段性或球性肾小球硬化过程中起重要作用。

（4）其他：慢性肾衰竭的发生与某些细胞因子、生长因子、脂类代谢紊乱、肾内凝血异常、肾脏固有细胞凋亡增多等亦有关系。

2. 尿毒症症状的发生机制 目前一般认为，尿毒症的症状及体内各系统损害的原因，主要与尿毒症毒素的毒性作用有关，同时也与多种体液因子或营养素的缺乏有关。

【护理评估】

（一）健康史

询问病人及其家族成员是否患有肾脏或泌尿系统疾病，是否患有高血压、糖尿病、系统性红斑狼疮、肿瘤、关节炎、结核等可导致肾功能不全的疾病。护士要掌握病人既往用药史，包括医生处方用药和病人自己服用的药物，因许多药物都有肾毒性，可导致肾损害。

（二）身体状况

慢性肾衰竭的症状非常复杂，可累及全身各个脏器和组织，出现各种代谢紊乱，引起相应的症状。在 CRF 的不同阶段，其临床表现各不相同，在 CRF 的代偿期或失代偿早期，病人可无任何症状，或仅有乏力、腰酸、夜尿增多等轻度不适；中期以后，上述症状更趋明显；晚期尿毒症时，可以出现循环系统、神经系统等严重症状，甚至出现生命危险。

1. 水、电解质代谢紊乱 慢性肾衰竭时，酸碱平衡失调和各种电解质代谢紊乱相当常见。可出现高钾或低钾血症、高钠或低钠血症、水肿或脱水、低钙血症、高磷血症、代谢性酸中毒等。在这类代谢紊乱中，以代谢性酸中毒和水钠平衡紊乱最为常见。

2. 蛋白质、糖类、脂肪和维生素的代谢紊乱 CRF 病人蛋白质代谢紊乱一般表现为蛋白质代谢产物蓄积（氮质血症），血清白蛋白水平下降、血浆和组织必需氨基酸水平下降等；糖代谢异常主要表现为糖耐量减低和低血糖症两种情况；脂质代谢紊乱出现高脂血症，多数表现为轻至中度高甘油三酯血症；维生素代谢紊乱相当常见，如血清维生素 A 水平增高，维生素 B_6 及叶酸缺乏等，常与饮食摄入不足、某些酶活性下降有关。

3. 各系统症状体征

（1）心血管系统表现：心血管病变是慢性肾脏病病人的常见并发症和最主要死因。

1）高血压和左心室肥厚：多数病人有不同程度的高血压，多由水钠潴留、肾素－血管紧张素增高和（或）某些血管舒张因子缺乏所致。高血压可引起动脉硬化、左心室肥厚和心力衰竭。

2）心力衰竭：是尿毒症病人最常见的死亡原因。随着肾功能的不断恶化，心衰的患病率明显增加，至尿毒症期可达 65%～70%。其原因大多与水钠潴留、高血压及尿毒症心肌病变有关。发生急性左心衰竭时可出现阵发性呼吸困难、不能平卧、肺水肿等症状，但一般无明显发绀。

3）尿毒症性心肌病：病因可能与代谢废物的潴留和贫血等因素有关；部分病人可伴有冠状

动脉粥样硬化性心脏病。各种心律失常的出现，与心肌损伤、缺氧、电解质紊乱、尿毒症毒素蓄积等因素有关。

4）心包病变：心包积液在慢性肾衰竭病人中相当常见，其原因多与尿毒症毒素蓄积、低蛋白血症、心力衰竭等因素有关，少数情况下也可与感染、出血等因素有关。轻者可无症状，重者可有心音低钝、遥远，少数情况下还可有心脏压塞。心包炎可分为尿毒症性和透析相关性；前者已较少见，后者的临床表现与一般心包炎相似，但心包积液多为血性。

5）血管钙化和动脉粥样硬化：由于高磷血症、钙分布异常和"血管保护性蛋白"（如胎球蛋白A）缺乏而引起的血管钙化，在心血管病变中亦起着重要作用。动脉粥样硬化往往进展迅速，血液透析病人的病变程度比透析前病人更为严重。除冠状动脉外，脑动脉和全身周围动脉亦同样发生动脉粥样硬化和钙化。

（2）呼吸系统症状：体液过多或酸中毒时均可出现气短、气促，严重酸中毒可致呼吸深长。体液过多、心功能不全可引起肺水肿或胸腔积液。由尿毒症毒素诱发的肺泡毛细血管渗透性增加、肺充血，可引起"尿毒症肺水肿"，此时肺部X线检查可出现"蝴蝶翼征"。

（3）胃肠道症状：食欲缺乏是最常见的最早期表现。恶心、呕吐、腹胀、腹泻和口腔黏膜溃疡也很常见，晚期病人口腔有尿味。此外，慢性肾衰竭病人的消化性溃疡的发生率较正常人高，多由胃黏膜糜烂或消化性溃疡所致，尤以前者最为常见。

（4）血液系统表现

1）贫血：几乎所有病人均有轻、中度贫血，且多为正细胞正色素性贫血。导致贫血的原因主要为肾脏促红细胞生成素（EPO）生成减少，故称为肾性贫血；如同时伴有缺铁、营养不良、出血等因素，可加重贫血程度。

2）出血倾向：轻者表现为皮下或黏膜出血点、瘀斑、鼻出血、牙龈出血、月经量增多，重者则可发生胃肠道出血、脑出血等。其原因多与血小板功能降低有关，部分病人也可有凝血因子Ⅷ缺乏。

3）白细胞异常：部分病人可有白细胞计数减少、中性粒细胞趋化、吞噬和杀菌的能力减弱，因而易发生感染。透析后可改善。

（5）神经肌肉系统症状：包括中枢神经系统和周围神经病变。中枢神经系统异常称为尿毒症脑病。早期表现为疲乏、失眠、注意力不集中等精神症状，后期可出现性格改变、抑郁、记忆力下降、谵妄、惊厥、幻觉、昏迷等。周围神经病变也很常见，感觉神经障碍更为显著，最常见的是肢端袜套样分布的感觉丧失，也有肢体麻木、烧灼感或疼痛感、深反射迟钝或消失，并且还可以出现神经肌肉兴奋性增加，如肌肉震颤、痉挛、不宁腿综合征。终末期尿毒症病人常可出现肌无力和肌萎缩等。初次透析病人可发生透析失衡综合征，出现恶心、呕吐、头痛，重者可出现惊厥。

（6）内分泌系统表现：内分泌功能紊乱，主要表现为：①肾脏本身内分泌功能紊乱：$1,25-(OH)_2D_3$、促红细胞生成素不足、肾内肾素–血管紧张素Ⅱ过多；②下丘脑–垂体内分泌功能紊乱：如泌乳素、促黑色素激素、促黄体生成激素、促卵泡激素、促肾上腺皮质激素等水平增高；③外周内分泌腺功能紊乱：大多数病人均有继发性甲状旁腺功能亢进（血PTH升高）、胰岛素受体障碍、性功能减退等；④糖耐量异常和胰岛素抵抗：与骨骼肌及外周器官糖吸收能力下降、酸中毒、肾脏降解小分子物质能力下降有关。

（7）骨骼系统：慢性肾脏疾病病人存在钙、磷等矿物质代谢及内分泌功能紊乱，导致矿物质异常、骨病、血管钙化等临床综合征。慢性肾衰竭出现的骨矿化和代谢异常称为肾性骨营养不良，包括高转化性骨病、低转化性骨病（包括骨软化症和骨再生不良）和混合性骨病，以高转化性骨病最多见。在透析前病人中骨骼 X 线发现异常者约 35%，而出现骨痛、行走不便和自发性骨折相当少见（<10%）。而骨活体组织检查（骨活检）约 90% 可发现异常。故早期诊断要靠骨活检。

（8）皮肤表现：病人常有皮肤瘙痒，面色深而萎黄，轻度水肿，呈"尿毒症"面容。与贫血、尿素霜的沉积等有关系。

4. 感染 感染为主要死因之一，其发生与机体免疫功能低下、白细胞功能异常等有关。最常见肺部感染和尿路感染，而血液透析病人易发生动静脉瘘感染以及肝炎病毒感染等。

5. 代谢失调 可由体温过低、碳水化合物代谢异常、高尿酸血症和脂质代谢异常等。

（三）辅助检查

1. 血常规检查 红细胞计数下降；血红蛋白浓度降低；白细胞计数可升高或降低；血小板数目正常或偏低，但功能下降。

2. 尿常规检查 夜尿增多，尿渗透压减低，在 450mOsm/kg 以下，比重低多在 1.018 以下；尿蛋白多在 + ~ ++；尿沉渣检查可见红细胞、白细胞、颗粒管型及蜡样管型等。

3. 肾功能检查 内生肌酐清除率降低，血肌酐、血尿素氮水平增高。如血清肌酐值 >133μmol/L，内生肌酐清除率 <80ml/min，则认为肾功能不全。如血尿素氮 >7.14 ~ 8.93mmol/L，也应考虑肾功能受损的可能性。

4. 血生化检查 血浆白蛋白降低，血钙降低，血磷增高，血钾、血钠可增高或降低，可有代谢性酸中毒等。

5. X 线平片或 B 超检查 可见双肾缩小，皮质变薄，肾脏内结构紊乱。

（四）心理 - 社会状况

护士应评估病人对疾病的了解程度，其焦虑水平和应对机制。询问病人在社会活动、工作状态、自我形象、性生活等社会心理方面的改变。由于慢性肾衰竭治疗费用昂贵，常导致病人及家属思想负担及经济负担过重，因此护士应了解病人及家属的心理活动情况、家庭经济情况、社会支持系统以及家属对疾病的认识、对病人的关怀、支持程度等。

【常见护理诊断／问题】

1. 营养失调：低于机体需要量 与恶心、呕吐、食欲下降、饮食限制等有关。

2. 潜在的并发症： 水、电解质、酸碱平衡失调，上消化道出血，心力衰竭，骨性骨病等。

3. 有皮肤完整性受损的危险 与体液过多致皮肤水肿、瘙痒、凝血机制异常、机体抵抗力下降有关。

4. 活动无耐力 与心血管并发症，贫血，水、电解质和酸碱平衡紊乱有关。

5. 有感染的危险 与机体免疫力低下，白细胞功能异常、透析等有关。

6. 焦虑 与社会经济状况变化、情景危机等有关。

【计划与实施】

目前在慢性肾衰竭的治疗中，主要有饮食疗法、对症治疗及血液净化疗法等。慢性肾衰竭病人的总体治疗目标是病人能够：①保持足够的营养物质摄入，身体营养状况有所改善；②维持水、电解质、酸碱平衡；③水肿减轻或消退，皮肤无破损；④无感染发生；⑤自诉活动能力增强；⑥无并发症发生；⑦自诉焦虑减轻。

（一）维持营养平衡

1. 饮食护理 饮食治疗在慢性肾衰竭的治疗中具有重要的意义，合理的营养膳食调配不仅能减少体内氮代谢产物的积聚及体内蛋白质的分解，以维持氮平衡，而且还能在维持营养，增强机体抵抗力，减缓病情发展等方面发挥其独特的作用。

（1）蛋白质：根据肾小球滤过率（GFR）和内生肌酐清除率（Ccr）来调整蛋白质的摄入。当GFR<50ml/min 时，应限制蛋白质的摄入，且饮食中 50% 以上的蛋白质是富含必需氨基酸的蛋白，如鸡蛋、牛奶、瘦肉等，一般认为摄入 0.6 ~ 0.8g/（kg·d）的蛋白质可维持病人的氮平衡。当Ccr<5ml/min 时，蛋白质摄入量应 <20g/d，或 <0.3 g/（kg·d），此时需经静脉补充必需氨基酸；当Ccr 为 5 ~ 10ml/min 时，蛋白质摄入量为 25g/d 或 0.4 g/（kg·d）；Ccr 为 10 ~ 20ml/min 者，则为35g/d 或 0.6 g/（kg·d）；Ccr>20ml/min 者可给予 40g/d 或 0.7 g/（kg·d）的优质蛋白。尽量少食植物蛋白，如花生、豆类及其制品，因其含非必需氨基酸多。米、面中所含的植物蛋白也要设法去除，如可部分采用麦淀粉作主食。对于采用透析治疗的慢性肾衰竭病人，蛋白质供给量应增加，可按 1.2 ~ 1.4 g/（kg·d）供给，其中优质蛋白占 50% 以上。

（2）热量：充足的热能可减少体内蛋白质的分解，供给量为每天 126 ~ 146.5kJ /kg（30 ~35kcal /kg），并主要由碳水化合物和脂肪供给。为摄入足够的热量，可给予较多的植物油和糖类。同时注意供给富含维生素 C 和 B 族维生素的食物。控制钾、磷的食物，磷摄入量一般应 <600 ~800mg/d；对严重高磷血症病人，还应同时给予高磷结合剂。

2. 改善病人食欲 采取切实有效的措施改善病人食欲，如适当增加活动量，提供色、香、味俱全的食物和整洁的进餐环境。嘱病人少食多餐。同时，由于病人胃肠道症状较明显，加之口中常有尿味，应加强口腔护理。

3. 必需氨基酸疗法的护理 必需氨基酸（EAA）疗法主要用于低蛋白饮食的肾衰竭病人和蛋白质营养不良问题难以解决的病人。以 8 种必需氨基酸配合低蛋白 [0.1 ~ 0.2g/（kg·d）]、高热量的饮食治疗，能口服者以口服为宜。静脉输入必需氨基酸时应注意输液速度。若有恶心、呕吐应给予止吐药，同时减慢输液速度。切勿在氨基酸内加入其他药物，以免引起不良反应。

4. 监测营养状况及肾功能 定期监测病人的体重变化、血浆白蛋白和血红蛋白水平等，以了解其营养状况。同时应监测血尿素氮、血肌酐等，为饮食护理提供参考指标。

（二）对症治疗及护理

1. 纠正水钠平衡失调 有水肿者，应限制盐和水的摄入，一般氯化钠摄入量不应超过 6 ~8g/d，有明显水肿、高血压者，钠摄入量应限制在 2 ~ 3g/d。若水肿较重，可使用袢利尿药（呋塞米、布美他尼等）。已透析者应加强超滤。若水肿伴稀释性低钠血症，应严格限制摄水量，采取"量出为入"的方法。如果水钠平衡严重失调致病情危重，用常规方法治疗无效，应选用透析治疗。

2. 严密监测血钾浓度，防止高钾血症的发生（高钾血症的处理措施见本章第一节"急性肾损伤病人的护理"）。

3. 纠正代谢性酸中毒 一般可通过口服碳酸氢钠纠正，严重者静脉补碱。若经过积极补碱仍不能纠正，应及时透析治疗。对有明显心衰的病人，要防止碳酸氢钠输入量过多，输入速度宜慢，以免心脏负担加重。

4. 低钙血症、高磷血症和肾性骨病的治疗和护理 密切监测病人血清中钙、磷值。一般进餐时口服碳酸钙 0.5 ~ 2g，3 次 / 天，既可供给机体钙，又可减少肠道内磷的吸收，同时还有利于纠正酸中毒。对明显高磷血症（血磷 >7mg/dl）或血清钙、磷乘积 >65mg/dl 者，应暂停应用钙剂，以防转移性钙化的加重。若血磷正常、血钙低，继发性甲状旁腺功能亢进者，给予骨化三醇口服，有助于纠正低钙血症。对已有生成不良性骨病的病人，不宜应用骨化三醇或其类似物。

5. 改善贫血状况　常用重组人类红细胞生成素（recombinant human erythropoietin，rHuEPO），疗效显著。影响 rHuEPO 疗效的主要原因是功能性缺铁，因此在应用 rHuEPO 时，应同时重视补充铁剂。口服铁剂有琥珀酸亚铁、硫酸亚铁等，但部分病人口服铁剂吸收较差，常需经静脉途径补充铁。使用 rHuEPO 后会发生一些不良反应，如高血压，头痛及癫痫发作等，因此护士应严格监测病人的血压，重视病人主诉。

6. 控制高血压和（或）肾小球内高压力　K/DOQI 指出，全身性高血压不仅会促使肾小球硬化，而且可增加心血管并发症，故必须控制。首选药物为血管紧张素Ⅱ抑制剂，包括血管紧张素转换酶抑制剂（ACEI，如卡托普利）和血管紧张素Ⅱ受体拮抗剂（ARB，如氯沙坦）。血管紧张素Ⅱ抑制剂使用越早，时间越长，疗效越明显。一般透析前病人应控制血压在 130/80mmHg 以下，维持透析病人血压不超过 140/90mmHg。ACEI 及 ARB 有使血钾升高及一过性血肌酐升高的作用，在使用过程中应注意观察血清钾和肌酐水平的变化。

7. 预防心血管系统和呼吸系统并发症　①尿毒症心包炎：透析可改善心包炎的症状，当出现心脏压塞时，应紧急心包切开引流；②心力衰竭：限制水钠摄入、使用利尿药、洋地黄类、血管扩张剂等，但疗效较差，血液透析和血液滤过最为有效；③尿毒症肺炎：透析疗法能迅速获得疗效。

8. 保护皮肤，维持皮肤完整性

（1）评估皮肤情况：包括皮肤的颜色、弹性、温湿度及有无水肿、瘙痒，检查受压部位有无发红、水疱、感染、脱屑及尿素霜等。

（2）皮肤的一般护理：避免皮肤过于干燥，以温和的肥皂和沐浴液清洁皮肤，清洁后及时涂抹润肤剂，以避免皮肤瘙痒。指导病人修剪指甲，以防皮肤瘙痒时抓破皮肤，造成感染，必要时，按医嘱给予抗组胺类药物和止痒剂，如炉甘石洗剂等。

9. 预防感染　具体护理措施参见本章第一节"急性肾损伤病人的护理"。

（三）合理休息与运动，增加病人舒适度

1. 评估病人活动的耐受情况　评估病人活动时有无疲劳感、胸痛、呼吸困难、头晕等；有无血压改变如舒张压升高等，以指导病人控制适当的活动量。

2. 休息与活动　慢性肾衰竭病人应卧床休息，避免过度劳累。休息与活动的量视病情而定：①病情较重或伴有心力衰竭者应绝对卧床休息，并提供安静的休息环境，协助病人做好各项生活护理。②能起床活动者，应鼓励其适当活动，如在室内散步，在力所能及的情况下自理生活等，但应避免劳累和受凉。活动时应有人陪伴，以不出现心慌、气喘、疲乏为宜，一旦出现不适应暂停活动，卧床休息。③贫血严重者应卧床休息，并告诉病人改变体位时动作宜缓慢，以免发生头晕。有出血倾向者活动时应注意安全，避免皮肤黏膜受损。④对长期卧床的病人，应指导或帮助其进行适当的床上活动，如屈伸肢体、按摩四肢肌肉等，指导其家属定时为病人进行肢体的被动活动，避免发生静脉血栓或肌肉萎缩。

（四）心理护理，减轻病人焦虑

护士应为病人提供一个适当的环境，仔细倾听病人的感受，稳定其情绪。对于病人的病情，护士应以坦诚的态度，实事求是地帮助病人分析现实健康状况、有利条件及可能产生的预后，使病人认识到心理健康对身体康复的重要性，激发其生存的欲望，同时提高对疾病的认识，树立战胜疾病的信心。如可告诉病人接受透析和肾移植治疗，可使其生活质量明显改善，生命明显延长等，以重新建立其自尊，确认自己的价值。另外护士应重视病人家属的紧张心理状态，对他们进行必要的心理疏导，使其放松心情，共同协助病人渡过难关。

（五）血液净化疗法

血液净化是指应用物理、化学或免疫等手段，从各方面清除体内过多水分及血中代谢废物、毒物、自身抗体、免疫复合物等致病物质，同时补充人体所需的电解质和碱基，以维持机体水、电解质和酸碱平衡的一种方法。常用的血液净化疗法包括血液透析术和腹膜透析术（见第四十五章第三节"泌尿系统常见诊疗技术与护理"）。

（六）肾脏移植

同种肾移植是目前治疗终末期肾衰竭最有效的方法（具体内容见后）。

○ 知识拓展　　　　肾移植的发展历程

　　　　　　　　1933 年，乌克兰外科医生 Voronoy 实施了第 1 例人同种异体尸肾移植，虽未成功，但这是最早的人肾移植尝试。1954 年，美国哈佛大学的 Merrl 及 Murray 为首的移植小组首次成功地完成同卵孪生兄弟间的肾移植。1959 年美国 Murray 和法国 Hamburger 各自为异卵双生同胞实施了肾移植，移植肾获得了长期有功能存活。20 世纪 60 年代中期，Hamburger 和 Dausset 开展了供受体间的组织配型，显著降低了超急性排异的发生率，肾移植手术逐渐得以广泛应用。

　　　　　　　　我国著名泌尿外科专家吴阶平院士于 1960 年进行了国内首例肾移植。于惠元和梅骅教授在 1972 年成功实施了我国第 1 例亲属间肾移植，开创了我国器官移植领域的新纪元。至 20 世纪 90 年代，随着外科技术的进步和新型免疫抑制剂的应用，肾移植进入飞跃发展时期。

（七）健康指导

1. 疾病知识指导　向病人及家属讲解慢性肾衰竭的基本知识，使其理解本病虽然预后较差，但只要坚持积极治疗，消除或避免加重病情的各种因素，可以延缓病情进展，提高生存质量。指导家属参与病人的护理，给病人以情感支持，使病人保持积极稳定的情绪状态。

2. 饮食指导　强调合理饮食对治疗的重要性，指导病人严格遵从慢性肾衰竭的饮食原则，合理选择适合自己病情的食物种类和数量。同时应维持出入液量的平衡，准确记录每天的尿量和体重，并根据病情合理控制水钠的摄取。指导病人自我正确监测血压，将血压控制在150/90mmHg 以下。若血压升高、水肿和少尿时，应严格限制水钠摄入。

3. 预防感染　指导病人根据自身病情和耐受力安排适当的活动，以增强机体抵抗力，但需避免劳累，做好防寒保暖措施。指导病人注意个人卫生，居室内经常开窗通风，避免与呼吸道感染者接触，尽量避免去公共场所。指导病人监测体温变化，及时发现感染征象并及时就诊。

4. 治疗指导　为病人提供进一步治疗的相关指导，如血液净化疗法和肾脏移植等。向病人解释有计划地使用血管以及尽量保护前臂、肘等部位的大静脉，对于以后进行血液透析治疗的重要性，使病人理解并配合。对已行透析治疗者，应指导其保护好动静脉瘘管或腹膜透析管道。定期复查肾功能、血清电解质等。

【护理评价】

经过治疗和护理，病人是否达到：①维持营养平衡；②维持水、电解质及酸碱平衡；③皮肤无破损；④无感染发生；⑤无并发症发生；⑥主诉活动能力加强；⑦主诉焦虑减轻。

第三节　肾移植病人的护理

肾移植是将来自供体的肾脏通过手术植入受者体内，从而恢复肾脏功能。成功的肾移植可全面恢复肾脏功能，与透析相比，病人的生活质量最佳、维持治疗费用最低、存活率最高，故已成为终末期肾病病人的首选治疗方式。肾移植在临床各类器官移植中开展最早，疗效最显著。长期存活者在工作、生活、心理、精神状态方面均较好。亲属供肾肾移植效果明显优于尸体供肾。HLA 完全相同的兄弟姐妹间肾移植 1 年存活率达 95% 以上，病人存活率超过 97%。

【适应证】

肾移植主要适应证是慢性肾小球肾炎（70%），其次是慢性肾盂肾炎、多囊肾、糖尿病肾病、间质性肾炎和自身免疫性肾病等进展到慢性肾衰竭尿毒症期时。

肾移植手术基本采用异位移植，即髂窝内或腹膜后移植，以前者多见。将供肾动脉与髂内动脉吻合，供肾静脉与髂外静脉吻合，供肾输尿管与膀胱吻合。

【护理评估】

1. 健康史　包括病人的肾病情况，心、肝、肺等器官功能情况及既往有无心血管、呼吸、泌尿系统疾病及糖尿病等情况。

2. 身体状况　包括病人生命体征情况、营养状态、不适感觉、排尿情况、局部肾区有无疼痛、疼痛的情况及辅助检查等。

3. 心理状况　包括病人的心理状态、认知程度及社会支持系统的情况。

【常见护理诊断／问题】

1. 焦虑　与恐惧和担心手术及预后有关。

2. 有体液不足的危险　与术前透析过度或术后多尿期体液排出过多有关。

3. 潜在并发症：出血、感染、急性排斥反应等。

4. 知识缺乏：缺乏有关肾移植的知识。

【计划与实施】

通过治疗与护理，病人能够：①情绪稳定，焦虑减轻或缓解；②未发生水、电解质、酸碱代谢紊乱或发生后及时发现并纠正；③未发生并发症，或并发症得到及时发现和处理；④掌握肾移植的相关知识。

（一）术前护理

除常规术前准备外，还包括：

1. 改善病人的一般状态　术前病人需进行有效的透析，血压得到控制，贫血及离子紊乱得到纠正，进行输血治疗，使病人能耐受手术。

2. 做好配型。

3. 减轻焦虑和恐惧　根据病人的心理反应，有针对性地给予相应的心理护理，如介绍手术及相关的治疗方案，使之对肾移植及其治疗有科学的认识，把成功病例介绍给病人，以减少对手术的恐惧和担心，能以积极的心态接受和配合手术。

（二）术后护理

1. 维持体液和内环境平衡

（1）病情观察：术后注意监测生命体征变化，尤其是术后 24 小时之内，定时测量并记录。监测中心静脉压，对于血压的控制注意不能过高也不能过低，以保证移植肾的有效血流灌注。

（2）出入液量平衡：详细记录出入液量，注意监测每小时尿量，并根据尿量及时调整输液速度和补液量，保持出入液量平衡。

1）监测尿量：尿量是反映移植肾功能状况及调节体液平衡的重要指标，因此，术后监测尿量尤为重要。移植病人在术后 24 小时内大多出现多尿现象，尿量在 300ml/h 以上，多者可达 1000ml/h 以上，称为多尿期。这主要是由于术前因尿毒症，病人可能存在不同程度的水钠潴留所导致的。多数病人术后早期出现多尿的现象。部分病人术后未出现多尿期，而是表现为少尿或无尿，其可能原因多为术前血液透析过度、术中失血造成血容量不足、术后发生急性肾小管坏死或急性排斥反应等；应仔细分析和查找原因，为补液提供依据。监测尿量的同时需做好尿管的护理。

2）监测引流量：肾移植术后伤口内常留置引流管，应随时观察记录引流情况，注意引流液量和颜色变化，保持引流通畅，妥善固定引流，按时更换引流管避免感染等并发症。

3）合理静脉输液：①静脉的选择：原则上不在手术侧下肢及动静脉瘘肢体选择静脉穿刺点；②输液的原则：静脉输液应遵循"量出为入"的原则。根据病情确定输液的种类，合理安排输液顺序及速度；③保持静脉通路畅通。

4）饮食指导：术后第 2 天，可让病人饮水，待病人胃肠功能恢复后，让病人进食，并记录饮食和饮水量，注意出、入量平衡。

2. 并发症的预防和护理

（1）排斥反应的预防和护理：排斥反应可分为 4 种类型：①超急性排斥反应：常发生于 24 ~ 48 小时内，病人出现血尿、少尿或无尿，尿量减少、血肌酐上升，移植肾区剧痛，伴寒战、高热等。一旦发生应立即摘除移植肾。②加速型排斥反应：常发生在术后 2 ~ 5 天。病人出现体温升高，伴血压升高、移植肾区肿痛、血清肌酐及白细胞显著增高、放射性核素检查肾血流量明显减少等表现，应立即通知医生采取措施。③急性排斥反应：是临床上最为常见的类型。病人表现为尿量减少、水肿、持续高热、移植肾区闷胀感，应密切观察病人的生命体征、尿量、肾功能及移植肾区局部情况，及时给予甲泼尼龙进行冲击治疗，调整免疫抑制剂的用量。④慢性排斥反应：一般发生于移植术 3 个月以后，病人出现不同程度的蛋白尿、血压升高、移植肾缩小等情况。可指导病人按照慢性肾衰竭的治疗方法进行治疗。在治疗期间，应严格遵照医嘱用药，防止因不足或过量而引起排斥反应或免疫抑制。

（2）出血的预防和护理

1）病情观察：观察手术切口有无渗血及引流液情况，移植肾区有无肿胀，生命体征等有无异常等，以及时发现病人可能出现的手术伤口或其他部位出血。

2）预防血管吻合口破裂：①体位：术后平卧24小时，移植肾侧下肢制动，并禁忌突然改变体位，以减少血管吻合口的张力，防止血管吻合口破裂出血。②术后活动：术后第2天指导病人进行床上活动；术后第3天可根据病情协助其下床活动，活动量以逐渐增加为原则，以防血管吻合口破裂。③避免腹压增高：避免便秘，保持大便通畅，以免排便时因屏气引起腹压增高而致血管吻合口处张力增加。

3）及时处理：发现病人有出血的先兆，如伤口大量渗血、肿胀或心率加快、血压及CVP降低等，应及时报告医师，并配合进行相应的处理。

（3）感染的预防和护理

1）病情观察：肾移植术后常见感染部位有手术切口、肺部、尿道、口腔和皮肤等，应密切观察，及时发现感染的征象。若病人体温逐渐升高，不排除感染存在的可能，应警惕。

2）做好基础护理：给病人做好口腔护理、会阴护理及晨晚间护理，严格按无菌技术操作。

3）做好病房的消毒隔离管理：①每日用消毒液擦拭病室地面和物体表面，定期进行空气消毒和空气细菌培养，确保病室符合器官移植病房的感染控制规范要求；②病人衣、被和床单，须经高压灭菌后使用；③医护人员进入病室前应洗手并穿戴隔离衣、鞋、帽和口罩。

4）预防交叉感染：术后早期，病人不宜外出。若必须外出进行检查或治疗，应做好防护工作，预防交叉感染，并注意勿着凉。

5）及时处理：发现病人有感染的表现，根据实验室及其他相关检查结果，查明感染的部位及病原体，给予病人及时、有效的治疗控制感染。

3．健康指导

（1）合理安排生活和活动：保持心情愉悦，做力所能及的事，术后半年可恢复正常工作。消除躯体和心理的差异感，避免不良情绪刺激，采取适当方式宣泄抑郁情绪，保持心理平衡。根据身体恢复情况进行适当的体育锻炼，其强度和运动幅度以渐进为宜，同时注意保护移植肾不被硬物挤压或碰撞。

（2）正确服药：指导病人严格遵医嘱服用免疫抑制剂及其他药物，不能自行增减药物的剂量或服用替代药物；不宜服用对免疫抑制剂有拮抗作用的药品和食品。

（3）自我监测：指导病人自我监测体温、血压、尿量和体重等指标，以随时判断自身的健康状况，为进一步检查和治疗提供依据。

（4）预防感染指导：按医嘱服用免疫抑制剂，避免交叉感染，术后早期外出时应戴口罩，尽量不到公共场所或人多的环境。注意保暖，预防感冒。保持衣裤、被褥清洁干燥，居室保持通风，注意个人卫生。不食冷、硬和不洁食物。

（5）定时复查，若病情有变化，应及时就诊。

【护理评价】

经过治疗和护理，病人是否达到：①焦虑、恐惧减轻，以良好的心态配合手术；②体液代谢维持平衡，或已发生的代谢紊乱得到纠正；③术后并发症得到有效预防或及时发现与处理；④掌握肾移植的相关知识。

（高　静）

1. 男性，20岁，因车祸伤入院。病人现尿量约300ml/d，体检：血压173/105mmHg，眼睑水肿明显，予利尿、降压处理后，未见好转。现两肺底可闻及细小湿啰音。尿蛋白（++），红细胞25/HP，SCr720μmol/L，血钾6.5mmol/L。

（1）该病人尿量减少的原因是什么？

（2）针对该病人目前的血钾水平，可采取哪些紧急处理措施？

2. 男性，54岁。患慢性肾小球肾炎2年，近日因感冒发热，出现恶心、腹部不适，入院检查：血压173/105mmHg，GFR 50ml/L，Ccr 36ml/min，尿蛋白（+），尿沉渣有红细胞、白细胞管型。

（1）应首先考虑病人发生了什么情况？

（2）请为该病人制订一份饮食指导计划。

（3）医嘱予以肾移植手术，请列出相应的护理措施与健康指导的内容。

48

第四十八章
泌尿系统感染性疾病病人的护理

学习目标

识记

1. 能正确说出尿路感染的概念。
2. 能正确列举尿路感染、泌尿系统结核的症状与体征。

理解

1. 能用自己的语言阐述尿路感染与泌尿系统结核的病因、感染途径及易感因素。
2. 能举例说明尿路感染、泌尿系统结核相关辅助检查的意义。

运用

1. 能运用所学的知识，分析不同尿路感染的病因。
2. 能运用所学知识，区分病理肾结核和临床肾结核。
3. 能运用所学知识，针对尿路感染、泌尿系统结核病人的具体情况，提出相应的护理问题，制订有针对性的护理措施和健康指导。

第一节 尿路感染病人的护理

尿路感染（urinary tract infection，UTI）简称尿感，是指各种病原体在泌尿系统异常繁殖所致的尿路急性或慢性炎症。多见于育龄女性、老年人、免疫功能低下及尿路畸形者。根据感染发生的部位，可分为上尿路感染和下尿路感染，上尿路感染主要指肾盂肾炎（pyelonephritis），下尿路感染主要指膀胱炎（cystitis）。

尿感有急、慢性之分；根据有无尿路功能或结构异常，又可分为复杂性、非复杂性尿感。复杂性尿感是指伴有尿路引流不畅、结石、畸形、膀胱输尿管反流等结构或功能的异常，或在慢性肾实质性疾病基础上发生的尿路感染。不伴上述情况者称为非复杂性尿感。

除婴儿和老年人外，女性尿路感染发病率明显高于男性，比例约 8 : 1。未婚女性发病率为 1%～3%，已婚女性发病率增高，约 5%，与性生活、月经、妊娠等有关。60 岁以上女性尿感发生率高达 10%～12%，多为无症状性菌尿。男性发病率较低，50 岁以下的健康男性年发病率为 0.5～0.88 例 / 千人年；50 岁以后男性因前列腺增生的发生率增高，尿感发生率相应增高。

【病因】

90% 以上的尿感由单一细菌引起，最常见的病原体为大肠埃希菌，占全部尿路感染的 85%，其次为克雷伯杆菌、变形杆菌、柠檬酸杆菌属等。5%～15% 的尿路感染由革兰阳性细菌引起，主要是肠球菌和凝固酶阴性的葡萄球菌。大肠埃希菌最常见于无症状性细菌尿、非复杂性尿路感染或首次发生的尿路感染。医院内感染、复杂性或复发性尿感、尿路器械检查后发生的尿感，则多为肠球菌、变性杆菌、克雷伯杆菌和铜绿假单胞菌所致。变形杆菌常见于伴有尿路结石者；铜绿假单胞菌多见于尿路器械检查后；金黄色葡萄球菌常见于血源性感染；柠檬色或白色葡萄球菌常见于性生活活跃的女性病人；糖尿病及免疫功能低下者可发生真菌感染。

【发病机制】

1. 感染途径

（1）上行感染：病原体经由尿道上行至膀胱，甚至输尿管、肾盂引起的感染称为上行感染，约占尿路感染的 95%。正常情况下尿道口及其周围定居着少量细菌，但不致病。在某些因素，如抵抗力降低、尿路梗阻、性生活、医源性操作等影响时可导致上行感染的发生。

（2）血行感染：指病原菌通过血运到达肾脏和尿路其他部位引起的感染。较少见，多发生于患有慢性疾病或接受免疫抑制剂治疗的病人，常见的病原菌有金黄色葡萄球菌、白念珠菌属等。

（3）直接感染：泌尿系统周围器官、组织发生感染时，病原菌偶可直接侵入到泌尿系统导致感染。

（4）淋巴道感染：盆腔和下腹部的器官感染时，病原菌可从淋巴道感染泌尿系统，但罕见。

2. 机体防御功能 病原菌进入人体后是否发生尿路感染，除与细菌的数量、毒力有关外，还取决于机体的防御功能。机体的防御功能主要包括：①排尿的冲刷作用；②尿道和膀胱黏膜的抗菌能力；③尿液中高浓度尿素、高渗透压和低 pH 等；④前列腺分泌物中含有的抗菌成分；⑤感染出现后，白细胞很快进入膀胱上皮组织和尿液中，起清除细菌的作用；⑥输尿管膀胱连接处的活瓣具有防止尿液、细菌进入输尿管的功能。

3. 易感因素

（1）尿路梗阻：各种原因引起的泌尿道梗阻，如结石、肿瘤、前列腺增生等均可导致尿液潴留，使细菌容易繁殖而导致感染；妊娠子宫压迫输尿管、肾下垂或肾盂积水等均可使尿液排泄不畅而致病。

（2）泌尿系统畸形或功能异常：如肾发育不全、多囊肾、双肾盂或双输尿管畸形及巨大输尿管等，均易使局部组织对细菌的抵抗力降低；神经源性膀胱的排尿功能失常也可导致尿潴留和细菌感染。

（3）医源性因素：任何医源性的侵入性操作，如导尿或留置尿管、膀胱镜或输尿管镜检查、逆行性尿路造影等，均可致尿路黏膜损伤，将细菌带入尿路，易引发尿路感染。

（4）尿路的解剖生理因素：女性尿道短而宽，距离肛门较近，易被细菌污染。尿道周围的局部刺激（如月经期）、妇科疾病（阴道炎、宫颈炎等）、性激素变化（妊娠期、产后及性生活）等均可导致阴道、尿道黏膜改变而利于致病菌入侵。前列腺增生导致的尿路梗阻是中老年男性尿路感染的一个重要原因。包茎、包皮过长是男性尿路感染的诱发因素。

（5）机体抵抗力低下：长期使用免疫抑制剂、糖尿病、长期卧床、严重的慢性病和艾滋病等使机体的抵抗力下降，尿路感染的发生率较高。

（6）遗传因素：越来越多的证据表明，宿主的基因影响尿路感染的易感性。

【护理评估】

（一）健康史

询问病人及其家族成员是否患有泌尿系统疾病；是否有尿路梗阻、医源性操作史、不洁性生活史；是否有疖、痈、骨髓炎或败血症；是否有盆腔感染或结肠病变，邻近组织是否有感染，如阑尾脓肿、腹腔或盆腔脓肿。同时护士需关注病人的年龄、性别及是否处于妊娠或产褥期；是否长期使用免疫抑制剂、长期卧床；是否是糖尿病、严重的慢性病和艾滋病病人。掌握病人既往用药情况，包括医生处方用药和病人自己服用的药物。

（二）身体状况

1. **膀胱炎** 占尿路感染的 60% 以上。主要表现为尿频、尿急、尿痛等膀胱刺激症状，伴排尿不适和下腹部疼痛等，部分病人迅速出现排尿困难。尿液常混浊并有异味，约 30% 可出现血尿，一般无全身感染症状。致病菌多为大肠埃希菌，占 75% 以上。

2. **肾盂肾炎**

（1）急性肾盂肾炎：临床表现与感染程度有关，通常起病急骤。

1）全身症状：常有寒战、高热、头痛、全身酸痛、恶心、呕吐等。体温多在 38℃ 以上，多表现为弛张热，也可呈稽留热或间歇热。

2）泌尿系统症状：尿频、尿急、尿痛、排尿困难、下腹部疼痛、腰痛等。腰痛程度不一，多为钝痛或酸痛。

3）体格检查：除发热、心动过速和全身肌肉压痛外，还可出现一侧或双侧肋脊角或输尿管点压痛和（或）肾区叩击痛。

（2）慢性肾盂肾炎：临床表现较为复杂，全身及泌尿系统局部表现均可不典型，有时仅表现为无症状性菌尿。半数以上病人可有急性肾盂肾炎病史，其后出现不同程度的低热、间歇性尿频、排尿不适、腰部酸痛及肾小管功能受损表现。病情持续可发展为慢性肾衰竭。

3. **无症状细菌尿** 又称隐匿性尿感，指病人有真性细菌尿而无尿路感染的症状。致病菌多为大肠埃希菌，病人可长期无症状，尿常规可无明显异常，但尿培养有真性细菌尿，也可在病程中出现急性尿路感染症状。

4. 导管相关性尿路感染 指留置导尿管或先前 48 小时内留置导尿管者发生的感染。最新的美国感染学会国际临床实践指南指出，导管相关性尿路感染在全球范围内最常见。导管上生物被膜的形成为细菌定植和繁殖提供了条件，是其重要的发病机制。全身应用抗生素、膀胱冲洗、局部应用消毒剂等均不能将其清除，最有效的方式是避免不必要的导管留置，并尽早拔除导尿管。

○ 知识拓展　　　导管相关性尿路感染的预防

①推荐采用封闭引流系统。②严格执行导管引流的适应证和拔除指征，尽量减少不必要的插管和不适当的长期留管。③如果因病情原因导尿管不能移除，除定期更换导管外，推荐耻骨上引流（男性）和间歇导尿。④导管材质的选择：含银合金导尿管可减少无症状菌尿的发生，但仅限于一周以内，在某些情况下可考虑使用。长期留管最好选择硅酮胶材料的导管。⑤导管相关的管理：留置导管应先在无菌的环境下进行；操作中使用足够的润滑剂和尽可能小号的导管；应常规使用封闭引流；推荐对留管的病人给予充分的液体来确保足够的尿流。更换导管的时间不应长于生产商推荐的时限。如出现有症状感染、导管破损、导管结壳或引流不畅等情况均更换；在使用高剂量广谱非肠道给药抗菌药物的情况下导管应经常更换；当病人发热，不能排除来源于泌尿道的症状感染时，应更换导管并进行尿培养等相关检查。⑥不推荐对导尿管、尿道或集尿袋应用抗菌药物。⑦对于长期留管的病人不推荐进行膀胱冲洗。⑧留置尿管 10 年及以上者应行膀胱癌筛查。

5. 并发症 尿路感染如能及时治疗，并发症很少，但伴有糖尿病和（或）存在复杂因素的肾盂肾炎未及时治疗或治疗不当，可出现下列并发症。

（1）肾乳头坏死：指肾乳头及其邻近肾髓质缺血性坏死，常发生于伴有糖尿病或尿路梗阻的肾盂肾炎病人，为其严重并发症。主要表现为高热、剧烈腰痛或腹痛和血尿，可有坏死组织脱落随尿液排出，发生肾绞痛。

（2）肾周围脓肿：为严重肾盂肾炎直接扩展而致，多有糖尿病、尿路结石等易感因素。除原有肾盂肾炎症状加重外，常出现明显单侧腰痛，向健侧弯腰时疼痛加剧。

（三）辅助检查

1. 尿常规 尿中白细胞显著增加，尿沉渣镜检白细胞 >5 个 /HP 称为白细胞尿，对尿路感染诊断意义较大，出现白细胞管型提示肾盂肾炎；红细胞也增加，少数可有肉眼血尿；尿蛋白多为阴性～微量。

2. 尿细菌学检查

（1）尿沉渣涂片染色检查：当尿中含有大量细菌时，用尿沉渣涂片作革兰染色镜检，大多可找到细菌，并可确定是球菌还是杆菌。

（2）尿细菌培养：采用新鲜清洁中段尿、导尿及膀胱穿刺尿做细菌定量培养，若培养菌落计数 $\geqslant 10^5$/ml，排除假阳性，称为真性细菌尿，可确诊尿路感染；$10^4 \sim 10^5$/ml，为可疑阳性，需复查；如 $<10^4$/ml，可能为污染。如临床上无尿感症状，要诊断尿感则要求 2 次清洁中段尿定量培养均 $\geqslant 10^5$/ml，且为同一菌种。耻骨上膀胱穿刺尿细菌定性培养有细菌生长，即为真性菌尿。

尿细菌定量培养可出现假阳性或假阴性结果。假阳性主要见于：①中段尿收集不规范，标本被污染；②尿标本在室温下存放超过1小时才进行接种；③检验计数错误等。假阴性主要原因为：①近7天内使用过抗生素；②尿液在膀胱内停留时间不足6小时；③收集中段尿时，消毒液混入尿标本内；④饮水过多，尿液被稀释；⑤感染灶排菌呈间歇性等。

3. 影像学检查 可行B超、X线腹部平片、静脉肾盂造影（intravenous pyelography，IVP）、逆行性肾盂造影等以确定有无结石、梗阻、泌尿系统先天畸形和膀胱 – 输尿管反流等。但尿路感染急性期不宜做IVP。

（四）心理 – 社会状况

评估病人对疾病的情感反应，如是否有焦虑不安、急躁等情绪。评估病人的年龄，职业，既往史，社会支持系统和常用的应对机制。护士应在诊断和治疗阶段给予病人和家属支持。

【常见护理诊断／问题】

1. 排尿障碍：尿频、尿急、尿痛 与泌尿系统感染有关。

2. 体温过高 与细菌感染有关。

3. 焦虑 与缺乏诊断及治疗的相关知识，或对治疗及预后不可知有关。

【计划与实施】

尿路感染的治疗目的在于缓解症状，防止复发，减少肾实质的损害。治疗分为一般治疗和抗感染治疗。

通过积极的治疗与护理，病人能够：①尿频、尿急、尿痛症状得到缓解；②体温降至正常；③焦虑减轻。

（一）缓解膀胱刺激症状，促进病人舒适

急性期注意休息，多饮水、勤排尿、促使细菌及炎性渗出物迅速排出。加强个人卫生，保持皮肤黏膜的清洁。指导病人进行膀胱区热敷或按摩以缓解局部肌肉痉挛，减轻疼痛。对于有尿路梗阻及感染原因（如尿路结石、膀胱颈梗阻、盆腔感染等）者，应及时排除并针对病因治疗。

（二）维持体温正常

予抗生素控制感染，同时应注意以下几方面：①休息与饮食：增加休息与睡眠，给予病人清淡、营养丰富、易消化饮食。高热病人注意补充水分，同时做好口腔护理。②病情观察：监测体温、尿液性状的变化，如持续高热或体温升高，且出现腰痛加剧等，应考虑可能出现肾周脓肿、肾乳头坏死等并发症，需及时通知医生处理。③高热病人可行物理降温。

（三）药物治疗与护理

1. 碳酸氢钠 对有明显尿路刺激征及血尿的病人，可给予碳酸氢钠片1g口服，3次／天，以碱化尿液、缓解症状、抑制细菌生长，避免形成血凝块。

2. 抗感染治疗

（1）急性膀胱炎：一般采用单剂量或短程疗法的抗菌药物治疗。

1）单剂量疗法：常采用磺胺甲噁唑2.0g、甲氧苄啶0.4g、碳酸氢钠1.0g，1次顿服（简称STS单剂）；氧氟沙星0.4g，一次顿服；阿莫西林3.0g，一次顿服。

2）短程疗法：目前更推荐此法，因其更有效；耐药性并无增高；复发率减少而治愈率增加。多用3天疗法，在磺胺类、喹诺酮类、半合成青霉素等抗生素中任选一种，连用3天，约90%病人可治愈。

停服抗生素 7 天后，需进行尿细菌定量培养。如结果阴性标志急性细菌性膀胱炎已治愈，如仍有真性菌尿，应继续给予 2 周抗生素治疗。

对于妊娠妇女、老年病人、糖尿病病人、机体免疫力低下及男性病人，不宜使用单剂量及短程疗法，应采用较长疗程。

（2）肾盂肾炎：轻型肾盂肾炎宜口服有效抗菌药物 10～14 天，可选用氟喹诺酮类（如氧氟沙星）、半合成青霉素类（如阿莫西林）、头孢菌素类（头孢呋辛类），一般用药 72 小时即显效，若无效则应根据药敏试验更换药物。严重肾盂肾炎有明显毒血症状者需肌注或静脉用药，可选用喹诺酮类、半合成青霉素类、头孢类抗生素，根据药敏结果选药，必要时联合用药。氨基糖苷类抗生素肾毒性大，应慎用。

（3）无症状性菌尿：是否治疗目前尚有争议，一般认为下列病人应予治疗：①妊娠期妇女；②学龄前儿童；③曾出现有症状感染者；④肾移植、尿路梗阻及其他尿路有复杂情况者。

（4）再发性尿路感染：包括重新感染和复发。

1）重新感染：治疗后症状消失，尿菌阴性，但在停药 6 周后再次出现真性菌尿，且菌种与上次不同，称为重新感染。发生重新感染提示病人尿路防御功能低下，可采用长程低剂量抑菌疗法作预防性治疗，即每晚临睡前排尿后服用小剂量抗生素 1 次，每 7～10 天更换药物一次，疗程半年。

2）复发：治疗后症状消失，菌尿转阴后在 6 周内再次出现尿感，菌种与上次相同且为同一血清型，称为复发。复发且为肾盂肾炎者，应积极祛除诱发因素如尿路梗阻、尿路异常等，同时应按药敏试验结果选择强有力的杀菌性抗生素，疗程不少于 6 周。反复发作者，给予长疗程低剂量抑菌疗法。

抗菌药使用时应注意以下药物护理要点：①遵医嘱用药，注意药物用法、剂量、疗程及注意事项等；②用药期间注意观察药物疗效及不良反应；③磺胺类药物易形成结晶，因此服药期间应注意多饮水，并同时服用碳酸氢钠以增强疗效、减少磺胺结晶的形成。

（四）心理护理

因本病临床表现排尿障碍明显，病人易产生焦虑不安、急躁等心理，护士要耐心向病人解释：急性肾盂肾炎如能及时治疗，追踪检查，90% 以上可以治愈，但若存在梗阻、畸形等易感因素，不及时纠正，可致病情反复发作，迁延不愈。故应保持良好心态，树立信心，愉快接受和配合各种检查和治疗。

（五）健康指导

护士应在以下几方面对病人进行健康教育：

1. 嘱病人在治疗期间不可擅自换药、减量、过早停药或停药后不追踪观察，以免致感染复发或迁延不愈成为慢性。

2. 本病治疗期间及停药后复查随访甚为重要。尿路感染的疗效评价标准为：①见效：治疗后复查菌尿转阴。②治愈：症状消失、菌尿转阴，完成抗菌药物疗程后 2 周、6 周分别复查 1 次，菌尿转阴。③治疗失败：治疗后持续菌尿或复发。

3. 多饮水、勤排尿是最简便而有效的预防措施，无饮水量限制的病人，每天摄水量不应低于 2000ml，保证每天尿量在 1500ml 以上。

4. 指导病人在急性发作期均应卧床休息，恢复期可适当活动，但要避免劳累，保证充足的休息和睡眠。可在膀胱区进行热敷或按摩以缓解局部肌肉痉挛，减轻疼痛。

5. 因上行感染是最常见的感染途径，女性尿道短，且尿道口距肛门近，易被粪便污染。故嘱病人要注意外阴清洁卫生，特别注意月经期及妊娠期的卫生。如果发病与性生活有关，可嘱病人于性生活后即排尿并口服一次常用剂量抗菌药。

6. 对慢性肾盂肾炎病人，要增强体质，提高机体的防御能力。消除各种诱发因素如糖尿病、肾结石及尿路梗阻等。积极寻找并祛除炎性病灶，如男性的前列腺炎，女性的阴道炎及宫颈炎等。

【护理评价】

经过治疗和护理，病人是否达到：①体温降至正常；②尿频、尿急、尿痛症状得到缓解；③焦虑减轻。

第二节　泌尿系统结核病人的护理

泌尿系统结核是全身结核病的一部分，其中最主要的是肾结核（renal tuberculosis）。肾结核是由结核分枝杆菌引起的慢性、进行性、破坏性病变。肾结核绝大多数起源于肺结核，约占肺外结核的 27%，少数继发于骨、关节结核或消化道结核。如肾结核未及时得到治疗，可引起男性生殖系统结核。也常在一些消耗性疾病、创伤、皮质激素使用、免疫抑制性疾病、糖尿病、艾滋病病人中出现。由于泌尿系统结核病在肺结核发生或愈合后 3 ~ 10 年或更长时间才出现症状，所以肾结核多见于 20 ~ 40 岁的青壮年，男性多于女性，儿童和老人发病较少，儿童发病多在 10 岁以上，约 90% 为单侧。

【病因】

肾结核 90% 均为原发感染时结核杆菌经血行播散至肾脏所致。结核杆菌抵达肾脏后，随尿流下行可播散到输尿管、膀胱、尿道致病，还可通过前列腺导管、射精管进入生殖系统或经血行直接播散，引起男性生殖系统结核。

【发病机制】

泌尿系统结核中肾结核是初发病灶，泌尿系统结核从肾结核开始蔓延至输尿管、膀胱和尿道。肾结核的病原菌主要来自肺结核。结核杆菌传播至肾脏的途径有以下 4 条：①血行播散；②尿路感染；③淋巴感染；④直接蔓延。其中血行播散是肾结核的主要感染方式，结核杆菌经血行侵入双侧肾皮质的肾小球周围毛细血管丛，形成多发性微小结核病灶。当病人身体免疫功能较好时，肾皮质中结核病灶可全部自行愈合，不出现临床症状，称之为病理肾结核。但当病人身体免疫功能低下，结核病灶逐渐扩大，通过肾小管到达肾盏、肾盂，发生结核性肾盂肾炎，出现临床症状及影像学改变，称之为临床肾结核，绝大多数为单侧病变。

【病理】

肾结核病变的早期主要在双侧肾皮质的肾小球周围毛细血管丛内，形成多发性微小结核病灶。当病灶逐渐扩大，结核分枝杆菌侵入肾髓质的肾小管袢处，随病变发展，病灶浸润逐渐扩大，侵入肾髓质后病变不能自愈，进行性发展，结核结节融合，形成干酪样脓肿，从肾乳头处破入肾盏肾盂形成空洞性溃疡，逐渐扩大蔓延累及全肾脏。结核钙化也是肾结核常见的病理改变。

输尿管结核表现为黏膜、黏膜下层结核结节、溃疡、肉芽肿和纤维化，病变是多发性的。病变修复后管壁纤维化增粗变硬，管腔呈节段性狭窄，致使尿流下行受阻，引起肾积水，加速肾结核病变发展，肾功能受到进一步损害，甚至成为结核性脓肾，肾功能完全丧失。输尿管狭窄以输尿管膀胱连接部最多见，其次为肾盂输尿管连接处。

膀胱结核起初为黏膜充血、水肿，散在结核结节形成，病变常从患侧输尿管口周围开始，逐渐扩散至膀胱其他处。膀胱结核在病变愈合后广泛纤维化和瘢痕收缩，使膀胱壁失去伸张能力，容量显著减少，不足 50ml，称为膀胱挛缩。膀胱结核病变使健侧输尿管口狭窄或闭合不全，导致肾盂尿液梗阻或膀胱尿液反流，引起对侧肾积水。膀胱挛缩和对侧肾积水是肾结核常见的晚期并发症。

尿道结核主要发生于男性，常为前列腺、精囊结核形成空洞破坏后尿道所致，少数为膀胱结核蔓延引起。病理改变主要是结核溃疡、纤维化导致尿道狭窄、排尿困难，加剧肾功能受损。

【护理评估】

（一）健康史

了解病人有无患肺结核的病史；评估病人全身状况，如有无发热、贫血、消瘦等情况；还要特别注意病人有无长期服用抗结核药物的中毒反应；病人排尿情况如何等。

（二）身体状况

肾结核症状取决于肾病变范围及输尿管、膀胱继发结核病变的严重程度。早期病人多无临床表现及影像学改变，尿中可能发现结核分枝杆菌。随着病程进展，可出现下列典型临床表现。

1. **膀胱刺激症状**　肾结核的典型症状不表现在肾而在膀胱，病人通常表现为逐渐加重的顽固性膀胱刺激症状，尿频往往最常出现，是病人就诊时的主诉。最初是由含有结核杆菌的尿液或脓液对膀胱黏膜刺激引起，当病变累及膀胱黏膜出现炎症、溃疡后，尿频加剧，可伴有尿急、尿痛。晚期由于膀胱挛缩，容量显著缩小，尿频更加明显，每日排尿可达数十次，甚至出现尿失禁。

2. **血尿**　是肾结核的重要症状，常为终末血尿，是由于膀胱结核性溃疡在排尿终末膀胱收缩时出血所致。约发生于 2/3 的病人，但多数为镜下血尿，常在膀胱刺激症状出现之后发生。少数肾结核因病变侵及血管，也可出现全程肉眼血尿；出血严重时，血块通过输尿管偶可引起肾绞痛。

3. **脓尿**　是肾结核的常见症状。典型的"结核性脓尿"的特征是尿液混浊不清甚至呈淘米水样，内含有干酪样碎屑或絮状物，显微镜下可检出大量脓细胞。也可出现脓血尿或脓尿中混有血丝。

4. **腰痛和肿块**　肾结核一般无明显腰痛，但当病变破坏严重或梗阻时，发生结核性脓肾或继发肾周感染，或有血块、干酪样物质堵塞输尿管时可引起腰痛或肾绞痛，当较大肾积脓或对侧发生巨大肾积水时，可触及腰部肿块。

5. **其他症状**　若膀胱挛缩破坏输尿管口的括约作用，可引起输尿管反流，致输尿管、肾盂积水，使病人在排尿时，膀胱内尿液排空后输尿管、肾盂内尿液又充盈膀胱而再次排尿，故出现连续分次排尿或断续排尿现象。此外，肾结核晚期病变累及对侧输尿管和肾盂可致对侧肾积水。

6. **男性生殖系统结核**　肾结核男性病人中有 50%～70% 合并生殖系统结核。临床上表现最明显的是附睾结核，可触及附睾无痛性不规则硬结，病变发展形成寒性脓肿，与阴囊皮肤粘连，破溃后形成窦道经久不愈，流出稀黄色脓液。输精管结核病变时，变得粗硬并呈"串珠"样改变。

7. **全身症状**　肾结核病人全身症状不明显，只有当全身其他器官出现活动性结核病灶，或肾结核破坏严重形成脓肾时，病人可出现全身结核病征象，如发热、盗汗、贫血、食欲缺乏、消瘦、血沉增快等。当病变侵及生殖系统时，可出现血精、精液减少等症状。严重双侧肾结核或一侧肾结核对侧肾积水时可出现慢性肾功能不全的表现，如水肿、恶心、呕吐、少尿或无尿等。

（三）辅助检查

1. 尿液检查

（1）尿常规：尿呈酸性，尿蛋白阳性，有较多红细胞和白细胞。

（2）尿结核杆菌检查：是诊断泌尿系统结核的关键，对治疗也具有决定性意义。检查前一周应停用抗结核药物及其他抗菌药物以提高尿检的阳性率。尿沉渣涂片查抗酸杆菌是最常用的方法。50%～70%的病例可找到抗酸杆菌，推荐连续留取清晨第一次尿进行3次检查以提高阳性率。若找到抗酸杆菌，不应作为诊断肾结核的唯一依据。尿结核菌培养是有症状泌尿系统结核的"金标准"，尿培养结核菌阳性，即可确定泌尿系结核的诊断，但时间较长，需4～8周才出结果，阳性率可达90%，对肾结核的诊断有决定性意义。

2. 影像学检查

（1）腹部X线平片（KUB）：可了解有无肾脏局灶或斑点状钙化影或全肾钙化。

（2）静脉肾盂造影（IVU）：既可以清楚地显示病变的部位及范围，也可显示肾的功能情况。典型的肾结核表现为：肾乳头和肾小盏边缘毛糙、不规则，呈虫蚀样改变；肾小盏变形、缩小或消失；严重时可见结核性空洞；若全肾破坏，形成脓肾，肾功能丧失则患肾不显影。

（3）CT和MRI：在双侧肾结核或肾结核对侧肾积水，静脉尿路造影显影不良时，可做CT和MRI。MRI成像对诊断肾结核对侧肾积水有独到之处。

（4）B超：简单易行，作为常规筛查手段，对中晚期病例可初步确定病变部位，有助于发现肾实质变化、肾积水和膀胱黏膜变化。

3. 膀胱镜检查 可见膀胱黏膜充血、水肿、浅黄色结核结节、结核性溃疡、肉芽肿及瘢痕等病变，以膀胱三角区和病侧输尿管口周围最明显。结核性肉芽肿易误诊为肿瘤，必要时取活组织检查可明确诊断。当膀胱挛缩容量小于50ml或有急性膀胱炎时，不宜做膀胱镜检查。

（四）心理-社会状况

泌尿系统结核是全身性、进行性发展的疾病，与病人的社会环境、营养状况、机体免疫功能及心理状态有着密切的关系。药物治疗时间长，即使手术治疗后也需要较长时间的药物治疗，加之抗结核药物的毒副反应较大，对病人造成沉重的心理负担，病人会产生焦虑、悲哀等情绪。此外，还要评估病人家庭组成、主要照顾者、经济负担如何、社会地位与社会角色。

【常见护理诊断／问题】

1. 恐惧与焦虑 与病程长、病肾切除、晚期并发症有关。

2. 营养失调：低于机体需要量 与疾病消耗和病人不能摄入足够营养有关。

3. 排尿障碍 与结核性膀胱炎、膀胱挛缩有关。

4. 潜在并发症：继发细菌感染、出血、肾衰竭、不育。

【计划与实施】

泌尿系统结核继发于全身结核，因此在治疗中要注意局部治疗与全身治疗相结合才能取得较好的效果。全身治疗包括充足的营养、合理的休息、适宜的环境、健康的心理，以及避免劳累等。根据病人的全身和局部情况选择药物与手术治疗。药物治疗原则为早期、适量、联合、规律、全程。

泌尿系统结核病人的总体目标是病人能够：①结核病灶好转或治愈；②营养改善；③主诉膀胱刺激症状缓解或消失；④焦虑情绪减轻，对治疗有信心；⑤能基本掌握抗结核药物治疗的常识，并能正确说出抗结核药物的毒副反应及预防措施；⑥未发生感染或发生后能及时发现和有效治疗。

（一）营养支持

提供高蛋白、高热量、高维生素饮食，摄取足够的水分，提高病人机体的抵抗能力。必要时遵医嘱给予白蛋白、血浆等静脉输入。

（二）促进排尿功能的恢复和护理

1. 对诊断明确的病人，可遵医嘱在给予有效抗结核药物治疗的同时应用碱性药物调节尿液pH，应用解痉药物缓解泌尿系刺激症状。

2. 对已形成膀胱挛缩的病人，解释相关原因及挛缩膀胱带来的不良后果；劝其接受膀胱扩大手术治疗，并积极争取病人配合治疗和做好术后护理。

（三）药物治疗与护理

抗结核药物治疗对控制结核病有决定性的作用。合理的药物治疗可以缩短传染期，降低病死率、感染率。同全身结核病一样，泌尿系统结核合理用药的原则也是：早期、联合、适量、规律、全程。目前认为泌尿系统结核进行化疗的适应证有：①结核病史明显，病灶小或有可疑病灶者；②局限部分肾盏内的单侧或双侧肾结核；③孤立性肾结核；④不宜手术治疗者；⑤术前用药或术后常规用药。肾切除术前应至少用药1个月以上；保留肾组织的手术应在术前药物治疗3~6个月；若病人合并全身结核或病情严重，则应适当延长药物治疗时间。术后也应使用药物治疗1年以上。

目前最常用的一线抗结核药物有异烟肼、利福平、吡嗪酰胺、乙胺丁醇和链霉素。用药期间应向病人讲解坚持药物治疗的目的及重要性，树立病人的信心，增加病人治疗的依从性，保证药物的吸收和治疗效果。异烟肼服用后病人可能会出现胃肠道反应，可指导病人最好在清晨空腹服药，若病人胃肠道反应较重，可在饭后1小时服用或睡前服药同时喝牛奶，以增强病人的耐受。利福平具有肝脏毒性，同时服用该药后体液及分泌物会呈橘黄色，应告知病人，以免病人紧张。吡嗪酰胺的不良反应包括胃肠道不适、肝损害、高尿酸血症及关节痛，服药过程中应监测病人的肝功能，定期监测血清转氨酶浓度。乙胺丁醇可导致视神经炎，用药前后每1~2个月应指导病人检查视觉灵敏度和颜色鉴别力。链霉素具有耳毒性及肾毒性，同时还可致眩晕，因此用药过程中应注意监测病人听力变化及有无平衡失调，用药前后1~2个月应进行听力检查。

（四）心理护理

本病病程长，病人担心得不到有效的诊疗及护理、或担心预后不良，表现为焦虑、恐惧；此外，对手术安全性的担心，切除一侧肾脏后对未来生活质量的忧虑，都增加了病人的上述情绪。护士应积极、主动地关心病人，向病人讲解手术治疗的必要性，说明一个肾脏不会影响到病人的正常生活，鼓励病人将心里的想法表达出来，对病人提出的问题及时予以答复，以增强病人治疗的信心。

（五）手术病人护理

尽管药物化疗是泌尿生殖系统结核目前主要的治疗方法，手术治疗有时仍不可避免，与药物治疗互为补充，手术治疗包括结核病变毁损性手术以及重建术。在药物治疗至少2~4周，血沉、病情稳定后手术治疗，手术后需继续药物治疗。

1. 术前护理

（1）协助病人做好术前检查：根据医嘱协助病人做好各项检查，了解病人心、肝、肾、肺等功能，以保证手术顺利进行。

（2）观察体温变化：监测病人体温，如出现发热，中度发热可采取物理降温，若体温较高可通知医生采取药物降温等措施。

（3）术前准备同一般手术。手术前必须应用抗结核治疗不少于2周。

（4）对于肾积水的病人，需行经皮肾造瘘术，待造瘘术后2～3个月肾功能好转后再行手术治疗，因此必须做好引流管及皮肤护理。

2．术后护理

（1）休息与活动：生命体征平稳后，可协助病人翻身，取健侧卧位，肩及髋部垫枕。避免过早下床，肾切除术后一般需卧床3～5日，行部分肾脏切除术的病人需卧床1～2周。

（2）引流量的观察：肾切除术后24小时内观察病人的引流量，如 >100ml/h，连续3小时，提示有活动性出血的可能。应及时通知医生，监测病人的生命体征，必要时按医嘱给予输血、补液治疗。

（3）感染的观察与护理：结核病人机体抵抗能力较弱，加之手术应激，容易继发感染。注意观察病人术后体温变化；按时、足量应用抗生素治疗，预防感染发生；保持引流通畅；密切观察切口敷料情况，有渗出应及时更换，保持切口敷料清洁、干燥；留置尿管病人每日2次会阴护理，保持会阴部清洁。尿管一般留置不超过3天，尽早拔除有利于减少尿路感染的发生。

（4）健侧肾功能的观察：肾切除术后连续3天记录病人24小时尿量。如术后6小时无尿或24小时尿量减少，可能发生肾衰竭，及时通知医生采取药物治疗。

（5）饮食护理：术后3天内病人未排气可出现腹胀，指导病人适当增加床上活动，如腹胀严重，可行胃肠减压。一般3天后病人排气，此时可指导病人从禁食到流质饮食，再逐渐过渡到普食。

（6）对于生育年龄段的病人若继发不育时应积极寻找原因，并协同医生针对其原因采取多种有效治疗手段，争取使病人尽快恢复生育能力。

（六）健康指导

1．康复指导 指导病人摄入足够的营养、保证充足的睡眠、良好的休息、乐观的情绪、进行适当的活动，以增加机体的抵抗能力。积极的心态可增加病人对治疗的信心与依从性，从而提高治疗效果，促进病人早期康复。适当劳逸结合，避免重体力劳动或竞技性活动。

2．用药指导 术后继续抗结核治疗6个月以上，以防结核复发。抗结核药物治疗要坚持早期、联合、适量、规律、全程的原则，严格遵医嘱用药，病人不得随意减量或停药。用药期间注意观察药物的不良反应，定期复查肝、肾功能，测听力、视力等，出现异常及时就诊。肾切除术后还需要继续药物治疗1～2年，以防结核复发，慎用或勿用具有肾毒性的药物。

3．定期复查 单纯药物治疗者必须重视尿液检查和泌尿系统造影的变化。手术病人术后每个月检查尿常规和尿结核杆菌，必要时行静脉尿路造影。连续半年尿中无结核杆菌为稳定转阴。5年不复发者可视为治愈。伴有挛缩膀胱的病人在患肾切除后，继续抗结核化疗3～6个月，待膀胱结核完全治愈后返院行膀胱手术治疗。

【护理评价】

经过治疗与护理，病人是否达到：①营养均衡；②膀胱刺激症状好转或治愈；③疼痛或不适减轻；④掌握抗结核药物治疗的相关知识；⑤无感染、手术并发症出现。

（高 静）

1. 女性，32岁。腰酸、乏力3天，排尿次数增加，排尿不尽感，伴发热、尿急、恶心1天。体检：体温39℃，神清，两肾区叩击痛，双下肢无水肿。血常规：白细胞 $13.6×10^9$/L；尿常规：尿蛋白（＋），尿沉渣白细胞7/HP，红细胞 $0～1$/HP。

（1）应首先考虑该病人发生了什么情况？

（2）如要确诊疾病，病人还需进行哪项检查？

（3）针对该病人，应如何实施正确的护理措施？

2. 女性，38岁，尿频尿急，尿痛半年余，抗炎治疗不见好转，IVU右肾不显影，尿常规：白细胞视野，红细胞 $10～20$ 个/HP；右肾穿刺造影可见广泛破坏灶，肾盂肾盏严重积水扩张。

（1）应首先考虑该病人发生了什么情况？

（2）医嘱予手术治疗，请简述相应的护理措施与健康指导内容。

第四十九章
泌尿系统梗阻病人的护理

学习目标

识记

1. 能正确说出下列疾病的常见病因：泌尿系统结石、前列腺增生。
2. 能正确列举上尿路结石、膀胱结石、尿道结石的症状与体征。

理解

1. 能用自己的语言阐述泌尿系统梗阻的病理生理改变。
2. 能举例说明泌尿系统结石、前列腺增生相关辅助检查的意义。

运用

1. 能运用所学的知识，分析不同泌尿系统梗阻发病的病因。
2. 能运用所学知识，针对泌尿系统结石、前列腺增生与前列腺癌病人的具体情况，提出相应的护理问题，制订有针对性的护理措施和健康指导。

第一节　概　述

泌尿系统梗阻（urinary obstruction and stasis）也称尿路梗阻，在泌尿系统疾病中占重要地位。其本身不是独立的泌尿系统疾病，而是泌尿系统本身或其周围器官多种疾病引起的泌尿系统阻塞，病人会出现梗阻以上部位积水，梗阻侧尿液排出障碍等改变，如不及时祛除病因，将引发肾积水、肾功能损害，甚至导致肾衰竭。

【病因】

引起泌尿系统梗阻的原因很多，不同年龄和性别有所差异。青壮年以结石、损伤和炎性狭窄较多见，女性多与盆腔疾病有关，老年男性以良性前列腺增生最常见，其次为肿瘤。

根据发病机制，可将梗阻分为：①机械性梗阻：因尿路阻塞引起梗阻，如泌尿系统结石、肿瘤、炎性或先天性狭窄等；②动力性梗阻：因中枢或周围神经疾病造成某部分尿路功能障碍，影响尿液的排出而引起梗阻，如神经性膀胱功能障碍等。临床以机械性梗阻多见。

根据梗阻部位的不同，可将梗阻分为：①上尿路梗阻：指发生部位在输尿管膀胱开口以上的梗阻，由于上尿路梗阻后积水发展较快，因此对肾脏的功能影响也较大，临床上双侧梗阻均可见，但以单侧多见；②下尿路梗阻：指发生在膀胱及其以下部位的梗阻，因膀胱有缓冲作用，所以梗阻后对肾功能的影响较缓慢，但最终可发展成为双侧肾积水，影响双侧肾功能。

上尿路梗阻常见病因有：①肾部位梗阻：最常见的原因是肾盂输尿管连接处先天性病变，如狭窄、异位血管和纤维束等。肾小管和集合管处梗阻可导致多囊肾、海绵肾及尿酸肾病等；后天性病因多见于结石、结核、肿瘤等。肾下垂时如移动位置过大也可引起梗阻。②输尿管梗阻：先天性病因常见输尿管异位开口、输尿管膨出、腔静脉后输尿管等；后天性病因以结石最常见，其他如输尿管炎症、肿瘤、结核和邻近器官病变的压迫或侵犯均可造成梗阻；医源性输尿管梗阻多见于输尿管镜检查治疗、盆腔手术时意外损伤输尿管、盆腔恶性肿瘤术后放射治疗损伤等，引起输尿管管腔狭窄或闭塞。

下尿路梗阻常见病因有：①膀胱梗阻：主要病变部位在膀胱颈部，即膀胱出口梗阻，常见机械性梗阻有良性前列腺增生、前列腺肿瘤、膀胱颈纤维化、膀胱内结石、异物、肿瘤等；动力性梗阻由神经或逼尿肌功能障碍引起，如截瘫、尿病等。②尿道梗阻：最常见的原因为狭窄，常由尿道损伤引起。尿道结石、异物、结核、肿瘤、憩室等也可导致尿道梗阻。尿道周围组织肿瘤、炎症或阴道疾病，如盆腔脓肿、巨大子宫肌瘤等也可压迫尿道造成排尿困难。先天性后尿道瓣膜是男婴尿道梗阻的重要原因。

泌尿系统梗阻常见病因见图49-1-1。

【病理生理】

泌尿系统梗阻的基本病理改变是梗阻部位以上压力增高，尿路扩张积水，若长期不解除梗阻，最终导致肾积水和肾衰竭（图49-1-2）。

上尿路梗阻时，梗阻部位以上压力增高，输尿管则增加收缩力、蠕动增强，导致管壁平滑肌增生、管壁增厚。如梗阻不解除，后期失去代偿能力时，平滑肌逐渐萎缩，张力减退，管壁变薄，蠕动减弱甚至消失。肾盂内积水使压力升高，压力经集合管传至肾小管、肾小球，当压力达到一定程度时，会使肾小球滤过压降低，肾小球滤过率减少，但此时肾内血液循环仍为正常。若

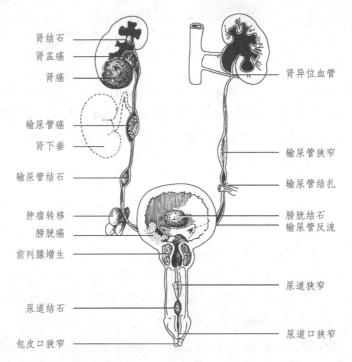

图 49-1-1　泌尿系统梗阻的常见病因

肾结石
肾盂癌
肾癌
肾异位血管

输尿管癌
肾下垂
输尿管结石
输尿管狭窄
输尿管结扎

肿瘤转移
膀胱癌
膀胱结石
输尿管反流
前列腺增生

尿道狭窄
尿道结石
包皮口狭窄
尿道口狭窄

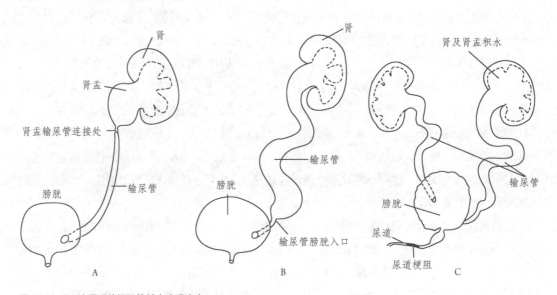

图 49-1-2　泌尿系统梗阻的基本病理改变
A. 肾盂输尿管连接处梗阻后肾积水；B. 输尿管膀胱入口梗阻后输尿管及肾积水；C. 尿道梗阻后膀胱及膀胱以上双侧尿路积水

梗阻不解除，肾积水加重，压迫肾小管、肾小球及周围血管，造成肾组织缺血、缺氧，肾实质逐渐萎缩、肾盂扩张、肾功能丧失。慢性部分梗阻可导致巨大的肾积水。

　　下尿路梗阻发生在膀胱颈部时，为克服阻力膀胱逼尿肌逐渐代偿增生，肌束纵横交叉形成小梁。梗阻若不解除，长期膀胱内高压，导致膀胱肌束间薄弱部分向外膨出形成小室或假性憩室。后期膀胱失去代偿能力，肌肉萎缩变薄、容积增大，输尿管口括约功能被破坏，尿液反流到输尿管、肾盂，导致肾积水和肾功能损害。

　　肾组织受损和尿外渗利于细菌侵入、繁殖和生长，引起感染，导致肾盂肾炎、肾周围炎和膀胱炎等病变。另外，细菌还可经过肾盏穹隆部裂隙进入血液循环，也可通过泌尿系统上皮进入血液，引起菌血症，因此梗阻后常见的并发症是感染。此外，梗阻造成的尿液停滞与感染亦可促进结石的形成。

第二节　泌尿系统结石病人的护理

一、概　述

泌尿系统结石，又称尿石症、尿路结石（urolithiasis），包括肾结石（renal calculi）、输尿管结石（ureteral calculi）、膀胱结石（vesical calculi）和尿道结石（urethral calculi），是泌尿系统常见的疾病之一。根据解剖位置，泌尿系统结石可分为肾和输尿管的上尿路结石、膀胱和尿道的下尿路结石。

【病因】

泌尿系统结石的病因比较复杂，其形成机制目前还不完全清楚，大量研究表明结石的形成是多因素影响的结果。如磷酸钙和磷酸镁铵结石与感染和梗阻有关，尿酸结石与尿酸代谢异常有关，胱氨酸结石是家族性遗传性疾病。结石形成的影响因素如下。

（一）流行病学因素

1．性别和年龄　男女发病比例为3∶1，上尿路结石男女发病比例相近，下尿路结石男性多于女性。结石的好发年龄为25～40岁。女性病人易患感染性结石，老年男性病人发生膀胱结石与前列腺增生导致的尿路梗阻有关。

2．种族　有色人种比白种人患病率低。我国肾结石的新发病率随着生活水平的提高、饮食的不合理搭配、蛋白质和糖分摄入的过多，也呈增加的趋势。

3．职业　高温作业、飞行员、海员、外科医生、办公室人员等发病率较高。

4．地理环境和气候　泌尿系统结石的发病有明显的地区性差异，山区、沙漠和热带、亚热带等气候湿热和干旱地域结石的发病率较高，中国南部发病率明显高于北部地区。个体对气候的适应能力和结石的形成也有关系，热带地区的移民比当地人结石的发病率高。

5．饮食和营养　饮食的成分和结构对尿路结石的形成有着重要影响，大量摄入动物蛋白、精制糖可增加上尿路形成的危险性。饮食成分如脂肪、尿酸、草酸、钙等对结石的形成有一定的影响。谷类和食物纤维的摄入与尿石症的发病率成反比。

6．水分的摄入　流行病学调查发现水质的软硬对结石的发病率没有影响。水分摄入过少或损失过多（如出汗）与尿路结石的形成有关。

7．疾病　常染色体隐性遗传性疾病胱氨酸尿症和原发性高尿酸尿症、家族性黄嘌呤尿、先天性畸形（如马蹄肾、肾盂输尿管连接部狭窄等）、代谢性疾病（如甲状腺功能亢进症等）与结石的形成有关。

（二）尿液因素

1. 尿中形成结石的物质，如钙、草酸、尿酸等排出增加。长期卧床和甲状腺功能亢进症病人尿中的钙排出量会增加；痛风病人尿中尿酸的排出量增加，内源性合成草酸增加或肠道吸收草酸增加会引起尿中草酸的排出量增加。

2. 尿 pH 改变　尿液呈碱性时易形成磷酸镁铵及磷酸盐结石，尿液呈酸性时易形成尿酸和胱氨酸结石。

3. 尿量减少，尿中结石形成物质浓度增加，易形成结石。

4. 尿中抑制晶体形成和聚集的物质如枸橼酸、酸性黏多糖等减少。

5. 尿路感染是尿石症的一个重要原因，又是尿石症的一种常见合并症。可形成磷酸镁铵结石。

（三）泌尿系统解剖结构异常

泌尿系统任何部位的梗阻、狭窄和憩室等都易形成结石。常见的先天性梗阻，如输尿管畸形、肾盂输尿管连接处狭窄等，后天性疾病如前列腺增生、尿道狭窄等也常合并结石。

此外，各种异物滞留于尿路内也可形成结石，如长期留置尿管、进入尿路的金属等都可诱发结石的发生。

【病理生理】

尿路结石的主要病理改变是直接损伤、梗阻、感染、恶变，这些病理改变与结石的部位、大小、数目、继发炎症和梗阻程度等因素有关。结石引起泌尿系统梗阻，梗阻部位以上积水，长期可导致肾实质受损、萎缩、肾功能不全；结石、积水可继发感染，引起肾盂肾炎、肾积脓、肾周围炎。结石也可经肾盂或输尿管排出，或嵌顿于泌尿系统的任何部位。常停留或嵌顿的部位是输尿管的 3 个生理狭窄处，即肾盂输尿管连接处、输尿管跨过髂血管处、输尿管膀胱壁段（见图 49-1-2），以输尿管下 1/3 处最多见。嵌顿可引起慢性不完全性尿路梗阻或急性完全性尿路梗阻。结石可合并感染，长期慢性炎症少数可发生恶变，感染又可加速结石的增长和肾实质的损害。

二、上尿路结石病人的护理

肾和输尿管结石称为上尿路结石，男性比女性多见。

【护理评估】

（一）健康史

评估罹患结石的危险因素。询问既往史，了解病人有无尿路感染、前列腺增生、痛风、甲状旁腺功能亢进、长期卧床等疾患；询问用药史，了解病人以往是否用过治疗泌尿系统感染的药物、别嘌醇等；询问手术史或其他治疗史，了解病人采取过何种治疗方法（如导尿、碎石等）；有肾结石家族史的病人其发病率较正常人高 4 倍，因此护士应尤其注意询问病人的家族史、饮食偏好、生活方式等。此外，还要详细询问病人以前有无肾绞痛、恶心等不适症状，以及有无尿频、尿急、尿痛等情况。

（二）身体状况

1. 症状　上尿路结石主要症状是与活动有关的疼痛和血尿，也有病人肾结石长期存在而无明显症状，特别是较大的鹿角形结石。

（1）疼痛：肾结石可引起肾区的疼痛，部分病人平时无明显症状，在活动后出现腰部钝痛；较小的肾结石活动范围较大，进入肾盂输尿管连接部时引起输尿管的剧烈蠕动诱发肾绞痛。此外，输尿管结石也可刺激输尿管引起肾绞痛，并沿输尿管走行放射至同侧腹股沟、大腿内侧，乃至同侧睾丸或阴唇。若结石位于输尿管膀胱壁段或输尿管口，可伴有膀胱刺激症状以及尿道和阴茎头部放射痛。肾绞痛一般于活动后突然出现，结石越小症状越明显，病人表现为疼痛剧烈、难以忍受、大汗，还可伴有恶心和呕吐。

（2）血尿：表现为肉眼或镜下血尿，一般于活动后出现，与结石对尿路黏膜的损伤有关。镜下血尿更为常见。若结石固定不动时也可无血尿。

（3）恶心、呕吐：肾绞痛时，输尿管管腔压力增高，管壁局部扩张、痉挛和缺血，由于输尿管与肠有共同的神经支配，因而可引起恶心与呕吐的症状。

（4）膀胱刺激征：当结石伴有感染，或结石位于输尿管膀胱壁段时，可出现尿频、尿急和尿痛的膀胱刺激征。

（5）并发症表现：结石继发感染时可伴有急性肾盂肾炎或肾积脓，病人表现为发热、寒战等全身症状。结石引起一侧或双侧尿路梗阻时，可导致一侧肾脏功能受损、无尿甚至尿毒症。

2. 体征 肾结石病人肾区可有明显的叩击痛。

（三）辅助检查

1. 实验室检查 可见到肉眼或镜下血尿，伴有尿路感染时可为脓尿、细菌培养阳性。

2. 影像学检查 泌尿系统平片能发现95%以上的X线阳性结石；B超检查可以显示结石的大小、位置，以及肾积水、囊性病等病变；排泄性尿路造影还可了解肾盂、肾盏的形态及肾脏功能的改变，有助于判定有无尿路异常结构改变；磷酸钙、磷酸镁铵结石X线可见分层现象，常形成鹿角形结石。纯尿酸结石和胱氨酸结石在X线下不显影。对于X线平片不显影的尿酸结石可以使用CT；放射性核素扫描及肾图不仅可以显示结石，而且也能表明梗阻和肾脏功能受损害的程度。逆行肾盂造影也可显示梗阻的部位，一般只用在静脉尿路造影不确切时。

3. 内镜检查 对于不能确定的结石进行肾镜、输尿管镜和膀胱镜检查以确定有无结石存在，同时还可进行治疗。

4. 结石成分分析 使用结石分析仪对病人的结石成分进行分析，对不同成分的结石进行不同的健康指导，采取不同的预防措施。

（四）心理 – 社会状况

结石症状明显的病人会出现严重的不适症状，反复发作会使病人产生焦虑情绪，面对手术治疗，更会加重此种情绪的干扰，病人表现为情绪低落、对治疗缺乏信心。护士应该详细了解病人的心理状态，评估病人的家庭情况和社会地位，了解其有何后顾之忧，以便有针对性地进行心理指导。

【常见护理诊断 / 问题】

1. 急性疼痛 与结石刺激引起的炎症、损伤及平滑肌痉挛有关。

2. 焦虑 与缺乏疾病知识、担心复发有关。

3. 潜在并发症：感染、尿路梗阻。

【计划与实施】

上尿路结石的治疗根据结石的性质、形态、大小、部位、病人个体差异等因素的不同而选择不同的治疗方案。由基础疾病形成的结石应针对病因治疗，如甲状旁腺功能亢进由甲状旁腺瘤引起，应行腺瘤切除术；尿路梗阻病人需针对梗阻原因解除梗阻。

经过治疗和护理，病人是否达到：①对治疗有信心，积极配合；②主诉无疼痛或疼痛减轻；③血尿减轻或消失；④并发症未出现或得到及时发现与治疗。

（一）保守治疗的护理

对于直径 <0.6cm，光滑，无尿路梗阻、无感染的纯尿酸结石和胱氨酸结石可行保守治疗。

1. 饮食指导 根据结石的成分，有针对性地指导病人调整相应的饮食，注意向病人讲明饮食疗法的重要性，增强其依从性。①草酸钙结石：宜低钙、低草酸、低脂肪饮食，多食含纤维素丰富的食物，避免大量服用维生素 C，增加维生素 B_6 的摄取量。少食牛奶、乳制品、豆制品、肉类，以及巧克力、浓茶、菠菜、虾皮等。增加麦麸、米糠等粗纤维食物，增加富含维生素 B_1、维生素 B_6 的食物，如谷物、干果、坚果等。②磷酸钙结石：宜低钙饮食，少食牛奶、乳制品、豆制品、虾皮等含钙丰富的食物。在低磷食物中，宜少食肉类、鱼类及骨头汤。③磷酸镁铵结石（感染性结石）：宜采用酸性食物，如蛋类、肉类、鱼类、谷类以及一些水果（干梅、葡萄、南瓜等）。④尿酸结石：低嘌呤饮食，忌食肝、脑、肾，每周可吃 50g 肉、鱼及禽类 2 次，忌肉汤、豆类、花生、菠菜、茶、咖啡、酒及巧克力，减少尿酸排于尿中。⑤胱氨酸结石：需限制含蛋氨酸的食物，如蛋、奶、肉的摄取，同时可多吃柑橘或果汁，利于保持尿呈中性或偏碱性。

2. 饮水指导 每日 2000～3000ml，昼夜均匀，维持每日尿量在 2000ml 以上最佳。将全日饮水量平均分配，分别于晨起、餐间和睡前给予。大量饮水可促使小的结石排出，稀释尿液，防止尿石结晶形成，减少晶体沉积，延缓结石增长速度。若结石病人合并感染，大量的尿液可促进引流，利于含有细菌的尿液及时排出体外，促进感染的控制。胱氨酸结石日饮水量在 4000ml 以上，最好可达 5000～7000ml，尤其临睡前与凌晨饮水可防止夜间高浓度的胱氨酸尿。

3. 活动 活动可以促进结石的排出，如病人没有尿路梗阻，在指导病人大量饮水的同时，可让病人在身体允许的情况下进行一些跳跃活动或其他体育运动。

4. 肾绞痛的护理 遵医嘱联合应用解痉与镇痛药。肾区局部热敷以减轻疼痛。病人若伴有严重的恶心、呕吐时，应遵医嘱静脉补充液体和电解质。

5. 血尿护理 有血尿的病人，护士应告诉其不必紧张，多饮水一般可减轻。

6. 心理护理 结石的形成需要较长的时间，针对结石的保守治疗也需要较长的时间才能见效。因此护士要向病人详细讲解疾病知识，告诉病人坚持治疗的重要性，增强病人治疗的信心。

（二）体外冲击波碎石病人的护理

直径 ≤ 2cm 的肾结石及输尿管上段结石，肾功能正常，结石下段无狭窄，无感染，可以选择体外冲击波碎石（extracorporeal shock wave lithotripsy，ESWL）。术前不需特殊准备，术后护理包括：

1. 饮食护理 部分病人会出现头晕、恶心、呕吐等症状，可指导病人卧床休息，适当禁食，从静脉补充营养和水分。若没有上述症状，术后即可进食水。

2. 观察碎石排出情况 每次排尿后尿液留于玻璃瓶内，同时用滤过网或纱布滤过，以观察碎石的排出情况。

3. 活动与体位排石 碎石后经常变换体位，适当活动可促进碎石排出。对于肾上盏结石可采取头低足高位，轻叩肾区可促进结石的排出。

4. 并发症的观察及护理 ESWL 术并发症包括肾绞痛、血尿、尿路梗阻、发热、皮肤损伤等。部分巨大结石碎石后，细碎的结石迅速大量涌入输尿管，形成石街，引起尿路梗阻，严重者可引起肾功能改变。对巨大结石，一般采取多次碎石，碎石后 48 小时指导病人卧床休息，多饮水，使结石随尿液缓慢、逐渐地排出。术后部分病人会出现发热，主要是由于术前感染扩散、术后出现梗阻合并感染所致，因此术后应监测病人体温变化，超过 38.5℃可采用物理降温，若病人出现寒战、高热应急查血常规和血培养，并遵医嘱给予药物降温。碎石术后病人局部皮肤会出现发红、发热等皮肤损伤，指导病人不要用手搔抓，1～2 天即可恢复。

（三）经皮肾镜取石术病人的护理

对于直径≥2cm的肾结石、完全性或不完全性鹿角形结石、有症状的肾盏或憩室内结石、体外冲击波难以粉碎的结石，可采取经皮肾镜取石或碎石术（percutaneous nephrolithotomy，PNL）。

○ **知识拓展**　　　　鹿角形结石

鹿角形结石是指充满肾盂或至少一个肾盏的结石。部分鹿角形结石仅填充部分集合系统，而完全性鹿角形结石则填充整个集合系统。新发的鹿角形结石应积极治疗。大多数情况下，PNL应作为首选的治疗手段；若采取联合治疗，PNL则是大多数能最终解决问题的治疗方法。

1. **术前护理**　重点内容是帮助病人建立战胜疾病的信心，使其心态恢复正常，以提高对手术的耐受力。

（1）心理准备：术前应做好宣教工作，向病人详细讲解PNL这项新技术的优越性，介绍成功康复病人的实例，消除怀疑、恐惧的心理，鼓励病人积极配合，以利于术后康复。对于存在心理忧虑的病人应多做解释与疏导工作，可让顺利康复的病人多与其交流，增强自信心。

（2）手术体位的训练：病人在手术过程中分别需要采取截石位和俯卧位，患侧抬高20°～25°，术前护士应指导病人进行手术体位的训练，尤其是俯卧位，一般病人难以耐受，且复杂的结石手术时间长，需1.5～3.5小时，体位的改变对病人呼吸及循环系统的影响较大，因此应指导病人从俯卧位30分钟开始练习，逐渐延长至45分钟、1小时、2小时等。通过训练使病人能忍受体位的改变，同时使呼吸及循环系统得到一定的适应，减少术中、术后心血管意外发生的概率。

（3）控制疼痛与感染：上尿路结石病人多数都存在肾绞痛，应及时采取止痛、对症处理。术前感染的控制是手术及术后病人安全的保证，不论病人有无感染，术前均需应用广谱抗菌药治疗。对于伴有感染的病人，如高热达39℃以上应及时进行血培养及药敏试验，选择合适的抗菌药物，同时配合物理及药物降温，直至体温平稳、血常规白细胞计数正常3天以上，方可手术。

2. **术后护理**　术后重点是做好病情观察，协助病人顺利康复，及时发现并治疗并发症。

（1）监测病人生命体征：术后给予病人去枕平卧位、禁食水6小时，心电监护24小时。如果病人出现血压下降、心率增快、呼吸加快，应高度怀疑有出血的可能，及时通知医生采取措施。注意观察病人体温变化，术中冲洗易导致尿路细菌或致热原通过肾血管吸收入血引起菌血症，病人术后出现体温升高，甚至可达39.5℃以上，因此应及时使用敏感抗菌药治疗并配合物理或药物降温。尽管术前使用抗生素，尿培养无细菌生长，仍有部分病人经PNL取出感染性结石后出现菌尿，出现脓毒败血症以致休克，因此应注意观察病人有无感染性休克及DIC的表现。当体温超过40℃，出现血压下降、心率加快、神志恍惚等休克症状，出现出血倾向，如胃出血、牙龈出血、穿刺点出血等时，如不及时处理，会导致病情恶化，危及生命。

（2）肾造瘘管及留置尿管的管理：①严密观察肾造瘘管及尿管引流尿液的颜色、性状和量，准确做好记录。出血是经皮肾镜术最常见、最严重的并发症之一，若不及时处理，病人很快会出现休克。大部分病人术后出血量不多，逐渐减少，术后第一天转清，不需要特殊处理。若引流尿液颜色鲜红，量较大，则可能有出血，立即夹闭肾造瘘管，使血液在肾、输尿管内压力升高，形成压力性止血，5～10分钟后再次观察有无进行性出血情况，6小时和8小时后打开，引流液的颜色逐渐变淡，24小时后一般可转为淡红色。②妥善固定肾造瘘管，如出现造瘘管周围有渗尿，应考虑是否堵塞，可用手指向远端挤压造瘘管，或用注射器抽吸，或以无菌生理盐水少量、多次、低压反复冲洗。③注意观察腹部症状和体征，定期询问病人有无腹胀、腹痛等症状，腹部查体有无腹部压痛、反跳痛等体征，警惕尿漏引起的腹膜炎发生。④执行留置尿管的护理常规。

（3）活动指导：根据病人肾造瘘管及尿管引流尿液的情况指导病人活动，术后绝对卧床，给予病人肢体按摩，指导其双下肢被动和主动的活动，防止下肢深静脉血栓形成，交接班时注意评估并记录病人双下肢有无肿胀、麻木与疼痛，皮肤温度有无升高，足背动脉搏动是否明显，一旦出现上述任何情况都应及时汇报给医生。如术后 5～7 天病人引流的尿液逐渐转清为淡粉色，甚至为黄色时，可以指导病人床上活动，注意观察引流尿液的情况，如无颜色加深，可指导病人增加活动量，从床边到离床活动。重点在于指导病人活动量从小到大逐渐过渡，防止突然增加活动后出现虚脱或直立性低血压，严重者会由于血液循环加速导致栓子脱落诱发肺梗死、脑梗死以及诱发心肌梗死发作。认真做好病人指导，使病人正确认知，增加依从性，从而减少病人不良事件的发生。

（四）输尿管镜取石或碎石术病人的护理

对于输尿管的中下段结石，可选择逆行输尿管镜取石或碎石术（retrograde intrarenal surgery, RIRS），目前治疗肾结石以输尿管软镜为主，其损伤介于 ESWL 和 PNL 之间。随着输尿管镜和激光技术的发展，逆行输尿管软镜配合钬激光治疗肾结石（<2cm）和肾盏憩室结石取得了良好效果。

术前准备同外科一般手术，术中需要携带泌尿系统平片或静脉肾盂造影的影像资料，以利于术中结石的定位。术后护理内容包括：

1. 饮食护理 术后 4～6 小时可进食水，指导病人多饮水，每 24 小时饮水量 2000ml 以上，达到生理性冲洗尿路的目的，防止泌尿系统感染，促进结石的排出。

2. 尿管护理 术后留置尿管，1～2 天即可拔除。留置尿管期间保持会阴部清洁，遵医嘱应用抗生素，预防感染。

3. 双 -J 管护理 输尿管镜取石或碎石术后需留置双 -J 管，护理内容详见第四十五章第三节"泌尿系统常见诊疗技术与护理"。

（五）开放手术病人的护理

开放手术治疗包括肾盂切开取石、肾实质切开取石、肾部分切除术、肾切除术和输尿管切开取石术等。

1. 尿管护理 术后病人需留置尿管，除肾切除术外，肾盂切开取石术、输尿管切开取石术需要留置双 -J 管，因此尿管留置时间较长，一般 7～10 天，充分引流膀胱尿液，减轻膀胱张力，防止尿液反流。按护理常规进行尿管护理，排气后指导病人多饮水，以冲洗尿路，尿管的拔除时间按医嘱执行。

2. 休息与活动 肾实质切开取石术后病人需要绝对卧床休息 2～4 周，以减少出血。护士应向病人讲明绝对卧床的重要性，使病人配合治疗。防止增加病人活动的因素，如剧烈咳嗽会经常振动胸壁，因此应给病人进行雾化吸入，以稀释痰液利于咳出，减轻咳嗽的震动。指导病人正确咳痰的方法，减少无效咳痰的次数，减少病人活动。

3. 引流管护理 开放性手术一般均需留置引流管一枚，应保持引流管的通畅，充分引流渗出的液体。准确记录 24 小时引流量，若引流量较多，颜色较淡，则可能有尿液漏出，保持尿管的通畅，告诉病人不必紧张，减少活动、多休息，可逐渐恢复。

（六）健康指导

1. 饮食指导 指导病人大量饮水，若每日尿量少于 1.2L 时，发生尿石症的危险性显著增加，稀释的尿液可延缓结石增长的速度并防止手术后结石的复发。根据结石成分、病人体质代谢状态等情况相应调节饮食构成。结石病人的预防重于治疗，合理的饮食可以有效降低结石病人的复发率，因此护士应向病人讲明饮食的重要性与详细内容，提高病人的认识。

2.用药指导 根据医嘱做好用药指导。

3.复查 碎石后半个月复查腹平片，观察碎石排出情况。必要时，重复碎石，间隔不得少于7天。有基础疾病的病人应指导其出院后到相应门诊进行诊治。

4.留置双−J管的指导 详见第四十五章第三节"泌尿系统常见诊疗技术与护理"。

【护理评价】

经过治疗和护理，病人是否达到：①情绪稳定，掌握结石相关的知识，能积极配合治疗护理；②主诉疼痛缓解或减轻；③血尿减轻或消失；④并发症得到有效预防或及时发现与处理。

三、膀胱结石病人的护理

膀胱结石，以继发性膀胱结石多见，常见于良性前列腺增生膀胱出口梗阻、膀胱憩室、异物、神经源性膀胱或肾结石排入膀胱，男性多见。原发性膀胱结石多见于男孩，与营养不良和低蛋白饮食有关，随着我国经济发展和生活水平的提高，现已明显降低，在城市里很少见。

【病因】

1.营养 在经济水平较低的国家，新生儿营养不良，蛋白质摄入较少，有的以黏稠的米糊喂养，使新生儿尿量减少且浓缩，长期低蛋白饮食导致婴儿营养不良性酸中毒，尿呈强酸性，导致膀胱内尿酸盐结石形成。母乳或牛乳喂养可以预防膀胱结石的发生。

2.下尿路梗阻 见于尿道狭窄、前列腺增生、膀胱颈部梗阻、肿瘤等情况，膀胱内尿盐沉积而形成结石，老年人多见。

3.膀胱异物 膀胱内异物，如线头、导管、金属物、发卡等均可使尿盐沉积在其周围而形成结石。

4.感染 继发于下尿路梗阻或膀胱异物的感染，使尿中pH升高，尿中磷酸钙、铵和镁盐沉积，形成膀胱结石。

5.其他 见于代谢性疾病、膀胱全切回肠代膀胱术后、寄生虫病等。

【护理评估】

（一）身体状况

1.症状 膀胱结石的典型症状为排尿突然中断，改变体位后可继续排尿。排尿中断时可伴有疼痛并放射至远端尿道及阴茎头部，尿流中断后若再继续排尿可伴有血尿。膀胱结石在膀胱内活动可刺激膀胱黏膜引起尿频和尿急、下腹部与会阴部钝痛。

2.体征 病人排尿中断后，须改变体位或摇晃身体才能继续排尿。

（二）辅助检查

1.B超检查 可发现结石的大小及位置，同时还可发现膀胱憩室、前列腺增生等情况。

2.X线检查 大多数结石能被显影。

3.膀胱镜检查 能直接看到膀胱内结石，并同时可发现膀胱内其他病变。

4. 直肠指检 较大膀胱结石可被触及。

【计划与实施】

膀胱结石可行俯卧位冲击波碎石治疗，此外手术取出可采用经尿道膀胱镜取石或碎石术或行耻骨上膀胱切开取石术。如存在前列腺增生、膀胱异物、尿道狭窄等形成结石的因素，应在取石的同时一并处理。

经过治疗和护理，病人是否达到：① 自述疼痛感减轻，舒适感增强；② 恢复正常的排尿功能；③ 未发生血尿、感染等并发症，或并发症能够得到及时的发现和处理。

1. 经尿道膀胱镜取石或碎石术后 除按术后常规护理外，应注意保持尿管引流的通畅、观察尿管引流尿液的颜色，部分病人会出现尿液颜色较深，呈深红色，或伴有血块，应及时通知医生，必要时进行膀胱高压冲洗冲出血块或膀胱持续冲洗，待病人尿液颜色转为淡黄色即可停止冲洗。3~4天拔除尿管。

2. 耻骨上膀胱切开取石术后 病人需留置膀胱造瘘管、尿管及膀胱侧间隙引流管。保持尿管与膀胱造瘘管的引流通畅非常重要，否则会由于尿液潴留膀胱压力增高而导致尿液经造瘘管渗出至膀胱侧间隙，引流管内液体引流增多，且颜色为淡红色，影响切口的愈合，因此需要做好引流管与尿管的护理。根据病人病情，遵医嘱适时拔除引流管与尿管。最后拔除膀胱造瘘管，拔管前应先行闭管，如病人能自行经尿道排尿后方可拔除。

3. 健康指导 包括：① 指导病人遵医嘱定期到门诊复查；② 多喝水，勤排尿，不要憋尿，每天保持尿量在2000ml左右；③ 及时治疗泌尿系统感染；④ 根据结石形成的原因给予相关的指导。

【护理评价】

经过治疗和护理，病人是否达到：① 自述疼痛感减轻，舒适感增强；② 恢复正常的排尿功能；③ 未发生血尿、感染等并发症，或并发症能够得到及时的发现和处理。

四、尿道结石病人的护理

尿道结石绝大多数来自肾和膀胱，当尿道有狭窄、憩室及异物时可致尿道结石。主要见于男性。

【护理评估】

（一）身体状况

1. 症状 尿道结石典型症状为排尿困难，呈点滴状，同时伴有尿痛和会阴部疼痛，严重者可发生尿潴留。

2. 体征 前尿道结石可沿尿道扪及。

（二）辅助检查

1. B超和X线检查可明确病变部位。

2. 后尿道结石经直肠指诊可触及。

【计划与实施】

尿道结石应根据结石的大小、形状、所在部位及尿道情况决定治疗方式。小的结石可直接取出或轻轻向尿道远端推挤、钩出或钳出，注意操作温柔，避免损伤尿道。后尿道结石可用尿道探条将结石轻推入膀胱，再按膀胱结石进行处理。

执行一般手术前、后护理常规。

健康指导：病人出院后多饮水、勤排尿，尤其不要憋尿，尿道结石取出后可发生尿道狭窄，因此出院后应注意观察排尿情况，需要时定期到医院进行尿道扩张。

第三节　前列腺增生病人的护理

良性前列腺增生（benign prostatic hyperplasia，BPH）简称前列腺增生，也有称前列腺肥大，因病理学改变为细胞增生，而不是肥大，因此正确的命名应为前列腺增生，是老年男性排尿困难原因中最为常见的一种良性疾病。

【病因】

BPH 的发生必须具备年龄的增长及有功能的睾丸两个重要条件。但目前 BPH 发生的具体机制尚不明确，可能是由于上皮和间质细胞增殖和细胞凋亡的平衡性破坏引起。组织学上 BPH 的发病率随着年龄增长而增加，最初通常发生在 40 岁以后，到 60 岁时大于 50%，80 岁时高达 83%。

【病理】

前列腺分为外周带（占 70%）、中央带（占 25%）和移行带（占 5%）。移行带是前列腺增生的开始部位，外周带是前列腺癌最常发生的部位（图 49-3-1）。

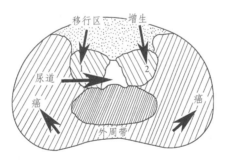

图 49-3-1　前列腺增生与前列腺癌好发部位

前列腺移行带的腺体、结缔组织和平滑肌增生，呈结节状，将外周腺体挤压萎缩形成前列腺"外科包膜"，与增生的腺体分界清楚、易于分离。增生的腺体凸向后尿道，使前列腺尿道部伸长、弯曲、受压、变窄，造成膀胱出口梗阻，引起排尿困难。另外，围绕膀胱颈部的前列腺内的平滑肌富含 α 受体，这些受体的激活使尿道的阻力增加，因此更加重了排尿困难的症状。梗阻程度与增生的腺体大小可不成比例，而与增生腺体的位置和形态有直接关系。膀胱出口梗阻后，为克服阻力，逼尿肌增强收缩能力而逐渐代偿性肥大，肌束形成网状结构，加之膀胱长期的高内压，膀胱壁出现小梁小室改变或出现假性憩室。逼尿肌退变，顺应性差，出现不稳定收缩，病人会出现明显尿频、尿急和急迫性尿失禁。梗阻长期未解除会导致逼尿肌萎缩，收缩能力减退，失去代偿能力，膀胱收缩后不能完全排空尿液，出现残余尿。输尿管尿液排出阻力增大，引起上尿路扩张、积水。长期梗阻，逼尿肌萎缩随着残余尿量增加，膀胱壁变薄、张力下降，出现充盈性尿失禁或无症状的慢性尿潴留，尿液逆流引起上尿路积水及肾功能损害。此外尿潴留还可继发感染和结石。

【护理评估】

（一）健康史

详细询问病人是否服用过性激素类药物，了解病人营养状况、饮食习惯与性生活情况，并重点询问病人排尿情况，如有无尿频、排尿困难等症状，以及采用过何种治疗方法，如药物治疗或手术治疗。

（二）身体状况

1. **症状**　症状多在 50 岁以后出现，与前列腺增生的体积可不成正比，而与梗阻程度、病变发展速度及是否出现并发症有关。临床上主要表现为膀胱刺激症状和梗阻症状。

（1）膀胱刺激症状：造成膀胱刺激症状的主要原因是逼尿肌不稳定。主要症状有尿频、尿急、夜尿及急迫性尿失禁。尿频是前列腺增生病人最常见、最早出现的症状，以夜间明显。早期由于增生的前列腺充血刺激引起，随着梗阻加重，逼尿肌功能改变，膀胱顺应性降低或逼尿肌不稳定，尿频则更加明显，此时会出现急迫性尿失禁。

（2）梗阻症状：造成梗阻的主要原因是逼尿肌收缩功能受损。主要症状有排尿踌躇、排尿费力、排尿时间延长、尿线变细、尿流无力、间断性排尿、尿潴留等。排尿困难是前列腺增生最重要的症状。进行性排尿困难，典型表现是排尿迟缓、断续、尿后滴沥、排尿费力、射程缩短、尿线细而无力，终呈滴沥状，排尿时间延长，有排尿不尽感。当梗阻程度严重，膀胱残余尿量增多，逐渐发展出现尿失禁。膀胱过度充盈致使少量尿液从尿道口溢出，称为充盈性尿失禁。

急性尿潴留：前列腺增生病人在气候变化、劳累、饮酒、便秘、久坐等因素下，会使前列腺突然充血、水肿导致急性尿潴留（AUR），病人出现不能排尿、膀胱胀满、下腹痛，需要到医院进行急诊处理。

（3）其他症状：前列腺增生合并感染或结石时，膀胱刺激症状加重。当前列腺增生腺体表面黏膜血管破裂时也可发生不同程度的无痛性肉眼血尿。当梗阻引起肾积水、肾功能受到损害时，病人可逐渐出现慢性肾功能不全的表现，如食欲缺乏、恶心、呕吐、贫血、乏力等症状。长期排尿困难导致腹压增高还可引起腹股沟疝、内痔与脱肛等。

国际前列腺症状评分表（international prostate symptom score，IPSS）是目前国际公认的判断 BPH 病人症状严重程度的最佳手段（表 49-3-1）。

IPSS 评分表总分为 0～35 分，轻度症状总分为 0～7 分，中度症状总分为 8～19 分，重度症状总分为 20～35 分。

生活质量（QOL）评分是了解病人对其目前下尿路症状水平的主观感受，其主要关心的是 BPH 病人受下尿路症状困扰的程度及是否能够忍受（表 49-3-2）。

2. **体征**　膀胱充盈时，耻骨上区叩诊呈浊音并可判断膀胱充盈情况。肛门指诊可触及前列腺增生的大小、质地、韧度，表面是否光滑，有无结节。检查病人有无疝、内痔或脱肛现象。

（三）辅助检查

1. **直肠指检**（digital rectal examination，DRE）　是前列腺疾病的重要检查，指检时多数病人

表 49-3-1　国际前列腺症状评分表（IPSS）

在过去一个月，您有否以下症状?	无	少于 1/5 次	少于半数	大约半数	多于半数	几乎总是
1. 排尿不尽感?	0	1	2	3	4	5
2. 排尿后 2 小时内又有排尿?	0	1	2	3	4	5
3. 排尿过程中有中断后又开始?	0	1	2	3	4	5
4. 排尿不能等待?	0	1	2	3	4	5
5. 有尿线变细现象?	0	1	2	3	4	5
6. 感觉排尿费力?	0（无）	1（1 次）	2（2 次）	3（3 次）	4（4 次）	5（≥ 5 次）
7. 夜间睡后排尿次数?	0	1	2	3	4	5

表 49-3-2　排尿症状对生活质量的影响（QOL）

	高兴	满意	大致满意	还可以	不太满意	苦恼	很糟
如果在您今后的生活中始终伴有现在的排尿症状，您认为如何?							
生活质量评分（Qol）=	0	1	2	3	4	5	6

可触到增大的前列腺，表面光滑、质韧、有弹性、边缘清楚、中央沟变浅或消失，同时还要注意肛门括约肌张力是否正常。Ⅰ度增生腺体为正常的 2 倍，估计重为 20 ~ 25g；Ⅱ度为 2 ~ 3 倍，估计重为 25 ~ 50g；Ⅲ度为 3 ~ 4 倍，中间沟消失，指诊可勉强触及前列腺底部，估计重为 50 ~ 75g；Ⅳ度腺体超过正常的 4 倍以上，指诊不能触及腺体的上缘，估计重在 75g 以上。

2. B 超　可经腹壁或直肠进行。经腹壁检查时膀胱需要充盈，可显示前列腺体积的大小，增生腺体是否突入膀胱，还可以测定膀胱残余尿量。经直肠 B 超扫描更加清楚地显示前列腺的内部结构。另外，B 超还可发现膀胱内有无结石形成以及上尿路有无积水改变。

3. 尿流率检查　可确定前列腺增生病人梗阻程度，是真实反映尿道阻力的一项指标。50 岁以上男性，排尿量应在 150 ~ 200ml，最大尿流率 $Q_{max} \geqslant 15ml/s$ 属正常，15 ~ 10ml/s 可能有梗阻，<10ml/s 表明梗阻较为严重，是手术指征之一。此外，尿动力检查可以发现排尿困难是由于膀胱出口梗阻还是由于逼尿肌功能失常引起。

4. 血清前列腺特异抗原（prostate specific antigen，PSA）　目的在于排除前列腺癌。正常血清 PSA 值为 4ng/ml。但 PSA 会受到直肠指诊、前列腺手术等因素的影响，肛诊后需 7 ~ 10 天后才可测定。

5. 膀胱镜检查　可以在膀胱镜下看到尿道延长，前列腺增大或突入膀胱，膀胱壁有小梁、小房或憩室形成。如病人有血尿，还可以在膀胱镜下与膀胱肿瘤相鉴别。

（四）心理 - 社会状况

前列腺增生是一种进行性逐渐加重的疾病，不仅在生理上严重影响病人，在心理上也给病人带来较大的阴影。如尿频，尤其是夜尿增加，有的病人每天会排 10 多次甚至 20 多次尿，在夜间严重影响病人休息与睡眠；随着病人病情的加重，排尿越来越费力，并且每一次仅能排出一点点尿液，这些都给病人的心理造成较重的负担，病人身体上的痛苦和心理上的折磨，严重影响了其生活质量。对老年人来说，自己的疾病不愿给儿女带来麻烦，又怕儿女嫌弃，甚至有些老人儿女不在身边，老人会有孤独感。因此对于前列腺增生的病人，护士应该给予特别的关注，不仅注意观察病人的心理改变，同时还要关心病人的社会家庭支持系统，了解病人家庭组成和现况，以便给予病人相应的心理、社会支持。

【常见护理诊断／问题】

1. **排尿障碍**　与前列腺增生有关。

2. **焦虑**　与患病时间长、影响睡眠与活动有关。

3. **急性疼痛**　与手术或膀胱痉挛有关。

4. **潜在并发症**：直立性低血压、出血、膀胱痉挛、感染、经尿道前列腺电切综合征（TUR综合征）、尿失禁。

【计划与实施】

前列腺增生病人的处理原则包括等待观察、药物治疗与手术治疗。

经过治疗和护理，病人是否达到：①保持尿管或造瘘管通畅；②症状减轻，情绪保持平和；③自述疼痛减轻或消失；④无并发症发生或并发症得到及时发现与治疗。

（一）一般治疗与护理

一部分前列腺增生病人症状轻微，不再进行性发展下去，不影响睡眠与生活，可以密切观察，无需治疗。指导病人保持情绪平稳，注意天气变化，防止受凉，多食水果与蔬菜，少吃辛辣刺激的食物，防止便秘，以便预防急性尿潴留的发生。

（二）药物治疗与护理

1. **α₁受体阻断药**　其作用可使尿道平滑肌松弛而明显改善排尿症状。对于需要迅速减轻症状的前列腺增生病人是首选的药物，但其副作用有头晕、直立性低血压等，因此适合指导病人晚上临睡前服药，以防止晕倒的意外发生。监测病人血压变化，防止出现低血压。

2. **5α-还原酶抑制剂**　为激素类药物，它降低了体内雄激素双氢睾酮从而抑制了前列腺增生，使前列腺体积缩小，改善排尿梗阻症状，减少急性尿潴留的发生率及需要手术率。非那雄胺是有效的雄激素抑制剂，一般不会引起性欲减退及影响性功能，但需坚持服用4个月以上才能见效，因此护士对服药的病人应做好健康指导，减少病人的顾虑，增强治疗的依从性。此外，非那雄胺可减少TURP围术期出血。临床上α₁受体阻断药和非那雄胺联合用药比单一用药的效果好。

3. **其他**　植物类制剂主要作用是减轻症状，由于无副作用、耐受性好、可长期服用，易被病人接受。

（三）非开放手术病人的护理

非开放性外科治疗以经尿道前列腺电切（transurethral resection of prostate，TURP）为主，是成熟的治疗方法。其他还包括经尿道外科治疗方法如激光，微波消融，汽化电切，前列腺尿道支架等。

1. **术前护理**

（1）尿潴留病人的护理

1）指导病人记录排尿日记：让病人自己记录排尿次数（频率）、实际排尿时间、每次尿量、排尿伴随症状、饮水量等，一般连续记录5～7天。排尿日记有助于确定病人排尿频率与饮水量的关系，为医生提供病人信息。

2）排尿困难护理：详细询问病人每日排尿情况，了解病人尿频及排尿困难的程度，安排离厕所近的病室，告诉病人气候变化、饮酒、劳累等可引起急性尿潴留，应注意避免。当出现尿潴留时，及时通知医生，采取留置导尿或膀胱穿刺造瘘等措施。

3）留置导尿或耻骨上膀胱造瘘管的护理：前列腺增生病人出现急性尿潴留时，应立即引流尿液、解除梗阻。导尿术是解除急性尿潴留最简便、常用的方法。若不能插入导尿管，可行耻骨上膀胱穿刺造瘘，予以持续导尿。①导尿或耻骨上膀胱造瘘引流尿液时应间歇、缓慢地将尿液放出，切忌快速排空膀胱，否则导致膀胱内压骤然降低而引起膀胱内大量出血；②留置尿管应做好尿管的护理；③耻骨上膀胱造瘘后应经常更换敷料，保持局部干燥，防止感染。术后5天内不必冲洗，时间长者采用低压冲洗，冲洗原则为无菌、微温、低压、少量、多次。拔除之前应先行闭管，尿道通畅后方可拔除。拔管时间不得少于术后10天。过早拔除可引起耻骨后间隙感染。长期带管病人应间断闭管，以训练膀胱功能，避免发生膀胱肌无力。定期更换造瘘管及尿袋。

（2）血尿病人的护理：前列腺局部充血及膀胱结石引起的血尿一般比较轻，前列腺表面血管破裂引起的血尿一般比较重，常混有大量血块，有时引起尿潴留，甚至出现生命体征的变化。一般肉眼血尿，无需给予特殊处置，指导病人多饮水，卧床休息，较严重的血尿，遵医嘱给予止血药，留置尿管行持续膀胱冲洗。密切观察病人生命体征的变化。若有血块堵塞尿管引流不畅时，可给予高压冲洗，及时冲出血块以保持尿路通畅、减轻病人的不适症状。

（3）术前准备：术前需备血200～400ml，有尿路感染者需术前应用抗生素治疗。其他准备同一般手术。

2．术后护理

（1）体位：病人术后应取平卧位，尿管牵拉固定在一侧大腿内侧，保持该肢体伸直，减少活动。根据病人冲洗的时间与出血情况决定肢体解除固定、进行活动的时间。在肢体限制活动期间应指导病人双下肢主动与被动活动，防止下肢深静脉血栓的形成。

（2）膀胱持续冲洗：病人术后回病房应立即用无菌生理盐水持续膀胱冲洗，耻骨上前列腺摘除术的病人通过膀胱造瘘管进行，TURP的病人可通过三腔尿管的一腔进行，目的是防止前列腺窝出血形成凝血块阻塞尿管。根据冲出液体的颜色来调整冲洗液冲洗的速度，重点是保持冲洗的通畅。膀胱冲洗时间一般为3～5天。排出液转为淡红色时，可改为间断冲洗或停止冲洗。注意：①准确记录灌注液量和排出液量，严防液体潴留在膀胱内，使膀胱内压增高；②尿量＝排出液量－灌注液量；③根据血尿的程度调整灌注的速度；④排液停止，说明尿管有血块堵塞，应立即停止灌注，行膀胱高压冲洗，冲出凝血块，尿路通畅后再接上生理盐水继续冲洗。

（3）术后并发症的护理

1）出血：原因有①前列腺窝创缘止血不确实；②气囊尿管安放位置不当，气囊滑脱或破裂引起出血；③膀胱痉挛：膀胱痉挛可加重前列腺窝出血，而出血、血块堵塞导尿管又可加重膀胱痉挛。

护理措施：①固定气囊尿管于一侧大腿内侧，保持伸直、制动，使气囊压迫于尿道内口；②膀胱持续冲洗保持通畅，并根据血尿的程度调整灌注速度；③密切观察血尿颜色及有无生命体征的变化；遵医嘱给予输血、补液、止血等治疗。

2）膀胱痉挛：病人表现为术后尿意频发，尿道及耻骨上区疼痛难忍，伴盆底及下肢肌阵挛，膀胱痉挛发作时可致冲洗管一过性受阻，有时因膀胱内压升高，导致膀胱内液体反流至冲洗管或从尿管周围流出。反复膀胱痉挛及其继发冲洗管引流不畅可加重出血，并可引起血压升高。原因有：①术前存在膀胱逼尿肌不稳定，即不稳定膀胱；②尿管位置不当及其气囊充盈过大，刺激膀胱三角区；③出血与膀胱痉挛两者互为因果；④膀胱冲洗液刺激。

护理措施：有效止痛是非常必要的。①术后遵医嘱给予止痛药或解痉挛药物，术后安置硬膜外病人自控镇痛泵（PCA）可以减少膀胱痉挛的发生；②调整气囊尿管的位置及牵拉强度和气囊内的液体量，争取在无活动性出血的情况下，早日解除牵拉和拔除尿管；③有血块堵塞时及时行高压反复冲洗，将血块清除，保持尿路的通畅。

3）尿路感染：原因有①术前尿路有感染未控制。②术前尿培养无细菌生长，但尿路可能有细菌污染，最常见于有尿潴留曾经导过尿的病人。一般，尿道内留置尿管12小时后其表面就会有一层生物膜附着，主要是腐生葡萄球菌或其他一些无害的微生物，手术时难免会有菌血症，还有20%～30%的病人尿中无细菌，前列腺液中可培养出细菌。③留置尿管给细菌进入泌尿系统打开了一条通道，高压冲洗、更换引流袋等各种处置，若没有严格无菌操作会造成交叉感染。

护理措施：①遵医嘱应用抗生素治疗；②严格无菌操作；③保持会阴部清洁，每日会阴护理2次；④可进食的病人指导每日饮水2000ml以上，保证足够的尿量起到内冲洗的作用；⑤严防逆流或使用抗反流式引流袋；⑥注意观察体温的变化及有无睾丸和附睾肿胀、疼痛的临床表现，一经发现，及时通知医生。

4）TUR综合征：原因是术中低渗性灌洗液大量吸收入血使血容量急剧增加所致的稀释性低钠血症和水中毒，病人可在术后几小时内出现症状如烦躁不安、恶心、呕吐、抽搐、痉挛、昏睡，严重者可出现肺水肿、脑水肿和心力衰竭等症状。

护理措施：术后及时补充含钠液体可以预防病人术后出现TUR综合征；若病人出现上述症状则立即遵医嘱减慢输液速度，给予脱水药和利尿药并对症护理。

5）尿失禁：一般为一过性尿失禁，原因是气囊牵引后使尿道括约肌麻痹、水肿所致。

护理措施：在做好心理护理的同时，指导病人进行盆底肌群功能锻炼即缩肛练习，告诉病人不要成为负担，一般可恢复。如因膀胱功能障碍引起的尿失禁，需药物或手术治疗；如因手术损伤远端尿道括约肌时可引起完全性尿失禁，术后难以恢复。

（四）开放性手术病人的护理

开放性手术多采用耻骨上前列腺摘除手术或耻骨后前列腺摘除手术。术后留有尿管、膀胱造瘘管及引流管。除执行一般术后护理常规外，其他护理内容包括：

1. 术后体位　同TURP术。

2. 引流管的护理　保持引流管通畅，防止打折受压，注意观察引流液的颜色与性状，正常为血性，24小时引流量应在200ml以内，如引出淡红色液体，量较大时，则需注意检查尿管及造瘘管是否通畅，有可能尿液经膀胱切口漏入耻骨后间隙，需及时与医生沟通，查找原因并采取措施。

3. 尿管及膀胱造瘘管的护理　尿管牵拉固定在一侧大腿的内侧，经膀胱造瘘管持续冲入生理盐水，经尿管排出，以稀释前列腺窝的出血，防止血块堵塞尿管。若冲出液体的速度小于冲入液体的速度或尿管无液体引出，需及时通知医生给予处理，用高压注射器冲出血块或冲入端接尿管，冲出端接造瘘管，观察冲洗液流出的情况，若处理不及时则膀胱压力增高，冲洗液会经膀胱切口流入耻骨后间隔，经引流管引出，造成耻骨后间隔感染及膀胱切口愈合延迟。保持会阴部与造口周围皮肤清洁与干燥，每日两次会阴护理，敷料有渗出时及时更换。及时清理尿道口血渍，防止感染。

4. 并发症的护理　术后病人可出现出血、膀胱痉挛、感染和拔除尿管后病人出现暂时尿失禁，护理内容同TURP术后。

（五）健康指导

1. 指导病人继续按照医嘱口服抗生素，防止感染。

2. 饮食原则以清淡、易消化食物为主，告诉病人多吃蔬菜、水果等含纤维丰富的食物，少食辛辣刺激性食物，戒烟、酒，保持大便通畅，避免不必要的灌肠。便秘、咳嗽或其他增加腹压的因素都可诱发再出血。多饮水、勤排尿以冲洗尿路，每天保证尿量维持在 1500ml 以上。

3. 活动方面应告诫病人 3 个月内切忌长时间坐着或憋尿，避免骑脚踏车和摩托车，避免温水坐浴或久坐潮湿的地方，防止长期会阴部充血诱发前列腺被膜水肿或膀胱过度充盈影响逼尿肌功能，再度造成尿潴留。术后 2 个月内避免上下楼梯及跑步等较剧烈活动，嘱病人尽可能进行轻柔的体育活动，以利于增强机体抵抗力，改善前列腺局部的血液循环。练习提肛运动，增强盆底会阴部肌肉的张力，尽快恢复尿道括约肌的功能，每天 10 次、每次 10 分钟、每个动作持续 10 秒钟，增强盆底肌肉张力，尽快恢复尿道括约肌的功能。

4. 行 TURP 术后 1 个月之内在前列腺窝创面未完全愈合前，仍有可能继发出血，病人可出现轻微的血尿。告诉病人不必紧张，多饮水，每日饮水量最好不少于 3L，保证足够的尿量以起到内冲洗作用。若出血较多、有大量血块、排尿困难时，应到医院及时处理。

5. 最初排尿通畅，一个月后又逐渐出现排尿困难是典型的尿道狭窄表现，应及时到医院就诊，定期进行扩张。

6. TURP 术后 1 个月、开放手术术后 2 个月可逐渐恢复性生活。

【护理评价】

经过治疗和护理，病人是否达到：① 主诉疼痛减轻或无疼痛；② 焦虑情绪减轻或消失；③ 尿管拔除后能正常排尿；④ 无并发症发生或并发症得到有效的治疗。

第四节　前列腺癌病人的护理

在世界范围内，前列腺癌（prostate cancer）发病率在男性所有恶性肿瘤中位居第一。根据国家癌症中心的最新数据，前列腺癌自 2008 年起成为泌尿系统中发病率最高的肿瘤。值得注意的是，我国前列腺癌发病率在城乡之间存在较大差异，特别是大城市的发病率更高。2008 年、2009 年城市人口与农村人口的前列腺癌发病率之比分别为 3.7∶1 和 4.4∶1。

【病因】

（一）已确定的危险因素

1. **年龄**　前列腺癌的发病率在 50 岁以后随年龄增长呈指数的比例增加。

2. **家庭因素**　有家族史者发病率较普通人群高。

3. **种族**　美国和欧洲发病率高，而亚洲发病率相对较低。

（二）可能的危险因素

1. **脂肪**　脂肪是前列腺癌的重要致癌因子，大量研究表明前列腺癌死亡率与脂肪摄入量高度相关。

2. **激素**　前列腺是一个雄激素依赖性器官，早期前列腺癌为内分泌激素依赖性，但激素对前列腺癌变的作用目前还未完全清楚。

（三）潜在的危险因素

1. 输精管结扎术 可增加前列腺癌危险性的 1.2～2 倍。

2. 镉 是烟草和碱性电池中的微量元素，与前列腺癌的发生有弱相关性。

3. 维生素A 维生素A摄入是否增加前列腺癌的危险尚有争议。在日本和其他前列腺癌低发地区，维生素A的主要来源是蔬菜，而在高发国家美国则为动物脂肪，因此维生素A摄入与前列腺癌的危险性实际上是与高动物脂肪摄入有关。

4. 维生素D 维生素D缺乏与前列腺癌死亡率相关。

5. 男性秃顶 雄激素与前列腺癌的发生有关，也与男性秃顶相关，有流行病学研究表明男性秃顶可以增加患前列腺癌的风险。

【病理】

前列腺癌易发部位在前列腺外周带，只有小部分病例是源于前列腺移行区，即尿道周围和前叶部分。前列腺癌 98% 为腺癌，移行细胞癌、鳞癌等极少见。前列腺癌大多数为雄激素依赖型，其发生和发展与雄激素关系密切，雄激素非依赖型只占少数，雄激素依赖型最后可发展为雄激素非依赖型。

前列腺癌的转移途径包括：①直接蔓延：侵入腺周围组织，累及精囊；②血行播散：经血行传播至脊柱、骨盆最常见；③淋巴扩散：盆腔淋巴结转移较常见。

【临床分期】

前列腺癌分期是通过直肠指检、CT、MRI、骨扫描以及淋巴结切除来明确分期，推荐 2002 年 AJCC 的 TNM 分期系统。

T 分期表示原发肿瘤的局部情况。

N 分期表示淋巴结情况。

M 分期主要针对骨骼转移、全身核素骨显像，MRI、X 线检查是主要的检查方法。

【护理评估】

（一）身体状况

前列腺癌早期多数病人没有任何症状，随着癌肿的发展出现以下症状。

1. 下尿路梗阻症状 尿频、尿急、尿流缓慢、尿流中断、排尿不尽，严重者可出现尿潴留或尿失禁。较少病人可出现血尿。

2. 局部浸润性症状 膀胱直肠间隙常是局部浸润性前列腺癌最先侵犯的区域，包括前列腺、精囊、输精管以及输尿管下端等结构。病人表现为腰骶部疼痛，向髋部及下肢放射。

3. 转移部位症状 骨转移会表现为骨痛、骨髓压迫神经症状及病理性骨折。

4. 晚期症状 贫血、消瘦、下肢水肿、少尿、无尿，最终呈恶病质。

（二）辅助检查

1. 直肠指诊（DRE） 可以检测到早期的前列腺癌，但是一种非特异性的检查，发现可触及结节时需要与前列腺增生结节、前列腺炎以及前列腺感染性病灶等相鉴别，有时发现为前列腺癌时病变的病理分级已达恶性程度较高的级别。

2. 直肠超声检查（TRUS）与前列腺穿刺活检 TRUS 可检查病人的前列腺以及周围组织结构寻找可疑病灶，并能初步判断肿瘤的体积大小，还能帮助进行前列腺可触及或不可触及病变的穿刺活检。

3. CT 和 MRI　CT 对于早期诊断前列腺癌的价值不大，MRI 优于其他影像学方法，在 T_2 加权像上如高信号的前列腺外周带内出现低信号结节或弥漫性信号减低区，可考虑前列腺癌的可能。

4. 核素检查（ECT）　怀疑有远处转移的前列腺癌病人可发现转移病灶。

5. 前列腺特异性抗原（PSA）　是一种蛋白酶，通常只在前列腺液和精液测得，如在血液中测得 PSA 存在，往往可作为病人发生良性或恶性前列腺病变的标志。正常范围 0～4ng/ml。将 PSA 测定与 DRE 结合使用会明显提高前列腺癌的检出率，是前列腺癌早期诊断最有效的方法。但进行直肠指诊会使 PSA 值升高，服用治疗前列腺的有些药物可使 PSA 值降低，因此在检验时应避免上述因素。

【常见护理诊断／问题】

1. **尿潴留**　与癌肿、血块等阻塞膀胱颈有关。

2. **排尿障碍**　与前列腺癌有关。

3. **潜在并发症**：感染、出血。

【计划与实施】

前列腺癌的治疗应根据病人的年龄、全身状况、临床分期及病理分级等综合因素考虑。方法包括：随访观察、根治性前列腺切除术、放射治疗、冷冻治疗、内分泌治疗、综合治疗等。

经过治疗和护理，病人是否达到：①排尿正常；②无出血及感染等并发症发生，或经过及时的治疗与护理，并发症得到有效控制并好转。

1. 内分泌治疗病人的护理　睾丸切除术、雌激素类药物、促黄体释放激素类似物（LHRH-A）及类固醇类或非类固醇类抗雄激素药物等可提高病人的生存率。睾丸切除术术后指导病人上提睾带或指导病人穿紧身短裤，可起到压迫止血的作用。如术前有排尿困难、尿潴留者，需留置导尿或行膀胱造瘘术，保持尿液引流通畅，造瘘口周围局部敷料清洁与干燥。长期带尿管的病人注意定期夹闭、定期放尿，训练膀胱功能。用药的病人注意观察用药后的反应，有的病人会出现潮热、身体不适等症状，轻者能自行消退，重者需通知医生采取支持疗法。

2. 根治性前列腺切除术病人的护理

（1）监测生命体征：病人多为老年人，术后注意生命体征的观察，防止心、脑血管意外的发生。

（2）留置尿管及造瘘管的护理：保持尿管通畅，注意观察引流尿液的颜色、性状与量，若引出尿液颜色较深应及时通知医生处理。

（3）引流管的护理：监测引流管引出液体的量、色及性状，若引出量较多、颜色较浅，有可能发生尿道膀胱吻合口瘘，注意保持引流管及尿管的通畅，延长留置时间，防止翻身活动时牵拉或拽出。

（4）防止感染：保持伤口及造瘘口局部敷料清洁与干燥，指导病人在排尿、排便时不要污染敷料，如有污染应及时予以更换；监测病人体温变化，若体温超过 38℃时采取物理或药物降温措施。

3. 健康指导

（1）指导病人避免危险因素：尽可能避免潜在的环境危险因子，如高脂饮食、镉、除草剂等。

（2）饮食：坚持低脂饮食、多食富含植物蛋白的大豆类食物、长期饮用绿茶、适当提高饮食中微量元素硒和维生素 E 的含量，可以预防前列腺癌的发生。

（3）并发症的观察与预防：根治性前列腺切除术的病人术后可能会有尿失禁和勃起功能障碍，指导病人正确面对，坚持进行盆底肌肉锻炼，对改善症状能够起到一定作用。

（4）复查：遵医嘱每3个月到半年复查一次。

【护理评价】

经过治疗和护理，病人是否达到：①排尿正常；②无出血及感染并发症发生，或经过及时的治疗与护理，并发症得到有效控制并好转。

（黄　静）

◇ 思考题

1. 男性，35岁，早餐后突然发生左腰部剧烈疼痛，向下腹部及大腿根部放射，伴恶心，未呕吐，可见肉眼血尿。

（1）应首先考虑病人发生了什么情况？

（2）该病人B超提示左肾内有一直径1.8cm的结石，经碎石治疗后返回病房，应如何为病人实施正确的护理措施？

2. 男性，76岁，尿频、夜尿次数增多、进行性排尿困难伴血尿2年余，昨日参加婚宴突然感到排不出尿，今晨急诊入院。

（1）请分析该病人出现急性尿潴留最可能的诱因是什么？

（2）此时应采取何种最佳的方法解除尿潴留？

（3）该病人行手术治疗，请列出相应的护理措施与健康指导的内容。

第五十章
泌尿系统损伤病人的护理

学习目标

识记

1. 能正确说出下列疾病的常见病因：肾损伤、输尿管损伤、膀胱损伤、尿道损伤。
2. 能正确列举肾、输尿管、膀胱、尿道损伤的症状与体征。
3. 能正确说出下列疾病的重要辅助检查方法：肾损伤、输尿管损伤、膀胱损伤、尿道损伤。

理解

1. 能正确区分肾、输尿管、膀胱、尿道损伤的病理类型。
2. 能用自己的语言阐述肾、输尿管、膀胱、尿道损伤相关辅助检查的意义。

运用

能运用所学的知识，根据肾、输尿管、膀胱和尿道损伤病人的具体情况，提出相应的护理问题，制订有针对性的护理措施和健康指导。

泌尿系统损伤以男性尿道损伤最多见，其次为肾和膀胱，输尿管损伤最少见。由于泌尿系统受到周围组织和器官的良好保护，通常不易受到损伤，因此泌尿系统损伤多为胸、腹、腰部或骨盆严重损伤的合并伤。

第一节　肾损伤病人的护理

肾脏深藏于肾窝，上被膈肌所罩，前有腹壁和腹腔内脏器，后有肋骨、脊椎和背部的长肌肉，受到较好的保护。正常肾脏有 1～2cm 的活动度，通常不易受到损伤。肾损伤（injury of kidney）发生率约为每年 5/100 000，72% 见于 16～44 岁的男性青壮年，男女比例约为 3∶1。以闭合性损伤多见，1/3 常合并有其他脏器损伤。当肾脏存在积水、结石、囊肿、肿瘤等病理改变时，损伤可能性更大。

【病因】

1. **开放性损伤**　因刀、枪弹等锐器致伤，常伴有胸、腹等其他脏器的损伤，损伤严重而复杂。

2. **闭合性损伤**　因直接暴力（如撞击、跌打、挤压等）、间接暴力（如对冲伤、突然暴力扭转等）所致损伤。临床上闭合性肾损伤较多见。

3. **自发性肾破裂（Wunderlich 综合征）**　肾本身病变更易发生损伤，如肾积水、肾肿瘤、肾结核或囊性肾疾病等，有时轻微的创伤也可造成严重的自发性肾破裂。

4. **医源性肾损伤**　肾穿刺、腔内泌尿外科检查或治疗、开放性手术等情况下可发生肾损伤。

【病理分类】

根据肾损伤的程度可分为以下病理类型（图 50-1-1）。

1. **肾挫伤**　是肾损伤中较轻的病理改变，损伤仅局限于部分肾实质，形成肾包膜下血肿或肾瘀斑，肾包膜及肾盂黏膜完整。一般症状轻微，多可自愈，若损伤累及集合系统可见轻微血尿。大多数病人属此类损伤。

2. **肾部分裂伤**　肾实质部分裂伤并伴有肾包膜破裂，可有肾周血肿或明显血尿。通常不需要手术，给予绝对卧床休息，止血、抗感染治疗，在密切观察病人生命体征的情况下多可自行愈合。

3. **肾全层裂伤**　肾实质深度裂伤，外及肾包膜，内达肾盂肾盏黏膜，有广泛的肾周血肿、尿外渗和明显血尿，肾横断或碎裂时可导致部分肾组织缺血，需要紧急手术治疗，否则后果严重。

4. **肾蒂损伤**　较少见，容易被忽略，常因失血性休克而失去救治的机会死亡。多见于突然减速或加速运动时，如车祸、高处坠落伤等，肾的急剧移位，肾蒂部位血管受到突然的牵拉，内膜断裂，形成血栓，导致肾功能丧失。此类损伤多发生于右侧肾，需紧急施行手术治疗。

晚期病理改变包括长期尿外渗而形成的尿囊肿；血肿和尿外渗引起组织纤维化，压迫肾盂输尿管连接处导致肾积水；形成动静脉瘘或假性动脉瘤；部分肾实质缺血或肾蒂周围纤维化压迫肾动脉引起肾性高血压。

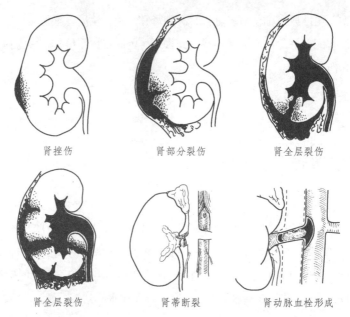

肾挫伤　　　　　　肾部分裂伤　　　　　肾全层裂伤

肾全层裂伤　　　　　肾蒂断裂　　　　　肾动脉血栓形成

图 50-1-1　肾损伤类型

【临床分类】

国内一般将肾挫伤及肾部分裂伤归为轻度肾损伤，其他为重度肾损伤。

1996 年美国创伤外科协会器官损伤定级委员会（AAST）制定的肾损伤分级方法与治疗密切相关，已被大多数治疗机构采用（表 50-1-1）。

表 50-1-1　美国创伤外科协会肾损伤分级

分级	类型	表现
I	挫伤	镜下或肉眼血尿，泌尿系统检查正常
	血肿	包膜下血肿，无实质损伤
II	血肿	局限于腹膜后肾区的肾周血肿
	裂伤	肾实质裂伤深度不超过 1.0cm，无集合系统破裂和尿外渗
III	裂伤	肾损伤贯穿肾皮质，髓质和集合系统
V	血管损伤 裂伤	肾动脉，静脉主要分支损伤伴出血 肾脏破裂
	血管损伤	肾门血管撕裂，离断伴肾脏无血供

注：对于 III 级损伤，如双侧肾损伤，应评为 IV 级

【护理评估】

（一）健康史

重点询问病人受伤史，了解外力的大小、作用的部位、受伤时间、伤后排尿情况、有无血尿、有无昏迷及恶心呕吐等情况，以便全面估计病人的伤情。如病人失血过多意识不清时，应在采取抢救措施的同时向病人家属或陪同者了解相关情况。

（二）身体状况

1. 症状

（1）休克：休克是肾损伤后很重要的表现，可为创伤性和（或）失血性休克。早期休克可能为剧烈疼痛所致，但其后与大量失血有关。若短时间内迅速发生休克或快速输血400ml后仍不能及时纠正休克时，常提示有严重的内出血，会危及生命，需要立即手术治疗。一般多见于开放性肾损伤。

（2）血尿：为肾损伤最常见、最重要的症状，90%以上的病人可出现肉眼血尿。肾挫裂伤可出现少量血尿，严重肾裂伤则呈大量肉眼血尿，并有血块阻塞尿路。但血尿与损伤程度不成比例。肾挫伤或轻微肾裂伤会导致肉眼血尿，而严重的肾裂伤，如肾蒂损伤、肾动脉血栓形成等，也可仅有轻微血尿或无血尿。

（3）疼痛：病人患侧腰部、上腹部疼痛，可放射到同侧肩部、背部及下腹部。若腹膜破裂，大量尿液、血液流入腹腔，合并有腹腔脏器损伤时，可出现全腹压痛、肌紧张等腹膜刺激症状。当血块通过输尿管时可有剧烈的肾绞痛。

（4）发热：出血、尿外渗容易继发感染，甚至形成肾周脓肿或化脓性腹膜炎，病人出现发热、寒战等全身中毒症状。

2. 体征　肾破裂时，血液、尿液渗入肾周围组织使局部肿胀，形成肿块，有明显的触痛和肌强直。从肿块增长的大小可以推测肾损伤的严重程度。

（三）辅助检查

1. 实验室检查

（1）尿常规：可发现尿中含有大量红细胞，尿常规检查每高倍视野超过5个红细胞即为镜下血尿；还可呈肉眼血色。若尿液颜色由浓变浅提示出血在减轻或趋于停止，反之若血尿颜色逐渐加深则提示有活动性出血，需要采取进一步治疗措施。

（2）血常规：肾损伤24小时内需动态监测红细胞、血红蛋白与血细胞比容，若持续降低提示有活动性出血。白细胞计数增高提示有感染灶存在。

（3）血清碱性磷酸酶：肾创伤后8小时血中碱性磷酸酶开始上升，16～24小时上升最明显，24小时后下降，对早期肾损伤的诊断有意义。

（4）肾功能：需反复测定肾功能，早期监测有无肾衰竭。

2. 影像学检查

（1）B超：通过超声显示肾周有无液性无回声区域、肾影有无扩大、肾实质有无回声不均匀、集合系统有无移位、肾被膜有无中断等特征性改变，有助于对肾损伤的部位、程度、有无包膜下和肾周血肿及尿外渗情况的判断，还可显示肾蒂、对侧肾、邻近其他脏器的损伤情况。

（2）CT：可清晰显示肾皮质裂伤、尿外渗、肾周血肿范围等，还可了解肾周围脏器情况。作为首选检查。

（3）排泄性尿路造影：可评价肾损伤的范围、程度和健侧肾功能。

（4）动脉造影：在排泄性尿路造影效果不佳时使用。选择性肾动脉造影显示肾动脉及肾实质损伤情况，针对存在肾动静脉瘘和创伤性动脉瘤者可针对损伤处进行超选择性血管栓塞，起到止血作用。因逆行肾盂造影易致感染，故不宜采用。

（四）心理－社会状况

损伤使病人产生恐惧心理，病人担心损伤是否会给生命带来威胁、能否保住肾脏等问题，护士应评估病人有无上述心理状态，并了解病人家庭的经济情况能否支付治疗费用，创伤对病人工作的影响程度。即使在抢救过程中也应注意评估病人心理变化。

【常见护理诊断/问题】

1. **有体液不足的危险** 与肾损伤或合并其他脏器出血有关。

2. **急性疼痛** 与创伤、肾被膜膨胀有关。

3. **潜在并发症**：感染。

4. **恐惧** 与担心生命受到威胁或担心损失肾脏有关。

【计划与实施】

肾损伤的治疗目的：保存肾功能和降低死亡率。保守治疗为绝大多数肾损伤病人的首选治疗方法。90%以上的闭合性损伤病人可通过保守治疗获得治疗效果。

《2014版中国泌尿外科疾病诊断治疗指南》提出：在血流动力学稳定的前提下，Ⅰ级和Ⅱ级肾损伤推荐行保守治疗；Ⅲ级肾损伤倾向于保守治疗；Ⅳ级和Ⅴ级肾损伤少数可行保守治疗。

轻微的肾挫伤经绝对卧床休息即可康复。病情稳定的肾挫裂伤也可采用保守治疗，通过绝对卧床、监测病人生命体征、给予输血、补液治疗、应用抗菌药物等措施，一般可不需手术。若有大出血、伴有休克的病人应立即实施抢救措施，同时作好手术的准备。

经过治疗和护理，病人能够达到：①生命体征平稳，休克得到控制；②主诉疼痛得到控制或无疼痛；③感染得到控制，体温开始下降或正常；④恐惧减轻，配合治疗。

（一）非手术治疗病人的护理

1. **维持组织灌注** 肾创伤大出血合并休克，应迅速配合医生开展抢救工作。建立静脉通路，按照医嘱给予输血、补液、止血、镇静、止痛等措施。保持足够尿量，观察并记录每小时尿量及尿的性状，监测病人生命体征，同时做好急诊手术的术前准备。注意监测病人血压、脉搏、呼吸，观察有无精神不振、躁动、面色苍白、呼吸增快、血压下降、尿量减少等休克的症状和体征。即使病人生命体征平稳，也应加以注意，保证输血和输液通畅，必要时可加压输血以维持病人的有效循环血容量。

2. **休息与活动** 绝对卧床2～4周，待病人病情稳定、血尿消失后方可离床活动。由于肾组织比较脆，若过早、过多离床活动可诱发再出血。肾挫伤需4～6周才趋于愈合，即使几天内尿色转清、局部症状减轻、尿液检查恢复正常，仍需继续卧床休息到规定时间。若到规定的时间后病人血尿仍未消失，则需延长绝对卧床的时间。护士应告诉病人绝对卧床的意义，使其认识到绝对卧床的治疗同药物与手术治疗同样重要，使其坚定信心、配合治疗，以取得较好的效果。

3. **尿液的观察** 每4小时留一份尿标本，按顺序比色动态观察尿液颜色变化的趋势，以判断病情进展情况。记录24小时尿量，尿量减少时应立即通知医生。

4. **腰部肿块的观察** 观察病人腰部肿块肿胀的程度，可画出肿块的界限以便观察其有无增大。

5. **疼痛观察与护理** 观察病人疼痛的部位与性质，必要时可遵医嘱给予止痛和镇静药。单纯肾损伤如有腹膜刺激症状，需高度警惕腹内脏器损伤或肾损伤严重，应及时通知医生。

6. **感染的观察与预防** 遵医嘱应用广谱抗生素预防或控制感染，监测体温变化，超过38.5℃应采取降温措施。留置尿管的病人严格无菌操作，并按照护理常规进行尿管护理。

7. **心理护理** 向病人讲解疾病相关知识，告诉病人绝对卧床的意义与重要性，解除思想顾虑，使其配合治疗。减轻病人焦虑情绪，在绝对卧床期间可让其听音乐、广播，给病人读书、读报，帮助其消磨时间，适当增加家属探视以减轻病人的孤独感。在病人治疗过程中及时了解其心理变化，及时针对病人的需求提供帮助。

（二）手术病人的护理

1. 手术的适应证 当闭合性肾损伤在以下情况时需手术治疗：①经积极抗休克治疗后生命体征仍未改善，提示有活动性出血；②血尿逐渐加重，血红蛋白与血细胞比容继续降低；③腰部肿块明显增大；④合并有腹腔其他脏器的损伤。手术方法根据肾脏损伤的程度行肾修补术或部分肾切除术、肾切除术、肾动脉栓塞术等。开放性肾损伤均需要手术。

2. 术前护理

（1）心理护理：病人受伤后情绪较焦虑，希望更多了解自己的病情，当医生通知其手术时更容易产生恐惧心理，因此护士应向病人耐心讲解病情与手术方式和必要性，做好手术前的健康指导。

（2）术前准备：按照外科常规手术进行准备，同时注意密切观察生命体征，根据医嘱及时给予输血、补液的抗休克治疗，减少搬动危重病人，以免加重损伤。

3. 术后护理

（1）监测生命体征：闭合性肾损伤约40%合并休克，开放性肾损伤85%合并休克，加之手术创伤失血，病人更容易发生休克，因此手术后应严密监测病人血压、脉搏、呼吸、神志的变化，如病人出现血压下降、脉搏增快、呼吸浅快、神志模糊，应立即通知医生采取有效措施维持病人生命体征的平稳，遵医嘱给予输血、补液、维持水电解质平衡治疗。

（2）活动：肾修补术病人术后需绝对卧床至少2周。肾切除术后生命体征平稳可给予半卧位，术后第一天开始逐渐增加活动，引流管拔除后可指导病人离床活动，活动以循序渐进、病人能耐受为准，切忌突然增加活动量或不活动。

（3）监测尿量：尿量是观察病人有无休克及判断肾功能是否受损的重要指标，应准确记录24小时尿量，必要时监测每小时尿量，若病人尿量减少应及时通知医生采取措施。

（4）引流管的护理：观察引流的量、色及性状，并详细记录。有效固定，指导病人在翻身活动时加以注意，防止引流管脱落。保持引流通畅，每2小时挤压引流管一次。防止引流管打折、受压和堵塞，禁止将引流管提到超过引流平面的位置，防止逆行感染。

（5）有效止痛：创伤及手术使病人感觉疼痛明显，遵医嘱应用止痛药或使用病人自控镇痛泵（PCA），注意评估止痛的效果，同时增加与病人的交流以转移其注意力、让病人听轻音乐等缓解疼痛的辅助方法，对加强止痛效果有一定的帮助。止痛药与PCA两种方法不可同时使用，除非有麻醉师医嘱，否则会造成麻醉性止痛剂的副作用（呼吸抑制）增强，危及病人生命安全。

（6）观察病人术后有无感染的发生：注意监测病人体温的变化及引流液和尿液的情况，每日测4次体温，保持伤口敷料的清洁与干燥，有渗出及时更换。留置尿管期间每日2次会阴护理。保持引流管及尿管不可高于引流平面，否则会造成逆行感染。

（三）健康指导

指导病人注意休息，2～3个月内不宜参加体力劳动或竞技运动，防止发生肾脏创伤面再度撕裂出血。多饮水，保持尿路通畅。注意观察尿液的颜色变化、伤侧腰部有无肿胀感觉，出现异常情况及时到医院诊治。肾切除病人注意保护健侧肾功能，减少对肾功能有损伤的药物。每年复查肾功能，及时发现并发症。

【护理评价】

经过治疗和护理，病人是否达到：①生命体征平稳，休克得到控制；②主诉疼痛得到控制或无疼痛；③感染得到控制，体温开始下降或正常；④恐惧减轻，配合治疗。

第二节　输尿管损伤病人的护理

输尿管连接肾盂和膀胱，是管状向下方输送尿液的器官，位于腹膜后间隙内，有周围组织的保护，且有一定的活动度，即使受到创伤也很难损伤，因此在外伤中极少见到，多为医源性损伤，如腹部与盆腔手术、妇科手术、腔镜检查或手术，但初期易被忽视而失去有利的治疗时机。

【病因】

1. **手术损伤**　多见于腹部或盆腔的手术，如根治性或次全子宫切除术、巨大卵巢囊肿或肿瘤切除术，直肠癌根治性切除术等。术中较难发现，一般在术后出现漏尿或无尿时才被发现。手术损伤多见于下段输尿管，因此部位解剖较复杂，手术野较深，不易辨清输尿管位置。

2. **腔内器械损伤**　经膀胱镜逆行输尿管插管、输尿管镜检查、取石或碎石时，当输尿管存在狭窄、扭曲、粘连、炎症时易发生输尿管撕裂、穿孔或拉断。

3. **放射性损伤**　见于宫颈癌、前列腺癌进行放射治疗后，输尿管出现水肿、出血、狭窄、坏死等。

4. **外伤**　较为少见，可见于枪击伤、锐器刺伤等情况，一般都伴有大血管和腹腔脏器的损伤。

【病理】

根据损伤的类型和处理时间的不同，可分为挫伤、穿孔、结扎、钳夹、切断或切开、撕裂、扭曲、缺血、坏死等。

轻微输尿管挫伤可自愈，不会引起输尿管狭窄。一侧输尿管被结扎或切断，会引起该侧肾积水，长期会使肾功能损伤，最终造成肾萎缩。双侧均被结扎，则会出现无尿。

【护理评估】

（一）健康史

同肾损伤。

（二）身体状况

1. **症状**

（1）血尿：常见于器械损伤输尿管黏膜，可随着损伤的修复血尿逐渐减轻和消失。当输尿管被结扎或完全切断时可无血尿出现，因此血尿的有无和轻重与损伤程度不一致。

（2）尿外渗：可发生于输尿管损伤时或几天以后，尿量减少，腰痛、腹痛、腹胀，继发感染时，病人可出现高热、寒战等全身症状。

（3）尿瘘：指尿液经瘘管从腹壁创口、阴道、肠道创口流出体外，长久不愈。

（4）梗阻症状：输尿管被缝扎或结扎后引起同侧输尿管的梗阻，造成肾积水，可伴有发热。

输尿管损伤也可引起不全梗阻，出现上述症状。

2. 体征　局部可扪及包块。若尿液渗入腹腔，则会产生腹膜刺激症状。肾区可有叩击痛。

（三）辅助检查

手术时怀疑输尿管损伤时，可静脉注射靛胭脂，见蓝色的尿液从输尿管裂口处流出。膀胱镜检查同时静脉注射靛胭脂，伤侧输尿管口无蓝色尿液喷出。

B 超可见尿外渗、肾积水改变。

【常见护理诊断 / 问题】

1. 排尿障碍　与输尿管损伤有关。

2. 急性疼痛　与尿液外渗、肾积水有关。

【计划与实施】

输尿管损伤的治疗原则为：恢复输尿管的连续性，避免尿液漏出，保护病人侧肾功能。

输尿管穿孔或黏膜损伤，应立即留置输尿管支架管（即双 –J 管），待损伤愈合后在膀胱镜下拔除。若输尿管被结扎或缝扎，术中发现应立即解除结扎线，对于不完全离断的损伤，若为腔内手术，应争取成功留置双 –J 管，并监测病人症状、体征的变化。若病人出现腰痛、发热等症状，病人出现腹膜炎体征，应考虑有局部漏尿，可行手术探查，并行输尿管端 – 端吻合或膀胱再植术；对于完全离断的输尿管损伤，应立即行手术恢复输尿管的连续性，行输尿管端 – 端吻合或膀胱再植术，并留置双 –J 管。

手术病人的护理同一般护理常规，留置双 –J 管病人的护理见第四十五章第三节"泌尿系统常见诊疗技术与护理"。

第三节　膀胱损伤病人的护理

膀胱为囊性器官，位于腹膜外，当膀胱空虚时位于骨盆深处、耻骨联合后方，四周有骨盆的保护，很少受到损伤；当膀胱充盈时高出耻骨联合至下腹部，且膀胱壁较薄，在外力作用下容易受到损伤，或当骨盆骨折时，骨折的断端可能刺破膀胱，发生膀胱破裂。

【病因】

1. 开放性损伤　由子弹、锐器贯通所致，常合并其他脏器损伤。

2. 闭合性损伤　膀胱充盈时遭到撞击、挤压等造成膀胱损伤。

3. 医源性损伤　在膀胱镜检查或治疗时损伤到膀胱。

【病理】

1. 挫伤　膀胱黏膜或肌层损伤，可有血尿，无尿外渗。

2. 膀胱破裂

（1）腹膜外型：较腹膜内型常见。多见于骨盆骨折时，常合并尿道损伤。腹膜完整未破裂，尿液外渗到膀胱周围组织及耻骨后间隙，并达骨盆底部，向上沿输尿管周围组织可蔓延至肾区。

（2）腹膜内型：较为少见，但后果较严重。膀胱壁破裂伴腹膜破裂，尿液进入腹腔引起腹膜炎。常合并其他器官的损伤。（图 50-3-1）

当本身有病变的膀胱（如膀胱结核）过度膨胀、发生破裂，称为自发性膀胱破裂。

3. 膀胱破裂的分级　按照美国创伤外科协会分级量表，把膀胱损伤分为 5 级：

Ⅰ 挫伤　膀胱壁血肿

　　裂伤　未穿透膀胱壁

Ⅱ 裂伤　腹膜外膀胱壁裂口 <2cm

Ⅲ 裂伤　腹膜外膀胱壁裂口 ≥ 2cm 或腹膜内膀胱壁裂口 <2cm

Ⅳ 裂伤　腹膜内膀胱壁裂口 ≥ 2cm

Ⅴ 裂伤　腹膜外或腹膜内膀胱壁裂口扩大至膀胱颈或输尿管口

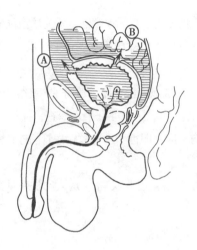

图 50-3-1　膀胱损伤
A. 腹膜外损伤；B. 腹膜内损伤

【护理评估】

（一）健康史

同肾损伤。

（二）身体状况

1. 症状

（1）休克：骨盆骨折合并膀胱破裂时病人会出现休克，一般因骨盆骨折所致的剧烈疼痛、大出血、尿外渗引起的腹膜炎导致病人发生休克。

（2）腹痛：膀胱破裂时尿外渗引发腹痛及血肿。

（3）血尿与排尿困难：膀胱损伤时血尿呈终末加重，病人有尿意但不能排出或仅排出少量血尿，膀胱内有血块堵塞时或有尿外渗时则无尿液排出。

2. 体征　腹膜外膀胱破裂时可引起下腹部疼痛、压痛及肌紧张，腹膜内破裂时尿液流入腹腔引起急性腹膜炎症状，并有移动性浊音。开放性损伤与体表伤口漏尿则形成尿瘘，如与直肠、阴道相通，经肛门、阴道漏尿。闭合性损伤长期感染后破溃亦可形成尿瘘。

（三）辅助检查

1. 导尿试验　在严格无菌操作下插入导尿管，膀胱损伤时，注入无菌生理盐水 200ml，片刻后吸出，液体外渗时吸出量会减少，若液体进出量差异很大时提示膀胱破裂。

2. X线检查 腹部平片可以发现骨盆或其他部位的骨折。膀胱损伤时行膀胱造影，可发现造影剂漏至膀胱外，排液后的照片更能显示遗留于膀胱外的造影剂；腹膜内膀胱破裂时显示造影剂衬托的肠袢；注入空气造影见膈下游离气体提示腹膜内膀胱破裂。

3. B超 可显示损伤处的尿外渗、尿漏情况。

【常见护理诊断/问题】

1. 排尿障碍 与留置导尿或膀胱造瘘有关。

2. 有体液不足的危险 与出血、体液丢失有关。

3. 潜在并发症：感染。

4. 恐惧 与担心预后有关。

【计划与实施】

损伤较小的膀胱破裂可留置尿管引流尿液7～10天，待伤口愈合后拔除导尿管。较大的膀胱破裂，病情严重者需立即施行手术修补。尿潴留不能进行导尿和手术治疗的病人应协助医生行膀胱造瘘术以引流尿液。若病人病情危重，先进行输血、补液等抗休克治疗，同时应用抗菌药物防止感染发生。

经过治疗和护理，病人能够达到：①恐惧减轻；②维持足够的循环血量；③未发生感染或感染得到有效控制；④排尿功能恢复。

（一）保守治疗的护理

1. 心理护理 主动关心、安慰病人，向病人详细解释病情及各项治疗、护理措施的目的及效果，消除病人和家属的焦虑与恐惧。骨盆骨折的病人多有恐惧感，疼痛和排尿困难等可使病人产生焦虑，护士应了解病人受伤时的情况，多使用激励的语言，及时反馈病人积极的病情变化，尽可能消除或降低病人的焦虑与恐惧。

2. 病情观察 监测病人生命体征，判断有无休克或感染表现；观察血尿有无逐渐加深、排尿困难的程度、腹部疼痛有无缓解等情况，了解病情变化。有骨盆骨折的病人需按照医嘱卧硬板床及输血、补液治疗，注意观察病人有无休克的发生。

3. 留置导尿的护理

（1）妥善固定导尿管，保持留置导尿管通畅，避免导尿管扭曲折叠，血尿较重的病人需定时挤压尿管以防止血块堵塞。如血尿较重，尿管无尿液流出，病人下腹部胀满时说明有血块堵塞，应及时通知医生进行高压膀胱冲洗，及时冲出血块，以保持尿管的通畅。另外膀胱内尿液潴留会延长损伤的愈合，且淤滞的尿液也会经创面流至膀胱侧间隙，诱发感染的发生。

（2）嘱病人多饮水，每天在2000ml以上，以保证足够的尿量，记录尿液的色、量及性状。

（3）定时清洁、消毒尿道外口，每日两次，防止逆行感染。

（4）遵医嘱8～10天后拔管。

（5）拔管后继续观察排尿情况，必要时重复放置导尿管。

（二）耻骨上膀胱造瘘病人的护理

1. 保持引流通畅 正确固定引流管，防止过度牵拉或脱落；定时观察，保持引流通畅。

2. 预防感染 造瘘口周围定期换药，保持局部干燥，渗出较多时应及时更换；每周行尿常规化验及尿培养1次，造瘘5天内避免进行膀胱冲洗，5天后根据病人病情酌情进行。

3．拔管护理　造瘘管留置 10～12 天后拔管，防止造瘘管从膀胱内脱出，过早拔除易造成耻骨后间隙感染，拔管前先夹管，观察病人排尿是否通畅后方可拔管。拔管后造瘘口可有少量渗出，可用油纱填塞。

（三）开放手术

病人的护理包括一般手术病人的护理、留置导尿的护理及膀胱造瘘的护理。

（四）健康指导

留置导尿和膀胱造瘘时应向病人及家属做好相关指导，使其了解留置管道的意义和注意事项，能掌握自我护理的方法。部分骨盆骨折合并膀胱破裂病人可能发生阴茎勃起功能障碍，指导病人进行心理性勃起训练及采取辅助性治疗。

【护理评价】

经过治疗和护理，病人是否达到：①恐惧减轻；②维持足够的循环血量；③未发生感染或感染得到有效控制；④排尿功能恢复。

第四节　尿道损伤病人的护理

尿道损伤多见于男性，约占 97%。在解剖上男性尿道以尿生殖膈为界，分为前、后两段。前尿道包括球部和阴茎部，后尿道包括前列腺部和膜部。前尿道损伤多发生在球部，后尿道损伤多发生在膜部，若早期处理不当，常产生尿道狭窄、尿瘘等并发症。

【病因】

1．开放性损伤　多因弹片、锐器伤所致，一般伴有阴囊、阴茎和会阴部的贯通伤。

2．闭合性损伤　多因外来暴力所致。会阴部骑跨伤即当伤者从高处跌落或摔倒时会阴部骑跨于硬物上面，致使尿道被挤压在硬物与耻骨联合后下缘，引起尿道球部损伤。骨盆骨折最常见于车祸或高处坠落时发生，引起后尿道损伤，即尿道膜部损伤。

腔内器械直接损伤多为医源性，可引起球膜部交界处尿道损伤。

【病理】

1．尿道挫伤　尿道黏膜或尿道海绵体部分损伤，而阴茎海绵体完整。仅有出血和水肿，可以自愈。

2．尿道裂伤　尿道部分全层断裂，仍有部分尿道壁完整，尿道的连续性未被完全破坏，尿道周围血肿和尿外渗，愈合后可引起瘢痕性尿道狭窄。

3．尿道断裂　尿道完全离断，断端退缩、分离，血肿较大，发生尿潴留，用力排尿时会发生尿外渗。

4．尿外渗　尿道球部损伤时，血液及尿液渗入会阴浅筋膜包绕的会阴浅袋，使会阴、阴囊、阴茎肿胀，向上可扩展至腹壁，但不会外渗到两侧股部。若不及时处理，可发生广泛的皮肤、皮下组织坏死，感染和脓毒症。尿道膜部断裂时，骨折及盆腔血管丛的损伤可引起大出血，尿液沿前列腺尖处外渗至耻骨后间隙和膀胱周围，若同时有耻骨前列腺韧带撕裂，前列腺向后上方移位。

【护理评估】

（一）健康史

同肾损伤。

（二）身体状况

1. 症状

（1）休克：后尿道损伤是下尿路最严重的损伤，病人病情严重，常伴有复合伤，同时常发生休克，90% 由于骨盆骨折引起。病人病情较危重，出血多，引起创伤性休克和失血性休克。对骨盆骨折的病人，可通过肛门指检来判定后尿道损伤的程度及是否合并有直肠、肛门损伤等情况。

（2）尿道出血：前尿道受伤后可见尿道外口滴血，尿液可为血尿。后尿道损伤时可无尿道出血或仅少量滴血。

（3）尿外渗：尿道断裂后，用力排尿时尿液可从裂口处渗入周围组织形成尿外渗，继发感染可出现脓毒症。

（4）疼痛：前尿道损伤病人会感到受伤部位疼痛，放射到尿道外口，排尿时更加剧烈。后尿道损伤时病人表现为下腹部疼痛、局部肌紧张和压痛。

（5）排尿困难：尿道损伤后疼痛可引起括约肌痉挛而发生排尿困难，在尿道完全断裂或后尿道损伤时会发生尿潴留。

2. 体征 骑跨伤前尿道损伤时常发生在会阴部，病人局部出现血肿，表现为阴囊处肿胀，出现瘀斑和蝶形血肿。

（三）辅助检查

1. 导尿 可检查尿道是否连续、完整。如能顺利插入则说明尿道连续而完整，但不可轻易拔出，导尿管至少放置 7～14 天。如导尿管插入困难则不要勉强反复试插，以免加重创伤和导致感染，应立即做耻骨上膀胱造瘘。

2. X 线检查 尿道造影可显示尿道损伤部位及程度，尿道断裂可有造影剂外渗，尿道挫伤则无外渗征象。

【常见护理诊断／问题】

1. **有体液不足的危险** 与损伤合并其他脏器出血有关。
2. **急性疼痛** 与损伤有关。
3. **排尿障碍** 与尿道损伤有关。
4. **潜在并发症**：感染、尿瘘、尿道狭窄。
5. **焦虑** 与担心预后有关。

【计划与实施】

病情严重的病人立即实施抢救措施，保证病人的生命体征平稳，应用抗菌药物预防感染。对于尿道挫伤及轻度裂伤的病人留置导尿即可，对于导尿失败的病人可行耻骨上膀胱造瘘术。尿道断裂需行尿道修补术或断端吻合术。后尿道损伤早期行尿道会师术，若休克严重者只可先行膀胱造瘘术，二期再行尿道修复手术治疗。术后并发症最常见尿道狭窄。

经过治疗和护理，病人能够达到：①维持足够的循环血量；②自诉无疼痛或疼痛减轻；③排尿功能恢复；④未发生感染或感染得到有效控制；⑤焦虑状态有所缓解。

（一）术前护理

1. **心理护理**　关心和尊重病人，耐心解答病人有关尿道损伤的疑虑，介绍治疗护理的目的，有效化解病人的焦虑、恐惧心理。

2. **维持组织灌注**　骨盆骨折所致的后尿道损伤时病人会合并休克，应严密监测病人的生命体征及意识状态，同时遵医嘱给予抗休克治疗。

3. **体位与活动**　损伤合并休克的病人，需配合医生给予抢救措施，骨盆骨折病人应平卧位，勿随意搬动，以免加重损伤。

4. **尿管的护理**　注意观察病人尿管引出尿液的颜色、性状及量，保持尿管通畅，每日行会阴护理2次，定期更换尿袋。监测体温变化，注意有无感染的发生。

5. **术前准备**　病情严重需要手术的病人应遵医嘱做好术前准备。

（二）术后护理

1. **体位**　病人取平卧位，减少活动。

2. **保持尿管引流通畅**　充分引流尿液，如有血块阻塞应及时清除，以保持尿路通畅，减轻膀胱张力，利于伤口愈合。

3. **预防感染**　监测病人体温变化，观察伤口敷料渗出情况与引流液体情况，有渗出及时通知医生更换。

4. **并发症的观察与护理**

（1）尿瘘：开放性损伤或长期尿外渗感染可形成尿瘘。应保持引流通畅和局部清洁，加强换药，应用促进组织修复的药物，避免交叉感染。保护局部皮肤，防止由于尿液局部刺激引起皮炎。

（2）尿道狭窄：尿道损伤拔除导尿管后因瘢痕形成导致尿道狭窄，需定期扩张尿道，以防止尿道狭窄。注意询问病人排尿改善的情况，给予鼓励，增强病人的自信心。

5. **健康指导**　注意休息，尿道损伤病人需定期扩张尿道，护士应向病人讲明尿道扩张的必要性与重要性，让病人坚持并积极配合。有些病人需二期手术治疗，告诉病人二次手术的具体时间。

【护理评价】

经过治疗和护理，病人是否达到：①维持足够的循环血量；②自诉无疼痛或疼痛减轻；③排尿功能恢复；④未发生感染或感染得到有效控制；⑤焦虑状态有所缓解。

（黄　静）

◇ 思考题　· ·

1. 男性，右侧腰区受伤后出现腰痛和轻度血尿。伤后第3天，腰部肿胀进行性加重，血尿颜色变深。

（1）该病人可能发生了哪种损伤？

（2）对于该病人，最重要的治疗方法是什么？

（3）若该病人行肾切除术，请列出术后相关的护理措施。

2. 男性，骨盆骨折，诉下腹痛、尿急，仅排出少许血性尿，检查腹部有压痛、反跳痛。

（1）此时骨盆骨折最可能的并发伤是什么？

（2）该病人进行手术治疗，请列出相关的护理措施。

3. 男性，22岁，4天前因骑跨伤出现尿痛，排尿困难，尿道溢血。

（1）对于该病人，首选的治疗方法是什么？

（2）请列出该病人相应的护理措施。

（3）请为该病人进行出院指导。

第五十一章
泌尿系统肿瘤病人的护理

学习目标

识记

1. 能正确说出肾癌、膀胱癌的常见病因。
2. 能正确列举肾癌的病理分期。
3. 能正确说明肾癌、膀胱癌的重要辅助检查方法。

理解

能用自己的语言说明肾癌、膀胱癌的治疗原则。

运用

1. 能运用所学的知识为肾癌手术治疗的病人制订相应的护理措施，并进行有针对性的健康指导。
2. 能根据所学知识，为尿流改道术后病人制订相应的护理措施，并指导其开展造口自护。

第一节 肾细胞癌病人的护理

肾肿瘤（renal tumor）是泌尿系统较常见的肿瘤之一，多数为恶性，每年发病率呈逐渐升高趋势。肾的恶性肿瘤包括肾细胞癌（renal cell carcinoma，RCC）、肾母细胞瘤以及发生于肾盂、肾盏的移行细胞乳头状肿瘤（即肾盂癌）。

肾癌高发年龄为 50～70 岁，男女发病比例为 2：1。随着体检的普及，越来越多没有临床表现的偶发肾癌被发现。

【病因】

肾癌的病因尚不明确，可能与以下因素有关：吸烟、肥胖、饮食、职业接触（如石棉、皮棉等）、遗传因素等。

【病理】

肾癌常累及一侧肾，多为单发，少数为双侧。肿瘤为类圆形的实性肿瘤，外有假包膜。肾癌切面以黄色为主，可有出血、坏死和钙化，有时呈囊性结构。肾癌的组织病理多样，肾小管上皮细胞发生的透明细胞为主要构成部分，此外还可见颗粒细胞和梭形细胞。以透明细胞为其主要成分，占肾癌的 70%～80%，约半数肾癌同时有两种细胞。以梭形细胞为主的肾癌呈浸润性生长，恶性度最高，预后最差，较少见。此外，还有嗜色细胞癌、嫌色细胞癌、肾集合管癌和未分类肾细胞癌。肾癌 TNM 分期详见表 51-1-1。

表 51-1-1　肾癌 TNM 分期

原发肿瘤（T）	
T_X：无法估计	
T_0：无证据	
T_1：肿瘤局限于肾内，最大径 ≤ 7cm	
T_{1a}：最大径 ≤ 4cm	
T_{1b}：4cm< 最大径 ≤ 7cm	
T_2：肿瘤局限于肾内，最大径 >7cm	
T_{2a}：7cm< 最大径 ≤ 10cm	
T_{2b}：最大径 >10cm	
T_3：肿瘤侵及肾静脉或肾周组织（肾上腺除外），但未超出肾周筋膜	
T_{3a}：侵及肾静脉或肾段静脉或肾周脂肪或肾窦脂肪	
T_{3b}：侵及横膈下的下腔静脉	
T_{3c}：侵及横膈上的下腔静脉或下腔静脉壁	
T_4：侵透肾周筋膜（包括邻近肿瘤的同侧肾上腺）	
区域淋巴结（N）	
N_X：无法评估	
N_0：无转移	
N_1：有转移	
远处转移（M）	
M_0：无转移	
M_1：有转移	

局限在包膜内的肾癌恶性度较小。肾癌的转移途径有 3 种方式：直接蔓延、血行转移、淋巴转移。当肿瘤逐渐增大穿透假包膜后，可直接侵犯肾周筋膜和邻近器官组织，侵及肾盂肾盏可引起血尿，侵及肾静脉、下腔静脉可形成癌栓，经血行转移至远处部位。淋巴转移最先到肾蒂淋巴结。

【护理评估】

（一）健康史

了解病人的年龄、性别等自然情况、职业及吸烟史、用药史以及家族史，以明确病人有无致癌物质的接触史。评估病人的全身状态，了解病人有无心血管系统和呼吸系统慢性疾病史，了解病人肝脏、肾脏等其他脏器有无疾病史。了解病人对疾病是否知情，以便明确如何对病人进行疾病相关知识的健康指导。

评估病人有无血尿、血尿的程度，有无腰痛和能否触及腹部包块。确定病人本次住院的主要症状。如有腹部包块的病人，应确定包块的位置、大小、活动度。了解病人的全身状态及所有检查的阳性结果。

（二）身体状况

肾位置深在，一般出现症状多为晚期，且肾癌的临床表现多变。在体检和检查其他疾病时发现的肾癌多为早期。

1. 症状

（1）肾癌三联症：即血尿、疼痛、肿块，是肾癌典型的临床表现，但已较少见，任何一个症状均为病变发展到晚期的表现。血尿的特点为间歇性、无痛、全程肉眼血尿，为常见症状。血尿的程度与肾癌体积大小和分期并不一致，邻近肾盂、肾盏的肿瘤随着肿瘤的生长容易穿破肾盂、肾盏出现血尿，而肿瘤向外生长可以无血尿发生。疼痛常表现为腰部钝痛或隐痛，多由于肿瘤生长牵张肾包膜或侵及腰肌、邻近器官所致。肿瘤出血形成血块通过输尿管时则可引起剧烈腰痛，即肾绞痛，当肿瘤侵犯周围脏器和腰肌时，疼痛较重且为持续性。

（2）副瘤综合征：也称为肾外表现，易与全身其他疾病相混淆，而忽略肾本身病变。包括发热、高血压、血沉增快、红细胞增多症、肝肾功能异常等。肾癌病人发热是由于肿瘤坏死、出血、毒性物质吸收引起，男性精索静脉曲张，平卧后不能消失，提示有肾静脉或下腔静脉内癌栓形成。

（3）转移症状：如病理性骨折、咯血、神经麻痹及转移部位疼痛。

2. 体征　当肿瘤长大到一定程度时，可在腰、腹部触及肿大的肾脏。

（三）辅助检查

1. B 超　B 超可以发现肾内直径 1cm 以上的占位病变，敏感性较高。超声表现为不均质的中低回声实性肿块。因其检查简便、无创、经济，在体检时常使用。若体积较小的肾占位病变，可结合 CT 或肾动脉造影来确定。

2. 影像检查

（1）泌尿系统平片（KUB）：可见肾的外形增大，肿瘤内有时可见钙化影。

（2）静脉尿路造影（IVU）：可见肾盂肾盏受压变形，出现不规则形、狭窄、拉长、移位或充盈缺损。肿瘤较大、破坏严重时患肾不显影。IVU 还可了解双肾功能尤其是健侧肾功能情况（图 51-1-2）。

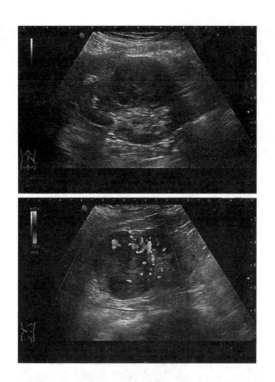

图 51-1-1　肾癌 B 超检查

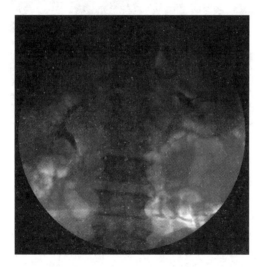

图 51-1-2　肾癌静脉尿路造影

提示：左侧肾门水平输尿管受压，下组肾盂肾盏受压、移位变形

（3）CT：可以发现肾内直径 0.5cm 以上的病变，能明确显示肾脏肿瘤的大小、部位、与邻近器官的关系（图 51-1-3）。

（4）MRI：对肾癌的分期很准确，尤其对肾静脉和下腔静脉内有无癌栓的辨别优于 CT，但发现肿瘤不如 CT。

3．血管造影　血管造影能显示新生血管、动静脉瘘、肾静脉和腔静脉病变。当肿瘤坏死、囊性变、动脉栓塞时血管造影可不显影（图 51-1-4）。目前肾动脉造影常用于较大的或手术困难的肾癌，术前进行造影和动脉栓塞，可以减少手术出血量。对于晚期肾癌，动脉栓塞加入化疗药物可以作为姑息疗法。因血管造影剂有肾毒性，不适用于肾功能不全者。

4．核素检查　用于检查肾癌骨转移病灶，以及了解患肾对侧肾功能情况。

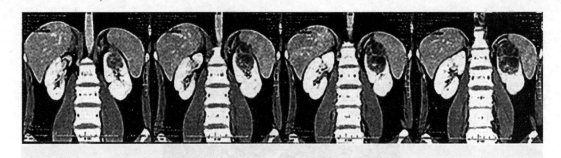

肾脏 CT 增强

左肾上极囊实混杂性占位，边界清楚，大小约 54mm×42mm，增强扫描不均匀强化，与邻近左侧膈肌局部分界欠清；余双肾肾实质内未见异常密度影。双肾盂肾盏未见明显扩张。双肾周脂肪囊密度均匀。双侧肾上腺形态密度未见明显异常。腹膜后未见明显肿大淋巴结

图 51-1-3　肾癌增强 CT 检查

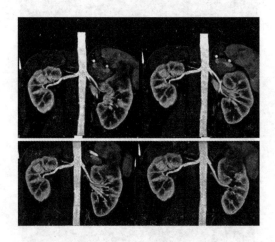

图 51-1-4　肾癌血管造影

（四）心理 – 社会状况

肾癌对于病人和家属来说都是非常大的打击，有一部分家属怕病人接受不了事实，为保护病人而不告诉其真实诊断，尤其对年纪较大的病人更是如此。因此对于癌症病人护士必须慎重对待，尊重病人的知情权，详细了解家属的要求与病人的真实想法，以便采取不同的措施。

病人开始知道诊断时有较强烈的求知欲，非常强烈地想知道疾病的有关知识，迫切地想知道癌症对自己生命的影响程度以及最佳治疗方法。而对疾病的一知半解更会加重病人的心理负担，产生猜测、焦虑情绪，出现心神不宁，因此护士在对病人的心理状态进行评估时要全面。此外，还要注意评估病人家庭和社会支持系统，了解病人家庭组成、病人的职业及社会地位，以便充分利用病人的支持系统，使其更好地接受事实，并增强与疾病战斗的信心。对于有抑郁倾向的病人采取保护性措施，防止自杀事件发生。

【常见护理诊断 / 问题】

1. **焦虑 / 恐惧**　与缺乏疾病的相关知识、担心手术和预后有关。

2. **急性 / 慢性疼痛**　与肿瘤压迫、手术所致组织损伤有关。

3. **营养失调：低于机体需要量**　与营养物质摄入不足有关。

4．潜在并发症：出血、感染、肾功能不全。

【计划与实施】

肾癌一经发现应及早手术治疗，最主要的治疗方法是根治性肾切除术（nephrectomy），开放性手术切除范围包括患肾、肾周脂肪及肾周筋膜、区域肿大淋巴结及髂血管分叉以上的输尿管，若肿瘤已累及肾上腺时需切除同侧肾上腺，有肾静脉或上腔静脉癌栓时应同时取出。目前手术方式多样，如腹腔镜手术、机器人腹腔镜手术、单孔腹腔镜手术及小切口腹腔镜辅助手术等，具有病人创伤小、康复快等优点，同时由于加速康复外科理念在泌尿外科的迅速发展，病人的康复时间明显缩短。

肾癌较大者术前可先行肾动脉栓塞治疗，以减少术中出血。肿瘤最大直径 ≤ 4cm 的肾癌如位置表浅，在肾上极、下极或肾周边单发，可考虑做肾部分切除术（partial nephrectomy）。肾癌对放射治疗及化学治疗均不敏感，可行生物治疗、生物化疗、细胞因子治疗。生物治疗主要是免疫治疗，应用生物制剂干扰素 −α（IFN−α）、白细胞介素 −2（IL−2）等。晚期肾癌应用分子靶向药物成为一、二线治疗，可延长病人生存时间，但费用昂贵，病人接受有一定困难。

○ **知识拓展** 　　　加速康复外科

　　　　　　1997 年，丹麦学者 Kehlet 教授首先提出了加速康复外科（enhanced recovery after surgery，ERAS）的概念，其核心内容包括 5 个措施：① 多模式止痛；② 术后早期下床活动；③ 术后早期进食饮水；④ 避免或减少使用鼻胃管；⑤ 控制性输液，避免过多或过少的液体输注。目前，ERAS 与微创外科已成为引领现代外科快速发展的两列动车；ERAS 的应用研究已深入到普通外科、胸心外科、骨科、妇科及泌尿外科等诸多领域，取得了令人瞩目的成绩；ERAS 在缩短住院时间、减少并发症、降低治疗费用及增加病人满意度等方面具有突出优势。2015 年，ERAS 在我国进入了一个快速发展的阶段：成立了中国第一个 ERAS 协作组；2015 年 7 月在南京召开了第一届全国 ERAS 大会、发表了第一部《结直肠手术应用加速康复外科中国专家共识》。ERAS 理念需要外科、麻醉及护理等团队的多学科合作，即外科系统的多学科协作诊疗模式（multiple disciplinary team，MDT），强调将现代的外科技术及理论进行集成创新，实现多学科的跨界发展，这将是 ERAS 研究走向深入的必由之路。

经过治疗和护理，病人：①掌握疾病的基本知识，情绪稳定，积极配合治疗与护理；②主诉疼痛减轻或缓解；③术后未发生并发症或并发症得到及时治疗，维持有效血容量和正常尿量。

（一）术前护理

1．心理护理 手术病人情绪上一般都会有焦虑，而对于癌症病人焦虑的情绪就更加严重一些。护士应关心体贴病人，与病人进行交流，倾听病人的感受，对知道诊断的病人详细向其讲解疾病的相关知识，解除病人的疑虑，介绍成功病人的病例可增强病人对治疗的信心。鼓励家属与病人交谈能使病人高兴的话题，以转移其注意力。

2．营养支持 根据病人营养情况给予补充。若病人血尿较重或患病时间长消耗较大，应给予营养丰富、热量较高的食物，贫血病人需根据血红蛋白水平，遵医嘱给予适当输血，以提高病人抵抗力。

3. 血尿护理　血尿较轻的病人，无需特殊处理，但会造成病人心理上的不安，护士应安慰并告诉病人术后血尿症状便会消失，不要过分担心；血尿较重的病人，指导卧床休息、多饮水，同时注意观察血尿的颜色及量，遵医嘱应用止血药和输血治疗，必要时给予膀胱持续冲洗。

4. 疼痛护理　肾癌病人的疼痛多为胀痛，一般无需处理；若疼痛较重、难以忍受时，可遵医嘱给予止痛药，同时指导病人卧床休息，注意询问病人疼痛的性质与持续时间。

5. 发热护理　肾癌病人的发热多为中度，是肿瘤产生内生致热原所致。可嘱病人多饮温水，防止感冒受凉。若体温超过38℃时以物理降温为主，但由于肿瘤的存在，体温下降只是暂时的，之后还会升高。

6. 术前准备　同一般手术前准备。

○ 知识拓展　　　　肾癌靶向治疗的研究现状

　　　　　　　　2005 年 12 月，美国 FDA 批准了索拉非尼（sorafenib）用于治疗晚期肾癌，标志着肾癌靶向治疗时代的到来。2012 年 12 月 5 日，美国 NCCN 推出的《肾癌临床实践指南》（2013.V1 版）中，推荐将舒尼替尼、替西罗莫司、贝伐珠单抗联合 IFN-α、帕唑帕尼、索拉非尼 5 个靶向治疗方案以及大剂量 IL-2 作为一线治疗方案用于晚期肾透明细胞癌病人。

（二）术后护理

1. 出血的观察与引流管护理　包括：①监测病人的生命体征。由于根治性肾切除术创面大，术后可能渗血较多，因此要严密监测术后病人脉搏、血压等生命指标的变化情况，根据病情，每15～30分钟测量一次，直至平稳后每日两次。②注意观察休克的症状和体征，早期发现，及时报告。保持静脉通路通畅，保证液体在单位时间内输入。③注意观察病人伤口局部敷料渗出情况，有渗出应及时通知医生予以更换，同时评估渗出量并做好记录。④观察并记录引流液的颜色和量，做好记录，并重点交接班。保持引流通畅，每2小时挤压引流管一次，并检查引流管有无打折、受压等情况，若引流量每小时超过 100ml、连续 3 小时，说明有活动性出血，应及时通知医生，准备给予输血、止血、补液等措施。必要时需做好再次手术止血的准备。

2. 体位与活动指导　术后 6 小时病人生命体征平稳后可给予半卧位，以利于病人的呼吸，并促进充分引流。术后第 1 天可指导病人在床上活动，逐渐离床活动。早期活动可以促进病人的血液循环与胃肠蠕动，增进病人食欲，对病人康复有着非常重要的意义。活动量以不引起病人不适为标准，若病人体质较虚弱，应适当减少活动。肾部分切除术病人一般术后要绝对卧床 1 周，由于目前泌尿外科腔镜手术及加速康复外科的发展，可遵医嘱指导病人术后 2～3 天离床活动，注意密切观察引流液的颜色与性状，防止再次出血。

3. 饮食　术后病人留置胃管期间给予禁食，注意询问病人是否排气，观察有无腹膜刺激症状。听诊肠鸣音以了解病人肠蠕动恢复情况，如病人已排气则可拔除胃管，先让病人试饮水，如无腹胀等不适情况，则可逐渐进流食、软食，最后过渡到普食。给予病人蛋白质、维生素及纤维素丰富的食物，促进病人早期康复。

4. 疼痛的护理　若病人对疼痛不能忍受，可遵医嘱给予止痛治疗。目前临床上多采用预防性镇痛和多模式镇痛的方式，实施疼痛管理病房，使术后病人的疼痛降低到最低程度，是加速病人术后早期康复的重要内容。需注意观察术后恶心、呕吐、肠麻痹、呼吸抑制等并发症，若出现反应需立即通知医生给予对症处理。

5. 监测肾脏功能　观察并记录 24 小时尿量，若尿量较少时应及时通知医生采取措施。

6. 预防感染　包括：①术后病人抵抗力较低，加之留置的各种管道都会增加病人感染的机会，因此应保持病人清洁、床单位整洁，每日做好口腔、会阴等基础护理；②监测病人体温变化；③保证各种引流管引流通畅，尤其要保证引流管在引流平面以下，防止逆流引起感染；④定时翻身、叩背排痰：术后病人由于手术切口疼痛，限制病人活动及咳痰，加之全麻使病人呼吸道分泌物增加，痰液黏稠不易咳出，容易造成肺内感染。因此术后第一天开始每 2 小时协助病人翻身，并给予雾化吸入稀释痰液，配合叩背以促进痰液的排出。

（三）健康指导

1. 注意休息，术后 3 个月内不要做剧烈运动。可以做一些轻微活动，以增强体质，促进术后早日康复。

2. 健康饮食，禁忌高脂饮食。

3. 禁止吸烟。

4. 加强职业防护，用药时注意药物对肾功能的损害。

5. 术后 3 个月复查一次，之后 2 年内每半年复查一次，然后每年复查一次，如出现血尿、乏力、消瘦、疼痛、腰腹部肿块，应立即到医院就诊。

【护理评价】

经过治疗和护理，病人是否达到：①掌握疾病的基本知识，情绪稳定，积极配合治疗与护理；②主诉疼痛减轻或缓解；③术后未发生并发症或并发症得到及时治疗，维持有效血容量和正常尿量。

第二节　膀胱肿瘤病人的护理

膀胱肿瘤（tumor of bladder）是泌尿系统中最常见的肿瘤，绝大多数是来自上皮组织，90% 以上为移行上皮肿瘤。膀胱癌的特点是恶性度低、复发率高。

【病因】

引起膀胱肿瘤的病因很多，与膀胱肿瘤发生有关的危险因素包括：

1. 长期接触某些致癌物质　染料、纺织、皮革、橡胶、塑料、油漆、印刷等这些物质里含有联苯胺、β- 萘胺、4- 氨基双联苯等致癌物质，长期接触可使膀胱癌发生的危险性显著增加，但潜伏期较长，有的可长达 30～50 年。对致癌物质的易感性个体差异极大。

2. 吸烟　吸烟是最常见的致癌因素，并且也是很重要的危险因素，有研究表明吸烟者的发病率是不吸烟者的 4 倍。可能与香烟里含有多种芳香胺衍生物可致癌有关。发病率与吸烟者的吸烟量、吸烟史有关，吸烟量越大、吸烟史越长的病人发生膀胱癌的危险性就越大。

3. 膀胱慢性炎症与长期异物刺激　膀胱结石、膀胱憩室、埃及血吸虫病、膀胱炎等膀胱的慢性炎症与长期异物刺激可诱发膀胱癌。

4. 其他原因 长期大量服用镇痛药非那西丁、亚硝酸盐、放射治疗等，均有可能为膀胱癌的病因或诱因。

【病理】

膀胱癌的病理类型与肿瘤的组织类型、细胞分化程度、生长方式和浸润深度有关，其中细胞分化程度和浸润深度对病人预后的影响最大。

1. 组织类型 上皮性肿瘤占95%，90%以上为移行细胞乳头状癌，鳞癌和腺癌各占2%～3%。膀胱癌有1/3为多发性肿瘤。非上皮肿瘤极少见，多数为肉瘤。

2. 分化程度 目前有两种同时在使用的分级标准，如表51-2-1所示。

表51-2-1　WHO膀胱尿路上皮癌恶性程度分级系统

WHO 1973分级法	WHO 2004分级法
乳头状瘤	乳头状瘤
尿路上皮肿瘤Ⅰ级，分化良好	乳头状低度恶性倾向的尿路上皮肿瘤
尿路上皮癌Ⅱ级，中度分化	低级别乳头状尿路上皮癌
尿路上皮癌Ⅲ级，分化不良	高级别乳头状尿路上皮癌

3. 生长方式 分为原位癌、乳头状癌及浸润性癌。原位癌局限在黏膜内，无乳头亦无浸润基底膜现象。移行细胞癌多为乳头状，鳞癌和腺癌为浸润性。不同生长方式可单独或同时存在。

4. 浸润深度 是肿瘤临床（T）和病理（P）分期的依据。根据膀胱癌浸润膀胱壁的深度（乳头状瘤除外），采用TNM分期，即根据原发肿瘤（T）、局部淋巴结（N）、远处转移（M）进行分期（图51-2-1）。临床上习惯将Tis、T_a和T_1期肿瘤称为表浅膀胱癌，即非肌层浸润性癌，T_2以上则称为肌层浸润性膀胱癌。病理分期（P）同临床分期（T）。

膀胱癌的扩散方式有直接蔓延、淋巴转移、血行转移。肿瘤直接向膀胱壁内浸润，直至累及膀胱外组织及邻近器官；淋巴转移是主要的转移途径，主要转移到盆腔淋巴结；血行转移多在晚期，主要转移至肝、肺、骨等处。

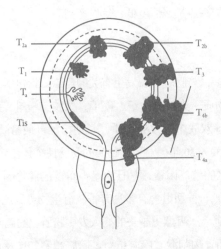

图51-2-1　膀胱肿瘤分期

【护理评估】

（一）健康史

了解病人的工作及生活情况，评估其有无长期接触苯胺类致癌物质，有无长期吸烟史、长期大量服用非那西丁镇痛药的病史、患有膀胱慢性炎症病史等危险因素。

（二）身体状况

膀胱肿瘤发病年龄大多在 50～70 岁，男性发病率显著高于女性，男女发病率比例约为 4：1。

1. 症状

（1）血尿：血尿是膀胱癌最常见和最早出现的症状，是病人就诊的主要原因。血尿的特点为间歇性无痛性全程肉眼血尿，终末加重。血尿可自行减轻或停止，给病人造成"好转"或"治愈"的错觉，贻误病人的治疗。出血量的多少与肿瘤大小、数目和恶性程度不成比例。分化较好的乳头状肿瘤可有严重的血尿，而分化不良的浸润性癌血尿程度可不严重。非上皮性肿瘤血尿一般较轻。

（2）膀胱刺激症状：尿频、尿急、尿痛是膀胱肿瘤的晚期表现，与肿瘤坏死、破溃或继发感染有关。

（3）排尿困难：当肿瘤位于三角区或膀胱颈部位时会出现排尿困难，甚至出现尿潴留。当出血量较大、混有大量血块时可出现膀胱填塞。

（4）晚期表现：膀胱癌晚期可出现腰骶部疼痛、肾积水、肾功能不全、下肢水肿、贫血、体重下降等症状。鳞癌和腺癌为浸润性癌，恶性度高，病程短，预后不良。

2. 体征 膀胱癌初期病人没有典型的体征，当出现血块堵塞、排尿困难时可在下腹部触及胀满的膀胱，伴有压痛。

（三）辅助检查

1. 实验室检查 尿细胞学检查能发现脱落的肿瘤细胞，可作为以血尿为主要表现的病人的初步筛选检查，需要连续留取 3 天尿标本。目前采用尿液检查端粒末端转移酶活性、膀胱肿瘤抗原（BTA）、核基质蛋白（NMP22、BLCA-4）、原位荧光杂交（FISH）等有助于提高膀胱癌的检出率。

2. 影像学检查 B 超可发现直径在 0.5cm 以上的肿瘤，可作为病人的初步筛选（图 51-2-2）。静脉尿路造影（IVU）可了解肾盂、输尿管内有无肿瘤并可了解肾脏的功能。CT（图 51-2-3）、MRI 可进一步确定膀胱肿瘤浸润深度以及有无淋巴结转移等情况。

3. 膀胱镜检查 可直接观察到肿瘤的大小、形态、数目、有无蒂等情况（图 51-2-4）。表浅的乳头状肿瘤呈浅红色、有蒂；有浸润的乳头状肿瘤颜色较深，呈暗红色，乳头融合，蒂周围黏

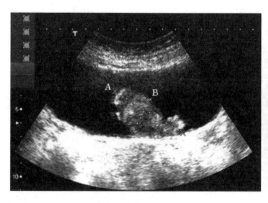
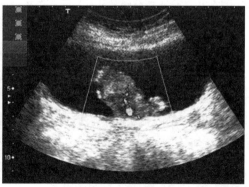

图 51-2-2　膀胱肿瘤 B 超检查

膀胱 B 超提示：膀胱充盈良好，壁不光滑，后壁偏上可见不规则低回声，大小约：6.1cm×2.9cm，内见略丰富血流，测及动脉频谱

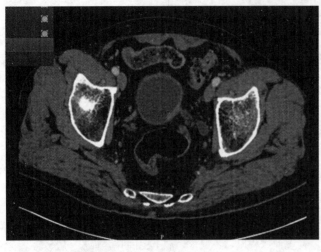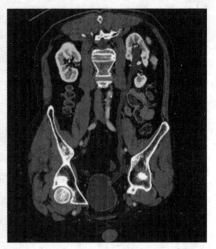

图51-2-3　膀胱肿瘤增强CT超检查

膀胱增强CT提示：膀胱充盈可，左侧输尿管入口上方膀胱壁见一结节影，约2.3cm×1.5cm，宽基底，平扫CT值14Hu，增强扫描明显强化，CT值75Hu

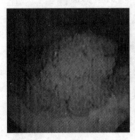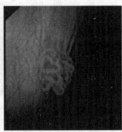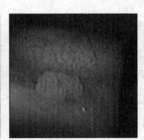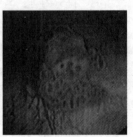

图51-2-4　膀胱镜检查

膜水肿，肿物活动度较差；浸润性癌则呈褐色团块，表面坏死及溃疡，边缘隆起水肿。而原位癌一般不易发现，可有膀胱局部黏膜发红。在膀胱镜直视下可活检送病理。膀胱侧壁及后壁为最多见，其次为三角区和顶部。

（四）心理－社会状况

由于出现血尿，病人多会感到非常紧张和害怕，担心疾病会威胁生命，又担心肿瘤切除后会复发；而要进行膀胱全切除术的病人还要面临身体形象的改变，今后正常的生活受到严重影响，这些都会使病人产生焦虑和恐惧情绪。护士应该关心病人，全面了解病人的心理状态，此外，还需评估病人社会支持系统及其常用的应对机制。

【常见护理诊断／问题】

1. **焦虑／恐惧**　与缺乏疾病的相关知识、担心手术和预后有关。
2. **急性疼痛**　与手术所致组织损伤有关。
3. **营养失调：低于机体需要量**　与肿瘤消耗有关。
4. **体像紊乱**　与尿流改道手术改变正常的生理结构有关。
5. **潜在并发症**：感染、出血、瘘口梗阻、尿瘘、肠瘘等。

【计划与实施】

膀胱肿瘤的治疗以手术为主，根据肿瘤的病理情况和病人的全身状态选择手术方式。原则上T_a、T_1和局限的T_2期肿瘤可采用保留膀胱的手术，较大、多发、反复发作及分化不良的T_2期肿瘤和T_3期肿瘤以及浸润性鳞癌和腺癌应行膀胱全切除术。肿瘤浸润在黏膜固有层以上的乳头状肿瘤（T_a、T_1）以经尿道膀胱肿瘤电切术（TURBt）为主要治疗方法，在无电切设备的情况下也可行膀胱部分切除术，即切除距离肿瘤缘2cm以上的全层膀胱壁，若肿瘤累及输尿管口，切除后需作输尿管膀胱吻合术。术后为预防复发，24小时内采用膀胱灌注化疗和维持膀胱灌注化疗。约有50%的病人在2年内复发，并不在原来部位，实为新生肿瘤。因此术后需密切随诊。根治性膀胱全切除术是肌层浸润性膀胱癌的标准治疗方法，切除的范围包括全膀胱、盆腔淋巴结，男性还包括前列腺、精囊、部分或全尿道，女性包括尿道、子宫、宫颈、阴道前穹隆及卵巢等。输尿管皮肤造口术、回肠膀胱术（图51-2-5）、结肠膀胱术、年轻人可选择可控性尿流改道术。

经过治疗和护理，病人：①减轻焦虑，接受并配合治疗；②主诉疼痛减轻或无痛；③体重不再下降或有一定的增加；④接受尿流改道术对身体形象的改变，自我情绪调整；⑤没有出血、感染、尿瘘等并发症发生。

（一）术前护理

1. **心理护理** 肿瘤病人心理负担比较重，实行保护性医疗的病人应尊重家属及病人的意愿，对其病情保密。知道病情的病人其信息需求是最强烈的，因此护士应该对病人进行疾病相关知识的指导，消除病人的疑虑，减轻病人的焦虑情绪。对于需要造口的病人，护士更应提供全面的信息支持，同时鼓励病人家属积极地参与病人的护理，家庭支持是病人社会支持中最重要的部分，在疾病知识的学习过程中减轻病人及家属的焦虑情绪，使病人及其家属共同认识到术后需要面对的问题，共同处理，最大限度地增强病人治疗的信心。

2. **观察尿液的颜色及性状** 膀胱肿瘤病人多数伴有血尿，术前应注意观察，如出血量较大，应通知医生以决定是否需要止血、输血、补液治疗。

3. **保持尿路通畅** 嘱病人多喝水、勤排尿，注意观察病人排尿情况。如出血较多，易形成血块堵塞尿道，病人出现排尿困难，应留置尿管并行膀胱持续冲洗，确保尿管通畅。

4. **术前准备** 包括：①皮肤与肠道准备：行膀胱全切除术的病人术前除应备会阴部的皮肤外，还应彻底清洁腹壁皮肤，以利于成形皮肤乳头的存活。行膀胱全切回肠代膀胱术的病人需要进行完全肠道准备。②造口病人、造口师与医生共同进行造口定位。③膀胱全切回肠代膀胱术的病人术日晨留置胃管。其他术前准备同一般手术。

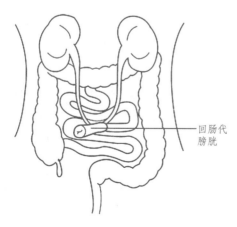
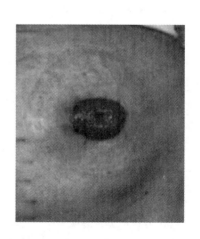

回肠代膀胱

图51-2-5　膀胱全切回肠代膀胱造口

（二）术后护理

1．TUR-B 病人术后护理

（1）体位：术后给予平卧位，避免激烈活动和坐起，以免气囊尿管破裂、脱出。卧床期间指导病人双下肢被动或主动地肢体活动，防止下肢深静脉血栓形成，尿管引出尿液的颜色正常时可指导病人离床活动，注意循序渐进地进行，防止意外的发生。

（2）尿管护理：术后尿管牵拉固定在大腿的内侧，保持肢体伸直。准确记录 24 小时尿量，观察尿液颜色变化。若尿管引流不畅或伴有血块时，可使用高压注射器冲出血块，保持尿管引流的通畅。若尿液颜色鲜红，需及时通知医生，遵医嘱经尿管进行膀胱持续冲洗，冲洗的速度根据引出尿液的颜色决定，以及遵医嘱给予止血、输血和补液治疗。若给予上述措施后病人血尿颜色仍未见减轻，出现心率增快和血压下降时，必要时需入手术室进行二次止血。

（3）饮食指导：术后 6 小时病人可进软食，第二天即可正常饮食。指导病人多饮水，每天 2000～3000ml，以起到内冲洗的作用。多吃蔬菜和水果，防止便秘。

2．膀胱部分切除病人术后护理

（1）体位：同 TUR-B 术。

（2）膀胱侧间隙引流管护理：①保持引流通畅，准确记录引流量。指导病人翻身活动时不要牵拉引流管，亦不要使引流管打折、受压，每 2 小时挤压引流管 1 次，观察引流液的性状及颜色，准确记录 24 小时引流量。一般术后 2～3 天引流量逐渐减少，为保证引流充分，少于 10ml 可将引流管提出一半，注意观察引流量，如 2～3 天后引流量仍少于 5ml，可试验闭管，病人无发热、局部无红肿、渗出则可将引流管拔除。②防止逆行感染，保持引流袋低于引流部位，注意监测病人体温变化。

（3）尿管护理：确保膀胱尿液充分引流、减少膀胱张力，必须保持尿管通畅、无血块阻塞。若尿管不通畅，尿液会经膀胱切口流入膀胱侧间隙，造成切口感染，此时引流液颜色变浅，量增加较多，应引起高度重视，及时查找原因予以处理。每日会阴护理 2 次，防止感染发生。

（4）饮食指导：一般指导病人排气后进食，防止过早进食引起病人腹胀。进食后指导病人多饮水、多食水果与蔬菜防止便秘。

3．根治性膀胱全切除术后护理

（1）体位：术后生命体征平稳可采取半卧位，以利于充分引流。

（2）引流管护理：根据术式胃管、留置腹腔或盆腔引流管，按常规护理。

（3）尿管护理：左、右输尿管支架管（或单 -J 管）共 2 枚，代膀胱引流管，各尿管要分别记录引流尿液的情况。左、右输尿管支架管需用黏膏固定确实并做好标记，指导病人在翻身活动时不要牵拉，注意观察有无滑脱。左、右输尿管支架管引流不畅时，需通知医生，用 5～8ml 无菌生理盐水低压、缓慢冲洗。原位新膀胱术后常规留置导尿管，需定时挤压，防止血液或黏液堵塞，若新膀胱容量达 1500ml 以上即可拔除导尿管。

（4）饮食指导：膀胱全切的病人需排气后方可进食水，禁食期间要在规定的时间内输入足够的液体，以保证尿量。膀胱全切双输尿管皮肤造口病人排气后，可指导病人从流食逐渐过渡到普食。膀胱全切回肠代膀胱术病人术后留置胃管 1 枚，记录 24 小时胃液引出量，同时观察引出胃液的颜色及性状。一般引出胃液为无色或绿色，若为咖啡色应考虑有应激性溃疡发生，及时通知医生采取相应措施。留置胃管病人防止口腔感染，指导其用漱口水漱口，每日 2 次口腔护理，并注意观察口腔黏膜有无溃疡发生，病人排气后方可拔除，一般需留置 3～5 天。病人排气后需再观察胃肠蠕动情况 1～2 天，若无特殊情况，可遵医嘱指导病人进全流半量－全流全量－半流半量－半流全量－软食－普食，逐渐过渡、增加饮食量，并观察进食后病人有无腹痛等腹膜刺激症状。禁食期间可给予肠外营养，病人进普食后应给予高热量、高蛋白、高纤维素、高维生素饮食，同时注意观察排便情况。

（5）造瘘口的护理：①观察造瘘口的血运情况：膀胱全切除术后注意观察病人输尿管皮肤造口或回肠代膀胱腹壁造口黏膜的血运情况，如出现苍白、青紫或发黑，应立即通知医生。皮肤乳头用生理盐水棉球清洁，动作要轻柔，使用离被架以减少对皮肤乳头的压迫，促进乳头的成活。②保护造瘘口周围皮肤：由于造瘘口会不断有尿液流出，对造瘘口周围皮肤有腐蚀性，因此应保持造瘘口周围皮肤的清洁与干燥，及时清理流出的尿液；指导病人用柔软的手纸或棉球擦拭，使对皮肤的刺激减少到最低限度；如皮肤出现发红或有湿疹，可采用皮肤保护剂保护局部皮肤。

（6）并发症的观察与护理：①感染：术后监测体温变化，若敷料渗出较多应及时更换，体温超过38.5℃应采取降温措施，必要时行血培养及药敏试验，应用敏感抗生素。观察引流液的颜色与气味，若有脓性引流物或引流液呈恶臭味，应及时通知医生。②出血：由于膀胱全切手术创伤较大，术后较易发生。注意监测引流液的颜色、性状及量，每小时引出100ml，超过3小时说明有活动性出血，应及时通知医生，遵医嘱给予快速输血、补液等措施。③瘘口狭窄：出院后每日监测造口引出尿液的量，若有减少的趋势，应及时到医院就诊，必要时需由医生进行扩张。④尿瘘、粪瘘：术后若引流液引出液红色、量较多的液体怀疑发生尿瘘，若引出引流液呈恶臭味、或呈粪样，为粪瘘。发生尿瘘的病人一定要保持尿液引流的通畅，防止管道打折、受压，半卧位利于引流，遵医嘱应用抗生素，一般能愈合。发生粪瘘的病人在保持引流通畅的同时，需应用抑制肠液分泌的药物，禁食水，从静脉补充营养，愈合的速度非常慢。

（7）心理护理：膀胱全切的病人由于正常生理结构的改变，多数病人不能接受自己的身体形象，因此护士需要耐心疏导病人，告诉其造口处佩戴集尿器后不会影响正常的生活，经常鼓励病人，使其逐渐适应身体的改变。

（三）术后辅助治疗病人的护理

非肌层浸润性膀胱癌病人术后进行辅助性膀胱灌注治疗，包括膀胱灌注化疗和膀胱灌注免疫治疗。可预防术后复发，延迟肿瘤进展，具体方法如下：

1. 灌注时间 行 TUR-B 术的病人从术后 1 周、行膀胱部分切除术的病人从术后 2 周开始行膀胱灌注化疗。

2. 灌注药物 丝裂霉素、塞替派、卡介苗（BCG）等化疗药物和免疫制剂。

3. 灌注方法 通过导尿管将灌注药物注入膀胱，然后拔除导尿管，指导病人每半小时改变体位一次，左侧卧位、右侧卧位、仰卧位、俯卧位，以使化疗药物能接触到膀胱壁的各个面。保留 2 小时以上，2 小时后可正常排尿。指导病人灌注前尽量少饮水，以减少尿液对灌注药物的稀释。若术后 24 小时内进行膀胱灌注，灌注时间应在 30 分钟左右。

4. 化疗并发症 化疗药行膀胱灌注的不良反应主要是化学性膀胱炎和血尿，如出现上述症状应通知医生，一般在停止灌注后可自行改善。若逐渐出现排尿困难，则可能发生尿道狭窄，需行尿道扩张术。用塞替派灌注膀胱可有 30% 被吸收，每次灌注膀胱前必须作血、尿常规检查，若白细胞总数低于 4×10^9/L 或血小板低于 50×10^9/L 暂停灌注，待血象恢复正常后继续进行。

○ **知识拓展**　　膀胱灌注化疗方案

1. 术后即刻膀胱灌注化疗　术后即刻灌注化疗能够杀灭术中播散的肿瘤细胞和创面残留的肿瘤细胞，为了预防肿瘤细胞种植，应在术后 24 小时内完成膀胱灌注化疗。推荐术后尽早灌注化疗，如能在手术室或复苏室内完成效果最佳。

2. 术后早期和维持膀胱灌注化疗　中危和高危非肌层浸润性膀胱癌在术后即刻膀胱灌注化疗后，均应当接受后续治疗。维持膀胱灌注化疗能够降低肿瘤的复发率，但不能预防肿瘤进展，因此中危非肌层浸润性膀胱癌推荐术后维持膀胱灌注化疗，也可选择 BCG 灌注免疫治疗；高危非肌层浸润性膀胱癌建议术后 BCG 灌注免疫治疗，也可选择术后维持膀胱灌注化疗。建议灌注方案包括：①早期灌注（诱导灌注）：术后 4~8 周，每周 1 次，膀胱灌注；②维持灌注：每个月一次，维持 6~12 个月。

（四）健康指导

1. 定期复查　护士应告诉病人坚持定期复查的重要性，尤其是膀胱镜检查。膀胱癌术后病人第一年内应每 3 个月复查一次，如无复发则可半年复查一次，二年后可每年复查一次。

2. 生活指导　告诉病人多喝水、勤排尿，不要憋尿。不要接触染料等化学致癌物质。适当锻炼身体以增强身体的抵抗能力。

3. 自我护理　对于造口病人，护士应指导其佩戴合适的集尿器。每天清晨暴露造瘘口及周围皮肤 0.5~1 小时，尿袋可每天煮沸消毒，每周更换 1 次。防止造瘘口狭窄，需定期进行扩张。用生理盐水或温水清洁造口，避免长期使用消毒制剂，防止刺激造口黏膜。若出现问题随时到造口门诊就诊。指导原位新膀胱的病人进行新膀胱的训练：定时夹闭、开放导尿管，每 30 分钟放尿一次，逐渐延长时间至 1~2 小时，锻炼放尿前收缩会阴部肌肉，轻轻按压下腹部，每日收缩、放松会阴及肛门的括约肌，10~20 次 / 日，每次持续 10 秒钟，培养定时排尿的习惯，逐步养成规律排尿。

【护理评价】

经过治疗和护理，病人是否达到：①减轻焦虑，接受并配合治疗；②主诉疼痛减轻或无痛；③体重不再下降或有一定的增加；④接受尿流改道术对身体形象的改变，自我情绪调整；⑤没有出血、感染、尿瘘等并发症发生。

（郑　瑾）

◇ 思考题

1. 男性，62 岁，以间断无痛性全程肉眼血尿 1 个月，血尿加重 1 周为主诉来门诊就医。经 B 超检查发现肾脏有一 5cm×6cm 大小的实质性占位，诊断为肾癌。

（1）请说出该病人最佳的手术方式是什么？

（2）请为该病人进行术前宣教。

（3）若该病人进行手术治疗，请列出相关的护理诊断与护理措施。

2. 男性，66 岁，因间断反复无痛性肉眼血尿 4 个月、加重 1 周到门诊行 B 超检查，发现膀胱内有一个 1.2cm×1.1cm 大小的乳头状肿瘤。

（1）请说出诊断该疾病最重要的检查方法是什么？

（2）该病人诊断为膀胱肿瘤，行非开放性手术，请列出相关的护理诊断与护理措施。

（3）该病人术后开始进行膀胱灌注化疗，请写出相关的护理措施。

（4）请为该病人进行健康指导。

第七篇

生殖系统疾病病人的
护理

第五十二章
概　论

学习目标

识记

1. 正确复述以下概念：月经、月经初潮、月经周期、黄体、白体、排卵。
2. 正确说明男性、女性生殖系统的结构和功能。

理解

1. 解释月经生理和调控机制。
2. 归纳性调节激素的主要功能及其周期性变化。
3. 概括对女性生殖系统疾病病人实施护理评估的主要内容。

运用

1. 能绘制女性外生殖器官的解剖示意图。
2. 认识正常性周期的主要临床表现。
3. 运用月经史记录方法，记录自己的月经史。
4. 为新入院女性生殖系统疾病病人进行一次护理评估，并完成一份护理病历。

52章

第一节 生殖系统结构与功能

一、女性生殖系统结构

女性生殖系统包括内、外生殖器官及其相关组织与邻近器官。

（一）外生殖器

女性外生殖器指生殖器官的外露部分，又称外阴，位于两股内侧之间，前面为耻骨联合，后面为会阴，包括阴阜、大阴唇、小阴唇、阴蒂和阴道前庭（图52-1-1）。

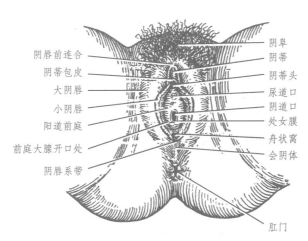

图52-1-1 女性外生殖器

1. **阴阜**（mons pubis） 即耻骨联合前面隆起的脂肪垫。青春期时该部皮肤开始生长阴毛，呈尖端向下的倒三角形分布。阴毛疏密、粗细和色泽可因个体或种族而异。

2. **大阴唇**（labium majus） 为两股内侧的一对隆起的皮肤皱襞，起自阴阜，止于会阴。大阴唇外侧面与皮肤相同，青春期时生长阴毛，皮层内有皮脂腺和汗腺；其内侧面皮肤湿润似黏膜。大阴唇皮下脂肪层含丰富的血管、淋巴管和神经。当局部受伤时，易出血形成大阴唇血肿。未婚妇女两侧大阴唇自然合拢，遮盖阴道口及尿道外口。经产妇受分娩的影响，大阴唇向两侧分开。绝经后大阴唇呈萎缩状，阴毛稀少。

3. **小阴唇**（labium minus） 是位于大阴唇内侧的一对薄皱襞。表面湿润、褐色、无毛，富含神经末梢，极为敏感。两侧小阴唇前端相互融合后再分为两叶包绕阴蒂，前叶形成阴蒂包皮，后叶形成阴蒂系带。大、小阴唇后端会合，形成阴唇系带。

4. **阴蒂**（clitoris） 位于两侧小阴唇顶端的联合处，相当于男性的阴茎海绵体，有勃起性。分为阴蒂头、阴蒂体和阴蒂脚三部分。仅阴蒂头外露，富含神经末梢，故极敏感。

5. **阴道前庭**（vaginal vestibule） 为两侧小阴唇之间的菱形区域。前为阴蒂，后为阴唇系带。在此区域内，前方有尿道口，后方有阴道口，阴道口与阴唇系带之间有一浅窝，称舟状窝（又称阴道前庭窝）。此区域内尚有以下结构：

（1）前庭球（vestibular bulb）：又称球海绵体，位于前庭两侧，前端与阴蒂连接，后部与前庭大腺相邻，浅层为球海绵体肌覆盖，有勃起性。

（2）前庭大腺（major vestibular glands）：又称巴多林腺（Bartholin glands），位于大阴唇后部，

浅层为球海绵体肌所覆盖，如黄豆大小，左右各一。腺管细长，开口于前庭后方小阴唇与处女膜之间的沟内。性兴奋时分泌黄白色黏液，起润滑作用。正常情况下，检查时不能触及此腺。当腺管开口闭塞形成前庭大腺囊肿时，或感染导致腺管阻塞形成前庭大腺脓肿时，则能看到或触及。

（3）尿道外口（external urethral orifice）：位于阴蒂和阴道口之间，略呈圆形。后壁上有一对并列的尿道旁腺开口。此腺为细菌容易潜伏的部位，其分泌物有润滑尿道口作用。

（4）阴道口（vaginal orifice）及处女膜（hymen）：阴道口为阴道的开口，位于尿道口后方，阴道前庭的后部，其周边覆有处女膜，其间含结缔组织、血管和神经末梢。多在中央有一孔，孔的形状、大小及膜的厚薄因人而异。处女膜多在初次性交或剧烈运动时破裂，分娩后仅残留处女膜痕。

（二）内生殖器

女性内生殖器包括阴道、子宫、输卵管和卵巢（图52-1-2）。

1. 阴道（vagina） 阴道位于真骨盆下部中央，是性交器官和月经血排出及胎儿娩出的通道。上端包围宫颈，下端开口于阴道前庭后部，呈上宽下窄的管道。前壁长 7～9cm，与尿道和膀胱相邻，后壁长 10～12cm，与直肠贴近。环绕宫颈周围的部分称阴道穹隆，按其位置分为前、后、左、右四部分。其中后穹隆最深，与直肠子宫陷凹紧密相邻，后者是盆腔最低部位，临床上可经此处穿刺或引流。

阴道壁由黏膜、肌层和纤维组织膜构成，黏膜由复层鳞状上皮细胞覆盖，无腺体，有很多横纹皱襞，故有较大伸展性，受性激素影响有周期性变化。幼女及绝经后妇女的阴道黏膜上皮甚薄，皱襞少，伸展性小，容易受伤而感染。肌层由内环、外纵两层平滑肌构成。阴道壁富有静脉丛，局部受损伤时易出血形成血肿。

2. 子宫（uterus）

（1）解剖：子宫是一壁厚、腔小的肌性器官。腔内黏膜称子宫内膜，青春期后受卵巢激素影响，发生周期性改变并产生月经；性交后，子宫腔为精子到达输卵管的通道；受孕后为胎儿发育、成长的部位；分娩时子宫收缩，促使胎儿及其附属物娩出。

成人子宫呈前后扁平的倒置梨形，重 50～70g，长 7～8cm，宽 4～5cm，厚 2～3cm。宫腔为上宽下窄的三角形，容量约 5ml。子宫分子宫体和子宫颈部。上部较宽称宫体（corpus uteri），顶部隆凸部分称宫底（fundus uteri），宫底两侧为宫角（cornua uteri），与输卵管相通。下部较窄呈圆柱状称宫颈（cervix uteri）。育龄妇女宫体与宫颈的比例为 2∶1。

宫体与宫颈之间较狭窄部分称子宫峡部，非孕期长约 1cm。其上端因解剖上较狭窄，称解剖

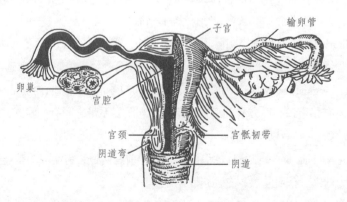

图52-1-2　女性内生殖器

学内口；其下端因黏膜组织在此处发生变化，由子宫内膜转变为宫颈黏膜，故称组织学内口。宫颈内腔呈梭形称宫颈管，成年妇女长 2.5 ~ 3cm，其下端称宫颈外口，宫颈下端伸入阴道内的部分称宫颈阴道部，在阴道以上的部分称宫颈阴道上部。未产妇的宫颈外口呈圆形；经产妇的宫颈外口受分娩影响而形成大小不等的横裂，分为前唇和后唇（图 52-1-3）。

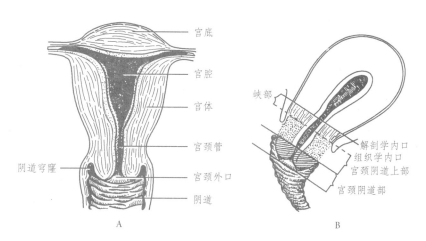

图 52-1-3　子宫各部
A. 子宫冠状断面；B. 子宫矢状断面

（2）组织结构：宫体和宫颈的组织结构不同。

1）宫体：子宫体壁由 3 层组织构成，外层为浆膜层（脏腹膜），中层为肌层，内层为子宫内膜。

子宫浆膜层为覆盖宫底部及其前后面的脏腹膜，紧贴于肌层。在子宫前面近子宫峡部处，腹膜向前反折覆盖膀胱，形成膀胱子宫陷凹，与前腹壁腹膜相连续。在子宫后面，腹膜沿子宫壁向下，至宫颈后方及阴道后穹隆处折向直肠，形成直肠子宫陷凹，并向上与后腹膜相连续。

子宫肌层较厚，由平滑肌束及弹力纤维所组成，分 3 层。外层纵行，内层环行，中层向各方交织。肌层中含血管，当子宫收缩时血管壁受压，能有效制止子宫出血。

子宫内膜为粉红色黏膜组织，分为功能层和基底层。表面 2/3 为功能层，从青春期开始，受卵巢激素影响而发生周期性变化。靠近子宫肌层的 1/3 内膜为基底层，不发生周期性变化。

2）宫颈：主要由结缔组织构成，含少量平滑肌纤维、血管及弹力纤维。宫颈管黏膜为单层高柱状上皮，黏膜内腺体分泌碱性黏液，形成黏液栓，将宫颈管与外界隔开。宫颈阴道部为复层鳞状上皮覆盖，表面光滑。在宫颈管柱状上皮与宫颈阴道部鳞状上皮交界处为移行区，是宫颈癌的好发部位。

（3）子宫韧带：共有 4 对，借此韧带以及骨盆底肌和筋膜的支托作用，使子宫位于盆腔中央，呈轻度前倾前屈位。

1）圆韧带：由平滑肌和结缔组织构成。起自两侧宫角的前面、输卵管近端的下方，向前下方伸展达骨盆侧壁，穿过腹股沟管终止于大阴唇前端。有维持子宫前倾位置的作用。

2）阔韧带：覆盖在子宫前后壁的腹膜自子宫两侧向外延伸达骨盆壁，形成一对翼状的双层腹膜皱襞，维持子宫于盆腔中央位置。内侧 2/3 覆盖输卵管（伞部无腹膜覆盖），形成输卵管系膜，外侧 1/3 移行为骨盆漏斗韧带或称卵巢悬韧带，卵巢动静脉由此穿过。卵巢内侧与宫角之间的阔韧带稍增厚，称卵巢固有韧带或卵巢韧带。在宫体两侧的阔韧带中有丰富的血管、神经、淋巴管、大量疏松结缔组织及中肾管遗迹，通称为宫旁组织。子宫动静脉和输尿管均从阔韧带基底部穿过。

3）主韧带：在阔韧带下部，横行于宫颈两侧和骨盆侧壁之间，为一对坚韧的平滑肌与结缔组织纤维束，亦称宫颈横韧带，起固定宫颈位置的作用，是保持子宫不致向下脱垂的主要结构。

4）宫骶韧带：从宫体和宫颈交界处后面的上侧方，向两侧绕过直肠，终止于第2、3骶椎前面的筋膜。韧带含平滑肌和结缔组织，短厚有力，外有腹膜覆盖，将宫颈向后向上牵引，间接地维持子宫于前倾位置。

若上述韧带、骨盆底肌和筋膜薄弱或受损伤，可导致子宫位置异常，形成不同程度的子宫脱垂。

3．输卵管（fallopian tube） 为一对细长而弯曲的管道，全长8～14cm，位于子宫阔韧带的上缘，内侧与宫角相连通，外侧端游离于腹腔，与卵巢接近。输卵管为卵子与精子相遇的场所，也是向宫腔运送受精卵的管道。根据输卵管的形态，由内向外可分为4部分（图52-1-4）：①间质部：为通入子宫壁内的部分，狭窄而短，长约1cm；②峡部：在间质部外侧的一段较窄的管腔，长2～3cm；③壶腹部：在峡部外侧，管腔较宽大，是卵子受精的部位，长5～8cm；④伞部：为输卵管的游离端，开口于腹腔，呈漏斗状，长1～1.5cm，有许多指状突起，有"拾卵"作用。

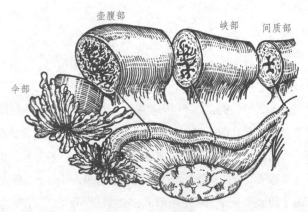

图52-1-4 输卵管各部及其横断面

输卵管壁由3层组织构成，外层为浆膜层，是腹膜的一部分；中层为平滑肌层，由内环、外纵的两层平滑肌组成，输卵管平滑肌常有节奏地收缩，引起输卵管由远端向近端的蠕动；内层为黏膜层，由单层高柱状上皮组成，上皮细胞分为4种：纤毛细胞、无纤毛细胞、楔状细胞及未分化细胞。纤毛细胞的纤毛摆动有助于运送卵子。输卵管肌肉的收缩和黏膜上皮细胞的形态、分泌及纤毛摆动均受卵巢性激素的影响，有周期性变化。

4．卵巢（ovary） 为一对扁椭圆形的性腺，具有生殖和内分泌功能，产生并排出卵细胞，同时分泌性激素。青春期前，卵巢无排卵，表面光滑；青春期开始排卵后，卵巢表面逐渐凹凸不平；绝经后卵巢萎缩变硬。

成年妇女的卵巢约4cm×3cm×1cm大小，重5～6g，呈灰白色；位于输卵管的后下方，以卵巢系膜连接于阔韧带后叶的部位称卵巢门，卵巢血管与神经即经此处出入卵巢。卵巢外侧以骨盆漏斗韧带连于骨盆壁，内侧以卵巢固有韧带与子宫连接。

卵巢表面无腹膜，由单层立方上皮覆盖，称生发上皮；其内为一层纤维组织，称卵巢白膜；再往内为卵巢组织，分皮质与髓质。皮质在外层，其中有数以万计的原始卵泡（又称始基卵泡）及致密结缔组织；卵巢的中心部位为髓质，不含卵泡，含丰富血管、淋巴、神经、疏松结缔组织及少量平滑肌纤维（图 52-1-5）。

输卵管和卵巢又称子宫附件（uterine adnexa）。

（三）血管、淋巴及神经

1. **血管**　女性内外生殖器官的血液供应主要来自卵巢动脉、子宫动脉、阴道动脉及阴部内动脉（图 52-1-6）。盆腔静脉均与同名动脉伴行，并在相应器官及其周围形成静脉丛，且互相吻合，故盆腔静脉感染容易蔓延。

（1）卵巢动脉：是腹主动脉分支（左侧可来自左肾动脉）。在腹膜后沿腰大肌前下行至盆腔，跨过输尿管与髂总动脉下段，经骨盆漏斗韧带向内侧横行，再经卵巢系膜入卵巢门至卵巢髓质。卵巢动脉进入卵巢门分出若干分支供应输卵管，其末梢在宫角附近与子宫动脉上行的卵巢支相吻合。卵巢静脉出卵巢门后形成静脉丛，与同名动脉伴行，右侧汇入下腔静脉，左侧汇入左肾静脉，故左侧盆腔静脉曲张较多见。

（2）子宫动脉：是髂内动脉前干分支，在腹膜后沿骨盆侧壁向下向前行，经阔韧带基底部向内行，在距宫颈内口水平约 2cm 处横跨输尿管至子宫侧缘，此后分为上、下两支：上支较粗，称宫体支，沿子宫侧缘迂回上行，至宫角处又分为宫底支（分布于子宫底部）、卵巢支（与卵巢动脉末梢吻合）及输卵管支（分布于输卵管）；下支较细，称宫颈-阴道支，分布于宫颈及阴道上段。

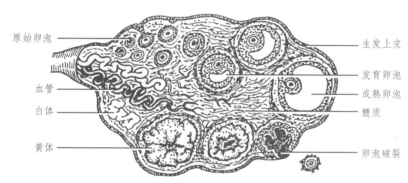

图 52-1-5　卵巢的构造（切面）

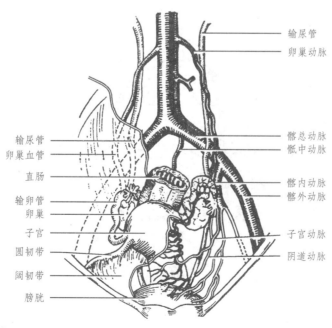

图 52-1-6　盆腔动脉

（3）阴道动脉：是髂内动脉前干分支，有许多小分支分布于阴道中、下段及膀胱顶、膀胱颈部。其终末小分支与子宫动脉阴道支、阴部内动脉分支和痔中动脉相吻合，因此，阴道上段由子宫动脉宫颈－阴道支供应，而中段由阴道动脉供应，下段主要由阴部内动脉和痔中动脉供应。

（4）阴部内动脉：是髂内动脉前干终支，经坐骨大孔的梨状肌下方穿出骨盆腔，绕过坐骨棘再经坐骨小孔到达会阴及肛门，并分出4支：①痔下动脉，供应直肠下段及肛门部；②会阴动脉，供应会阴浅部；③阴唇动脉，供应大、小阴唇；④阴蒂动脉，供应阴蒂及前庭球。

2. 淋巴　女性生殖器官具有丰富的淋巴系统，淋巴结与淋巴管一般与相应血管并行，其数目、大小和位置均不恒定。主要分为外生殖器淋巴与盆腔淋巴两组（图52-1-7）。

（1）外生殖器淋巴：分为深、浅两部分。

1）腹股沟浅淋巴结：又分上、下两组，上组沿腹股沟韧带分布，收集外阴、阴道下段会阴及肛门部的淋巴；下组位于大隐静脉末端周围，收集会阴及下肢的淋巴。其输出管大部分经卵圆窝注入腹股沟深淋巴结，少部分注入髂外淋巴结。

2）腹股沟深淋巴结：位于股静脉的内侧，收集阴蒂、股静脉区与腹股沟浅淋巴，最终注入闭孔、髂内等淋巴结。

（2）盆腔淋巴：分为3组：①髂淋巴组：分髂内、髂外及髂总三部分淋巴结；②骶前淋巴组：位于骶骨前面与直肠之间；③腰淋巴组：位于腹主动脉周围。

阴道下段淋巴主要回流入腹股沟淋巴结。阴道上段与宫颈淋巴回流基本相同，大部分注入闭孔淋巴结和髂内淋巴结，小部分注入髂外淋巴结和骶前淋巴结。子宫体、子宫底、输卵管、卵巢淋巴均注入腰淋巴结。子宫体两侧淋巴沿圆韧带注入腹股沟浅淋巴结。

当内、外生殖器官发生感染或癌瘤时，往往沿各部回流的淋巴管传播，导致相应淋巴结肿大。

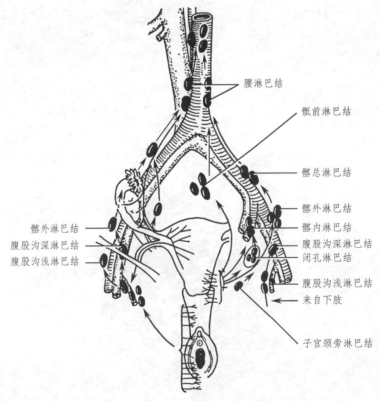

图52-1-7　女性生殖器淋巴流向

3．神经

（1）外生殖器神经支配：外阴部主要由阴部神经支配。由第Ⅱ、Ⅲ、Ⅳ骶神经分支组成，含感觉和运动神经纤维，在坐骨结节内侧下方分成3支，即阴蒂背神经、会阴神经及肛门神经（又称痔下神经），支配阴蒂、阴唇、会阴和肛门周围。

（2）内生殖器神经支配：由交感神经与副交感神经所支配。交感神经纤维自腹主动脉前神经丛分出，入盆腔分为两部分：①卵巢神经丛：支配卵巢和输卵管；②骶前神经丛：大部分在阔韧带基底部的宫颈旁形成骨盆神经丛，支配子宫体、宫颈和膀胱上部。骨盆神经丛中有来自第Ⅱ、Ⅲ、Ⅳ骶神经的副交感神经纤维，并含有向心传导的感觉神经纤维。骨盆神经丛分出的神经支配子宫肌肉的活动，又从子宫传导向心的感觉冲动到中枢，引起反射性子宫收缩。但子宫平滑肌有自主节律活动，即使完全切除其神经后，仍能发生有节律的收缩，完成分娩活动。因此，临床上可见下半身截瘫的产妇能顺利自然分娩。

（四）骨盆底

骨盆底（pelvic floor）由多层肌肉和筋膜所组成，封闭骨盆出口，承托盆腔脏器并保持正常位置。若骨盆底结构和功能发生异常，则盆腔脏器的位置与功能受到影响。

骨盆底的前面为耻骨联合和耻骨弓，后面为尾骨尖，两侧为耻骨降支、坐骨升支及坐骨结节。两侧坐骨结节前缘的连线将骨盆底分为前、后两部：前部有尿道和阴道通过，为尿生殖三角，又称尿生殖区；后部有肛管通过，为肛门三角，又称肛区。骨盆底由外向内分3层组织。

1．外层 在外生殖器、会阴皮肤及皮下组织的下面，有一层会阴浅筋膜，其深面由3对肌肉及一括约肌组成盆底的浅层肌肉。此层肌肉的肌腱汇合于阴道外口与肛门之间，形成中心腱。

（1）球海绵体肌：又称阴道括约肌，位于阴道两侧，覆盖前庭球及前庭大腺，向后与肛门外括约肌互相交叉、混合。此肌收缩时能紧缩阴道。

（2）坐骨海绵体肌：从坐骨结节内侧沿坐骨升支内侧、耻骨降支向上，最终集合于阴蒂海绵体（阴蒂脚处）。

（3）会阴浅横肌：自两侧坐骨结节内侧面中线会合于中心腱。

（4）肛门外括约肌：为围绕肛门的环行肌束，前端会合于中心腱。

2．中层 即泌尿生殖膈，由上、下两层坚韧的筋膜及其间的一层薄肌肉组成，覆盖于由耻骨弓与两坐骨结节所形成的骨盆出口前部三角形平面上，又称三角韧带。其中有尿道与阴道穿过。

（1）会阴深横肌：会阴浅横肌的深面，位于两侧坐骨结节至中心腱之间。近膀胱三角的尿道内括约肌为不随意肌，尿道外括约肌为随意肌，与盆底的会阴深横肌紧密相连。

（2）尿道括约肌：位于尿道周围，控制排尿。

3．内层 即盆膈。为骨盆底最里面、最坚韧的一层，由肛提肌及其内、外面各覆一层筋膜所组成，尿道、阴道及直肠由此穿过。肛提肌有加强盆底托力、支撑盆腔脏器的作用。肌纤维在阴道及直肠周围密切交织，故还有加强肛门与阴道括约肌的作用。肛提肌及盆筋膜对尿道有支持作用，当腹压增加时，可提供压力使尿道闭合，如果盆底组织损伤可导致压力性尿失禁。

（五）会阴

广义的会阴（perineum）是指封闭骨盆出口的所有软组织。狭义的会阴是指阴道口与肛门之间的软组织，又称会阴体，包括皮肤、肌肉和筋膜，厚3~4cm，由外向内逐渐变窄呈楔状，表面为皮肤及皮下脂肪，内层为会阴中心腱。会阴的伸展性很大，妊娠期会阴组织变软有利于分娩。分娩时要保护此区，以免造成会阴裂伤。

（六）邻近器官

女性生殖器官与骨盆腔其他器官不仅在位置上毗邻，而且血管、淋巴及神经也都有相互密切的联系。当某一生殖器官有病变时，如创伤、感染、肿瘤等，易累及邻近器官。同样，邻近器官的疾病或生理改变，如膀胱收缩、充盈或排空等，也会影响到生殖器官。因此，妇产科疾病的诊断和治疗必须考虑到邻近器官的影响。

1. 尿道 位于耻骨联合后方，阴道前壁的前方，长 4～5cm，起自膀胱三角尖端，穿过泌尿生殖膈，终止于阴道前庭部的尿道外口。女性尿道短而直，开口又接近阴道，故易引起泌尿系统感染。

2. 膀胱 位于耻骨联合后方、子宫前方。因此，进行妇产科检查或手术前，应注意排空膀胱。

3. 输尿管 起自肾盂，止于膀胱，在阔韧带基底部向内向前，距宫颈外侧约 2cm 处在子宫动脉的后方与之交叉，经子宫颈阴道上部向前方进入膀胱。在施行子宫切除术结扎子宫动脉时，应注意避免误扎输尿管。

4. 直肠 上接乙状结肠，下连肛管，前为阴道及子宫，后为骶骨。在宫颈外口水平折向前上方，覆盖阴道上段和子宫后面，形成子宫直肠陷凹。妇科手术及分娩时应注意避免损伤肛管和直肠。

5. 阑尾 上接盲肠，下接近右侧输卵管及卵巢的部位，因此，妇女患阑尾炎时有可能累及子宫附件。而妊娠期阑尾位置又可随妊娠月份增加而逐渐向外上方移位，容易延误诊断。

二、女性生殖系统生理

（一）妇女一生各阶段的生理特点

女性从新生儿到衰老是渐进的生理过程，也是下丘脑－垂体－卵巢轴功能发育、成熟和衰退的过程。妇女一生根据其生理特点可按年龄划分为几个阶段，但并无截然界限，可因遗传、环境、营养等条件影响而有个体差异。

1. 胎儿期 受精卵是由父系和母系来源的23对（46条）染色体组成的新个体，其中1对染色体在性发育中起决定性作用，称性染色体。性染色体X与Y决定着胎儿性别，即XX合子发育为女性，XY发育为男性。胚胎6周后原始性腺开始分化。若胚胎细胞不含Y染色体，性腺分化缓慢，至胚胎8～10周性腺组织才出现卵巢结构。原始生殖细胞分化为初级卵母细胞，性索皮质的扁平细胞围绕卵母细胞构成原始卵泡。卵巢形成后，因无雄激素，无副中肾管抑制因子，所以中肾管退化，两条副中肾管发育成为女性生殖道。

2. 新生儿期 出生后4周内为新生儿期。女性胎儿在母体内受到胎盘及母体卵巢所产生的雌性激素影响，出生的新生儿外阴较丰满，乳房略隆起或少许泌乳。出生后脱离母体环境，血中雌性激素水平迅速下降，可出现少量阴道流血。这些属生理现象，短期内均能自然消退。

3. 儿童期 从出生4周到12岁左右为儿童期。儿童期又分为婴儿期（出生后28天至1周岁）、幼儿期（1周岁后至3周岁）、学龄前期（3周岁后至6周岁）及学龄期（6周岁后至12周岁）。8岁以前，下丘脑－垂体－卵巢轴功能处于抑制状态，卵泡无雌激素分泌，儿童体格持续生长发育，而性腺及生殖器官处于幼稚状态，卵巢虽有成批的原始卵泡低度发育，但很快萎缩、退化。子宫幼小，肌层很薄。阴道黏膜无皱襞，上皮很薄，抵御感染的能力很差，容易发生炎症。8岁以后，卵巢内的卵泡受垂体促性腺激素的影响，有一定发育并分泌性激素，但仍达不到成熟阶段。卵巢形态逐步变为扁卵圆形。女性特征开始呈现，皮下脂肪在胸、髋、肩部及耻骨前面堆积，此时逐渐向青春期过渡。

4. **青春期** 从乳房发育等第二性征出现至生殖器官逐渐发育成熟，获得性生殖能力的一段生长发育期，称为青春期。这一过程是下丘脑－垂体－卵巢轴被激活的结果，是儿童向成人的转变期。世界卫生组织规定青春期为 10～19 岁。这一时期的生理特点有以下几方面。

（1）第一性征发育：即生殖器官发育。由于下丘脑与垂体促性腺激素分泌量增加及作用加强，使卵巢发育与性激素分泌逐渐增加，内、外生殖器进一步发育。

（2）第二性征出现：除生殖器官以外，还有其他女性特有的征象出现，包括音调变高、乳房丰满而隆起、阴毛及腋毛发育、骨盆横径发育大于前后径、胸及肩部皮下脂肪增多，显现女性特有体态。

（3）生长加速：青春期少女体格生长呈直线加速，月经初潮后生长减缓。

（4）月经初潮：女性第一次来月经称为月经初潮，是青春期的重要标志。月经来潮提示卵巢产生的雌激素足以使子宫内膜增殖，雌激素达到一定水平且有明显波动时，引起子宫内膜脱落即出现月经。由于此时中枢对雌激素的正反馈机制尚未成熟，即使卵泡发育成熟也不能排卵，故月经周期常不规律。

5. **性成熟期** 又称生育期。是卵巢生殖功能与内分泌功能最旺盛的时期。一般从 18 岁左右开始，约持续 30 年。这一时期女性卵巢功能成熟，有规律的周期性排卵，生殖器官各部分和乳房也有不同程度的周期性变化。

6. **绝经过渡期** 指从开始出现绝经趋势直至最后一次月经的时期。始于 40 岁，历时 1～2 年，也可长达 10 余年，甚至 20 年。此期卵巢功能逐渐衰退，生殖器官亦开始萎缩向衰退变更。绝经前期由于卵巢功能逐渐衰退，月经不规律，直至月经永久性停止，称为绝经。由于雌激素水平降低，此期妇女出现一些血管舒缩障碍和神经精神症状。血管舒缩障碍可表现为潮热和出汗。神经精神症状可表现为情绪不稳定、不安、抑郁或烦躁、失眠和头痛等。

7. **绝经后期** 指绝经后的生命时期。一般 60 岁后妇女机体逐渐老化进入老年期。此期卵巢功能已完全衰竭，雌激素水平低落，不足以维持女性第二性征，生殖器官进一步萎缩老化，易发生老年性阴道炎。骨代谢失常引起骨质疏松，易发生骨折。

（二）月经及月经期的临床表现

1. **月经的定义** 月经（menstruation）是指随卵巢的周期性变化，子宫内膜发生周期性脱落及出血，是生殖功能成熟的重要标志。

2. **月经初潮** 月经第一次来潮称月经初潮（menarche）。月经初潮年龄大多在 13～14 岁，但可早至 11 岁，或迟至 15 岁。月经初潮的早晚，受遗传、营养、体重等因素影响。近年来，月经初潮年龄有提前趋势。

3. **月经周期** 出血的第 1 日为月经周期的开始，两次月经第 1 日的间隔时间称一个月经周期（menstrual cycle）。周期长短因人而异，一般为 21～35 天，平均为 28 天。

4. **月经持续时间及出血量** 每次月经持续时间称为经期。正常妇女月经持续时间为 2～8 日，多数为 4～6 日。一般月经量 20～60ml，超过 80ml 即为月经过多。

5. **月经血的特征** 月经血一般呈暗红色，除血液外，还有子宫内膜碎片、宫颈黏液及脱落的阴道上皮细胞。月经血中含有前列腺素及来自子宫内膜的大量纤维蛋白溶酶。由于纤维蛋白溶酶对纤维蛋白的溶解作用，故月经血不凝，只有出血多时出现血凝块。

6. **月经期的症状** 一般月经期无特殊症状。但由于经期盆腔充血及前列腺素的作用，有些妇女可有下腹及腰骶部下坠感，子宫收缩痛，腹泻等胃肠功能紊乱。少数病人可有头痛及轻度神经系统不稳定症状。这些症状一般不严重，不影响妇女的正常工作和学习。

（三）卵巢功能及其周期性变化

1．**卵巢功能**　卵巢是女性的性腺，主要功能有两个：一为生殖功能，即产生卵子并排卵；另一为支持生殖的内分泌功能，即合成并分泌性激素。

2．**卵巢的周期性变化**　从青春期开始到绝经前，卵巢在形态和功能上发生周期性变化，其主要变化如下。

（1）卵泡的发育及成熟：新生儿出生时卵巢约有200万个卵泡。始基卵泡含有一个卵母细胞，周围有一层梭形或扁平细胞围绕。到青春期以后，始基卵泡开始发育，形成成熟卵泡。生育期只有400～500个卵母细胞发育成熟，并经排卵过程排出。其余的卵泡发育到一定程度自行退化，这个退化过程称卵泡闭锁。当卵泡发育为成熟卵泡时，体积显著增大，直径可达10～20mm，卵泡液急骤增加，卵泡腔增大，卵泡移行向卵巢表面突出。成熟卵泡的结构从外向内依次为卵泡外膜、卵泡内膜、颗粒细胞、卵泡腔、卵丘及放射冠（图52-1-8）。

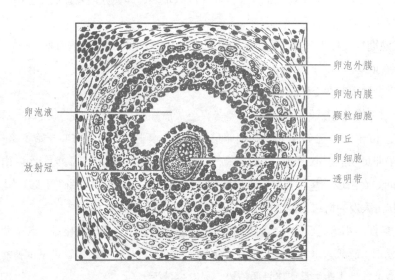

图52-1-8　成熟卵泡

一般认为，正常妇女生育期每个周期中有数个卵泡发育。其中只有一个卵泡发生成熟排卵，其余卵泡发育到一定程度后通过细胞凋亡机制而退化。

（2）排卵：卵细胞和它周围的卵丘颗粒细胞一起被排出的过程称排卵（ovulation）。排卵时随卵细胞同时排出的有透明带、放射冠及小部分卵丘内的颗粒细胞。

排卵多发生在下次月经来潮前14日左右，卵子可由两侧卵巢轮流排出，也可由一侧卵巢连续排出。卵子排出后，经输卵管伞部捡拾、输卵管壁蠕动以及输卵管黏膜纤毛活动等协同作用进入输卵管，并沿管腔向子宫侧运行。

（3）黄体形成及退化：排卵后，卵泡液流出，卵泡腔内压下降，卵泡壁塌陷，形成许多皱襞，卵泡壁的卵泡颗粒细胞和内膜细胞向内侵入，周围有结缔组织的卵泡外膜包围，共同形成黄体（corpus luteum）。黄体化后形成颗粒黄体细胞及卵泡膜黄体细胞。排卵后7～8日（相当于月经周期第22日左右）黄体体积达最高峰，直径1～2cm。外观色黄（图52-1-9）。

若排出的卵子受精，黄体则在胚胎滋养细胞分泌的人绒毛膜促性腺激素作用下增大，转变为妊娠黄体，至妊娠3个月末才退化。此后胎盘形成并分泌甾体激素维持妊娠。

若卵子未受精，黄体在排卵后9～10日开始退化，黄体功能仅限于14日。退化时黄体细胞

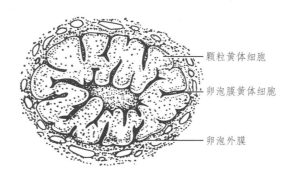

颗粒黄体细胞

卵泡膜黄体细胞

卵泡外膜

图 52-1-9　黄体

逐渐萎缩变小，周围的结缔组织及成纤维细胞侵入黄体，逐渐由结缔组织所代替，组织纤维化，外观色白，称白体（corpus albicans）。黄体衰退后月经来潮，卵巢中又有新的卵泡发育，开始新的周期。

3．卵巢分泌的甾体激素　卵巢合成及分泌的性激素，主要为雌激素（estrogen）、孕激素（progestin）和雄激素（androgen）等甾体激素。

（1）雌激素的生理作用：促进卵泡和子宫发育，增加子宫平滑肌对缩宫素的敏感性；使子宫内膜增生；使宫颈口松弛，宫颈黏液分泌增加，性状变稀薄，易拉成丝状；促进输卵管发育，加强输卵管节律性收缩的振幅；使阴道上皮细胞增生和角化；使黏膜变厚并增加细胞内糖原含量，使阴道维持酸性环境；乳腺腺管增生，乳头、乳晕着色；促进其他第二性征的发育；通过对下丘脑的正负反馈调节，控制垂体促性腺激素的分泌；促进水钠潴留及骨基质代谢。

（2）孕激素的生理作用：使肌纤维松弛，同时降低妊娠子宫对缩宫素的敏感性，抑制子宫收缩，有利于胚胎及胎儿在子宫腔内生长发育；使增生期子宫内膜转化为分泌期内膜，为受精卵着床做好准备；使宫颈口闭合，黏液减少、变稠；抑制输卵管肌节律性收缩的振幅；使阴道上皮细胞脱落加快；促进乳腺腺泡发育；通过对下丘脑的负反馈作用，抑制垂体促性腺激素的分泌；兴奋下丘脑体温调节中枢，使基础体温在排卵后升高 0.3 ~ 0.5℃，这种基础体温的改变，可作为排卵的重要指标；促进水与钠的排泄。

（3）孕激素与雌激素的协同和拮抗作用：孕激素在雌激素作用的基础上，进一步促使女性生殖器和乳房发育，为妊娠准备条件，可见二者有协同作用。另一方面，雌激素和孕激素又有拮抗作用，表现在子宫收缩、输卵管蠕动、宫颈黏液变化、阴道上皮细胞角化和脱落以及钠和水的潴留与排出。

（4）雄激素的生理作用：卵巢能分泌少量雄激素，包括睾酮、雄烯二酮和脱氢表雄酮，睾酮主要来自肾上腺皮质，卵巢也分泌一部分。睾酮不仅是合成雌激素的前体，而且是维持女性正常生殖功能的重要激素。从青春期开始，雄激素分泌增加，促进阴蒂、阴唇和阴阜的发育，促进阴毛、腋毛的生长。促进蛋白合成，促进肌肉生长。

（四）子宫内膜及生殖器其他部位的周期性变化

卵巢的周期性变化引起女性生殖器其他部位也发生周期性变化，尤以子宫内膜的周期性变化最显著。

1．子宫内膜的周期性变化　一个月经周期以 28 日为例，子宫内膜功能层受卵巢激素的影响，其组织形态的周期性改变可分为 3 期。

（1）增殖期：在月经周期第 5 ~ 14 日，相当于卵泡发育成熟阶段。在雌激素作用下，子宫内膜上皮腺体和间质细胞呈增殖状态。增殖期又分早、中、晚期3期。

（2）分泌期：月经周期第15～24日，相当于黄体期。黄体分泌的孕激素、雌激素使增殖期内膜继续增厚，腺体更增长弯曲，出现分泌现象。血管迅速增加，更加弯曲，间质疏松水肿。内膜松软，含有丰富的营养物质，有利于受精卵着床发育。

（3）月经期：月经周期第1～4日，相当于黄体退化阶段。此时雌、孕激素水平下降，内膜螺旋动脉持续痉挛性收缩，导致远端血管壁及组织缺血坏死、剥脱。脱落的内膜碎片与血液相混而排出，形成月经血。

2．生殖器其他部位的周期性变化

（1）阴道黏膜的周期性变化：在月经周期中，随着雌、孕激素的消长，可以引起阴道黏膜周期性改变，这种改变在阴道上段更明显。

排卵前，阴道上皮在雌激素的影响下，底层细胞增生，逐渐演变为中层与表层细胞，使阴道上皮增厚，表层细胞出现角化，其程度在排卵期最明显。细胞内富有糖原，糖原经寄生在阴道内的阴道杆菌分解而成乳酸，使阴道内保持一定酸度，可以防止致病菌的繁殖。排卵后，在孕激素的作用下，主要为表层细胞脱落。临床上常借助阴道脱落细胞的变化，间接了解卵巢功能。

（2）宫颈黏液的周期性变化：在卵巢激素的影响下，宫颈腺细胞分泌的黏液，其物理、化学性质及其分泌量均有明显的周期性改变。月经干净后，体内雌激素水平降低，宫颈管分泌的黏液量很少。随着雌激素水平不断提高，至排卵期黏液分泌量增加，黏液稀薄、透明，拉丝度可达10cm以上。若将黏液作涂片检查，干燥后可见羊齿植物叶状结晶，这种结晶在月经周期第6～7日开始出现，到排卵期最为清晰而典型。排卵后，受孕激素影响，黏液分泌量逐渐减少，质地变黏稠而混浊，拉丝度差，易断裂。涂片检查时结晶逐步模糊，至月经周期第22日左右完全消失，代之以排列成行的椭圆体。临床上根据宫颈黏液检查，可了解卵巢功能。

（3）输卵管的周期性变化：输卵管的周期性变化包括形态和功能两方面。在雌激素的作用下，其形态和功能发生与子宫内膜相似的变化。输卵管黏膜上皮纤毛细胞生长，体积增大；非纤毛细胞分泌增加，为卵子提供运输和种植前的营养物质。雌激素还促进输卵管发育及输卵管肌层的节律性收缩。孕激素则能增加输卵管的收缩速度，减少输卵管的收缩频率。孕激素与雌激素间有许多互相制约的作用，孕激素可抑制输卵管黏膜上皮纤毛细胞的生长，减低分泌细胞分泌黏液的功能。雌、孕激素的协同作用，保证受精卵在输卵管内的正常运行。

（4）乳房的周期性变化：雌激素促进乳腺管增生，而孕激素则促进乳腺小叶及腺泡生长。一些女性在经前期有乳房肿胀和疼痛感，可能是由于乳腺管的扩张、充血以及乳房间质水肿所致。由于雌、孕激素撤退，月经来潮后上述症状大多消退。

（五）下丘脑-垂体-卵巢轴的相互关系

下丘脑-垂体-卵巢轴是一个完整而协调的神经内分泌系统，它的每个环节均有其独特的神经内分泌功能，并且互相调节、互相影响。它的主要生理功能是控制女性发育、正常月经和性功能，因此又称性腺轴。此外，它还参与机体内环境和物质代谢的调节。

下丘脑神经分泌细胞分泌促性腺激素释放激素（Gn-RH），包括卵泡刺激素释放激素（FSH-RH）与黄体生成素释放激素（LH-RH），二者可通过下丘脑与垂体之间的门静脉系统进入腺垂体，垂体在下丘脑所产生的激素控制下分泌卵泡刺激素（follicle-stimulating hormone，FSH）与黄体生成素（luteinizing hormone，LH），促进卵泡发育成熟，刺激成熟卵泡排卵，促使排卵后的卵泡变成黄体，并产生孕激素与雌激素。卵巢性激素依赖于FSH和LH的作用，而子宫内膜的周期变化又受卵巢分泌的性激素调控（图52-1-10）。

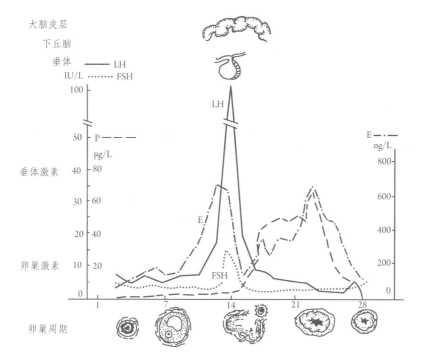

图 52-1-10 下丘脑 - 垂体 - 卵巢轴

性腺轴的功能调节是通过神经调节和激素反馈调节实现的。卵巢性激素对下丘脑、垂体分泌活动的调节作用称为反馈性调节作用。下丘脑的不同部位对性激素作用的反应性不同。使下丘脑兴奋，分泌性激素增多者称正反馈。反之，使下丘脑抑制，分泌性激素减少者称负反馈。大量雌激素抑制下丘脑分泌 FSH-RH（负反馈），同时又兴奋下丘脑分泌 LH-RH（正反馈）。大量孕激素对 LH-RH 呈抑制作用（负反馈）。当下丘脑因受卵巢性激素负反馈作用的影响而使 Gn-RH 分泌减少时，垂体的促性腺激素释放也相应减少，黄体失去支持而萎缩，由其产生的两种卵巢激素也随之减少。子宫内膜因失去卵巢性激素的支持而萎缩、坏死、出血、剥脱，月经来潮。在卵巢性激素减少的同时，因解除了对下丘脑的抑制，下丘脑得以再度分泌有关释放激素，于是又开始另一个新的周期，如此反复循环。

下丘脑、垂体与卵巢激素彼此相互依存，又相互制约，调节着正常的月经周期，其他内分泌腺及前列腺素与月经周期的调节密切相关。而所有这些生理活动并非孤立的，均受大脑皮质调控，可见神经系统在月经周期的调节中起重要作用。

三、男性生殖系统结构

男性生殖系统（图 52-1-11）包括内生殖器和外生殖器，外生殖器官包括阴茎、阴囊和精索，内生殖器包括生殖腺、输精管道及附属腺体。

（一）外生殖器

1. **阴茎（penis）** 分根、体及头三部分。阴茎根部附着于耻骨弓，中部为阴茎体，呈圆柱状，悬垂于耻骨联合前下方，可以活动。阴茎前端膨大形成阴茎头，又称龟头。阴茎头的尖端有尿道外口，阴茎头和体的移行部为阴茎颈。

阴茎由两条阴茎海绵体、一条尿道海绵体外包筋膜和皮肤构成。阴茎海绵体内的特殊结构是阴茎勃起功能的重要组织结构，而阴茎勃起又是完成性交的先决条件。尿道海绵体内有尿道通

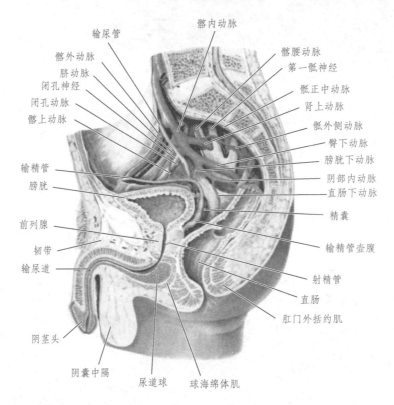

输尿管　髂内动脉

髂外动脉　髂腰动脉
脐动脉　第一骶神经
闭孔神经　骶正中动脉
闭孔动脉　肾上动脉
髂上动脉　骶外侧动脉
　臀下动脉
输精管　膀胱下动脉
膀胱　阴部内动脉
　直肠下动脉
前列腺　精囊
韧带　输精管壶腹
输尿道　射精管
　直肠
　肛门外括约肌
阴茎头

阴囊中隔　尿道球　球海绵体肌

图 52-1-11　男性生殖系统

过，开口于尿道外口。阴茎皮肤极薄，皮肤下无脂肪，具有活动性和伸展性。在冠状沟处皮肤折成双层皱襞，在龟头外形成包皮。包皮腔内易积存包皮垢，可长期刺激阴茎头特别是冠状沟而引起炎症。另外，包皮垢的长期刺激与女性宫颈癌的发生有密切关系（图 52-1-12）。

阴茎的主要功能是排尿、排精液和进行性交，是性行为的主要器官。

2．阴囊（scrotum）　阴囊为一皮肤囊袋，位于阴茎根与会阴区之间。阴囊壁由皮肤和肌肉组成。阴囊的皮肤薄而柔软，含大量的弹力纤维以及丰富的汗腺和皮脂腺，富于伸展性，可随外界温度呈反射性的舒缩，收缩时保温，松弛时降温，以调节阴囊内的温度（比体温略低），有利于精子的生成和发育。阴囊分为左、右两部分，分别容纳两侧的睾丸和附睾。阴囊的承托和包被及精索提睾肌对睾丸起着机械性的保护作用，能缓冲各种运动时睾丸受到的震动。

3．精索（spermatic cord）　精索是一对柔软圆索状结构，由腹股沟管腹环开始，经腹股沟管出皮下环，终于睾丸上端。精索全长 11 ～ 15cm，直径 0.5cm。

精索内包含输精管、动脉、静脉、神经及蜂窝组织。精索是睾丸、附睾及输精管血液、淋巴液循环通路，也是保证睾丸的生精功能及成熟精子输送的主要途径。

（二）内生殖器

1．睾丸（testis）　是男性生殖腺，左右各一，呈卵圆形，由精索将其悬吊于阴囊内，长 3 ～ 4cm，厚 1 ～ 2cm，各重 10 ～ 15g。是产生雄性生殖细胞（即精子）的器官，也是产生雄性激素的主要内分泌腺。

2．输精管道　包括附睾（epididymis）、输精管（ductus deferens）和射精管（ejaculatory duct）（图 52-1-13）。

（1）附睾：外形似半月形，左右各一，长约 5cm，附于睾丸的后侧面，主要由附睾管弯曲缠绕形成，最后移行为输精管。附睾具有储存精子和使精子最终完全成熟的功能。

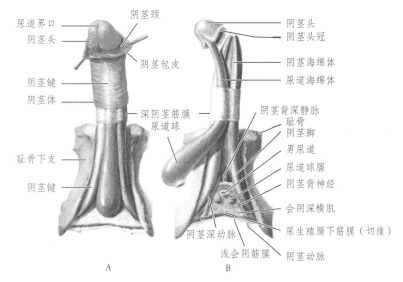

图 52-1-12　阴茎

A. 阴茎尿道面；B. 阴茎海绵体

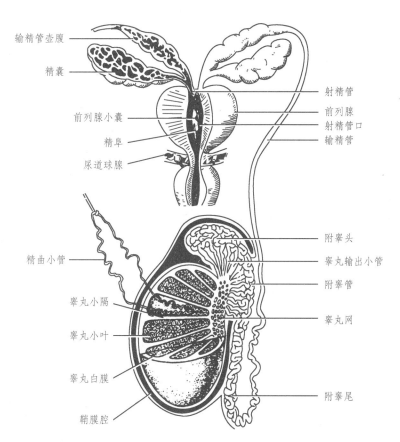

图 52-1-13　睾丸和附睾的结构及排精路径

（2）输精管：是附睾管的直接延续，长约 50cm，直径 2～3mm。起于附睾尾部，经腹股沟管入骨盆腔。输精管于输尿管与膀胱之间向正中走行，其末端膨大扩张形成输精管壶腹，最后与精囊管汇合成射精管，穿过前列腺，开口于尿道。射精时，精子通过上述管道后，再经尿道最终排出体外。输精管是精子从附睾被输送到前列腺部尿道的唯一通路，具有运输和储存精子的作用。

（3）射精管：是输精管壶腹与精囊管汇合之后的延续。射精管很短，长仅为2cm左右。射精管平时处于关闭状态，性生活时，来自睾丸、附睾、输精管的精子以及来自精囊和前列腺的液体集中到射精管里，射精管收缩，将精液射向尿道。

3．附属腺体 包括精囊腺、前列腺和尿道球腺。

（1）精囊腺：为一对扁平长囊状腺体，左右各一，表面凹凸不平呈结节状，位于输精管末端外侧和膀胱的后下方，长4～5cm，宽约2cm，容积约4ml。其末端细直，为精囊腺的排泄管，与输精管的末端汇合成射精管，在尿道前列腺部开口于尿道。精囊腺分泌黄色黏稠液体，组成精液的一部分，对精子的存活有重要作用。

（2）前列腺：位于膀胱下部，直肠前方。呈前后扁平的栗子状，底向上与膀胱连接，尖向下抵尿生殖膈上筋膜。平均重8～20g。前列腺能分泌前列腺液，为精液的主要成分，内含前列腺素。

（3）尿道球腺：左右各一，位于尿生殖膈上、下筋膜之间的会阴深横肌内，开口于球部尿道近端。可分泌少量液体，为精液的成分之一。

四、男性生殖系统生理

（一）生殖器官

1．睾丸 主要功能是产生精子和分泌雄性激素（睾酮）。前者与卵子结合形成受精卵，是繁殖后代的重要物质基础，后者则是维持男性第二性征（副性征）的重要物质。睾丸在胚胎早期位于腹腔内，在下降至阴囊的过程中，可以出现各种异常情况。睾丸的位置不正常，则影响精子的生成和发育，引起不育。

2．附睾 主要功能是促进精子发育和成熟，以及贮藏和运输精子。精子从睾丸曲细精管产生，但缺乏活动能力，不具备生育能力，还需要继续发育以致成熟，此阶段主要在附睾内进行。附睾分泌的附睾液直接促使精子成熟。一般来说，附睾贮存约70%的精子（2%贮存在输精管中）5～25天，平均12天，要比在男性生殖器的其他部位的时间都长。性交时，附睾中的精子通过附睾管、输精管、射精管及尿道排出体外。精子在附睾管内若长期不排出，则部分被分解吸收，部分逐渐进入尿道随尿液排出，因此成年男子在尿液检查时，偶尔可以发现精子。当附睾功能异常时，可引起精子的成熟障碍，导致不育。

3．输精管 管壁肌肉很厚，具有很强的蠕动能力，主要功能是运输和排泄精子。在射精时，交感神经末梢释放大量类去甲肾上腺素物质，使输精管发生互相协调而有力的收缩，将精子迅速输往射精管和尿道中。当输精管发生炎症或堵塞时，精子就不能排出而造成男性不育症。

4．精囊 主要功能是分泌一种碱性胶状黏液，含枸橼酸、果糖等，它们是精液的主要组成部分，射精时在前列腺液之后排出，果糖在射精后提供了精子活动的主要能源。当精囊发生炎症或身体健康不佳时，则影响精囊分泌功能，果糖含量减少，减弱精子活动力，甚至导致精子死亡，造成男性不育症。

5．精索 主要功能是将睾丸和附睾悬吊于阴囊之内，保护睾丸和附睾不受损伤，同时随着温度变化而收缩或松弛，使睾丸适应外在环境，保持精子产生的最佳条件。当外伤或感染而引起精索病变时，可以破坏睾丸和附睾血液供应的特殊性，而影响睾丸和附睾的功能；当精索的淋巴管发生堵塞时，也可造成睾丸和附睾功能减退；当精索静脉曲张时，精索静脉内血液淤滞，则影响睾丸局部血液循环，致使睾丸内血氧减少，酸碱度改变，造成畸形精子增多，精子数量下降，精子活动度减退等。

6. 射精管 主要功能是射精,射精管壁肌肉较丰富,具有较强的收缩力,帮助精液射出。

7. 前列腺 主要功能是分泌前列腺液。前列腺液是精液的组成成分之一,有利于精子的射出。前列腺液为乳白色黏性液体,蛋白质的含量很少,主要含有高浓度的锌离子、酸性磷酸酶、蛋白水解酶、纤维蛋白酶、精胺、脂族多肽等。其中蛋白水解酶和纤维蛋白酶有促进精液液化的作用。当前列腺发生炎症或其他疾病时,则影响前列腺液的分泌与排泄,不利于受精。

8. 尿道球腺 主要功能是分泌少量透明略带灰白色的黏蛋白黏液,也是精液的组成部分。尿道球腺广泛分布在整个尿道,当阴茎勃起时,尿道球腺受挤压分泌黏液,满布尿道黏膜表面,起润滑作用,有利于精液的排出。

9. 尿道 主要功能是排泄尿液和精液,是尿液和精液的共同通道。在阴茎勃起进行性交时,尿道球腺分泌的黏液润滑阴茎头部,有利于阴茎插入阴道。

（二）下丘脑-垂体-睾丸轴的相互作用

男性生殖系统结构和功能受神经和内分泌的调节。下丘脑能释放和分泌促性腺激素释放激素（Gn-RH）刺激垂体分泌促性腺激素,促性腺激素包括卵泡刺激素（FSH）和黄体生成素（LH）。在促性腺激素的作用下,睾丸分泌雄性激素和产生精子,雄性激素作用于靶细胞而发生生物效应,在适当的时候促发青春期发育,并维持正常男性的特征。通过下丘脑-垂体-睾丸轴的反馈及负反馈作用来调节内分泌激素,因此外周激素的水平保持相对稳定,是维持正常男性生殖功能的一个重要因素。

下丘脑-垂体-睾丸轴的活动受到 3 种不同的反馈机制的调控:①长负反馈:雄激素水平过高会负反馈调控下丘脑的神经内分泌细胞和腺垂体的腺细胞,抑制 Gn-RH、FSH、LH 的合成和释放;②短负反馈:过多的 FSH、LH 可调节下丘脑合成和释放 Gn-RH,从而使 FSH、LH 下降;③超短负反馈:Gn-RH 过多时,Gn-RH 本身能调控下丘脑的神经内分泌细胞,使 Gn-RH 释放减少。下丘脑-垂体-睾丸轴还受情绪、环境等因素以及其他激素的影响。

第二节　生殖系统疾病病人的评估

一、女性生殖系统疾病病人的评估

（一）健康史

1. 一般项目 询问病人的姓名、年龄、籍贯、职业、民族、教育程度、宗教信仰、家庭住址等。

2. 主诉 病人就诊的主要症状（或体征）及持续时间。妇科常见症状有外阴瘙痒、阴道流血、月经异常、白带异常（增多、性状异常、异味）、下腹疼痛或包块等。

3. 现病史 详细询问主要症状的发生、发展,可能的原因以及检查、治疗的全部过程。了解有无伴随症状及其出现时间、特点和演变过程。还应询问发病以来病人的一般情况及心理社会反应,如精神、情绪、饮食、睡眠、大小便、体重等变化。

4. 月经史 询问初潮年龄,月经周期及经期持续日数,经血量,有无血块及痛经史。例如:13 岁初潮,月经周期 30 天,持续 5 天,可以简写为 $13\frac{5}{30}$ 天。询问末次月经（last menstrual period,

LMP）及末次月经时间。绝经后病人应询问绝经年龄，绝经后有无阴道流血等不适。

5. **婚育史** 询问结婚年龄或再婚年龄，配偶健康状况。不孕症者，须了解性生活情况。询问孕产次（包括足月产、早产、流产次数以及现存子女数。如怀孕2次分娩1次，可简写为孕2产1或G_2P_1）、分娩方式，有无难产、产褥感染或流产后感染、产后出血等异常情况。末次分娩或流产日期，采用避孕措施的方法、效果及有无副作用或并发症。

6. **既往史** 既往健康状况，有无传染病史、手术外伤史、重要药物应用史，有无药物、食物过敏史并注明名称。

7. **个人史** 病人生活和居住情况，出生地和曾居住地区，有无烟酒等特殊嗜好。

8. **家族史** 直系亲属中有无遗传性、慢性疾病或传染性疾病，如畸形、血友病、白化病、高血压、糖尿病、肿瘤、结核等。

（二）身体状况

1. **全身检查** 按体检顺序进行，特别注意营养、发育、毛发分布及疏密，甲状腺有无肿大，乳腺发育情况，有无硬块等。

2. **腹部检查** 同内科体检。腹部如触及包块，应描述包块的部位、大小、形状、质地、活动度、表面是否光滑及有无压痛等。合并妊娠时，应测量宫底高度，检查胎心、胎动及胎位情况。

3. **盆腔检查** 盆腔检查为妇科病人特有的检查，故又称妇科检查。包括外阴部检查、阴道窥器检查、双合诊、三合诊和直肠－腹部诊。在做盆腔检查前，病人应排空膀胱，检查时取膀胱截石位，检查者应动作轻柔，部位准确，男医生检查应有第三人在场。

（1）外阴部检查：观察外阴发育、阴毛稀疏及分布情况，有无炎症、水肿、溃疡、肿块、畸形等，观察皮肤黏膜色泽情况，有无萎缩、增厚和变薄等。观察处女膜的完整性，有无残痕。

（2）阴道窥器检查：观察宫颈大小、颜色、外口形状，有无出血、糜烂、撕裂、外翻、腺囊肿、息肉、赘生物、畸形等，宫颈管内有无出血或分泌物。如需作宫颈刮片或宫颈管分泌物涂片者，应于此时采集。观察阴道前壁、后壁和侧壁的黏膜颜色、皱襞情况，有无溃疡、赘生物和囊肿，有无阴道膈、先天性双阴道等畸形。

检查方法：将阴道窥器两叶合拢，旋紧中部螺丝，放松侧部螺丝。用肥皂水或液状石蜡润滑两叶，减轻插入阴道时的不适。左手拇指和示指分开小阴唇，暴露阴道口。右手持阴道窥器，避开敏感的尿道周围区域，直接沿阴道侧后壁缓慢插入阴道内，然后向上向后推进，边推进边将两叶转平。逐渐扩张两叶，直至完全暴露宫颈为止。取出窥器前，应旋松侧部螺丝，待两叶合拢后再取出（图52-2-1）。

阴道窥器检查时应注意：根据病人阴道松弛情况，选择适当大小的阴道窥器；未婚者非经同意，禁用窥器检查；冬日气温低时，最好将窥器前端置入40～50℃肥皂液中预先加温；若拟作宫颈刮片或阴道上1/3段涂片细胞学检查，则不宜用润滑剂，以免影响检查结果，必要时可改用生理盐水润滑。

（3）双合诊：右手戴消毒手套，示指和中指涂润滑剂后，轻轻通过阴道口沿后壁放入阴道进行检查。将阴道内两指放在宫颈后方，另一手掌心朝下，手指平放在病人腹部平脐处。当阴道内两指向上向前方抬举宫颈时，腹部手指往下往后按压腹壁，并逐渐向耻骨联合部移动，通过内外手指同步动作，相互协调，逐步扪清子宫和附件（图52-2-2）。

双合诊检查时应注意：检查前，嘱病人排空膀胱；经期避免做此检查；异常出血必须检查者，检查前先消毒外阴，并使用无菌手套及器械，以防发生感染；未婚妇女一般仅限于直肠－腹部诊，禁作双合诊或窥器检查。如有检查必要，需征得家属或本人同意。

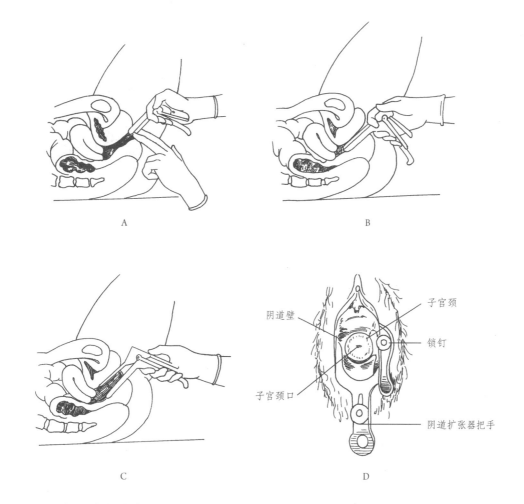

图 52-2-1　插入阴道窥器的步骤
A. 将阴道扩张器叶片转成垂直方向，然后向下在会阴部稍施压力将其放入阴道内；B. 待阴道扩张器全部插入阴道后，即可将其叶片转到水平方向；C. 打开叶片，并以大拇指旋紧螺丝固定叶片；D. 放入阴道扩张器后子宫颈的外观

　　（4）三合诊：即腹部、阴道、直肠联合检查。检查者一手示指放入阴道内、中指放入直肠以代替双合诊时阴道内的两指，其余具体检查步骤与双合诊时相同（图 52-2-3）。

　　通过三合诊检查可以弥补双合诊的不足。可以清楚了解后倾后屈子宫的大小，发现子宫后壁、直肠子宫陷凹、宫骶韧带及盆腔后壁情况，估计盆腔内病变范围，特别是癌肿与盆壁间的关系，以及扪诊阴道直肠膈、骶骨前方或直肠内有无病变等。

　　（5）直肠 – 腹部诊：检查者一手示指放入直肠，另手在腹部配合检查称之为直肠 – 腹部诊。适用于无性生活史、阴道闭锁或其他原因不宜行双合诊检查者。

　　（三）辅助检查

　　血、尿、粪常规及其他相关检查。白带多或手术前病人，检查阴道滴虫、假丝酵母菌及清洁度。30 岁以上已婚妇女，常规作宫颈刮片细胞学检查。根据需要进行心电图、超声、X 线、CT、内镜等检查。

　　（四）心理 – 社会状况

　　妇科病人往往更易于产生心理 – 社会问题，常因不同疾病或不同生理时期而有不同的心理 – 社会问题。与月经有关的心理问题有经前期紧张综合征；面临妇科手术时，惧怕手术，同时对生殖器了解不够，担心女性性征丧失或影响夫妻关系等产生忧郁心理等。因某些疾病病程长、病

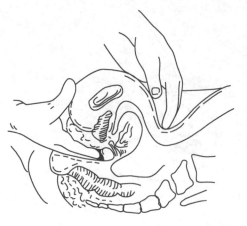

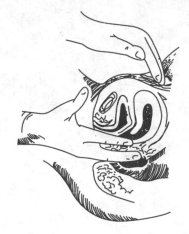

图 52-2-2　双合诊　　　　　　　　　　　　图 52-2-3　三合诊

情反复发作、治疗效果不明显时，病人忧心忡忡。如因疾病造成不孕，病人则易产生自卑和自责心理等。

二、男性生殖系统疾病病人的评估

（一）健康史

男性健康史的护理评估，其基本原则除了遵循一般疾病的评估方法外，应注意生殖系统疾病所特有的规律，即予以专门询问、记录，涉及病人隐私，应注意为其保密。

1．一般情况　包括年龄、职业、受教育程度、曾经诊治或咨询情况。

2．家族史　询问父母健康状况，是否近亲婚配，家族中有无先天性遗传性疾病，如隐睾、尿道下裂等。兄弟姐妹的健康状况。

3．个人史

（1）生长发育情况：幼年时有无隐睾、睾丸下降异常等生殖系统畸形。青春期及第二性征出现时间。青春期后阴茎及睾丸发育情况。

（2）与生育相关的病史：有无可能影响生育的全身性疾病（如糖尿病、结核病等），有无生殖系统感染（如附睾炎），有无生殖器官外伤、精索静脉曲张等。

（3）服药史：有些药物可引起暂时或持续的生精障碍，例如治疗肿瘤的药物、激素、磺胺类药物、治疗高血压的药物等。生殖系统的放射线照射，也可导致生精障碍。应详细记录，并写明药物剂型、疗程和最后服药时间。当体温超过38℃时，可能会暂时抑制生精过程，应询问发热的原因、病程及其有关的治疗。

（4）外科手术史：常见的可能累及生殖系统的手术有尿道狭窄、尿道下裂的整复手术、前列腺切除术、膀胱颈部手术、腹股沟疝手术、鞘膜积液切除术、输精管结扎术、交感神经切除术等。应了解有关手术日期、经过、并发症等。

（5）影响生育的其他不利因素：如环境与职业因素，有无毒物、化学药物、放射线接触及高温作业史；有无饮酒及毒品嗜好等。

（6）婚育史与性生活史：结婚年龄、生育情况及性生活史。

（二）身体状况

1．一般检查　除常规检查心血管、肺脏、肝脏、脾脏、肾脏之外，重点应注意第二性征。

注意病人皮肤、体形、骨骼及肌肉发育，有无喉结，胡须和体毛（面部、躯干、腋下和会阴部）分布与疏密程度，青春期发育程度，以及有无男性乳腺发育等。了解有无内分泌和遗传方面的先天异常。

2. 男性生殖系统检查　是重点检查部分，包括阴茎、睾丸、附睾、精索、输精管、前列腺、精囊和外生殖器局部，均应逐一检查。

（1）阴茎和尿道口：注意阴毛分布和阴茎发育情况，有无尿道下裂、尿道上裂、外伤瘢痕、包茎、包皮过长，注意阴茎头有无肿块、溃疡、糜烂及恶臭味。包皮过长时应翻转包皮进行检查。尿道口位置、是否红肿、有无分泌物等。海绵体及尿道有无硬结或压痛。

（2）阴囊：取站立位。观察阴囊发育情况，阴囊皮肤有无红肿、增厚，阴囊有无肿块或精索静脉曲张。所有的阴囊肿块都应进行透照试验。阴囊疝或睾丸肿瘤不透光。

（3）睾丸：检查睾丸的软、硬程度、弹性及大小，必要时可测量睾丸体积，阴囊内睾丸缺如时，应仔细检查同侧腹股沟。

（4）附睾：注意附睾的质地、形态，有无触痛与硬结。正常附睾质地软，可触及边界，触压略有轻微胀痛。若有结节或炎症时，则触压痛明显。

（5）输精管：触感为质韧、平滑、精细均匀，无触痛，若增粗、有结节或纤细则为异常。

（6）前列腺和精囊：注意前列腺的大小、质地、有无结节、压痛，中间沟是否变浅或消失。必要时用前列腺按摩法取前列腺液检查，前列腺按摩的方法如下：检查前嘱病人排空膀胱，检查者做直肠指检，自前列腺两侧向中间沟，自上而下纵向按摩二三次，再按摩中间沟一次，将前列腺液挤入尿道，并由尿道口滴出，直接收集前列腺液送检。急性前列腺炎时禁忌按摩。正常情况下精囊不能触及，当梗阻或感染而精囊变大时可通过直肠指检触及。

（三）常用辅助检查

1. 实验室检查

（1）精液分析：精液分析是评价男性生育力的重要依据。常规的精液分析包括颜色、量、酸碱度、黏稠度、液化时间、精子数、精子活动度、精子形态及精液化学分析和细胞学检查。

（2）男性生殖系统细菌学和脱落细胞学检查：用于判断生殖系统感染和睾丸曲细精管功能。

（3）内分泌检查：包括睾酮、黄体生成素、卵泡刺激素和催乳激素等测定。

（4）免疫学检查：精子凝集试验，免疫球蛋白依附试验等。

（5）细胞遗传学检查：如染色体核型鉴定等。

2. 影像学检查

（1）输精管精囊造影和尿道造影：用于检查输精管道的通畅性。

（2）头颅摄片：用于排除垂体肿瘤和颅内占位性病变。

3. 特殊检查

（1）阴囊探查术：为了鉴别是梗阻性无精子症或睾丸生精功能障碍无精子症，以及检查梗阻部位、范围及梗阻原因，可选用阴囊探查术。

（2）睾丸活检术：能直接判断精子发生的功能或精子发生障碍的程度。

（3）精子功能试验：包括精子穿透试验、精子顶体反应、精子低渗肿胀试验等。

（4）精神心理学测试：用性调查表、个性调查表等来测定病人的性功能异常是否因心理因素所致。

（四）心理－社会状况

男性生殖系统异常会引起生殖功能异常，病人及家属多对此类疾病非常关注，但病人可能有自己的隐私不愿意或不便向伴侣公开，因而给病人本人及家属带来严重心理负担。同时心理及社会关系的问题也会引起或加重生殖功能异常，故评估内容应包括病人与配偶之间的关系，以及双方在家庭中的角色和地位；病人的性观念和性行为，对配偶、对生育的态度；病人家属对性及生育的态度；病人性功能出现异常时夫妻双方的关系、态度；病人的生活环境和社会环境对其性角色扮演的影响等。

第三节　生殖系统常见诊疗技术与护理

一、生殖道脱落细胞学检查病人的护理

生殖道脱落细胞检查（exfoliative cytoscopy of vagina），可以反映女性体内性激素水平，定期连续观察可以正确掌握卵巢的动态变化。可协助诊断生殖道不同部位的恶性肿瘤，并观察其治疗效果。阴道脱落细胞主要来自阴道上段、宫颈阴道部。阴道上皮细胞受体内激素的影响有周期性变化。

【适应证】

1. 阴道涂片了解卵巢或胎盘功能。
2. 宫颈刮片宫颈癌早期筛查。

【禁忌证】

月经期、生殖器官急性炎症期。

【操作前准备】

1. 病人准备检查前 24 小时内禁止性生活及阴道检查、阴道冲洗和上药。病人取膀胱截石位。
2. 用物准备无菌阴道窥器、棉签、棉球、宫颈刮板（图 52-3-1）、玻片、装有固定液的标本瓶等。

【操作过程】

1. **阴道涂片**　在阴道侧壁上 1/3 处轻轻刮取分泌物及细胞，薄而均匀地涂于玻片上，置于 95% 乙醇内固定。对未婚女性，用卷紧的无菌棉签先在生理盐水中浸湿后，伸入阴道侧壁上 1/3 处涂抹，取出棉签，横放在玻片上向一个方向滚涂，置于 95% 乙醇内固定。

2. **宫颈刮片**　取材部位应在宫颈外口鳞－柱上皮交界处，以宫颈外口为圆心，将木质刮板轻轻刮取一周，均匀地涂布于玻片上，放入盛有固定液的标本瓶中（图 52-3-2）。动作应轻柔，以免出血影响检查结果。若白带过多，应先用无菌干棉签轻轻擦净黏液，再刮取标本。涂片不宜太厚，也不要来回涂抹，以防细胞破坏。

【护理】

操作过程中，病人有不适主诉应及时采取应对措施。

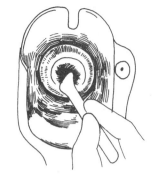

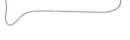

图 52-3-1　宫颈刮板　　　　　　图 52-3-2　子宫颈刮片取材方法

○ **知识拓展**　　　宫颈脱落细胞 HPV DNA 检测

人乳头瘤病毒（human papilloma virus，HPV）感染能够导致子宫颈上皮内瘤变及子宫颈癌的发生，并且不同类型 HPV 的致病能力存在差异，高危型 HPV 的持续感染是促使子宫颈癌发生的最主要因素。因此，HPV 感染的早期发现、准确分型和病毒定量对于子宫颈癌防治具有重要意义。

PHV 的检测方法有细胞学方法、免疫组化、原位杂交、斑点杂交、核酸印迹等。其中第二代杂交捕获法可同时检测 13 种高危型 HPV（16，18，31，33，35，39，45，51，52，56，58，59，68）。研究显示检测的灵敏度和特异度分别为 95% 和 85%，目前广泛地应用于子宫颈癌的筛查和复查。

二、宫颈活组织检查病人的护理

宫颈活组织检查（biopsy of cervix）是取部分宫颈组织作病理学检查，以确定病变性质。临床上分为点切法、宫颈锥切术。

【适应证】

1. 宫颈刮片细胞检查巴氏Ⅲ级或Ⅲ级以上者；宫颈脱落细胞学涂片检查巴氏Ⅱ级经抗炎治疗后复查仍未好转者；TBS（the Bethesda system）分类低度鳞状上皮内病变（low-grade squamous intraepithelial lesion，LSIL）及以上者。

2. 疑有宫颈癌或慢性特异性炎症者。

3. 阴道镜检查反复可疑或阳性者。

【禁忌证】

1. 妊娠期、月经期。

2. 各种原因引起的阴道炎。

3. 患血液病有出血倾向者。

【操作前准备】

1. **病人准备**　取膀胱截石位，常规消毒外阴及阴道。

2.**用物准备** 阴道窥器、活检组织钳、刮匙、无齿长镊、手术刀、装有固定液的标本瓶数个、带尾纱条、棉签、棉球、消毒液等。

【操作过程】

1.**点切法操作** ①窥器暴露宫颈，用干棉球擦净宫颈内黏液及分泌物，局部消毒；②用活检钳在宫颈外口柱状上皮与鳞状上皮交接处取材，可疑宫颈癌者可选3、6、9、12点处多点取材，分别装入标本瓶内，注明取材部位；③钳取组织时要有一定深度，含足够间质，疑宫颈管病变时，同时作宫颈管搔刮术；④10%甲醛固定，送病检；⑤宫颈局部填带尾纱条压迫止血。

2.**锥切术操作** ①月经干净后3~7天进行；②麻醉后常规消毒外阴和阴道，并导尿；③宫颈钳钳夹宫颈前唇，在宫颈病灶外0.5cm处作环形切口，根据病情，伸入宫颈1~2cm作锥形切除，残端止血；④10%甲醛固定，送病检；⑤宫颈局部无菌纱布压迫止血，术后留置24小时导尿管，持续开放。

【护理】

1. 嘱病人24小时后取出带尾纱布，注意观察阴道出血量。出血量多、发热、腹痛时应及时就医。

2. 保持会阴局部清洁，点切法术后1个月内禁止盆浴及性生活，锥切术后禁性生活2个月，术后6周复查，有无宫颈管狭窄。

三、诊断性刮宫病人的护理

诊断性刮宫（diagnostic curettage）目的是刮取子宫内膜做病理检查，以明确诊断，指导临床治疗。

【适应证】

1. 异常阴道出血或绝经后出血，需排除子宫内膜癌、子宫颈管癌或其他病变。

2. 无排卵性功能失调性子宫出血或怀疑子宫性闭经者。

3. 不孕症需了解有无排卵者。

4. 怀疑子宫内膜结核或宫内组织有残留者。

5. 功能失调性子宫出血长期多量出血时，刮宫不仅有助于诊断，还有止血效果。

【禁忌证】

1. 急性、亚急性生殖道炎症。

2. 可疑妊娠者或急性严重全身性疾病。

3. 体温 >37.5℃。

【采取时间及部位】

1. 了解卵巢功能　在月经来潮前或月经来潮6小时内，自宫腔前、后壁各取一条内膜。闭经如能排除妊娠则随时可取。

2. 功能失调性子宫出血者，如果怀疑为子宫内膜增生，应于月经前1~2日或月经来潮6小时内取材。怀疑子宫内膜不规则脱落时，应于月经第5~7日取材。

3. 原发不孕者应在月经来潮前 1～2 日取材。若为分泌相内膜，提示有排卵；内膜仍呈增生期改变则提示无排卵。

4. 怀疑子宫内膜癌者随时可取。

【操作前准备】

1. 病人准备　排尿后取膀胱截石位，常规消毒外阴及阴道。

2. 用物准备　无菌刮宫包，内备：阴道窥器、宫颈钳、有齿卵圆钳、宫颈扩张器、刮匙、弯盘、纱布、棉签、棉球、盛有固定液的标本瓶 2～3 个等。

【操作过程】

常规消毒后，铺治疗巾，摸清子宫位置、大小及附件情况。暴露宫颈，清除阴道分泌物，消毒宫颈及颈管，钳夹宫颈，探测宫腔，扩张宫颈。沿子宫屈向送入刮匙至子宫底部，分别自子宫前壁、侧壁、后壁及子宫底部刮取组织。进行分段诊刮时，先不探测宫腔，以免将宫颈管组织带入宫腔混淆诊断。先以小刮匙自宫颈内口至外口顺序刮一周，刮取宫颈管组织后再探宫腔深度并刮取子宫内膜。刮出宫颈管及宫腔组织分别装瓶、固定，送病理检查。

【护理】

1. 操作中注意观察病人生命体征及一般情况。

2. 术后注意观察腹痛及阴道出血情况。保持外阴部清洁，勤换内裤。

3. 遵医嘱口服抗生素。

4. 禁性生活和盆浴 2 周。

5. 1 周后到门诊复查并了解病理检查结果。

四、经阴道后穹隆穿刺术病人的护理

经阴道后穹隆穿刺术（culdocentesis）是指在无菌条件下将长穿刺针经阴道后穹隆刺入盆腔，抽取标本的方法。子宫直肠陷凹是盆腔最低点，解剖上与阴道后穹隆贴近，腹腔中游离的血液、渗出液、脓液或腹水常积聚于此。

【适应证】

1. 异位妊娠、卵巢黄体破裂等怀疑腹腔内出血。

2. 妇科检查提示后穹隆饱满，怀疑有积血或积脓。盆腔积脓在抽取脓液后注入药物治疗。

3. B 超引导下行经阴道后穹隆穿刺取卵，用于各种助孕技术。

4. 对盆腔内实性肿物可穿刺活检，从吸出物中查找癌细胞协助诊断。

【禁忌证】

1. 盆腔严重粘连。

2. 怀疑直肠和子宫后壁粘连。

3. 异位妊娠准备采用保守治疗。

【操作前准备】

    1. 病人准备　排空膀胱后取膀胱截石位。

    2. 用物准备　阴道窥器、宫颈钳、22号长针头、10ml注射器、无菌试管、孔巾、纱布、消毒液等。

【操作过程】

    常规消毒外阴、阴道，铺洞巾，阴道窥器暴露阴道、宫颈，局部再次消毒。宫颈钳钳夹宫颈后唇向前牵引，充分暴露阴道后穹隆。22号长针头连接注射器，于阴道后壁与宫颈后唇交界处稍下方平行宫颈管快速进针刺入2～3cm。当针头穿过阴道壁、有落空感时，边抽吸边退出。抽吸完毕后拔针，局部无菌纱布压迫片刻。松开宫颈钳和阴道窥器（图52-3-3）。

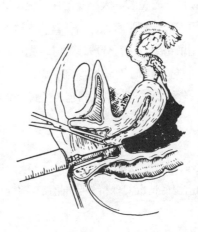

图52-3-3　经阴道后穹隆穿刺

【护理】

    穿刺过程中应注意观察病人的生命体征。如抽出液为血液，应观察是否凝集；抽出液为脓性液体，应作细菌培养和药物敏感试验；抽出液为黏液或渗出液，应分别送化验室和病理检验。

五、内镜检查病人的护理

（一）阴道镜检查

    阴道镜检查（colposcopy）是利用阴道镜，在强光源照射下将宫颈阴道部黏膜放大10～40倍直接观察，是观察肉眼看不到的较微小病变的检查方法，以便正确选择可疑部位行定位活检，提高确诊率。

【适应证】

    1. 宫颈刮片细胞学检查结果为巴氏Ⅲ级或以上者；宫颈细胞学涂片检查发现异常时。

    2. 肉眼可疑宫颈癌变者。

    3. 阴道可疑癌变者。

【禁忌证】

    严重阴道炎和宫颈炎。

【操作前准备】

1. 病人准备 排空膀胱后取膀胱截石位。注意操作前应行妇科检查，排除阴道毛滴虫、假丝酵母菌、淋病奈瑟菌等感染；检查前 24 小时避免阴道冲洗、阴道上药、宫颈刮片、双合诊和性生活。

2. 用物准备 阴道窥器、宫颈钳、卵圆钳、活检组织钳、手术刀、装有固定液的标本瓶数个、纱布、棉签、棉球、消毒液等。

【操作过程】

1. 常规消毒后以阴道窥器充分暴露阴道、宫颈。

2. 拭去阴道、宫颈分泌物，暴露宫颈或阴道病灶。

3. 打开照明开关，将目镜调节到与被检部位同一高度，调整焦距至物像清楚为止。

4. 正确选择可疑部位并取组织，放入装有固定液的标本瓶中送检。

【护理】

检查后 1 周复查。保持外阴清洁，遵医嘱使用抗生素预防感染，2 周内禁止性生活及盆浴。告知病人注意观察阴道出血，量多时及时就医。

（二）宫腔镜检查

宫腔镜检查（hysteroscopy）是应用膨宫介质扩张宫腔，通过光导玻璃纤维束和柱状透镜将冷光源导入宫腔内，直接观察宫颈管、子宫内膜及输卵管开口，了解宫腔内的生理与病理变化，可取病变组织送病理检查，还可直视下行宫腔内手术治疗。

【适应证】

1. 原因不明的异常子宫出血。

2. 节育器的定位与取出。

3. 不孕的诊断。

4. 宫腔粘连。

【禁忌证】

1. 绝对禁忌证 ①急性生殖道感染；②急性心、肝、肾衰竭不能耐受手术者；③近 3 个月内有子宫穿孔史或子宫手术史者。

2. 相对禁忌证 ①宫颈瘢痕；②宫颈裂伤或松弛。

【操作前准备】

1. 检查在月经干净后 1 周内实施为宜。检查前病人应进行全身检查、妇科检查、宫颈脱落细胞检查及阴道分泌物检查。

2. 病人准备 排空膀胱后取膀胱截石位。

3. 用物准备 阴道窥器、宫颈钳、卵圆钳、子宫腔探针、刮匙、宫颈扩张器、小药杯、弯盘、纱布、棉签、棉球、消毒液、5% 葡萄糖液或生理盐水等。

【操作过程】

1. 常规消毒后用阴道窥器充分暴露阴道、宫颈，并用宫颈钳牵引宫颈。

2. 探测宫腔的屈度、深度。宫颈扩张器逐号扩张宫颈至 6.5 号扩张器能送入，确保镜管能送入。

3. 将镜管送入宫颈内口，在 80 ~ 160mmHg 的压力下，将 5% 葡萄糖液或生理盐水注入宫颈，将宫腔清洗至流出液清亮为止。继续注入，使宫腔扩张至可看清宫腔和宫颈管。

【护理】

1. 术中记录膨宫液的出入量，观察病人有无胸闷、心悸、头痛、恶心、呕吐等，预防过度水化综合征的发生。扩张宫颈和膨宫时可引起迷走神经功能亢进，导致心脑综合征，表现为面色苍白、头晕、胸闷、恶心、呕吐，甚至大汗淋漓、血压下降、伴心动过缓、心律失常等，严重者发生昏厥，可静脉缓慢注射阿托品缓解。

2. 术后观察病人有无子宫穿孔、肠管损伤、出血等征象。

3. 遵医嘱使用抗生素，预防盆腔感染。

4. 告知病人术后的注意事项。因术后 2 ~ 7 天内阴道可能有少量血性分泌物，需注意保持会阴清洁；术后 2 周内禁性交、盆浴。

六、输卵管通液术病人的护理

输卵管通液术（hydrotubation）是检查输卵管是否通畅的一种方法，具有一定的治疗功能。通过导管向宫腔内注入液体，根据阻力大小、有无回流及注入的液体量以及病人的感觉判断输卵管是否通畅。

【适应证】

1. 各种原发或继发不孕症；男方精液正常，怀疑有输卵管阻塞者。

2. 输卵管绝育术、输卵管再通术或输卵管成形术后，检验手术效果。

3. 疏通输卵管轻度粘连。

【禁忌证】

1. 生殖器官炎症急性期或慢性发作，药物治疗尚未控制。

2. 月经期或不规则阴道出血者。

3. 全身状况差，有严重心、脑、肺、肝、肾等重要脏器病变，不能耐受手术者。

4. 可疑妊娠者。

5. 体温高于 37.5℃。

【操作前准备】

1. 时间选择在月经干净后 3 ~ 7 天，术前 3 天禁性生活。检查阴道清洁度，手术当天测量体温。

2. 病人准备　排空膀胱后取膀胱截石位。

3. 用物准备　子宫导管、阴道窥器、宫颈钳、卵圆钳、子宫腔探针、长镊、宫颈扩张器、弯盘、纱布、治疗巾、孔巾、棉签、棉球、消毒液等。

【操作过程】

1. 消毒外阴及阴道，铺无菌巾。双合诊检查了解子宫大小、方位。

2. 安放窥器暴露宫颈，消毒阴道及宫颈，用宫颈钳钳夹宫颈前唇，向外牵拉，使子宫呈水平位。以子宫探针顺子宫方向轻轻探达宫底，测其深度并证实屈度及大小。

3. 检查通液装置完善无漏液。将子宫通液导管按探针检测方向插入颈管，固定于所需深度，用组织钳钳夹宫颈前唇向外牵拉宫颈，同时向内推进通液导管锥形头，使二者紧密套合。

4. 以装有 20ml 溶液的注射器缓推注入液体，压力不可超过 160mmHg。若 20ml 液体注入时无阻力感，宫颈外无漏液，病人无明显不适，表示输卵管通畅；若遇阻力，稍加压力，病人稍有腹部不适即可顺利注入，宫颈外口无漏液，说明原有的粘连已分离或痉挛解除；当感阻力大，液体自宫颈外口溢出，腹胀难忍，多为输卵管完全不通。通液时，听诊器在下腹两侧可闻及输卵管伞端液体流出的声音。

【护理】

1. 手术过程中密切观察病人反应。若病人过于紧张，可肌注阿托品 0.5mg 解痉。

2. 通液过程中，若病人腹痛剧烈应立即停止操作。通液所用液体应接近体温，以免低温刺激使输卵管痉挛。

3. 告知病人，通液术后阴道少量出血为正常现象，应保持外阴清洁，2 周内禁性生活，以防感染。

（赵　红）

◇ 思考题
....

1. 女性，28 岁，其月经情况记为 $13\frac{5}{30}$ 天。
（1）该病人的月经初潮是几岁？
（2）该病人月经周期是多少天？

2. 女性，38 岁，因不孕来院行输卵管通液术。
（1）该病人手术时间应选择在何时？
（2）手术时病人应取何种体位？
（3）术后应进行哪些健康教育？

53

第五十三章
女性生殖系统炎症病人的护理

学习目标

识记
1. 能准确复述以下概念：外阴炎、前庭大腺炎、前庭大腺脓肿、前庭大腺囊肿、子宫颈肥大、子宫颈腺囊肿、慢性子宫颈管黏膜炎、子宫颈息肉、盆腔炎性疾病。
2. 各类阴道炎的临床表现、白带特点、治疗原则及护理要点。
3. 能说明慢性子宫颈炎的病理类型及各型特点。
4. 能列举盆腔炎性疾病的病因和护理要点。

理解
1. 能举例说明女性生殖道自然防御功能对女性的保护作用。
2. 能比较并用自己的语言阐述以下疾病在好发人群、临床表现、护理要点方面的异同点：外阴炎、前庭大腺炎、滴虫阴道炎、外阴阴道假丝酵母菌病和萎缩性阴道炎；急性子宫颈炎和慢性子宫颈炎。

运用
能运用所学知识，对各类阴道炎、子宫颈炎及盆腔炎性疾病病人实施正确的护理评估，制订护理计划，提供护理措施。

第一节 外阴及阴道炎症病人的护理

外阴及阴道炎是妇科最常见疾病，不同年龄组均可发病。外阴炎及阴道炎可单独或同时存在，其共同特点是阴道分泌物增多及外阴瘙痒，但因病原体不同，分泌物特点、性质及瘙痒会有所差异。

一、外阴炎病人的护理

外阴炎（vulvitis），指外阴部的皮肤与黏膜的炎症，以大、小阴唇最为多见。

【病因与发病机制】

女性外阴及阴道具有以下特点，使其具备自然防御功能：①两侧大阴唇自然合拢，遮掩阴道口及尿道口；②由于盆底肌的作用，阴道口闭合，阴道前后壁紧贴，可防止外界的污染，经产妇因阴道松弛，这种防御功能减弱；③阴道自净作用：雌激素使阴道上皮增生变厚并增加细胞内糖原含量，阴道上皮细胞分解糖原为单糖，阴道乳杆菌转化单糖为乳酸，维持阴道正常的酸性环境（pH ≤ 4.5，多在 3.8 ~ 4.4），抑制其他病原体繁殖；若体内雌激素降低或阴道 pH 升高，如频繁性交、阴道灌洗等均可打破阴道生态平衡，导致炎症发生；④宫颈阴道部表面是抗感染能力较强的复层鳞状上皮。

虽然外阴和阴道存在自然防御功能，但在下述因素作用下，使其易发生感染。

1. 局部易受污染 外阴与尿道、阴道、肛门毗邻，局部潮湿，经常受经血、阴道分泌物、产后恶露、尿液、粪便的刺激，易受污染，而糖尿病病人尿糖刺激、粪瘘病人粪便刺激以及尿瘘病人尿液长期浸渍等因素，更易引起炎症。

2. 局部易受损伤 育龄妇女性生活频繁，且尿道、肛门疾病，分娩、宫腔操作损伤等，容易使之受到外界病原体的感染。

3. 局部环境不良 穿紧身化纤内裤，卫生巾、垫通透性差，局部潮湿，均可引起外阴炎。

4. 局部抵抗力下降 绝经后妇女及婴幼儿雌激素水平低，局部抵抗力下降，也易导致感染。此外，长期应用抗生素抑制乳杆菌生长也可引起炎症。

【护理评估】

（一）健康史

询问病人的年龄、发病可能的诱因，追问月经史、婚育史及糖尿病病史，询问病人外阴瘙痒程度，有无疼痛、肿胀、灼热感等，有无排尿、排便改变，了解个人卫生及月经期卫生保健情况。

（二）身体状况

主要症状表现为外阴皮肤瘙痒、疼痛、红肿、烧灼感，于活动、性交、排尿及排便时加重。如外阴溃疡形成可致行走不便。

妇科检查见外阴充血、肿胀、糜烂，常有抓痕，严重者形成溃疡或湿疹。慢性炎症可使皮肤增厚、粗糙、皲裂，甚至苔藓样变。

（三）辅助检查

1. 血常规、尿常规检查 外阴严重溃疡伴感染者血白细胞总数可 >10×10⁹/L。

2．血糖、尿糖检查

（四）心理－社会状况

通过与病人接触、交谈，观察其行为、情绪和心理状态的变化。对于合并糖尿病等其他疾病的病人，评估是否担心疾病预后。

【常见护理诊断／问题】

1．**组织完整性受损**　与炎症有关。

2．**舒适度减弱**　与外阴局部瘙痒、疼痛有关。

3．**知识缺乏**：缺乏治疗及预防保健知识。

【计划与实施】

外阴炎处理原则为病因治疗与局部治疗相结合。首先要积极寻找病因，由糖尿病尿液刺激引起的，应治疗糖尿病。由尿瘘、粪瘘引起的则应及时修补。保持局部清洁、干燥，局部应用抗生素。经过治疗和护理，病人：①组织完整性受到保护；②自觉舒适感增加；③能够叙述引起炎症的病因和防治措施。

1．**局部治疗**　可用 0.1% 聚维酮碘液或 1∶5000 高锰酸钾液坐浴，每日 2 次，每次 15～30 分钟，坐浴后涂抗生素软膏。也可选用中药水煎熏洗外阴部，每日 1～2 次。急性期还可选用微波或红外线局部物理治疗。

2．**病因治疗**　积极寻找病因，若为糖尿病的尿液刺激引起应及时治疗糖尿病。若有尿瘘、粪瘘应及时修补。

3．**指导坐浴**　教会病人浴液的配制、温度、坐浴时间、方法及注意事项。如取高锰酸钾结晶加温开水配成 1∶5000 约 40℃ 溶液，肉眼观为淡玫瑰红色，浓度过浓易灼伤皮肤。每次坐浴 15～30 分钟，每天 2 次，5～10 次为 1 疗程。坐浴时会阴部要全部浸没于溶液中，月经期禁止坐浴。

4．**健康指导**　指导病人注意个人卫生，勤清洗外阴和更换内裤，保持外阴清洁和干燥，做好经期、孕期、分娩期及产褥期卫生。避免饮酒、食辛辣食物。局部严禁搔抓，勿使用肥皂或刺激性药物擦洗。外阴溃破病人须使用无菌透气会阴垫预防继发感染。

【护理评价】

通过治疗与护理，病人是否达到：①外阴保持清洁、干燥，养成良好卫生习惯；②局部皮肤保持完整，无抓痕；③舒适感增加；④说出治疗方法和预防保健措施。

二、前庭大腺炎病人的护理

前庭大腺炎（bartholinitis），是病原体侵入前庭大腺引起的炎症，包括前庭大腺脓肿和前庭大腺囊肿。前庭大腺位于两侧大阴唇后 1/3 深部，其直径为 0.5～1.0cm，出口管长 1.5～2.0cm，腺管开口于处女膜与小阴唇之间，性兴奋时分泌黏液。此病育龄妇女多见，幼女及绝经后妇女少见。

【病因与发病机制】

主要病原体为葡萄球菌、大肠埃希菌、链球菌、肠球菌等。随着性传播疾病发病率的增加，淋病奈瑟菌及沙眼衣原体已成为常见病原体。在性交、流产、分娩等情况污染外阴部时易引发炎症。急性炎症发作时，病原体首先侵犯腺管，导致前庭大腺导管炎，腺管开口因肿胀或渗出物凝聚而阻塞，脓液不能外流、积存而形成脓肿，称前庭大腺脓肿（abscess of bartholin gland）。当前庭大腺脓肿消退后，腺管口粘连闭塞，分泌物排出不畅，脓液吸收后由黏液分泌物代替而形成前庭大腺囊肿（bartholin cyst）。

【护理评估】

（一）健康史

询问病人的年龄、发病诱因，追问月经史、婚育史，有无不洁性生活史，询问病人有无疼痛、肿胀、灼热感等伴随症状，有无排尿、排便改变，了解个人卫生及月经期卫生保健情况。

（二）身体状况

前庭大腺脓肿多为单侧发生，初起时局部肿胀、疼痛、灼热感，行走不便，有时致大小便困难，严重病人可出现发热等全身症状。

检查见局部皮肤红肿、发热、压痛明显，患侧前庭大腺开口处可见白色小点。当脓肿形成时，疼痛加剧，脓肿直径可达 3～6cm，呈鸡蛋大小肿块，表皮发红、变薄，局部可触及波动感，周围组织水肿，腹股沟淋巴结可呈不同程度增大。当脓肿内压增大致破溃时，可经大破孔自行引流，炎症消退和痊愈；若破孔小、引流不畅，炎症持续不消退，并可反复急性发作。

前庭大腺囊肿多由小逐渐增大，多为单侧，也可为双侧。若囊肿小无感染时，病人无自觉症状；囊肿大者，可有外阴坠胀感或性交不适。

检查囊肿多呈椭圆形，大小不等，一般 <6cm，位于外阴部后下方，向大阴唇外侧突起。

（三）辅助检查

1. **妇科检查**　检查外阴局部充血、肿胀、溃疡、皮肤薄弱情况，有无局部包块、压痛等。

2. **血常规、尿常规检查**　伴感染者血白细胞总数可 >10×10^9/L。

3. **分泌物检查**　取前庭大腺开口处分泌物做细菌培养和药敏试验。

（四）心理－社会状况

评估病人是否因患处肿胀疼痛难忍而出现步态异常，害羞而不敢外出。由于治疗效果不佳或过分担心疾病而产生焦虑和不安的心理。

【常见护理诊断／问题】

1. **舒适度减弱**　与局部炎症刺激有关。

2. **有皮肤完整性受损的危险**　与手术或脓肿破溃有关。

3. **焦虑**　与治疗效果不佳、反复发作有关。

【计划与实施】

前庭大腺炎处理原则为局部和全身用药治疗。首先要注意休息，保持局部清洁，局部可热敷或坐浴，脓肿或囊肿形成需切开引流及造口术。经过治疗与护理，病人：①积极配合治疗，控制情绪，使症状缓解，炎症控制；②自觉舒适感增加；③了解病因及预防保健措施。

1. 急性炎症发作时，嘱病人卧床休息，局部保持清洁、干燥。

2. 药物治疗与护理　取前庭大腺开口处分泌物做细菌培养和药敏试验，根据确定的病原体选用口服或肌注抗生素。也可选用蒲公英、金银花、连翘等清热解毒中药煎汤局部热敷或坐浴。

对于疼痛难忍者，可遵医嘱给予止痛药。

3. 切开术治疗与护理　脓肿或囊肿形成后行切口引流并做造口术，放置引流条引流，引流条每日更换。外阴用 1 : 5000 氯己定（洗必泰）棉球擦洗，每日 2 次。伤口愈合后，改用 1 : 8000 呋喃西林坐浴，每日 2 次。目前临床还采用 CO_2 激光治疗，由于 CO_2 激光能量密度高，可用于病灶组织的汽化、烧灼或切割。还可用微波行囊肿造口术治疗小于 3cm 的囊肿，治愈率较高，复发率极低。

【护理评价】

通过治疗与护理，病人是否达到：①症状缓解，炎症控制；②说出病因及预防保健措施；③情绪平稳，积极配合治疗。

三、滴虫阴道炎病人的护理

滴虫阴道炎（trichomonal vaginitis）是由阴道毛滴虫引起的常见阴道炎症，也是常见的性传播疾病。

【病因与发病机制】

滴虫阴道炎的病原体为阴道毛滴虫。滴虫适宜在温度为 25 ~ 40℃、pH 为 5.2 ~ 6.6 的潮湿环境中生长，滴虫滋养体生活力较强，能在 3 ~ 5℃环境中生存 21 日，在 46℃时生存 20 ~ 60 分钟，在半干燥环境中约生存 10 小时，在普通肥皂水中能生存 45 ~ 120 分钟。在 pH 为 5.0 以下或 7.5 以上的环境中则不生长。

月经前后阴道 pH 发生变化，月经后接近中性，适应滴虫生长，故隐藏在腺体及阴道皱襞中的滴虫于月经前后常得以繁殖，引发炎症。其次，妊娠期、产后等阴道环境改变也易发生滴虫阴道炎。滴虫能消耗或吞噬阴道上皮细胞内的糖原，阻碍乳酸生成，使阴道 pH 升高而有利于繁殖。滴虫不仅寄生于阴道，还常侵入尿道或尿道旁腺，甚至膀胱、肾盂以及男性的包皮皱褶、尿道或前列腺中。

传染途径有：①直接传播：经性交传播，由于男性感染滴虫后常无症状，易成为感染源；②间接传播：经公共浴池、浴盆、浴巾、游泳池、坐式便器、衣物等传播；③医源性传播：通过污染的器械、敷料等传播。

【护理评估】

（一）健康史

询问病人局部瘙痒的严重程度，阴道分泌物的量、性状、颜色、气味，有无伴随症状。注意评估病人的月经史。本病潜伏期为 4 ~ 28 日，25% ~ 50% 病人感染初期无症状，但约 1/3 病人 6 个月内会出现轻重不等的症状。因此需重点询问病人及其性伴侣患病期间的感染因素和途径。

（二）身体状况

滴虫阴道炎的主要症状是稀薄的泡沫状白带增多及外阴瘙痒，间或有灼热、疼痛、性交痛等。分泌物因含白细胞则呈脓性，若合并其他感染则呈黄绿色，当滴虫无氧酵解糖类则呈泡沫状并产生腐臭味。瘙痒部位主要为阴道口和外阴，若合并尿道感染，可有尿频、尿痛、偶见血尿。阴道滴虫能吞噬精子，并能阻碍乳酸生成，影响精子在阴道内的存活而致不孕。少数滴虫感染者无临床症状，称为带虫者。

妇科检查时见阴道黏膜充血，严重者有散在出血点，甚至宫颈有出血斑点，形成"草莓样"宫颈，后穹隆有多量白带，呈灰黄色、黄白色稀薄液体或黄绿色脓性泡沫状分泌物。带虫者阴道黏膜常无异常改变。

（三）辅助检查

1. **悬滴法** 是检查滴虫最简便的方法，敏感性达 60% ~ 70%。具体方法是：取温生理盐水 1 小滴于玻片上，于阴道侧壁取典型分泌物混于生理盐水中，立即在低倍光镜下寻找滴虫，可见滴虫波形运动并推移增多的白细胞。

2. **培养法** 对可疑病人，若多次悬滴法未能发现滴虫，可送培养，准确率可达 98% 左右。

注意取分泌物前 24 ~ 48 小时避免性交、阴道灌洗或局部用药；取时阴道窥器不涂润滑剂；取后注意保暖并及时送检。

（四）心理－社会状况

病人由于疾病涉及隐私部位，会产生害羞、恐惧心理而致延误诊治。若病情反复发作，病人易产生焦虑心理。

【常见护理诊断／问题】

1. **组织完整性受损** 与局部皮肤瘙痒搔抓等有关。

2. **舒适度减弱** 与炎症刺激引起阴道分泌物增多、局部瘙痒有关。

3. **知识缺乏**：缺乏治疗及预防保健知识。

4. **焦虑** 与治疗效果不佳，反复发作有关。

【计划与实施】

滴虫阴道炎处理原则为切断传染途径，全身用药杀灭阴道毛滴虫，恢复阴道正常 pH，保持阴道自净状态。

经过治疗和护理，病人：①瘙痒症状缓解；②阴道分泌物减少，舒适感增加；③能够叙述自我防护的措施；④心态平稳并积极配合治疗。

1. **药物治疗与护理**

（1）全身用药：因滴虫阴道炎可同时伴有尿道、尿道旁腺、前庭大腺滴虫感染，治愈该病需全身用药。初病者可单次口服甲硝唑或替硝唑 2g；或甲硝唑 400mg，每日 2 次，连服 7 日。口服药物的治愈率达 90% ~ 95%，服药后偶见食欲减退、恶心、呕吐等胃肠道反应，一旦发现头痛、皮疹、白细胞减少等情况应立即停药并报告医师。孕 20 周前和哺乳期妇女慎用，服药期间和停药后 24 小时内禁饮酒。

（2）性伴侣的治疗：滴虫阴道炎主要由性接触传播，性伴侣应同时治疗，并做好健康教育，避免病人与性伴侣治愈前无保护性性行为。

2. **强调治愈标准和随访** 滴虫阴道炎病人再感染率很高，常于月经后复发，应向病人解释坚持遵医嘱正规治疗的重要性。故治疗后检查滴虫虽为阴性仍应继续治疗，需每次月经后复查白带，若经 3 次检查均阴性，方可称为治愈。

3. **指导病人配合检查** 告知病人取分泌物前 24 ~ 48 小时避免性交、阴道灌洗或局部用药。取后应及时送检并注意保暖，否则滴虫活动力减弱，难辨认。

4. **指导病人避免重复感染** 病人内裤及洗涤用物应煮沸消毒 5 ~ 10 分钟以消灭病原体。

5. 做好健康指导　指导病人注意个人卫生，治疗期间应禁止性交、勤换内裤。滴虫病人或带虫者不去游泳池和公共浴室。医疗单位须作好消毒隔离，防止交叉感染。性伴侣同时接受治疗可提高疗效。

【护理评价】

通过治疗与护理，病人是否达到：①局部皮肤保持完整，无抓痕；②阴道分泌物正常，无滴虫检出；③正确采取措施，避免交叉和重复感染；④正视所患疾病，积极配合治疗。

四、外阴阴道假丝酵母菌病病人的护理

外阴阴道假丝酵母菌病（vulvovaginal candidiasis，VVC）是一种常见的由假丝酵母菌引起的外阴炎、阴道炎，也称外阴阴道念珠菌病。国外资料显示，约75%妇女一生中至少患过1次，45%妇女患过2次或以上。

【病因与发病机制】

本病80%～90%的病原体为白假丝酵母菌，10%～20%为光滑假丝酵母菌、近平滑假丝酵母菌、热带假丝酵母菌等。白假丝酵母菌为双相菌，有酵母相和菌丝相，前者在无症状寄居及传播中起作用，后者则侵袭组织能力加强。白假丝酵母菌为条件致病菌，约10%非孕妇女及30%孕妇阴道中有此菌寄生，但菌量少且呈酵母相，并不引起症状。假丝酵母菌适宜在酸性环境生长，怕热，加热至60℃ 1小时即可死亡，对干燥、日光、紫外线及化学制剂的抵抗力较强。假丝酵母菌感染的阴道pH在 4.0～4.7，通常 <4.5。当阴道内糖原增加、酸度增高、局部细胞免疫力下降，假丝酵母菌可大量繁殖并转变成菌丝相而发病，故常见诱因有妊娠、糖尿病、大量应用免疫抑制剂者如皮质类固醇激素或免疫缺陷综合征以及服用含高剂量雌激素的避孕药。此外，长期应用抗生素，抑制乳杆菌生长，有利于假丝酵母菌生长。其他如穿紧身化纤内裤及肥胖者，因会阴局部的温度及湿度增加，适宜假丝酵母菌繁殖而引起感染。

感染途径主要为内源性，假丝酵母菌除寄生阴道外，还寄生于人的口腔和肠道，这3个部位的假丝酵母菌可相互传染，条件适宜即可感染。少部分病人通过性交直接感染或接触感染衣物而间接感染。

【护理评估】

（一）健康史

询问病人局部瘙痒和疼痛程度，阴道分泌物的量、颜色、性状，有无尿频、尿痛及性交痛等伴随症状。对顽固病例应考虑有无糖尿病、服用含高剂量雌激素的避孕药或长期应用抗生素等病史，寻找诱因。

（二）身体状况

主要症状表现为外阴部瘙痒、灼痛，还可伴有尿频、尿痛及性交痛，严重时坐卧不安。尿痛特点为排尿时尿液刺激水肿的外阴和前庭而致疼痛。急性期病人阴道分泌物增多，特征是白色稠厚呈凝乳或豆腐渣样。

妇科检查见外阴红肿，常有抓痕。阴道黏膜红肿，小阴唇内侧及阴道黏膜附有白色膜状物，擦除后呈现红肿黏膜面，急性期可见糜烂及浅表溃疡。

（三）辅助检查

1. **悬滴法**　方法是取 10% 氢氧化钾或生理盐水一小滴于玻片上，将少许阴道分泌物混于其中，在光镜下找到假丝酵母菌孢子和假菌丝即可确诊。

2. **培养法**　适用于有症状而多次悬滴法检查均为阴性者。

3. **pH 测定法**　阴道分泌物 pH<4.5，可能为单纯假丝酵母菌感染；pH>4.5 且涂片中有白细胞，可能存在混合感染。

（四）心理 - 社会状况

评估病人是否因局部剧烈瘙痒而影响休息、工作与学习，或病人是否倍感痛苦，其严重程度如何。对于妊娠或合并糖尿病等其他疾病的病人，评估其是否担心妊娠结局或疾病预后而焦虑。病情反复发作者，有无因治疗效果不佳而忧心忡忡。

【常见护理诊断 / 问题】

1. **组织完整性受损**　与局部瘙痒搔抓等有关。

2. **舒适度减弱**　与炎症刺激引起外阴瘙痒、疼痛有关。

3. **焦虑**　与易复发、担心预后有关。

4. **知识缺乏**：缺乏治疗和预防本病的知识。

【计划与实施】

假丝酵母菌病处理原则为消除诱因，根据病情选择全身或局部应用抗真菌药，改变阴道酸碱度以不利于假丝酵母菌繁殖。

经过治疗和护理，病人：①自觉无瘙痒症状；②阴道分泌物减少，舒适感增加；③能够叙述致病的诱因及自我防护的措施；④保持平和的心态，积极配合治疗。

1. **消除诱因**　有糖尿病者应予积极治疗，及时停用广谱抗生素、雌激素、皮质类固醇激素等。指导病人勤换内裤，用过的内裤及洗涤用物均应开水烫洗。

2. **药物治疗与护理**

（1）局部用药：指导病人遵医嘱选用咪康唑栓剂、克霉唑栓剂或制霉菌素栓剂等药物，每晚1 粒放于阴道内，连用 7 日。目前临床多于用药前行 2%～4% 碳酸氢钠液冲洗阴道，改变阴道 pH以不利于假丝酵母菌生长。

（2）全身用药：适用于对局部用药效果差、未婚妇女及不愿采用阴道用药者。用药可选氟康唑、酮康唑或伊曲康唑等口服。密切监测疗效及药物不良反应，一旦发现立即停药。

3. **妊娠合并外阴阴道假丝酵母菌病的治疗和指导**　妊娠者为避免胎儿感染，以局部治疗为主，连续 7 日治疗效果佳，禁口服氟康唑、克霉唑等唑类抗真菌药。

4. **性伴侣治疗**　无需对性伴侣行常规治疗。约 15% 男性与女性病人接触后患有龟头炎，对有症状者行检查和治疗，无症状者可不治疗。

5. **随访指导**　若症状持续存在或治疗后复发者，需在月经前复查白带。对复发原因进行分析，如有糖尿病、大量使用抗生素、雌激素或类固醇激素、穿紧身化纤内裤和肥胖等诱因存在，给予祛除并进行巩固治疗。

【护理评价】

通过治疗与护理，病人是否达到：①局部皮肤保持完整，无抓痕；②阴道分泌物正常，无假丝酵母菌检出；③正确治疗，消除诱因并预防感染；④正视所患疾病，心理负担减轻。

五、萎缩性阴道炎病人的护理

萎缩性阴道炎（atrophic vaginitis）常见于自然绝经及卵巢去势后妇女，产后闭经或药物假绝经治疗的妇女也可见。

【病因与发病机制】

绝经后妇女由于卵巢功能衰退，雌激素水平降低，阴道壁萎缩，黏膜变薄，上皮细胞内糖原减少，阴道内 pH 增高，多为 5.0 ~ 7.0，乳酸杆菌不再为优势菌，局部抵抗力降低，其他致病菌易入侵和过度繁殖而引起炎症。

【护理评估】

（一）健康史

询问病人外阴局部瘙痒严重程度，阴道分泌物的量、颜色、性状，有无性交痛、尿痛等伴随症状。询问病人年龄、月经史、婚育史及绝经史等。

（二）身体评估

主要症状表现为外阴灼热不适、瘙痒和阴道分泌物增多，分泌物稀薄，呈淡黄色，感染严重者呈脓血性白带。由于阴道黏膜萎缩，可伴有性交痛。

妇科检查见阴道呈萎缩性改变，上皮皱襞消失，平滑，菲薄，阴道黏膜充血，伴散在出血点，偶见浅表溃疡。严重时溃疡面与对侧粘连，致分泌物引流受阻而形成阴道脓肿或宫腔积液。

（三）辅助检查

1. 阴道分泌物检查　取阴道分泌物，经显微镜可见大量基底层细胞和白细胞而无滴虫及假丝酵母菌，必要时可做细菌培养。

2. 宫颈刮片或分段诊刮术　对有血性白带者，应行宫颈刮片或必要时行分段诊刮术，与子宫恶性肿瘤鉴别。

3. 局部组织活检　对出现阴道壁肉芽组织及溃疡者，需行局部组织活检以鉴别阴道癌。

（四）心理 – 社会状况

病人因局部疼痛、瘙痒常心理不安，对白带带血感到害怕，还可由于久治不愈而感到无助。

【常见护理诊断 / 问题】

1. 组织完整性受损　与外阴局部瘙痒搔抓等有关。

2. 舒适度减弱　与炎症刺激引起外阴瘙痒、疼痛有关。

3. 知识缺乏：缺乏卵巢功能衰退后自我保健的知识。

4. 有感染的危险　与阴道分泌物增多、黏膜受损有关。

【计划与实施】

萎缩性阴道炎处理原则为抑制细菌生长，补充雌激素，增加阴道抵抗力。

经过治疗和护理，病人：①瘙痒症状减轻，不搔抓外阴；②焦虑减轻并积极配合检查及治疗；③诉说舒适感增加。

1. 抑制细菌生长 通过增加阴道酸度来抑制细菌生长繁殖，选用 1% 乳酸液或 0.1%～0.5% 醋酸液冲洗阴道，每日 1 次。冲洗后，将抗生素如甲硝唑 200mg 或诺氟沙星 100mg 放于阴道深部进行局部治疗，每日 1 次，7～10 天为 1 疗程。用药前指导病人注意洗净双手及会阴，以减少感染。若自己用药困难者，可由护士或指导其家属协助给药。

2. 增加阴道抵抗力 针对病因行局部或全身雌激素补充治疗。局部涂抹可用雌三醇软膏，每日 1～2 次，连用 14 日。全身用药可口服替勃龙 2.5mg，每日 1 次，也可选用其他雌、孕激素制剂连续联合用药。

3. 加强健康指导 指导病人注意保持会阴部清洁，勤换内裤。教会病人正确用药的方法及禁忌证，如乳腺癌或子宫内膜癌病人慎用雌激素制剂。

【护理评价】

通过治疗与护理，病人是否达到：①局部皮肤保持完整，无抓痕；②描述自己的焦虑，经医护人员指导后，焦虑缓解；③接受治疗后舒适感增加；④主动实施促进健康的行为，养成良好的卫生习惯。

第二节 子宫颈炎症病人的护理

子宫颈炎症是常见的妇科疾病之一，包括子宫颈阴道部炎症和子宫颈管黏膜炎症，分急性和慢性两种。正常情况下，子宫颈具有多种防御功能：①子宫颈阴道部表面覆以复层鳞状上皮，具有较强的抗感染能力；②子宫颈内口紧闭，子宫颈管黏膜为分泌黏液的高柱状上皮所覆盖，黏膜形成皱褶、嵴突或陷窝，从而增加黏膜表面积；③子宫颈管分泌大量黏液形成黏液栓，内含溶菌酶、局部抗体－抗白细胞蛋白酶，预防生殖器被感染，是阻止下生殖道病原体进入上生殖道的重要防线。但子宫颈易受性交、分娩、宫腔操作的损伤，且子宫颈管单层柱状上皮抗感染能力较差、子宫颈管黏膜皱襞多，一旦发生感染，很难完全清除病原体，易导致慢性子宫颈炎症的发生。

一、急性子宫颈炎病人的护理

【病因与发病机制】

急性子宫颈炎（acute cervicitis），习称急性宫颈炎，主要见于流产、分娩、性交或宫颈损伤后，病原体侵入而致感染。常见病原体主要有性传播疾病病原体和内源性病原体。性传播疾病常见病原体为淋病奈瑟菌和沙眼衣原体，主要发生于性传播疾病的高危人群，而内源性病原体与部分子宫颈炎、细菌性阴道病病原体、生殖支原体感染有关。淋病奈瑟菌和沙眼衣原体均感染子宫颈管柱状上皮，沿黏膜面扩散而引起浅层感染，病变以子宫颈管明显。此外，淋病奈瑟菌还常侵袭尿道移行上皮、尿道旁腺及前庭大腺。

【病理】

肉眼见子宫颈红肿，宫颈管黏膜充血、水肿。光镜下见血管充血，子宫颈黏膜、黏膜下组织及腺体周围见大量中性粒细胞浸润，腺腔内可见脓性分泌物，分泌物可经子宫颈外口流出，表现为急性炎症改变。

【护理评估】

（一）健康史

询问病人月经史、婚育史，有无感染性流产、产褥期感染、子宫颈损伤史，有无不洁性生活史，询问白带增多的时间、程度、治疗经过，有无尿急、尿频、尿痛、经血增多、性交后出血等其他伴随症状等。

（二）身体状况

病人主要症状为阴道分泌物增多，呈黏液脓性，阴道分泌物的刺激引起外阴瘙痒和灼热感，伴腰酸及下腹坠痛。可出现经量增多、经间期出血、性交后出血等症状。此外，常有尿急、尿频、尿痛等尿路感染症状。

妇科检查可见宫颈充血、水肿、黏膜外翻，有黏液脓性分泌物附着甚至从宫颈管流出。子宫颈管黏膜质脆，容易诱发出血。若为淋病奈瑟菌感染，因尿道旁腺、前庭大腺受累，可见尿道口、阴道口黏膜充血、水肿以及多量脓性分泌物。

（三）辅助检查

1. 实验室检查

（1）淋病奈瑟菌的实验室检查方法：①宫颈分泌物涂片革兰染色：查找中性粒细胞内有无典型的肾形革兰阴性双球菌，但不推荐女性病人淋病的诊断，因分泌物的敏感性和特异性差；②分泌物的细菌培养，是确诊淋病奈瑟菌性宫颈炎的"金标准"；③PCR 技术检测：对诊断淋病奈瑟菌感染的敏感性和特异性较强；④ELISA 法检测：用于分泌物的直接检测或淋病奈瑟菌培养物的鉴定，具有快速、敏感、特异、稳定的特点。

（2）沙眼衣原体的检查方法：①直接培养法，因方法复杂，临床少用；②ELISA 法，临床常用于检测沙眼衣原体抗原；③单克隆抗体免疫荧光技术，可直接检测沙眼衣原体；④PCR 及 DNA 杂交技术可应用。

2. 阴道镜检查 宫颈呈急性充血状，黏膜潮红，布满网状血管或点状、螺旋状血管。合并腺体感染，则宫颈表面散在分布多个黄色小泡状脓点，腺体开口被脓液充满。低倍镜下在宫颈急性充血的背景下，布满多个黄色小米样泡状隆起。宫颈管内充满脓性栓子。

（四）心理 – 社会状况

有不洁性生活史的病人常难以启齿，害怕遭人耻笑转而寻求不正规治疗。部分病人担心疾病会给女性生殖健康带来永久损害。

【常见护理诊断／问题】

1. 组织完整性受损 与子宫颈黏膜上皮受损有关。

2. 舒适度减弱 与炎症刺激引起阴道分泌物增多有关。

3. 排尿障碍 与炎症刺激有关。

4. 焦虑 与担心疾病治疗效果及预后有关。

【计划与实施】

急性子宫颈炎处理原则为针对病原体选择抗生素治疗。

经过治疗和护理，病人：①在医生指导下，根据病情合理用药；②消除顾虑，正规治疗；③了解病因及预防保健措施。

1. 药物治疗与护理 对于单纯急性淋病奈瑟菌子宫颈炎，主张大剂量、单次给药，常用药物有第三代头孢菌素（如头孢曲松钠、头孢克肟）和氨基糖苷类（如大观霉素）。治疗沙眼衣原体所致子宫颈炎的药物有四环素类、红霉素类及喹诺酮类。由于淋病奈瑟菌感染常伴衣原体感染，因此治疗淋菌性子宫颈炎时，应同时应用抗衣原体感染药物，并且性伴侣需同时治疗。

2. 心理指导 因不洁性生活而染病，病人心理负担重，护士应消除病人顾虑，鼓励其接受正规治疗。

3. 健康指导 加强日常清洁卫生并重视洁身自好，避免性传播疾病。特别是在机体抵抗力低时加强自我保健和预防措施。

【护理评价】

通过治疗与护理，病人是否达到：①正确合理用药；②正视疾病，积极配合治疗；③能说出病因及预防保健措施；④病人焦虑减轻。

二、慢性子宫颈炎病人的护理

【病因与发病机制】

慢性子宫颈炎（chronic cervicitis），习称慢性宫颈炎，指子宫颈间质内有大量淋巴细胞、浆细胞等慢性炎症细胞浸润，可伴有子宫颈腺上皮及间质的增生和鳞状上皮化生。慢性子宫颈炎大多由急性子宫颈炎治疗不彻底导致病原体隐藏于皱襞较多的子宫颈黏膜内形成慢性炎症，常见于分娩、流产或手术损伤宫颈后。也有病人无急性子宫颈炎症状，直接发生慢性子宫颈炎。同时卫生不良或雌激素缺乏，局部抗感染能力差，也易引起慢性子宫颈炎。病原体与急性子宫颈炎相似。

【病理】

1. 慢性子宫颈管黏膜炎（chronic cervical canal mucositis） 由于子宫颈管黏膜皱襞较多，感染后容易形成持续性子宫颈黏膜炎，表现为子宫颈管黏液及脓性分泌物，反复发作。

2. 子宫颈肥大（cervical hypertrophy） 由于慢性炎症的长期刺激，子宫颈组织充血、水肿，腺体和间质增生，还可能在腺体深部有黏液潴留形成囊肿，使宫颈呈不同程度的肥大、宫颈硬度增加，但表面大多光滑，有时还可见到潴留囊肿突起。

3. 子宫颈息肉（cervical polyp） 是子宫颈管腺体和间质的局限性增生，并向子宫颈外口突出形成息肉（图53-2-1）。子宫颈息肉通常为单个，也可为多个，红色，质软而脆，呈舌型，可有蒂，蒂宽窄不一，根部大多附着于子宫颈管外口，少数附着于子宫颈管内。光镜下见息肉中心为结缔组织伴有充血、水肿及慢性炎性细胞浸润，表面覆盖一层高柱状上皮，与宫颈管上皮相同。由于炎症存在，除去息肉后仍可复发。子宫颈息肉应与子宫颈的恶性肿瘤以及子宫体的恶性肿瘤相鉴别，因后两者也可呈息肉状，从子宫颈口突出，鉴别方法主要根据病理组织学检查。

4. 子宫颈柱状上皮异位（cervical columnar epithelium heterotopic） 除慢性子宫颈炎外，子宫颈的生理性柱状上皮异位也可使子宫颈呈现糜烂样改变。生理性柱状上皮异位即子宫颈外口处的子宫颈阴道部呈现细颗粒状的红色区，过去曾将这种情况称为"宫颈糜烂"，并认为是慢性子宫颈炎最常见的病理类型之一。随着阴道镜的发展以及对子宫颈病理生理认识的提高，明确"宫颈糜烂"

并不是病理学上的上皮溃疡、缺失所致的真性糜烂，也不等同于病理学上的慢性子宫颈炎的诊断标准。因此，"宫颈糜烂"作为慢性子宫颈炎症的诊断术语已不恰当。子宫颈糜烂样改变只是一个临床征象，可为生理性改变，也可为病理性改变。子宫颈生理性柱状上皮异位多见于青春期、生育期、口服避孕药或妊娠期。此外，子宫颈上皮内瘤变及早期子宫颈癌也可使子宫颈呈糜烂样改变，需注意鉴别。

5. **子宫颈腺囊肿**（naboth cyst） 除慢性子宫颈炎外，子宫颈腺囊肿绝大多数情况下是子宫颈的生理性变化。子宫颈转化区内鳞状上皮取代柱状上皮过程中，新生的鳞状上皮覆盖子宫颈腺管口或伸入腺管，将腺管口阻塞；腺管周围的结缔组织增生压迫腺管，使腺管变窄甚至阻塞，腺体分泌物引流受阻、潴留形成囊肿（图 53-2-2）。浅部的子宫颈腺囊肿检查见子宫颈表面突出单个或多个青白色小囊泡，容易诊断，而且通常不需处理。

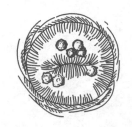

图 53-2-1　宫颈息肉示意图

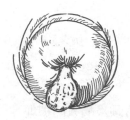

图 53-2-2　宫颈腺囊肿示意图

【护理评估】

（一）健康史

询问病人月经史、婚育史，有无分娩、流产或手术损伤宫颈史，阴道分泌物的量、颜色、性状、气味，发病时间、程度、治疗经过，有无腰骶疼痛、下腹坠痛等伴随症状。

（二）身体状况

慢性子宫颈炎的主要症状是阴道分泌物增多，根据病原体类型和炎症程度不同，分泌物可呈乳白色黏液状或淡黄色脓性，伴有息肉时呈血性白带或性交后出血。当炎症沿宫骶韧带扩散到盆腔时，可有腰骶部疼痛和盆腔部坠痛等。宫颈黏稠脓性分泌物不利于精子穿过，可造成不孕。

妇科检查可见子宫颈呈不同程度糜烂、肥大、充血，有时质较硬或可见息肉、裂伤、外翻及子宫颈腺囊肿。

（三）辅助检查

1. **常规宫颈刮片检查**　肉眼可见脓性或黏液脓性分泌物。

2. **病原体检查**　做衣原体及淋病奈瑟菌的检测以区别细菌性阴道病及滴虫阴道炎。

3. **阴道镜检查或活体组织检查**　以鉴别子宫颈上皮内瘤样病变或早期宫颈癌。

（四）心理 - 社会状况

评估病人是否缺乏慢性子宫颈炎的正规治疗信息；是否因治疗效果不理想或过分担心疾病的预后，产生焦虑和不安心理。

【常见护理诊断／问题】

1. **舒适度减弱**　与炎症刺激引起阴道分泌物增多、局部瘙痒有关。

2. **焦虑**　与治疗效果不理想或过分担心疾病预后有关。

3. **知识缺乏**：缺乏治疗及预防保健知识。

【计划与实施】

慢性子宫颈炎的处理原则以局部治疗为主，物理治疗最常用，也可采用药物治疗及手术治疗。但各种方法治疗前要先行子宫颈刮片检查，排除早期宫颈癌。

经过治疗和护理，病人：①选择适宜的治疗方法，积极配合治疗；②了解慢性子宫颈炎的发生发展过程，正确对待疾病；③能说出慢性子宫颈炎的预防措施。

1. 帮助病人了解并选择合适的治疗方法

（1）物理治疗：是最常用的有效治疗方法。通过物理方法将宫颈糜烂面破坏，使其坏死脱落后由新生鳞状上皮覆盖，创面愈合需 3～4 周，病变较深者需 6～8 周，子宫颈可恢复光滑。临床常用的方法有激光治疗，冷冻治疗，红外线凝结疗法及微波疗法等。

（2）药物治疗：适用于糜烂面积小和炎症浸润较浅的病人。宫颈管内有脓性排液者局部用药疗效较差，须全身治疗。治疗前需取宫颈管分泌物作培养及药敏试验，同时查找淋病奈瑟菌及沙眼衣原体，根据结果选择抗感染药物。目前临床多用保妇康栓剂行阴道给药治疗。

（3）手术治疗：有宫颈息肉者行息肉摘除术。对宫颈肥大、糜烂面较深广且累及宫颈管者，可考虑做宫颈锥切术，因出血较多，现已少用。

2. 物理治疗术前后的护理　治疗前，常规做宫颈刮片行细胞学检查，急性生殖器炎症者禁忌。治疗应选在月经干净后 3～7 日内进行。治疗术后均有阴道分泌物增多，宫颈创面痂皮脱落前，阴道有大量黄水流出，术后 1～2 周脱痂时可有少许出血。创面尚未完全愈合期间禁盆浴和性交 2 个月，应每日清洗外阴 2 次，保持外阴清洁，须于两次月经后 3～7 天定期复查，观察创面愈合情况。

3. 健康指导　积极治疗急性宫颈炎；定期进行妇科检查，采取预防措施；避免分娩时或器械损伤宫颈；发现宫颈裂伤应及时缝合。

【护理评价】

通过治疗与护理，病人是否达到：①积极配合治疗；②正确对待疾病，定期复查；③采取有效的预防措施。

第三节　盆腔炎性疾病病人的护理

女性上生殖道的一组感染性疾病称盆腔炎性疾病（pelvic inflammatory disease，PID），包括子宫内膜炎、输卵管炎、输卵管卵巢脓肿和盆腔腹膜炎。炎症可局限于一个部位，也可同时累及几个部位，以输卵管炎、输卵管卵巢炎最常见。盆腔炎性疾病多发生于性活跃期和有月经的妇女，而初潮前、绝经后或未婚妇女则少发生，即使发生也常常是邻近器官炎症的扩散。盆腔炎性疾病若未得到及时、彻底治疗，可导致不孕、输卵管妊娠、慢性盆腔痛，炎症反复发作，严重影响妇女的生殖健康，加重家庭与社会的经济负担。

【病因与发病机制】

女性生殖道的解剖、生理、生化等特点具有比较完善的自然防御功能，抗感染力强。除外阴、阴道、宫颈的自然防御功能外，育龄妇女子宫内膜的周期性剥脱，输卵管黏膜上皮细胞的纤毛向宫腔方向摆动和输卵管的蠕动，还有生殖道自身免疫系统均能阻止病原体侵入宫腔。但当自然防御功能遭破坏，或机体免疫功能下降、内分泌发生变化或外源性致病菌侵入，均可导致炎症的发生。

引起盆腔炎性疾病的病原体有外源性及内源性两个来源。其中内源性病原体是来自原寄居于阴道内的菌群，包括需氧菌及厌氧菌，如金黄色葡萄球菌、消化球菌等；外源性病原体主要是来自外界的性传播疾病的病原体，如淋病奈瑟菌、沙眼衣原体、支原体等。两种病原体可单独存在，但以混合感染多见。

盆腔炎性疾病的感染途径有：

1．沿生殖道黏膜上行蔓延　是非妊娠期、非产褥期盆腔炎性疾病的主要感染途径。侵入外阴、阴道后或阴道内固有的病原体沿宫颈黏膜、子宫内膜、输卵管黏膜，蔓延至卵巢和腹腔。病原体常有淋病奈瑟菌、沙眼衣原体及葡萄球菌等（图53-3-1）。

2．经淋巴系统蔓延　是产褥感染、流产后感染及放置宫内节育器后感染的主要感染途径。病原体经外阴、阴道、宫颈及宫体创伤处的淋巴管侵入盆腔结缔组织及内生殖器其他部分。链球菌、大肠埃希菌、厌氧菌多沿此途径蔓延（图53-3-2）。

3．经血液循环传播　是结核菌感染的主要途径。病原体先侵入人体的其他系统，再经血液循环感染生殖器（图53-3-3）。

4．直接蔓延　腹腔其他脏器感染后，直接蔓延到内生殖器。

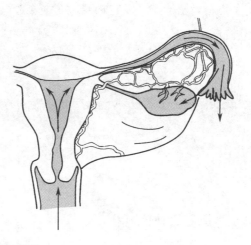

图53-3-1　炎症经黏膜上行蔓延示意图

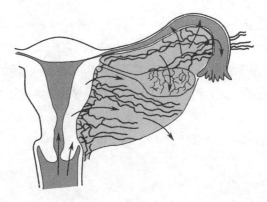

图53-3-2　炎症经淋巴系统蔓延示意图

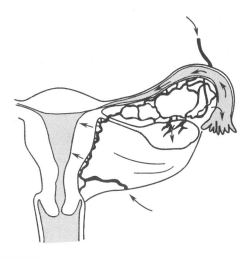

图 53-3-3　炎症经血液循环传播示意图

【高危因素】

了解高危因素有利于盆腔炎性疾病的正确诊断、护理和预防。

1．**年龄**　据文献报告，盆腔炎性疾病的高发年龄为 15～25 岁。年轻妇女容易发生盆腔炎性疾病可能与性生活频繁、宫颈柱状上皮异位、宫颈黏液机械功能较差有关。

2．**不良性行为**　盆腔炎性疾病多发生在性活跃期妇女，尤其是有多个性伴侣、初次性交年龄小或性交过频者以及性伴侣有性传播性疾病者。

3．**下生殖道感染**　如淋病奈瑟菌性子宫颈炎、衣原体性子宫颈炎以及细菌性阴道病与盆腔炎性疾病的发生密切相关。

4．**宫腔内手术操作后感染**　如刮宫术、输卵管通液术、子宫输卵管造影术、宫腔镜检查、宫内节育器的放置等，由于手术消毒不严格或手术致生殖道黏膜损伤、出血和坏死，均可引发上行感染。

5．**经期卫生不良**　使用不洁的月经垫、经期性交等，均可使病原体侵入而致病。

6．**邻近器官炎症直接蔓延**　如阑尾炎、腹膜炎等蔓延至盆腔，导致炎症发作。

7．**盆腔炎性疾病再次急性发作**　盆腔炎性疾病所致的盆腔广泛粘连、输卵管损伤、输卵管防御能力下降，易造成再次感染可导致急性发作。

【病理】

1．**急性子宫内膜炎及子宫肌炎**　子宫内膜充血、水肿，有炎性渗出物，严重者内膜坏死、脱落形成溃疡。镜下见大量白细胞浸润，炎症向深部侵入形成子宫肌炎。

2．**急性输卵管炎、输卵管积脓、输卵管卵巢脓肿**　急性输卵管炎症因病原体传播途径不同而有不同的病变特点。

（1）炎症经子宫内膜向上蔓延：首先引起输卵管黏膜炎，严重者输卵管上皮发生退行性变或成片脱落，引起输卵管黏膜粘连，导致输卵管管腔及伞端闭锁，若有脓液积聚于管腔内则形成输卵管积脓。淋病奈瑟菌及大肠埃希菌、类杆菌以及普雷沃菌，除直接引起输卵管上皮损伤外，其细胞壁脂多糖等内毒素引起输卵管纤毛大量脱落，导致输卵管运输功能减退、丧失。衣原体感染后引起交叉免疫反应可损伤输卵管，导致严重输卵管黏膜结构及功能破坏，并引起盆腔广泛粘连。

（2）病原体通过宫颈的淋巴播散：通过宫旁结缔组织，首先侵及浆膜层，发生输卵管周围炎，然后累及肌层，而输卵管黏膜层可不受累或受累极轻。病变以输卵管间质炎为主，其管腔常可因肌壁增厚受压变窄，但仍能保持通畅。轻者输卵管轻度充血、肿胀、略增粗；严重者输卵管明显增粗、弯曲，纤维素性脓性渗出物增多，造成与周围组织粘连。

卵巢白膜层是良好的防御屏障，因此卵巢很少单独发炎，卵巢常与发炎的输卵管伞端粘连而发生卵巢周围炎，称为输卵管卵巢炎，也称为附件炎。炎症可通过卵巢排卵的破孔侵入卵巢实质形成卵巢脓肿，脓肿壁与输卵管积脓粘连并穿通，形成输卵管卵巢脓肿。输卵管卵巢脓肿多位于子宫后方或子宫、阔韧带后叶及肠管间粘连处，可破入直肠或阴道，若破入腹腔则引起弥漫性腹膜炎。

（3）急性盆腔腹膜炎：盆腔内器官发生严重感染时，往往蔓延到盆腔腹膜，发炎的腹膜充血、水肿，并有少量含纤维素的渗出物，形成盆腔脏器粘连。当有大量脓性渗出液积聚于粘连的间隙内，可形成散在小脓肿；当积聚于直肠子宫凹陷处形成盆腔脓肿。脓肿前面为子宫，后面为直肠，顶部为粘连的肠管及大网膜，脓肿可破入直肠而使症状突然减轻，也可破入腹腔引起弥漫性腹膜炎。

（4）急性盆腔结缔组织炎：病原体经淋巴管进入盆腔结缔组织而引起结缔组织充血、水肿及中性粒细胞浸润，以宫旁结缔组织炎最常见，开始局部增厚，质地较软，边界不清，以后向两侧盆腔呈扇形浸润。若组织化脓形成盆腔腹膜外脓肿，可自发破入直肠或阴道。

（5）败血症及脓毒血症：当病原体毒性强、数量多、病人抵抗力降低时，通常会发生败血症。盆腔炎性疾病发生后，若在病人身体其他部位发现多处炎症病灶或脓肿者，考虑有脓毒血症存在，但需经血培养证实。

（6）肝周围炎（Fitz-Hugh-Cutis 综合征）：是指肝包膜炎症而无肝实质损害的肝周围炎。淋病奈瑟菌及衣原体感染均可引起。由于肝包膜水肿，吸气时右上腹疼痛。肝包膜上有脓性或纤维渗出物，早期在肝包膜与前腹壁腹膜之间形成松软粘连，晚期形成琴弦样粘连。5% ~ 10% 输卵管炎可出现肝周围炎，临床上表现为继下腹痛后出现右上腹痛，或下腹疼痛与右上腹疼痛同时出现。

（7）盆腔炎性疾病后遗症（sequelae of PID）：是指急性盆腔炎性疾病未得到及时正确的诊断或治疗，或病人体质较差病程迁延所致，既往称慢性盆腔炎，但也可无急性盆腔炎症病史。主要病理改变为组织破坏、广泛粘连、增生及瘢痕形成，导致输卵管阻塞、输卵管增粗、输卵管卵巢肿块、输卵管积水、输卵管积脓、输卵管卵巢囊肿，盆腔结缔组织炎表现为主，主韧带、骶韧带增生、变厚，若病变广泛可使子宫固定。

【护理评估】

（一）健康史

询问月经史、婚育史、既往史，有无宫腔内手术操作史，本次发病的可能原因。

（二）身体状况

可因炎症轻重及范围大小出现不同的临床表现。轻者无症状或症状轻微。常见症状为下腹痛伴发热，阴道分泌物增多，腹痛为持续性，劳累、性交及月经前后加重。病情严重者可有寒战、高热、头痛、食欲缺乏等。严重病人呈急性病容，体温升高，心率加快，腹胀，下腹部有压痛、反跳痛及肌紧张，肠鸣音减弱或消失。若盆腔炎性疾病未能得到及时治疗，病人可能会发生盆腔炎性疾病后遗症的表现，常有下腹部坠胀、疼痛及腰骶部酸痛。因输卵管粘连阻塞时可致不孕、异位妊娠、慢性盆腔痛及盆腔炎性疾病反复发作。

盆腔检查可见宫颈充血、水肿，将宫颈表面的分泌物拭净，若有脓性分泌物从宫颈口流出，说明宫颈黏膜或宫腔有急性炎症；穹隆触痛明显，须注意阴道后穹隆是否饱满；宫颈举痛明显；宫体稍大，有压痛，活动受限；后遗症病人子宫常呈后倾后屈位，活动受限或粘连固定，在子宫一侧或两侧触及增粗的呈索条状的输卵管、囊性肿物，宫骶韧带增粗、变硬，压痛明显。如果子宫被固定或封闭于周围瘢痕化组织中，则呈"冰冻骨盆"状态。

（三）辅助检查

1. 血常规、尿常规、红细胞沉降率和血 C 反应蛋白检查　血白细胞总数 $>10 \times 10^9/L$，血沉和血 C 反应蛋白升高。

2. 宫颈或阴道分泌物检查　宫颈黏液脓性分泌物或阴道分泌物生理盐水涂片中见到白细胞，必要时做细菌培养或药敏试验。

3. 后穹隆穿刺物检查　后穹隆穿刺抽出脓性液体。

4. B 型超声或磁共振检查　显示输卵管增粗、积液，伴或不伴盆腔积液及输卵管卵巢肿块等。

5. 腹腔镜检查　可以直视子宫、输卵管及宫旁组织的炎性病理改变。

（四）心理 - 社会状况

评估病人是否因疾病发作突然，或症状严重而产生恐慌心理。病因起源不同，病人是否产生憎恨、气愤、自责及焦虑等不同心理反应。如因疾病造成不孕，病人则易产生自卑和自责心理。病人可有精神不振、失眠等神经衰弱症状，影响工作甚至夫妻关系。

【常见护理诊断／问题】

1. 疼痛　与急性盆腔感染有关。

2. 体温过高　与急性盆腔感染有关。

3. 舒适度减弱　与下腹部坠胀、隐痛等不适有关。

4. 焦虑　与病程长、反复发作、治疗效果不明显有关。

5. 知识缺乏：缺乏治疗及预防保健知识。

【计划与实施】

盆腔炎性疾病急性期处理原则是及时、足量的抗生素治疗为主，支持疗法、中药治疗及手术治疗为辅。对于盆腔炎性疾病后遗症病人，采用中药、物理、药物及手术的综合治疗方法，同时注意增强病人的抵抗力。

经过治疗和护理，病人：① 积极配合治疗，症状缓解，炎症控制；② 了解盆腔炎性疾病病因、治疗方法和预防保健措施。

1. 支持疗法　嘱病人卧床休息，因半卧位有利于脓液积聚于直肠子宫陷窝而使炎症局限。给予高热量、高蛋白、高维生素流食或半流食，注意补充液体，纠正电解质紊乱及酸碱失衡。高热时采取物理降温。尽量避免不必要的妇科检查，以免引起炎症扩散。有腹胀者应行胃肠减压。

2. 药物治疗与护理　根据药敏试验结果选用抗生素治疗，抗生素使用时要按经验性、广谱、及时及个体化的原则，同时注意用量、毒性反应及临床治疗反应，随时予以调整。给药途径以静脉滴注收效快。有附件粘连增厚者，配合松解粘连的药物，以利于粘连分解和炎症的吸收。

3. 中药治疗的护理　主要为活血化瘀、清热解毒药物，如：银翘解毒汤、安宫牛黄丸及紫血丹等。

4. 物理疗法　温热能促进盆腔局部血液循环，改善组织营养状态，提高新陈代谢，以利炎症吸收和消退。常用的有短波、超短波、微波、激光、离子透入等。

5. 手术治疗的护理 当抗生素治疗输卵管脓肿或盆腔脓肿效果不满意时应行手术治疗，以免发生脓肿破裂。有输卵管积水、输卵管卵巢囊肿或反复引起炎症急性发作者也应行手术治疗。手术范围应根据病变范围、年龄、一般状态等条件全面考虑，原则以切除病灶和彻底治愈为主，避免遗留病灶有再复发的机会，可行附件切除术或全子宫切除术加双侧附件切除术。年轻妇女应尽量保留卵巢功能。

6. 健康指导 包括：①作好经期、孕期及产褥期的卫生宣传，指导性生活卫生，禁止经期性交；②根据手术指征，做好人工流产、放置宫内节育器、诊断性刮宫术等手术围术期的护理，注意无菌操作，预防感染；③向病人讲解急性盆腔炎的预防措施，教会病人正确清洁会阴的方法，便后冲洗及会阴擦洗时遵循由前向后，从尿道到阴道，最后至肛门的原则，以保持会阴部清洁；④及时治疗急性盆腔炎，彻底治愈，防止转为盆腔炎性疾病后遗症；⑤增加营养，锻炼身体，注意劳逸结合，提高机体抵抗力。

7. 心理护理 关心病人的疾苦，耐心倾听病人的诉说，解除病人思想顾虑，在治疗上要取得病人的配合，增强对治疗的信心。

【护理评价】

通过治疗与护理，病人是否达到：①缓解症状，炎症得到控制；②情绪稳定，积极配合治疗；③了解盆腔炎性疾病的病因、治疗方法和预防保健措施。

（何朝珠）

❖ 思考题

1. 女性，26 岁，已婚，阴道分泌物增多伴外阴瘙痒 1 周。自诉 1 年前曾出现过类似症状 2 次，被诊断为滴虫阴道炎，给予口服甲硝唑治疗后好转。妇科检查见阴道后穹隆处有多量黄白色稀薄泡沫状分泌物，阴道黏膜有多处散在红色斑点，宫颈光滑。

（1）导致该病人反复发作的原因可能有哪些？

（2）应对病人实施哪些健康指导？

2. 女性，已婚，31 岁，人工流产术后 1 周，发热 3 天，右下腹部疼痛 2 天来就诊。询问病史有术后性交史。查体：体温 38.8℃，血压正常，心率 101 次 / 分，右下腹有压痛、反跳痛。妇科检查：阴道有红色分泌物，宫颈举痛明显，宫口闭，子宫正常大，有压痛，右附件稍增厚，压痛。实验室检查：白细胞总数为 $16 \times 10^9/L$，中性粒细胞比例 85%。

（1）该病人考虑为何种疾病？感染该疾病的途径有哪些？

（2）对该病人应实施哪些健康指导？

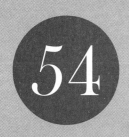

54

第五十四章
月经失调病人的护理

识记

1. 能准确复述以下概念：功能失调性子宫出血、闭经、围绝经期综合征、痛经。
2. 能正确概括以下疾病的病因和临床表现：功能失调性子宫出血、闭经、围绝经期综合征、痛经。

理解

1. 比较以下疾病在激素水平改变、护理评估要点、计划与实施方面的异同点，并用自己的语言阐述：无排卵性功能失调性子宫出血和有排卵性月经失调；下丘脑性闭经、垂体性闭经、卵巢性闭经、子宫性闭经。
2. 举例说明围绝经期综合征激素水平变化及其产生的症状和体征。

运用

1. 测量1个月的基础体温，绘制成示意图，在图上画出激素周期性变化趋势图。
2. 能运用所学知识，根据功能失调性子宫出血、闭经、围绝经期综合征病人的具体情况，提供相应的护理措施和健康指导。

54章

月经失调是妇科常见病，通常由于调节生殖的内分泌轴功能紊乱或靶细胞效应异常所致，部分涉及女性生殖器官发育异常等，临床主要表现为月经周期、经期或出血量的异常。

第一节　功能失调性子宫出血病人的护理

功能失调性子宫出血（dysfunctional uterine bleeding，DUB）简称功血，是由于调节生殖的内分泌轴功能紊乱造成的异常子宫出血，而全身及内外生殖器官无明显器质性病变。功血是妇科常见病，月经初潮至绝经间的任何年龄均可发生，约50%的病人发生在绝经前期，约30%的病人发生在育龄期，约20%的病人发生在青春期。功血可分为两大类，一类为无排卵性功血，占70%～85%；另一类为有排卵性月经失调，占15%～30%。

【病因与发病机制】

（一）无排卵性功血

无排卵性功血（anovulatory dysfunctional uterine bleeding，ADUB）好发于青春期和围绝经期（绝经过渡期）、也可发生于育龄期。当机体受到内外环境不良影响因素刺激时，诸如精神紧张、营养不良、代谢紊乱、环境及气候骤变、饮食紊乱、运动过度、酗酒以及某药物的使用等，可通过大脑皮质和中枢神经系统，引起下丘脑－垂体－卵巢轴功能调节或靶细胞效应异常而导致月经失调。在青春期，下丘脑－垂体－卵巢轴激素间的反馈调节尚未成熟，大脑中枢对雌激素的正反馈作用缺陷，卵泡刺激素（FSH）呈持续低水平，无促排卵性黄体生成素（LH）陡直高峰形成而不能排卵；在围绝经期，因卵巢功能不断衰退，卵巢对垂体促性腺激素的反应性降低，卵泡发育受阻而无排卵；在育龄期，应激等不良因素刺激有时也可导致无排卵。各种原因引起的无排卵均可导致子宫内膜受单一雌激素刺激却无孕酮对抗，从而发生雌激素突破性出血或撤退性出血。雌激素突破性出血包括两种类型，一是低水平雌激素维持在阈值水平，可发生间断少量出血，内膜修复慢，出血时间延长；二是高水平雌激素维持在有效浓度，引起长时间的闭经，因无孕激素对抗，内膜增厚但不牢固，容易引起急性突破性出血。雌激素撤退性出血是子宫内膜在单一雌激素的刺激下持续增生，此时多数生长卵泡退化闭锁，导致雌激素水平突然急剧下降，内膜失去激素支持而剥脱出血。

无排卵性功血还与子宫内膜出血自限机制缺陷有关，主要表现为：①子宫内膜组织脆性增加，容易自发破溃出血。②子宫内膜脱落不完全致修复困难。③血管结构与功能异常。④子宫内膜纤溶亢进，凝血功能缺陷。⑤血管舒张因子前列腺素 E_2（PGE_2）含量及敏感性增加。

（二）排卵性月经失调

排卵性月经失调（ovulatory menstrual dysfunction）好发于育龄期，较无排卵性功血少见。病人有周期性排卵，且临床上有可辨认的月经周期。可分为月经过多和月经周期间出血两种类型。

1. 月经过多　指月经周期规则、经期正常，但经量增多。发病机制复杂，可能是因为子宫内膜纤溶酶活性过高或前列腺素血管舒缩因子分泌比例失调所致，也可能与晚分泌期子宫内膜雌激素受体（ER）和孕激素受体（PR）高于正常有关。

2. 月经周期间出血　分为黄体功能异常和围排卵期出血，其中黄体功能异常又可分为黄体功能不足和子宫内膜不规则脱落两类。

（1）黄体功能不足：由于神经内分泌调节功能紊乱导致卵泡期 FSH 缺乏，卵泡发育缓慢，使雌激素分泌减少，从而对垂体及下丘脑正反馈不足；LH 脉冲峰值不高及排卵峰后 LH 低脉冲缺陷，使排卵后黄体功能不全，孕激素分泌减少；卵巢本身发育不良，卵胞期 LH 受体缺陷，孕激素分泌减少，导致子宫内膜分泌反应不良。有时黄体分泌功能正常，但维持时间短。此外，生理性因素如初潮、分娩后、绝经过渡期、内分泌疾病、代谢异常等，也可出现黄体功能不足。

（2）子宫内膜不规则脱落：由于下丘脑－垂体－卵巢轴调节功能紊乱，或溶黄体机制异常，引起黄体萎缩不全，内膜持续受孕激素影响，导致子宫内膜不能如期完整脱落。

（3）围排卵期出血：在排卵期，由于雌激素水平短暂下降，使子宫内膜失去激素的支持而出现部分子宫内膜脱落，引起有规律性阴道流血。原因不明，可能与排卵前后激素水平波动有关。出血期多数持续 1~3 天，量少，时有时无。

【护理评估】

（一）健康史

详细询问病人的年龄、月经史、婚育史、避孕措施及全身有无相关疾病如肝病、血液病、糖尿病、甲状腺功能亢进或减退症、肾上腺或垂体疾病等，了解病人发病前有无引起月经紊乱的诱发因素存在，如精神紧张、情绪打击、环境或气候骤变、激素类药物使用史等。收集本次发病经过，如发病时间、诊治经过、目前出血情况、出血前有无停经史、以往治疗经过及诊刮的病理结果等。

（二）身体状况

1. **症状**　无排卵性功血病人可有各种不同的临床表现，临床最常见症状是子宫不规则出血，表现为月经周期紊乱，经期长短不一，经量不定，时多时少，量可少至点滴淋漓，或多至大量出血。排卵性月经失调病人常表现为月经周期缩短，或周期正常，但经期延长。也有经期正常，经量增多的情况，出血期间一般无腹痛或其他不适。

（1）异常子宫出血：根据出血的特点，异常子宫出血可表现为：① 月经过多：月经周期规则，但经期延长（>7 日）或经量过多（>80ml）；② 子宫不规则过多出血：月经周期不规则，经期延长，经量过多；③ 子宫不规则出血：月经周期不规则，经期延长而经量正常；④ 月经过频：月经频发，周期缩短，少于 21 日。

（2）不孕或早孕流产：黄体功能不足的病人因卵泡期延长、黄体期缩短，以致病人不易受孕或在孕早期流产发生率高。

（3）继发性贫血或休克：出血量多或时间长时常伴继发性贫血，大量出血者可导致休克。

2. **体征**　重点评估病人精神状况和营养状态，有无贫血貌，皮肤黏膜有无紫癜、黄疸等，了解有无甲亢、甲低、多囊卵巢综合征、乳房发育、腹部异常等阳性体征。妇科检查和全身检查，排除生殖器官及全身性器质性病变。

（三）辅助检查

1. **诊断性刮宫术**　简称诊刮，既可止血又可明确子宫内膜病理诊断。年龄 >35 岁、药物治疗无效或存有子宫内膜癌高危因素的异常子宫出血病人，应行诊刮以明确子宫内膜病变。诊刮时间一般选择在经前期或月经来潮 6 小时内，以确定卵巢排卵和黄体功能。排卵性功血病人刮宫时宜选择在月经第 5~6 天；不规则阴道流血或大量出血时随时刮宫。诊刮注意宫腔大小、形态、宫壁是否光滑，刮出物的性质和数量。疑有子宫内膜癌时，应行分段诊刮。无性生活史病人若激素治疗无效或疑有器质性病变，应经病人或家属知情同意后方可进行。

2. **超声检查**　经阴道 B 型超声检查以了解子宫大小、形状，子宫内膜厚度及宫腔内病变等。

3. **宫腔镜检查**　在宫腔镜直视下，观察子宫内膜情况，选择可疑区或病变区进行活检，以诊断各种宫腔内病变。

4. **基础体温测定**　是测定排卵简易可行的方法。无排卵性功血病人基础体温呈单相型（图54-1-1）；黄体功能不足病人基础体温表现为双相型（图54-1-2），但高相期小于 11 日；子宫内膜不规则脱落病人基础体温表现为双相型，但高温相下降缓慢（图54-1-3）。

5. **激素测定**　经前检测血清性激素孕酮水平以确定有无排卵及黄体的功能，但常因出血频繁，难以选择检测孕激素的时间。检测血睾酮、催乳素和甲状腺激素水平以排除其他内分泌疾病。

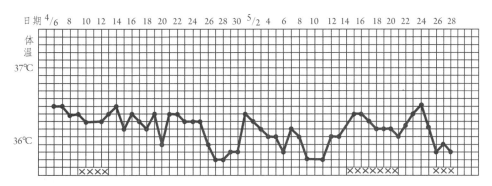

图 54-1-1　基础体温单相型（无排卵性功血）示意图

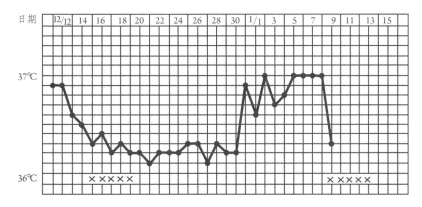

图 54-1-2　基础体温双相型（黄体期短）示意图

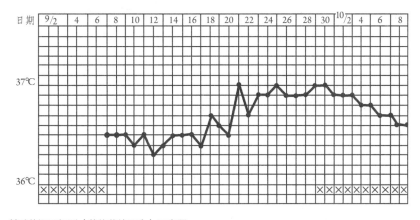

图 54-1-3　基础体温双相型（黄体萎缩不全）示意图

6. **宫颈黏液结晶检查** 若经前出现羊齿植物叶状结晶，则提示无排卵。

7. **阴道脱落细胞涂片检查** 用于判断上皮细胞受雌激素影响程度。

8. **尿妊娠试验或血 hCG 检测** 有性生活史者，应排除妊娠及妊娠相关疾病。

9. **宫颈细胞学检查** 排除宫颈癌。

10. **血常规及凝血功能检测** 以了解病人贫血、出凝血情况。

（四）心理－社会状况

功血病人常因年龄、临床表现、对疾病的认知程度以及社会支持系统等情况不同而表现出不同的心理状况。年轻病人常因羞怯、缺乏正常月经知识或因其他顾虑而难以及时就诊，影响止血效果；育龄期病人常因不孕或早孕流产而产生自卑或自责心理；围绝经期病人常因"恐癌"而焦虑不安。

【常见护理诊断/问题】

1. **活动无耐力** 与子宫异常出血导致的继发性贫血有关。

2. **知识缺乏**：缺乏有关性激素使用的相关知识。

3. **有感染的危险** 与子宫异常出血时间长、个体缺乏卫生知识、机体抵抗力下降有关。

4. **焦虑** 与反复阴道出血，担心预后、治疗费用等有关。

【计划与实施】

功血的治疗原则是出血期间迅速、有效地止血和纠正贫血，血止后应尽可能明确病因，根据病因选择合适的方案进行治疗，预防复发及远期并发症。功血的一线治疗是药物治疗，应根据不同年龄的对象采取不同方法。青春期及育龄期无排卵性功血以止血、调整周期及促排卵为原则；围绝经期则以止血、调整周期、减少经量，防止子宫内膜病变为原则；排卵性功血应以恢复黄体功能为目的。

经过治疗与护理，病人能够：①及时有效止血，维持有效的循环血量，纠正或改善贫血；②正确按医嘱使用性激素等药物；③保持外阴部清洁；④积极、主动地配合各种诊治过程。

（一）维持正常血容量

密切观察并记录病人的生命体征、阴道出血量情况。急性大出血的病人应卧床休息，避免劳累和剧烈活动。贫血严重者，做好给氧、输液输血以及各种手术止血准备，执行医嘱以维持病人正常循环血量。

（二）性激素治疗及护理

1. **治疗原则** 临床采用性激素治疗以达到止血和调整周期的目的。治疗前应周密计划，制订合理方案，尽可能使用最低有效剂量，以免性激素使用不当而引起出血。

（1）止血：大量出血病人，要求在性激素治疗 8 小时内见效，24～48 小时内出血基本停止，若 96 小时以上仍不止血，应考虑器质性病变存在。常用的性激素止血药物有雌激素、孕激素、雄激素及其他止血药如抗前列腺素、卡巴克络、酚磺乙胺等。

1）雌激素：主要用于青春期功血，此类病人内源性雌激素不足。大剂量雌激素可迅速促进子宫内膜生长，短期内修复创面而止血。用药的最后 7～10 天要加用孕激素，停药后 3～7 天发生撤退性出血。一般常用雌激素有妊马雌酮、己烯雌酚、苯甲酸雌二醇等。有血液高凝或血栓性疾病史的病人禁忌使用。

2）孕激素：主要用于体内有一定雌激素水平的功血病人。孕激素可使雌激素作用下持续增生的子宫内膜转化为分泌期，从而达到止血效果。停药后子宫内膜脱落较完全，起到药物性刮宫的作用。常用合成孕激素有甲羟孕酮、甲地孕酮和炔诺酮等。

3）雄激素：雄激素可对抗雌激素，增强子宫平滑肌及血管张力，减轻盆腔充血而减少出血量。适用于围绝经期功血，单用效果不佳。病人用孕激素止血时，为减少撤退性出血量，可酌情加用雄激素。

4）联合用药：联合用药的止血效果优于单一药物。对于出血量不太多的青春期功血病人，可以口服复方低剂量避孕药。对于急性大出血病人，可以口服复方单相避孕药或使用三合激素（黄体酮 12.5mg，苯甲酸雌二醇 1.25mg，丙酸睾酮 25mg），以达到迅速止血的目的。

5）其他：抗前列腺素药物（氟芬那酸）及其他止血药（卡巴克络、云南白药、酚磺乙胺）有减少出血量的辅助作用，但不能赖以止血。

（2）调整月经周期：使用性激素止血后需继续调整月经周期。青春期及育龄期无排卵性功血病人需恢复正常内分泌功能，以建立正常月经周期；围绝经期病人需控制出血及预防子宫内膜增生症的发生。一般连续用药 3 周。常用方法有 4 种：①雌、孕激素序贯法；②雌、孕激素联合法；③后半周期疗法；④促进排卵。

1）雌、孕激素序贯法：即人工周期。模拟自然月经周期中雌、孕激素的变化，将雌、孕激素序贯应用，使子宫内膜发生相应变化，引起周期性脱落（图 54-1-4）。使用 2～3 个周期后，病人常能自发排卵。适应于青春期及生育年龄功血内源性雌激素水平较低者。

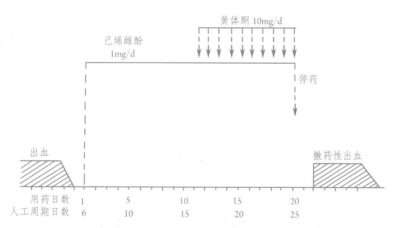

图 54-1-4 雌、孕激素序贯疗法示意图

2）雌、孕激素联合法：该方法开始即用孕激素，可以限制雌激素促内膜生长作用。雌激素用于预防治疗过程中孕激素的突破性出血，适用于育龄期功血内源性雌激素水平较高者或围绝经期功血病人。

3）后半周期疗法：适用于青春期或围绝经期功血病人。可于月经周期后半期（撤药性出血的第 16～25 日）服用甲羟孕酮或肌注黄体酮，连用 10～14 日为一周期，共 3 个周期为一疗程。

4）促进排卵：功血病人经上述调整周期药物治疗几个疗程后，部分可恢复自发排卵。青春期一般不提倡使用促排卵药物，育龄期功血尤其不孕病人，可针对病因采用。常用的药物有氯米芬（CC，克罗米芬）、人绒毛膜促性腺激素（hCG）。

2. **护理要点** 性激素治疗是功血治疗中非常重要的环节。护士作为给药执行者和药效观察者，应引起重视，履行好职责，促进病人早日康复。要点包括：①严格三查八对，按时按量给药，以保持药物稳定的血药浓度，不可随意停药或漏药；②药物减量必须按规定在血止后才能开始，每3日减量1次，每次减量不可超过原剂量的1/3，直至减到维持量；③用药期间密切观察阴道流血情况，止血效果不理想者应及时通知医师做适当处理，同时观察有无药物不良反应出现，如消化道反应等，重者需做相应对症处理。

（三）手术治疗

1. 刮宫术 最常用，既能明确诊断，又能迅速止血。适用于急性大出血或存在子宫内膜癌高危因素的功血病人。青春期功血病人刮宫应持谨慎态度。刮宫时间的选择，如出血多应立即进行，出血少者可先服用3天抗生素后进行。

2. 子宫内膜切除术 此法治疗功血临床很少用。适用于经量多的围绝经期妇女和经激素治疗无效且无生育要求的育龄期功血。优点是微创、有效，可减少月经量，部分病人可达到闭经效果。缺点是组织受热效应破坏，影响病理诊断。

3. 子宫切除术 病人经各种方案治疗效果不佳或无效，并了解所有治疗功血的可行方法后，由病人和家属知情同意选择接受子宫切除。

（四）预防感染

指导协助病人保持局部清洁卫生，勤换月经垫和内裤。出血期间禁止盆浴和性生活。尽量减少不必要的经阴道检查和治疗。严密观察有关感染征象，如体温、脉搏、子宫体压痛、阴道出血性状和气味改变、白细胞计数和分类情况等。如有感染征象，应及时联系医师并按医嘱进行抗生素治疗。

（五）营养支持和活动指导

1. 营养支持 加强营养，改善全身状况，给予高蛋白、高维生素、易消化富铁食物的摄入。贫血严重者，遵医嘱补充铁剂、维生素C，甚至输血。

2. 活动指导 病人出血期间避免剧烈运动，以免过度疲劳，保证充分的休息。贫血严重者应卧床休息，注意安全。

（六）心理护理

功血病人因月经淋漓不尽、不孕、贫血及性激素使用等影响病人身心健康。针对不同的病人给予相应的心理疏导。护士应鼓励病人充分表达对病情、诊治和预后的感受，为病人提供正确的相关信息，澄清有关性激素应用等方面的错误认识，减轻其焦虑程度。条件许可时，介绍同类已康复病人以增强其治疗信心。同时充分调动家属的积极性，给予病人精神支持。

（七）健康指导

针对不同年龄的病人，介绍并让病人了解疾病相关知识及治疗方案，树立信心，积极配合治疗。向病人讲解性激素药物的使用方法，可能出现的不良反应，并要求严格遵医嘱正确用药，不得随意停服和漏服，如出现不规则阴道流血，应及时随诊，并讲解随诊的目的及意义。

【护理评价】

经过治疗和护理，病人是否达到：①生命体征平稳，贫血纠正或改善，血红蛋白及红细胞计数上升；②正确按医嘱使用性激素等药物；③外阴部保持清洁，无感染发生；④手术者能顺利渡过围术期；⑤积极、主动地配合各种诊治过程。

第二节　闭经病人的护理

闭经（amenorrhea）是妇科疾病中的一种常见症状，而不是疾病名称。根据既往有无月经来潮，分为原发性和继发性两类。原发性闭经指年龄超过13岁，第二性征仍未发育；或年龄超过15岁，第二性征已发育，月经还未来潮者。继发性闭经指正常月经建立后，因某种病理性原因月经停止6个月，或按自身原有月经周期计算停止3个周期以上者。青春期前、妊娠期、哺乳期及绝经后的月经不来潮均属生理现象，本节不予讨论。

【病因及分类】

正常月经的建立和维持有赖于下丘脑－垂体－卵巢轴的神经内分泌调节、靶器官子宫内膜对性激素的周期性反应和下生殖道通畅，其中任何一个环节发生障碍均可导致闭经。原发性闭经较少见，往往由于遗传学原因或先天发育缺陷引起，如米勒管发育不全综合征、雄激素不敏感综合征、对抗性卵巢综合征、低促性腺激素性腺功能减退、高促性腺激素性腺功能减退、生殖道闭锁和真两性畸形。继发性闭经发生率明显高于原发性闭经，病因复杂，根据控制正常月经周期的5个主要环节，以下丘脑性最常见，其次为垂体性、卵巢性、子宫性及下生殖道发育异常闭经。

（一）下丘脑性闭经

最常见的一类闭经，以功能性原因为主。

1. 精神应激因素　精神创伤、紧张忧虑、环境改变、过度劳累、情感变化、气候变化等，均可引起神经内分泌障碍而导致闭经。闭经多为一时性，通常很快自行恢复，也可持续时间较长。

2. 体重下降和神经性厌食　中枢神经对体重急剧下降极为敏感，单纯性体重下降或真正的神经性厌食均可诱发闭经。若体重减轻10%~15%，或体脂丢失30%时将出现闭经。神经性厌食者通常由于内在情感的剧烈矛盾或为保持体型而强迫节食，引起下丘脑功能失调、促性腺激素释放激素、促性腺激素和雌激素水平均低下，继而引起闭经。

3. 剧烈运动　长期剧烈运动如长跑、芭蕾舞、现代舞训练等易致闭经。初潮发生和月经的维持有赖于一定比例（17%~20%）的机体脂肪，肌肉/脂肪比率增加或总体脂肪减少，均可使月经异常。运动剧增后Gn-RH释放受抑制，使LH释放受抑制而引起闭经。

4. 药物　长期应用甾体类避孕药及吩噻嗪衍生物（奋乃静、氯丙嗪）、利血平等，可引起继发性闭经，其机制是药物抑制下丘脑分泌Gn-RH或通过抑制下丘脑多巴胺，使垂体分泌催乳激素增加。药物性闭经通常是可逆的，停药后3~6个月，月经多能自然恢复。

5. 颅咽管瘤　瘤体增大可压迫下丘脑和垂体柄，引起闭经、生殖器萎缩、肥胖、颅内压增高、视力障碍等症状，也称为肥胖生殖无能营养不良症。

（二）垂体性闭经

主要病变在垂体。腺垂体器质性病变或功能失调可影响促性腺激素的分泌，继而影响卵巢功能引起闭经。如：垂体肿瘤、垂体梗死、腺垂体功能减退（希恩综合征）和空蝶鞍综合征等。

（三）卵巢性闭经

闭经原因在卵巢。卵巢分泌的性激素水平低下，子宫内膜不发生周期性变化而导致闭经。如：先天性卵巢发育不全或缺如，由于遗传因素、自身免疫因素或医源性因素等引起的卵巢早衰，卵巢功能性肿瘤（如卵巢支持－间质细胞瘤、颗粒卵泡膜细胞瘤）和多囊卵巢综合征等。

（四）子宫性闭经

闭经原因在于子宫。月经调节功能正常，第二性征发育也正常，由于子宫内膜受到破坏或对卵巢激素不能产生正常的反应，从而引起闭经。如：先天性无子宫、Asherman 综合征、子宫内膜炎、子宫切除后或子宫腔内放射治疗后。

（五）其他内分泌功能异常

肾上腺、甲状腺、胰腺等功能异常也可引起闭经。常见疾病有甲状腺功能减退或亢进、肾上腺皮质功能亢进或肾上腺皮质肿瘤、糖尿病等，均可通过下丘脑影响垂体功能而造成闭经。

【护理评估】

（一）健康史

对原发性闭经病人，应详细询问病人婴幼儿期生长发育过程，有无先天性缺陷或其他疾病，第二性征发育情况及家族史。继发性闭经病人应详细询问月经史，包括初潮年龄、月经周期、经期、经量及伴随症状，闭经期限。已婚妇女询问其生育史及产后并发症。有无引起闭经的各种诱因存在，如精神创伤、环境改变、严重营养不良、剧烈运动、各种疾病及特殊用药等。

（二）身体状况

根据病人的年龄和月经史，不难区分原发性闭经和继发性闭经。因闭经是疾病的一种症状，所以身体状况评估目的是确定病变环节，寻找引起闭经的疾病，从而给予恰当的治疗和护理。

1. **症状**　询问病人月经情况，闭经的期限，有无提示疾病的伴随症状存在。已婚妇女需排除妊娠的可能。

2. **体征**　检查病人全身发育状况，注意病人胖瘦及智力情况，测量身高、体重；观察女性第二性征发育程度：毛发分布情况，乳房发育是否正常、有无乳汁分泌；妇科检查注意内外生殖器官的发育情况；同时需排除因妊娠引起的闭经。

（三）辅助检查

辅助检查的目的是在病史和体格检查的基础上，通过选择性辅助检查以明确引起闭经的真正原因。

1. **子宫功能检查**　主要了解子宫、子宫内膜状态及功能。

（1）盆腔 B 型超声检查：了解盆腔有无子宫、子宫形态、大小及内膜的厚度及卵巢大小、形态、卵泡发育情况等。

（2）子宫输卵管碘油造影：了解宫腔的形态、大小及输卵管的情况，诊断生殖系统发育不良、畸形、结核及宫腔粘连等病变。

（3）诊断性刮宫：适用于已婚妇女。了解宫腔深度和宽度，宫颈管或宫腔有无粘连。刮取子宫内膜做病理学检查，了解子宫内膜对卵巢激素的反应。

（4）宫腔镜检查：可了解宫腔及内膜有无粘连及其他病变。

（5）药物撤退试验：常用孕激素试验和雌、孕激素序贯试验。

1）孕激素试验：评估内源性雌激素水平。连用孕激素（黄体酮或甲羟孕酮）5 天，停药 3 ~ 7 天后出现撤药性出血（阳性反应），提示子宫内膜已受一定水平的雌激素影响，但无排卵；如无撤药性出血（阴性反应），说明病人体内雌激素水平低下，对孕激素无反应，应进一步作雌、孕激素序贯试验。

2）雌、孕激素序贯试验：适用于孕激素试验阴性的闭经病人。服用雌激素连续 21 天，最后 10 天加用孕激素，停药后 3 ~ 7 天发生撤药性出血为阳性，提示子宫内膜功能正常，排除子宫性闭经，闭经是由于病人体内雌激素水平低落所致，应进一步寻找原因。若无撤药性出血为阴性，可再重复试验一次，若两次试验均无出血，提示子宫内膜有缺陷或被破坏，可诊断为子宫性闭经。

2．卵巢功能检查 主要了解卵巢产生卵子和分泌性激素的功能。

（1）基础体温测定：正常月经周期基础体温呈双相型，即月经周期后半期的基础体温较前半期上升 0.3～0.6℃，提示卵巢功能正常，有排卵或黄体形成。

（2）血甾体激素测定：包括雌二醇、孕酮及睾酮测定。血孕酮水平升高，提示排卵。雌激素水平低，提示卵巢功能不正常或衰竭。睾酮水平高，提示有多囊卵巢综合征或卵巢支持 – 间质细胞瘤等。

（3）B 型超声监测：从月经周期第 10 天开始用 B 型超声动态监测卵泡发育及排卵情况。卵泡直径达 18～20mm 时为成熟卵泡，估计约在 72 小时排卵。

（4）阴道脱落细胞和宫颈黏液结晶检查：涂片检查可反映病变的部位，涂片见有正常周期性变化，提示闭经原因在子宫。涂片无周期性变化，若 FSH 升高，提示病变在卵巢。若 FSH、LH 均低，提示垂体或以上中枢功能失调引起的闭经。

3．垂体功能检查 主要了解垂体的功能。

（1）血 PRL、FSH、LH 测定：放射免疫测定血 PRL 水平升高，提示高催乳激素血症，PRL 升高者应进一步行头颅 MRI 或 CT 检查，排除垂体肿瘤。FSH 水平升高提示卵巢功能衰竭，LH 水平升高高度怀疑多囊卵巢，而 FSH、LH 水平均低下，提示垂体功能减退，病变可能在垂体或下丘脑。

（2）垂体兴奋试验：又称 Gn-RH 刺激试验，了解垂体对 Gn-RH 的反应性。静脉注射 LHRH 15～60 分钟后 LH 较注射前高 2～4 倍以上，说明垂体功能正常，病变在下丘脑；经多次重复试验 LH 值无升高或升高不显著，说明垂体功能减退。

4．其他检查 疑有性腺发育不全者，应作性染色体检查。考虑闭经与甲状腺功能异常有关者，应检测血 T_3、T_4、TSH。闭经与肾上腺功能有关者，可行尿 17- 酮、17- 羟类固醇或血皮质醇检测。闭经与中枢神经系统病变及盆腔肿瘤有关者，可行 CT 或磁共振显像（MRI）检查。

（四）心理 – 社会状况

闭经给病人和家属带来巨大的心理压力。原发性闭经病人，担心生殖道畸形或有不可逆性月经调节系统病变影响结婚和生育。继发性闭经病人担心存在生殖道或其他部位器质性病变影响性生活、生育能力。部分病人会产生自卑心理，尤其病程较长者。护士应正确评估病人和家属的焦虑程度，压力产生的具体原因，鼓励并树立治疗的信心。

【常见护理诊断／问题】

1．焦虑 与担心闭经对健康、性生活、生育有影响或病程长，治疗效果不理想等有关。

2．长期低自尊 与女性第二性征缺如、无月经来潮等正常女性性征缺乏有关。

3．知识缺乏：缺乏有关各种诊断检查、用药等方面知识。

【计划与实施】

闭经的治疗原则是纠正全身健康状况，进行心理和病因治疗。积极治疗全身性疾病，提高机体体质，维持良好的营养状态和正常体重，进行适当的运动锻炼；促使病人保持心态平稳，积极配合各项诊治活动。生殖器畸形、Asherman 综合征、卵巢或垂体肿瘤等引起的闭经者可行手术治疗。因下丘脑 – 垂体 – 卵巢轴功能紊乱导致机体激素不足或过多，可用激素替代或拮抗治疗。

经过治疗和护理，病人能够：①心态平稳，接受闭经的事实，积极配合各项诊治活动；②保持自尊；③获得有关诊治知识。

1. 全身治疗　闭经的发生与神经内分泌的调控密切相关，因此，全身治疗在闭经治疗中占据重要地位。闭经是因全身急、慢性疾病引起者首先考虑全身性治疗。单纯性营养不良者可增加营养保持标准体重；肥胖、体重过重者，应给予低热量饮食，加强锻炼。

2. 心理护理　良好的护患关系有助于护患之间的沟通交流，有助于了解病人和家属的真实心理。护士应鼓励、倾听病人表达自己的感受，向其提供正确的诊疗信息，澄清错误观念，充分调动亲属朋友的力量，关心和帮助病人减轻心理压力。

3. 健康指导

（1）检查指导教育：闭经病人为明确病因需要做许多检查，护士应向病人提供各种检查方面的知识，使病人能够按时、按规定接受有关检查，取得准确的检查结果，获得满意的治疗效果。

（2）治疗指导教育：药物治疗是闭经治疗中的重要内容，如性激素替代治疗、促排卵药物治疗、抗结核药物治疗等。护士应针对不同病人给予相应的指导，如门诊病人应详细交代药物名称、作用、用药方法、剂量、服药注意事项、不良反应及复诊时间。对住院病人应按医嘱正确给药，及时与医生联系，做好疗效观察与不良反应处理。病人如需进行手术治疗或其他治疗，护士则应作好相应的护理。

（3）饮食与运动指导教育：指导病人体格锻炼与合理营养，提高机体体质。运动性闭经病人应适当减少运动量；为极度消瘦和肥胖病人提供相关的专业指导和信息；指导神经性厌食症者及时治疗。

【护理评价】

经过治疗和护理，病人是否达到：①心态平和，接受闭经事实；②保持自尊；③主动配合诊断检查和治疗，维持性征和月经。

第三节　围绝经期综合征病人的护理

长期以来人们习惯用"更年期"来形容卵巢功能衰退的过程。1994 年 WHO 提出废除"更年期"术语，推荐采用"围绝经期（perimenopausal period）"一词，并将其定义为从卵巢功能开始衰退直至绝经后 1 年的时期。围绝经期综合征（perimenopausal syndrome，PMS）指妇女绝经前后由于性激素水平波动或下降所致的以自主神经系统功能紊乱为主，伴有精神心理症状的一组症候群。除自然绝经外，因双卵巢手术切除或医源性功能丧失（如化学治疗或放射治疗）导致的人工绝经妇女更易发生围绝经期综合征。

【病因与发病机制】

1. 内分泌因素　卵巢功能衰退，血中雌 - 孕激素分泌减少，使正常的下丘脑 - 垂体 - 卵巢轴之间平衡失调，影响了自主神经中枢及其支配下的各脏器功能，从而出现一系列自主神经功能失调的症状。在卵巢切除或放疗后雌激素急剧下降，症状更为明显，而雌激素补充后可迅速改善。

2. **神经递质** 血β-内啡肽及其自身抗体含量明显降低，引起神经内分泌调节功能紊乱。情绪变化与神经递质5-羟色胺（5-HT）水平异常密切相关。

3. **种族及遗传因素** 个体人格特征、神经类型、种族、职业、家庭和社会环境改变等也可能与围绝经期综合征发生有关。围绝经期综合征病人大多神经类型不稳定，且有精神压抑或精神上受过较强烈刺激的病史。长期从事体力劳动者发生围绝经期综合征的较少，即使发生症状也较轻、消退较快。

【围绝经期的内分泌变化】

绝经前后最明显的变化是卵巢功能衰退，随后表现为下丘脑-垂体功能退化。

1. **雌激素** 绝经后由于卵巢功能衰退，循环血中雌激素水平逐渐下降，而雌二醇水平降低明显。

2. **孕激素** 绝经过渡期卵巢尚有排卵功能，仍有孕激素分泌。因卵泡期延长，黄体功能不良，导致孕激素分泌减少。绝经后无孕激素分泌。

3. **雄激素** 雄烯二酮血中含量约为绝经前的一半，主要来源于肾上腺。

4. **促性腺激素释放激素** 绝经后 Gn-RH 分泌增加，并与 LH 水平相平衡。

5. **抑制素（inhibin）** 是一种主要由性腺分泌的糖蛋白激素。围绝经期妇女血抑制素水平下降，较雌二醇下降早且明显，可成为反映卵巢功能衰竭的敏感指标。绝经后卵泡抑制素极低，而FSH升高。

6. **其他激素** 生长激素、降钙素、β-内啡肽绝经后水平降低，甲状旁腺素则增加。

【护理评估】

（一）健康史

询问病人的年龄、月经史、生育史，了解既往有无生殖系统及其他内分泌系统疾病史，包括其诊治情况如何，了解病人母亲或姐妹围绝经期情况等。

（二）身体状况

围绝经期综合征主要表现为月经改变、精神神经症状以及因性激素水平下降所致的相关症状。

1. **月经改变** 多数围绝经期妇女出现月经紊乱，表现为月经周期不规则，经期长短不一，经量多少不等。

2. **精神神经症状** 主要包括情绪不稳定，记忆力减退，注意力不集中。病人常表现为忧郁、情绪烦躁、焦虑、多疑、甚至出现大声哭闹和反常言行等。

3. **自主神经失调症状** 常出现心悸、眩晕、头痛、失眠、耳鸣等自主神经失调症状。

4. **雌激素下降相关症状**

（1）血管舒缩症状：潮红、潮热是围绝经期妇女最常见且典型的症状。其特点是反复出现短暂的面部、颈部及胸部皮肤潮红，阵热，伴出汗，汗后畏寒。一般持续1~3分钟。发作次数因人而异，症状轻者每日发作数次，严重者十余次或更多，夜间或情绪激动时易促发，影响病人的情绪、工作及睡眠。该症状可持续1~2年，有时长达5年或更长时间。

（2）心血管系统症状：绝经后妇女易发生高血压、动脉粥样硬化、心肌梗死和脑血管病变。

（3）泌尿生殖道症状：主要表现为泌尿生殖道萎缩症状，如尿道括约肌松弛、外阴和阴道干燥、黏膜伸展性差，病人常有张力性尿失禁，易反复发生尿路感染，出现性交困难。

（4）骨质疏松：绝经后妇女因雌激素下降导致骨质吸收速度快于骨质生成，从而促使骨质丢失，出现骨质疏松。病人因骨骼压缩而身材变矮，严重者易发生桡骨远端、股骨颈、椎体等处骨折。

（5）其他改变：病人皮肤松弛、皱纹增多，伴色素沉着，皮下脂肪变薄；阴毛、腋毛不同程度丧失，阴道萎缩，宫颈及子宫萎缩变小；乳房萎缩、下垂；人体脂肪重新分布，趋向于中心化。

（三）辅助检查

1. 促性腺激素、性激素及促性腺激素释放激素（Gn-RH）等检查　了解下丘脑－垂体－卵巢轴的功能。

2. B型超声检查　了解子宫形态、大小及卵巢大小、形态等。

3. 宫颈刮片　进行防癌涂片检查。

4. 血常规、出凝血时间检查　了解贫血程度及有无出血倾向。

5. 心电图及血糖、血脂检查　了解心血管的情况及血糖、血脂水平。

6. 其他　必要时行阴道脱落细胞检查、宫腔镜检查。

（四）心理－社会状况

围绝经期妇女由于自身生理的变化（如面容衰老、乳房下垂等）以及家庭和社会环境（如家庭空巢、夫妻社会地位日渐悬殊、工作负荷加重等）的改变，会使心理负担加重，影响正常生活、工作和人际关系，这又反过来更加重围绝经期综合征的症状，形成恶性循环。

【常见护理诊断／问题】

1. 焦虑　与不适应围绝经期内分泌变化、健康状态的改变以及家庭和社会环境的变化有关。

2. 体像紊乱　与月经紊乱、出现精神和神经症状等围绝经期综合征表现有关。

3. 知识缺乏：缺乏围绝经期的相关医学知识。

4. 有感染的危险　与围绝经期阴道萎缩、膀胱黏膜变薄，防御感染能力下降有关。

【计划与实施】

围绝经期综合征的治疗原则是缓解近期症状，调节自主神经功能紊乱，进行心理治疗，早期预防骨质疏松症、动脉硬化等老年性疾病。围绝经期综合征强调综合治疗，主要包括心理治疗、激素替代治疗以及健康指导。

经过治疗和护理，病人能够：①正确接受进入围绝经期这一生理时期的事实；②围绝经期的症状得到缓解或消失；③获得关于用药、饮食、运动等方面的正确信息。

1. 心理护理　评估病人是否存在认识误区以及接受事物程度，采用恰当的方法（如观看录像、个体经历等）使病人理解围绝经期是人体正常的生理过程，应以平常心来对待衰老。同时充分发挥亲友尤其是配偶的积极性，鼓励、关心和体贴病人，帮助病人渡过这一时期。

2. 用药指导　为了缓解围绝经期综合征症状，激素替代治疗在临床得到广泛应用。

（1）常用药物及使用方法：主要药物为雌激素，常辅以使用孕激素。给药途径有口服给药、经阴道给药、经皮肤给药和皮下埋植等。可短期用药以解除围绝经期症状，待症状消失后即可停药，也可长期用药用于防治骨质疏松。激素替代治疗应用需遵循剂量个体化的原则，以取最小有效量为佳。

（2）激素替代治疗禁忌证：妊娠、原因不明的子宫出血、血栓性静脉炎、肝胆疾病、乳腺癌、子宫内膜癌等。

（3）不良反应的观察和护理：不良反应主要表现为乳房胀痛、白带增多、头痛、水肿、色素沉着、抑郁、易怒及异常子宫出血等。长期单一应用雌激素可使子宫内膜增生和子宫内膜癌的危险性增加，目前强调对有子宫的病人联合使用雌、孕激素可降低风险。

护士应向病人解释治疗目的、性激素使用方法、可能出现的不良反应，有异常情况者尽快就诊；根据不同个体选取最小的有效药物剂量；督促病人定期随访。

3．健康指导　指导病人进行适当的运动如散步、骑车、打太极拳等，摄入足量蛋白质及含钙丰富的食物，增加日晒时间，补充钙片，预防骨质疏松。必要时可选用适量镇静药以助睡眠，谷维素有助于调节自主神经功能，缓解潮热症状。保持乐观态度，增强社交活动。

【护理评价】

经过治疗和护理，病人是否达到：①生活状态良好，能以乐观、积极的态度待人行事；②围绝经期症状得到缓解或消失；③掌握围绝经期康复保健的知识。

第四节　痛经病人的护理

痛经（dysmenorrhea）是妇科最常见的症状之一，是指行经前后或月经期出现下腹痉挛性疼痛、坠胀、腰酸或合并头痛、头晕、乏力、恶心等其他不适，以致影响生活和工作质量者。痛经分为原发性和继发性两类，前者指生殖器官无器质性病变的痛经，占痛经90%以上；后者指由于盆腔器质性疾病如子宫内膜异位症、盆腔炎或宫颈狭窄等引起的痛经。本节只叙述原发性痛经。

【病因与发病机制】

原发性痛经的发生主要与月经时子宫内膜合成和释放前列腺素（prostaglandin，PG）增加有关。研究表明，子宫内膜和月经血中PG含量尤其PGF_{2a}和PGE_2含量均明显高于正常妇女，PGF_{2a}含量增高是引起痛经的主要原因。在月经周期中，分泌期子宫内膜前列腺素浓度高于增生期子宫内膜。月经期因溶酶体酶溶解子宫内膜细胞而大量释放PGF_{2a}和PGE_2，使PGF_{2a}和PGE_2含量增高。前列腺素诱发子宫平滑肌收缩，血管挛缩，造成子宫缺血、缺氧而产生分娩样下腹痉挛性绞痛，导致痛经。此外，原发性痛经还与精神神经因素、遗传因素及免疫因素有关。无排卵的增生期子宫内膜因无孕激素刺激，所含前列腺素浓度很低，一般不发生痛经。

【护理评估】

（一）健康史

询问病人的年龄、月经史与婚育史，了解诱发痛经相关的因素，疼痛与月经的关系，疼痛发生的时间、部位、性质及程度，是否服用止痛药缓解疼痛，用药量及持续时间，疼痛时伴随的症状等。

（二）身体状况

月经期下腹疼痛是原发性痛经的主要症状，疼痛多数位于下腹部耻骨上，可发射至腰骶部、外阴与肛门，少数人的疼痛可放射至大腿内侧。疼痛的性质以胀坠痛为主，重者呈痉挛性。疼痛时月经未来潮或仅见少量经血，行经第1日疼痛最剧烈，多于2～3日后缓解。可伴随恶心、呕吐、头晕、乏力、腹泻等症状，严重时面色发白、四肢厥冷、出冷汗。妇科检查无异常发现。

（三）辅助检查

妇科检查无阳性体征，为排除因子宫内膜异位症、子宫肌瘤、盆腔炎性疾病引起的继发性痛经，可做超声检查、腹腔镜检查、子宫输卵管造影、宫腔镜检查。目前腹腔镜检查是最有价值的辅助诊断方法。

（四）心理－社会评估

原发性痛经多见于青春期，周期性月经期下腹部疼痛，会使病人心理负担加重，甚至影响正常学习和工作。要注意倾听和观察病人精神、神经方面的表现，注意神经质的性格特点。

【常见护理诊断／问题】

1. **急／慢性疼痛** 与子宫痉挛、精神紧张有关。

2. **恐惧** 与长期痛经有关。

3. **睡眠型态紊乱** 与痛经症状有关。

【计划与实施】

原发性痛经的治疗原则是缓解疼痛症状，避免精神刺激或过度疲劳，重视心理治疗。以对症治疗为主，一般给予镇痛解痉类药物。可口服前列腺素合成酶抑制剂以减少前列腺素的释放，减轻疼痛程度；还可口服避孕药抑制子宫内膜生长，以减少月经量、抑制排卵和减少月经血中的前列腺素含量，缓解疼痛。

经过治疗和护理，病人能够：①疼痛减轻；②恐惧感消失；③月经期间睡眠状态改善，得到充分的休息。

1. **缓解症状**

（1）腹部热敷和进食热的饮料。

（2）服用药物：症状严重者按医嘱给予止痛药。如月经来潮即开始服用止痛药，需观察药物依赖症状的出现，并提供给医生；避孕药适用于要求避孕的痛经妇女。

（3）生物反馈法：增加病人自我控制感，使身体放松，以解除痛经。

2. **心理护理** 原发性痛经病人常因周期性下腹部疼痛、坠胀，伴腰骶部不适等而影响病人的身心健康。应重视提供心理支持，给予安慰与理解，使病人在经期能够情绪稳定，心情舒畅。

3. **健康指导**

（1）向病人介绍有关月经的生理卫生知识，如注意经期卫生，经期禁止性生活，避免受寒及进冷饮等。

（2）提醒病人合理休息和充足睡眠。

【护理评价】

经过治疗和护理，病人是否达到：①疼痛减轻，了解疼痛的相关因素和应对措施；②在月经来潮及经期无恐惧感，没有恐惧的行为和体征；③自诉睡眠良好。

（何朝珠）

1. 女性，49岁，近1年来月经周期缩短，经期延长。此次血量多且持续15天，伴头晕、心悸。查体：轻度贫血外观，子宫稍大、稍软，附件正常。

（1）初步判断该病人出现了什么情况？

（2）为进一步明确诊断，需做哪些辅助检查？

（3）该病人诊断为"围绝经期无排卵性功血"，即将行性激素治疗，护理要点有哪些？

2. 女性，32岁，因结婚4年未怀孕，继发性闭经6个月来就诊。连续肌注黄体酮5天，停药后未见阴道流血，后行雌、孕激素序贯试验出现阴道流血。血清放射免疫法测定FSH值正常。

（1）引起该病人不孕和闭经的环节部位在哪里？

（2）针对该病人，应采取哪些护理措施？

第五十五章
子宫内膜异位症病人的护理

学习目标

识记
1. 能准确复述子宫内膜异位症的概念。
2. 能说出子宫内膜异位症药物治疗和手术治疗的护理要点。

理解
1. 能阐述子宫内膜异位症的发病机制，列举减少导致子宫内膜异位症发病的因素。
2. 解释子宫内膜异位症的护理评估重点和护理措施。

运用
运用护理程序为子宫内膜异位症病人制订护理计划，提供护理措施及健康指导。

55章

子宫内膜组织（腺体和间质）出现在子宫内膜以外的部位时，称为子宫内膜异位症（endometriosis）。子宫内膜异位常出现在盆腔内生殖器官及其邻近器官的腹膜面。最常见的侵犯部位是卵巢、宫骶韧带。子宫内膜若生长在子宫肌层，则称为子宫肌腺症。少数的异位内膜也可侵犯远离子宫的部位，如手术切口、外阴、输尿管甚至肺部（图55-1-1）。

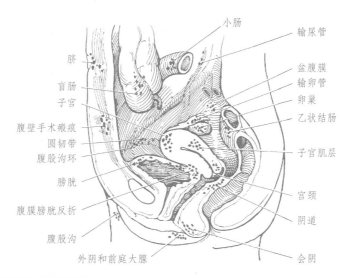

图 55-1-1 子宫内膜异位症的发生部位

子宫内膜异位症虽然是良性病变，但具有转移、种植、浸润、复发等类似恶性肿瘤的表现，治疗困难。本病在育龄期高发，不孕症病人中25%～35%有内膜异位。部分病人有痛经，影响生活和工作。子宫内膜异位症是激素依赖性疾病，自然绝经、人工绝经、妊娠或使用性激素抑制卵巢功能，可暂时阻止其发展。

【发病机制】

子宫内膜异位症的发病机制目前尚不清楚，学者们经过研究提出以下学说。

1. 子宫内膜种植学说　经血中所含的子宫内膜在经期可随经血逆流，经输卵管进入腹腔，种植于卵巢及邻近的盆腔腹膜并生长、蔓延。临床上，患先天性阴道闭锁的病人月经排出受阻，常并发内膜异位症，这也说明经血逆流可导致内膜种植。但这一学说不能解释输尿管、肺等远处的异位症。

有研究发现盆腔淋巴管、淋巴结和盆腔静脉中有子宫内膜组织。远离盆腔的肺等部位的异位灶可能是通过淋巴/静脉播散的。

2. 体腔上皮化生学说　卵巢表面上皮、盆腔腹膜是由胚胎时期具有化生潜能的体腔上皮分化而来，受到经血、慢性炎症和卵巢激素的反复刺激，被激活转化为子宫内膜样组织，形成子宫内膜异位灶。

3. 诱导学说　有动物实验证实，未分化的腹膜组织在内源性生物化学因素诱导下，可发展成为子宫内膜组织，种植的内膜可以释放化学物质，诱导未分化的间充质形成子宫内膜异位组织。

4. 其他因素　一些病例报道和回顾性研究认为子宫内膜异位症具有遗传倾向，子宫内膜异位症病人的亲属患病率高于正常对照组。有研究显示免疫调节异常对子宫内膜异位症的发生、发展具有重要作用。

关于子宫内膜异位症的发病机制，国内学者提出了"在位内膜决定论"，认为在位子宫内膜的生物学特性是子宫内膜异位症发生的决定因素，局部微环境是影响因素。子宫内膜异位症病人在位子宫内膜的特性，如黏附性、侵袭性、刺激形成血管的能力均强于非子宫内膜异位症病人的在位子宫内膜。环境因素也与子宫内膜异位症之间存在潜在联系，二噁英在本症发病中有一定作用。血管生成因素也可能参与子宫内膜异位症的发生，病人腹腔液中血管内皮生长因子增多，使盆腔微血管生长增加，导致异位内膜易于种植生长。异位内膜除自分泌雌激素外，还可削弱对局部雌激素的灭活作用，促进自身增殖。此外，异位内膜细胞凋亡减少也可能与疾病进程有关。

【病理生理变化】

子宫内膜异位症的主要病理变化是异位的内膜随卵巢激素的变化而发生周期性出血，伴有周围纤维组织增生和粘连，在病变区域形成紫褐色斑点或小泡，最终形成蓝紫色实质性结节。

（一）卵巢

卵巢的子宫内膜异位最多见，80%的病人为一侧卵巢受累，50%的病人双侧卵巢出现病变。早期在卵巢表面可见紫褐色斑点或小泡，异位的内膜反复出血，形成单个或多个卵巢子宫内膜异位囊肿。因囊肿内含有暗褐色黏稠陈旧性出血，状似巧克力液体，又称卵巢巧克力囊肿。由于子宫内膜周期性出血，囊肿内压力不断增高，少量血液渗漏至卵巢表面，引起腹膜局部炎性反应和组织纤维化，导致卵巢与邻近组织器官粘连、固定。

（二）宫骶韧带、子宫直肠陷凹

宫骶韧带、子宫直肠陷凹位于盆腔的最低点，接触经血的机会较多，也是子宫内膜异位症的好发部位。宫骶韧带、子宫直肠陷凹等部位有紫褐色出血点或颗粒状散在的结节。随着病变发展，子宫后壁与直肠粘连，子宫直肠陷凹变浅、消失。

（三）其他部位

盆腔腹膜、宫颈、输卵管、阑尾、膀胱、直肠等部位也可被异位内膜侵犯。

【护理评估】

（一）健康史

子宫内膜异位症好发于育龄妇女，以25～45岁妇女居多。与剖宫产率增高、人工流产增多有关。在慢性盆腔疼痛及痛经病人中的发病率为20%～90%，在不孕症病人中高达25%～35%。

（二）身体状况

1. 症状　因人、因病变部位不同而有不同症状。25%的病人没有明显症状。

（1）下腹痛和痛经：疼痛是子宫内膜异位症的主要症状，典型症状为继发性痛经、进行性加重。疼痛部位多位于下腹部及腰骶部，可放射至阴道、会阴、肛门、大腿，一般于月经来潮时出现，并持续至整个经期。疼痛的性质多为坠胀感，严重者可伴有恶心、呕吐、甚至虚脱。27%～40%病人无痛经，因此痛经不是子宫内膜异位症诊断的必需症状。

（2）月经异常：表现为月经过多或经期延长，可能与卵巢内分泌功能受到影响有关。

（3）不孕：子宫内膜异位症病人不孕率高达40%，可能与盆腔组织、器官广泛粘连或输卵管蠕动减弱，影响卵子排出、摄取和受精卵运行有关。也可能与卵巢内分泌功能异常有关。

（4）性交痛：多见于子宫直肠陷凹有异位病灶或病变导致子宫后倾固定的病人，特点是深度性交痛，且在月经来潮前性交痛更为明显。

（5）其他特殊症状：盆腔外任何部位有异位内膜种植生长时，均可在局部出现周期性疼痛、出血和肿块。肠道子宫内膜异位症可出现腹痛、腹泻、周期性便血等。膀胱子宫内膜异位症常在经期出现尿痛、尿频。手术瘢痕异位症病人常在术后数个月或数年出现周期性瘢痕处疼痛，可触及包块，包块逐渐增大，疼痛加剧。

2．体征 一般腹部检查无异常。巨大的卵巢子宫内膜异位症在腹部可扪及包块，囊肿破裂时可出现腹膜刺激征。典型的盆腔子宫内膜异位症在盆腔检查时，可发现子宫后倾固定，宫骶韧带、子宫直肠陷凹、后穹隆处可扪及触痛性结节。

（三）辅助检查

通过临床症状和体征，可初步诊断子宫内膜异位症，但临床上仍需要借助辅助检查确诊。

1．B型超声检查 可以确定卵巢子宫内膜异位囊肿的位置、大小和形状，与周围脏器粘连，囊肿内容物为囊性、混合性或实性，以囊性最为多见，典型的影像为附件区无回声包块，内有强光点。

2．血清CA125值测定 子宫内膜异位症病人可出现CA125值轻、中度升高，但诊断的敏感性和特异性均较低。CA125值的变化可以用于子宫内膜异位症治疗效果的监测。

3．腹腔镜检查 是目前诊断子宫内膜异位症的最佳方法。通过腹腔镜对可疑病变进行活检即可确诊，并可估计病变的大小、分布。

（四）心理－社会状况

子宫内膜异位症虽然是良性病变，但其随月经周期反复发作，痛经严重者生活、工作可受到影响。目前，无论是药物治疗还是手术治疗都不能根治此病，反复多次的治疗，耗费病人大量的时间和精力，可出现抑郁、烦躁、焦虑、失眠等精神心理问题。如果并发不孕症，病人还要承受来自家庭和社会的压力。

【常见护理诊断／问题】

1．急性疼痛 与子宫内膜异位症引起的痛经及其他疼痛有关。

2．焦虑 与担心不孕以及治疗效果有关。

3．知识缺乏： 缺乏子宫内膜异位症疾病及相关治疗知识。

【计划与实施】

子宫内膜异位症的治疗原则是缩减和祛除病灶、减轻和控制疼痛、治疗和促进生育、预防和减少复发。治疗方案需考虑到病人的年龄、症状的严重程度、病灶部位及浸润深度以及生育情况和需求。对有生育要求的年轻妇女尽量进行药物治疗、腹腔镜手术或保守性开腹手术，促使尽早怀孕；对无症状或症状轻微的病人，可定期随诊；对年龄大、无生育要求及药物治疗或腹腔镜手术无效者，可行全子宫及一侧或双侧附件切除术。但药物治疗或保守手术都有复发的可能。

经过治疗与护理，病人：①痛经缓解，学习、工作和生活不受影响；②不孕病人的焦虑程度减轻，能面对现实，主动寻求助孕方法；③叙述与疾病和治疗相关的知识，配合治疗。

（一）药物治疗与护理

1. 期待疗法 用于轻度子宫内膜异位症病人。可定期随访；采用前列腺素合成酶抑制剂（吲哚美辛、萘普生、布洛芬等）对症处理病变引起的轻微经期腹痛。有生育要求者一般不使用期待疗法，应促使其尽早受孕。一旦妊娠，异位内膜病灶坏死萎缩，分娩后症状可缓解并有望治愈。保守治疗期间若病人症状和体征加重，应改用积极的治疗方法。

2. 药物疗法方案 由于妊娠与闭经可避免发生痛经和经血逆流，因此临床上常采用使病人假孕和假绝经的激素疗法。

（1）口服避孕药：造成类似妊娠的人工闭经，降低垂体促性腺激素水平，使异位的内膜萎缩、经量减少。常用低剂量高效孕激素和炔雌醇复合避孕药，连续服用6~9个月，每日1片。主要不良反应有恶心、呕吐，应警惕血栓形成风险。

（2）孕激素：单独使用人工合成高效孕激素，通过抑制垂体促性腺激素分泌，造成无周期性的低雌激素状态，并与内源性雌激素共同作用，造成高孕激素性闭经和内膜蜕膜化，形成假孕。一般应持续服用6个月。药物的不良反应有恶心、轻度抑郁、体重增加、水钠潴留、阴道不规则点滴出血等。一般停药数个月后，月经恢复正常，痛经缓解。

（3）孕激素受体水平拮抗剂：米非司酮有较强的抗孕激素作用，可造成闭经使病灶萎缩，不良反应轻，无刺激素样影响，也没有骨质丢失的危险，但长期疗效有待证实。

（4）孕三烯酮：是19-去甲睾酮甾类药物，可降低体内雌激素水平，使异位内膜萎缩、吸收，是一种假绝经疗法。此药在血浆内半衰期长达28小时，每周仅需用药两次，于月经第一日开始服药，6个月为一个疗程。服药后50%~100%病人发生闭经，症状缓解率达95%以上。孕三烯酮治疗子宫内膜异位症的疗效与达那唑相近，但不良反应远较达那唑低，对肝功能影响较小，很少因转氨酶过度升高而中途停药，且用药量少、方便。

（5）达那唑：为合成的17α-乙炔睾酮衍生物，抑制FSH、LH峰，抑制卵巢甾体激素的合成，增加雌、孕激素的代谢，直接与子宫内膜的雌、孕激素受体结合，抑制内膜细胞增生，导致子宫内膜萎缩而闭经。因FSH、LH呈低水平，又称假绝经疗法。适用于轻度及中度子宫内膜异位症痛经明显的病人。从月经第一日开始，持续用药6个月。若痛经不缓解或不出现闭经时，可加大剂量。疗程结束后约90%的病人症状消失。不良反应有恶心、体重增加、乳房缩小、痤疮、皮脂增加、多毛、头痛、潮热、性欲减退、肌痛性痉挛等。达那唑大部分在肝内代谢，已有肝功能损害者不宜服用，也不宜用于高血压、心力衰竭、肾功能不全等病人。病人一般在停药后4~6周恢复月经及排卵。

（6）促性腺激素释放激素激动剂（GnRH-α）：为人工合成的十肽类化合物，其作用与体内的GnRH相同，能促进垂体细胞释放LH和FSH，使垂体分泌的促性腺激素减少，导致卵巢分泌的激素显著下降，出现暂时性闭经，故称此疗法为"药物性卵巢切除"。目前临床上应用的多为亮丙瑞林缓释剂或戈舍瑞林缓释剂。用法为月经第一日皮下注射亮丙瑞林或皮下注射戈舍瑞林，以后每隔28日再注射一次，共3~6次。一般在用药第二个月后出现闭经。主要不良反应为雌激素过低引起的潮热、阴道干燥、性欲减退及骨质丢失等绝经症状，骨质丢失通常在停药后1年左右逐渐恢复正常。

3. 药物治疗的护理 无论假孕疗法还是假绝经疗法，都需要长期服药。有的药物不良反应2~3个月后减轻，有的在治疗停止后恢复正常，护士应提醒病人不必过分担心不良反应的出现，不要随便停药，也不要因为症状稍有减轻而自行停药。应遵医嘱，坚持服药。药物治疗虽不能根治疾病，但可以减轻症状，为手术做准备，减少盆腔粘连，增大手术切净的机会。

（二）手术治疗与护理

药物治疗无效、症状加重、不孕以及卵巢子宫内膜异位囊肿大于 5cm 的病人应接受手术治疗。

1. 手术种类

（1）保留生育功能的手术：适用于有生育要求的病人，特别是药物治疗无效、年轻和有生育要求的病人。保留子宫、一侧或双侧卵巢，手术应尽量切除病灶、减轻症状、促进生育。手术方式有腹腔镜手术和开腹手术。术后复发率约 40%，应尽早妊娠或使用药物减少复发。

（2）保留卵巢切除子宫的手术：全部或部分切除子宫，剔除卵巢巧克力囊肿，保留一侧或双侧卵巢，适用于症状明显且无生育要求的 45 岁以下病人。术后复发率约 5%。

（3）根治性手术：切除子宫、双侧附件及盆腔病灶，适用于 45 岁以上的症状严重病人。术后不用雌激素补充治疗者，几乎不复发。双侧卵巢切除后体内残留的部分病灶将逐渐自行萎缩直至消失。

2. 手术病人的护理 按开腹手术或腹腔镜手术常规进行术前准备，术后注意预防出血。指导伤口护理、术后性生活及随诊时间。有生育要求的病人，在治疗一段时间后应积极采取助孕方法，争取在手术后 6～12 个月内受孕。围术期护理内容详见第五十七章第一节"子宫肌瘤病人的护理"。

（三）卵巢巧克力囊肿扭转或破裂的护理

巧克力囊肿在剧烈运动或过度充盈时会发生扭转或破裂。护士应指导病人定期进行盆腔 B 超随诊，观察巧克力囊肿的大小变化，若迅速增大，则准备手术治疗。嘱病人避免剧烈运动，若出现突发的剧烈腹痛，如绞痛、大汗淋漓，可能为囊肿扭转，应及时就诊，准备手术。月经期，由于囊肿过度充盈，张力较大，易发生破裂，应嘱病人在经期密切观察病情。若出现腹部压痛、反跳痛等腹膜刺激征，或伴有不同程度休克，需立即手术。护士应准备好抢救物品和药物，以备急救用。紧急情况时，迅速做好配血、备皮、建立静脉通道等手术前准备，为抢救病人生命赢得时间。

（四）疼痛及不孕的治疗与护理

经期腹痛者可给予前列腺素合成抑制剂如吲哚美辛、布洛芬或双氯芬酸钠等缓解疼痛。有生育要求者应进行不孕症的相关检查，如输卵管通液术或子宫输卵管造影术，腹腔镜下可以行输卵管通畅试验，还可以松解输卵管的粘连，起到治疗作用。告知病人如果保守治疗期间症状和体征加重，应改用积极的治疗方法。

（五）预防

女性应注意减少导致子宫内膜异位症发病的因素。在经期应尽量避免剧烈的活动，防止体位和腹压变化引起经血逆流；应避免在经期进行宫腔内的操作；避免在经期及月经刚干净时同房，以免脱落的子宫内膜经输卵管进入盆腔。

（六）健康指导

子宫内膜异位症虽然是良性疾病，但是痛经、不孕、复杂的治疗方案、治疗失败、复发等均造成病人身心痛苦。子宫内膜异位症病人的治疗方案比较复杂，每个病人的治疗方法都不同。因此，护士应通过个体化的健康教育使病人充分了解自己的疾病及治疗方案，树立治疗的信心，以达到最佳的治疗效果。利用一切机会向病人讲解有关疾病的知识，药物治疗及手术治疗的适应证和最佳时机，讲解手术的方法和手术前后的注意事项。讲解定期随访的意义、目的和时间。

【护理评价】

经过治疗和护理，病人是否达到：①痛经程度有所缓解，能够正常地生活、学习、工作；②掌握疾病及其治疗的相关知识，积极配合治疗，按医嘱服药，有生育要求者主动寻求助孕方法，接受手术治疗者顺利渡过围术期。

（赵　红）

◇ 思考题

女性，30岁，G_0P_0，因渐进性痛经加重6年就诊。平素月经规律，痛经以月经第1、2天为重，伴恶心、呕吐，需服止痛药控制。诊断为子宫内膜异位症，采用达那唑治疗。

（1）该药的主要不良反应有哪些？

（2）服药指导的主要内容是什么？

第五十六章
妊娠滋养细胞疾病病人的护理

学习目标

识记　1. 能正确复述以下概念：妊娠滋养细胞疾病、葡萄胎、妊娠滋养细胞肿瘤。
　　　　2. 能正确说明滋养细胞肿瘤病人常用化疗药物的主要不良反应和护理要点。

理解　能比较葡萄胎、侵蚀性葡萄胎在临床表现、处理原则和护理措施方面的异同点，并用自己的语言阐述。

运用　1. 为葡萄胎术后病人制订一份随访计划。
　　　　2. 运用所学知识，为妊娠滋养细胞肿瘤病人实施正确的护理评估，制订护理计划，提供护理措施。

56章

妊娠滋养细胞疾病（gestational trophoblastic disease，GTD）是一组来源于胎盘绒毛滋养细胞的疾病，根据组织学特征可分为葡萄胎、侵蚀性葡萄胎、绒毛膜癌（简称绒癌）和胎盘部位滋养细胞肿瘤。滋养细胞疾病绝大部分继发于妊娠，极少数来源于卵巢或睾丸生殖细胞，称为非妊娠性绒毛膜癌。

滋养细胞是胎儿的附属物，具有侵蚀周围组织、穿破血管进入血液循环的能力，但正常妊娠时其侵蚀范围仅限于蜕膜层内。分娩后，随着胎盘的剥离和排出，大部分滋养细胞被排出母体，少数在产褥期随蜕膜脱落而消失。如果滋养细胞在某些情况下异常增生，侵蚀能力增强，经血液循环至机体的其他部位，种植形成远处转移并造成不同程度的破坏，就形成了滋养细胞疾病。

第一节　葡萄胎病人的护理

葡萄胎（hydatidiform mole），也称为水泡状胎块，是一种滋养细胞的良性病变。主要为绒毛滋养细胞增生，间质水肿变性，各个绒毛的乳头变为大小不一的水泡，水泡间有细蒂相连成串，形如葡萄而得名。葡萄胎可分为完全性葡萄胎和部分性葡萄胎两类，多数为完全性葡萄胎。

【病因】

葡萄胎发生的确切原因尚未完全清楚。

流行病学调查表明，葡萄胎的发生存在地域差异，亚洲和拉丁美洲国家的发生率比北美和欧洲国家高；我国 23 个省市自治区的调查结果显示浙江省发病率最高，山西省最低。同一种族居住在不同地域，其葡萄胎的发生率也不相同，如居住在北非和东方国家的犹太人后裔的发生率是居住在西方国家的 2 倍，提示造成葡萄胎发生地域差异的原因除种族外，尚有多方面因素。

营养状况与社会经济因素是可能的高危因素之一。饮食中缺乏维生素 A 及其前体胡萝卜素和动物脂肪者发生葡萄胎的概率明显升高。年龄及前次妊娠有葡萄胎史也是高危因素，40 岁以上或 20 岁以下妊娠妇女的发病率明显升高，其原因可能与这两个年龄段容易发生异常受精有关。

细胞遗传学研究表明，完全性葡萄胎的染色体核型为二倍体，均来自父系；部分性葡萄胎的染色体核型绝大多数为三倍体。无论是完全性还是部分性葡萄胎，多余的父源基因物质是造成滋养细胞增生的主要原因。

【病理】

1. 完全性葡萄胎　大体检查见葡萄样水泡状物大小不一，占满整个宫腔，其间有纤细的纤维素相连，常混有血块及蜕膜碎片，无胎儿及其附属物或胎儿痕迹。镜下检查见绒毛体积增大，轮廓规则，滋养细胞增生，间质水肿，间质内胎源性血管消失。

2. 部分性葡萄胎　大体检查见部分绒毛变为水泡状，常合并胚胎或胎儿，胎儿多已死亡，合并足月儿极少，且常伴有发育迟缓或多发畸形。镜下检查见绒毛大小不等，常呈扇形，轮廓不规则，滋养细胞局限性增生，间质内有血管存在，可见胚胎和胎膜的组织结构。

【护理评估】

（一）健康史

询问病人的年龄、月经史、生育史、家族史、既往有无滋养细胞疾病史。了解病人的饮食习惯、生活和居住情况。还应重点评估此次妊娠的反应，有无剧烈呕吐、阴道流血等，如有阴道流血，应询问阴道流血的量、性质、时间，并询问是否有水泡状物排出。

（二）身体状况

由于超声检查和人绒毛膜促性腺激素（human chorionic gonadotropin，hCG）测定的广泛应用，病人尚未出现症状或仅有少量阴道流血时已能做出诊断，致使症状典型的葡萄胎病人已少见。完全性葡萄胎的典型表现包括：

1. **停经后阴道流血**　为最常见的症状。多数病人在停经 8～12 周时出现不规则阴道流血，时出时停，量多少不定，可因反复大量出血造成贫血及继发感染，有时可发现水泡状物排出。若葡萄胎组织从蜕膜剥离，母体大血管破裂，可造成大出血，导致休克，甚至死亡。

2. **子宫异常增大、变软**　由于滋养细胞增生及水泡状变化，或因宫腔内积血，约半数病人的子宫大于相应月份的正常妊娠子宫，质地极软。少数病人因水泡状物及血块的排出、绒毛水泡退行性变或停止发展的缘故，其子宫大小可能与正常妊娠月份相符或较小。

3. **妊娠呕吐**　多发生于子宫异常增大和 hCG 水平异常升高者，出现时间一般较正常妊娠者早，持续时间长，且症状严重。

4. **子痫前期征象**　多发生于子宫异常增大者，可在妊娠 24 周前出现蛋白尿、水肿、高血压等症状。

5. **卵巢黄素化囊肿**（theca lutein ovarian cyst）　由于滋养细胞过度增生，产生大量的 hCG，刺激卵巢卵泡内膜细胞发生黄素化而形成囊肿，称为卵巢黄素化囊肿。一般不产生症状，黄素化囊肿常在葡萄胎清宫后随 hCG 水平的下降而自趋消退。

6. **腹痛**　为阵发性下腹隐痛，由葡萄胎增长迅速和子宫急速膨大所致。一般发生在阴道流血前，是葡萄胎流产的表现。若发生黄素化囊肿急性扭转时则为急性腹痛。

（三）辅助检查

1. **超声检查**　B 型超声是诊断葡萄胎的一项可靠和敏感的辅助检查方法。完全性葡萄胎的典型超声影像学表现为子宫明显大于相应孕周，无妊娠囊或胎心搏动，宫腔内充满不均质密集状或短条状回声，呈"落雪状"，若水泡较大而形成大小不等的回声区，呈"蜂窝状"。部分性葡萄胎宫腔内可见由水泡状胎块所引起的超声图像及胎儿或羊膜腔，胎儿常合并畸形。

2. **绒毛膜促性腺激素（hCG）测定**　血清 hCG 测定是诊断葡萄胎的另一项重要辅助检查。病人的血 hCG 高于正常孕周的相应值，而且在停经 8～10 周以后继续持续上升。

3. **其他检查**　DNA 倍体分析，母源表达印迹基因检测、X 线胸片等。

（四）心理－社会状况

一旦被确诊为葡萄胎，病人及家属可产生极大的不安，担心此次妊娠的结局对今后生育的影响，并表现为对清宫手术的恐惧。另外，病人可能因为不能正常妊娠产生自卑心理，部分病人因疾病给工作、家庭以及夫妻关系带来影响而自责。

【常见护理诊断／问题】

1. **有感染的危险**　与阴道流血上行性感染有关。

2. **有体液不足的危险** 与葡萄胎引起剧烈呕吐及潜在阴道大出血有关。

3. **焦虑** 与担心清宫手术及预后有关。

4. **悲伤** 与对分娩的期望得不到满足及对将来妊娠担心有关。

5. **知识缺乏**：缺乏有关疾病的信息来源及葡萄胎随访的知识。

【计划与实施】

一旦确诊，应及时清除子宫腔内容物。如病人无生育要求、子宫增大迅速、年龄在40岁以上，可行子宫切除。对于年龄大于40岁、水泡小、病理报告提示滋养细胞高度增生或伴有不典型增生者，以及出现可疑的转移灶，或无条件随访的病人，可采用预防性化疗，但不常规推荐。

经过治疗和护理，病人：①保持外阴清洁，不发生感染；②症状缓解，体液维持平衡，生命体征平稳；③积极配合清宫手术治疗；④能接受葡萄胎及流产的结局；⑤能陈述随访的重要性和具体方法。

1. **严密观察病情** 观察腹痛及阴道流血情况，检查阴道排出物内有无水泡状组织，保留会阴垫，以评估出血量及流出物的性质。流血过多时，密切观察血压、脉搏、呼吸等生命体征。鼓励病人进食高蛋白、高维生素、易消化食物。适当活动，保证睡眠。保持会阴部清洁干燥，每日冲洗会阴1~2次。

2. **心理护理** 详细评估病人对疾病的心理承受能力，确定主要的心理问题，评估病人接受治疗的心理准备。通过护理活动与病人建立良好的护患关系，鼓励病人表达不能得到良好妊娠结局的哀伤，接受现实。给病人讲解有关葡萄胎的知识和清宫手术的过程，纠正错误认识，以解除顾虑和恐惧，增强信心。

3. **清宫手术的配合** 清宫术前嘱病人排空膀胱，建立有效的静脉通路，备血，准备好缩宫素、抢救药品及物品，以防大出血造成的休克。术中严密观察血压、脉搏、呼吸，有无休克征象，注意观察有无肺栓塞的表现，如呼吸困难、咳嗽等。为避免葡萄胎组织堵塞刮宫的吸管，刮宫时，通常用大号吸管吸出子宫腔内容物，待子宫缩小后再慎重刮宫，但要防止术中子宫穿孔和大出血；因组织学是葡萄胎的最终确诊依据，所以葡萄胎每次刮宫的刮出物必须送组织学检查，注意选择靠近宫壁、新鲜无坏死的葡萄状组织送检，以提高阳性检出率。术后注意观察阴道出血及腹痛情况。子宫小于妊娠12周者一般可以一次刮净，子宫大于妊娠12周或术中感到一次刮净有困难时，可于一周后行第二次刮宫。对合并子痫前期者做好相应的治疗配合及护理。

4. **健康指导**

（1）饮食、休息与活动：告知病人进高蛋白、高维生素、易消化饮食，适当活动，睡眠充足，保持良好的身心状态。

（2）性生活指导：刮宫手术后禁止性生活及盆浴1个月以防感染。葡萄胎病人随访期间应避孕1年，避孕方法可选用避孕套和口服避孕药，一般不选用宫内节育器，以免穿孔或混淆子宫出血的原因。如再次妊娠，应早期做B型超声和hCG检查，以明确是否正常妊娠。

（3）随访指导：葡萄胎病人清宫后必须定期随访，可早期发现妊娠滋养细胞肿瘤并及时处理。随访内容包括：①血清hCG定量测定，葡萄胎清宫后，每周随访1次，直至连续3次正常，然后每个月1次，持续至少半年，然后再2个月一次共6个月，自第一次阴性后共计1年；②询问病史，应注意月经是否规则，有无阴道异常流血，有无咳嗽、咯血及其他转移灶症状；③妇科检查，必要时作盆腔 B 超、胸部 X 线摄片或 CT 检查。

【护理评价】

经过治疗和护理，病人是否达到：①外阴清洁，未发生感染；②维持体液平衡，生命体征平稳；③积极配合清宫手术治疗和护理活动；④接受葡萄胎及流产的结局，以客观的态度对待疾病的治疗和预后；⑤能陈述随访的重要性和具体方法。

第二节　妊娠滋养细胞肿瘤病人的护理

妊娠滋养细胞肿瘤（gestational trophoblastic tumor，GTT）是滋养细胞的恶性病变，组织学分类上包括侵蚀性葡萄胎、绒毛膜癌和胎盘部位滋养细胞肿瘤。在临床上，由于侵蚀性葡萄胎和绒毛膜癌在临床表现、诊断和处理等方面基本相同，故又将两者合称为妊娠滋养细胞肿瘤；但胎盘部位滋养细胞肿瘤是起源于胎盘种植部位的一种特殊类型的滋养细胞肿瘤，在临床表现、发病过程及处理上与上两者不同，临床罕见，因此另列一类。本节主要讨论侵蚀性葡萄胎和绒毛膜癌。

妊娠滋养细胞肿瘤 60% 继发于葡萄胎，30% 继发于流产，10% 继发于足月妊娠或异位妊娠。继发于葡萄胎排空半年以内的妊娠滋养细胞肿瘤的组织学诊断多数为侵蚀性葡萄胎，1 年以上者多为绒毛膜癌，半年至 1 年之间绒毛膜癌和侵蚀性葡萄胎均有可能。继发于流产、足月妊娠、异位妊娠之后者组织学诊断应为绒毛膜癌。侵蚀性葡萄胎恶性度低，预后较好。绒毛膜癌恶性程度极高，早期就可通过血运转移至全身，破坏组织或器官，在化疗药物问世以前死亡率高达 90%。如今随着诊断技术的进展及化学治疗的发展，绒毛膜癌病人的预后已经得到极大改善。

【病理】

侵蚀性葡萄胎大体检查可见水泡状物或血块。显微镜下可见子宫肌层及转移病灶内有显著增生的滋养细胞并呈团块状，细胞大小、形态不一，可破坏正常组织侵入血管。增生的滋养细胞有明显的出血及坏死，但仍可见变性的或完好的绒毛结构。

绒毛膜癌大体检查见子宫不规则增大，质软，癌肿在宫壁形成单个或多个结节，呈深红、紫或棕褐色，可突入宫腔或穿破宫壁而至阔韧带或腹腔。因没有间质，癌肿质脆，极易出血，宫旁静脉中往往发现癌栓；卵巢也可形成黄素化囊肿。镜下表现为滋养细胞极度不规则增生，分化不良并侵入肌层及血管，周围大片出血、坏死，绒毛结构消失。

【护理评估】

（一）健康史

采集病人的健康史时，除常规询问月经史、个人史、家族史之外，还应重点询问病人的既往史，包括滋养细胞疾病史、药物使用史及药物过敏史。如既往有葡萄胎史，要注意采集葡萄胎第一次刮宫的资料，包括时间、水泡大小、量等；刮宫次数及刮宫后阴道流血的量、性质、时间；

收集血、尿 hCG 随访的资料；询问原发病灶及转移灶症状的主诉。

（二）身体状况

1. 原发灶表现

（1）不规则阴道流血：在葡萄胎排空、流产或足月产后出现不规则阴道流血，量多少不定。也可表现为一段时间的正常月经后再停经，然后又出现阴道流血。长期流血者可继发贫血。

（2）子宫复旧不全或不均匀增大：多于葡萄胎排空后 4～6 周子宫未恢复正常大小，质软。也可因受肌层内病灶部位和大小的影响，表现为子宫不均匀增大。

（3）卵巢黄素化囊肿：在葡萄胎排空、流产或足月产后，卵巢黄素化囊肿可持续存在。

（4）腹痛：一般无腹痛，但当子宫病灶穿破浆膜层时可引起急性腹痛及腹腔内出血症状。如果子宫病灶继发感染，也可引起腹痛。

（5）假孕症状：表现为乳房增大，乳头、乳晕着色，外阴、阴道、宫颈着色，生殖道质地变软。

2. 转移灶　表现视转移部位而出现相应的症状和体征。其中最常见也较早的转移部位为肺，其次是阴道及子宫旁组织，脑转移较少见，但致死率高。

（1）肺转移：常表现为咳嗽、血痰或反复咯血、胸痛等。

（2）阴道、宫颈转移：转移灶常位于阴道前壁，局部表现为紫蓝色结节，其溃破后可大出血。

（3）肝转移：预后不良，多同时伴有肺转移。表现为上腹部或肝区疼痛，若病灶穿破肝包膜可出现腹腔内出血，导致死亡。

（4）脑转移：预后凶险，为主要致死原因。出现神经系统的相应症状和体征，如一过性脑缺血症状、头痛、呕吐、抽搐、偏瘫、昏迷及脑疝等。

（三）辅助检查

1. 血清 hCG 测定　hCG 水平是妊娠滋养细胞肿瘤的主要诊断依据。对于葡萄胎后滋养细胞肿瘤，凡符合下列标准中的任何一项且排除妊娠物残留或再次妊娠，即可诊断为妊娠滋养细胞肿瘤：hCG 测定 4 次呈平台状态（±10%），并持续 3 周或更长时间；hCG 测定 3 次升高（>10%），并至少持续 2 周或更长时间。非葡萄胎妊娠后滋养细胞肿瘤的诊断标准：足月产、流产和异位妊娠后 hCG 多在 4 周左右转为阴性，若超过 4 周血清 hCG 仍持续高水平，或一度下降后又上升，在除外妊娠无残留或再次妊娠后可作出诊断。

2. 胸部 X 线摄片　是诊断肺转移的重要检查方法。肺转移的最初 X 线征象为肺纹理增粗，以后发展为片状或小结节阴影，典型表现为棉球状或团块状阴影。

3. 影像学检查　B 超检查、CT、MRI、盆腔动脉造影等均有利于判断肿瘤是否有转移。

（四）心理 - 社会状况

疾病未被确诊前，病人可因长期不规则流血而感觉不适和不安；一旦确诊为滋养细胞肿瘤，病人及家属常因不了解该疾病或因未曾听过此类疾病而感到恐惧；而当获知需要进行化疗治疗疾病时，病人会担心疾病的严重程度、化疗的不良反应，没有生育过的病人亦可能担心以后是否还可具有生育能力；经济状况较差的家庭会因为医疗费用而犹豫甚至中断或放弃治疗，由此也给病人带来无助和绝望感。

【常见护理诊断 / 问题】

1. 恐惧　与担心疾病预后和接受化学治疗有关。

2．**潜在并发症**：肺转移、阴道转移、脑转移。

3．**组织完整性受损** 与化疗药物所致不良反应有关。

4．**活动无耐力** 与腹痛、存在转移灶症状及化疗不良反应有关。

5．**知识缺乏**：缺乏关于疾病治疗、预后的相关知识。

【计划与实施】

妊娠滋养细胞肿瘤的治疗原则是以化疗为主、手术和放疗为辅的综合治疗。在选择治疗方案之前，要根据病人的临床分期、骨髓功能、肝肾功能及全身情况综合评估，确定合适的治疗方案，以达到分层和个体化治疗。手术主要作为辅助治疗，在控制大出血等各种并发症、消除耐药病灶、减少肿瘤负荷和缩短化疗疗程等方面有一定作用，在一些特定的情况下应用。

经过治疗和护理，病人：①保持心理状态稳定，能主动参与治疗护理活动；②转移灶症状得以及早发现并得到合适的处理；③身体状况保持良好状态，可以耐受化学药物治疗；④获取关于疾病的正确的知识，能够按计划进行治疗，掌握定期随访的重要性及具体方法。

（一）心理护理

评估病人及家属对疾病的心理反应，了解病人既往面对应激情况的反应方式，指导病人此次的疾病应对方式。向住院治疗的病人介绍病区环境、病友及医护人员，减轻病人的陌生恐惧感。提供疾病及护理信息，向病人介绍已经治愈的病例，帮助病人和家属树立信心。让病人诉说心里的痛苦及失落感，接受现实。提供有关化学药物治疗及其护理的信息，以减少顾虑及无助感。主动听取病人家属的意见，以了解对有关治疗进展和预后的真实想法。

（二）及时发现转移灶症状，提供相应护理

严密观察腹痛及阴道流血情况，记录出血量，流血多时除密切观察病人的血压、脉搏、呼吸并及时做好手术准备外，还需认真观察转移灶症状，发现异常应立即通知医师并配合处理。

1．**肺转移病人的护理** 嘱病人卧床休息，按医嘱应用镇静药物。有呼吸困难者取半卧位并给予吸氧。发生大咯血者，易出现窒息、休克甚至死亡，应将病人置于头低侧卧位，以利引流，迅速清除口腔及呼吸道内的血块，以防窒息发生。血胸者应保持安静，避免剧烈活动。出血多、症状重者可做胸腔穿刺抽出积血。

2．**阴道转移病人的护理** 预防出血，嘱病人卧床休息，活动时不要用力过大，以免因摩擦引起结节破裂出血。避免增加腹压，如出现恶心、呕吐、咳嗽等，应立即处理。要保持大便通畅，必要时应用缓泻药。禁行不必要的阴道及盆腔检查，严禁行阴道冲洗。一旦病人出现大出血，要立即通知医生，用双拳压迫腹主动脉止血，建立静脉通路，遵医嘱输血、输液、应用抗生素，必要时阴道填塞纱条止血。

3．**脑转移病人的护理** 应采取必要的措施预防病人跌倒、咬伤、吸入性肺炎、角膜炎、压疮等发生。若病人突然出现抽搐，应立即：①用开口器或压舌板置于病人上下臼齿之间，以防舌咬伤；②如有义齿，应取下；③使病人去枕平卧，头偏一侧，保持呼吸道通畅，吸痰；④吸氧；⑤密切监测生命体征。

（三）化疗病人的护理

目前常用的一线化疗药物有甲氨蝶呤（MTX）、氟尿嘧啶（5-Fu）、放线菌素-D（Act-D）或国产放线菌素D（KSM）、环磷酰胺（CTX）、长春新碱（VCR）、依托泊苷（VP-16）等。

1．**用药护理** 护士用药前应仔细阅读药物说明书，了解适应证、禁忌证、药物用法以及常见不良反应。严格执行三查七对及无菌操作原则，正确溶解和稀释药物，并做到现配现用，一般常温下不超过 1 小时，尤其是氮芥类药物。如果联合用药，应根据药物的性质和医嘱排出先后顺序。放线菌素 D、顺铂（顺氯氨铂）等需要避光的药物，使用时要用避光罩或黑布包好。用药过程中要按医嘱调节滴速，以减少对静脉的刺激。合理使用和保护静脉，确保针头在静脉内再注入化疗药物。如发现药物外渗应立即停止滴入，遇到对局部刺激较强的药物，如氮芥、长春新碱、放线菌素 D 等外渗，需立即给予局部冷敷，并用生理盐水或普鲁卡因局部封闭，之后用金黄散外敷，以防止局部组织坏死，减轻疼痛和肿胀。腹腔化疗者应让其经常变动卧位，以保证疗效。

2. 药物不良反应的护理

（1）口腔护理：有口腔溃疡者，应保持口腔清洁，应用软毛牙刷刷牙或漱口，进食前后用消毒溶液漱口。给予温凉的流质或软食，避免刺激性食物，在进食前 15 分钟用丁卡因溶液涂敷溃疡面以减少进食疼痛。进食漱口后，用锡类散或冰硼散等局部涂抹。鼓励病人进食，促进咽部活动，减少咽部溃疡引起充血、水肿、结痂，保持口腔清洁。

（2）止吐护理：用各种方法减少恶心、呕吐。如提供病人喜欢的可口饮食，合理安排用药时间、分散注意力、创造良好的进餐环境，按医嘱给予止吐药等。对不能自行进餐者主动提供帮助，病人呕吐严重时应补充液体，以防电解质紊乱。

（3）骨髓抑制的护理：按医嘱定期测定白细胞计数，如低于 $3.0 \times 10^9/L$ 应与医师联系考虑停药。白细胞或中性粒细胞计数处于 I 度骨髓抑制一般不予以处理，复测血常规；II 度和 III 度骨髓抑制需进行治疗，遵医嘱皮下注射粒细胞集落刺激因子；IV 度骨髓抑制除给予升白细胞治疗，还需使用抗生素预防感染，同时给予保护性隔离，尽量谢绝探视。血小板计数 $<50 \times 10^9/L$，可引起皮肤或黏膜出血，应减少活动，增加卧床休息时间；血小板计数 $<20 \times 10^9/L$ 有自发性出血可能，必须绝对卧床休息，遵医嘱输入血小板浓缩液。

（四）手术护理

手术治疗者按腹部手术前后护理常规实施护理。

（五）健康指导

1. 饮食、休息和活动 鼓励病人进食，给予高蛋白、高维生素、易消化的饮食，以增强机体的抵抗力。注意休息，不过分劳累，有转移灶症状出现时应卧床休息，以免引起破溃大出血。注意外阴清洁，以防感染。

2. 性生活指导 恢复期节制性生活，要严格避孕，一般化疗停止 12 个月以上才可妊娠。

3. 随访 出院后严密随访，警惕复发。第一次在出院后 3 个月，然后每 6 个月 1 次至 3 年，此后每年 1 次至 5 年，以后可以每 2 年 1 次。随访内容同葡萄胎。

【护理评价】

经过治疗和护理，病人是否达到：①心理状态稳定，认真配合各项检查、治疗和护理工作；②及早发现转移灶症状并得到合适的处理；③身体状况保持良好状态，可以耐受化学药物治疗；④对疾病有正确的认识，能够复述定期随访的重要性、内容及注意事项。

（朱 秀）

　　女性，27岁，已婚，停经4月余。3个月前于当地医院诊断为葡萄胎并行清宫术，术后有少量阴道出血，1周后再次行清宫术，之后间断少量阴道出血，血hCG值不断增高，目前达7752U/L，B超提示子宫左侧宫底中等回声2.4cm×1.8cm，其内及周边血流信号丰富，子宫肌层血流信号较丰富，胸片显示有回声团。考虑滋养细胞肿瘤（肺部转移）。

　　（1）该病人还可能出现哪些转移灶症状？

　　（2）在提供护理时，护士针对其转移灶症状还应提供哪些护理措施？

第五十七章
女性生殖系统肿瘤病人的护理

学习目标

识记

1. 能正确复述以下概念：子宫肌瘤、宫颈癌、宫颈上皮内瘤样病变、子宫内膜癌、卵巢肿瘤、外阴癌、外阴上皮内瘤样病变。
2. 能准确说出宫颈癌、外阴癌的癌前期病变。
3. 能正确复述宫颈癌、子宫内膜癌、卵巢肿瘤的主要转移途径和临床分期。

理解

1. 能以宫颈癌和外阴癌为例，比较经腹妇科手术和经会阴部妇科手术围术期护理要点的异同点。
2. 能比较子宫肌瘤、宫颈癌、子宫内膜癌、卵巢肿瘤、外阴癌在护理评估、计划和实施方面的异同点。

运用

1. 能运用所学知识，为女性生殖系统肿瘤病人实施适当的护理措施。
2. 能运用所学知识，为不同女性生殖系统肿瘤病人制订随访计划和健康指导。

57章

第一节　子宫肌瘤病人的护理

子宫肌瘤（uterine myoma）是女性生殖器官中最常见的良性肿瘤，由平滑肌及结缔组织组成，多见于 30～50 岁妇女，20 岁以下少见。因肌瘤多无症状，临床报道的发病率远低于实际发病率。

【病因与发病机制】

确切病因尚未明了。其发生和生长可能与女性性激素有关，一般认为肌瘤组织局部对雌激素的高敏感性是肌瘤发生的重要因素之一。此外，也有研究证实孕激素也在肌瘤生长过程中起作用。

【病理与分类】

1. **病理**　肌瘤为球形实质性结节，表面光滑，质地较子宫肌层硬，肌瘤外表有被压缩的肌纤维束和结缔组织构成的假包膜覆盖。肌瘤数目多少不定，大小不一，颜色和硬度则由含纤维组织的多少而定。镜检可见肌瘤由皱纹状排列的平滑肌纤维相互交叉组成，细胞大小均匀，核染色较深。

肌瘤的血液供应来自肿瘤假包膜内的血管，当肿瘤生长快时血供不足，发生中心性缺血，造成一系列变性。常见变性有玻璃样变、囊性变、红色变、肉瘤变及钙化。

2. **分类**　肌瘤可有不同的分类方法。

按其所在部位可分为子宫体部肌瘤和子宫颈部肌瘤，前者尤为常见，约占 90%。

根据肌瘤与子宫肌壁的关系，可分为 3 类，分别是：①肌壁间肌瘤：肌瘤位于子宫肌层内，周围均为肌层包绕，为最常见的类型，占总数的 60%～70%。②浆膜下肌瘤：肌瘤突出于子宫浆膜面，表面由浆膜层覆盖，约占总数的 20%；浆膜下肌瘤继续向腹腔内生长，基底部形成细蒂与子宫相连时为带蒂的浆膜下肌瘤；若向阔韧带两叶腹膜间伸展，则形成阔韧带内肌瘤。③黏膜下肌瘤：肌瘤向宫腔方向突出，表面由子宫黏膜层覆盖，称为黏膜下肌瘤，占总数的 10%～15%。若多个不同类型的肌瘤发生于同一子宫，则称为多发性子宫肌瘤（图 57-1-1）。

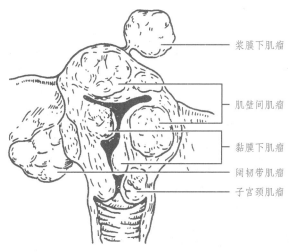

图 57-1-1　各型子宫肌瘤示意图

【护理评估】

（一）健康史

询问病人的健康史时，应注意重点询问既往月经史、生育史，是否有（因子宫肌瘤所致的）不孕或自然流产史；评估并记录是否存在长期使用雌激素的病史；病发后月经变化情况；曾接受的治疗经过、疗效及用药后机体反应。同时，注意收集因子宫肌瘤压迫所伴随其他症状的主诉，排除因妊娠、内分泌失调及癌症所致的子宫出血。

（二）身体状况

1. 症状 与肌瘤部位、有无变性有关，而与肌瘤大小、数目关系不大。多数病人无明显症状，或没有自觉症状，仅在妇科检查时偶尔发现。

（1）经量增多及经期延长：多见于大的肌壁间肌瘤及黏膜下肌瘤。浆膜下肌瘤、肌壁间小肌瘤常无明显月经改变；大的肌壁间肌瘤可致宫腔及内膜面积增大，子宫收缩不良或子宫内膜增生过长等，致使月经周期缩短，经期延长，经量增多，不规则阴道流血等。黏膜下肌瘤常表现为月经量过多，随肌瘤逐渐增大，经期延长。肌瘤一旦发生坏死、溃疡、感染时，则有持续性或不规则阴道流血或脓血性排液等。应详细评估病人月经改变的形式，包括周期、经量和行经天数的改变。长期经量增多可导致继发性贫血，出现乏力、心悸等症状，应注意评估。

（2）下腹包块：浆膜下肌瘤或肌壁间肌瘤较大时，病人常主诉下腹部扪及包块。肌瘤初起时腹部摸不到肿块，当肌瘤逐渐增大使子宫超过了3个月妊娠大小时，较易从腹部触及。应重视病人的主诉，评估肿块的部位、质地、活动度、有无压痛等。

（3）白带增多：肌壁间肌瘤使宫腔、宫腔内膜面积增大，内膜腺体分泌增加，并伴盆腔充血致白带增多；黏膜下肌瘤一旦感染、坏死，可产生大量脓血性排液，或有腐肉样组织排出，伴臭味。应详细收集病人白带特征改变的资料，判断局部有无感染的发生。

（4）压迫症状：肿瘤增大时可压迫邻近器官，出现相应器官受压的各种症状。肌瘤长大向前方突起可致尿频、尿急或排尿困难；向后方突起压迫直肠，可致排便困难。

（5）其他：常见下腹坠胀、腰酸背痛，经期加重。子宫肌瘤可能影响精子进入宫腔；宫腔变形，子宫内膜充血等可妨碍受精、孕卵着床，造成不孕或流产。肌瘤红色变性时有急性下腹痛，伴呕吐、发热及肿瘤局部压痛。浆膜下肌瘤蒂扭转可有急性腹痛。

2. 体征 与肌瘤大小、数目、位置以及有无变性有关。较大的浆膜下肌瘤可于腹部扪及，盆腔检查发现子宫为不规则或均匀增大，表面呈结节状，质硬，无压痛。黏膜下肌瘤突于宫颈口或阴道内，呈红色，表面光滑；伴有感染时表面则有渗出液覆盖，或形成溃疡。

（三）辅助检查

大多数病人根据临床表现及妇科检查即可作出子宫肌瘤诊断，少数体积较小、症状不明显，或囊性变肌瘤诊断有困难者，可借助B型超声显像、探针探测宫腔深度及方向、子宫输卵管造影及内镜等检查，协助明确诊断。

（四）心理 - 社会状况

当病人得知患有子宫肌瘤时，首先害怕患了恶性肿瘤，随之会为如何选择处理方案而显得无助，或因接受手术治疗而恐惧、不安，迫切需要咨询指导。

护士在收集病人心理 - 社会状况资料时，应详细评估病人和家属对诊断及治疗的反应，认真倾听病人和家属的意愿，详细评估病人的年龄、婚姻状况、生育要求、社会支持系统和常用应对机制，以及由于手术治疗给病人带来的焦虑情绪。

【常见护理诊断／问题】

1. **营养失调：低于机体需要量** 与长期月经过多导致继发性贫血有关。

2. **知识缺乏**：缺乏有关子宫肌瘤治疗和预后的医学知识。

3. **焦虑** 与担心预后和治疗对家庭生活的影响有关。

4. **体像紊乱** 与手术切除子宫有关。

【计划与实施】

目前子宫肌瘤的主要处理方式有随访观察、药物治疗和手术治疗，根据病人的年龄、症状、肌瘤大小、数目、生长部位及对生育功能的要求等情况进行综合考虑后，制订个体化的治疗方案。随访观察适合肌瘤小，症状不明显，或已近绝经期的妇女，可每 3～6 个月定期复查，必要时再考虑进一步治疗措施。如子宫小于 2 个月妊娠子宫大小，症状不明显或较轻者，尤其近绝经期或全身情况不能手术者，在排除子宫内膜癌的情况下，可采用药物对症治疗。出现以下情况可采取手术治疗：①子宫大于 10 周妊娠大小；②月经过多继发贫血；③有膀胱、直肠压迫症状或肌瘤生长较快；④保守治疗失败；⑤不孕或反复流产排除其他原因。

经过治疗和护理，病人：①疾病导致的各种症状得到缓解或消失；②获得疾病治疗和术后康复的相关知识；③积极配合各种治疗和护理活动；④能维持正常的心理状态。

（一）心理护理

1. **提供信息，增强信心** 详细评估病人所具备的疾病相关知识及概念，通过连续性护理活动与病人建立良好的护患关系，讲解有关疾病知识，纠正错误认识。为病人提供表达内心顾虑、惊恐、感受和期望的机会，帮助病人分析住院期间及出院后可被利用的资源及支持系统，减轻无助感。使病人确信子宫肌瘤属于良性肿瘤，并非恶性肿瘤的先兆，通常不会出现其他问题，消除其不必要的顾虑，增强康复信心。

2. **鼓励病人参与决策过程** 根据病人能力，提供疾病的治疗信息，允许病人参与决定自己的护理和治疗方案，并帮助病人接受现实的健康状况，充分利用既往解决困难的有效方法，由病人评价自己的行为，认识自己的能力。

（二）药物治疗与护理

常用的药物有雄激素、促性腺激素释放激素类似物（GnRH-a）以及拮抗孕激素的药物（米非司酮）。雄激素治疗可以对抗雌激素，使子宫内膜萎缩，作用于子宫平滑肌增强收缩，减少出血量，近绝经期可提前绝经。雄激素类常用药物为丙酸睾酮，注意每个月总量不可超过 300mg，以免出现男性化。促性腺激素释放激素类似物可以产生抑制 FSH 和 LH 分泌的作用，降低雌二醇到绝经水平，以缓解症状并抑制肌瘤生长，使其萎缩。该类药物用药 6 个月以上可以产生绝经期综合征、骨质疏松等不良反应。米非司酮可以与孕激素竞争受体，起到拮抗孕激素的作用，但长期使用可出现拮抗糖皮质激素的不良反应。

护士在执行给药治疗和观察药物疗效时，要熟悉药物名称、用药目的、剂量、方法、可能出现的不良反应及应对措施，要严格遵守给药原则，最大限度地减轻病人的不适。

（三）手术病人的护理

治疗子宫肌瘤常用的手术方式有肌瘤切除术和子宫切除术。手术途径可经腹、经阴道或经腹腔镜下手术。本节重点讲述经腹子宫切除术病人的护理。

1. **手术前护理** 经腹子宫切除术病人的一般手术准备内容与外科腹部手术相同。由于妇产科病人有其特殊的方面，因此要求护士能提供专业性的指导，使病人术前保持良好的身心状态。

（1）心理支持：当确定有手术必要时，病人已开始了术前的心理准备，护士应详细评估病人和家属的心理反应。病人会担心身体的过度暴露，更顾虑手术可能会使自己丧失某些重要的功能，以致改变自己的生活方式。一些妇女视子宫为产生性感和保持女性特征的重要器官，错误地认为切除子宫会引起早衰、影响夫妻关系等。针对这些情况，护士应用医学知识耐心解答病人的提问，为其提供有关术后性生活的资料等。部分病人会因为丧失生育功能产生失落感，护士应协助病人渡过哀伤过程。

（2）术前指导：与外科手术病人一样，术前需对病人进行全面评估，同时提供针对性的指导。

1）知识支持：利用各种教育方法，向病人提供女性生殖系统解剖与生理的医学知识；用通俗易懂的语言向病人介绍手术名称及过程，解释术前准备的内容、目的及各项准备工作所需的时间，必要的检查程序等。

2）辅助检查和治疗的配合：协助做好各种辅助检查，认真做好术前合并症的处理，例如贫血、营养不良等内科合并症的治疗，纠正病人的不良身心状况。

3）进行预防术后并发症的宣传指导工作：包括床上使用便器，教会病人深呼吸、咳嗽、翻身、收缩和放松四肢肌肉等的运动方法，使病人在指导、练习后能独立重复完成。

（3）皮肤准备：确定手术时间后，护士应做好病人的皮肤准备，包括全身沐浴和局部手术区的备皮。经腹行妇科手术病人的备皮范围是上自剑突下，下至两大腿上 1/3，两侧至腋中线，以及外阴部。备皮完毕用温水洗净、拭干，以消毒治疗巾包裹手术野。最新观点指出，尽可能使用无损伤性剃毛刀备皮，时间尽量安排在临手术时，以免备皮过程产生新创面，增加感染机会。

（4）消化道准备：一般于手术前一日灌肠 1～2 次，或口服缓泻剂，使病人能排便 3 次以上。术前 8 小时禁止进食，术前 4 小时严格禁饮，以减少手术中因牵拉内脏引起恶心、呕吐反应，也使术后肠道得以休息，促使肠功能恢复。

（5）阴道准备：拟行全子宫切除术的病人需要进行阴道准备。阴道准备一般于手术前 1 日和手术晨进行。准备方法为：清洁外阴后用络合碘或碘伏溶液消毒宫颈口、阴道穹隆以及阴道壁，待干后再用 1%～2% 甲紫涂布宫颈及阴道穹隆以作标志。

（6）其他：与外科手术病人一样，护士要认真核对病人的生命体征、药物敏感试验结果、交叉配血情况等；必要时应与血库取得联系，保证术中血源供给；查看各项实验室检查项目报告，发现异常及时与医师联系。手术日晨，护士应尽早看望病人，核查体温、血压、脉搏、呼吸等，询问病人的感受。一旦发现月经来潮、过度恐惧或忧郁的病人，需及时通知医师。术日晨常规留置导尿管，保持引流通畅，以避免术中伤及膀胱、术后出现尿潴留等并发症。术前半小时给基础麻醉药物，通常为苯巴比妥和阿托品，目的在于缓解病人的紧张情绪并减少唾液腺分泌，防止支气管痉挛等因麻醉引起的副交感神经过度兴奋。

2．手术后护理　一般护理以及术后常见并发症的护理同外科腹部手术术后护理。由于手术有伤及泌尿系统的可能，所以进行子宫切除术后应认真观察尿量及性质，注意保持尿管通畅，尿管通常于术后 24 小时拔除，身体虚弱者可延至 48 小时。术后病人每小时尿量至少应达 50ml 以上，若每小时尿量少于 30ml，伴血压逐渐下降、脉搏细数，病人烦躁不安，或诉说腰背疼痛，或肛门处下坠感等，应考虑有腹腔内出血。留置尿管期间，应进行外阴擦洗，保持局部清洁，防止发生泌尿系感染。拔除尿管后要协助病人排尿，以观察膀胱功能恢复情况。

（四）提供随访及出院指导

对接受保守治疗者，要使病人明确随访的时间、目的及联系方式，按时接受随访指导，以便根据病情需要修正治疗方案。对接受手术治疗者，应使病人了解术后 1 个月返院检查的内容、具体时间、地点及联系人等。术后病人的出院健康指导内容应包括：

1. 术后 2 个月内避免提举重物，防止正在愈合的腹部肌肉用力，并应逐渐加强腹部肌肉的力量。

2. 避免进行会增加盆腔充血的活动，如跳舞、久站等，因盆腔组织的愈合需要良好的血液循环。

3. 未经医师同意，避免阴道冲洗和性生活，否则会影响阴道伤口愈合，并引起感染。

4. 均衡饮食，以保证合理营养摄入和保持大便通畅。

5. 出现阴道流血、异常分泌物时应及时报告医师。

6. 遵医嘱如期返院接受随访。

【护理评价】

经过治疗和护理，病人是否达到：①疾病导致的各种症状得到缓解或解除；②在治疗和护理过程中主动配合；③病人掌握疾病相关的知识；④适应子宫切除后的生活。

第二节　子宫颈癌病人的护理

子宫颈癌（cervical cancer）是最常见的妇科恶性肿瘤之一，原位癌高发年龄为 30～35 岁，浸润癌为 50～55 岁。由于宫颈细胞学检查的普遍应用，使宫颈癌和癌前病变得以早期发现、早期诊断和早期治疗，宫颈癌的发病率和死亡率明显下降。

【病因与发病机制】

目前已经有足够的证据证实，子宫颈癌与人乳头瘤病毒（human papilloma virus，HPV）感染、多个性伴侣、吸烟、过早性生活（<16 岁）、性传播疾病、经济状况低下以及免疫抑制等因素有关。

【病理】

宫颈癌的病变多发生在宫颈外口的原始鳞－柱交接部与生理性鳞－柱交接部间所形成的移行带区。

1. **癌前病变**　宫颈癌的癌前病变称为宫颈上皮内瘤样病变（cervical intraepithelial neoplasia，CIN），包括宫颈不典型增生（cervical dysplasia）及宫颈原位癌（cervical carcinoma in situ）。

宫颈上皮内瘤样病变分为 3 级：

Ⅰ级：即轻度不典型增生。上皮下 1/3 层细胞核增大，核质比例略增大，核染色体稍加深，核分裂象少，细胞极性正常。

Ⅱ级：即中度不典型增生。上皮下 1/3～2/3 层细胞核明显增大，核质比例增大，核深染，核分裂象较多，细胞数量明显增多，细胞极性尚存。

Ⅲ级：即重度不典型增生和原位癌。病变细胞几乎或全部占据上皮全层，细胞核异常增大，核质比例显著增大，核型不规则，染色较深，核分裂象多，细胞拥挤，排列紊乱，无极性。

CIN 具有两种不同的结局：一是病变自然消退，很少发展为浸润癌；二是病变具有癌变潜能，继续发展，突破上皮下基膜浸润间质，形成宫颈浸润癌。宫颈转化区上皮化生过度活跃，并在致癌因素作用下也可形成宫颈浸润癌。

2. **浸润癌组织学分类**　按组织学分类，子宫颈癌可分为鳞状细胞癌、腺癌和腺鳞癌，其中以鳞状细胞癌最多见，近年来，腺癌的发病率也逐渐上升。

（1）大体检查：宫颈上皮内瘤样病变、镜下早期浸润癌及极早期宫颈浸润癌，外观可正常，或类似一般宫颈糜烂。随着病程的发展，鳞状细胞癌可表现为以下4种类型（图57-2-1）。

1）外生型：最常见。癌组织向外生长，最初呈息肉样或乳头状隆起，继而发展为向阴道内突出的菜花样赘生物，质脆易出血。

2）内生型：癌组织向宫颈深部组织浸润，宫颈肥大、质硬，表面光滑或仅有表浅溃疡，整个宫颈段膨大如桶状。

3）溃疡型：不论外生型或内生型病变进一步发展，癌组织坏死脱落，可形成凹陷性溃疡。严重者宫颈为空洞所代替，形如火山口。

4）颈管型：癌灶发生在宫颈管内，常侵及宫颈管及子宫下段供血层，并转移到盆壁的淋巴结。

（2）显微镜检

1）微小浸润癌：指在原位癌基础上镜检发现小滴状、锯齿状癌细胞团突破基膜，浸润间质。

2）浸润癌：指癌灶浸润间质范围超出微小浸润癌，多呈网状或团块状浸润间质。

3．转移途径　宫颈癌的转移途径以直接蔓延和淋巴转移为主，血行转移极少见，多发生在晚期。

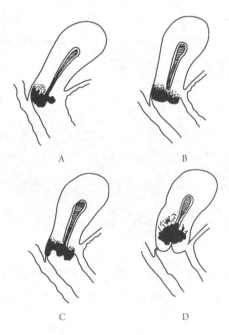

图 57-2-1　宫颈癌类型（巨检）
A. 外生型；B. 内生型；C. 溃疡型；D. 颈管型

【护理评估】

（一）健康史

几乎所有的妇女都有罹患宫颈癌的危险，在评估病人的健康史时应重点询问病人有无发生宫颈癌的危险因素，应注意病人的婚育史、性生活史，特别是有无与高危男子性接触史。注意未治疗的慢性宫颈炎、遗传等诱发因素。聆听有关主诉，如年轻病人可诉说月经期和经量异常；老年病人常主诉绝经后不规则阴道流血。详细记录既往妇科检查结果、子宫颈刮片细胞学检查结果及处理经过。

（二）身体状况

早期病人一般无自觉症状，多由普查中发现异常的子宫颈刮片报告。随病程进展，可出现以下表现：

1. **症状**　接触性出血及白带增多常为宫颈癌的最早症状。晚期明显症状为阴道流血、阴道排液、疼痛。

（1）阴道流血：当癌肿侵及间质内血管时出现流血。早期表现为性交后或双合诊检查后有少量出血，称为接触性出血。以后可有月经间期或绝经后少量间断不规则出血，晚期出血量较多，一旦侵蚀较大血管可能引起致命性大出血。年轻病人也可表现为经期延长，周期缩短，经量增多等；老年病人常诉绝经后不规则阴道流血；宫颈癌合并妊娠者常因阴道流血就医。

（2）阴道排液：多发生在阴道流血之后，白色或血性，稀薄如水样或米泔样，有腥臭。晚期癌组织坏死继发感染时，则出现大量脓性或米汤样恶臭白带。

（3）疼痛：此为晚期症状，表示宫颈旁已有明显浸润。由于病变累及盆壁、闭孔神经、腰骶神经等，可出现严重持续性腰骶部或坐骨神经痛。当盆腔病变广泛时，可因静脉和淋巴回流受阻，导致下肢肿痛、输尿管梗塞、肾盂积水。

2. **体征**　早期无明显体征，宫颈上皮内瘤样病变、镜下早期浸润癌及极早期宫颈浸润癌病人局部无明显病灶，宫颈光滑或与慢性宫颈炎无明显区别。随着宫颈浸润癌的生长发展，根据不同类型，宫颈局部表现不同。外生型癌可见宫颈表面有呈息肉状或乳头状突起的赘生物向外生长，继而向阴道突起，形成菜花状赘生物；合并感染时，表面有灰白色渗出物，触之易出血。内生型则表现为宫颈肥大、质硬、宫颈管膨大如桶状，宫颈表面光滑或有表浅溃疡。晚期病人因癌组织坏死脱落，宫颈表面凹陷性溃疡，或被空洞替代，并盖有坏死组织，有恶臭。癌灶浸润阴道壁时，局部见有赘生物，浸润盆腔，形成冰冻骨盆。

（三）辅助检查

目前临床主要从细胞学、阴道镜检查和组织学三方面依次进行宫颈癌的检查诊断，常用的辅助检查方法有：

1. **宫颈刮片**　细胞学检查是宫颈癌筛查的主要方法。注意在宫颈移行带区取材并仔细镜检，必要时重复刮片并行宫颈活检，以免漏诊或误诊。防癌涂片用巴氏染色，结果分为5级：Ⅰ级正常；Ⅱ级炎症引起；Ⅲ级可疑；Ⅳ级可疑阳性；Ⅴ级阳性。Ⅲ级及以上者必须进一步检查，明确诊断。TBS（the Bethesda classification system）分类法自1988年出台以来，正逐步代替传统的巴氏涂片及分级。近年来宫颈阴道细胞涂片技术有了重大进步，如液基薄片技术，涂片所收集的细胞全面而清晰，检测阳性率明显提高。

2. **高危型HPV DNA检测**　相对于细胞学检查，其敏感性较高，特异性较低。可与细胞学检查联合应用于子宫颈癌筛查。推荐用于30岁以后的女性。

3. **阴道镜检查**　是利用阴道镜在强光源照射下将宫颈阴道部上皮放大10~40倍直接观察，从而发现肉眼不能发现的轻微小病变，并可在可疑部位活检用以确诊。凡宫颈刮片细胞学检查Ⅲ级或以上者、TBS分类为鳞状上皮内瘤样变，均应在阴道镜观察下选择可疑病变部位进行宫颈活组织检查，提高诊断正确率。

4. **宫颈和宫颈管活体组织检查**　是确诊宫颈癌前期病变和宫颈癌的最可靠方法。选择宫颈鳞-柱状细胞交接部3、6、9和12点处取活体组织送检，或在碘试验、肿瘤固有荧光检测、阴道镜指导下或肉眼观察可疑区，取多处组织进行切片检查。宫颈刮片细胞检查为Ⅲ级或以上者，宫颈活检为阴性时，需用小刮匙搔刮宫颈管，将刮出物送检。

○ **知识拓展**　　　宫颈碘试验

> 正常宫颈阴道部鳞状上皮含有丰富的糖原，碘溶液涂染呈棕色或深褐色。宫颈管柱状上皮、瘢痕、宫颈糜烂部位及异常鳞状上皮区均无糖原，故不着色。采用碘试验法，将碘液涂抹宫颈及阴道穹隆部，观察着色情况，可检测 CIN，识别宫颈病变的危险区。在碘不染色区取材活检可提高诊断率。

（四）临床分期

根据国际妇产科联盟（Federation International of Gynecology and Obstetrics，FIGO）临床分期标准进行分期，临床分期在治疗前进行，治疗后不再更改（表 57-2-1，图 57-2-2）。

（五）心理 - 社会状况

早期宫颈癌病人在普查中发现宫颈刮片报告异常时，会感到震惊和恐惧，甚至会出现怀疑检查结果的表现。当确定诊断后，与其他恶性肿瘤病人一样会经历否认、愤怒、妥协、忧郁、接受的心理反应。护士应全面评估病人心理 - 社会方面的不同表现，了解宫颈癌给病人和家属带来的心理冲击及其应对机制。

表 57-2-1　子宫颈癌的临床分期

分期	范围
0 期	原位癌
Ⅰ期	宫颈癌局限在子宫（扩展至宫体将被忽略）
Ⅰ A	镜下浸润癌。所有肉眼可见的病灶均为 Ⅰ B 期
Ⅰ A1	间质浸润深度 ≤ 3mm，水平方向播散 ≤ 7mm
Ⅰ A2	间质浸润深度 >3mm 且 <5mm，水平方向播散 ≤ 7mm
Ⅰ B	肉眼可见癌灶局限于宫颈，或者镜下病灶 > Ⅰ A2
Ⅰ B1	肉眼可见癌灶最大径线 ≤ 4mm
Ⅰ B2	肉眼可见癌灶最大径线 >4mm
Ⅱ期	肿瘤超越子宫，但未达到骨盆壁或未达到阴道下 1/3
Ⅱ A	肿瘤侵犯阴道上 2/3，无明显宫旁浸润
Ⅱ A1	临床可见癌灶 ≤ 4mm
Ⅱ A2	临床可见癌灶 >4mm
Ⅱ B	有宫旁浸润
Ⅲ期	肿瘤扩展到骨盆壁和（或）累及到阴道下 1/3 和（或）引起肾盂积水或肾无功能
Ⅲ A	肿瘤累及阴道下 1/3，没有扩展到骨盆壁
Ⅲ B	肿瘤扩展到骨盆壁和（或）引起肾盂积水或肾无功能
Ⅳ A	肿瘤侵犯膀胱黏膜或直肠黏膜和（或）超出真骨盆
Ⅳ B	远处转移

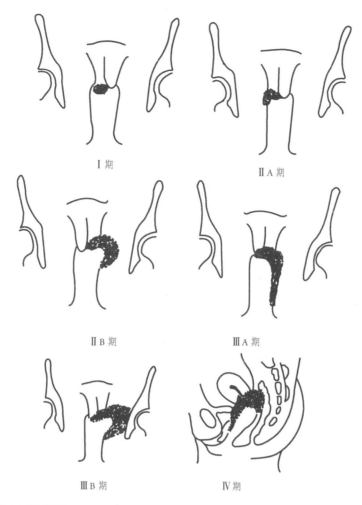

Ⅰ期　　　　　　　　　　ⅡA期

ⅡB期　　　　　　　　　　ⅢA期

ⅢB期　　　　　　　　　Ⅳ期

图 57-2-2　宫颈癌临床分期示意图

【常见护理诊断 / 问题】

1．**恐惧**　与宫颈癌诊断和担心宫颈癌预后有关。

2．**排尿障碍**　与宫颈癌根治术后影响膀胱正常张力有关。

3．**舒适度减弱**　与放射治疗导致不良反应有关。

4．**知识缺乏**：缺乏有关宫颈癌预防、诊治及随访等知识。

【计划与实施】

　　宫颈癌的处理方案应根据临床分期、病人年龄、全身情况等综合分析后确定。目前常用以手术和放疗为主、化疗为辅的综合治疗方案。手术治疗的优点是年轻病人可以保留卵巢及阴道功能，主要适用于早期宫颈癌（ⅠA～ⅡA期）病人。放射治疗（简称放疗）适用于ⅡB～Ⅳ期病人、全身情况不适宜手术治疗的早期病人、宫颈大块病灶的术前放疗以及手术治疗后病理检查发现有高危因素的辅助治疗病人。化疗主要用于晚期或复发转移的病人，近年来也用于手术或放疗的辅助治疗。

　　经过治疗和护理，病人：①能够正确面对患病事实，积极配合疾病的治疗和护理，表现出对治疗和预后的客观态度；②治疗期间得到良好的护理，膀胱功能恢复良好；③不出现放疗不良反应，或放疗反应减轻；④获得有关宫颈癌的预防、诊治及随访等方面的正确信息。

（一）心理护理

加强护患沟通，了解病人不同疾病阶段的心理反应和表达方式。根据病人的具体情况和有关伦理学原则，提供有关疾病正确的医学信息。评估病人目前的身心状况及接受诊治方案的反应，利用挂图、实物、宣传资料等向病人介绍有关宫颈癌的医学常识；介绍各种诊治过程、可能出现的不适及有效的应对措施。为病人提供安全、隐蔽的环境，鼓励病人提问。与病人共同讨论问题，解除其疑虑，缓解其不安情绪，使病人能以积极态度接受诊治过程。

（二）手术病人的护理

按腹部、会阴部手术护理内容，认真执行术前、术后护理活动，并让病人了解各项操作的目的、时间、可能的感受等，以取得其合作。尤其注意手术前3天选用消毒剂或氯己定（洗必泰）等消毒宫颈及阴道。对于接受宫颈癌根治术的病人，由于手术复杂，术中可能影响支配膀胱的神经组织，膀胱功能恢复缓慢，留置导尿管的时间一般会比较长，达7~14天，所以应加强病人在留置导尿管期间的护理，协助术后康复。手术病人护理的内容主要包括：

1. 严密观察病情变化　术后一般要求每半小时至1小时观察并记录1次生命体征，平稳后改为每4~6小时一次。同时，应注意手术切口和腹腔引流管的护理，保持引流管通畅，认真观察和记录引流液的性状和量，引流管通常于48~72小时遵医嘱拔除。

2. 留置尿管的护理　留置尿管期间应加强会阴护理，保持尿管通畅，保持外阴部清洁，观察记录尿液的性状和量，定期更换引流尿袋；拔除导尿管前3日开始夹管，定时开放以训练膀胱功能，鼓励病人多饮水，促进排尿功能的恢复；拔管后应鼓励病人1~2小时排尿1次，观察并记录尿量，如病人不能自行排尿应及时处理；拔管后4~6小时测残余尿量1次，如超过100ml则需继续留置尿管，少于100ml者，每天测1次，2~4次均在100ml以内者，说明膀胱功能已经恢复。

3. 盆底肌肉的锻炼　术前教会病人进行肛门、阴道肌肉的收缩和舒张练习，术后第2日即可鼓励病人进行锻炼，以增强盆底肌张力。

（三）放疗病人的护理

放疗包括腔内照射和体外照射，早期病例以局部腔内照射为主，体外照射为辅，晚期病例以体外照射为主，腔内照射为辅。

1. 放疗前准备　包括：①向病人讲解放疗的目的、方法和治疗中需要病人配合的注意事项，治疗中发生意外时的防治措施，可能出现的不良反应（如恶心、呕吐、放射性直肠炎等），使病人能够有效配合并顺利完成治疗；②遵医嘱做好各种化验检查，白细胞计数和血小板正常者方可接受放射治疗；③放疗前保持膀胱和直肠空虚状态，可留置尿管及灌肠，避免放疗时损伤。

2. 放疗后护理　包括：①指导和协助病人进行局部护理，保持外阴部清洁，每日可用1:5000高锰酸钾溶液清洗外阴，严禁用手搔抓局部皮肤；②腔内照射病人在插管或撤管时可能会有少量出血，应予以对症处理，并保持局部清洁，避免继发感染；③由于膀胱和直肠与子宫相邻，也会受到不同程度的照射，因此应指导病人摄取高蛋白、高维生素的饮食，多吃新鲜蔬菜和水果，多饮水，保持排尿和排便通畅，促进恢复。

3. 放疗病人的皮肤护理　放射线治疗者常在照射后8~10日出现皮肤的反应。轻度表现为皮肤红斑，然后转化为干性脱屑，此期在保护皮肤的基础上可继续照射；中度表现为水疱、溃烂和组织表层丧失；重度表现为局部皮肤溃疡，应停止照射，并注意观察皮肤的颜色，避免局部刺激，保持局部清洁干燥。

（四）健康指导

1. 提供预防保健知识 子宫颈癌病因明确、筛查方法较完善，是一个可以预防的肿瘤。应大力宣传与宫颈癌发病有关的高危因素，普及防癌知识，开展性卫生教育，提倡少育。积极治疗宫颈炎，及时诊治 CIN，以阻断宫颈癌的发生。定期开展宫颈癌的普查普治，育龄妇女每 1～2 年普查 1 次，有异常者应进一步处理，做到早发现、早诊断、早治疗。

2. 随访指导 要鼓励病人及家属积极参与出院计划的制订过程，以保证计划的实施。宫颈癌治疗后复发 50% 在 1 年内，75%～80% 在 2 年内，因此要向病人说明认真随访的重要性。一般认为，出院后 2 年内每 3～4 个月复查 1 次；3～5 年内，每 6 个月复查 1 次；第 6 年开始，每年复查 1 次；如出现症状应及时随访。随访的内容主要包括盆腔检查、阴道涂片细胞学检查、胸片及血常规等。

3. 其他 注意帮助病人调整自我，重新评价自我能力，根据病人具体状况提供有关术后生活方式的指导，包括根据机体康复情况逐渐增加活动量和强度，适当参加社会交往活动或恢复日常工作。性生活的恢复需依照术后复查结果而定，护士应认真听取病人对性问题的看法和疑虑，提供针对性帮助。

【护理评价】

经过治疗和护理，病人是否达到：①正确面对患病事实，积极配合疾病的治疗和护理，表现出对治疗和预后的客观态度；②膀胱功能恢复良好；③未出现放疗不良反应，或放疗反应减轻；④获得有关宫颈癌的预防、诊治及随访等方面的正确信息。

第三节　子宫内膜癌病人的护理

子宫内膜癌（endometrial carcinoma）是发生于子宫内膜的一组上皮性恶性肿瘤，以腺癌为主，又称子宫体癌，是女性生殖道三大恶性肿瘤之一。平均发病年龄为 60 岁，其中 75% 发生于 50 岁以上妇女。

【病因与发病机制】

子宫内膜癌的确切病因仍不清楚。目前认为有两种类型，一种类型是雌激素依赖型，其发生可能与子宫内膜增生过长有关，尤其是缺乏孕激素对抗而长期接受雌激素刺激的情况下，可能导致子宫内膜癌的发生。实验研究及临床观察结果提示，未婚、少育、未育或家族中有癌症史的妇女，肥胖、高血压、绝经延迟、糖尿病及其他心血管疾病病人发生子宫内膜癌的机会增多。另一种类型是非雌激素依赖性，发病与雌激素无明确关系，该类型比较少见。

【病理】

子宫内膜癌的早期病变局限于子宫内膜，肿瘤生长缓慢，有时 1～2 年内病变还局限于子宫腔内，部分特殊病理类型和低分化癌可发展很快，短期内出现转移。主要转移途径为直接蔓延、淋巴转移，晚期可有血行转移。

1. 大体检查 病变多发生在子宫底部的内膜，以双侧子宫角附近多见，其次为子宫后壁。不同组织学类型的内膜癌肉眼表现无明显区别，大体可分为以下两类：

（1）弥散型：子宫内膜大部或全部为癌组织侵犯，病灶呈不规则菜花样突出于宫腔，常伴有出血、坏死，较少浸润肌层。晚期可侵犯肌壁全层，并扩展至宫颈管导致宫腔积脓。

（2）局灶型：癌灶局限于宫腔的一小部分，多见于子宫底或局部，呈息肉或小菜花状，易侵犯肌层。

2. 显微镜检 镜下可见 5 种类型：内膜样腺癌、腺癌伴鳞状上皮分化、浆液性腺癌、黏液性癌、透明细胞癌。其中以内膜样腺癌最多见，占 80% ~ 90%。

【护理评估】

（一）健康史

收集病人的健康史时，应重点询问病人是否有患子宫内膜癌的高危因素，如老年、肥胖、高血压、糖尿病、绝经期推迟、少育、不育以及有无接受激素替代治疗等病史；询问近亲家属的肿瘤史；对确诊为子宫内膜癌者，需详细询问并记录发病经过、有关检查治疗及出现症状后机体反应等情况。

（二）身体状况

子宫内膜癌早期临床表现不明显，病程较长，发生转移较晚，多数病人在普查或因其他原因检查时偶然发现。其临床症状和体征与肿瘤的类型及分期有关，主要临床表现如下：

1. 症状 子宫内膜癌的早期症状不明显，以后出现阴道流血、阴道排液、疼痛等症状。

（1）阴道流血：主要表现为绝经后阴道流血，量一般不多。未绝经者常表现为经量增多，经期延长，或月经间期出血。

（2）阴道排液：多为浆液性或血性排液，晚期合并感染则有脓性或脓血性排液，有恶臭。

（3）疼痛：晚期癌瘤浸润周围组织，或压迫神经时可引起下腹及腰骶部疼痛，并向下肢及足部放射。当癌灶侵犯宫颈，堵塞宫颈管致宫腔积脓时，可出现下腹胀痛及痉挛性疼痛。

2. 体征 早期可无异常，随病情发展，妇科检查发现子宫增大，质稍软；晚期偶见癌组织自宫颈口脱出，质脆，触之易出血。合并宫腔积脓者，子宫明显增大，极软。癌灶向周围浸润，子宫固定，在宫旁或盆腔内可扪及不规则结节样物。

（三）辅助检查

1. 分段诊断性刮宫 是目前最常用、最有价值的诊断方法。通常要求先环刮宫颈管，后探宫腔，再行宫腔搔刮内膜，标本分瓶做好标记，送病理检查。病理检查结果是确诊子宫内膜癌的依据。分段诊刮的优点是能鉴别子宫内膜癌和宫颈管腺癌，也可明确子宫内膜癌是否累及宫颈管，为指导治疗提供依据。

2. B超检查 典型的内膜癌声像图表现为子宫增大或大于绝经年龄，宫腔内见实质不均的回声区，形态不规则，宫腔线消失。有时见肌层内不规则回声紊乱区，边界不清，可提示肌层浸润的程度。

3. 宫腔镜检查 可直接观察子宫内膜病灶的生长情况，并在直视下取可疑病灶活组织送病理检查，可减少对早期子宫内膜癌的漏诊。

（四）临床分期

目前临床分期主要采用国际妇产科联盟（FIGO，2009 年）修订的分期法（表 57-3-1）。

表 57-3-1　子宫内膜癌的临床分期

分期	范围
I 期	肿瘤局限在子宫体
I A	肿瘤浸润深度 <1/2 肌层
I B	肿瘤浸润深度 ≥ 1/2 肌层
II 期	肿瘤侵犯宫颈间质，但无宫体外蔓延
III 期	肿瘤局部和（或）区域的扩散
III A	肿瘤侵犯浆膜层和（或）附件
III B	阴道和（或）宫旁受累
III C	盆腔淋巴结和（或）腹主动脉旁淋巴结转移
III C$_1$	盆腔淋巴结阳性
III C$_2$	腹主动脉旁淋巴结阳性伴（或不伴）盆腔淋巴结阳性
IV 期	肿瘤累及膀胱和（或）直肠黏膜，和（或）远处转移
IV A	肿瘤侵犯膀胱和（或）直肠黏膜
IV B	远处转移，包括腹腔内转移和（或）腹股沟淋巴结转移

（五）心理 - 社会状况

当病人出现症状并需要接受各种检查时，面对不熟悉的检查过程充满恐惧和焦虑，担心检查结果以及检查过程带来的不适。当得知患子宫内膜癌时，与宫颈癌病人一样，不同个案及其家庭会出现不同的心理反应。

【常见护理诊断 / 问题】

1. 焦虑　与担心治疗和预后有关。

2. 知识缺乏：缺乏疾病预防、诊治及预后的相关知识。

【计划与实施】

子宫内膜癌的治疗应该根据病情及病人具体情况选择治疗方法，主要有手术、放疗及药物治疗。手术治疗是治疗早期病例的首选方法，可根据病情选择子宫及双侧附件切除术，或行广泛子宫切除术及双侧盆腔淋巴结清扫术与腹主动脉旁淋巴结清扫术。放疗是治疗子宫内膜癌的有效方法之一，可进行单纯放疗（适用于老年病人、有严重合并症不能耐受手术或晚期不宜手术的病例），或术后放疗，可明显降低局部复发，提高生存率。药物治疗包括化学药物及激素药物治疗，是晚期或复发癌综合治疗的措施之一。

经过治疗和护理，病人：①积极正确地配合疾病的治疗和护理；②获得有关疾病的预防、诊治和预后等方面的正确信息。

（一）心理护理

评估病人对疾病及有关诊治过程的认知程度，鼓励病人及其家属讨论有关疾病及治疗的疑虑，耐心解答。针对个人需求及学习能力，采用有效形式向病人介绍住院环境、诊断性检查、治疗过程、可能出现的不适，以求得主动配合。为病人提供安静、舒适的睡眠环境，减少夜间不必要的治疗程序；教会病人应用放松等技巧促进睡眠，必要时按医嘱使用镇静药，保证病人夜间连续睡眠7~8小时。告知病人子宫内膜癌的病程发展缓慢且为女性生殖器官恶性肿瘤中预后较好的一种，缓解其焦虑程度，增强治病信心。

（二）药物治疗病人的护理

孕激素治疗的作用机制可能是直接作用于癌细胞，延缓DNA复制和RNA转录过程，从而抑制癌细胞的生长。常用各种人工合成的孕激素制剂，如乙酸孕酮、醋酸甲羟孕酮（安宫黄体酮）等。通常用药剂量大，至少8~12周才能评价疗效，病人需要具备配合治疗的耐心。用药的不良反应为水钠潴留、药物性肝炎等，停药后即好转。他莫昔芬（tamoxifen，TMX）为一种非甾体类抗雌激素药物，用药后的不良反应有潮热、急躁等类似更年期综合征的表现，轻度的白细胞、血小板计数下降等骨髓抑制表现，还可有头晕、恶心、呕吐、不规则少量阴道流血、闭经等。

药物治疗给药前应告知病人用药方法，常见不良反应的表现及处理方法；用药期间应注意观察，出现不适应及时进行处理。

（三）手术病人的护理

有关内容同腹部手术病人护理。

（四）放疗病人的护理

有关内容同宫颈癌放疗病人的护理。

（五）健康指导

1. **普及防癌知识**　大力宣传定期进行防癌检查的重要性，中年妇女每年接受一次妇科检查，注意子宫内膜癌的高危因素和人群。严格掌握雌激素的用药指征，加强用药期间的监护、随访措施。督促更年期、月经紊乱及绝经后出现不规则阴道流血者，进行必要检查以排除子宫内膜癌的可能，并接受正规治疗。

2. **随访指导**　由于子宫内膜癌75%~95%的复发是在术后2~3年内，所以治疗后应定期随访，及时发现异常情况，确定处理方案。随访时间一般是术后2~3年内每3个月随访1次，3年后每6个月1次，5年后每年1次。随访内容主要包括详细询问病史、盆腔检查、阴道细胞学涂片、胸部X线摄片、血清肿瘤标志物检测等，必要时可作CT及MRI检查。

3. **其他**　指导病人根据复查结果决定恢复性生活的时间及体力活动的程度。子宫根治术后、服药或放射治疗后，病人可能出现阴道分泌物减少、性交痛等症状，可指导病人利用局部水溶性润滑剂增进性生活舒适度。

【护理评价】

经过治疗和护理，病人是否达到：①积极、正确地配合疾病的治疗和护理；②获得有关疾病的预防、诊治和预后等方面的正确信息。

第四节　卵巢肿瘤病人的护理

卵巢肿瘤（ovarian tumor）是女性生殖器官常见的肿瘤，可发生于任何年龄。卵巢肿瘤可以有各种不同的性质和形态：单一型或混合型、一侧或双侧性、囊性或实质性、良性或恶性。卵巢恶性肿瘤是女性生殖器三大恶性肿瘤之一，由于卵巢位于盆腔深部，而且早期多无症状，又缺乏完善的早期诊断和鉴别方法，晚期病例也缺乏有效的治疗手段，故死亡率高居妇科恶性肿瘤之首。随着子宫颈癌和子宫内膜癌诊断和治疗的进展，卵巢癌已成为当今妇科肿瘤中威胁最大的疾病。

【病理】

1. **组织学分类**　卵巢体积最小，卵巢肿瘤组织形态的复杂性却居全身各器官之首。分类方法很多，目前普遍采用世界卫生组织制定的卵巢肿瘤组织学分类法（表 57-4-1）。

表 57-4-1　卵巢肿瘤组织学分类（WHO，2003，部分内容）

一、上皮性肿瘤
　（一）浆液性肿瘤
　（二）黏液性肿瘤
　（三）子宫内膜样肿瘤
　（四）透明细胞中肾样瘤
　（五）纤维上皮瘤（勃勒纳瘤）
　（六）混合性上皮瘤
　（七）未分化癌
　（八）未分类癌
二、性索间质肿瘤
　（一）颗粒细胞－间质细胞肿瘤
　　1. 颗粒细胞瘤
　　2. 卵泡膜细胞瘤－纤维瘤
　　　（1）卵泡膜细胞瘤
　　　（2）纤维瘤
　（二）支持细胞－间质细胞肿瘤（睾丸母细胞瘤）
　（三）两性母细胞瘤
三、生殖细胞肿瘤
　（一）无性细胞瘤
　（二）卵黄囊瘤
　（三）胚胎癌
　（四）多胎瘤
　（五）绒毛膜癌
　（六）畸胎瘤
　　1. 未成熟型
　　2. 成熟型
　　　（1）实性
　　　（2）囊性：①皮样囊肿（成熟囊性畸胎瘤）；②皮样囊肿恶变
　　3. 单胚性和高度特异性型（卵巢甲状腺肿和类癌）
　（七）混合型
四、转移性肿瘤

2. **常见的卵巢肿瘤及病理特点**

（1）卵巢上皮性肿瘤（epithelial ovarian tumor）：有良性、恶性和交界性之分。交界性肿瘤的上皮细胞增生活跃，并有核异型，表现为上皮细胞层次增加，但无间质浸润，是一种低度潜在恶性肿瘤，生长慢，转移率低，复发迟。

1）浆液性囊腺瘤（serous cystadenoma）：较为常见，约占卵巢良性肿瘤的 25%。多为单侧，圆球形，大小不等，表面光滑，囊内充满淡黄清澈浆液。分为单纯性及乳头状两型，前者囊壁光滑，多为单房；后者有乳头状物向囊内突起，常为多房性，偶尔向囊壁外生长。镜下见囊壁为纤维结缔组织，内衬单层立方形或柱状上皮，间质见砂粒体。

2）浆液性囊腺癌（serous cystadenocarcinoma）：是最常见的卵巢恶性肿瘤。多为双侧，体积较大，半实质性，囊壁有乳头生长，囊液混浊，有时呈血性。镜下见囊壁上皮明显增生，复层排列。癌细胞为立方形或柱状，细胞明显异型，并向间质浸润。肿瘤生长速度快，预后差，5 年存活率仅 20%～30%。

3）黏液性囊腺瘤（mucinous cystadenoma）：约占卵巢良性肿瘤的 20%，是人体中生长最大的一种肿瘤。多为单侧多房性，肿瘤表面光滑，灰白色，囊液呈胶冻样。囊壁破裂，黏液性上皮种植在腹膜上继续生长，并分泌黏液，形成腹膜黏液瘤（myxoma peritonei）。镜下见囊壁为纤维结缔组织，内衬单层高柱状上皮，产生黏液。

4）黏液性囊腺癌（mucinous cystadenocarcinoma）：约占卵巢恶性肿瘤的 10%，多为单侧。瘤体较大，囊壁可见乳头或实质区，囊液混浊或为血性。镜下见腺体密集，间质较少，腺上皮超过 3 层，细胞明显异型，并有间质浸润。5 年存活率为 40%～50%。

（2）卵巢生殖细胞肿瘤（ovarian germ cell tumor）：好发于青少年及儿童。生殖细胞肿瘤中仅成熟畸胎瘤为良性，其他类型均属恶性。

1）畸胎瘤（teratoma）：由多胚层组织构成，偶见含一个胚层成分。肿瘤组织多数成熟，少数不成熟。无论肿瘤质地呈囊性或实质性，其恶性程度均取决于组织分化程度。

成熟畸胎瘤（mature teratoma）又称皮样囊肿（dermoid cyst），是最常见的卵巢良性肿瘤。多为单侧、单房，中等大小，表面光滑，壁厚，腔内充满油脂和毛发，有时可见牙齿或骨质。任何一种组织成分均可恶变，形成各种恶性肿瘤。恶变率为 2%～4%，多发生于绝经后妇女。

未成熟畸胎瘤（immature teratoma）是恶性肿瘤。常为单侧实性瘤，多发生于青少年，体积较大，其转移及复发率均高。5 年存活率约 20%。

2）无性细胞瘤（dysgerminoma）：属中等恶性的实性肿瘤，主要发生于青春期及生育期妇女。多为单侧，右侧多于左侧，中等大小，包膜光滑。镜下见圆形或多角形大细胞，核大，胞浆丰富，瘤细胞呈片状或条索状排列，间质中常有淋巴细胞浸润。对放疗特别敏感，5 年存活率可达 90%。

3）内胚窦瘤（endodermal sinus tumor）：又名卵黄囊瘤（yolk sac tumor），属高度恶性肿瘤，多见于儿童及青少年。多数为单侧、体积较大，易发生破裂。镜下见疏松网状和内胚窦样结构。瘤细胞扁平、立方、柱状或多角形，并产生甲胎蛋白（AFP），故测定病人血清中 AFP 浓度可作为诊断和治疗监护时的重要指标。内胚窦瘤生长迅速，易早期转移。既往平均生存时间仅 12～18 个月，现经手术及联合化疗后，预后有所改善。

（3）卵巢性索间质肿瘤（ovarian sex cord stromal tumor）

1）颗粒细胞瘤（granulosa cell tumor）：是最常见的功能性肿瘤，45～55 岁为发病高峰，属于低度恶性肿瘤。肿瘤能分泌雌激素，故有女性化作用，青春期前可出现假性性早熟。在生育年龄引起月经紊乱，绝经后妇女则有子宫内膜增生过长，甚至引起腺癌。肿瘤表面光滑，圆形或卵圆形，多为单侧性，大小不一。镜下见瘤细胞呈小多边形，偶呈圆形或圆柱形，胞浆嗜酸或中性，细胞膜界限不清，核圆，核膜清楚。一般预后良好，5 年存活率达 80% 左右。

2）卵泡膜细胞瘤（theca cell tumor）：属良性肿瘤，多为单侧，大小不一，质硬，表面光滑。由于可分泌雌激素，故有女性化作用，常与颗粒细胞瘤合并存在。镜下见瘤细胞呈短梭形，胞浆富含脂质，细胞交错排列呈漩涡状。恶性卵泡膜细胞瘤较少见，可见瘤细胞直接浸润邻近组织，并发生远处转移，但预后较卵巢上皮性癌为佳。

3）纤维瘤（fibroma）：为较常见的卵巢良性肿瘤，多见于中年妇女。肿瘤多为单侧性，中等大小，表面光滑或结节状，切面灰白色，实性，坚硬。镜下见由胶原纤维的梭形瘤细胞组成，排列呈编织状。偶见纤维瘤病人伴有腹水或胸腔积液，称梅格斯综合征（Meigs syndrome），手术切除肿瘤后，胸腹水自行消失。

4）支持细胞-间质细胞瘤（Sertoli-leydig cell tumor）：也称睾丸母细胞瘤（androblastoma），多发生于40岁以下妇女，罕见。多为良性，单侧，较小，实性，表面光滑。镜下见由不同分化程度的支持细胞及间质细胞组成。肿瘤具有男性化作用；少数无内分泌功能或呈现女性化，雌激素由瘤细胞直接分泌或由雄激素转化而来。有10%～30%呈恶性行为，5年存活率为70%～90%。

5）卵巢转移性肿瘤：体内任何部位的原发性癌均可能转移到卵巢。常见的库肯勃瘤（Krukenberg tumor）是种特殊的转移性腺癌，其原发部位是胃肠道。镜下见典型的印戒细胞，能产生黏液，周围是结缔组织或黏液瘤性间质。恶性程度高，预后极差。

（4）卵巢瘤样病变：属卵巢非赘生性肿瘤，是卵巢增大的常见原因。有时表现为下腹压迫感，盆腔一侧胀痛，月经不规则等。如果症状不严重，一般追踪观察1～2个月，无需特殊治疗，囊肿会自行消失。常见有以下几种。

1）卵泡囊肿：在卵泡发育过程中，因停滞以致不成熟或成熟但不排卵，卵泡液潴留而形成。囊壁薄，卵泡液清。囊肿直径常小于5cm。

2）黄体囊肿：因黄体持续存在所致，一般少见。直径5cm左右，可使月经后延。

3）黄素囊肿：在滋养细胞疾病中出现。由于滋养细胞显著增生，产生大量hCG，刺激卵巢颗粒细胞及卵泡膜细胞，使之过度黄素化所致，直径10cm左右。可为双侧性，表面光滑，黄色。黄素囊肿本身无手术指征。

4）多囊卵巢：与内分泌功能紊乱，下丘脑-垂体平衡失调有关。双侧卵巢均匀增大，为正常卵巢的2～3倍，表面光滑，呈白色，包膜厚，切面有多个囊性卵泡。病人常有闭经、多毛、不孕等多囊卵巢综合征。

5）卵巢子宫内膜异位囊肿：又称卵巢巧克力囊肿。卵巢组织内因异位的子宫内膜存在，致反复出血形成单个或多个囊肿，直径5～6cm或以下，囊内液为暗褐色糊状陈旧性血液。

3. 转移途径　卵巢恶性肿瘤主要通过直接蔓延及腹腔种植方式转移。癌细胞可直接侵犯包膜，累及邻近器官，并广泛种植于腹膜及大网膜表面。由于卵巢有丰富的淋巴引流，瘤栓脱落后可随其邻近淋巴管扩散到髂区及腹主动脉旁淋巴结。因此淋巴结也是重要的转移途径，横膈为转移的好发部位，血行转移者少见。

【护理评估】

（一）健康史

在评估病人健康史时，要注意收集与发病有关的高危因素，包括病人年龄、婚育史、家族史，有无其他肿瘤（如乳腺癌、胃肠道癌等）。不同类型卵巢肿瘤好发年龄不同，如卵巢生殖细胞肿瘤多发生于年轻的妇女及幼女，而卵巢上皮性肿瘤多见于中老年妇女，很少发生于青春期前女孩和婴幼儿。

（二）身体状况

1. 症状　卵巢良性肿瘤发展缓慢。初期肿瘤较小，多无症状，腹部无法扪及，较少影响月经。当肿瘤增长至中等大小时，常感腹胀，或扪及肿块。较大的肿瘤可以占满盆腔并出现压迫症状，如尿频、便秘、气急、心悸等。

恶性卵巢肿瘤多无自觉症状，出现症状时往往病情已属晚期。由于肿瘤生长迅速，短期内可有腹胀，腹部出现肿块及腹水。症状轻重取决于肿瘤大小、位置、侵犯邻近器官程度、有无并发症及组织学类型。若肿瘤向周围组织浸润或压迫神经，则可引起腹痛、腰痛或下腹疼痛；压迫盆腔静脉，可出现水肿。晚期病人呈明显消瘦、贫血等恶病质现象。

2．体征　早期肿瘤小，不易被发现。当肿瘤长到中等大小或出现明显症状时，盆腔检查发现子宫旁一侧或双侧囊性或实性包块，表面光滑或高低不平，活动或固定不动。

（三）辅助检查

1．B超检查　可测知肿瘤的部位、大小、形态及性质，从而对肿块来源作出定位；并能鉴别卵巢肿瘤、腹水和结核性包裹性积液。临床诊断符合率 >90%，但直径 <1 ~ 2cm 的实性肿瘤不易测出。

2．肿瘤标志物　血清 CA125、血清 AFP、血清 hCG、性激素和血清 HE₄ 等对某些类型的癌症具有特异性，可用于肿瘤诊断。

3．腹腔镜　可直视肿物的大体情况，必要时可在可疑部位进行多点活检。

4．细胞学检查　腹水或腹腔冲洗液找癌细胞，有助于进一步确定病人的临床分期及选择治疗方案。

（四）卵巢恶性肿瘤的临床分期

目前均采用 FIGO 制定的手术病理分期，见表 57-4-2。

表 57-4-2　原发性卵巢恶性肿瘤的手术 - 病理分期（FIGO，2006 年）

分期	肿瘤范围
Ⅰ期	肿瘤限于卵巢
Ⅰ A	肿瘤限于一侧卵巢，表面无肿瘤，包膜完整；腹腔积液中未见恶性细胞
Ⅰ B	肿瘤限于两侧卵巢，表面无肿瘤，包膜完整；腹腔积液中未见恶性细胞
Ⅰ C	肿瘤限于一侧或两侧并伴有如下任何一项者：包膜破裂；卵巢表面有肿瘤；腹水或腹腔冲洗有恶性细胞
Ⅱ期	肿瘤累及一侧或双侧卵巢，伴有盆腔扩散
Ⅱ A	肿瘤蔓延和（或）转移到子宫和（或）输卵管，腹水或冲洗液中无恶性细胞
Ⅱ B	肿瘤蔓延到其他盆腔组织，腹水或冲洗液中无恶性细胞
Ⅱ C	Ⅱ A 或 Ⅱ B 病变，腹水或冲洗液中找到恶性细胞
Ⅲ期	一侧或双侧卵巢肿瘤，镜检证实有盆腔外的腹膜转移和（或）局部淋巴结转移，肝表面转移定为Ⅲ期
Ⅲ A	淋巴结阴性，但组织学证实盆腔外腹膜表面有镜下转移
Ⅲ B	淋巴结阴性，腹腔转移灶直径 ≤ 2cm
Ⅲ C	腹腔转移灶直径 >2cm，和（或）腹膜后区域淋巴结阳性
Ⅳ期	有远处转移（胸腔积液有癌细胞，肝实质转移）

（五）卵巢肿瘤的并发症

1．蒂扭转　为妇科常见的急腹症。好发于瘤蒂长、活动度大、中等大小、重心偏于一侧的肿瘤，如皮样囊肿。病人体位突然改变或向同一方向连续转动、妊娠期或产褥期由于子宫位置的改变均易促发蒂扭转。卵巢肿瘤的蒂由骨盆漏斗韧带、卵巢固有韧带和输卵管组成（图 57-4-1）。急性蒂扭转的典型症状为突然发生一侧下腹剧痛，常伴有恶心、呕吐，甚至休克。盆腔检查可触及张力较大的肿块，压痛以瘤蒂处最剧，并有肌紧张。有时扭转可自然复位，腹痛也随之缓解。

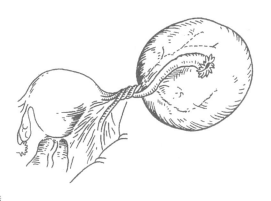

图 57-4-1　卵巢肿瘤蒂扭转

2．破裂　卵巢肿瘤破裂有外伤性及自发性两种。外伤性破裂可由于挤压、性交、穿刺、盆腔检查等所致；自发性破裂则因肿瘤过速生长所致，多数为恶性肿瘤浸润性生长穿破囊壁引起。症状轻重取决于囊肿的性质及流入腹腔的囊液量，轻者仅感轻度腹痛，重者剧烈腹痛、恶心、呕吐以致腹膜炎及休克。

3．感染　较少见，多因肿瘤扭转或破裂后与肠管粘连引起，也可来源于邻近器官感染，如阑尾脓肿扩散。临床表现为高热、腹痛、肿块、腹部压痛、肌紧张及白细胞计数升高等腹膜炎征象。

4．恶变　肿瘤迅速生长尤其双侧性，应考虑有恶变可能，并应尽早手术。

（六）心理 – 社会状况

在判断卵巢肿瘤性质时期，对病人及其家属而言，是一个艰难而又恐惧的时期，病人迫切需要相关信息支持，并渴望尽早得到确切的诊断结果。病人得知自己患有可能致死的疾病，该病的治疗有可能改变自己的生育状态及既往生活方式，从而产生极大压力，需要护士协助应对这些压力。

【常见护理诊断／问题】

1．焦虑　与发现盆腔包块有关。

2．悲伤　与切除子宫、卵巢有关。

3．应对无效　与选择卵巢肿瘤治疗方案的无助感有关。

4．急性疼痛　与卵巢肿瘤蒂扭转、破裂或感染等有关。

【计划与实施】

原则上卵巢肿瘤一经确诊，即应手术治疗。术中须区别卵巢肿瘤的良恶性，必要时作冷冻切片组织学检查，以确定手术范围。恶性肿瘤还需辅以化疗、放疗的综合治疗方案。手术范围取决于肿瘤性质、病变累及范围和病人年龄、一般情况以及对手术的耐受力等。卵巢肿瘤并发症属急腹症，一旦确诊应立即手术。怀疑卵巢瘤样病变者，囊肿直径小于 5cm，可进行随访观察。

经过治疗和护理，病人：①能够正确面对患病事实，表现出对治疗和预后的客观态度；②积极配合疾病的治疗和护理；③获得有关卵巢肿瘤的预防、诊治及预后等方面的正确信息。

（一）心理护理

为病人提供表达情感的机会和环境，经常巡视病房，用一定时间陪伴病人，详细了解病人的疑虑和需求。评估病人焦虑的程度以及应对压力的技巧，耐心向病人讲解病情，解答病人的提问。安排访问已康复的病友，分享感受，增强治愈信心。鼓励病人尽可能参与护理活动，接受病人健康的应对压力方式，以维持其独立性和生活自控能力。鼓励家属参与照顾病人，为他们提供单独相处的时间及场所，增进家庭成员间互动作用。

（二）协助病人接受各种检查

向病人及家属介绍即将经历的手术经过、可能施行的各种检查，取得主动配合。协助医师完成各种诊断性检查。如需放腹水者，备好腹腔穿刺用物，协助医师完成操作过程。在放腹水过程中，严密观察、记录病人的生命体征变化、腹水性质及出现的不良反应；一次放腹水 3000ml 左右，不宜过多，以免腹压骤降，发生虚脱时放腹水速度宜缓慢，放腹水后用腹带包扎腹部。发现不良反应及时报告医师。

（三）手术病人的护理

使病人理解手术是卵巢肿瘤最主要的治疗方法，解除病人对手术的顾虑。按腹部手术护理内容认真做好术前准备和术后护理，包括与病理科联系快速切片组织学检查事项，以助术中识别肿瘤的性质，确定手术范围；术前准备还应包括应对必要时扩大手术范围的需要。巨大肿瘤病人，需准备砂袋加压腹部，以防腹压骤然下降出现休克。其他内容见本章第一节。

（四）健康指导

1. 随访 指导卵巢非赘生性肿瘤直径 <5cm 者，应定期（3~6个月）接受复查，并详细记录。手术后病人根据病理报告结果，良性者术后 1 个月常规复查；恶性肿瘤常辅以化疗，但尚无统一化疗方案，多按组织类型制订不同的化疗方案，疗程多少因个案情况而异，晚期病例需用药 10~12 个疗程。护士应督促、协助病人克服实际困难，努力完成治疗计划，以提高疗效。卵巢癌易于复发，需长期进行随访和监测。随访时间：术后 1 年内，每个月 1 次；术后第 2 年，每 3 个月 1 次；术后第 3 年，每 6 个月 1 次；3 年以上者，每年 1 次。

2. 加强预防保健意识 宣传卵巢癌的高危因素，加强高蛋白、富含维生素 A 的饮食，避免高胆固醇饮食，高危妇女宜预防性口服避孕药。30 岁以上妇女，每年进行一次妇科检查，高危人群不论年龄大小最好每半年接受一次检查，以排除卵巢肿瘤，如能配合辅助检查方法将提高阳性检出率。卵巢实性肿瘤或肿瘤直径 >5cm 者，应及时手术切除。盆腔肿块诊断不清或治疗无效者，宜及早行腹腔镜检或剖腹探查。凡乳腺癌、子宫内膜癌、胃肠癌等病人，术后随访中应定期接受妇科检查。

【护理评价】

经过治疗和护理，病人是否达到：①正确面对患病事实，表现出对治疗和预后的客观态度；②积极配合疾病的治疗和护理；③获得有关卵巢肿瘤的预防、诊治及预后等方面的正确信息。

第五节　外阴恶性肿瘤病人的护理

外阴恶性肿瘤相对少见，主要包括外阴鳞状细胞癌、恶性黑色素瘤、基底细胞癌、前庭大腺癌等。其中 90% 是外阴鳞状细胞癌，多见于绝经后妇女。本节主要介绍外阴鳞状细胞癌。

【病因】

外阴鳞状细胞癌的发生与 HPV 感染和吸烟有关，也与慢性非瘤性皮肤黏膜病变有关，如外阴鳞状上皮增生和硬化性苔藓等。

【病理】

原发性外阴癌 95% 为鳞状细胞癌。约 2/3 的外阴癌发生在大阴唇，其余的 1/3 发生在小阴唇、阴蒂、会阴、阴道等部位。

外阴癌具有转移早、发展快的特点，转移使外阴癌具有高度恶性，转移途径以淋巴转移、直接浸润为主，血运转移常发生在晚期。

【护理评估】

（一）健康史

了解病人有无不明原因的外阴瘙痒史、外阴赘生物史等。外阴癌病人一般发生在 60 岁以上的老年人，该年龄组人群常伴有高血压、冠心病、糖尿病等，应仔细评估病人各系统的健康状况。

（二）身体状况

1. 症状　早期病人可有外阴皮肤轻微的灼痛及瘙痒，搔抓后破溃、出血。稍晚期，癌肿向深部浸润，出现明显的疼痛。当血管被浸润时可有大出血的危险。肿瘤侵犯直肠或尿道时，产生尿频、尿急、尿痛、血尿、便秘、便血等症状。

2. 体征　早期起病时表皮出现突起的小结、肿块或局部变白，呈菜花状。癌肿向深部浸润，致基底皮肤变硬。组织脆而易脱落、溃烂、感染，流出脓性或血性分泌物，继发感染后有红、肿、痛。淋巴转移时腹股沟淋巴结肿大、质硬。

（三）辅助检查

1. 妇科检查　外阴局部，特别是大阴唇处，有单个或多个融合或分散的灰白色、粉红色丘疹或斑点，也可能是硬结、溃疡或菜花样的赘生物。应注意评估肿块、溃疡的大小、深浅及其他外阴皮肤的特点。同时，应注意观察双侧腹股沟有无增大、质硬而固定的淋巴结。

2. 特殊检查　外阴活体组织检查可提高活检阳性率，常采用甲苯胺蓝染色外阴部，再用 1% 醋酸洗去染料，在蓝染部位作活检，或借助阴道镜作定位活检，以提高活检的阳性率。

（四）临床分期

外阴癌的分期目前国内多采用 FIGO 分期法（表 57-5-1）。

表 57-5-1　外阴癌的临床分期（FIGO，2009）

分期	肿瘤累及范围
0 期	原位癌
I 期	肿瘤局限于外阴
I A	肿瘤直径 ≤ 2cm，局限于外阴或会阴且间质浸润 ≤ 1.0mm，无淋巴转移
I B	肿瘤直径 >2cm 或间质浸润 >1.0mm
II 期	任何大小的肿瘤侵犯至会阴邻近结构（下 1/3 尿道、下 1/3 阴道、肛门），无淋巴结转移
III 期	任何大小的肿瘤，有或无侵犯至会阴邻近结构（下 1/3 尿道、下 1/3 阴道、肛门），有腹股沟淋巴结转移
IV 期	肿瘤侵犯至其他区域（上 2/3 尿道、上 2/3 阴道），或远处转移

（五）心理-社会状况

外阴局部的症状、局部分泌物的增加，使病人烦躁；工作及参与活动能力下降，使病人感到悲哀及被遗弃；外阴部手术致使身体完整性受到影响等原因，常导致病人出现自尊低下、自我形象紊乱、恐惧等心理方面的护理问题。

【常见护理诊断/问题】

1. **体像紊乱**　与外阴切除有关。

2. **恐惧**　与诊断为癌症担心预后有关。

3. **组织完整性受损**　与放射线治疗导致皮肤损伤有关。

4. **有感染的危险**　与病人年龄大，抵抗力低下、手术创面大及邻近肛门、尿道等特殊位置有关。

【计划与实施】

外阴癌的治疗主要以手术治疗为主，放射与化学药物治疗为辅。手术治疗的范围取决于临床分期、病变部位、肿瘤细胞分化程度、浸润深度、病人的身体状况以及年龄等。一般采取外阴癌根治术及双侧腹股沟深浅淋巴清扫术。放射治疗适用于不能手术、晚期病例或复发可能性大的病例。化学药物治疗可作为晚期或复发癌的综合治疗手段。

经过治疗和护理，病人：①接受自己患病事实，能以客观的态度接受和配合治疗；②住院期间没有发生感染；③放射治疗后皮肤没有发生破损；④获得外阴癌术后随访的相关知识。

（一）心理护理

给病人讲解外阴癌的相关知识及手术的方式、手术将重建切除的会阴等，使病人对手术充满信心；鼓励病人表达自己的不适，针对具体问题给予耐心的解释、帮助和支持；指导病人采取积极的应对方式，如乐观应对方式、寻求支持等；给家属讲解疾病的相关知识，得到家属的理解和支持，让病人体会到家庭的温暖；护士随时了解病人的心理感受、寻找引起心理应激的原因，与病人一起缓解心理应激。

（二）手术治疗病人的护理

1. **术前护理**

（1）皮肤准备：常在术前一天进行，备皮范围上至耻骨联合上10cm，向下包括外阴部、肛门周围、臀部及大腿内侧上1/3。

（2）肠道准备：由于阴道与肛门在解剖位置关系上很近，术后排便容易污染手术伤口，因此手术前应做好肠道准备。术前3天进无渣饮食，并按医嘱给肠道抗生素，常用庆大霉素口服，每日3次，每次8万U。每日肥皂水灌肠1次或20%甘露醇250ml加等量水口服。大型手术需在术前夜及术日晨行清洁灌肠。

（3）阴道准备：术前5日用1：5000的高锰酸钾溶液坐浴，术前3日开始进行阴道冲洗，每日2次，常用1：5000的高锰酸钾溶液、0.2‰的碘伏或1：1000苯扎溴铵（新洁尔灭）溶液等。术日晨用消毒液行阴道局部消毒，消毒时应特别注意擦净大小阴唇之间的黏膜皱襞和阴道穹隆，消毒后用大棉签蘸干，必要时于宫颈、阴道穹隆上涂亚甲蓝以做手术标记。

（4）膀胱准备：一般不需要放置尿管，但需带导尿包到手术室备用。术中发现膀胱充盈随时导空，术后根据需要留置导尿管。

2. **术后护理**

（1）体位：外阴根治术后的病人应采取平卧位，双腿外展屈膝，膝下垫软枕，以减少腹股沟及外阴部的张力，利于伤口的愈合。

（2）切口的护理：保持外阴清洁，局部用消毒纱布及丁字带保护。每天行外阴擦洗2次，勤换内衣内裤，每次大小便后用温热的无菌生理盐水冲洗会阴，然后用无菌棉球拭干，应注意避免冲洗液流入阴道内，也不宜做阴道冲洗或检查，以防损伤伤口。按医嘱给予抗生素，外阴切口术后5日开始间断拆线，腹股沟切口术后7日拆线；每日行会阴擦洗，保持局部清洁、干燥；术后2日起，会阴部、腹股沟部可用红外线照射，每日2次，每次20分钟，促进切口愈合；指导病人合理进食，鼓励病人上半身及上肢活动，预防压疮。

（3）保持大小便通畅：会阴部手术病人一般留置尿管时间较长，应特别注意保持尿管的通畅，做好保留尿管病人的护理；拔除尿管前应训练膀胱功能，拔管后嘱病人尽早排尿，如有排尿困难，给予热敷、诱导等措施，必要时重新留置尿管。为防止大便对伤口的污染及排便时对伤口的牵拉，一般以控制手术5天以后大便为宜。遵医嘱常用阿片酊5ml，加水至100ml口服，每日3次，每次10ml。术后第5天开始服用液状石蜡30ml，每晚1次，使大便软化，避免排便困难。

（4）积极止痛：外阴神经末梢丰富，对疼痛尤为敏感。麻醉药物的作用消失后，在正确评估病人疼痛的基础上，应及时给予止痛处理。可针对病人的个体差异采取止痛措施，如更换体位减轻伤口张力、局部冰袋冷敷、应用自控镇痛泵、按医嘱及时给予止痛药等。同时，应注意观察用药后的止痛效果。

（三）随访指导

外阴癌治疗后要定期随访，6个月内每个月随访一次，6个月到1年内每2个月一次，第2年每3个月一次，第3~4年每半年一次，第5年及以后每年一次。

【护理评价】

经过治疗和护理，病人是否达到：①接受自己患病事实，能以客观的态度接受和配合治疗；②住院期间没有发生感染；③放射治疗后皮肤没有发生破损；④获得外阴癌术后随访的相关知识。

（朱　秀）

◇ 思考题

女性，43岁，因3年前开始出现月经量增多，近6个月经期延长、周期缩短为23天，量多伴血块，常感头晕、乏力、心悸。体检：贫血貌；子宫前位，约妊娠3个月大小，宫体表面呈结节感、质硬、宫体活动度好，无明显压痛。实验室检查：血红蛋白100g/L。诊断为"子宫肌瘤"收入院，计划3天后行连续硬膜外麻醉下经腹次全子宫切除术。病人入院后睡眠差，经常询问"能否吃止血药治疗，我怕手术会疼痛，还可能影响今后正常生活"。

（1）该病人可能的护理诊断/问题有哪些？

（2）针对上述护理诊断，护士的护理计划应包括哪些要点？

（3）病人实施经腹次全子宫切除术后，护士应提供哪些护理措施？

58

第五十八章
女性生殖系统损伤病人的护理

学习目标

识记

1. 能正确复述以下概念：盆底功能障碍、子宫脱垂、压力性尿失禁。
2. 能正确列举外阴、阴道损伤的常见原因。
3. 能准确描述盆腔器官功能障碍的临床类型及分度。

理解

1. 概括外阴、阴道手术前后的护理要点。
2. 说明外阴、阴道损伤病人常见的护理诊断/问题。
3. 分析盆底功能障碍病人的治疗原则和护理要点。

运用

1. 应用护理程序，对外阴、阴道损伤病人进行护理。
2. 讨论盆底功能障碍对女性病人带来的困扰，分析健康指导要点和方法。

第一节　外阴、阴道损伤病人的护理

女性外阴及阴道损伤较为常见。由于创伤部位、深浅及范围不同，临床表现有显著差别，主要表现是疼痛、局部肿胀、外阴阴道流血和根据出血量、急缓，病人可以出现贫血或失血性休克症状。

【病因】

外阴、阴道损伤常见的原因如下：

1. 分娩　分娩是导致外阴、阴道损伤的主要原因。分娩过程中由于会阴水肿、会阴过紧缺乏弹性、胎儿巨大、胎儿娩出过快可造成会阴撕裂伤。

2. 外伤　当骑车、跨栏或由高处跌下，外阴部直接接触硬物，可造成外阴部软组织不同形式及不同程度的挫裂伤，也称为骑跨伤。创伤还可能伤及阴道，如是锐器有可能穿过阴道损伤尿道、膀胱、直肠。

3. 暴力性交　初次性交或因暴力可使处女膜发生裂伤，部分可导致阴道撕裂伤，严重撕裂者可导致腹膜破裂以及大量出血。

4. 药物　阴道局部用药时可因浓度剂量过大、用法不当或误用腐蚀性药物造成外阴、阴道损伤。

【护理评估】

（一）健康史

了解病人导致损伤的原因，如外伤、遭强暴、性交后阴道出血、分娩创伤等。

（二）身体状况

1. 症状

（1）疼痛：评估疼痛的程度、性质及相关因素。

（2）出血：外阴、阴道出血可流血不止，严重者发生休克。局部出血：外阴部可见紫蓝色血肿，压痛明显。

（3）阴道分泌物增多：药物性损伤的主要表现，呈脓血性，伴外阴阴道烧灼感。

（4）其他：根据出血量多少及缓急，病人可表现为头晕、乏力、心慌、出汗、脉搏细速、血压下降等失血性休克的症状。伴感染者还有体温升高、局部红、肿、热、痛等表现。

2. 体征　可见外阴部肿胀或外阴、阴道有明显裂口及活动性出血，如损伤邻近器官，还可见尿液、粪便从阴道流出。出血多者还有脉搏快、血压降低等出血性休克的表现。

（三）心理 – 社会状况

外阴、阴道损伤涉及病人隐私，可表现为害羞、焦虑等。暴力性交所致的处女膜阴道损伤，病人往往心理受到严重创伤，表现为屈辱、愤怒、自卑、哭泣、忧虑等。

【常见护理诊断 / 问题】

1. 急性疼痛　与组织损伤有关。

2. 潜在并发症：失血性休克、感染。

3. 强暴创伤综合征　与暴力性交有关。

4. 知识缺乏：缺乏外阴、阴道损伤疾病相关知识。

【计划与实施】

治疗原则是止血、止痛和清创缝合。外阴血肿的处理应根据血肿大小、是否增大及就诊时间而定。血肿较小、无活动性出血可暂保守治疗。若血肿巨大，特别是有活动性出血应切开引流、结扎出血点后缝合，术毕用绷带加压包扎。阴道壁和直肠撕裂伤者应在椎管内麻醉下修补缝合止血。由药物所致的损伤，治疗原则是局部清洁换药。经过治疗和护理，病人：①生命体征平稳；②疼痛减轻或消失；③能正确面对，调整好心态；④能掌握预防损伤和康复的知识。

（一）严密观察生命体征，预防和纠正休克

应密切观察病人的血压、脉搏、呼吸、尿量及神志变化，观察血肿的大小及变化，并准确记录，必要时建立静脉通道及做好血常规检查、配血、输血，对于失血较多者应配合医生做好抢救及术前准备。

（二）手术病人护理

1. 术前护理　对于血肿较大、有活动性出血、有邻近脏器损伤的病人，应积极做好术前准备，建立静脉通道、抽血查血常规和出凝血时间、配血、皮肤准备及抗生素皮试等。向病人及家属讲解手术的注意事项，如禁食、禁饮，取得配合。

2. 术后护理　保持会阴清洁，外阴包扎松解后予 1 : 20 的碘伏液或 1 : 5000 的高锰酸钾液擦洗或冲洗会阴，每日 2 次。注意观察伤口渗血及阴道流血情况。指导病人选择舒适的体位，做好疼痛评估，必要时遵医嘱给予止痛药。

（三）保守治疗病人护理

1. 局部冷敷　24 小时内对血肿应进行冷敷，使血管收缩减少出血，并减轻外阴疼痛。

2. 局部热敷　24 小时后可采用 50% 硫酸镁湿热敷或远红外线等治疗，以减轻水肿和促进血肿吸收。

3. 保持外阴清洁　每日行外阴擦洗 2～3 次，大便后及时清洁外阴。对药物所致损伤者，可于擦洗后局部涂抹紫草油或凡士林软膏，以促进溃疡愈合和防止继发粘连。

（四）心理护理

应热情接待病人，在治疗过程中应耐心、细心地关心病人，真诚与病人及家属交流，给予正确的指导。帮助病人选择积极应对措施，消除病人紧张情绪。询问病史时应注意方式方法，并保护病人的隐私。

（五）健康指导

指导青少年运动时应注意安全，避免发生骑跨伤。病人出院后休息 1 个月，禁止性生活及盆浴，注意会阴部卫生，防止感染。

【护理评价】

经过治疗和护理，病人是否达到：①生命体征平稳；②疼痛减轻或消失；③情绪平稳；④掌握预防外阴、阴道损伤和康复的知识。

第二节　盆底功能障碍病人的护理

女性盆底由封闭骨盆出口的多层肌肉和筋膜组成，尿道、阴道和直肠经此贯穿而出，盆底组织承托并保持子宫、膀胱、直肠等盆腔脏器于正常位置。盆底功能障碍（pelvic floor dysfunction，PFD），又称盆底缺陷或盆底支持组织松弛，是指由于女性生殖器官退化、创伤等原因导致的盆底组织支持薄弱，从而使女性生殖器官与其相邻的脏器发生移位，临床上主要表现为阴道前后壁膨出、子宫脱垂、压力性尿失禁等。

【病因】

1. 分娩损伤　是盆底功能障碍最主要的原因。自然分娩过程中，特别是产钳或胎吸助产、第二产程延长者，其盆底肌肉、筋膜、韧带可能被过度牵拉，导致张力降低，甚至出现撕裂。产后过早参加体力劳动，特别是重体力劳动，会影响盆底组织张力的恢复。另外，多次分娩也会增加盆底组织损伤的概率。

2. 长期腹压增加　慢性咳嗽、长期便秘、频繁举重、长期站立或蹲位、盆腔内巨大肿瘤或大量腹水、腹型肥胖等，均可导致腹腔内压力增加。

3. 盆底组织发育不良或退行性变　先天性盆底组织发育不良；绝经后女性雌激素水平下降导致盆底组织萎缩退化。

【临床类型】

盆底肌肉群、筋膜、韧带及其神经构成复杂的盆底支持系统，由于盆底有坚韧的肌肉和筋膜支托，维持盆腔器官位于正常位置。当盆底肌肉、筋膜或韧带、神经因损伤而撕裂或张力降低导致支持功能薄弱时，盆腔脏器可向下移位，临床上常见的类型如下。

（一）子宫脱垂

子宫从正常位置沿阴道下降，宫颈外口达坐骨棘水平以下，甚至子宫全部脱出于阴道口外，称为子宫脱垂（uterine prolapse）（图58-2-1）。以病人平卧用力向下屏气时，子宫下降最低点作为脱垂程度的判断标准。

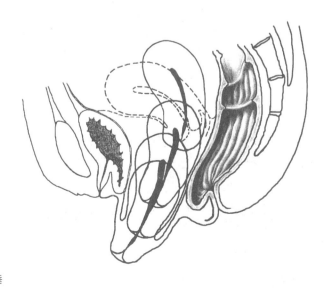

图58-2-1　子宫脱垂

（二）压力性尿失禁

压力性尿失禁（stress urinary incontinence，SUI）是指腹压增加甚至休息时，膀胱颈和尿道不能维持一定压力而有尿液流出，常伴有膀胱膨出。临床上一般分为3度。

Ⅰ度：腹压剧烈增加，如咳嗽、喷嚏时出现尿失禁。

Ⅱ度：中度压力，如快速运动、上下楼梯时出现尿失禁。

Ⅲ度：轻度压力，如站立时出现尿失禁，在仰卧位时病人可控制排尿。

【护理评估】

（一）健康史

护士须关注病人有无分娩损伤、阴道助产、盆底组织撕裂、产后早期体力劳动、外科手术史等。同时，评估有无慢性咳嗽、盆腔肿瘤、腹水、先天性发育异常、长期便秘等诱发因素。

（二）身体状况

除全身检查外，重点行妇科检查，评估病人有无子宫脱垂、阴道前壁膨出、阴道后壁膨出、压力性尿失禁的临床症状及严重程度。Ⅲ度阴道前壁脱垂者均合并膀胱膨出和尿道膨出，注意检查。

1. **子宫脱垂的检查**　检查时病人取膀胱截石位，嘱病人向下屏气用力以评估子宫脱垂的严重程度，同时注意宫颈及阴道有无溃疡，溃疡的部位、大小、深浅、有无感染等。

2. **阴道前后壁膨出的检查**　压住阴道后壁，嘱病人向下用力，评估阴道前壁膨出的程度，并判断有无膀胱膨出和尿道走行的改变。同样，压住阴道前壁时，嘱病人向下用力，可评估阴道后壁膨出的严重程度，并判断有无肠疝或直肠膨出。直肠检查可有效区别肠疝和直肠膨出。

3. **压力性尿失禁的检查**　可行膀胱颈抬举试验：病人取截石位，在膀胱充盈时，增加腹压，有尿液流出；此时将示指和中指插入阴道内，于膀胱颈两侧将尿道向上抬举，如尿流中止即为阳性（图58-2-2）。

也可以使用压力试验，指压试验或棉签试验进行检查诊断。

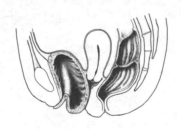

图 58-2-2　阴道前壁脱垂伴膀胱膨出

（三）子宫脱垂分度和分期的评估

1. 根据子宫脱垂的严重程度，国内一般将其分为三度，具体见表58-2-1。

2. 国外则采用Bump教授提出的盆腔器官脱垂定量分期法（pelvic organ prolapse quantitation，POP-Q），见表58-2-2和表58-2-3。此分期主要利用阴道前壁、阴道顶端、阴道后壁的指示点与处女膜的关系界定盆腔器官的脱垂程度。其中，0表示与处女膜平行；正数表示在处女膜以下；负数表示在处女膜以上。

另外，还有3个衡量指标，测量值均以厘米表示：①生殖道缝隙（genital hiatus，GH）：尿道外口中线到阴唇后联合的距离；②会阴体（perineal body，PB）：阴唇后联合到肛门中点的距离；

表 58-2-1　国内子宫脱垂分度

分度	内容描述
Ⅰ度	轻型：宫颈外口距处女膜缘 <4cm，未达处女膜缘
	重型：宫颈外口已达处女膜缘，阴道口可见宫颈
Ⅱ度	轻型：宫颈脱出阴道口，宫体在阴道内
	重型：宫颈及部分宫体脱出阴道口
Ⅲ度	宫颈与宫体全部脱出阴道口外

表 58-2-2　盆腔器官脱垂评估指示点（POP-Q 分期）

指示点	内容描述	范围
Aa	距处女膜 3cm 的阴道前壁处	−3 ～ +3cm
Ba	阴道前壁脱出距处女膜最远处	−3 ～ +TVL
C	宫颈或子宫切除的阴道残端	−TVL ～ +TVL
D	阴道后穹隆处	−TVL ～ +TVL 或空缺（子宫切除者）
Ap	距处女膜 3cm 的阴道后壁处	−3 ～ +3cm
Bp	阴道后壁脱出距处女膜最远处	−3 ～ +TVL

表 58-2-3　盆腔器官脱垂分度（POP-Q 分类法）

分度	内容描述
0	无脱垂，Aa、Ap、Ba、Bp 都是 −3cm，C 在 TVL 和 −（TVL−2cm）之间
Ⅰ	脱垂最远端在处女膜内，距处女膜 >1cm 处
Ⅱ	脱垂最远端在处女膜边缘 1cm 内，可在处女膜内或处女膜外
Ⅲ	脱垂最远端在处女膜外，距处女膜 >1cm，但 <2cm，并 <TVL
Ⅳ	阴道完全或几乎完全脱垂，脱垂最远处超过 TVL−2cm

③阴道总长度（total vaginal length，TVL）：阴道顶端复位后阴道深度。

（四）阴道前壁脱垂

常伴膀胱膨出、尿道膨出和不同程度的子宫脱垂。可单独存在，或合并阴道后壁膨出。临床上一般分为 3 度，以平卧向下屏气时膨出的最大限度来判定（图 58-2-3）。

Ⅰ度：阴道前壁形成球状物，向下突出，达处女膜缘。

Ⅱ度：阴道壁展平或消失，部分阴道前壁突出于阴道口外。

Ⅲ度：阴道前壁全部突出于阴道口外。

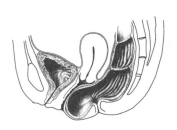

图 58-2-3　阴道后壁脱垂伴膀胱膨出

（五）阴道后壁脱垂

常伴有直肠膨出。可单独存在，或合并阴道前壁膨出。临床上一般也分为3度，膨出分度检查应在最大屏气状态下进行（图58-2-4）。

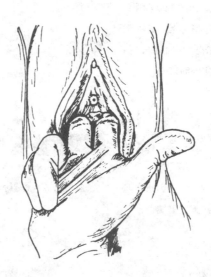

图58-2-4　压力性尿失禁检查法

Ⅰ度：阴道后壁达处女膜缘，但仍在阴道内。

Ⅱ度：阴道后壁部分脱出于阴道口。

Ⅲ度：阴道后壁全部脱出于阴道口外。

（六）心理－社会状况

阴道前后壁膨出、子宫脱垂或压力性尿失禁的病人，日常活动不便，严重者性生活质量可受到影响，故常出现焦虑、情绪低落、自卑、不愿与他人交往等心理反应。另外，还应评估病人的性格特点、经济能力及社会支持系统等状况。

【常见护理诊断／问题】

1. **自我认同紊乱**　与盆腔器官脱垂影响日常活动有关。

2. **社会交往障碍**　与缺乏家人支持、不愿与他人沟通有关。

3. **知识缺乏**：缺乏有关盆腔器官脱垂的知识。

【计划与实施】

盆底功能障碍性疾病的治疗原则包括非手术治疗和手术治疗，子宫脱垂病人可采用盆底肌锻炼、放置子宫托等非手术治疗及曼氏手术（Manchester手术）、盆底重建术、经阴道子宫全切及阴道前后壁修补术等手术治疗；阴道前后壁膨出病人，如无症状无需治疗，有症状的重度病人可行阴道前后壁修补术。经过治疗和护理，病人：①了解盆腔器官脱垂的原因；②可以表达自己内心的感受，评价治疗效果；③可以正确评价自我能力；④能参与并配合治疗。

（一）非手术治疗与护理

1. **改善病人一般情况**　症状明显者多卧床休息，加强营养，保持大便通畅，做好个人卫生，并积极治疗原发病，如慢性咳嗽、腹部肿瘤、腹水等，以免加重病情。

2. **注重心理支持**　盆腔器官脱垂的病人由于长期受疾病的困扰，影响了日常活动，甚至性生活质量，往往有烦躁、自卑等不良情绪。护士应亲切、耐心地对待病人，倾听病人的心理感受，对病人的不良情绪表示理解，并针对其不良情绪做好心理疏导。

3.盆底肌锻炼 指导病人正确进行以肛提肌为主的盆底肌肉自主性收缩，用力收缩盆底肌肉5秒钟以上后放松，每次10～15分钟，每日2～3次，以增强盆底肌肉和肛门括约肌的张力。

4.子宫托的应用 子宫托是一种支持子宫和阴道壁使其维持在阴道内不脱出的工具。常有喇叭形、环形和球形3种（图58-2-5）。适用于各度子宫脱垂和阴道前、后壁脱垂，重度脱垂伴盆底肌肉明显萎缩及宫颈或阴道炎症和溃疡病人不宜使用，经期和妊娠期停用。使用的具体方法和注意事项如下，应教会病人或家属使用。

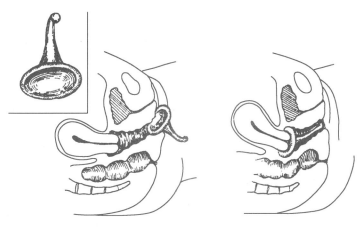

图58-2-5 喇叭形子宫托及其放置

（1）放托：清洁洗手，蹲下并分开双腿，一手握托柄，使托盘呈倾斜位进入阴道口，然后将托柄边向内推、边向前旋转，直至托盘达宫颈。放好后，托柄弯度朝前，正对耻骨弓后面。

（2）取托：以手指捏住托柄，上、下、左、右轻轻摇动，待负压消除后，向外后方牵拉，即可自阴道内滑脱。

（3）注意事项：放置子宫托时应注意：①绝经后妇女应遵医嘱先行性激素补充疗法或规则使用阴道雌激素霜剂4～6周，然后再使用子宫托，最好在放托的过程中长期使用雌激素。②子宫托大小以放置后不脱出又无不适感为宜。③子宫托应每天起床后放入，睡前取出，洗净后置于清洁容器内备用。久置不取可发生子宫托嵌顿，甚至压迫坏死引起尿瘘和粪瘘。④放托后每3～6个月复查一次。

5.生物反馈治疗 生物反馈治疗包括肌肉生物反馈、膀胱生物反馈、场景反射。通过肌电图或其他形式将肌肉活动的信息转化为听觉和视觉信号，反馈给病人，从而指导病人进行正确的盆底肌肉训练，并形成条件反射，从而有效控制不良的盆底肌肉收缩。

6.点刺激治疗 通过刺激尿道外括约肌收缩，通过神经回路，进一步增强括约肌、加强控尿，点刺激神经和肌肉，抑制交感通路，从而抑制膀胱收缩能力，降低逼尿肌代谢水平，增加膀胱容量，加强储尿能力。

（二）手术治疗与护理

1.完善术前准备

（1）心理准备：由于病变在隐私部位会加重病人的心理负担等，护士应更加理解关心病人，取得病人信任，针对其具体情况给予指导，消除病人的紧张情绪，使其能够主动配合手术。

（2）全身情况准备：详细了解全身重要脏器的功能，正确评估病人对手术的耐受力。观察病人的生命体征，注意有无月经来潮，如有异常及时通知医生。指导训练病人正确咳痰的方法，术前做药物过敏试验、配血备用等。

（3）皮肤准备：术晨行皮肤准备，备皮范围上至耻骨联合上 10cm，下至会阴部、肛门周围，腹股沟及大腿上 1/3，备皮后洗净皮肤。

（4）肠道准备：术前 3 日进无渣饮食，并按医嘱给予肠道抗生素；术前日予以 20% 甘露醇口服，术前日晚及晨行清洁灌肠；术前禁食禁饮 8 小时，必要时予以补液。

（5）阴道准备：术前 3 天行阴道准备，Ⅰ度子宫脱垂或阴道前、后壁膨出的病人用 1∶20 碘伏液或 1∶5000 高锰酸钾溶液每日坐浴 2 次。Ⅱ度和Ⅲ度子宫脱垂或阴道前、后壁膨出的病人，特别是有溃疡的病人，阴道冲洗后局部涂 40% 紫草油或抗生素软膏或含雌激素的软膏，并勤换内裤。因宫颈无感觉，容易导致局部烫伤，故阴道冲洗液的温度不宜太高，一般以 41～43℃为宜，冲洗后戴上无菌手套将脱出部分还纳于阴道内，嘱病人在床上平卧 30 分钟。

（6）膀胱准备：病人手术前不置尿管，嘱病人排空膀胱，进入手术室后安置尿管。

（7）特殊用物准备：根据不同的手术做好各种用物的准备，包括软垫、支托、阴道模型、丁字带、绷带等。

2．术后护理

（1）体位护理：根据不同手术采取相应的体位。如行阴道前、后壁修补或盆底修补术后的病人应以平卧位为宜，禁止半卧位，以降低外阴阴道张力，促进伤口的愈合。

（2）切口的护理：注意观察切口敷料是否有渗血，以了解伤口出血情况；并保持外阴清洁、干燥，勤换内衣内裤及床垫。

（3）管道的护理：外阴、阴道手术一般留置尿管 5～7 天，应注意保持尿管通畅，每日行外阴擦洗 2 次，预防感染。

（4）疼痛的护理：外阴神经末梢丰富，对疼痛尤其敏感，应做好疼痛护理。

（5）休息与活动：术后病人需卧床休息 1 周，避免咳嗽、久站、久坐、久蹲等增加腹压的动作；并用缓泻剂预防便秘。

（三）健康指导

术前应向病人讲解疾病及手术的相关知识，告知其术后维持相应体位的重要性，教会病人床上肢体锻炼的方法。术后休息 3 个月，半年内避免重体力劳动；饮食宜清淡、易消化，多食富含维生素和蛋白质的食物，避免便秘；注意个人卫生，保持外阴清洁、干燥，穿棉质内裤，并勤更换；术后 2 个月门诊复查，医生确认完全恢复后方可恢复性生活。

【护理评价】

经过治疗和护理，病人是否达到：①获得了有关盆腔器官脱垂的信息；②能表达出自己的感受，包括正性和负性的；③显示出积极的应对不良情绪的态度。

（孙　珂）

1. 女性，外阴骑跨伤后 2 小时入院，外阴有大量鲜血流出。查体示：T 36.8℃，P 110 次 / 分，R 21 次 / 分，BP 85/45mmHg。

（1）该病人存在的主要护理问题是什么？

（2）应该采取哪些护理措施？

2. 女性，60 岁，G_5P_5，慢性咳嗽多年，自诉阴道口有肿物脱出 1 年，卧床休息后能回纳，诊断为子宫脱垂，妇科检查：宫颈脱出阴道口，宫体仍在阴道内。

（1）请判断子宫脱垂的程度。

（2）分析该病人发生子宫脱垂的可能原因是什么？

（3）应如何做好健康指导？

第五十九章
不孕症病人的护理

学习目标

识记
1. 能正确复述以下概念：不孕症、辅助生殖技术、人工授精、体外受精－胚胎移植、卵泡浆内单精子显微注射、配子输卵管内移植、植入前胚胎遗传学诊断、卵巢过度刺激综合征。
2. 能正确列举生殖技术的适应证、并发症。

理解
1. 能举例说明不孕症的护理评估要点和护理措施。
2. 比较女性不孕和男性不育的主要因素，阐述两者的异同点。

运用
运用所学知识，评估不孕症妇女及其家庭的主要护理问题，体验其心理感受，为其制订护理计划并进行健康指导。

第一节 不孕症病人的护理

不孕症（infertility）是指婚后未避孕、有正常性生活、同居 1 年或以上而未曾受孕者。婚后未避孕而从未妊娠者称为原发性不孕；曾有过妊娠而后未避孕连续 1 年未妊娠者称为继发性不孕。我国不孕症的发病率为 7% ~ 10%。

【病因】

受孕是一个复杂的生理过程，必须具备的条件有：卵巢排出正常的卵子；精液正常并含有相当数量正常的精子；卵子与精子能够在输卵管相遇并结合成为受精卵，受精卵被顺利输送入子宫腔；子宫内膜适合受精卵着床。以上环节任何一个不正常，都可导致不孕不育。不孕不育夫妇中，女方因素占 40%，男方因素占 30% ~ 40%，男女双方共同因素占 10% ~ 20%。

（一）女性因素

女性不孕中，以输卵管因素和排卵障碍多见。

1. 输卵管因素 输卵管因素占 50%。输卵管具有运送精子、摄取卵子和把受精卵运送入子宫腔的重要作用，任何影响输卵管功能的病变都可导致女性不孕。常见的导致输卵管病变的因素包括输卵管结构异常或先天发育不良，输卵管非特异性炎症或周围组织病变导致输卵管粘连或输卵管堵塞，子宫内膜异位症时异位内膜种植于输卵管等。另外，性传播疾病如淋球菌、沙眼衣原体、支原体感染均可导致女性不孕，其原因可能为炎症导致了输卵管的损伤。

2. 排卵障碍 排卵障碍占 25% ~ 35%。内分泌紊乱或异常引起的排卵障碍也是女性不孕的主要因素，常见的引起排卵障碍的因素包括：①卵巢病变，如先天性卵巢发育不全、多囊卵巢综合征、卵巢功能早衰、功能性卵巢肿瘤等；②下丘脑－垂体－卵巢轴功能紊乱，包括下丘脑、垂体器质性病变或功能障碍；③甲状腺或肾上腺功能低下或亢进也能影响卵巢功能。

3. 宫颈与子宫因素 宫颈是精子上行的通道，其解剖结构和宫颈黏液的功能直接影响精子上游进入子宫腔。子宫具有储存和输送精子、孕卵着床及孕育胎儿的功能。因此，宫颈与子宫形态或功能异常均可导致不孕。常见的宫颈和子宫异常包括宫颈慢性炎症、子宫先天畸形、子宫黏膜下肌瘤、子宫内膜炎或子宫内膜分泌反应不良等。

4. 外阴与阴道因素 处女膜发育异常、阴道部分或完全闭锁、阴道机械损伤后发生瘢痕狭窄等均可影响正常性生活，阻碍精子进入宫颈口。严重的阴道炎症可改变阴道内的酸碱度，导致大量微生物和白细胞增生，缩短精子在阴道内的生存时间，甚至吞噬精子，从而导致不孕。

（二）男性因素

男性不育的常见原因包括精子生成障碍和精子运送障碍。

1. 精子生成障碍 许多因素可影响精子的数量、结构和功能，破坏正常生精过程的常见原因有精子顶体蛋白酶缺乏、男性体内产生对抗自身精子的抗体、精索静脉曲张、睾丸炎症、严重的生殖道感染等。影响精子发育过程的因素有隐睾、睾丸发育不良、下丘脑－垂体－睾丸轴功能紊乱、甲状腺疾病、肾上腺疾病或严重的糖尿病等。另外，理化因素如致癌物、致突变物、放疗、化疗、慢性酒精中毒等均可造成精子减少甚至无精子。

2. 精子运送障碍 主要原因有生殖道发育异常、生殖道感染、生殖道创伤和功能性病变。生殖道发育异常包括先天性双侧输精管缺如、精囊缺如等。生殖道感染的主要病原体有淋病奈瑟菌、梅毒螺旋体、滴虫、结核杆菌、白假丝酵母菌等，睾丸炎和附睾炎可导致输精管阻塞，输精管感染可导致管道粘连等。男性生殖道外伤和手术损伤亦可引起精子运送障碍。

3. 性功能异常 外生殖器发育不良或勃起功能障碍（erectile dysfunction，ED）、早泄、不射精、逆行射精等均可导致男性不育。

（三）男女双方因素

常见的夫妻双方导致不孕不育的因素有夫妻双方性生活障碍、对性知识缺乏、精神高度紧张、疲乏等。另外，精子、精浆、透明带和卵巢等生殖系统抗原均可产生自身免疫或同种免疫，产生相应的抗体（如男性体内产生的抗精子抗体，女性体内的抗透明带抗体等），阻碍精子和卵子结合而导致不孕不育。还有部分不孕不育原因不明。

【护理评估】

（一）健康史

护士须关注不孕不育病人的年龄、性别及文化背景等资料，从家庭、社会、性生殖等方面全面评估既往史和现病史。

女方资料包括年龄、生长发育史、生育史、性生活史、其他病史及既往史，重点是月经史、生殖器官炎症史、慢性病史。继发不孕者，应了解以往流产或分娩情况，有无感染史等。

男方资料包括既往有无影响生育的疾病（如腮腺炎、结核等）、外伤史、手术史、生殖器官感染史，了解个人生活习惯、嗜好、工作环境、生活环境。

双方资料包括结婚年龄、婚育史、是否两地分居、性生活情况（有无性交困难、是否采用避孕措施、性生活频率等）、烟酒嗜好等。

（二）身体状况

夫妇双方应同时全面检查，排除全身性疾病。

1. 女方检查

（1）体格检查：除全身检查外，重点检查内外生殖器官和第二性征发育，身高、体重、生长发育、有无多毛、有无溢乳等，必要时行胸片检查排除结核、MRI 检查排除垂体病变。

（2）超声检查：超声检查是诊断不孕的常用手段。超声检查可发现子宫、卵巢、输卵管的器质性病变，连续超声检查可监测卵泡发育、排卵、黄体形成等征象，并判断卵巢的储备功能。

（3）卵巢功能检查：常用方法有基础体温测定、宫颈黏液评分、阴道脱落细胞涂片、B 超监测卵泡发育、月经来潮前子宫内膜活检、血清雌性激素测定等，了解卵巢有无排卵及黄体功能状态。

（4）输卵管功能检查：常用方法有输卵管通液术、子宫输卵管碘液造影等，腹腔镜直视下输卵管通液能更客观、准确地了解盆腔的情况。

（5）子宫与宫颈检查：常见方法有阴道检查、宫颈分泌物细胞学、细菌学、病原体检查、宫颈黏液评分、性交后试验等，必要时行宫腔镜检查了解子宫内膜情况。

（6）免疫检查：包括精子抗原、抗精子抗体、抗子宫内膜抗体等，有条件者可进一步行体液免疫检查。

2. 男方检查

（1）体格检查：除全身检查外，重点检查外生殖器官有无炎症、畸形或病变及第二性征发育，身高、体重、生长发育。

（2）精液检查：精液常规检查必不可少，WHO 1999 年精液参考指标：精液量 ≥ 2ml，精子密度 ≥ 20×10^6/ml，总精子数 ≥ 40×10^6/ml，向前运动的精子（a 级 +b 级）≥ 50%，活精子 ≥ 50%，

正常精子形态≥15%，白细胞<1×10⁶/ml。精子数目或活动度低于以上指标为异常。

（三）心理－社会状况

受传统思想影响，生育被看作是男性和女性的自然职能，是男性和女性自我实现的具体体现，一旦夫妇一方或双方被确认为不育，会立即出现一系列的危机情绪。曼宁（Menning）曾将不孕妇女的心理反应描述为震惊、否认、愤怒、内疚、孤独、悲伤、解脱等，这一系列心理反应也适用于男性。漫长而繁杂的不育检查极大地影响了病人的正常生活，既导致身体的不适又花费很多时间、精力和金钱。在此期间，病人往往表现出抑郁、失去自尊、丧失性快感、丧失自信、丧失希望和无价值感。

【常见护理诊断／问题】

1. **自我认同紊乱**　与不孕不育及治疗无效，反复的侵入性检查和治疗有关。
2. **社会交往障碍**　与在人际关系中和周围社会相对隔绝的孤立状态有关。
3. **知识缺乏**：缺乏正确的性生殖常识。

【计划与实施】

不孕不育首先要改善全身状况，如加强体育锻炼、戒烟限酒、改善营养状况、合理休息与睡眠、培养乐观的生活态度、养成良好的生活习惯、学习性知识等。然后根据不孕不育的原因，积极治疗。输卵管不孕可采用经宫腔输卵管通液术或输卵管重建术；排卵障碍性不孕可使用促排卵药物，常用的促排卵药物有氯米芬、人类绝经期促性腺激素、促性腺激素释放激素及溴隐亭等；男性不育者，少精或弱精者可给予药物治疗、手术治疗或辅助生殖，双侧输精管阻塞无精子及经睾丸或附睾活检发现成熟精子者，可采用辅助生育技术；免疫性不育则应避免抗原刺激，采用避孕套或体外排精法避孕6个月，避免精子与女性生殖道接触，或应用免疫抑制剂，也可采用人工授精。

经过治疗和护理，病人：①了解不孕不育的原因；②可以表达对不孕不育的感受，评价治疗效果；③可以正确评价自我能力；④参与并配合治疗。

（一）心理支持

受传统思想与自卑心理影响，不孕不育症病人往往不愿与人交流，护士应对不孕不育症夫妻双方进行心理疏导，评估其心理状态、知识缺乏程度、性观念等，进行有针对的讲解和疏导。尽可能保护病人的隐私，耐心倾听病人的心理感受，教会病人缓解心理压力的技巧，如放松训练、瑜伽、改变认知、表达情绪、加强锻炼等，不孕不育症的时间越长，夫妻双方对生活的控制感越差，因此护士应尽快帮助他们渡过悲伤期。

（二）健康指导

1. **解释相关检查**　为寻找不孕不育症的原因，双方需做一系列检查，向病人说明各项检查的目的、方法及注意事项。如子宫输卵管碘油造影可引起女性腹部痉挛感，一般持续1～2小时自行消失。腹腔镜手术后可感觉到双侧肩背部疼痛，疼痛明显者可用药物止痛。子宫内膜活检后可有下腹部不适感。若宫颈管有炎症，可影响性交后试验的效果。

2. **指导正确用药**　若病人服用氯米芬类促排卵药物时，告知其常见不良反应，如经期下腹一侧疼痛、卵巢囊肿、潮热等。指导病人根据月经周期，在正确时间用药，说明药物的作用及常见不良反应，提醒病人及时报告药物的不良反应，指导其在妊娠后立即停药。

3. **告知妊娠的技巧**　积极治疗合并症，保持乐观健康的生活状态，戒烟限酒、增加营养、减轻压力等，积极与伴侣沟通，不要把性生活单纯看作为妊娠而进行，在排卵前后进行性交，性交前后勿用阴道润滑剂，勿进行阴道灌洗，性交后不宜立即如厕，可卧床休息半小时，抬高臀部，利于精子进入宫颈。

4. 辅助生殖技术 如采用辅助生殖技术时，告知各项技术的适应证、手术步骤、注意事项、术前术后配合、成功的可能性、手术费用等。详见本章第二节。

【护理评价】

经过治疗和护理，不孕不育症夫妇是否达到：①获得了有关不孕不育的信息；②显示出积极的应对不孕不育的态度；③能表达出自己的感受，包括正性和负性的；④焦虑减轻或消失。

第二节 辅助生殖技术及护理

辅助生殖技术（assisted reproductive technology，ART），也称为医学助孕，是指采用各种医学技术包括人工授精（artificial insemination，AI）、体外受精 – 胚胎移植（in vitro fertilization and embryo transfer，IVF–ET）及其衍生技术，以帮助不孕不育夫妇达到生育目的。

【辅助生殖技术的类型】

目前常用的辅助生殖技术包括人工授精和体外受精 – 胚胎移植及其衍生技术两大类型。

（一）人工授精

人工授精是用导管将洗涤后的精液注入宫颈管内或宫腔内，使女方受孕的一种技术，根据精子来源可将人工授精分为夫精人工授精（artificial insemination with husband's sperm，AIH）和供精人工授精（artificial insemination by donor，AID）。

1. 适应证

（1）AIH 的适应证：男方因少精、弱精、精液液化异常等导致的不育；女方因宫颈因素导致的不孕；生殖道畸形或心理因素导致的性交不能、性功能障碍等不育；免疫性不育；原因不明的不育等。

（2）AID 的适应证：不可逆的无精子症、严重的少精症、严重的弱精症和畸精症导致的不育；输精管复通失败、射精障碍导致的不育；男方或其家族中有不宜生育的严重遗传性疾病；男女双方血型不合不能得到存活的新生儿；免疫性不育等。

2. 禁忌证 严重的全身性疾病或传染病；严重的生殖器官发育不全或畸形；严重的宫颈糜烂或输卵管梗阻；女方无排卵者。

3. 主要步骤

（1）精液处理：男方用自慰法将精液排入干净无毒的取精杯内，供精人工授精者在精子库取一份精子，然后在 Makler 精子计数器上计算精子的浓度及活动度，并进行优化处理。

（2）促排卵或预测自然排卵：排卵障碍者用促排卵药物治疗，自然排卵者可根据月经周期史、基础体温测定、宫颈黏液、B 超检测、生化检查 E_2 和 LH 等预测排卵。

（3）时机选择：排卵前后 3 ～ 4 天是最佳的受孕时机，根据预测的排卵日期，于排卵前后各注射一次精子为好。

（4）具体方法：女性取膀胱截石位，臀部略抬高，妇科检查确定子宫的位置，用窥阴器暴露宫颈，无菌棉球擦拭干净子宫外口的黏液，然后用1ml无菌注射器接用于人工授精的塑料管，吸取0.3～0.5ml精液，通过插入的宫腔管注入宫腔内，注射完毕，女性卧床休息30分钟。

4. 供精者的选择 由于AID实施中存在很多伦理问题，所以国家卫生和计划生育委员会规定实施AID的医疗机构需经过特殊审批，供精者宜选择智商高、身体素质好的青壮年，无遗传性疾病或遗传性疾病家族史，无传染性疾病，精液常规检查正常，取精前禁欲3～5天，24小时内禁止饮用含有酒精的饮料，为了防止近亲婚配，一份供精者的精液最多只能使5位女性受孕。

（二）体外受精－胚胎移植及其衍生技术

体外受精－胚胎移植俗称试管婴儿，是指从不孕女性体内取出卵子，在体外与精子受精后培养至早期胚胎，然后将胚胎移植回女性子宫，使其着床发育为胎儿的过程。主要包括IVF-ET、卵泡浆内单精子显微注射、配子输卵管内移植、植入前胚胎遗传学诊断等技术。

1. IVF-ET

主要适用于女方各种因素导致的配子运送障碍、多囊卵巢综合征等排卵障碍者、子宫内膜异位症经长期治疗不孕者，男方少弱精子症、免疫性不育、不明原因的不育等。

1）促排卵：采用药物诱发排卵以获得较多的卵母细胞，并采用B超、测定血E_2、LH水平，检测卵泡发育。

2）取卵：于卵泡发育成熟尚未破裂时，通常在肌注hCG 34～36小时取卵，一般在B超引导下，经阴道针刺卵泡，负压吸引卵泡液获取卵母细胞。

3）体外受精：取出的卵母细胞在培养液中培养，使卵子进一步成熟，达到与自然排卵时相似的状态，再与优化处理的精子混合受精，体外培养受精卵。

4）胚胎移植：将体外培养至4～8个细胞的早期囊胚移植入子宫腔内。

5）黄体支持：胚胎移植后，每日肌内注射黄体酮支持黄体功能，以提高妊娠率，移植后14日测定血β-hCG，明显升高者提示妊娠成功。

2. 卵泡浆内单精子显微注射 卵泡浆内单精子显微注射（intracytoplasmic sperm injection，ICSI）是在显微操作系统帮助下，在体外直接将精子注入卵母细胞胞质内使其受精，由于此项技术避开了人类生殖的自然选择过程，可能会增加后代遗传缺陷的发生率。主要适用于精子数量过少、精子功能障碍不能穿透卵母细胞透明带等男性不育症，多次IVF-ET失败原因不明的不孕症也是ICSI的适应证。

3. 配子输卵管内移植 配子输卵管内移植（gamete intrafallopian transfer，GIFT）是指将配子（即精子和卵子），在开腹或腹腔镜下将取到的卵母细胞与优化处理后的精液一起注入双侧输卵管内，主要适用于输卵管正常的不孕病人。GIFT省去了体外胚胎培养阶段，但由于配子移植时需开腹或腔镜手术，还要全身麻醉，对病人损伤较大，且由于难以了解受精过程及胚胎发育情况，成功率仅为20%～30%，故目前已很少应用。

4. 植入前胚胎遗传学诊断 植入前胚胎遗传学诊断（preimplantation genetic diagnosis，PGD），是利用现代分子生物学技术与显微操作技术，在受精卵分裂为8个细胞左右时，取出1～2个细胞，进行特定的遗传学性状检测，然后据此选择合适的囊胚进行移植。目前，常用于某些单基因疾病、染色体数目或结构异常、性连锁性遗传病的携带者等高危夫妇的胚胎选择，可避免反复的选择性流产、引产和遗传性疾病儿的出生。

【辅助生殖技术的主要并发症】

辅助生殖技术的并发症主要是药物促排卵引起的，常见的并发症有：

（一）卵巢过度刺激综合征

卵巢过度刺激综合征（ovarian hyperstimulation syndrom，OHSS）是药物促排卵引起的并发症，与药物种类、剂量、治疗方案、病人内分泌状况及是否妊娠等因素有关，其发生率约为20%。

1. 发病机制　目前发病机制不清，可能与高表达的血管内皮生长因子、某些炎性介质及细胞因子、高水平雌激素和孕激素等有关，绒毛膜促性腺激素的使用是触发OHSS的重要因素。

2. 临床分度　根据临床表现及实验室检查，OHSS可分为轻、中、重三度。

（1）轻度病人：主要表现为下腹不适，腹胀或轻微腹痛，可伴有食欲缺乏、乏力等，血E_2水平≥1500ng/L，卵巢直径可达5cm。

（2）中度病人：表现为下腹胀痛明显，可伴有恶心、呕吐、腹泻、腹围增大等，体重增加≥3kg，明显腹水，少量胸腔积液，血E_2水平≥3000ng/L，卵巢直径可达5~10cm。

（3）重度病人：腹部胀痛加剧，口渴多饮，但尿量减少，可伴有恶心、呕吐，甚至无法进食，疲乏、虚弱，腹水明显增加，导致膈肌上移而致呼吸困难，不能平卧，体重增加≥4.5kg，卵巢直径≥12cm，严重者可出现急性肾衰竭、成人呼吸窘迫综合征，甚至死亡。

若未妊娠，月经来潮前临床症状自行缓解并逐渐消失；一旦妊娠，OHSS将趋于严重，病程延长。

3. 治疗措施　主要包括提高循环胶体渗透压，解除腹水和胸腔积液的压迫，改善微循环及毛细血管的通透性，纠正水、电解质、酸碱平衡失调，纠正血液浓缩状态，保持有效循环血量，维持正常尿量。出现器官功能障碍者应对症处理，必要时应用抗凝药物预防血栓形成，病情严重且难以控制的病人应果断终止妊娠。

（二）卵巢反应不足

与OHSS相反，卵巢反应不足主要表现为卵巢在促排卵药物作用下卵泡发育不良，卵泡数目、大小或生长速率不能达到预期要求。

（三）多胎妊娠

促排卵药物或多个胚胎移植可导致多胎妊娠的发生，多胎妊娠导致妊娠并发症明显升高，如妊娠期高血压疾病、羊水过多、重度贫血、胎膜早破、流产、早产等，从而增加围生儿死亡率。为减少多胎妊娠的发生，应严格掌握促排卵药物的适应证，减少胚胎移植的数目，一般每次胚胎移植的数目不应超过3个。

多胎妊娠发生后，临床上常采用减胎术作为补救，减胎术是在超声引导下的介入方法，有经阴道和经腹两种途径。孕7周左右的早期胚胎可经阴道途径进行胚胎吸引，较大的胚胎一般采用胚心注入10% KCl的方法杀死胚胎，妊娠物可逐步被吸收或形成纸样儿在分娩时排出。术后应检测母体的凝血功能，预防感染、出血、流产等发生。

（四）其他并发症

体外受精穿刺取卵时可能损伤邻近肠管、输尿管或血管，引起出血、感染等。通过辅助生殖技术获得的妊娠与自然妊娠比较，其流产、早产、异位妊娠等发生率较高。此外，由于大剂量使用促性腺激素，反复大量排卵及长时间高水平雌激素、孕激素的内分泌环境，可能导致卵巢和乳腺肿瘤的发生率升高。

【护理评估】

健康史、身体状况、心理－社会状况等方面同不孕症病人的评估。

【常见护理诊断／问题】

1. 自我认同紊乱 与不孕不育及反复治疗，反复的侵入性检查和治疗有关。

2. 焦虑 与不孕不育及反复治疗有关。

3. 知识缺乏：缺乏辅助生殖技术的相关知识。

【计划与实施】

根据不孕不育症夫妻双方的检查结果，结合各类辅助生殖技术的适应证，选择相应的辅助生殖技术，并做好术前、术后护理。经过治疗和护理，病人：①可以表达感受，焦虑程度减轻；②了解辅助生殖技术的相关知识；③参与并配合治疗。

（一）取卵术的护理

1. 取卵前1日下午予生理盐水行阴道冲洗，禁同房。

2. 取卵当日早餐宜少吃，以清淡饮食为主，少饮水，以防术中呕吐。

3. 入手术室前指导病人排空膀胱，双人核对病人姓名、年龄、手术名称，并将病历与病人一起带入手术室。

4. 术前遵医嘱肌内注射镇静、镇痛药物，术后个别病人可有头晕、恶心、呕吐等不适，属于药物不良反应，休息后可自行缓解。

5. 取卵完毕将病人推入观察室休息30分钟，无头晕、恶心等不适时由家属陪同离开医院。

6. 健康指导 保持心情舒畅，合理膳食，增加营养；注意休息，禁止开车、骑车、避免剧烈运动；注意个人卫生，禁止同房和盆浴；遵医嘱用药，第3日到医院了解胚胎情况；若腹痛明显或阴道出血较多，及时到医院就诊。

（二）胚胎移植术的护理

1. 术日晨进食少许清淡、易消化食物，以防术中呕吐。

2. 入手术室前指导病人排空膀胱，双人核对病人姓名、年龄、手术名称，并将病历与病人一起带入手术室。

3. 移植完毕将病人推入观察室休息30分钟，无不适时由家属陪同离开医院。

4. 健康指导 注意休息，活动量以不感觉疲劳为宜，避免剧烈运动；合理膳食，增加营养，忌生冷、辛辣、刺激饮食，以免腹泻或便秘而导致流产；及时排空膀胱，勿憋尿，以免膀胱充盈刺激子宫；注意个人卫生，禁止同房和盆浴；遵医嘱用药，10日后查血激素水平，确定是否妊娠，调整用药。若有腹痛、阴道流血等不适，及时入院就诊。

（三）积极预防并发症

1. 预防 OHSS 应用促排卵药物时，严密监测卵泡发育，根据卵泡数量适时减少或终止药物。对有 OHSS 倾向者，于取卵日给予静脉滴注白蛋白，必要时放弃该周期，取卵后行体外受精，将获得的早期胚胎进行冷冻保存，待自然周期再行胚胎移植。

2. 预防卵巢反应不足 增加外源性 FSH 的剂量，提前使用尿促性素（human menopausal gonadotropin，HMG）等。

3. 预防自然流产 胚胎移植前进行染色体分析，防止异常胚胎的移植；胚胎移植后合理用药，及时补充黄体功能；避免多胎妊娠等。

【护理评价】

经过治疗和护理，病人是否达到：①妊娠成功；②不孕不育症夫妇获得了有关辅助生殖技术的信息；③妊娠不成功者能表达出自己的感受，包括正性和负性的，显示出积极的应对不孕不育的态度。

（孙　珂）

◇ 思考题

....

1. 女性，30岁，初中文化，婚后有正常性生活，3年未孕。行输卵管通液术示双输卵管阻塞，情绪低落。

（1）请分析该病人不孕的原因。

（2）请简述该病人可能的护理措施。

2. 女性，28岁，体外受精–胚胎移植后3个月，妊娠试验阳性，2天前病人表现为下腹胀痛明显，伴有恶心、呕吐、腹泻、腹围增大等，体重增加3.5kg，明显腹水，无胸腔积液，血E_2水平为3500ng/L，卵巢直径达8cm。

（1）请判断病人目前发生了哪种并发症？

（2）对该病人应采取哪些处理措施？

第六十章
性传播疾病病人的护理

学习目标

识记
1. 能复述以下概念：淋病、尖锐湿疣、梅毒、艾滋病。
2. 能列举性病的传播途径。
3. 能说出梅毒、艾滋病的分期。

理解
1. 能列表比较淋病、尖锐湿疣、梅毒、艾滋病在传染源、传播途径和易感人群方面的异同点。
2. 能比较并用自己的语言阐述男性淋病和女性淋病，获得性梅毒和先天性梅毒，艾滋病急性感染期、无症状期和艾滋病期在护理评估、计划和实施方面的异同点。

运用
1. 能针对性病病人具体情况，提出护理问题，实施相应的护理措施。
2. 能运用所学知识针对性病病人进行正确的健康指导。

第一节 概 述

性传播疾病（sexually transmitted diseases，STD）是指以性接触为主要传播途径的一组传染病，简称性病。我国目前重点防治的STD涉及8类病原体引起的20余种疾病类型，主要包括梅毒、淋病、艾滋病、软下疳、性病性淋巴肉芽肿、非淋菌性尿道炎、尖锐湿疣和生殖器疱疹，其中梅毒、淋病、艾滋病列为乙类传染病。性病主要通过性传播，其次，还可通过血液与血液制品、污染物、母婴、医源性和职业性等途径传播。

【性病的流行病学】

（一）发病情况

目前，随着性病感染人群结构的改变，性病种类的扩大，性病发病表现出以下特点：①高收入阶层发病率下降，普通收入阶层发病率增加；②大城市人口感染率逐渐下降，中小城市人口感染增加；③农村病人增多；④儿童病人增多；⑤病毒性性病（生殖器疱疹、尖锐湿疣等）逐年剧增。

（二）传播途径

性传播疾病作为一种传染病，它的传染源主要是患有性病的病人。感染途径有以下几方面。

1. 性接触传染 是性病传染的主要途径。

2. 直接接触传染 直接接触性病病人损伤的皮肤、黏膜或分泌物，亦可被传染。淋病双球菌感染口腔后常无任何症状，但可以在口腔内长期存活，成为"口腔淋病双球菌携带者"。另外，医务人员在没有戴手套的情况下，接触一期梅毒的硬下疳、二期梅毒的扁平湿疣，或给梅毒病人接生，或做手术不慎刺破手套等，均会受感染。

3. 间接接触传染 是指接触性病病人穿过、用过的衣物、用具、便盆、浴池、游泳池、旧报纸、杂志、汽车扶手、邮票、纸币、注射器等被传染，这些传播途径最易被人们忽视。

4. 母婴垂直传染 患有性病的妇女在妊娠过程中将性病病原体传给胎儿造成宫内感染，使新生儿患淋病、衣原体性结膜炎、疱疹、艾滋病等性病。

【性病的预防】

为预防性病的发生，应采取以下措施：①加强健康教育，使病人和家属对性传播疾病有正确的认识；②采取安全性行为，正确使用避孕套；③有溃疡、皮疹等可疑症状时，应及时就医，注意不可乱用药，以免掩盖症状，贻误病情；④性病病人的配偶需及时到医院诊治；⑤不吸毒，不与他人共用注射器和针头；⑥输血治疗时，应确认所用的血液及血液制品已经过严格检测；⑦注意锻炼身体，提高自身免疫力。

第二节 淋病病人的护理

淋病（gonorrhea）是由淋病奈瑟菌（简称淋菌）引起的感染，主要表现为泌尿生殖系统化脓性感染，也可引起眼、咽、直肠感染和播散性淋球菌感染。淋病传染性强，潜伏期短，近年其发病率居我国性传播疾病的首位。

【病原学】

淋病奈瑟菌为革兰染色阴性双球菌,呈肾形或卵圆形,成对排列。淋球菌适宜的生长环境,温度为 35 ~ 36℃, pH 为 7.2 ~ 7.5;离开人体不易存活,不耐干热和寒冷,在完全干燥环境 1 ~ 2 小时即死亡,在不完全干燥的环境或脓液中可存活数小时至数天。

【发病机制】

人类是淋球菌的唯一天然宿主,淋球菌感染人体首先侵犯黏膜,尤其对柱状上皮和移行上皮所形成的黏膜具有特殊亲和力。淋球菌黏附到柱状上皮细胞表面进行繁殖,并沿生殖道上行,通过柱状上皮细胞吞噬作用进入细胞内增殖,导致细胞溶解破裂,淋球菌遂被排至细胞外的黏膜下层,引起黏膜下组织的感染,由此进入循环系统,播散到身体其他部位。由于淋球菌表面有菌毛,可吸附于精子进入宫颈管内,引起病变,因此女性与男性淋病病人性交后,感染机会高达 90% 以上。反之,男性与女性淋病病人性交后仅有 20% 的感染机会。

【护理评估】

(一)健康史

1. 一般情况 病人的职业、工作环境。

2. 既往健康史 过去患病史、治疗史、配偶感染史等情况。

3. 药物史 现在用药情况、药物过敏史。

4. 成长史 生长发育情况、月经史、婚姻史、生育史、性生活史。

(二)身体状况

本病多发于性功能活跃的中青年男女,由于感染程度和感染部位不同,临床表现亦不相同。潜伏期一般为 2 ~ 10 天,平均 3 ~ 5 天。

1. 无并发症淋病

(1)女性急性淋病:大多数妇女感染淋病后无症状或症状较轻。淋菌性宫颈炎病人,分泌物开始为黏液,后转为脓性,体检时可见宫颈红肿、触痛、脓性分泌物多。淋菌性尿道炎病人,表现为尿频、尿急、尿痛、尿烧灼感等急性尿道炎的症状,尿道口有脓液溢出。严重者可有排尿困难、尿潴留。

幼女急性淋病多由于与患淋病父母直接接触或因共用浴具导致感染,主要表现为急性外阴炎合并尿道炎,局部红肿、疼痛、分泌物增多、排尿困难,甚至肛门周围红肿、破溃、合并直肠炎。

(2)男性急性淋病:男性病人急性期表现为尿道口黏膜红肿、刺痛、黄绿色脓液、排尿时疼痛、夜间阴茎痛性勃起、会阴部胀痛或坠胀感,有时可伴发腹股沟淋巴结炎,严重时还可引起排尿困难甚至引起急性尿潴留;部分病人于清晨有浆液性痂状物黏附于尿道口,可出现包皮龟头炎症状。

(3)淋菌性肛门直肠炎:由于病人有传染性的分泌物接触直肠和肛门黏膜所致,轻者无症状,重者可感明显的直肠刺痛及烧灼,有里急后重、腹泻、黏液脓便,偶有血便。

(4)淋菌性咽炎:由生殖器与口接触所引起,主要表现为咽干、咽痛、吞咽困难等急性咽炎或急性扁桃体炎症状,可伴有发热和颈部淋巴结肿大。

2．男性淋病并发症

（1）淋病性前列腺炎：分为急性与慢性两种。急性前列腺炎为淋病性后尿道炎并发症之一，尿频、尿痛，尤其排尿后疼痛加剧，会阴部及肛门附近有钝痛，大便时疼痛。肛诊前列腺肿胀，表面不平，压之疼痛，尿道常有脓性分泌物流出。急性前列腺炎未彻底治疗易转为慢性前列腺炎。常无明显自觉症状，有时可有会阴部坠感和瘙痒感，清晨排尿时，首次排尿有尿道口封口现象。

（2）淋病性附睾炎：为急性后尿道淋病最常见的合并症，表现为附睾肿胀，精索粗硬，触及表面有坚硬结节，常有放射状疼痛。

（3）淋病性精囊炎：急性期表现为尿频、尿急、尿痛，终末尿液混浊带血。直肠指检可触及肿大的精囊，并有剧烈触痛；慢性期无明显自觉症状，直肠指检可触及精囊。

3．女性淋病并发症　淋菌性盆腔炎，淋菌可经宫颈侵犯内生殖器导致子宫内膜炎、输卵管炎、输卵管卵巢周围炎、盆腹腔炎及盆腔脓肿等。

（三）辅助检查

1．血常规检查　急性感染时，白细胞及中性粒细胞数增高。

2．分泌物涂片或培养革兰染色　在多形核白细胞内找到革兰染色阴性双球菌。

（四）心理–社会状况

淋病病人常担心此病会影响家庭、事业及个人前途，可出现恐惧、多疑、抑郁及强迫等症状，应评估病人对疾病的认知程度及所出现的不良心理状态。

【常见护理诊断／问题】

1．焦虑　与疾病反复发作、病程长有关。

2．急性疼痛　与局部炎症有关。

3．排尿障碍　与尿道感染有关。

4．知识缺乏：缺乏疾病预防和治疗方面的知识。

【计划与实施】

淋病或淋球菌感染一经确诊，应尽早、彻底治疗。应遵循及时、足量、规律用药的原则，注意对淋病合并感染性疾病的治疗，加强对淋病病人性伴侣的检查与治疗，治疗后进行随访和治愈判断。经过治疗和护理，病人：①焦虑程度减轻，能积极配合治疗；②局部症状好转，疼痛消失，排尿正常；③病人能了解疾病相关知识，掌握预防性病传播的方法。

（一）心理护理

尊重病人的人格，注意保护病人的隐私。多与病人交流，讲解疾病的可治疗性、消毒隔离及预后，解除思想顾虑，帮助病人树立信心，配合治疗。

（二）药物治疗与护理

药物治疗主要是以抗生素类药物为主；应遵循及时、足量、规律用药的原则。护士应按医嘱用药，注意用药安全，观察用药后的反应；根据用药特性选择合适的给药途径，如大观霉素或头孢曲松钠肌内注射时，需深部注射，大观霉素静脉输入时，速度应慢；给病人讲解药物的作用、用药时间，鼓励病人足量用药以利彻底治疗。

（三）消毒隔离

病人应做到"自我隔离"，对所用物品尤其是内裤、毛巾、被单等要煮沸、曝晒消毒；单独使用卫生洁具，不到公共游泳池游泳，以免传染他人；家中有婴幼儿的淋病病人，应注意对婴幼儿进行保护，禁止与婴幼儿同床、同浴；淋病病人在治疗期间禁止性生活，以防止淋球菌的传染。

（四）休息与饮食

病人应注意适当休息，急性淋病病人以及病情较重的病人应卧床休息，盆腔炎病人取半卧位。控制辛辣等刺激性食物和烈性饮料，如酒、浓茶和咖啡等；增加饮水量，使尿量增多而冲洗尿道，有利于淋球菌的清除，并能减轻炎症反应。

（五）健康指导

1. 指导病人有效治疗　指导病人遵循及时、足量、规律用药的原则，当症状消失后，还应定期复查。淋病治愈标准是：连续治疗2周后，在无性接触情况下符合以下标准者：①症状和体征完全消失；②治疗结束后4～7天取患部分泌物，做涂片和培养均为阴性，且以后每个月复查1次，连续3次为阴性。若治疗后症状持续存在，应进行淋菌培养做药敏试验后继续治疗。

2. 淋病病人性伴侣的治疗　淋病病人的性伴侣未治疗（往往是无症状的淋球菌感染者）是导致淋球菌再感染、反复发生的重要原因之一。因此，在对淋病病人治疗的同时，要对其性伴侣进行相应的检查，若发现有淋球菌感染时要同时进行治疗。

【护理评价】

经过治疗与护理，病人是否达到：①积极配合接受治疗，焦虑程度减轻；②局部症状明显好转，无疼痛与不适；③主动进行隔离，改变自己的不良性行为，能掌握疾病知识和预防性病知识。

第三节　尖锐湿疣病人的护理

尖锐湿疣（condyloma acuminata，CA）是由人类乳头瘤病毒感染引起，通过性接触传染途径或非性接触传染途径传播，发生在男、女外生殖器和肛门等部位的性传播疾病。本病发病率逐年升高，仅次于淋病居第2位，常与多种性传播疾病同时存在。早年性交、多个性伴侣、免疫力低下、吸烟以及高性激素水平等是发病高危因素。

【病原学】

尖锐湿疣的病原体是人类乳头瘤病毒（human papilloma virus，HPV），属于DNA病毒。HPV具有高度的宿主和组织特异性，人体是HPV唯一宿主。近年来分子生物学技术研究发展迅速，证实人类乳头瘤病毒有100多种亚型，引起尖锐湿疣的病毒主要是HPV-6、HPV-11、HPV-16、HPV-18等型。

【发病机制】

HPV可引起人体黏膜和皮肤的鳞状上皮增殖，形成特征性的乳头状瘤。HPV在温暖潮湿部位容易发生增殖，所以主要好发于男女生殖器官和肛门，亦可侵犯口唇、口角、脐窝、腋窝、乳房皱褶等处。主要经性交直接传播，少数病人可通过污染物、器械、尖锐湿疣病人用过的毛巾、内衣裤、床单、便器等生活用品间接传播。HPV 感染孕妇所生新生儿通过母亲产道时可感染 HPV。

【护理评估】

（一）健康史

1. **一般情况** 了解病人年龄、性别；病人的职业、工作环境；男性有无包皮过长，女性白带有无异常。

2. **既往健康史** 平时身体状况，过去患病史、治疗史等情况。

3. **药物史** 目前用药情况，有无药物过敏史。

4. **婚姻史** 有无异常性行为、性伴侣人数、性伴侣有无性病史。

5. **分娩史** 有无先兆流产、早产、死产史。

6. **家族史** 了解父母、兄弟姐妹有无感染情况。

（二）身体状况

本病好发于性活跃期的中青年。当感染 HPV 后，潜伏期为 3 周 ~ 8 个月，平均为 3 个月，病人以 20 ~ 29 岁年轻妇女居多。病变多发生在外阴性交时受损的部位，如阴唇后联合、小阴唇内侧、阴道前庭、尿道口等部位。临床症状常不明显，部分病人有外阴瘙痒、烧灼痛或性交后疼痛不适。典型体征是初起为微小散在或呈簇状增生的粉色或白色小乳头状疣，柔软，其上有细小的指样突起，或为小而尖的丘疹，质地稍硬。病灶逐渐向皮肤或黏膜外生长，并增大、增多，形成各种大小、形状不同的赘生物或肿物，继续增大，互相融合呈菜花状、鸡冠状等，疣体内供血不足时可出现糜烂或溃疡。个别病人可出现巨大型尖锐湿疣，呈乳头瘤样，形态颇似癌，但组织病理为良性变化；少数病人可发生癌变，如阴茎癌、女性外阴癌、宫颈癌及肛门癌而出现相应症状。

（三）辅助检查

1. **阴道脱落细胞涂片** 取阴道或宫颈湿疣组织涂片，作巴氏染色，可见凹空细胞及角化不全细胞。

2. **阴道镜检查** 可发现点状血管、血管袢，结合醋酸白试验可发现微小、纤细的尖锐湿疣疣体。

3. **醋酸白试验** 以棉签清除局部分泌物后，用 3% ~ 5% 醋酸外搽或湿敷病变局部，2 ~ 5 分钟后，病灶稍膨隆，表面粗糙，局部变白为阳性结果。

4. **组织病理切片** 可见轻度角化过度层，角化不全，表皮上中部出现凹空细胞，此乃 HPV 感染的特征。皮损活检中用抗原或核酸检测显示有 HPV。

（四）心理 – 社会状况

尖锐湿疣病人的心理状况比较复杂，有自责或罪恶感、担心治疗失败或传染给家人等。因此，应评估病人对此病的认识程度。此外，还应评估家庭社会对病人的关心程度及病人经济状况。

【常见护理诊断 / 问题】

1. **焦虑** 与疾病及治疗效果不佳有关。

2. **有感染的危险** 与局部赘生物去除后皮肤或黏膜完整性受损 / 易感性增加有关。

3. **知识缺乏**：缺乏性传播疾病相关知识。

【计划与实施】

尖锐湿疣治疗需要彻底去除疣体，同时应治疗可能引起复发的因素，如切除过长的包皮等；

可以使用一些调节免疫功能的药物（如干扰素、胸腺素等），也可使用某些中药内服和外用，并且要求病人与性伴侣同时治疗。

经过治疗和护理，病人：①焦虑症状减轻，能积极配合治疗和护理；②疾病得到有效控制，无合并感染发生；③掌握对此疾病预防和治疗的知识，并有效防止疾病的传播。

（一）心理护理

告知病人及时到正规医院或性病专业防治机构诊治，且应向医生提供真实的病史和病情；尊重病人，注意保护病人隐私，尽量与病人单独交谈，耐心倾听病人诉说；护士应主动与家属沟通，向病人及家属解释各种诊疗的目的、作用、方法、不良反应等，争取病人家属的理解与配合支持。

（二）局部药物治疗及护理

局部治疗的药物可分为细胞毒性药物和化学腐蚀性药物两大类，其特点为使用方便。病人可以在医生指导下自行使用，但需要多次反复用药。较小病灶可选用0.5%鬼臼毒素酊、50%的三氯醋酸涂于病损表面。为减轻疼痛，可在涂药前先用1%可卡因行表面麻醉。涂药2～4小时后洗去药液，以保护皮损周围正常皮肤黏膜。也可外涂5%氟尿嘧啶软膏，以抑制病毒复制，药物勿接触正常的皮肤和黏膜。

（三）物理治疗及护理

病人可选用激光治疗、电灼治疗或液氮冷冻治疗等方法。应告知病人治愈时间和可能出现的伴随症状与应对方法。如物理治疗后，局部组织在修复过程中可能出现细菌感染，故应注意局部皮肤的护理，如保持局部的清洁卫生，每次大便后可用1∶5000的高锰酸钾溶液清洗或坐浴，不穿紧身内裤，注意休息，少活动，禁止性行为，酌情选用抗生素。为了防止复发，物理治疗范围适当扩大应达到亚临床皮损处，并需要连续治疗和随访。

（四）手术治疗及护理

单发疣或巨大疣需行手术治疗。手术前为减轻病变局部的炎症与肿胀，用1∶5000的高锰酸钾溶液坐浴，15～20分钟/次，每日2次，注意水的温度，防止烫伤。男性尿道口尖锐湿疣病人，手术后注意清洗包皮下分泌物，保持局部干燥；每天应多喝水，并用碘伏涂擦患处。女性外阴尖锐湿疣病人，手术后当天可以用凉水湿敷，24小时后用1%～5%碘伏行外阴擦洗，每日2～3次，保持阴道清洁干燥。

（五）免疫疗法及护理

可用干扰素肌内注射或皮损基底部下注射，注意观察药物不良反应，孕妇及哺乳期妇女慎用。

（六）消毒隔离

尖锐湿疣具有传染性，可通过用物传染，故在发病和未治愈之前，病人应注意家庭中生活用品的隔离，用具需分开使用，患病的母亲不要与孩子尤其是女孩同床睡觉，以避免间接传染。

（七）健康指导

1. 加强健康教育 尊重病人，以耐心、热情的态度对待病人，解释治疗的重要性，使其患病后及早接受正规的治疗。疾病教育重点为保持外阴清洁卫生，避免混乱的性关系，预防疾病传播的方法。被污染的衣裤、生活用品要及时消毒。

2. 同时治疗性伴侣 治疗期间避免性生活，并动员性伴侣到医院做检查和治疗，若有尖锐湿疣或其他性病，应同时治疗。

3. 生育问题 病人完全治愈和身体恢复后再考虑结婚与怀孕问题。

4. 随访 指导尖锐湿疣病人治愈标准是疣体消失，该病治愈率高，但有复发可能。对反复发作的顽固病例应及时取活检排除恶变。

【护理评价】

经过治疗与护理，病人是否达到：①焦虑减轻，积极配合治疗；②疾病有效控制，无合并感染；③掌握疾病相关知识，能有效预防疾病的传播。

第四节 梅毒病人的护理

梅毒（syphilis）是由梅毒螺旋体（treponema pallidum，TP）所引起的一种慢性性传播疾病，主要通过性接触及血液传播。梅毒可侵犯全身各器官，出现多种临床表现，亦可多年无症状而呈潜伏状态。早期主要侵犯皮肤黏膜，晚期可侵犯心血管及中枢神经系统等。

【病原学】

梅毒的病原体为梅毒螺旋体，是一种小而长的螺旋状微生物，有 8~14 个致密而规则的螺旋，折光性强。梅毒螺旋体属厌氧菌，在体外不易存活，对温度、干燥及化学消毒剂特别敏感，离体后干燥 1~2 小时死亡；但耐寒力较强，4℃可存活 3 日，在 −78℃保存可活数年，仍具有传染性。

【发病机制】

梅毒的发病与梅毒螺旋体在体内大量繁殖后引起宿主的免疫反应密切相关。性交时梅毒螺旋体可通过破溃的皮肤及黏膜传播给性伴侣。梅毒螺旋体侵入人体后有 2~4 周的潜伏期，在此期间，梅毒螺旋体在入侵部位大量繁殖，通过免疫反应引起入侵部位破溃，即硬下疳（一期梅毒）。由于局部免疫力的增强，3~8 周后硬下疳自行消失。螺旋体在原发病灶大量繁殖后侵入附近淋巴结、血液、全身其他器官（二期梅毒）。如治疗不及时，梅毒螺旋体可侵犯心脏、神经系统以及皮肤黏膜、骨和内脏形成树胶样损害（三期梅毒）。早期梅毒治愈后，可再感染梅毒；而晚期梅毒则不发生再感染，可能与机体已产生细胞免疫有关。

【护理评估】

（一）健康史

1. **一般情况** 病人性别、年龄、职业及生长发育状况。

2. **婚姻史及生育史** 了解性伴侣人数、有无异常性行为及性伴侣有无性病史；女性病人有无先兆流产、早产、死产史。

3. **家族史** 了解父母、兄弟姐妹有无感染情况，

4. **治疗史** 是否治疗，治疗药物剂量及疗程，有无输血史。

（二）身体状况

梅毒可分为获得性梅毒（后天梅毒）和胎传性梅毒（先天梅毒），获得性梅毒又分为一期、二期、三期梅毒，先天性梅毒分为早期、晚期先天性梅毒和先天性潜伏梅毒，各期有不同的临床

表现。一、二期梅毒传染性强。

1. 获得性梅毒

（1）一期梅毒：主要表现为硬下疳。初起时局部有暗红色斑丘疹，以后逐渐扩大，成为硬结，表面可有浅表糜烂或溃疡。触诊时有软骨样硬度且无疼痛，故称为硬下疳。硬下疳经过治疗或未经过治疗均可痊愈，可无任何主观症状，进入潜伏状态，进展为二期梅毒。

（2）二期梅毒：主要表现为梅毒疹。早期病人有咽痛、低热、头痛、肌肉及关节骨骼酸痛、食欲缺乏、体重减轻等，有 50% 以上病人出现全身淋巴结肿大。皮肤黏膜损害明显，出现各种皮疹，包括斑疹（玫瑰疹、环行玫瑰疹、着色性玫瑰疹）、丘疹性梅毒疹、脓疱性梅毒疹、扁平湿疣等，可分布于掌跖、四肢屈侧、躯干及面部，约 10% 的病人可有梅毒性秃发，一般好发于头顶附近，治疗后毛发可以再生（图 60-4-1，见文末彩图）。

（3）三期梅毒：主要表现为永久性皮肤黏膜损害，愈后留有瘢痕。30%～40% 早期梅毒病人未经治疗或治疗不彻底，导致病人对螺旋体的敏感性升高而产生的晚期病变。此期传染性小，但对机体破坏性大，主要累及皮肤、骨骼、心血管及神经系统引起病变，如心血管梅毒、神经系统梅毒等，产生各种严重症状和体征，造成劳动力丧失甚至死亡。

2. 先天性梅毒 孕妇患有梅毒时，梅毒可通过胎盘进入胎儿体内，不发生硬下疳是其特点。先天性梅毒在临床上以 2 岁以内为早期梅毒，2 岁以后为晚期梅毒。

（1）早期先天性梅毒：患儿多为早产儿、发育不良、体重轻、皮下脂肪减少或消失、皮肤松弛而苍白，有明显皮肤皱纹如老人面貌，烦躁不安与哭闹等；触诊浅表淋巴结肿大；皮肤黏膜病变多于出生后 3 周出现，掌跖部、外阴与臀部出现铜红色斑疹、斑丘疹，口周损害呈放射状裂纹，可持续多年，愈合后遗留放射状瘢痕；于出生后 1～2 个月内发生梅毒性鼻炎，早期表现为鼻黏膜卡他症状，病情发展后可出现鼻黏膜溃疡、肿胀，导致呼吸不畅，严重者可波及鼻软骨或骨，使鼻骨破坏形成鞍鼻。骨梅毒比较多见，常表现为骨软骨炎、骨膜炎、骨髓炎及梅毒性指炎等，引起肢体疼痛、活动受限；常伴有全身淋巴结肿大、肝脾大、脑膜炎、肾病综合征及血液系统损害等。

（2）晚期先天性梅毒：多于 5～7 岁至青春期出现损害的表现，常侵犯皮肤黏膜、骨骼、眼及神经系统，很少侵犯心血管系统。晚期先天性梅毒特征性表现是哈钦森三联征，即哈钦森牙、间质性角膜炎及神经性耳聋。哈钦森牙见于恒牙的上门齿，下缘较狭，半月形缺损，排列稀疏不齐。

（三）辅助检查

1. 分泌物检查 早期梅毒做暗视野显微镜，观察病损基部浆液内有梅毒螺旋体。

2. 血清学检查 非梅毒螺旋体抗原血清试验是梅毒常规筛查方法，包括性病研究实验室玻片试验、血清不加热反应素玻片试验、快速血清反应素环状卡片试验等。

3. 脑脊液检查 白细胞增多，蛋白质升高，葡萄糖和氯化物含量正常或略降低。

4. 基因诊断检测 利用基因诊断技术对是否被感染梅毒的早期病人及先天性和神经性梅毒病人进行鉴别的检查方法。

（四）心理 - 社会状况

梅毒病人由于对疾病认知程度不足、担心害怕遭人鄙视、耻笑，不愿到正规医院就诊，而寻找非正规诊所处理，或者自己看书买药治疗等，常常得不到及时治疗而延误病情，所以应评估病人对疾病的认知程度及目前心理状况。此外，还应评估社会、家庭对病人的关心程度，病人经济承受能力等。

【常见护理诊断／问题】

1. **体像紊乱** 与组织器官受损有关。

2. **情境性低自尊** 与害怕别人耻笑有关。

3. **知识缺乏**：缺乏疾病正规治疗与护理相关知识。

【计划与实施】

治疗原则：早期明确诊断，及时治疗，用药足量，疗程规范。

经过治疗和护理，病人：①早期梅毒能够彻底治愈，晚期梅毒减轻症状、控制病情发展；②能正确认识疾病，接受正规治疗和坚持随访；③并发症能够得到及时、有效的预防；④具备预防和治疗此疾病的知识及技能。

（一）药物治疗与护理

对梅毒的药物治疗以青霉素为首选药物，注意防止发生青霉素过敏反应。对不同剂型青霉素，在使用时应注意注射深度、速度及用药后反应的观察。如赫氏反应（首次使用青霉素治疗梅毒的病人，由于 TP 被迅速杀死，释放出大量的异种蛋白，引起急性变态反应，在治疗后数小时出现寒战、高热、头痛、肌肉骨骼疼痛、皮肤潮红、恶心、心悸、多汗等全身症状，或者各种原有梅毒损害的症状也加重，严重的梅毒病人甚至发生主动脉破裂），亦称治疗休克，常发生在第一次注射青霉素后数小时到 24 小时内，损害部位的症状加重，可伴有体温升高现象，经 12 ～ 24 小时，局部症状及发热症状可逐渐减退。

（二）消毒隔离

早期梅毒应注意病人隔离，治疗期间禁止性生活；有皮肤黏膜病变时应避免与他人皮肤黏膜的接触，以防传染；病人所用的生活用品如毛巾、内衣裤、床单和澡盆等要做好消毒处理。

（三）心理护理

尊重病人，帮助其建立治疗的信心和生活的勇气；在治疗过程中不断鼓励病人，克服不良情绪，坚持规范治疗；劝导其家人配合检查或治疗。

（四）健康指导

1. 坚持正规、足量、足疗程治疗 梅毒病人应坚持治疗与随访。早期梅毒病人治疗后 1 年内，应做 2 次临床及血清学检查；第 1 年每 3 个月随访 1 次，随访 2 ～ 3 年。晚期梅毒治疗后应每年复查 1 次，特别是行脑脊液检查。

2. 加强性病的预防及婚育指导 梅毒临床症状未经足量、规律治疗者，应劝其暂缓结婚，已妊娠者应建议终止妊娠。

3. 早期梅毒病人应注意休息，特别是首次用药有发热病人，晚期梅毒病人应卧床休息；加强营养，忌酒、忌辛辣食物。

【护理评价】

通过治疗和护理，病人是否达到：①疾病的症状减轻或彻底治愈；②能正视所患疾病，接受正规治疗和坚持随访；③改变自己的性行为；④具备预防和治疗梅毒的知识及技能；⑤家人已经接受检查和治疗。

第五节 获得性免疫缺陷综合征病人的护理

获得性免疫缺陷综合征（acquired immunodeficiency syndrome，AIDS），又称艾滋病，是由人类免疫缺陷病毒（human immunodeficiency virus，HIV）所引起的慢性致命性传染病。主要侵犯及破坏 $CD4^+T$ 淋巴细胞，导致机体细胞免疫功能受损，最终并发各种严重机会性感染和肿瘤。主要通过性接触、血液接触及母婴传播 3 种途径传播。艾滋病传播速度快、病死率高，目前尚无有效的治愈方法，已经成为当今世界范围内危及人类健康及社会发展的严重疾病。

【病原学】

HIV 属于反转录病毒科中的慢性病毒亚科，目前已知 HIV 有两型，即 HIV-1 和 HIV-2，均为单链 RNA 病毒，是一种变异性很强的病毒，主要在血液和体液中生存，在外界环境中的生存能力较弱。对化学和物理因素的抵抗力较低，HIV 对热及化学消毒剂很敏感，高于 60℃就可被杀灭，用漂白粉、新配制的 2% 戊二醛溶液、4% 甲醛溶液、6% 过氧化氢均能杀灭，所以医疗用品经过高温、煮沸及化学消毒剂等浸泡后可以达到消毒目的。但对 0.1% 甲醛、紫外线和 γ- 射线均不敏感。

【流行病学】

1. **流行概况** 自 1981 年美国发现首例艾滋病病人以来，目前艾滋病已经广泛分布于全球 5 大洲 210 多个国家和地区。全球疫情 70% 分布在发展中国家，以撒哈拉沙漠以南的非洲国家为主。我国 1985 年发现第一例艾滋病病人，目前 HIV 感染率呈上升趋势，局部地区和重点人群已呈现艾滋病高流行态势，疫情正从高危人群向一般人群扩散。

2. **传染源** HIV 感染者和 HIV 无症状携带者是本病的传染源。病人的传染性最强，其血液、精液、阴道分泌物、乳汁、唾液、泪水等均能检出病毒。

3. **传播途径**

（1）性接触：是艾滋病的主要传播途径。性摩擦所致细微破损即可致病毒侵入机体致病。与发病率有关的因素包括性伴侣感染阶段、性伴侣数量、性交方式和性保护措施等。

（2）血液及血液制品：包括共用针具静脉吸毒、输血、介入性医疗操作等。

（3）母婴传播：多经胎盘传播，也可分娩时通过产道传播和母乳喂养传播，日常生活接触不会传播艾滋病。

4. **易感人群** 人群普遍易感，15 ~ 49 岁发病者占 80%，儿童和妇女感染率逐年上升。高危人群为静脉药物依赖者，多个性伴侣者，男性同性恋者、血友病、多次接受输血或血制品者。

【发病机制】

HIV 感染后的发病机制如下：①HIV 侵入人体后，首先与细胞表面含有 CD4 受体的 $CD4^+T$ 淋巴细胞结合，进入细胞进行复制，部分整合于细胞染色体 DNA 中成为潜伏型；②机体细胞免疫和体液免疫对 HIV 的抵抗作用，使感染初期的 HIV 低水平复制；③在其他因素的作用下，潜伏的 HIV 被激活而大量复制，广泛侵入 $CD4^+T$ 淋巴细胞，使 $CD4^+T$ 淋巴细胞、单核 - 巨噬细胞、B 淋巴细胞、$CD8^+T$ 淋巴细胞和自然杀伤（NK）细胞等功能受损，最后导致整个免疫功能缺陷，发生一系列顽固性机会性感染和肿瘤。

【护理评估】

（一）健康史

1. **一般情况** 病人性别、年龄、皮肤黏膜及营养状况；病人所从事职业是否有高危性，有无吸毒史。

2. **健康状况及治疗史** 平时身体状况，过去患病史、有无感染史及接触过血液制品如输血、献血等情况。

3. **婚姻史及分娩史** 有无异常性行为；女性病人要评估生育状况。

（二）身体状况

本病潜伏期长，一般认为 2～10 年可发展为艾滋病。临床表现十分复杂，多与机会性感染或肿瘤有关。感染早期可有急性感染的表现，然后在相当长的时间内可无任何症状，或仅有全身淋巴结肿大，常因发生机会性感染及肿瘤而发展为艾滋病。因此，艾滋病的全过程分为急性期、无症状期和艾滋病期。

1. **急性感染期（Ⅰ期）** 常发生在感染 HIV 后 2～4 周。感染者出现 HIV 毒血症和免疫系统急性损伤的临床症状，表现为发热、咽痛、皮疹及全身淋巴结肿大，大多数病人临床症状轻微，持续 3～14 天后缓解，少数伴有神经系统症状，部分病人可有轻度白细胞和血小板减少或肝功能异常。

2. **无症状感染期（Ⅱ期）** 可从急性期进入此期，或无明显的急性期症状而直接进入此期。此期临床上没有任何症状，感染者除血清 HIV 抗体阳性外，可检出抗 HIV 抗体和外周血单核细胞 HIV-DNA，病毒持续复制，且感染者已具有传染性，此期可持续 2～10 年或更长。

3. **持续性全身淋巴结肿大期（Ⅲ期）** 表现为除腹股沟淋巴结以外，全身其他部位（如颈、枕、腋下等）两处或两处以上淋巴结肿大。淋巴结一般持续肿大 3 个月以上，无自觉症状。部分肿大的淋巴结 1 年后消散，也可反复肿大。

4. **艾滋病期（Ⅳ期）** 是艾滋病病毒感染的最终阶段。此期临床表现复杂，因免疫功能严重缺陷，已发生机会性感染及恶性肿瘤，可累及全身各系统器官而出现严重的综合病症。主要有以下几种表现：①艾滋病相关综合征：持续 1 个月以上的发热、盗汗、腹泻、体重减轻 10% 以上，伴全身淋巴结及肝脾大等。②神经系统：可出现隐球菌脑膜炎、结核性脑膜炎、弓形虫脑病、各种病毒性脑膜脑炎。③严重机会性感染：常出现原虫、真菌、结核菌和病毒感染。肺部：以肺孢子菌肺炎最为常见，且是本病机会性感染死亡的主要原因，表现为间质性肺炎；消化系统：念珠菌、疱疹和巨细胞病毒引起口腔和食管炎症或溃疡最为常见，表现为吞咽困难和胸骨后烧灼感。④继发肿瘤：常见卡波西肉瘤和非霍奇金淋巴瘤。卡波西肉瘤可引起皮肤黏膜紫红色或深蓝色浸润或结节。⑤继发其他疾病，如慢性淋病性间质肺炎等。

目前 WHO 将艾滋病分为 A、B、C 三类。A 类包括：原发感染、无症状 HIV 感染和持续性淋巴结肿大综合征。B 类包括：AIDS 的一般症状及因细胞免疫所致的机会性感染，如继发性肺炎或脑膜炎、复发性带状疱疹、肺结核、咽部或阴道念珠菌感染等。C 类包括：神经系统症状、严重机会性感染和肿瘤等。各类根据 CD4$^+$T 淋巴细胞计数分三级：$\geqslant 0.5 \times 10^9$/L 为 Ⅰ 级、（0.2～0.49）$\times 10^9$/L 为 Ⅱ 级、$<0.2 \times 10^9$/L 为 Ⅲ 级。

（三）辅助检查

1. **血常规检查** 血红细胞、白细胞、血小板可有不同程度减少。淋巴细胞计数 $<1.0 \times 10^9$/L，T 细胞绝对值下降，CD4$^+$T 淋巴细胞计数下降，CD4$^+$/CD8$^+<1.0$。

2. **血清学检查** ①HIV-1 抗体检查：p24 和 gp120 抗体，用 ELISA 法连续两次阳性，经免疫印迹法（Western blotting）或固相放射免疫沉淀法（SRIP）证实阳性可确诊。②HIV抗原检查：可用ELISA法检测p24抗原。

3．HIV RNA的监测 可用免疫印迹法或TR-PCR法。定量监测既有助于诊断，又可判断治疗效果及预后。

4．免疫学检查 迟发性变态反应皮试阴性。自身抗体阳性，免疫球蛋白、免疫复合物升高。β_2-微球蛋白常增高明显。

5．病毒分离 可从血浆、单核细胞和脑脊液中分离，但操作复杂，仅用于科研。

（四）心理-社会状况

艾滋病是一种新型传染病，病死率高，感染者会产生较严重、较复杂的心理障碍，因此应评估病人的心理反应。此外，还需评估病人家人、朋友及同事对艾滋病病人的支持及理解程度。

【常见护理诊断/问题】

1．**有感染的危险** 与免疫功能受损有关。
2．**营养失调：低于机体需要量** 与慢性腹泻，艾滋病期并发机会性感染及肿瘤消耗有关。
3．**恐惧** 与艾滋病预后不良、疾病折磨、担心受歧视有关。
4．**社会交往障碍** 与艾滋病病人采取严格血液和体液隔离，被他人歧视有关。
5．**知识缺乏**：缺乏艾滋病防治知识。

【计划与实施】

目前认为艾滋病早期抗病毒是治疗的关键，它既可以缓解病情，又能预防和延缓艾滋病相关疾病的出现，减少机会性感染和肿瘤的发生。治疗的方法主要有：抗病毒治疗、免疫调节治疗、机会性感染和肿瘤的治疗、对症支持治疗。

经过治疗和护理，病人：①愿意接受检查与积极配合治疗；②感染得到有效控制并掌握防止疾病传播的知识和技能；③营养不良得到纠正；④病人与家属了解疾病的发展过程、治疗的长期性、监测的重要性等相关知识；⑤防止医护人员被感染。

（一）一般护理

根据病人的病情安置相应病室，注意休息及营养摄入，发热病人要做好皮肤及口腔护理，注意保持口腔的清洁，饭前饭后、晨起睡前给予漱口。

（二）心理护理

多与病人沟通，运用倾听技巧，及时了解病人的心理状态。由于艾滋病缺乏特效治疗，预后不良，加之疾病的折磨，病人容易产生焦虑、抑郁、恐惧等心理障碍，有些病人可能出现报复、自杀等行为。因此，护士应主动关心、体谅病人，鼓励其亲属和朋友给病人提供生活上和精神上的帮助，并注意保护病人的隐私。

（三）药物治疗与护理

1．抗病毒治疗

（1）核酸类似物反转录酶抑制剂：目的是最大限度地抑制病毒复制，保存和恢复免疫功能，降低病死率和HIV相关疾病的发生率，提高病人的生活质量，减少艾滋病的传播。此类药物包括：齐多夫定（zidovudine，ZDV，AZT），首选药物，成人每次300mg，每天2次；去羟肌苷（dideoxynosine，DDI），成人体重≥60kg者，每次200mg，每天2次；体重<60kg，每次125mg，常用于对AZT耐药、疗效欠佳或不能长期耐受AZT者，该药可引起周围神经炎、腹泻、口腔炎或

胰腺炎等，还可诱发癫痫；拉米夫定（lamivudine，3TC），成人每次150mg，每天2次，与AZT合用有协同作用。

（2）非核酸类似物反转录酶抑制剂：主要作用于HIV反转录酶某位点，使其失去活性，从而抑制HIV复制。抗病毒作用迅速，但易产生耐药株。常用药物有：尼维拉平（nevirapine，NVP），依非韦仑（efavirenz，EFV）。与其他抗HIV药物联合使用。

（3）蛋白酶抑制剂：抑制蛋白酶，阻断HIV复制和成熟过程中必需的蛋白质合成。主要药物有利托那韦（ritonavir，RTV），茚地那韦（indinavir，IDV）及沙奎那韦（saquinavir，SQV）等。

单用抗病毒药物易诱发HIV变异，产生耐药性，故目前主张联合用药。通常采用三联或四联用药。

2. 免疫治疗　采用白介素-2（interleukin-2，IL-2）与抗病毒药物同时应用，能改善病人免疫功能。

3. 机会性感染、肿瘤治疗

（1）肺孢子菌肺炎：可用喷他脒或复方磺胺甲噁唑。

（2）隐包子虫感染和弓形虫病：可用螺旋霉素或克林霉素，前二者常与乙胺嘧啶合用或交替应用。

（3）巨细胞病毒感染：全身性感染及带状疱疹可用阿昔洛韦或更昔洛韦。

（4）其他真菌感染：口腔及食管真菌感染用克霉唑或酮康唑；制霉菌素涂抹黏膜病变处；肺部念珠菌病可用氟康唑或伊曲康唑治疗；新型隐球菌脑膜炎用两性霉素B及氟胞嘧啶治疗等。

（5）卡波西肉瘤：抗病毒治疗与干扰素联合治疗，也可用博来霉素、长春新碱和多柔比星联合化疗。也可配合放射治疗。

4. 对症支持治疗　输血、补充维生素及营养物质，明显消瘦者可给予醋酸甲地孕酮改善食欲。

（四）消毒隔离

1. 医护人员自身防护　在接触病人的分泌物、排泄物、血液时应戴双层乳胶手套；在进行容易发生血液、体液喷溅的操作时应穿隔离衣或一次性围裙、戴口罩及护目镜；需要护理另一个病人之前必须洗手。

进行护理操作前应向病人做好解释，取得合作，对不合作的病人或污染危险性较大的操作应由二人配合；操作尽量集中，严格按照规范进行；当进行侵入性治疗及护理操作时，如手术、穿刺、注射等，要注意对利器的处理，避免误伤自己；用过的利器必须放到特殊的容器中。

2. 病人污物处理

（1）病人的排泄物、痰液、残余剩饭倒入84消毒液浸泡后弃掉。

（2）病人的送检标本放在固定的容器里，容器外不得污染，并有特殊标记，专送检测。标本用过经消毒处理后再弃掉。

（3）尸体处理：处理尸体应戴手套，穿隔离衣。伤口及渗出部位需妥善处理，与外界相通体腔如口腔、鼻腔、耳道、肛门及阴道用棉球填塞，以防体液外渗；房间、物品必须进行终末消毒，消毒方法同一般终末消毒方法。

（五）营养支持

艾滋病是一种消耗性疾病，需要大量的营养支持。饮食中应大量补充高蛋白、高热量、高维生素及微量元素，多吃新鲜蔬菜和水果，特别是一些富含维生素A、胡萝卜素和维生素C的新鲜蔬菜和水果以及含维生素E的食物，以增强对疾病的抵抗能力。

（六）健康指导

1. 随访检查　艾滋病目前无有效的治疗方法，病人定期复查与预防甚为重要。

（1）急性感染期：在感染早期数周到 6 个月，存在"窗口期"，应告诫近期凡有高危行为者（容易引起艾滋病病毒感染的行为，如没有保护性交、多个性伙伴；静脉注射吸毒；和他人共用注射器或共用其他可以刺破皮肤的器械；使用未经检测的血液或血制品；艾滋病病毒阳性女性怀孕并生育；艾滋病病毒阳性的母亲哺乳等），满 3 个月需检查一次，如仍呈阴性，则可能未感染；如高危行为频发者，可再过 3 个月复查一次。

（2）无症状感染期及持续淋巴结肿大期：CD4$^+$ 细胞计数 >350/mm^3，无论血浆病毒载量的值为多少，定期复查，暂不治疗；CD4$^+$ 细胞计数介于 200～350/mm^3，定期复查。出现以下情况之一即进行治疗：①CD4$^+$ 细胞计数 1 年内下降大于 30%；②病人迫切要求治疗，且保证有良好的依从性。

（3）艾滋病期：接受治疗期间，定期进行检查，每个月一次，对病人进行全面检查。随访内容包括艾滋病人的各种活动史、接触史、症状及体征的表现与变化等。试验检查着重了解其 CD4$^+$、CD8$^+$ 淋巴细胞计数和 HIV 核酸的变化情况。在此基础上不断调整治疗方案，给予病人适当的药物治疗，并指导其增加营养，提高生活质量。

2. 预防　AIDS 无治愈方法，重在预防：①宣传艾滋病的预防知识，使病人及其家属了解艾滋病的传播途径和危害，以采取自我防护措施；②避免与 AIDS 病人发生性接触，必要时必须使用安全套；③日常生活中，防止共用可能被血液污染的物品，如牙刷、牙签、剃刀、注射器等；④女性病人避免妊娠，以免感染下一代。

3. 医护人员做好自我防护，发生职业暴露后按流程处理，进行预防性抗反转录病毒治疗，同时医疗卫生相关机构应提供对暴露者的随访和咨询，包括心理咨询。

【护理评价】

经过治疗和护理，病人是否达到：①病人主动接受各项检查并积极配合治疗；②感染的病人得到及时控制；③病人及家属能掌握疾病的预防知识，坚持长期治疗及定期复查依从性好；④医护人员有效预防，无感染发生。

（陈运香）

◇ 思考题

1. 男性，30 岁，尿痛排尿困难，龟头红肿流脓 4 天，7 天前有不洁性交史。检查：包皮龟头红肿，尿道口肿胀外翻，有大量黄色脓液自尿道口渗出。分泌物检测：淋球菌阳性。诊断：淋菌性尿道炎。行抗菌治疗。

（1）护士给予抗菌药物时应注意哪些事项？

（2）在进行药物治疗的同时，护士应对病人做哪些健康指导？

2. 男性，24 岁。因阴茎包皮处赘生物 1 个月余前来就诊。既往有不洁性交史。查体：阴茎冠状沟处可见多个菜花样赘生物，柔软，灰白色。触之易出血，无明显水疱渗液及脱屑。病人无自觉症状。诊断：

尖锐湿疣。拟行二氧化碳激光治疗。

（1）医生开出激光等物理治疗医嘱后，护士应配合医生采取哪些护理措施？

（2）分析该病人可能的传播途径，对其应实施怎样的健康指导？

3. 王某，男，36岁，货车司机。因低热伴乏力，食欲缺乏及消瘦半年余入院。身体评估：体温37.8℃，脉搏、呼吸、血压正常。右腹股沟、颈部和腋下均可触及肿大的淋巴结，直径1.5cm，口腔可见念珠菌感染灶。确诊为艾滋病。

（1）护士接诊该病人时，应注意评估哪些内容？

（2）请判断病人目前处于艾滋病的哪一期？

（3）护士应如何做好病人的健康指导？

第六十一章
乳房疾病病人的护理

学习目标

识记
1. 能复述急性乳腺炎预防措施。
2. 能列举乳腺癌的高危因素。

理解
1. 能说明急性乳腺炎的护理要点。
2. 能比较常见乳腺疾病的临床特点。

运用
1. 能进行乳房的评估并指导病人进行正确的乳房自检。
2. 能为急性乳腺炎、乳腺癌病人制订护理计划并正确实施。
3. 能指导乳腺癌病人正确进行功能锻炼和患肢保护。

第一节 概 述

乳房疾病是女性的常见病，炎症和肿瘤最常见。

【乳房的解剖生理】

成年女性乳房为两个半球形的性征器官，位于胸大肌浅面，约在第2肋到第6肋水平的浅筋膜浅、深层之间。乳头位于乳房中央，周围皮肤色素沉着区为乳晕。乳腺外上方形成乳腺腋尾部，伸向腋窝。临床检查时，为方便记录，常将乳房分为6部分，分别为4个象限（内上、内下、外上、外下象限）、乳晕（包括乳头）及腋尾部（图61-1-1）。

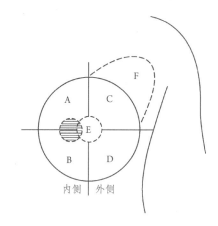

图61-1-1 乳房区域划分
A. 内上限；B. 内下限；C. 外上限；D. 外下限；E. 乳晕区；F. 乳腺腋尾部
* 肿物占三区域，记载为ABE

乳房由乳腺、皮下脂肪及结缔组织三部分组成。一侧乳腺有15～20个腺叶，每个腺叶又分成很多腺小叶，腺小叶由小乳管和腺泡组成，是乳腺的基本单位。每一腺叶均汇总到各自的大乳管，呈放射状排列，向乳晕集中，开口于乳头。乳管靠近开口的1/3段略为膨大，是乳管内乳头状瘤的好发部位。腺叶间有许多与皮肤垂直的纤维束，上连浅筋膜浅层，下连浅筋膜深层，称为Cooper韧带（乳房悬韧带），有支持和固定乳房的作用。

乳腺是许多内分泌腺的靶器官，其生理活动受腺垂体、卵巢及肾上腺皮质等激素影响。妊娠和哺乳时，乳腺明显增生，腺管延长，腺泡分泌乳汁。哺乳期后，乳腺处于相对静止状态。在月经周期的不同阶段，育龄期妇女乳腺的生理状态在各激素的影响下，呈周期性变化。绝经后腺体逐渐萎缩，被脂肪组织所代替。

乳房的淋巴网非常丰富，其淋巴液输出有4条途径：①大部分乳房淋巴液经胸大肌外侧缘淋巴管流至腋窝淋巴结，再流向锁骨下淋巴结；部分乳房上部淋巴液流向胸大肌与胸小肌间淋巴结，再流向锁骨下淋巴结，继之到锁骨上淋巴结；②部分乳房内侧的淋巴液通过肋间淋巴管流向胸骨旁淋巴结；③两侧乳房间的皮下有交通淋巴网，一侧乳房的淋巴液可流向对侧；④乳房深部淋巴网可沿腹直肌鞘和肝镰状韧带的淋巴管流向肝。

【乳房的评估】

评估应在安静、有适当遮蔽、光线明亮的检查室内进行。让病人放松坐直，双臂放在身体两侧，使双乳充分显露，以利对比。

1. **乳房外形**　观察两侧乳房的形状、大小是否对称，有无局限性隆起或凹陷，乳房皮肤有无红肿及"橘皮样"改变，有无浅表静脉扩张。

2. **乳头**　正常乳头双侧对称，指向前方并略向外下，观察两侧乳头是否在同一水平。若乳头上方有癌肿，可将乳头向上牵拉，使两侧乳头高低不同。乳头内陷可为乳房发育不良所致；若是一侧乳头近期出现内陷，可能为乳头深部癌肿；邻近癌肿或慢性炎症浸润可将乳头牵向病灶侧。还应注意乳头、乳晕有无糜烂。

3. **乳房肿块**　检查者采用手指掌面扪诊，切忌用手指抓捏乳房组织，否则可将捏到的乳腺组织误认为肿块。应循序对乳房外上（包括腋尾部）、外下、内下、内上各象限及中央区作全面检查。先查健侧，后查患侧。发现乳房肿块后，应注意肿块的大小及硬度、表面是否光滑、边界是否清楚以及活动度。一般来说，良性肿瘤的边界清楚，活动度大。恶性肿瘤的边界不清，质地硬，表面不光滑，活动度小。

4. **乳头溢液**　除妊娠哺乳期外，多数乳头溢液属病理性。用大拇指和示指轻轻地依次挤压乳晕或肿块，以了解溢液是来自单个或多个乳管。乳腺囊性增生病的溢液常为黄色、黄绿色或棕褐色；肿瘤性病变多为单管溢液，为血性或棕褐色溢液。

5. **淋巴结触诊**　腋窝淋巴结有 4 组（图 61-1-2），应依次检查。

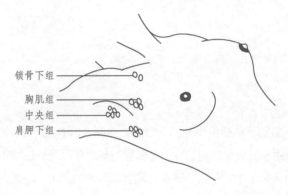

图 61-1-2　腋窝淋巴结分组

面对病人，以右手扪左侧腋窝，以左手扪右侧腋窝。先让病人外展上肢，以手伸入其腋顶部，手指掌面压向病人胸壁，再嘱其放松上肢，搁置在检查者的前臂上，以手指掌面从腋顶部自上而下扪查中央组淋巴结；再转向腋窝前壁，在胸大肌深面，扪查胸肌组淋巴结；检查肩胛下组淋巴结时宜站在病人背后，扪摸背阔肌前内侧；最后扪查锁骨下和锁骨上淋巴结。若扪到肿大淋巴结，应注意其位置、数目、大小、硬度和移动度。

第二节　急性乳腺炎病人的护理

急性乳腺炎（acute mastitis）是乳腺的急性化脓性感染，多见于产后哺乳期妇女，尤以初产妇多见，常常发生在产后 3～4 周。

【病因】

除产后抵抗力下降外，还有以下两方面因素。

1. 乳汁淤积　产妇乳头发育不良、乳汁过多或婴儿吸乳过少、乳管不通畅可导致乳汁淤积，而乳汁是理想的培养基，有利于入侵细菌的生长繁殖。

2. 细菌入侵　致病菌多为金黄色葡萄球菌，乳头破损或皲裂使细菌沿淋巴管入侵是感染的主要途径。婴儿长牙后吸乳易致乳头破损；婴儿患口腔炎或含乳头睡眠也可使细菌直接侵入乳管，上行至乳腺小叶而致感染。

【病理生理】

急性乳腺炎时，患乳起初可出现炎性肿块，数天后形成单房或多房性脓肿。浅表脓肿可向外破溃或破入乳管自乳头流出；深部脓肿可向外缓慢破溃，也可向深部穿至乳房与胸肌间的疏松组织，形成乳房后脓肿（图 61-2-1）。感染严重者，可并发脓毒症。

【护理评估】

（一）健康史

了解产妇孕产史，产后乳汁量、哺乳习惯情况；产妇睡眠、饮食、个人卫生习惯、有无乳头破损或皲裂，婴儿有无口腔炎症或含乳头睡觉的习惯。

（二）身体状况

病人自觉患侧乳房胀痛，局部红肿、发热，并有压痛性肿块，常伴患侧淋巴结肿大和压痛。随炎症进展，可出现寒战、高热和脉搏增快等全身症状。

（三）辅助检查

1. 实验室检查　血常规可见白细胞计数明显增高，中性粒细胞比例升高。

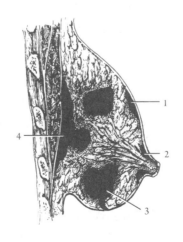

图 61-2-1　乳房脓肿的不同部位

1. 浅表脓肿；2. 乳晕下脓肿；3. 深部脓肿；4. 乳房后脓肿

2．诊断性穿刺　在乳房肿块波动最明显部位或压痛最明显区域穿刺，抽到脓液即可确诊，脓液应作细菌培养和药物敏感试验。

（四）心理－社会状况

产妇产后身体尚未复原，且照顾婴儿影响睡眠；患有急性乳腺炎，害怕哺乳会给婴儿带来不适，甚至危险；同时作为母亲不能哺乳，怀有负疚感；担心病情控制不住，加重身体痛苦；害怕或承受家属的责怪。这些会使得产妇出现焦虑、烦躁等情绪。护士应评估病人的情绪反应及家属对产妇的支持程度，以及产妇和家属对治疗的反应。

【常见护理诊断／问题】

1．体温过高　与乳腺炎症有关。

2．舒适度减弱　与患乳胀痛、乳腺炎症有关。

3．焦虑　与害怕哺乳、负疚感有关。

4．潜在并发症：脓毒症。

【计划与实施】

急性乳腺炎的处理原则有消除感染、排空乳汁；脓肿形成前主要实施抗菌治疗，脓肿形成后需及时行脓肿切开引流术。经过治疗和护理，病人：①恢复正常体温；②疼痛减轻；③心理适应良好，配合治疗护理，情绪稳定；④未出现脓毒症等严重并发症。

（一）药物治疗与护理

1．抗菌药　应早期、足量应用抗菌药。因主要致病菌为金黄色葡萄球菌，首选青霉素类抗菌药，或用耐青霉素酶的苯唑西林钠，对青霉素过敏者应用红霉素。若病情无明显改善，可根据细菌培养结果选用抗菌药。抗菌药可被分泌至乳汁中，故应避免使用四环素、磺胺药、氨基糖苷类和甲硝唑等对婴儿影响不良的药物。定时测量体温、脉搏等，监测白细胞计数及分类变化，以判断抗菌药的效果。

2．中药治疗　可应用蒲公英、野菊花等清热解毒药物。

3．终止乳汁分泌　如感染严重或脓肿引流后并发乳瘘，应给予以下药物使病人停止哺乳。

（1）溴隐亭：每次 1.25mg，每日 2 次，口服 7～14 日。

（2）己烯雌酚：每次 1～2mg，每日 3 次，口服 2～3 日。

（3）苯甲酸雌二醇：每次 2mg，每日 1 次，肌内注射直至乳汁分泌停止。

（4）炒麦芽：60g，每日 1 剂水煎，分两次服用 2～3 日。

（二）促进舒适

1．排尽乳汁　患乳停止哺乳，外力协助排空乳汁。

2．局部托起　用宽松的胸罩托起乳房，以减轻疼痛和肿胀感。

3．局部热敷、药物外敷和理疗　促进炎症的消散。局部皮肤水肿明显者，可用 25% 硫酸镁溶液湿热敷；外敷药可选用金黄散或鱼石脂软膏。

4．采取降温措施　高热者予以物理降温，必要时遵医嘱给予解热镇痛药。

（三）手术病人的护理

脓肿形成后，应及时切开引流。为避免损伤乳管，应做放射状切口；乳晕下脓肿应沿乳晕边缘作弧形切口；深部脓肿或乳房后脓肿可沿乳房下缘作弧形切口（图 61-2-2）。切开后应以手指轻轻分离脓肿的多房间隔，以利引流。脓腔较大时，可在脓腔的最低部位另加切口作对口引流

（图 61-2-3）。术后应保持引流通畅，定时更换切口敷料。

（四）心理护理

病人的心理负担较重，护士应分析原因，鼓励其倾诉，以减轻不良情绪；还应评估家属的反应以及其对产妇和治疗的态度，帮助他们对产妇进行良好支持，争取病人和家属对治疗的良好配合。

（五）健康指导

1. **纠正乳头内陷**　乳头内陷者在妊娠期和哺乳期经常挤捏、提拉乳头，以矫正内陷。
2. **保持乳头、乳晕清洁**　每次哺乳前后清洗乳头，保持局部清洁干燥。
3. **养成良好的哺乳习惯**　定时哺乳，每次哺乳时应尽量让婴儿吸尽一侧乳房后再吸另一侧，如有乳汁淤积，应及时用吸乳器或手法按摩以排空乳汁；不让婴儿含乳头睡眠。
4. **保持婴儿口腔卫生**　如有口腔炎，应及时治疗。
5. **及时处理乳头破损、皲裂**　有破损和皲裂时应暂停哺乳，用吸乳器吸出乳汁喂哺婴儿；局部清洁后涂以抗菌药软膏，治愈后再哺乳。

【护理评价】

经过治疗和护理，病人是否达到：①体温恢复正常；②疼痛减轻、感到舒适；③情绪稳定；④并发症得到预防或及时处理。

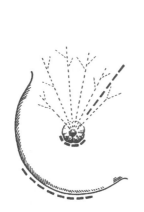
图 61-2-2　乳房脓肿的切口

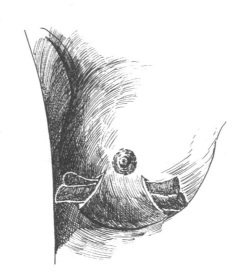
图 61-2-3　乳房脓肿对口引流

第三节　乳房肿瘤病人的护理

女性乳房肿瘤的发病率甚高，良性肿瘤以乳房纤维腺瘤居多，约占 3/4，其次是乳管内乳头状瘤，约占 1/5。恶性肿瘤中有 98% 为乳腺癌，约 2% 为乳房肉瘤。男性患乳房肿瘤者极少。

乳房纤维腺瘤（breast fibroadenoma）是青年女性常见的良性肿瘤，好发年龄为 20～25 岁，月经初潮前及绝经后妇女少见，其发生与雌激素的作用活跃密切相关。主要表现为无痛性乳房肿块，好发于乳房外上象限，多为单发（约 75%），少数多发，恶变率低（0.038%～0.12%）。病人多在无意中发现，包块呈卵圆或椭圆形，表面光滑，质似硬橡皮球的弹性感，与周围组织分界清楚，易于推动。纤维腺瘤生长缓慢，月经周期对肿块大小并无影响，但在妊娠期或哺乳期可迅速增大。手术切除是治疗纤维腺瘤的唯一有效方法。

乳管内乳头状瘤（intraductal papilloma）是经产妇常见的良性肿瘤，多见于 40～50 岁者。75% 的病变发生在大乳管近乳头的壶腹部，瘤体很小不易扪及，且有很多壁薄的血管，故易出血。病人多无自觉症状，常因乳头溢液污染内衣而发现，溢液常为血性、棕褐色或黄色液体。有时可在乳晕区扪及圆形、质软、可推动的小结节，轻压或挤压乳头时，有血性液体自乳头溢出，该肿瘤恶变率为 6%～8%，故应积极手术治疗。

乳腺癌（breast cancer）是女性常见的恶性肿瘤之一，近年来发病率在世界范围内呈明显上升趋势。发病率及死亡率有明显的地区差异，美国、加拿大和西欧各国为高发区，东欧和南欧各国发病处于中等水平，亚洲和非洲为低发区。我国的发病率为 23/10 万，居妇女恶性肿瘤的第 2 位，且京、津、沪及沿海城市的发病率较高，上海市的发病率居全国之首。男性乳腺癌发病率约为女性的 1%。本节重点阐述乳腺癌病人的护理。

【病因与发病机制】

乳腺癌的发病年龄多在 40～50 岁，病因尚不明确，可能与下列因素有关。

1. 内分泌因素　雌酮及雌二醇与乳腺癌的发病有直接关系。月经初潮年龄早、绝经年龄晚、不孕、不哺乳等可增加乳腺癌的发病风险。另外，外源性激素的摄入如口服避孕药、雌激素替代治疗也是不可忽略的因素。

2. 饮食与营养　肥胖、营养过剩及高脂肪饮食可加强或延长雌激素对乳腺上皮细胞的刺激，从而增加发病机会。

3. 遗传易感性　一级亲属中有乳腺癌病史者的发病危险性是普通人群的 2～3 倍。

4. 乳腺良性疾病恶变　患乳房纤维腺瘤、乳腺囊性增生病等良性乳腺疾病者有恶变可能。

5. 环境因素和生活方式　北美、北欧地区发病率约为亚、非、拉美地区的 4 倍，低发区居民移至高发区后，第二、三代移民的发病率逐渐升高，这提示环境因素和生活方式与乳腺癌的发病存在关联。

【病理】

（一）病理分型

1. 非浸润性癌　包括导管内癌（癌细胞未突破导管壁基底膜）、小叶原位癌（癌细胞未突破末梢乳管或腺泡基底膜）和乳头湿疹样乳腺癌（不伴发浸润性癌）。此型属早期，预后较好。

2. 早期浸润性癌　包括早期浸润性导管癌和早期浸润性小叶癌。此型仍属早期，预后较好。

3. 浸润性特殊癌　包括乳头状、髓样癌（伴大量淋巴细胞浸润）、小管癌（高分化腺癌）、腺样囊性癌、黏液腺癌、大汗腺样癌、鳞状细胞癌等。此型分化一般较高，预后尚好。

4. 浸润性非特殊癌　包括浸润性小叶癌、浸润性导管癌、髓样癌（无大量淋巴细胞浸润）、硬癌、单纯癌、腺癌等。此型一般分化低，预后较差，是最常见的类型，约占 80%。

（二）转移途径

1. 局部扩散　癌细胞沿导管或筋膜间隙蔓延，继而侵及 Cooper 韧带和皮肤。

2. 淋巴转移　主要途径有：①经胸大肌外侧缘淋巴管侵入同侧腋窝淋巴结，再侵入锁骨下淋巴结以至锁骨上淋巴结，然后可经左胸导管或右淋巴管侵入静脉血流；②经内侧淋巴管，到胸骨旁淋巴结，然后达到锁骨上淋巴结，继而可侵入静脉血流。

3．血运转移 以往认为血运转移多发生在晚期，但研究发现有些早期乳腺癌已有血运转移。癌细胞可经淋巴途径进入静脉，也可直接侵入血液循环而致远处转移。最常见的转移部位依次为肺、骨、肝。

（三）临床分期

分期方法很多，目前多按国际抗癌协会的 TNM 分期法，根据 T（原发癌瘤）N（区域淋巴结）M（远处转移）组合，进行分期。

T_0：原发癌瘤未查出。

Tis：原位癌（非浸润性癌及未查到肿块的乳头湿疹样乳腺癌）。

T_1：癌瘤长径 ≤ 2cm。

T_2：癌瘤长径 >2cm，≤ 5cm。

T_3：癌瘤长径 >5cm。

T_4：癌瘤大小不计，但侵及皮肤或胸壁（肋骨、肋间肌、前锯肌），炎性乳腺癌亦属此范畴。

N_0：同侧腋窝无肿大淋巴结。

N_1：同侧腋窝有肿大淋巴结，尚可推动。

N_2：同侧腋窝有肿大淋巴结彼此融合，或与周围组织粘连。

N_3：有同侧胸骨旁淋巴结转移，有同侧锁骨上淋巴结转移。

M_0：无远处转移。

M_1：有远处转移。

根据以上情况进行组合，乳腺癌分期如下：

0 期：$TisN_0M_0$

Ⅰ期：$T_1N_0M_0$

Ⅱ期：$T_{0\sim1}N_1M_0$，$T_2N_{0\sim1}M_0$，$T_3N_0M_0$

Ⅲ期：$T_{0\sim2}N_2M_0$，$T_3N_{1\sim2}M_0$，T_4 任何 NM_0，任何 TN_3M_0

Ⅳ期：包括 M_1 的任何 TN。

【护理评估】

（一）健康史

了解病人的年龄、月经史、婚育史、哺乳情况、饮食习惯；是否曾患乳腺疾病，如乳腺炎、乳腺增生、纤维腺瘤、乳管内乳头状瘤、乳房外伤或手术等；家族成员中有无乳腺疾病史等。

（二）身体状况

1．肿块与局部改变 早期为患侧乳房出现无痛、单发的小肿块。肿块多位于乳房外上象限，质硬，表面不光滑，与周围组织分界不清，不易被推动。多为病人无意中或经体检而发现。随着肿瘤增大，侵及周围组织可引起乳房外形的改变：①出现"橘皮征"，是由于癌肿增大，皮下淋巴管被癌细胞堵塞，引起淋巴回流障碍，出现真皮水肿所致；②出现"酒窝征"，指癌细胞浸润Cooper 韧带，可使其缩短而致肿瘤表面皮肤凹陷；③出现乳头改变，邻近乳头或乳晕的癌肿因侵及乳管，使之缩短，可把乳头牵向癌肿一侧，进而使乳头扁平、回缩、凹陷或溢液。

2．晚期表现 乳腺癌发展至晚期，侵及胸筋膜、胸肌，癌块固定于胸壁而不易推动。若癌细胞侵入大片皮肤，可出现多个小结节或条索，呈卫星样围绕原发病灶，俗称"卫星结节"。若结节彼此融合成片，使皮肤变得厚而硬，可覆盖整个患侧胸壁，并可延及腋窝至背部，甚至延至对侧胸壁，使胸壁紧缩呈铠甲状，使呼吸受限，俗称"铠甲胸"。有时皮肤可溃破而形成菜花样溃疡，常有恶臭，易出血。

3．转移征象 乳腺癌淋巴转移最初多见于患侧腋窝，肿大淋巴结质硬、无痛，可被推动，后逐渐增多并融合成团，与皮肤或深部组织粘连。远处转移到肺、骨、肝时出现相应症状。肺转移可表现为胸痛、气急；骨转移可表现为局部疼痛；肝转移可表现为肝大或黄疸等。

4．特殊类型乳腺癌 有些类型乳腺癌有特殊临床表现。乳头湿疹样乳腺癌（Paget's carcinoma of the breast）少见，恶性程度低，发展慢，腋淋巴转移较晚。可出现乳头瘙痒、烧灼感，以后乳头、乳晕的皮肤变粗糙、糜烂如湿疹样，进而形成溃疡，有时覆盖黄褐色鳞屑样痂皮。炎性乳腺癌（inflammatory breast carcinoma）少见，发展迅速，早期即发生转移，预后差，病人常在发病数个月内死亡。患侧局部皮肤出现炎性变化，但无明显肿块，短期内扩展至乳房大部分皮肤，使之发红、水肿、变厚、变粗、皮温升高。

（三）辅助检查

1．X 线检查 乳房钼靶 X 线摄片（radiography with molybdenum target tube）可作为乳腺癌的普查方法，是早期发现乳腺癌的最有效方法。乳腺癌时可见密度增高的肿块影，边界不规则，或呈毛刺征；有时可见钙化点，颗粒细小、密集。

2．B 型超声检查 显示肿块为实性占位病变，血流信号丰富；若有淋巴转移，可显示淋巴结数目、大小及部位。

3．其他检查 细针穿刺细胞学检查、空芯针穿刺与快速病理检查可明确诊断；乳头糜烂疑为湿疹样乳腺癌时，可作乳头糜烂部刮片或印片细胞学检查；乳头溢液未扪及肿块者，可作乳腺导管内视镜检查和溢液涂片细胞学检查。

（四）心理 - 社会状况

当被确诊为乳腺癌后，病人常感到生命受到威胁，再因治疗要失去显示女性特征的部分或全部乳房，担心其预后及以后的生活质量，在选择手术方式与治疗方案时会不知所措。病人在手术、化疗或放疗过程中，不仅要感受躯体的痛苦，还要承受身体的残缺给生活带来的不便，给家庭带来的负担以及使自己的事业中断等。病人的心理压力很沉重，可能会导致心理危机，表现出严重的焦虑或抑郁。

护士应评估病人在诊断为乳腺癌后是否表现出强烈的情绪变化，如哭泣、易怒、烦躁不安、紧张和抑郁等；评估其对手术及其他治疗和术后康复锻炼的认知情况；评估家庭成员，特别是其丈夫的心理反应、对病人所患病的认知程度、对病人的关心和支持程度，以及经济承受能力。

【护理诊断】

1．**焦虑** 与担心治疗效果和害怕影响家庭生活等有关。

2．**体像紊乱** 与切除乳房和放疗、化疗不良反应有关。

3．**组织完整性受损** 与术后患侧上肢淋巴回流不畅有关。

4．**知识缺乏**：缺乏术后患肢功能锻炼的知识。

【计划与实施】

乳腺癌的治疗应根据病人年龄、临床分期、病理类型及机体状况，合理采取手术治疗为主，辅以化疗、放疗、内分泌等综合治疗。经过治疗和护理，病人：①消除恐惧焦虑心理，配合治疗；②进行正确的功能锻炼，康复良好；③患侧上肢淋巴回流较好，肢体无肿胀或轻微肿胀；

④正视自身缺陷，学会修饰自己。

（一）心理护理

护士应了解病人的心理状态，找出原因，对症施护。术前可向其讲述乳腺癌的治疗方案和治疗效果，可能出现的并发症以及应对措施。术后鼓励其坦率地与家人一起讨论自己身体形象改变的问题，向亲人诉说其内心的感受，特别是得到丈夫的理解与支持，从心理上战胜疾病；可与病人一起讨论乳房再造术问题，告诉病人乳房再造术的目的、手术可能出现的并发症等；也可指导病人选择义乳，以弥补一侧乳房被切除、病人前胸高低不对称的畸形状态，以保护胸壁，满足心理平衡。

（二）手术病人的护理

对病灶仍局限于局部及区域淋巴结的病人，手术治疗是首选。适应证为国际 TNM 分期的 0、Ⅰ、Ⅱ和部分Ⅲ期病人；禁忌证为已有远处转移、全身情况差、年老体弱不能耐受手术以及合并其他严重疾病者。

1. 手术方式　目前应用的治疗性手术方式有：①乳腺癌根治术（radical mastectomy）：切除整个乳房、胸大肌、胸小肌、腋窝及锁骨下淋巴结，适用于局部晚期乳腺癌、中高位腋窝淋巴结转移或胸大、小肌浸润的病人；②乳腺癌扩大根治术（extensive radical mastectomy）：在上述手术基础上，同时切除胸廓内动、静脉及其周围的胸骨旁淋巴结，目前较少应用；③乳腺癌改良根治术（modified radical mastectomy）：有两种术式，一是保留胸大肌，切除胸小肌，淋巴结清除范围与根治术相仿；另一是保留胸大、小肌，不清除腋上淋巴结，因其保留了胸肌，术后外观效果较好，目前已成为常用的手术方式，适用于Ⅰ、Ⅱ期乳腺癌病人；④全乳房切除术（total mastectomy）：切除整个乳腺，包括腋尾部及胸大肌筋膜，适用于原位癌、微小癌、年迈体弱者或晚期尚能局部切除者；⑤保留乳房的乳腺癌切除术（lumpectomy and axillary dissection）：完整切除肿块及清扫腋淋巴结，但术后必须辅以放疗与化疗，适用于Ⅰ、Ⅱ期乳腺癌病人。

2. 术前护理　协助完善术前各项检查和准备。如需植皮，应准备好供皮区的皮肤，动作轻柔，防止损伤皮肤；有溃疡者，术前每天换药至创面好转；乳头凹陷者应清洁局部；做好心理护理和术前健康宣教。

3. 术后护理

（1）体位：术后病人生命体征平稳后，即取半卧位，术侧上肢置于肩外展90°，肘屈曲或自由放置，以软枕支撑前臂和手。这种体位既可以保持负压引流通畅，防止皮瓣积血、积液，又可以促进静脉和淋巴回流，减轻上肢肿胀，还有利于呼吸。

（2）病情观察：严密监测生命体征，若出现血压下降、脉搏增快，应检查切口敷料渗血、渗液情况，必要时协助局部加压包扎止血。若病人出现胸闷、呼吸困难，应检查是否因切口包扎过紧或术中损伤胸膜导致的气胸，应及时报告医生，并协助处理。若病人体温升高，应注意有无切口或肺部感染，必要时遵医嘱给予抗菌药物。

（3）饮食指导：手术后6小时，病人无麻醉反应后，可给予正常饮食。但对全身反应较重的病人，应禁饮食1～2日，逐步过渡到正常饮食。

（4）伤口护理：①手术部位用弹性绷带加压包扎，一般维持7～10日，使皮瓣紧贴胸壁以防止皮瓣下积气积液，包扎以能容纳一手指为宜，能维持正常血运且不影响病人呼吸。②观察皮瓣血液循环，正常情况下，皮瓣颜色红润、皮温较健侧略低，并与胸壁紧贴。若皮瓣颜色暗红则提示血运不佳，有可能坏死，应及时报告医生。③观察患侧上肢血液循环情况，注意肢端皮肤颜色、温度、疼痛等，若发现肢端皮肤苍白或呈青紫色、皮肤温度降低、脉搏不能扪及，提示腋窝部血管受压，应及时报告医生，调整绷带的松紧度。④告知病人，不能自行松解绷带，不能将手指伸入敷料下挠抓。

（5）引流管护理：根治术后，皮瓣下常规放置引流管并接负压吸引，以便吸出残腔内的积血积液，使皮肤紧贴胸壁。护理内容包括：①妥善固定负压引流管，防止滑脱，尤其是病人变换体位时，下床活动时可将引流袋提于手中，指导病人引流袋不能高于创面，以免引流液倒流，造成感染；②保持负压引流管通畅，避免受压、扭曲和打折，注意有无血块堵塞，发现异常应及时处理，以保证有效负压吸引，避免因创面积血和积液导致皮瓣或所植皮片的坏死；③负压吸引的大小应适宜，过高会导致引流管腔瘪陷，引流不畅，过低则不能达到有效引流；④密切观察引流液的性质、量，观察有无出血，术后当日引流液可呈鲜红色，以后逐渐变淡，呈浆液状，一般术后1～2天，每日引流的血性液体量为50～100ml，以后引流量将逐渐减少；⑤术后4～5天，若引流液转为淡黄色、每日量少于10～15ml，创面与皮肤紧贴则可拔管，引流管拔除后若出现皮下积液，可在严密消毒后抽出积液，并加压包扎。

（6）患侧上肢肿胀的护理：患侧腋窝淋巴结切除、头静脉被结扎、腋静脉栓塞、局部积液或感染等，可导致上肢淋巴回流不畅、静脉回流障碍。护理措施包括：①禁止在患侧上肢采血、注射、输液与测血压等；②病人平卧时，患肢下方垫枕抬高10°～15°，肘关节轻度屈曲，半卧位时屈肘90°放于胸腹部，下床活动时，用吊带托或健侧上肢将患肢抬高于胸前，他人扶持时应扶健侧，以防止腋窝皮瓣滑动而影响愈合；③防止患肢下垂过久、过度负重和外伤；④按摩患肢或进行握拳、屈伸肘锻炼，以促进淋巴回流，肿胀严重者可戴弹力袖，局部感染者可应用抗菌药治疗。

（三）化学药物治疗病人的护理

乳腺癌是实体瘤中应用化疗最有效的肿瘤之一，常用的有CMF（环磷酰胺、甲氨蝶呤、氟尿嘧啶）方案。化疗应特别注意不在患侧上肢输液。化疗药需经静脉输入，保护静脉尤其重要。术后病人可能行深静脉穿刺，做好相应护理，防止血块堵塞、局部感染和空气栓塞等。

其余护理同总论第六章第二节"肿瘤病人的护理"。

（四）放射治疗病人的护理

乳腺癌的放疗根据病人情况，可分为根治性放疗、姑息性放疗、预防性放疗、术前放疗和术后放疗。放疗常见的不良反应有暂时性皮肤改变，可出现放射性皮炎，疲倦，食欲缺乏，喉咙干涩，放射性肺炎，手臂水肿等。为防止因摩擦而引起的皮肤损伤，尽量不穿胸罩，而穿贴身的柔软棉织内衣。

其余护理同总论第六章第二节"肿瘤病人的护理"。

（五）内分泌治疗病人的护理

乳腺癌是激素依赖性肿瘤，可遵医嘱给予他莫昔芬。他莫昔芬是雌激素受体拮抗剂，可抑制癌细胞的生长，用量为20mg/d，至少服用3年，一般服用5年。但近年发现他莫昔芬有诱发子宫、卵巢病变的倾向，应告诉病人，定期做妇科检查。

（六）健康指导

1．**避孕**　手术后避孕5年，防止乳腺癌复发。

2．**功能锻炼**　指导病人康复后可做力所能及的家务（表61-3-1），术后锻炼应坚持6个月。术后近期避免用患侧上肢搬动提取重物。

表 61-3-1 术后功能锻炼

时间	锻炼内容
术后 24 小时	活动手指及腕部，可作伸指、握拳和屈腕动作
术后 2～3 天	进行上肢肌肉的等长收缩，可协助病人用健侧手托扶患侧上肢，练习肘关节伸屈活动直至肘关节伸直，逐渐过渡到肩关节的小范围前屈后伸（前屈小于 30°，后伸小于 15°）
术后 4～7 天	鼓励病人用患侧手洗脸、刷牙、进食等，以患侧手触摸对侧肩部及同侧耳朵
术后 1 周	作肩关节活动，以肩部为中心，前后摆臂
术后 10 天	循序渐进抬高患肢，将手掌置于对侧肩部，抬高手臂直至患侧肘关节与肩平；行爬墙运动，即直立姿势面对墙壁，分足而立，弯曲双肘，双手掌扶墙，与肩同高，然后通过屈指、伸指，一屈一伸，使双手向上爬行移动，逐渐抬高上肢；以患侧手越过头顶梳对侧头发和扪对侧耳朵

活动锻炼的注意事项包括：①术后 1～3 天，限制肩关节活动，以免影响皮瓣愈合；②术后 3 天渗血多者，减少肩关节活动，以免出血；③术后 7 天内，禁止肩关节外展，尤其是在起床活动时，由护士协助，以免过度牵拉伤口，造成皮下积液；④严重皮瓣坏死者，术后 3 周内避免大范围活动；⑤植皮者，锻炼时间应推迟。

3. 保护指导 患侧上肢易发生淋巴水肿，应注意保护。指导病人：①避免患侧上肢提重物与持物过久；②不要在患侧上肢戴过紧的首饰，穿过紧的衣服；③保持患侧手的清洁，做家务时尽量戴乳胶手套，避免使用刺激性强的清洁剂；④避免患侧手部损伤，包括抓伤、针刺伤、昆虫咬伤、刀伤、烫伤等，禁止剪、挖手上的外皮或倒刺；⑤睡觉时可用软枕将患侧手臂垫高，以促进患肢的淋巴回流，防止水肿；⑥若已发生水肿，指导病人抬高患肢，轻微活动，自下而上，即由肢体远心端向近心端按摩，20～30 分钟 / 次，2～3 次 / 日，比较两侧上肢粗细，了解水肿是否好转，做好记录；⑦如手臂发红、发热、异常变硬、肿胀，可能为淋巴管炎，应及时就诊。

4. 乳房自检 指导告知病人术后每个月对乳房进行自我检查，每年到医院检查 1 次，以早期发现复发征象，早期治疗，提高生存率。同时告知乳腺癌病人的姐妹和女儿亦应自乳房发育后每个月自查乳房 1 次。乳房自检的时间最好在月经后第 5～7 天。

具体方法是：①站或坐在镜子面前，观察两侧乳房的大小和外形是否对称，有无局限性隆起、凹陷或皮肤橘皮样改变，有无乳头回缩或抬高，乳头有无分泌物等；②平卧于床上，被检查的一侧上臂高举过头，背部垫以小枕，使乳房平铺于胸壁上，右手检查左侧乳房，左手检查右侧乳房，手指并拢放平，用各指的掌面触摸，切忌重按或抓摸；③由乳房外上象限开始，按外上、外下、内下、内上象限的顺序沿乳房逐一触摸，然后摸乳房中央区、腋窝部有无肿块。注意勿遗漏检查部位。手术后主要检查患侧的伤口、腋窝区和锁骨上下淋巴结。

5. 随访 治疗结束后应坚持随访，具体时间与随访内容应遵医嘱进行。

【护理评价】

经过治疗与护理，病人是否达到：①消除恐惧心理，接受治疗并应对治疗的不良反应；②皮瓣紧贴胸壁，恢复良好；③患肢功能恢复正常，并知道如何保护患肢；④患侧肢体淋巴回流良好，无肿胀或有轻微的可逆转的肿胀；⑤正视自己的缺陷，学会修饰自己，积极参与社会活动。

（赵慧杰）

◇ 思考题

1. 女性，28岁，初产妇，3个月前产一健康女婴，纯母乳喂养。4天前自觉右侧乳房胀痛，并伴体温升高，浑身发冷来院就诊。查体：T 39.3℃，P 91次/分，R 22次/分，BP 98/65mmHg，右侧乳房皮肤红肿、发热，外上象限可扪及一压痛性硬块，被确诊为乳腺炎，拟行非手术治疗。

（1）此病人目前的主要护理诊断/问题是什么？

（2）对此病人的主要护理措施有哪些？

（3）为防止再次发生急性乳腺炎，预防的关键是什么？

2. 女性，54岁，洗澡时无意发现右侧乳房有一肿块，遂来院就诊。体检扪及肿块大小 4cm×3cm×2cm，质硬，无压痛，表面不光滑，活动度差，与周围组织边界不清，右侧腋窝可扪及两个可推动的淋巴结。确诊为乳腺癌。

（1）行乳腺癌根治术，术后患侧上肢肿胀的护理措施主要有哪些？

（2）术后1日，病人自述患侧上肢不能抬起，护士应如何指导其进行功能锻炼？

第八篇
内分泌与代谢疾病病人的护理

62

第六十二章
概　论

第六十二章
概　论

62章

内分泌系统是机体的体液调节系统，与神经系统、免疫系统的调节功能相辅相成，组成神经－内分泌－免疫调节网络，维持机体与周围环境及机体内环境的平衡，完成代谢、生长、发育、思维、运动等功能。当内分泌腺及组织发生病变时，引起内分泌系统疾病。新陈代谢是人体生命活动的基础。通过新陈代谢，机体同外界不断进行物质交换和转化，同时体内物质又不断进行分解、利用与更新，为个体的各种活动提供物质与能量。营养物质不足、过多或比例不当都能引起营养疾病。体内中间代谢某一环节出现障碍则引起代谢疾病。营养疾病和代谢疾病关系密切，往往并存，互相影响。

第一节　内分泌系统概述

内分泌系统（endocrine system）由经典的内分泌腺（垂体、甲状腺、甲状旁腺、肾上腺、性腺和胰岛）与能产生激素的组织及细胞共同构成，与神经系统和免疫系统共同发挥整体性调节功能。

内分泌系统主要通过激素发挥调节作用。激素（hormone）是由内分泌腺或器官组织的内分泌细胞所合成与分泌，以体液为媒介，在细胞之间递送调节信息的高效能生物活性物质。

一、激素的化学性质

激素的化学本质直接决定激素对靶细胞的作用机制。按化学性质，激素可分为胺类、肽与蛋白质类和脂类。多数胺类、肽与蛋白质类激素属于亲水性激素，多经与靶细胞膜受体结合而产生调节效应；类固醇激素和甲状腺激素等亲脂性激素可直接进入靶细胞内发挥作用。

二、激素分泌方式与细胞通讯

激素是内分泌细胞分泌的发挥细胞通讯作用的生物活性物质。经典概念认为内分泌是长距细胞通讯，又称远距分泌（telecrine 或血分泌，hemocrine），即激素通过血流将所携带的调节信息送至机体远处的靶细胞，实现调节功能。近年来人们逐渐发现激素还有短距细胞通信方式，如旁分泌（paracrine）、神经内分泌（neuroendocrine）、自分泌（autocrine）甚至内在分泌（intracrine）和腔分泌（solinocrine）等。

三、激素的效应环节

激素对靶细胞产生调节效应大致经历以下几个连续的环节：①受体识别：靶细胞受体先要从体液中众多化学物质中识辨出携带特定调节信息的激素。②信号转导：激素与靶细胞的特异受体结合，启动细胞内信号转导系统。③细胞反应：激素诱导终末信号改变细胞固有功能，即产生调节效应。④效应终止：有多种机制终止激素所诱导的细胞生物反应。

四、激素的作用特征

虽然各种激素对靶细胞的调节效应不尽相同，但可表现出一些共同的作用特征。

（一）特异作用

激素与靶的特异关系是内分泌系统发挥特异调节效应的基础。激素作用的特异性主要取决于分布于靶细胞的相应受体，因此，激素只选择作用于与其亲和力高的靶器官、靶腺、靶组织和靶细胞，以及靶蛋白、靶基因等。激素的作用范围差异很大，有些激素的作用非常局限，如腺垂体分泌的促激素主要作用于外周靶腺；有些激素的作用却极广泛，如生长激素、甲状腺激素和胰岛素等，其作用可遍及全身各器官组织，这和相应受体的分布有关。

激素作用的特异性并非绝对，有些激素与受体的结合可有交叉现象，如胰岛素与胰岛素样生长因子等，只是亲和力有所差异。

（二）信使作用

激素是一种信使物质或传讯分子（signaling molecule），它携带了某种特定含义的信号，仅起传递某种信息的作用，激素本身并不作为底物或产物直接参与细胞的物质与能量代谢反应过程。在发挥作用的过程中，激素对其所作用的细胞，既不添加新功能，也不提供额外能量。

作为传讯分子，激素与其他非内分泌细胞所分泌的生物活性物质，如神经元释放的神经递质，免疫细胞分泌的细胞因子等在调节活动中充当化学信使的基本属性并无本质差异，它们之间的界限不像过去那样绝对。

（三）高效作用

激素是高效能的生物活性物质，通过信号转导环节产生生物放大效应。如激素在生理状态下的血浓度很低，多在 pmol/L ~ nmol/L 的数量级。但激素与受体结合后，引发细胞内的信号转导程序，经逐级放大后可产生效能极高的效应。因此，体液中激素含量虽低，但作用十分强大。鉴于此，体内各种激素的分泌都必须处于系统、严密的调控之下，以保持血中激素水平的稳态。

（四）相互作用

1．协同作用（synergistic effect） 指不同激素对同一生理效应都发挥作用，联合作用时产生倍增效应，从而达到增强效应的结果，如生长激素、糖皮质激素、肾上腺素与胰高血糖素等具有协同的升高血糖效应。

2．拮抗作用（antagonistic action） 指不同激素对某一生理效应发挥相反的作用，如胰岛素和胰高血糖素。

3．允许作用（permissive action） 指有些激素并不能直接作用于器官、组织或细胞，但是它的存在却为另一种激素的生理学效应创造了条件（即对另一激素起支持作用），这种现象称为激素的允许作用。如，糖皮质激素本身对心肌和血管平滑肌并无直接增强收缩的作用，但只有在它存在时儿茶酚胺类激素才能充分发挥调节心血管活动的作用。

五、激素分泌节律及分泌的调控

激素分泌不仅表现自然的节律性，同时也随机体的需要适时、适量分泌，及时启动和终止。

（一）生物节律性分泌

许多激素具有节律性分泌的特征。激素分泌的这种节律性受体内生物钟（biological clock）的控制，其节律取决于自身生物节律。常见的节律性有：①脉冲式分泌：表现为以分钟或小时为周期分泌，如一些腺垂体激素的分泌为脉冲式，与下丘脑调节肽的分泌同步；②昼夜节律性分泌：多数激素的分泌具有明显的昼夜节律性，如生长激素、褪黑素和皮质醇等；③以月、季等为周期的分泌，如女性性激素呈月周期性分泌；甲状腺激素的分泌存在季节性周期波动。

（二）激素分泌的调控

1．体液调节

（1）轴系反馈调节效应：是体液中激素与激素相互作用而产生的效应，主要通过下丘脑-垂体-靶腺轴（hypothalamus pituitary target glands axis）的调节实现。

下丘脑-垂体-靶腺轴受中枢神经系统（如海马、大脑皮质等脑区）的调控，是一个有等级层次的调节系统。系统内高位激素对下位内分泌活动具有促进性调节作用，而下位激素对高位内分泌活动多起抑制性调节作用，从而形成具有自动控制能力的反馈环路，以维持血中各级激素水平的相对稳定（表62-1-1）。反馈环路有3种：①长反馈（long-loop feedback）是指调节环路中终末靶腺或组织分泌的激素对上位腺体活动的反馈影响；②短反馈（short-loop feedback）是指垂体分泌的激素对下丘脑分泌活动的反馈影响；③超短反馈（ultrashort-loop feedback）则为下丘脑肽能神经元活动受其自身分泌的调节肽的影响。

表62-1-1　下丘脑、垂体激素及其靶器官（组织）

下丘脑激素	腺垂体细胞	垂体激素	靶腺（组织）	靶腺（组织）激素
生长素释放激素（GHRH）	生长素分泌细胞	生长素（GH）	肝	类胰岛素生长因子-1（IGF-1）
促皮质素释放激素（GRH）	促皮质素分泌细胞	促皮质素释放激素（ACTH）	肾上腺皮质	皮质醇
促甲状腺素释放激素（TRH）	促甲状腺素分泌细胞	促甲状腺激素（TSH）	甲状腺	甲状腺激素（T_3、T_4）
促性腺激素释放激素（GnRH）	促性腺激素分泌细胞	黄体生成素（LH）促卵泡素（FSH）	性腺（睾丸、卵巢）	睾酮（男性）雌二醇、孕酮（女性）、抑制素
生长抑素（SS，SRIF）	生长素分泌细胞	生长激素	多种细胞	
多巴胺（DA）	催乳素分泌细胞	催乳素（PRL）	乳腺、性腺	LH、FSH、性类固醇激素

轴系调控以负反馈控制为主，正反馈控制也有，但较少。例如，卵泡在成熟发育的进程中，它所分泌发热雌激素在血液中达到一定水平后，可正反馈地引起LH分泌出现高峰，最终促发排卵。

（2）代谢物调节效应：很多激素都参与细胞物质代谢的调节，而在血中反映代谢状态的物质又反过来调整相应激素的分泌水平，形成直接反馈效应。如进餐后，血中葡萄糖水平升高可直接刺激胰岛B细胞增加胰岛素分泌，结果使血糖回降；血糖降低则可引起胰岛素分泌减少，同时刺激胰高血糖素分泌，从而维持血糖水平的稳态。这种激素作用所致的终末效应对激素分泌的影响能更直接、及时地维持血中某种成分浓度的相对稳定。

有些激素的分泌受自我反馈的调控，如当钙三醇生成增加到一定程度时即可抑制其合成细胞内的1α-羟化酶系活性，限制钙三醇的生成和分泌，从而使血中钙三醇水平维持稳态。

此外，有些激素的分泌只接受功能相关联或相抗衡的激素影响。如胰高血糖素和生长抑素可以旁分泌的方式分别刺激和抑制胰岛 B 细胞分泌胰岛素，这些激素的作用相互抗衡、相互制约，共同维持血糖的相对稳定。

2．神经调节 下丘脑是神经系统与内分泌系统活动相互联络的重要枢纽。下丘脑的传入和传出通路复杂而又广泛，内、外环境中各种形式的刺激都可经这些神经通路影响下丘脑神经内分泌细胞的分泌活动，发挥其对内分泌系统和整体功能活动的高级整合作用。

六、神经－内分泌－免疫网络

神经、内分泌和免疫系统各有独特功能，神经系统主要对物理性刺激起反应，内分泌系统主要对机体代谢活动所致的化学刺激起反应，而免疫系统则对生物性刺激起反应。然而，三个系统却可通过某些传讯分子和受体相互交联，优势互补，形成神经－内分泌－免疫网络（neuroendocrine-immune network），感受各种形式的刺激，整合信息，共同维护机体内环境稳态，为生命活动正常运转提供基本保障。

（一）神经系统和内分泌系统的相互调节

下丘脑是联系神经系统和内分泌系统的枢纽，受中枢神经系统的调控。神经细胞具有传导神经冲动的能力，它们也可分泌各种神经递质作用于突触后神经细胞表面的膜受体，影响神经分泌细胞的功能。下丘脑含有重要的神经核，具有神经分泌细胞的功能，可汇集和整合不同来源的信息，将神经活动的电信号转变为激素分泌的化学信号，协调神经调节与体液调节的关系，下丘脑与垂体之间已构成一个神经内分泌轴，调节周围内分泌腺及靶组织的功能。广泛参与机体功能调节，是神经－内分泌调节的关键和枢纽。下丘脑－垂体功能单元由下丘脑－腺垂体系统和下丘脑－神经垂体系统两部分组成。此外，居于中枢部位的松果体所分泌的激素也参与机体的高级整合活动。

（二）免疫系统与内分泌功能

内分泌、免疫和神经三个系统之间可通过相同的肽类激素和共有的受体相互作用，形成一个完整的调节环路。神经内分泌系统对机体免疫有调节作用，一方面，神经－内分泌系统对机体免疫有调节作用，如糖皮质激素等可抑制免疫应答，而甲状腺激素能促进免疫应答。ACTH 既可由垂体产生，又可由淋巴细胞产生。ACTH 既可刺激肾上腺皮质产生和释放糖皮质激素，又可作用于免疫系统，抑制抗体的生成。另一方面，免疫系统在接受神经内分泌系统调节的同时，亦有反向调节作用。如一些激素对靶细胞的效应常需细胞因子介导，而免疫系统也可通过细胞因子对神经内分泌系统的功能产生影响。内分泌系统不但调控正常的免疫反应，在自身免疫反应的发生、发展中也起作用。

七、内分泌系统疾病

内分泌系统疾病可因多种原因所致，主要表现为功能亢进和功能减退两大类，少部分表现为功能正常。导致功能亢进的原因有内分泌腺肿瘤、异位内分泌综合征、激素代谢异常、医源性内分泌紊乱等；导致功能低下的原因有内分泌腺的破坏、内分泌腺激素合成缺陷和某些内分泌腺以外的疾病等。此外，还有一些内分泌系统疾病是因为内分泌腺或靶组织对激素的敏感性或应答反应降低所致。

第二节　营养和代谢疾病概述

新陈代谢（metabolism）包括物质的合成代谢（anabolism）和分解代谢（catabolism）两个过程。合成代谢是营养物质进入体内，参与机体众多化学反应，在机体内合成较大分子物质并转化为自身物质的过程，该过程常需耗能。分解代谢是体内的糖原、蛋白质和脂肪等大分子物质分解为小分子物质的降解过程，常伴能量的生成与释放。

一、营养和代谢生理

（一）营养物质的供应和摄取

人体所需要的营养素（nutrients）包括水、矿物质、碳水化合物、脂肪、蛋白质和维生素六大类。人体所需的营养素主要来自食物，少量由机体合成。要维持人体营养状况的稳定，能量的供给和消耗必须平衡。在正常情况下，为维持机体正常身高和体重，组织结构与生理功能所需的最少量是必需营养物质每天膳食供给量。人的进食行为受神经、内分泌等控制，其中下丘脑起重要作用；此外，还受文化、家庭、个人经历、宗教信仰、经济以及市场供应等因素和条件的影响。

食物营养价值高低是指其所含营养素的种类是否齐全、数量多少、各种营养素之间比例是否合适，是否容易被消化吸收。

（二）营养物质的消化、吸收、代谢和排泄

食物在胃肠道经消化液、酶、激素等作用转变为氨基酸、单糖、短链和中链脂肪酸、甘油，与水、盐、维生素等一起被吸收入血，中链脂肪酸和多数长链脂肪酸则经淋巴入血，到达肝和周围组织被利用，以合成物质或提供能量。糖、脂肪、蛋白质、水和无机元素等中间代谢的一系列复杂生化反应受基因控制，从酶、激素和神经内分泌等三方面进行调节。同时也受代谢底物的质和量、辅助因子、体液组成、离子浓度等反应环境以及中间和最终产物的质和量等因素的调节。中间代谢所产生的物质，除被机体储存或重新利用外，最后以水、二氧化碳、含氮物质或其他代谢产物的形式，经肺、肾、肠、皮肤黏膜等排出体外。

二、营养性疾病和代谢性疾病

（一）营养性疾病

机体对各种营养物质有一定的需要量、允许量和耐受量。营养性疾病可因一种或多种营养物质不足、过多或比例不当而引起。一般按某一营养物质的不足或过多分类，再根据发病的原因分为原发性和继发性两大类。

1. 原发性营养失调　是由于摄取营养物质不足、过多或比例不当引起。如摄取蛋白质不足可引起蛋白质缺乏症；摄取能量超过机体消耗可引起单纯性肥胖症。

2. 继发性营养失调　是由于器质性或功能性疾病所致的营养失调。常见原因有进食障碍、消化吸收障碍、物质合成障碍、机体需要营养物质增加而供应不足、排泄失常等。

（二）代谢性疾病

代谢性疾病是指由于某个中间代谢环节障碍为主所致的疾病，由于原发器官疾病为主所致的代谢障碍则归入该器官疾病的范围。可分为遗传性代谢病和获得性代谢病两大类：

1．遗传性代谢病（先天性代谢缺陷） 基因突变引起蛋白质结构和功能紊乱，特异酶催化反应消失、降低或（偶然地）升高，导致细胞和器官功能异常。

2．获得性代谢病 可由环境因素或遗传因素和环境因素相互作用所致。不合适的食物、药物、理化因素、创伤、感染、器官疾病、精神疾病等是造成代谢障碍的常见原因。有些遗传性代谢病以环境因素为其发病诱因，如苯丙酮尿症是由于苯丙氨酸羟化酶缺乏引起，如能在出生后 3 周内确诊，限制摄入含苯丙氨酸的食物，则可以不出现智能障碍。

第三节 内分泌和代谢疾病病人的评估

【健康史】

（一）患病及治疗经过

1．患病经过 详细了解病人患病的起始时间，有无诱因；发病的缓急，主要症状及其特点，是否接受过治疗及其结果如何；目前使用药物的种类、剂量、用法、疗程。

2．既往史 既往有无颅脑手术或外伤史，有无产后大出血史，有无激素类药物服用史，有无与内分泌系统相关的疾病，是否已进行积极的治疗等。了解病人既往相关检查的结果，是否遵医嘱治疗，既往用药及治疗效果。

（二）生活史及家族史

1．生活史 了解病人的出生地及生活环境，如单纯性甲状腺肿常与居住地缺碘有关。评估婚姻状况及生育情况，了解病人是否有性功能异常等问题；日常生活是否规律，有无烟酒嗜好，特殊的饮食喜好或禁忌。

2．家族史 许多内分泌系统疾病有家族倾向性，如甲状腺疾病、糖尿病、肥胖症等，应询问病人家族中有无类似疾病发生的病史。

【身体状况】

内分泌系统在体内作用广泛，症状和体征也多种多样，总体说来可有特异性和非特异性两类临床表现。特异性的症状，如糖尿病的"三多"征、甲亢的突眼征均使护理评估更加容易；而非特异性的临床表现在临床更常见。内分泌系统常见的症状和体征如下。

1．生长异常 生长延缓或障碍及生长加速或过度为腺垂体疾病的重要表现，前者见于侏儒症，后者见于巨人症、肢端肥大症。

2．进食或营养异常 多种内分泌疾病可有此改变，如糖尿病多有口渴、多饮、多食；糖尿病、甲状腺功能亢进症或甲状腺功能减退症均可出现食欲亢进或减退、体重增加或减轻等表现。

3．排泄功能异常 内分泌系统功能改变常可影响排泄状态，如多尿是糖尿病的典型症状之一；多汗，排便次数增多可见于甲状腺功能亢进症；便秘则多见于甲状腺功能减退症病人。

4．体力减退 甲状腺和肾上腺疾病是导致体力减退的常见原因，通过询问病人从事日常活动的能力有无改变、是否感觉疲乏无力或睡眠时间延长等，可评估病人目前的体力水平。

5．体像改变 包括毛发质地、分布，有无多毛、毛发脱落或毛发稀疏，有无皮肤色素沉着，成人有无手足增粗变大或面容变得粗陋，有无眼球突出、颈部增粗等。这些异常多与垂体、甲状腺、甲状旁腺或肾上腺疾病有关。

6. 皮肤紫纹和痤疮 紫纹是 Cushing 综合征的特征之一。病理性痤疮见于 Cushing 病、先天性肾上腺皮质增生症等。

7. 视觉障碍 头痛伴视力减退或视野缺损可见于垂体瘤；糖尿病视网膜病变者也可有视觉障碍，重者可失明。

8. 性－生殖型态改变 内分泌疾病病人可出现性功能和第二性征的改变，包括生殖器官过早发育或不发育，性欲减退或丧失，女性溢乳、月经紊乱、闭经或不孕，男性阳痿等。

9. 其他 有无失眠、嗜睡、记忆力下降、注意力不集中，有无畏寒或怕热，有无手足搐搦、四肢感觉异常或麻痹等。

【辅助检查】

主要用于内分泌腺的功能诊断和定位诊断。

（一）功能检查

1. 激素及其代谢产物测定 测定血及尿中激素或其代谢产物浓度，测定其昼夜节律等。如能同时测定腺垂体促激素和其靶腺激素水平，对某些内分泌疾病的定位诊断有帮助。如血浆促肾上腺皮质激素（ACTH）和皮质醇均升高则提示病变在垂体；如 ACTH 降低，皮质醇升高，则病变在肾上腺皮质。同样，如血促甲状腺激素（TSH）和 T_3、T_4 均升高，则可能为垂体 TSH 瘤或不敏感综合征；如 TSH 明显降低，而 T_3、T_4 升高，则为甲状腺病变所致的甲状腺功能亢进症。如血清卵泡刺激素（FSH）和黄体生成素（LH）均升高，提示病变在性腺；减低则提示病变在垂体或下丘脑。

2. 内分泌功能试验 利用下丘脑、垂体、内分泌腺之间的反馈关系进行动态功能检查，可设计出兴奋试验及抑制试验；利用一些药物对内分泌腺的作用，可进行激发试验及拮抗试验；利用增加机体负荷的方法也能了解内分泌腺的功能状态。在临床上，当某一内分泌功能减退时，可选用兴奋试验，相反则选用抑制试验或阻滞试验来明确诊断。基础 TSH 升高，注射促甲状腺激素释放激素（TRH）后有过度反应，提示病变在甲状腺；基础 TSH 低，注射 TSH 后无升高反应，提示病变在垂体；如果注射 TRH 后有 TSH 升高反应，但高峰延迟，则病变在下丘脑。

常用内分泌代谢性疾病实验室检查方法及注意事项见表62-3-1。

（二）定位与定性检查

1. 影像学检查 X 线检查、CT 和 MRI 对某些内分泌疾病有定位价值。

2. 放射性核素检查 甲状腺能浓集碘，甲状腺摄 ^{131}I 率可用于评价甲状腺功能。

3. 选择性动脉造影 对于直径较小，不能用 CT 和 MRI 等方法做出定位时可采用此方法。

4. B 超检查 B 超检查可用于甲状腺、肾上腺、胰腺、性腺和甲状旁腺肿瘤的定位。

5. 静脉导管检查 选择性静脉导管在不同部位取血测定激素水平以明确病变部位，当临床症状提示有某种激素分泌增多，而以上定位检查又不能精确定位时，可考虑用此方法鉴别。

6. 细胞学检查 如内分泌腺穿刺液、阴道涂片及精液检查等。

（三）病因检查

1. 自身抗体检测 如血清 TSH 受体抗体、抗甲状腺球蛋白抗体及抗微粒体抗体测定，分别有助于 Graves 病和桥本甲状腺炎的病因分析。

2. HLA 鉴定、白细胞染色体鉴定等。

表 62-3-1　常用内分泌代谢性疾病实验室检查

名称	检查目的	方法及注意事项
TRH 兴奋试验	甲亢与甲减的诊断与鉴别	试验前先抽血 2ml 置于血清管中，测得 TSH 为基值。然后将 TRH 500μg 溶于生理盐水 2～4ml 中静脉快速注入，于注射后 15、30、60、90 分钟各抽血 2ml 置于血清管中送检。本试验不需空腹，试验前停用甲状腺激素、抗甲状腺激素、雌激素、皮质激素、左旋多巴等药物。注射 TRH 可引起暂时性心悸、头晕、恶心、面部潮红及尿意感，一般不需处理，10～15 分钟后可缓解
甲状腺摄 ^{131}I 率试验	评价甲状腺功能	试验前 10 小时开始禁食。试验日空腹口服 74MBq 的 Na^{131}I，在服药后第 2、4 和 24 小时分别作甲状腺部位放射性计数。本试验前 3 个月不作碘油 X 线造影，2 个月内不食含碘药物及食物，1 个月内停用抗结核药、激素类及抗甲状腺药物，心脏病病人、妊娠、哺乳期妇女不做本试验
血清 T$_3$、T$_4$、FT$_3$、FT$_4$、反 T$_3$ 测定	判断甲状腺功能	清晨空腹抽取静脉血 2～3ml 置于血清管静置，留取血清待测。试验前停用避孕药、雌激素、雄激素、泼尼松、苯妥英钠等药物
血浆促肾上腺皮质激素测定	垂体-肾上腺疾病鉴别诊断	用塑料注射器抽血置于 4℃塑料管中即刻送检，观察 ACTH 分泌节律，可当日晨 8 时、下午 4 时及夜间 12 时准时抽血
ACTH 兴奋试验	判断肾上腺皮质储备功能	试验前 1 日留 24 小时尿查 17-羟、17-酮和血皮质醇作为对照。试验日晨 8 时将 ACTH 25U 溶于 5% 葡萄糖溶液 500ml 中维持静脉滴注 8 小时，留 24 小时尿测 17-羟、17-酮。抽血测皮质醇，连续 3 日。过敏体质者在本试验前需作过敏试验。女性病人应避开月经期
尿 17-羟皮质类固醇测定	测定肾上腺皮质功能	留 24 小时尿液加浓盐酸 5ml 防腐，混匀后计尿液总量。取 30ml 送检。试验前 3～7 天停用肾上腺皮质激素，禁止食用咖啡、浓茶、青菜及中药等有色食物，禁用 B 族维生素、氯丙嗪、利血平、氯氮䓬、奎宁、磺胺类、解热镇痛等药物
尿 17-酮皮质类固醇测定	肾上腺及性腺疾病诊断	方法同上；试验前 3～7 天停用一切药物，尤其是激素类
地塞米松抑制试验	诊断皮质醇增多症和病因鉴别	小剂量法：第一日晨 8 时抽血测血浆皮质醇，午夜 11 时口服地塞米松 1mg，次晨 8 时再抽血测血浆皮质醇。 大剂量法：小剂量不能抑制，进一步行大剂量法。方法同前。仅将每日地塞米松剂量加大至 8mg
尿儿茶酚胺及其代谢产物 VMA 测定	诊断嗜铬细胞瘤	棕色瓶留 24 小时尿加浓盐酸 5ml 防腐。试验前 3 日禁食咖啡、浓茶、巧克力及茄子、西红柿、香蕉及柠檬汁，停用水杨酸、维生素 B$_2$、胰岛素等药物。降压药应停 1 周以上

【心理-社会状况】

　　内分泌疾病可伴发各种精神症状综合征，而许多精神疾病尤其是重症抑郁的神经内分泌异常发生率也较高。糖尿病和甲状腺功能亢进症是内分泌系统最常见疾病，两种疾病的发生均与心理-社会状况有密切关系，属心身疾病。疾病本身常伴有精神兴奋、情绪不稳定、易激怒或情绪淡漠、抑郁、失眠等，而慢性病程和长期治疗常可出现焦虑、性格改变、个人应对能力下降、工作和家庭中人际关系紧张、社交障碍、自我概念紊乱等心理社会功能失调。护士应注意评估病人患病后的精神、心理变化，患病对日常生活、学习或工作、家庭的影响，是否适应病人角色转变；病人对疾病的性质、发展过程、预后及防治知识的认知程度；社会支持系统，如家庭成员组成、家庭经济状况、文化和教育情况，对疾病的认识和对病人的照顾情况；病人的工作单位对病人能否提供支持，如提供医疗和护理费用等；社区卫生保健系统是否健全，能否满足病人出院后的医疗需求等，以便有针对性地给予心理疏导和支持。

（周兰姝）

◇ 思考题 ···

女性，45 岁，近半年出现满月脸、月经紊乱、多毛、头痛等临床表现，医嘱测尿 17- 羟皮质类固醇和 17- 酮皮质类固醇。

（1）护士在实施前应对病人行怎样的健康教育？

（2）护士在留取尿标本时应注意什么？

第六十三章
甲状腺疾病病人的护理

学习目标

识记

1. 能正确复述下列概念：甲状腺炎、甲状腺功能亢进症、甲状腺功能减退症、甲状腺结节、分化型甲状腺癌。

2. 能正确描述下列疾病的临床特点：甲状腺炎、甲状腺功能亢进症、甲状腺功能减退症、甲状腺结节、分化型甲状腺癌。

3. 能列举甲状腺危象、黏液性水肿昏迷的诱因、临床特点及预防措施。

理解

1. 能正确解释下列疾病的病因与发病机制：甲状腺炎、甲状腺功能亢进症、甲状腺功能减退症。

2. 能阐述下列疾病的治疗原则：甲状腺炎、甲状腺功能亢进症、甲状腺功能减退症、甲状腺结节、分化型甲状腺癌。

运用

1. 能运用所学知识，对甲状腺功能亢进症、甲状腺功能减退症病人进行病情观察并采取相应护理措施。

2. 能运用所学知识，准确识别甲状腺危象、黏液性水肿昏迷的临床表现，并采取正确的护理措施。

第一节 概　述

一、甲状腺的结构

甲状腺（thyroid）分左、右两叶，位于甲状软骨下方、气管的两旁，中间以峡部连接。正常成人甲状腺重约 30g，颈部检查时不能看到和摸到。甲状腺由内、外两层被膜包裹，两层被膜间的间隙狭小，其间隙内有动脉、静脉及 4 个甲状旁腺。手术分离甲状腺时，在两层被膜之间进行。甲状腺借外层被膜固定于气管和环状软骨上，又借左、右两叶上极内侧的悬韧带悬吊于环状软骨上。因此，吞咽动作时，甲状腺随之上、下移动，临床上常以此鉴别颈部肿块是否与甲状腺有关。

甲状腺的血液供应非常丰富，主要有来自两侧的甲状腺上动脉和甲状腺下动脉。甲状腺上动脉是颈外动脉的第一支，沿喉侧下行，到达甲状腺上极时，分成前、后分支进入腺体的前、背面。甲状腺下动脉起自锁骨下动脉，呈弓形横过颈总动脉的后方，再分支进入甲状腺的背面。甲状腺上、下动脉之间以及咽喉部、气管、食管的动脉分支之间，均具有广泛的吻合支，故在手术中将甲状腺上、下动脉全部结扎，也不会发生甲状腺残留部分及甲状旁腺缺血。甲状腺有 3 条主要静脉，即甲状腺上、中、下静脉，其中甲状腺上、中静脉血液流入颈内静脉，甲状腺下静脉血液流入无名静脉。

甲状腺的淋巴汇合流入沿颈内静脉排列的颈深淋巴结。

甲状腺的神经支配来自迷走神经。其中，喉返神经行于气管、食管沟内，上行至甲状腺叶的背面，穿行于甲状腺下动脉的分支之间，支配声带运动（图 63-1-1）；喉上神经的内支（感觉支）经甲状舌骨膜进入喉内，分布在喉的黏膜上，外支（运动支）与甲状腺上动脉贴近，下行分布至环甲肌，使声带紧张（图 63-1-2）。因此，手术中处理甲状腺上、下动脉时，应避免损伤喉上及喉返神经。

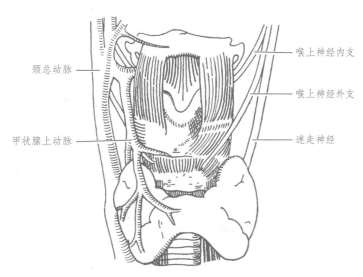

图 63-1-1　甲状腺解剖 1

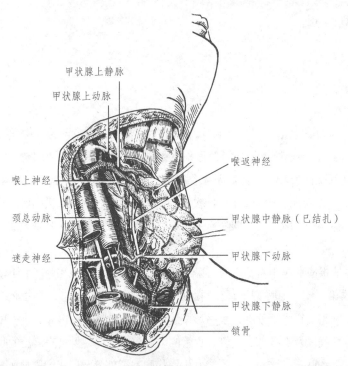

甲状腺上静脉

甲状腺上动脉

喉返神经

喉上神经

甲状腺中静脉（已结扎）

颈总动脉

迷走神经

甲状腺下动脉

甲状腺下静脉

锁骨

图 63-1-2　甲状腺解剖 2

二、甲状腺的功能

甲状腺有合成、贮存和分泌甲状腺素的功能。甲状腺素与甲状腺球蛋白结合，贮存于甲状腺滤泡中。甲状腺素主要包括四碘甲状腺原氨酸（T_4）和三碘甲状腺原氨酸（T_3）。释放入血的甲状腺素中，90% 为 T_4，10% 为 T_3。T_3 的量虽远较 T_4 为少，但 T_3 与蛋白结合较松，易于分离，且其活性较强而迅速，生理作用较 T_4 高 4～5 倍。甲状腺素的主要作用包括：①增加全身组织细胞的氧消耗及热量产生；②促进蛋白质、碳水化合物和脂肪的分解，并影响水的代谢；③促进人体生长发育及组织分化。胚胎期甲状腺素缺乏常影响脑及智力发育，可致痴呆。

甲状腺激素的合成和分泌过程受下丘脑及腺垂体所分泌的促甲状腺激素（TSH）的调节和控制，而 TSH 的分泌则受血液中甲状腺激素浓度的影响。当人体内在活动或外部环境发生变化、甲状腺激素的需要量增加时（如寒冷、妊娠、青少年生长发育期）或甲状腺激素的合成发生障碍时（如使用抗甲状腺药物），血液中甲状腺素的浓度下降，即可刺激腺垂体，引起促甲状腺激素的分泌增加（反馈作用），而使甲状腺合成和分泌甲状腺素的过程加快；当血中的甲状腺素浓度增加到一定程度后，它又可反过来抑制促甲状腺激素的分泌（负反馈作用），使甲状腺合成、分泌甲状腺素的速度减慢。通过这种反馈和负反馈作用，维持下丘脑－垂体－甲状腺之间的生理上动态平衡。

第二节 甲状腺炎病人的护理

甲状腺炎是以炎症为主要表现的甲状腺疾病，其中，亚急性甲状腺炎及自身免疫甲状腺炎较多见。

亚急性甲状腺炎（subacute thyroiditis）又称肉芽肿性甲状腺炎、巨细胞性甲状腺炎和 De Quervain 甲状腺炎，是一种与病毒感染有关的自限性甲状腺炎，一般不遗留甲状腺功能减退症。

自身免疫甲状腺炎（autoimmune thyroiditis，AIT），主要包括两种类型：① 桥本甲状腺炎（Hashimoto thyroiditis，HT）；② 萎缩性甲状腺炎（atrophic thyroiditis，AT）。临床上以 HT 常见，两者均可出现甲状腺过氧化物酶抗体（TPOAb）和甲状腺球蛋白抗体（TgAb）滴度增高，HT 表现为甲状腺中度肿大，质地坚硬，AT 表现为甲状腺萎缩。

本节主要介绍亚急性甲状腺炎。

【病因及病理】

本病约占甲状腺疾病的 5%，男女发生比例约为 1 :（3 ~ 6），以 20 ~ 50 岁女性最为多见。目前认为其病因多与病毒感染有关，在发病前有上呼吸道感染、感冒或腮腺炎等病史。可在病人甲状腺组织中发现柯萨奇病毒、流感病毒及腮腺炎病毒，或在病人血清中发现相应抗体。甲状腺轻、中度肿大，甲状腺滤泡结构破坏，组织内存在许多巨噬细胞，包括巨细胞（giant cell），所以又称巨细胞甲状腺炎。

【护理评估】

（一）健康史

护士应询问病人有无上呼吸道感染、腮腺炎等病史，既往及目前的检查治疗经过，用药情况等。

（二）身体状况

1. **症状** 起病前 1 ~ 3 周常有病毒性咽炎、腮腺炎、麻疹或其他病毒感染的症状。早期起病多急骤，发热，伴疲乏无力、畏寒，甚至寒战。最具特征性的表现为甲状腺部位的疼痛和压痛，常向颌下、耳后或颈部等处放射，咀嚼和吞咽时疼痛加重。可伴有全身不适、食欲减退、肌肉疼痛、心动过速等。

2. **体征** 甲状腺轻至中度肿大，有时单侧肿大明显，甲状腺质地较硬，显著触痛，少数病人有颈部淋巴结肿大。

（三）辅助检查

根据实验室结果将本病分为 3 期，即甲状腺毒症期、甲减期和恢复期。① 甲状腺毒症期：血清 T_3、T_4 升高，TSH 降低，^{131}I 摄取率减低。这就是本病特征性的血清甲状腺激素水平和甲状腺摄碘能力的"分离现象"。② 甲减期：血清 T_3、T_4 逐渐下降至正常水平以下，TSH 回升至高于正常值，^{131}I 摄取率逐渐恢复。③ 恢复期：血清 T_3、T_4、TSH 和 ^{131}I 摄取率恢复至正常。

（四）心理 – 社会状况

病人缺乏疾病相关知识，易出现对疾病的预后缺乏信心，担心转化为甲亢，且本病有较长的服药史，易失去战胜疾病的信心，病人常表现为悲观、抑郁、焦虑等情绪。应评估病人有无精神紧张、焦虑不安等不良情绪。

【常见护理诊断/问题】

1. **体温过高** 与柯萨奇等病毒感染有关。

2. **急性疼痛** 与病毒感染引起颈部疼痛有关。

3. **营养失调：低于机体需要量** 与代谢率增高有关。

4. **活动无耐力** 与蛋白质分解增加有关。

5. **焦虑** 与担心疾病的预后有关。

【计划与实施】

本病为自限性疾病，预后良好。轻型病人仅需应用非甾体抗炎药，如阿司匹林、布洛芬、吲哚美辛等；中、重型病人可给予泼尼松。经过治疗和护理，病人：①体温恢复正常；②疼痛减轻或消失；③体重维持正常；④活动时无明显不适；⑤焦虑减轻或消失。

（一）饮食和营养

饮食宜清淡、无刺激，给予高蛋白、高热量、高维生素和含钾、钙丰富的饮食，保证营养物质的供给。

（二）病情观察及对症护理

1. 观察病人有无发热、甲状腺肿大、颈部疼痛及其他病情变化，有无焦虑、紧张等不良情绪，并积极对症处理。

2. 发热时，嘱病人注意休息，多饮水。高热时，给予物理降温或遵医嘱给药。出汗后，及时更换衣服，注意保暖，预防受凉感冒，并保持口腔的清洁。

3. 病人甲状腺或颈部疼痛时，应给予心理支持，分散注意力，指导病人切勿用手按压颈部疼痛部位，必要时给予镇痛药。

（三）药物治疗与护理

1. **肾上腺糖皮质激素** 临床上常用泼尼松治疗，护士应指导病人遵医嘱按时服药，剂量要正确，宜饭后服用，以免刺激胃肠道。长期服用时应定期监测血糖、血电解质，并观察有无骨质疏松等表现。

2. **解热镇痛药** 临床上常用布洛芬治疗，护士应指导病人遵医嘱服用，用药期间注意定期检查肝、肾功能。

（四）心理及健康指导

1. 向病人讲解亚急性甲状腺炎疾病的相关知识，该病一般不遗留甲状腺功能减退症。给予心理支持，消除紧张情绪，帮助病人树立战胜疾病的信心。

2. 指导病人坚持遵医嘱用药。用药期间，注意观察有无药物的不良反应。

3. 指导病人劳逸结合，增强机体抵抗力，避免上呼吸道感染，预防复发。

【护理评价】

经过治疗和护理，病人是否达到：①体温正常；②颈部疼痛缓解；③营养充分，体重维持正常；④活动耐力增加，生活能够自理；⑤了解疾病相关知识，能遵医嘱用药，情绪稳定。

○ **知识拓展** 　　桥本甲状腺炎

随着人们生活、工作节奏的加快，我国桥本甲状腺炎（HT）发病率明显增多，甲状腺过氧化物酶抗体（TPOAb）阳性率高达 11.6%。

其甲状腺功能状况分为：桥本甲亢、亚临床甲亢、甲状腺功能正常、亚临床甲减、甲减等 5 种，刚确诊时约 20% 是甲减，约 5% 为甲亢，大多数甲状腺功能正常。HT 早期临床表现并不典型，仅有甲状腺肿大或有咽部不适感，随着病情进展，会导致甲减而出现多种临床表现。

目前公认的治疗方法：桥本甲减者长期用左甲状腺素（L-T₄）替代治疗，桥本甲亢者以小剂量抗甲状腺药物短程治疗，密切复查甲状腺功能，一般不用 ^{131}I 治疗及手术治疗。但研究显示，HT 可增加肿瘤风险，所以对于合并甲状腺结节的病人要密切观察，定期检查，必要时进行 FNAC，怀疑有恶性情况时可考虑手术治疗。对于甲状腺功能正常的 HT 病人也要积极干预，防止疾病进一步发展。

第三节　甲状腺功能亢进症病人的护理

甲状腺功能亢进症（hyperthyroidism）简称甲亢，是指由多种因素导致甲状腺腺体本身产生甲状腺激素（thyroid hormone，TH）过多而引起的甲状腺毒症。甲亢的原因复杂，以 Graves 病最多见，本章主要讨论 Graves 病。

Graves 病（简称 GD）又称毒性弥漫性甲状腺肿或 Basedow 病，占全部甲亢的 80%～85%，普通人群中本病的患病率约为 1%，发病率为 15/10 万～50/10 万，女性显著高发，男女之比 1∶（4～6），各年龄组均可发病，以 20～40 岁为多。

【病因和发病机制】

GD 的病因和发病机制尚未明了，但公认与自身免疫有关，属于器官特异性自身免疫病。

1. **遗传因素**　GD 有显著的遗传倾向，目前发现它与人类白细胞抗原（HLA）、CTLA4、PTPN22、CD40、IL-2R 等基因有关。

2. **免疫因素**　在病人血清中可检出甲状腺特异性抗体，即 TSH 受体抗体（TRAb），还可检出其他自身抗体，这些抗体是导致甲状腺肿大或萎缩的原因之一。另外，在病人外周血及甲状腺内 T 淋巴细胞数量增多，功能发生改变。GD 浸润性突眼主要与细胞免疫有关。

3. **环境因素**　细菌感染、性激素、应激等都对本病的发生有一定的影响。

【病理生理】

甲状腺呈不同程度的弥漫性肿大。甲状腺滤泡上皮增生，滤泡内的胶质减少或消失，滤泡间可见不同程度的淋巴细胞浸润，以 T 细胞为主，伴少数的 B 细胞和浆细胞。浸润性突眼者的眶后组织中有淋巴细胞浸润，大量黏多糖堆积和糖胺聚糖沉积，透明质酸增多，导致突眼、眼外肌损伤和纤维化。

【护理评估】

（一）健康史

询问病人患病的起始时间，主要症状及其特点，有无引发本病的感染、应激等因素，既往及目前的检查治疗经过，用药情况。了解病人既往有无结节性甲状腺肿大病史，女性病人询问月经有无异常及生育史，家族中有无甲亢病人，病人的年龄、性别等。

（二）身体状况

1. 甲状腺毒症表现 甲状腺毒症（thyrotoxicosis）是指血液循环中 TH 过多，引起以神经、循环、消化等系统兴奋性增高和代谢亢进为主要表现的一组临床综合征。

（1）高代谢综合征：由于 TH 分泌增多导致交感神经兴奋性增高和新陈代谢加速，常有疲乏无力、怕热多汗、皮肤潮湿、多食善饥、体重显著下降，危象时可有高热等。TH 促进肠道糖的吸收，加速糖的氧化利用和肝糖原分解，可致糖耐量异常或使糖尿病加重；蛋白质代谢加速致负氮平衡、体重下降；

（2）精神、神经系统：多言好动、失眠、紧张不安、焦躁易怒、注意力不集中、记忆力减退等。伸舌或双手向前平举时震颤，腱反射亢进。有时出现幻觉，甚至有精神分裂症表现。

（3）心血管系统：心悸气短、心动过速、心尖部第一心音亢进。收缩压增高、舒张压降低致脉压增大，可出现周围血管征。严重者可发生甲亢性心脏病，出现心律失常、心脏增大、心力衰竭。心律失常以心房颤动常见。

（4）消化系统：多数表现为食欲亢进，少数出现厌食，甚至恶病质。由于过多 TH 的作用，肠蠕动增加，消化吸收不良而排便次数增加，甚至呈顽固性腹泻。少数可出现肝大及肝功能异常，偶有黄疸。

（5）肌肉与骨骼系统：部分病人有甲亢性肌病、肌无力及肌萎缩，多见于肩胛与骨盆肌群。青年男性病人可见周期性瘫痪，原因不明。发作时血钾降低，但尿钾不高，可能由钾转移至肝及肌细胞内所致。重症肌无力可发生在甲亢前、后，或同时起病。骨骼代谢和骨胶原更新加速，本病可致骨质疏松，尿钙、磷及羟脯氨酸增多，血钙、磷一般正常。亦可发生骨膜下骨炎。

（6）生殖系统：女性病人常有月经量少，周期延长，甚至闭经。男性可出现勃起功能障碍，偶见乳房发育。

（7）造血系统：外周血白细胞总数偏低、淋巴细胞比例和单核细胞增多。血小板寿命缩短，可出现皮肤紫癜。营养不良和铁利用障碍可引起贫血。

2. 甲状腺肿 呈弥漫性、对称性肿大，质软，无压痛，吞咽时上下移动，肿大程度与甲亢轻重无明显关系。由于甲状腺的血流量增多，故在上、下叶外侧可闻及血管杂音，可触及震颤，以腺体上部较明显。杂音明显时可在整个甲状腺区听到，杂音和震颤为本病的特异性体征，有重要诊断意义。

3. 眼征 按病变程度可分为单纯性和浸润性突眼两类。单纯性突眼与甲状腺毒症所致的交感神经兴奋性增高有关。常见眼征有：①轻度突眼，突眼度一般不超过 18mm；②Stellwag 征：瞬目减少，眼神炯炯发亮；③上眼睑挛缩，睑裂增宽；④von Graefe 征：上眼睑移动滞缓，双眼向下看时，由于上眼睑不能随眼球下落，显现白色巩膜；⑤Joffroy 征：眼球向上看时，前额皮肤不能皱起；⑥Mobius 征：两眼看近物时，眼球辐辏不良。

浸润性突眼约占 5%，与眶后组织的自身免疫性炎症有关。眼球明显突出，超过 18mm，有时可达 30mm。病人诉视力下降及视野缩小、畏光、流泪、复视、视力减退、眼部胀痛、刺痛、异物感等。常有眼睑肿胀肥厚，结膜充血水肿，眼球活动受限，严重者眼球固定，且左右突眼度不等（相差 >3mm），眼睑闭合不全，角膜外露可形成溃疡或全眼球炎，甚至失明。

4. 特殊临床表现

（1）甲状腺危象（thyroid storm）：是甲状腺毒症急性加重的一个综合征，发病原因可能与循环血液中甲状腺激素水平增高有关。常见诱因有感染、手术、放射性碘治疗、严重躯体和精神的创伤、口服过量 TH 制剂、心肌梗死、手术中过度挤压甲状腺等。早期临床表现为原有甲亢症状的加重，并出现高热（体温 >39℃），心动过速（140 次/分以上），常伴有心房颤动或扑动、烦躁不安、大汗淋漓、呼吸急促、恶心、呕吐、腹泻等，严重者可导致心衰、休克及昏迷，甲亢危象时白细胞总数及中性粒细胞计数升高，血 T_3、T_4 升高。

（2）Graves 眼病（Graves ophthalmopathy，GO）：又称浸润性突眼，25%～50% GD 病人伴有不同程度 GO。眼球明显突出，超过眼球突度参考值上限的 3mm 以上（中国人群突眼度女性 16mm，男性 18.6mm），病人自诉眼内异物感、胀痛、畏光、流泪、复视、斜视、视力下降。查体可见眼睑肿胀，结膜充血水肿，眼球活动受限，严重者眼球固定，眼睑闭合不全、角膜外露而形成角膜溃疡、全眼炎甚至失明（图 63-3-1，见文末彩图）。

GO 的临床病情评估标准见表 63-3-1。GO 临床活动度（clinical assessment score CAS）评估标准见表 63-3-2。

表 63-3-1　Graves 眼病病情评估

分级	眼睑痉挛	软组织受损	突眼*	复视	角膜暴露	视神经
轻度	<2mm	轻度	<3mm	无或一过性	无	正常
中度	≥2mm	中度	≥3mm	非持续性	轻度	正常
重度	≥2mm	重度	≥3mm	持续性	轻度	正常
威胁视力	—	—	—	—	严重	压迫

注：* 指超过参考值的突出度。中国人群眼球突出度参考上限值：女性 16mm；男性 18.6mm

表 63-3-2　Graves 眼病临床活动状态评估（CAS）

序号	项目	本次就诊	与上次就诊比较	评分
1	球后疼痛超过 4 周	X		1
2	4 周之内眼运动时疼痛	X		1
3	眼睑发红	X		1
4	结膜发红	X		1
5	眼睑肿胀	X		1
6	球结膜水肿	X		1
7	泪阜肿胀	X		1
8	突眼度增加 2mm		X	1
9	任一方向眼球运动减少 5° 以上		X	1
10	视力下降 ≥ 1 行		X	1

注：CAS ≥ 3 分即为 GO 活动

（3）甲状腺功能亢进性心脏病：简称甲亢性心脏病，发生率为 10%～22%，多见于男性结节性甲状腺肿伴甲亢病人，随年龄增长而多见。主要表现为心脏增大、心房颤动和心力衰竭，经有效的抗甲状腺治疗可使病情明显缓解。

（4）胫前黏液性水肿：属自身免疫性病变，见于少数 GD 病人。多见于胫骨前下 1/3 部位，也见于足背、踝关节、肩部、手背或手术瘢痕处，偶见于面部，皮损为对称性。早期皮肤增厚、变粗糙，有广泛大小不等的棕红色或红褐色或暗紫红色突起不平的斑块或结节，边界清楚，直径 5～30mm。后期皮肤粗厚如橘皮或树皮样。

5. 其他特殊类型　有淡漠型甲状腺功能亢进症、妊娠期甲状腺功能亢进症、三碘甲状腺原氨酸（T_3）型等。

（三）辅助检查

1. 血清甲状腺激素测定

（1）血清游离甲状腺素（FT_4）、游离三碘甲状腺原氨酸（FT_3）　FT_4 是诊断甲亢的首选指标。FT_3、FT_4 均不受甲状腺结合球蛋白（TBG）影响，可直接反映甲状腺功能状态。

（2）血清总甲状腺素（TT_4）　T_4 全部由甲状腺产生，是诊断甲亢的主要指标之一，受血清 TBG 量和蛋白与激素结合力变化的影响。

（3）血清总三碘甲状腺原氨酸（TT_3）　20% 的血清 T_3 由甲状腺产生，80% 的 T_3 在外周组织由 T_4 转换而来。大多数甲亢时血清 T_3 与 T_4 同时升高。T_3 型甲亢时仅有 TT_3 增高。

2. 促甲状腺激素（TSH）测定　TSH 的变化是反映甲状腺功能最敏感的指标，尤其对亚临床型甲亢和亚临床型甲减的诊断有重要意义。

3. TSH 受体抗体（TRAb）测定　是诊断 GD 的重要指标之一，新诊断的 GD 病人 75%～96% 有 TRAb 阳性。

4. TSH 受体刺激抗体（TSAb）测定　是诊断 GD 的重要指标之一，85%～100% 新诊断的 GD 病人 TSAb 阳性，其活性平均为 200%～300%。

5. 基础代谢率测定　用基础代谢率测定器测定，较可靠；也可根据脉压和脉率计算，常用计算公式为：基础代谢率 %=（脉率 + 脉压）−111，以 ±10% 为正常，+20%～+30% 为轻度甲亢，+30%～+60% 为中度甲亢，+60% 以上为重度甲亢。测定必须在清晨、空腹和静卧时进行。

6. 影像学检查　甲状腺放射性核素扫描对于诊断甲状腺自主高功能腺瘤有意义。眼部 CT 和 MRI 可以排除其他原因所致的突眼，评估眼外肌受累的情况。

（四）心理 - 社会状况

甲状腺功能亢进症病人常表现为焦虑、恐惧、多疑等心理变化，常因神经过敏、急躁易怒，容易与家人或同事发生争执，导致人际关系紧张。身体外形的改变如突眼、颈部粗大，可造成自我形象紊乱。严重的精神刺激和创伤可诱发甲亢危象。

【常见护理诊断 / 问题】

1. 营养失调：低于机体需要量　与代谢率增高导致机体需求大于营养摄入有关。

2. 活动无耐力　与蛋白质分解、甲亢性心肌病、肌无力有关。

3. 应对无效　与性格及情绪改变有关。

4. 组织完整性受损　与浸润性突眼有关。

5. 体像紊乱　与甲状腺肿大及突眼有关。

6. 潜在并发症：窒息、切口内出血、喉返和喉上神经损伤、甲状腺危象等。

【计划与实施】

目前对 GD 普遍采用 3 种疗法，即抗甲状腺药物、放射性 ^{131}I 治疗和手术治疗。经过治疗和护理，病人：①恢复并保持正常体重；②活动时无明显不适；③恢复并保持足够的应对能力；④身体外观逐渐恢复正常，治疗后外观不能恢复时能正确对待；⑤主动避免诱发甲状腺危象和手术后并发症的因素。

（一）活动与休息

保持环境安静，病情轻者可下床活动，以不感到疲劳为度。病情重、心力衰竭或合并严重感染者应严格卧床休息。协助病人完成日常的生活自理，如洗漱、进餐、如厕等，对大量出汗者，及时更换浸湿的衣服及床单，防止受凉。

（二）饮食和营养

1. 给予高热量、高蛋白、高维生素及矿物质丰富的饮食，以纠正过度消耗。一般总热量摄入较正常增加 50% ~ 70%。蛋白质 1.5 ~ 2g/（kg·d）。矿物质主要为钾、镁、钙等，增加奶类、蛋类、瘦肉类等优质蛋白以纠正体内的负氮平衡，且两餐之间增加点心。不吸烟，不饮咖啡、茶等兴奋性饮料。勿进食增加肠蠕动及导致腹泻的食物，如高纤维食物。每日饮水 2000 ~ 3000ml 以补充出汗、腹泻、呼吸加快等所丢失的水分；对有心脏疾病的病人应避免大量饮水，以防止加重水肿与心衰。

2. 忌食含碘高的食物，如海带、海鱼、海蜇皮等，宜食用无碘食盐。如服用高碘食物或药物，可引起甲亢复发或加重。另外，如甲状腺摄 ^{131}I 率检查及 ^{131}I 治疗前需禁碘。

（三）病情观察

注意观察病人的生命体征、体重等变化，评估有无高代谢综合征，心血管系统、消化系统、精神神经系统等症状改善或加重，评估突眼、甲状腺肿大等是否加重。

（四）心理护理

向病人及家属解释，病人身体外形的改变、精神神经症状等均可能通过有效治疗而改善。支持、理解和同情病人，鼓励其表达内心的感受，避免不良情绪，减少激动、易怒的精神症状。

（五）药物治疗及护理

1. 抗甲状腺药物（ATD）　常用的 ATD 分为硫脲类和咪唑类两类。硫脲类有甲硫氧嘧啶（MTU）及丙硫氧嘧啶（PTU）；咪唑类有甲巯咪唑（MMI，他巴唑）和卡比马唑（CMZ，甲亢平）。我国普遍使用 MMI 和 PTU，因为 PTU 的肝毒性大于 MMI，倾向优先选择 MMI。因 PTU 与血浆蛋白结合比例高，胎盘通过率低于 MMI，且 PTU 有在外周组织抑制 T_4 转变为 T_3 的作用，发挥作用较 MMI 迅速，故在两种情况下选择 PTU：即妊娠期 T1 期（1 ~ 3 个月）甲亢、甲状腺危象。

病人使用抗甲状腺药期间，应严格遵循医嘱，不可自行减量或停药，以免造成甲亢复发。有半数轻至中度病人通过正确服药能获得长期缓解直至痊愈，其余多在停药后 1 年内复发，须重复治疗或改用其他治疗。密切观察药物副作用，及时处理，常见副作用有：①粒细胞缺乏症：发生率为 0.1% ~ 0.5%。除定期检查外周血白细胞计数外，监测病人发热、咽痛等症状尤为重要，粒细胞减少多发生在用药后 2 ~ 3 个月内，也可以在数天内发生。如外周血白细胞 <3×10^9/L 或中性粒细胞 <1.5×10^9/L，应考虑停药，并给予促进白细胞生成药。用药前需常规查血常规作对照，定期观察白细胞计数变化。②皮疹：发生率约为 5%。轻度皮疹可用抗组胺药控制，或者换另外一种 ATD。发生严重皮疹者应立即停药，以免发生剥脱性皮炎。③中毒性肝病：有报道 PTU 可引起急性重型肝炎，起病急、进展迅速，应引起重视。ATD 治疗前后需要监测肝脏功能，优先选择 MMI

治疗。④PTU 可诱发抗中性粒细胞胞质抗体（ANCA）阳性的小血管炎，随着用药时间延长，发生率增加。PTU 和 MMI 还可以引起关节病和狼疮综合征。

2. 碘剂 减少碘摄入是甲亢的基础治疗之一，忌用含碘药物和含碘造影剂，以免加重病情。复方碘口服液仅用于术前准备和甲状腺危象。

3. β 受体阻断药 有多种制剂可选择，如普萘洛尔 10～40mg，每日 3～4 次。该类药除可阻断甲状腺激素对心脏的兴奋作用外，还可阻断外周组织 T_4 向 T_3 的转化，在 ATD 治疗初期使用，可较快控制甲亢的临床症状。对于有支气管疾病者，可选用 $β_1$ 受体阻断药，如阿替洛尔、美托洛尔等。

（六）放射性 ^{131}I 治疗及护理

放射性 ^{131}I 治疗的机制是碘被甲状腺摄取后释放出 β 射线，破坏甲状腺组织细胞。β 射线在组织内的射程仅有 2mm，不会累及毗邻组织。禁用于妊娠、哺乳期妇女。

常见并发症及护理：①放射性甲状腺炎：发生在治疗后 7～10 天，严重者可给予阿司匹林或糖皮质激素治疗；②诱发甲状腺危象：主要发生在未控制的甲亢重症病人；③加重活动性 GO：遵医嘱在治疗前 1 个月给予泼尼松治疗，治疗后 3～4 个月逐渐减量。治疗期间，护士应密切观察病人的症状和体征，有异常及时报告医生处理。

（七）手术治疗及护理

甲状腺大部切除术治愈率可达 90%～95% 以上，但可引起多种并发症，并有一定的复发机会（4%～5%）。因此，应注意掌握手术治疗指征，做好充分的术前准备，预防手术后并发症。

1. 手术指征 包括：①甲状腺肿大显著，有压迫症状者；②中、重度甲亢，长期服药无效，或停药后复发，或不能坚持服药者；③胸骨后甲状腺肿病人；④细针穿刺细胞学检查（FNA）怀疑恶变者；⑤ATD 治疗无效或者过敏的妊娠病人，手术需要在妊娠 T2 期（4～6 个月）进行。

2. 禁忌证 包括：①重度活动性 GO；②合并较重心、肝、肾疾病，不能耐受手术者；③妊娠 T1 期（1～3 个月）和 T3 期（7～9 个月），T1 和 T3 期手术可以出现流产和麻醉剂致畸。

3. 甲状腺大部分切除术护理 甲亢手术一般属择期手术，手术前后执行一般手术前后护理常规。除此以外，还应特别做好针对性的术前准备和术后并发症的观察及护理。

（1）针对性的术前准备：指导病人练习手术时头颈过伸体位；术前给药降低基础代谢率，减轻甲状腺肿大及充血。通常先用 PTU，待甲亢症状达到基本控制后停服，改服 1～2 周的碘剂，再进行手术。常用的碘剂是复方碘化钾溶液。碘剂可刺激口腔和胃黏膜，引发恶心、呕吐、畏食等不良反应，可于饭后用冷开水稀释后服用。也可以开始即用碘剂，2～3 周后甲亢症状得到基本控制，便可进行手术。对上述药物准备不能耐受或不起作用的病人，可与碘剂合用或单用普萘洛尔做术前准备。术前不使用阿托品，以免引起病人心动过速。术后要继续服用复方碘化钾溶液，直至病情平稳。年轻病人术后常口服甲状腺素 6～12 个月，以抑制促甲状腺激素的分泌和复发。

（2）术后并发症的观察及护理

1）呼吸困难和窒息：是术后最危急的并发症，多发生在术后 48 小时内。常见原因有切口内出血压迫气管；手术创伤或气管插管引起喉头水肿；痰液阻塞气道；气管塌陷；双侧喉返神经损伤、严重的甲状旁腺损伤等。护士术后应注意做好病情观察及应急的处理：①术后常规床旁备气管切开包、给氧、吸痰装置，做好随时急救准备；②定时测量体温、脉搏、呼吸、血压等；③麻醉清醒后且血压平稳取半坐卧位，以利于呼吸和引流。协助病人翻身、咳痰、做深呼吸，保持呼吸道通畅；④颈丛麻醉者，术后 6 小时可进少量温或凉的流质，禁忌过热流质，以免加重创口渗血；⑤严密观察伤口有无渗血、颈部肿胀，有无进行性呼吸困难、烦躁、发绀，甚至窒息等临床表现。病人如出现呼吸困难，应立即报告医生，给予吸氧、吸痰等对症处理。若喉头水肿者，遵医嘱给予大剂量地塞米松静脉滴注；若血肿引起，协助医生做好血肿清除等准备；若呼吸困难处理后无改善，或窒息由气管塌陷所致，则应立即进行气管切开。

2）神经损伤：主要是喉返神经和喉上神经损伤。暂时性损伤可由术中钳夹、牵拉或血肿压迫神经引起；永久性损伤多因切断、缝扎引起。神经损伤的病情观察及护理措施包括：①鼓励病人术后说话，注意有无声音嘶哑、吞咽困难、呼吸困难。暂时性损伤经针刺、理疗可于 3～6 个月内恢复；一侧永久性损伤可由对侧代偿，一般 6 个月内发音可好转；双侧损伤会导致两侧声带麻痹，出现失声或严重呼吸困难，则需做气管切开；②注意病人进食时的反应，如饮水及进流食时发生呛咳，要协助病人坐起来进食；③已有喉返神经损伤的病人，应做好安慰工作，遵医嘱适当应用促进神经恢复的药物，结合理疗、针刺，促进恢复。

3）手足抽搐：手足抽搐是因手术中损伤甲状旁腺，导致甲状旁腺功能低下，出现低血钙，使神经肌肉的应激性增高而引起。多发生在术后 1～2 天，症状轻而短暂。严重者可出现面部肌肉和手足持续性痉挛，甚至喉与膈肌痉挛，引起窒息死亡。因此，其预防和护理措施包括：①注意病人的饮食，应适当控制和避免含磷高的食物，如瘦肉、蛋黄、乳制品、鱼类等，宜进食绿叶蔬菜、豆制品等高钙低磷的食物；②症状轻者，口服钙片或维生素 D_2；症状较重者，服用二氢速固醇，以迅速提高血钙；③在抽搐发作时，立即用压舌板垫于上、下磨牙间，以防止舌咬伤，同时遵医嘱静脉注射氯化钙或 10% 葡萄糖酸钙 10～20ml，以解除痉挛；④应每周测血钙或尿钙 1 次，以便随时调整用药剂量，防止高钙血症及并发泌尿系结石。

（八）特殊治疗及护理

1．突眼

（1）突眼的治疗：早期选用免疫抑制剂及非特异性抗炎药物。也可酌情试用其他免疫抑制剂，如环磷酰胺等。对突眼发生暴露性角膜溃疡或压迫性视神经病变者，可行球后放射或手术治疗，以减轻眶内或球后浸润。还可适量使用利尿药减轻球后水肿。严重突眼不宜行甲状腺次全切除术，慎用碘治疗。此外，对突眼病人也可使用抗甲状腺药控制高代谢综合征，或与左甲状腺素片（L-T_4）合用，以调整下丘脑－垂体－甲状腺轴的功能。据报道，生长抑素类似物奥曲肽有抑制眼球后组织增生作用。

（2）突眼的护理：①睡眠或休息时，抬高头部，取高枕卧位，使眶内液回流减少，减轻球后水肿。②保护突眼，避免刺激、感染等伤害：白天可佩戴有色眼镜或眼罩，以防光线刺激、灰尘和异物的侵害，复视者戴单侧眼罩；睡眠时涂抗生素眼膏，用无菌生理盐水纱布覆盖双眼，防治结膜炎和角膜炎。③遵医嘱使用眼药水保持眼睛湿润。

2．甲状腺危象

（1）病情监测：严密观察体温、呼吸、脉搏、血压、神志等变化。若原有甲亢症状加重，并出现发热（体温 >39℃）、严重乏力、烦躁、多汗、心悸、心率在 140 次 / 分以上、食欲减退、恶心、呕吐、腹泻、脱水等，应警惕甲状腺危象发生，立即报告医师并协助处理。

（2）配合医生紧急救护：①一旦出现甲状腺危象，嘱咐病人绝对卧床；呼吸困难时取半坐卧位，立即给氧，迅速建立静脉通路。②及时准确按医嘱用药，首选 PTU 以抑制 TH 合成，服 PTU 后 1～2 小时再加用复方碘口服溶液，抑制组织 T_4 转换为 T_3 和（或）抑制 T_3 与细胞受体结合，碘剂可用冷开水稀释服用以减少胃部不适。③如出现不明原因的恶心、呕吐、晕厥，要考虑是否碘中毒，应预防咽部水肿而致的窒息。如无哮喘和心力衰竭，可以加用普萘洛尔。④上述治疗效果不满意时，可选用血液透析、腹膜透析或血浆置换等措施降低血 TH 浓度。⑤严密观察体温、呼吸、脉搏、血压、神志等变化，并准确记录 24 小时出入量。

（3）对症护理：体温过高者给予冰敷或酒精擦浴以降低体温；躁动不安者使用床栏保护病人安全；昏迷者加强皮肤、口腔护理，定时翻身，防止压疮、肺炎的发生。

（4）甲状腺危象的预防：危象控制后应积极治疗甲亢，指导病人自我心理调整，避免感染、严重精神刺激、创伤等诱发因素，防止甲亢危象再次发生。

3. 胫前黏液性水肿的防治和护理 轻型病例不需治疗，重者可遵医嘱用倍他米松软膏局部外用。休息时，注意抬高下肢，减轻肿胀；避免肥皂、碱性洗涤用品对下肢肿胀皮肤的刺激。

（九）健康指导

1. 生活指导 向病人讲解有关甲亢的疾病知识和突眼的护理措施，指导病人学会自我护理。保持身心愉快，避免过度劳累和精神刺激。上衣领宜宽松，避免压迫甲状腺，严禁用手挤压甲状腺，以免 TH 分泌过多，加重病情。

2. 定期复查指导 服用抗甲状腺药物的开始 3 个月，每周查血象 1 次，每隔 1～2 个月做甲状腺功能测定，每天清晨卧床时自测脉搏，定期测量体重，脉搏减慢、体重增加是治疗有效的标志。若出现高热、恶心、呕吐、腹泻、突眼加重等，警惕甲状腺危象的可能，应及时就诊。

3. 妊娠指导 对育龄女性病人，妊娠可加重甲亢，宜治愈后再妊娠。对妊娠期甲亢病人，应指导其避免各种对母亲和胎儿造成影响的因素，宜选用抗甲状腺药物治疗，禁用 ^{131}I 治疗，慎用普萘洛尔。产后如需继续服药，则不宜哺乳。

【护理评价】

经过治疗和护理，病人是否达到：①得到所需热量，体重恢复至正常范围并保持稳定；②日常生活自理，活动耐力增加；③能正确处理生活突发事件；④能采取有效的保护突眼措施，眼部不发生感染和损伤；⑤不发生甲状腺危象及术后并发症，若发生甲状腺危象或术后并发症，能被及时发现和处理。

第四节　甲状腺功能减退症病人的护理

甲状腺功能减退症（hypothyroidism）简称甲减，是由多种原因导致的低甲状腺激素血症或甲状腺激素抵抗而引起的全身代谢性综合征，其病理特征是黏多糖在组织和皮肤堆积，表现为黏液性水肿。按起病年龄分为 3 型，起病于胎儿或新生儿者，称呆小病；起病于儿童者，称幼年型甲减；起病于成年者，称成年型甲减。前两型常伴有智力障碍。本病多见于中年女性，男女之比约为 1:（5～10），普通人群患病率为 0.8%～1.0%。本节主要介绍成年型甲减。

【病因和发病机制】

成人甲减的主要病因有：①自身免疫损伤：最常见的是自身免疫性甲状腺炎，包括桥本甲状腺炎、萎缩性甲状腺炎、亚急性淋巴细胞性甲状腺炎或产后甲状腺炎等；②甲状腺破坏：包括甲状腺手术切除、放射性 ^{131}I 治疗等；③缺碘或碘过多：缺碘多见于地方性甲状腺肿地区，由于碘的缺乏导致 TH 合成减少；碘过量可发生一过性甲减，可诱发和加重自身免疫性甲状腺炎。④抗甲状腺药物：如锂盐、硫脲类、咪唑类等可抑制 TH 合成。

【护理评估】

（一）健康史

询问病人的年龄、性别，患病的起始时间，主要症状及其特点，有无可能引起本病的诱因。如既往有无甲状腺相关病史及用碘、用药情况等。

（二）身体状况

甲减的起病一般较隐匿，病程发展缓慢，可长达十余年方出现明显黏液性水肿的症状。

1. **一般表现**　易疲劳、畏寒、体重增加、反应迟钝、记忆力减退、嗜睡、体温偏低、精神抑郁等。典型黏液性水肿的病人表情淡漠、面色苍白、眼睑水肿，皮肤干燥发凉、增厚、粗糙、脱屑，毛发脱落，眉毛外 1/3 脱落。病人如有高胡萝卜素血症，手脚皮肤常呈姜黄色。

2. **心血管系统**　心肌黏液性水肿导致心肌收缩力减弱、心动过缓，心输出量减少。心电图显示低血压。由于心肌间质性水肿、非特异性心肌纤维肿胀、左心室扩张和心包积液导致心脏增大。因心肌耗氧量减少，一般不发生心绞痛与心力衰竭。

3. **消化系统**　病人常有厌食、腹胀、便秘等，严重者出现麻痹性肠梗阻或黏液水肿性巨结肠。

4. **内分泌系统**　表现为性欲减退，女性病人常有月经过多或闭经。部分病人由于血清催乳素（PRL）水平增高，发生溢乳。男性病人可出现勃起功能障碍。

5. **肌肉与关节**　肌肉乏力，暂时性肌强直、痉挛、疼痛等，偶见重症肌无力。咀嚼肌、胸锁乳突肌、股四头肌和手部肌肉可有进行性萎缩。

6. **黏液性水肿昏迷**　见于病情严重的病人，多在冬季寒冷时发病。诱因为严重的全身性疾病、TH 替代治疗中断、寒冷、手术、麻醉和使用镇静药等。临床表现有嗜睡、低体温（<35℃），呼吸浅慢、心动过缓、血压下降、四肢肌肉松弛、反射减弱或消失，甚至昏迷、休克、肾功能不全，危及生命。

（三）辅助检查

1. **血常规及生化检查**　多为轻、中度正常细胞性正常色素性贫血。血清甘油三酯、总胆固醇、低密度脂蛋白增高，高密度脂蛋白降低等。

2. **甲状腺功能检查**　血清 TSH 增高、TT_4、FT_4 降低是本病的必备指标。在严重病例，血清 TT_3 和 FT_3 降低。亚临床甲减仅有血清 TSH 增高，但是血清 T_3 或 T_4 正常。甲状腺摄 ^{131}I 率降低。

3. **甲状腺过氧化物酶抗体（TPOAb）、甲状腺球蛋白抗体（TgAb）测定**　是确定原发性甲减病因的重要指标和诊断自身免疫甲状腺炎（包括桥本甲状腺炎、萎缩性甲状腺炎）的主要指标。

（四）心理-社会状况

甲状腺功能减退症病人有嗜睡、抑郁、神经质等表现，甚至可发展为猜疑型精神分裂症。后期多有痴呆、幻觉、木僵等症状，重者可惊厥。皮肤粗糙脱屑、毛发脱落等可造成自我形象紊乱。长期治疗可造成经济负担加重而影响家庭生活。

【常见护理诊断/问题】

1. **便秘**　与代谢率降低及体力活动减少引起的肠蠕动减少有关。

2. **体温过低**　与机体基础代谢率降低有关。

3. **营养失调：高于机体需要量**　与代谢率降低致摄入大于需求有关。

4. 活动无耐力 与甲状腺激素合成分泌不足有关。

5. 潜在并发症： 黏液性水肿昏迷。

【计划与实施】

各种类型的甲减均需用 TH 替代，永久性甲减者需终身服用。经过治疗和护理，病人：①建立正常的排便型态；②维持正常体温；③恢复机体需要量；④活动时无明显不适；⑤主动避免诱发黏液性水肿的因素；⑥妊娠顺利，正常分娩。

（一）饮食和活动

1. 给予高蛋白、高维生素、低钠、低脂饮食，细嚼慢咽，少食多餐。进食粗纤维食物，如蔬菜、水果等，以促进胃肠蠕动。每天摄入足够的水分，2000～3000 ml，以保证大便通畅。

2. 鼓励病人每天进行适度的运动，如散步、慢跑等。教会病人促进便意的技巧，如适当按摩腹部，或用手指进行肛周按摩，以促进胃肠蠕动和引起便意，养成规律排便的习惯。

（二）病情观察及护理

注意监测生命体征的变化，观察病人有无寒战、皮肤发冷等体温过低表现及心律失常等现象，以便及时处理。注意给病人保暖，调节室温在 22～23℃，避免病床靠近门窗。以适当的方法使体温缓慢升高，如添加衣服、包裹毛毯、加盖棉被等。

（三）黏液性水肿昏迷的护理

1. 避免诱因 避免寒冷、感染、手术、镇静剂等诱发因素。

2. 病情监测 观察生命体征、神志变化及全身黏液性水肿情况，每天记录病人体重。病人若出现嗜睡、低体温（<35℃），呼吸浅慢、心动过缓、血压下降等表现，或出现口唇发绀、喉头水肿等症状，立即通知医生处理。

3. 急救配合 包括：①建立静脉通路，按医嘱给予急救药物；②保持呼吸道通畅，吸氧，必要时配合气管插管或气管切开；③监测生命体征和动脉血气分析的变化，记录 24 小时出入水量；④注意保暖，避免局部热敷，以免烫伤。

（四）妊娠期临床甲减的治疗和护理

TSH> 妊娠期参考值上限（$P_{97.5}$），血清 FT_4< 妊娠期参考值下限（$P_{2.5}$），即可诊断为妊娠期临床甲减；如果 TSH>10mU/L，无论 FT_4 是否降低，应按临床甲减处理。妊娠期临床甲减可能影响下一代的神经智力发育，增加早产、流产、低体重儿、死胎和妊娠高血压的危险，必须给予治疗。建议选择左甲状腺素（L-T_4）治疗，起始剂量为 50～100μg/d，治疗期间需遵医嘱根据 TSH 目标值调整剂量。妊娠前半期（1～20 周）每 4 周监测 1 次，26～32 周至少监测 1 次甲状腺功能。产后 L-T_4 剂量应降至孕前水平，并需要在产后 2 周复查 TSH 水平，调整 L-T_4 剂量。

（五）健康指导

1. 告知病人发病原因、诱因及注意事项，针对地方性缺碘者采用碘化盐；由药物引起者，应注意及时调整剂量。预防感染、避免皮肤破损、感染和创伤，注意个人卫生。给病人解释黏液性水肿昏迷的诱因及表现，指导病人慎用催眠、镇静、止痛、麻醉等药物。

2. 解释终身服药的必要性，应按时服药，不可随意停药或变更剂量，否则可能导致心血管疾病，如心肌缺血、梗死或充血性心力衰竭。指导病人定时到医院复查并自我监测甲状腺素服用过量的症状，如出现多食消瘦、脉搏 >100 次 / 分、心律失常、体重减轻、发热、大汗、情绪激动等情况时，应及时就诊。

【护理评价】

经过治疗和护理，病人是否达到：①通过饮食及运动，恢复正常的排便型态及机体需要量；②活动耐力增加，恢复到正常体温；③不发生黏液性水肿昏迷，若发生黏液性水肿昏迷能被及时发现和处理；④正常分娩，婴儿发育正常。

第五节　甲状腺结节和甲状腺癌病人的护理

甲状腺结节和甲状腺癌是内分泌系统的多发病和常见病，高分辨率 B 超检查获得的甲状腺结节的患病率为 20%～76%。甲状腺结节是指甲状腺细胞在局部异常生长所引起的散在病变。甲状腺结节中的甲状腺癌患病率为 5%～15%。甲状腺癌占所有恶性肿瘤的 1%，近年来发病呈上升趋势。

【病因及病理】

1. 良性甲状腺结节　病因包括良性腺瘤，局灶性甲状腺炎，多结节性甲状腺肿，甲状腺、甲状旁腺囊肿或甲状腺舌管囊肿等。甲状腺腺瘤按形态学可分为滤泡状腺瘤和乳头状囊性腺瘤两种，有完整的包膜，多见于 40 岁以下的女性。

2. 甲状腺癌　甲状腺癌可分为分化型、未分化型和髓样癌。超过 90% 的甲状腺癌为分化型甲状腺癌（differentiated thyroid cancer，DTC），它又可以分为乳头状甲状腺癌（papillary thyroid carcinoma，PTC）和滤泡状甲状腺癌（follicular thyroid carcinoma，FTC）。

（1）乳头状甲状腺癌（PTC）：最多见，多发于中青年女性，生长缓慢，恶性程度较低。病灶可以侵袭至甲状腺以外和转移至局部淋巴结。显微镜下可见分化良好的柱状上皮呈乳头状突起，细胞核增大、变淡，含有清晰的核内包涵体。部分病例可有嗜酸性细胞质。40% 的病例可见同心圆的钙盐沉积，是本病的诊断特征之一。

（2）滤泡状甲状腺癌（FTC）：其病理特征是存在小的滤泡，但滤泡内没有胶质。FTC 与滤泡状腺瘤不易区别。显微镜下，有的组织形态正常，有的仅见到核分裂，常可以见到侵入血管和附近组织。与 PTC 相比，较少经淋巴结转移，易通过血行向骨和肺等远处转移。

（3）甲状腺髓样癌（medullary thyroid carcinoma，MTC）：约占 5%，常伴家族史。较早出现淋巴结转移，且可经血运转移至肺和骨。

（4）未分化型甲状腺癌：恶性程度最高，仅占甲状腺癌的 3%，多见于老年人。肿瘤发展快并迅速转移。肿瘤除侵犯气管和（或）喉返神经或食管外，还常经血运转移至肺和骨，预后较差。

【护理评估】

（一）健康史

评估病人的一般资料，询问其是否患有结节性甲状腺肿或伴有其他自身免疫性疾病；了解其既往健康状况及有无手术史和相关疾病的家族史。

（二）身体状况

多数甲状腺结节病人没有临床症状。合并甲状腺功能异常时，可出现相应的临床表现。部分病人由于结节压迫周围组织，出现声音嘶哑、压气感、呼吸/吞咽困难等压迫症状。

甲状腺癌病人早期多无明显症状，仅在颈部出现单个、质地硬而固定、表面高低不平，随吞咽上下移动的肿块。晚期癌肿常因压迫喉返神经、气管或食管而出现声音嘶哑、呼吸困难或吞咽困难等；若压迫颈交感神经，可产生 Horner 综合征，即表现为同侧瞳孔缩小、上睑下垂、眼球内陷、同侧头面部无汗等；颈丛浅支受侵时可有耳、枕和肩等处疼痛。局部转移常位于颈部，出现硬而固定的淋巴结；远处转移多见于扁骨（颅骨、椎骨、胸骨、盆骨等）和肺。

（三）辅助检查

1．实验室检查

（1）血清促甲状腺激素（TSH）：研究显示，甲状腺结节病人如伴有 TSH 水平低于正常，其结节为恶性的比例低于伴有 TSH 水平正常或升高者，故所有甲状腺结节病人均应检测血清 TSH 水平。

（2）血清甲状腺球蛋白（Tg）：多种甲状腺疾病均可引起血清甲状腺球蛋白（Tg）水平升高，包括 DTC、甲状腺肿、甲状腺组织炎症或损伤、甲状腺功能亢进症等，因此血清 Tg 不能鉴别甲状腺结节的良恶性。

（3）降钙素（Ct）：由甲状腺滤泡旁细胞（C 细胞）分泌。血清 Ct>100ng/ml 提示甲状腺髓样癌（MTC）。但是 MTC 的发病率低，血清 Ct 升高但不足 100ng/ml 时，诊断 MTC 的特异性较低。

2．超声检查 高分辨率超声检查是评估甲状腺结节的首选方法。所有甲状腺结节病人均应行颈部超声检查，确定甲状腺结节的大小、数量、位置、质地（实性或囊性）、形状、边界、包膜、钙化、血供和与周围组织的关系等情况，同时评估颈部区域有无淋巴结和淋巴结的大小、形态和结构特点。虽能触及，但在超声检查中未能证实的"结节"，不能诊断为甲状腺结节。

3．甲状腺核素显像 甲状腺核素显像适用于评估直径 >1cm 的甲状腺结节。在单个（或多个）结节伴有血清 TSH 降低时，甲状腺 ^{131}I 或 ^{99m}Tc 核素显像可判断某个（或某些）结节是否有自主摄取功能（"热结节"）。"热结节"绝大部分为良性，一般不需细针穿刺抽吸活检（fine needle aspiration biopsy，FNAB）。

4．细针穿刺抽吸活检（FNAB） 术前通过 FNAB 诊断甲状腺癌的敏感度可达 83%，特异度为 92%。FNAB 不能区分甲状腺滤泡状癌和滤泡状腺瘤。术前 FNAB 检查有助于减少不必要的甲状腺结节手术，并帮助确定恰当的手术方案。

5．CT、MRI 和 ^{18}F-FDG PET 在评估甲状腺结节良恶性方面，CT 和 MRI 检查不优于超声，不建议将 CT、MRI 和 ^{18}F-FDG PET 作为评估甲状腺结节的常规检查。术前行颈部 CT 或 MRI 检查，可显示甲状腺结节与周围解剖结构的关系，寻找可疑淋巴结，协助制订手术方案。为了不影响术后可能进行的 ^{131}I 显像检查和 ^{131}I 治疗，CT 检查中尽量避免使用含碘造影剂。^{18}F-FDG PET 显像能够反映甲状腺结节摄取和代谢葡萄糖的状态。但单纯依靠 ^{18}F-FDG PET 显像不能准确鉴别甲状腺结节的良恶性。

（四）心理-社会状况

了解病人及家属对甲状腺结节及癌的认识，是否存在对疾病的性质、手术治疗、预后等担忧，有无恐惧、焦虑等不良情绪。

【常见护理诊断/问题】

1．焦虑 与颈部肿块性质不明、担心手术及预后有关。

2．清理呼吸道无效 与咽喉部及气管受刺激、分泌物增多及且切口疼痛有关。

3. 潜在并发症：呼吸困难和窒息、喉返神经和（或）喉上神经损伤、手足抽搐等。

【计划与实施】

多数良性甲状腺结节仅需定期随访，无需特殊治疗。少数情况下，可选择手术治疗、TSH 抑制治疗、放射性碘（radioiodine，RAI）即 ^{131}I 治疗等。手术原则为：在彻底切除甲状腺结节的同时，尽量保留正常甲状腺组织。建议慎重使用全 / 近全甲状腺切除术式，术中应注意保护甲状旁腺和喉返神经。

手术治疗是各型甲状腺癌的基本治疗方式。DTC 手术中，选择性应用全 / 近全甲状腺切除术或甲状腺腺叶 + 峡部切除术。^{131}I 是 DTC 术后治疗的重要手段之一。^{131}I 治疗包含两个层次：一是采用 ^{131}I 清除 DTC 术后残留的甲状腺组织（^{131}I ablation for thyroid remnant），简称 ^{131}I 清甲；二是采用 ^{131}I 清除手术不能切除的 DTC 转移灶，简称 ^{131}I 清灶。建议对 DTC 术后病人进行评估，根据 TNM 分期，选择性实施 ^{131}I 清甲治疗。

经过治疗和护理，病人：①情绪稳定，焦虑减轻或消失；②手术治疗后生命体征平稳，不发生并发症；③能有效清除呼吸道分泌物，呼吸道保持通畅。

甲状腺大部分或部分切除术除执行一般术前、术后护理常规以外，还应采取针对性的护理。

（一）术前准备

指导病人练习手术时头颈过伸体位，以利术中手术野的暴露。

（二）术后并发症的观察及护理。

术后并发症的观察及护理参见本章第三节"甲状腺功能亢进症病人的护理"。

（三）心理护理

向病人及家属讲解疾病的治疗及预后，多与病人沟通，鼓励表达内心的感受，避免不良情绪；给予病人心理支持和安抚，引导病人正确对待疾病，保持稳定的情绪，积极配合治疗。

（四）健康指导

1. 指导病人遵医嘱治疗　对于甲状腺全切病人，要遵医嘱坚持服用甲状腺素制剂，以预防肿瘤复发；术后需加行放射治疗者应遵医嘱按时治疗。

2. ^{131}I 清甲治疗前低碘饮食（<50μg/d）至少 1～2 周，避免应用含碘造影剂和药物（如胺碘酮等）。^{131}I 清甲治疗前对病人进行辐射安全防护指导。

3. 妊娠指导　妊娠期不建议补充 L–T$_4$ 治疗良性甲状腺结节；对甲状腺结节的病人，妊娠期间可以做 FNAB，但禁忌甲状腺核素扫描和治疗；FNAB 证实结节良性但生长迅速，超声显示可疑恶性病变，或结节压迫气管或食管时，应考虑手术治疗；妊娠期分化型甲状腺癌（GLC）的手术可推迟至产后施行，对暂不手术的 GLC，每 3 个月复查甲状腺 B 超，给予 L–T$_4$ 抑制治疗，将 TSH 控制到 0.1～1.5 mIU/L；如果 DTC 肿瘤在妊娠前半期持续增大，或发生淋巴结转移，推荐妊娠中期手术；对于已经手术治疗的甲状腺癌病人，妊娠后要维持既定的 TSH 抑制目标；DTC 病人应在放射碘治疗 2 个月以后再妊娠。

4. 出院指导　为促进术后病人颈部功能恢复，在切口愈合后可逐渐进行颈部活动，直至出院后 3 个月，以防止瘢痕挛缩；出院后须定期随访，复查颈部、肺部和甲状腺功能等。注意有无甲状腺功能的异常。若发现颈部结节、肿块或异常应及时就诊。

【护理评价】

经过治疗和护理，病人是否达到：①情绪稳定，焦虑减轻或消失，能积极配合治疗；②能有效咳嗽、及时清除呼吸道分泌物，保持呼吸道通畅；③手术治疗后生命体征平稳，无呼吸困难和窒息、喉返和喉上神经损伤、手足抽搐、出血等并发症发生；④遵医嘱治疗和复诊，病情稳定，妊娠顺利。

（邹艳波）

◇ 思考题

1. 女性，30岁，因"怕热、出汗、消瘦半年"来院就诊。查体：双侧甲状腺呈弥漫性、对称肿大，质软，无压痛，吞咽时上下移动，上、下叶外侧可闻及血管杂音，可触及震颤；无明显突眼症。实验室检查：FT_3、FT_4、TT_3增高，T_3 与 T_4 的比值增加，TSAb阳性。入院后诊断为甲状腺功能亢进症。医嘱给予甲硫氧嘧啶等药物治疗。

（1）责任护士对该病人在饮食和用药方面应给予哪些健康指导？

（2）病人同意手术后，护士应协助病人做哪些准备？

2. 女性，45岁，因结节性甲亢行甲状腺大部切除术后10小时，测体温37.8℃，之后体温一直未降，反而上升至39.2℃，脉搏130次/分且较弱，呼吸30次/分，烦躁不安、谵妄。

（1）护士评估病人病情变化可能发生什么并发症？其依据有哪些？

（2）针对目前病人的现状，应采取哪些主要护理措施？

3. 女性，25岁，因发热、咽痛，伴颈部疼痛一周入院，诉全身不适、食欲缺乏，T 37.5℃，P 90次/分，R 20次/分，体查：甲状腺轻度肿大，质地较硬，明显触痛。

（1）要明确诊断，护士需要协助医生给病人做哪些检验和检查？

（2）根据病情，护士可以提出什么护理问题，并采取哪些护理措施？

第六十四章
糖尿病病人的护理

学习目标

识记

1. 能准确说出以下概念：糖尿病、胰岛素抵抗、糖耐量减低、空腹血糖调节受损。
2. 能准确说出糖尿病的分型和诊断标准。
3. 能说明糖尿病的治疗原则、治疗目标及控制目标。

理解

1. 能解释糖尿病的病因和发病机制。
2. 能比较不同类型糖尿病的主要异同点。
3. 能比较糖尿病常见并发症的发病机制、临床表现和治疗护理要点。

运用

能运用护理程序和所学知识，对糖尿病病人进行全面评估，制订护理计划，提供正确的饮食治疗、运动疗法、自我监测的指导，给予正确的用药和并发症护理。

糖尿病（diabetes mellitus）是由胰岛素分泌不足和（或）作用缺陷引起，以高血糖为主要特征的一组多病因所致的代谢性疾病，久病可引起多系统损害。糖尿病是常见病、多发病，据国际糖尿病联盟（International Diabetes Federation，IDF）统计，截至 2015 年，全球共有 4.15 亿人罹患糖尿病，预期到 2040 年将增至 6.42 亿。由于一旦罹患糖尿病需终身管理，而由此引发的多种并发症大大增加了医疗负荷和照顾负担，因此，糖尿病已成为严重威胁人类健康的世界性公共卫生问题。

【糖尿病分型】

糖尿病分 4 种类型，即 1 型糖尿病、2 型糖尿病、其他特殊类型和妊娠期糖尿病。其他特殊类型糖尿病包括：胰岛 B 细胞功能遗传性缺陷、胰岛素作用遗传性缺陷、胰腺外分泌疾病、感染等所致的糖尿病。

【病因与发病机制】

糖尿病病因与发病机制复杂，至今未完全阐明。但有证据显示遗传因素及环境因素共同参与其发病过程。在糖尿病的自然进程中，不论其病因如何，都会经历 3 个阶段：①病人发生糖尿病相关病理生理改变相当长时间，但糖耐量正常。这些病理生理改变包括自身免疫抗体阳性、胰岛素抵抗、胰岛 B 细胞功能缺陷等。②病情进展至正常葡萄糖稳态和糖尿病高血糖之间的中间代谢状态，即出现糖调节受损（IGR），包括空腹血糖调节受损（impaired fasting glucose，IFG）和糖耐量减低（impaired glucose tolerance，IGT），两者可分别或同时存在。③发展为糖尿病。

1. **1 型糖尿病（T1DM）** 绝大多数是自身免疫性疾病，遗传因素和环境因素共同参与其发病。某些外界因素（如病毒感染、化学毒物和饮食等）作用于有遗传易感性的个体，激活 T 淋巴细胞介导的一系列自身免疫反应，引起选择性胰岛 B 细胞破坏和功能衰竭，体内胰岛素分泌不足进行性加重，最终导致糖尿病。近年证实 T1DM 也存在胰岛素抵抗，后者在 T1DM 的发病和（或）加速病情恶化中也起一定作用。

（1）遗传因素：T1DM 存在着遗传异质性，遗传背景不同的亚型其病因及临床表现不尽相同。T1DM 遗传易感性涉及多个基因，包括 HLA 基因和非 HLA 基因，现尚未被完全识别。

（2）环境因素：胰岛 B 细胞破坏的有关环境因素主要有病毒、化学因素、饮食因素等，以病毒感染最为重要。①病毒感染：病毒感染可直接损伤 B 细胞，还可暴露损伤 B 细胞的抗原成分，启动自身免疫反应，现认为这是病毒感染导致 B 细胞损伤的主要机制。与 T1DM 发病有关的病毒包括风疹病毒、腮腺炎病毒、柯萨奇病毒、脑心肌炎病毒和巨细胞病毒等。②化学毒物和饮食因素：某些化学物质或食物可致非免疫介导性 B 细胞破坏（急性损伤）或免疫介导性 B 细胞破坏（小剂量、慢性损伤），引起 T1DM 发病机会增大。

（3）自身免疫：许多证据支持 T1DM 为自身免疫性疾病，体液免疫和细胞免疫均发挥了作用，细胞免疫异常在 T1DM 中更重要。约 90% 胰岛 B 细胞的进行性损害是细胞免疫介导，而 B 细胞的进行性损害正是胰岛素分泌不足的关键环节。

1）体液免疫：已发现 90% 新诊断的 T1DM 病人血清中存在针对 B 细胞的单株抗体，胰岛细胞自身抗体的产生与 B 细胞的损伤有关。常见的抗体包括抗胰岛细胞抗体（islet cell antibody，ICA）、胰岛素自身抗体（autoantibody to insulin，IAA）、抗谷氨酸脱羧酶抗体（antibody to glutamic acid decarboxylase，GADA）、抗酪氨酸磷酸酶抗体（antibody to tyrosine phosphatases，IA-2）等，这些抗体可作为胰岛 B 细胞自身免疫损伤的标志物。胰岛细胞自身抗体检测可预测 T1DM 的发病及确定高危人群，并可协助糖尿病分型及指导治疗。

2）细胞免疫：细胞免疫异常在胰岛自身免疫性损伤过程中更重要，在各种细胞因子的协同作用下，进一步恶化胰岛 B 细胞自身免疫性损伤、放大破坏性的炎症反应。细胞免疫失调表现为致病性和保护性 T 淋巴细胞比例失衡及其所分泌的细胞因子或其他介质相互作用紊乱，其间关系错综复杂，一般认为发病经历 3 个阶段：首先，免疫系统被激活；接着，免疫细胞释放各种细胞因子；最后，胰岛 B 细胞受到激活的 T 淋巴细胞影响，或在各种细胞因子或其他介质单独或协同作用下，受到直接或间接的高度特异性的自身免疫性攻击，导致胰岛炎。

除自身免疫性损害造成的胰岛 B 细胞坏死外，各种细胞因子或其他介质的直接或间接作用引起 B 细胞凋亡也占有重要地位。

（4）T1DM 的自然史：T1DM 的发生发展经历以下阶段：①个体具有遗传易感性，临床无任何异常；②某些触发事件如病毒感染引起少量 B 细胞破坏并启动长期、慢性的自身免疫过程；此过程呈持续性或间歇性，期间伴随 B 细胞的再生；③出现免疫异常，可检测出各种胰岛细胞抗体；④ B 细胞数目开始减少，仍能维持糖耐量正常；⑤ B 细胞持续损伤达到一定程度时（通常只残存 10%～20% 的 B 细胞），胰岛素分泌不足，出现糖耐量降低或临床糖尿病，需用外源胰岛素治疗；⑥ B 细胞几乎完全消失，需依赖外源胰岛素维持生命。

2．2 型糖尿病（T2DM）

（1）遗传因素与环境因素：T2DM 有更明显的遗传基础，同卵双生子的同病率接近 100%，遗传因素主要影响 B 细胞功能。遗传特点为：①参与发病的基因多，分别影响糖代谢过程中的某个环节，而对血糖值无直接影响；②每个基因参与发病的程度不等，大多数为次效基因，可能有个别为主效基因；③每个基因只是赋予个体某种程度的易感性，并不足以致病，也不一定是致病所必需；④多基因异常的总效应形成遗传易感性。

虽然遗传因素在发病中起重要作用，但起病和病情进程则受环境因素的影响而变异很大。环境因素包括年龄增长、现代生活方式、营养过剩、体力活动不足、子宫内环境以及应激、化学毒物等。在遗传因素和上述环境因素共同作用下所引起的肥胖，特别是中心性肥胖，与胰岛素抵抗和 T2DM 的发生密切相关。

（2）胰岛素抵抗和 B 细胞功能缺陷：T2DM 发病的两个主要环节是：① B 细胞功能缺陷导致不同程度的胰岛素缺乏；②组织（特别是骨骼肌和肝脏）的胰岛素抵抗。在存在胰岛素抵抗的情况下，如果 B 细胞能代偿性增加胰岛素分泌，则可维持血糖正常；当 B 细胞功能无法代偿胰岛素抵抗时，就会发生 T2DM。

1）B 细胞功能缺陷：B 细胞功能缺陷在 T2DM 的发病中起关键作用，从糖耐量正常到 IGT 到 T2DM 的进程中，B 细胞功能呈进行性减退。B 细胞对胰岛素抵抗的失代偿是导致 T2DM 发病的最后共同机制。

T2DM 中，B 细胞功能缺陷主要表现为：①胰岛素分泌量的缺陷：T2DM 早期空腹胰岛素水平正常或升高，葡萄糖刺激后胰岛素分泌代偿性增多；随着疾病的进展，胰岛素最大分泌水平降低。②胰岛素分泌模式异常：静脉注射葡萄糖后（IVGTT 或高糖钳夹试验）第一时相胰岛素分泌减弱或消失；口服葡萄糖耐量试验（OGTT）中早时相胰岛素分泌延迟、减弱或消失；疾病早期第二时相（或晚时相）胰岛素分泌呈代偿性升高及峰值后移。当病情进一步发展则对葡萄糖和非葡萄糖刺激反应均减退。胰岛素脉冲式分泌缺陷：胰岛素快速分泌减弱及昼夜节律紊乱。③胰岛素分泌质的缺陷：胰岛素原与胰岛素的比例增加。

2）胰岛素抵抗（insulin resistance，IR）：是 T2DM 的特征，可能是多数 T2DM 发病的始发因素，具体是指胰岛素作用的靶器官（主要是肝脏、肌肉和脂肪组织）对胰岛素作用的敏感性降低。胰岛素抵抗的发生机制至今未明。目前主要有脂质超载和炎症两种论点。两者相互交叉，互有补充。

（3）胰岛 A 细胞功能异常和胰高血糖素分泌失调：胰岛 A 细胞分泌胰高血糖素（glucagon），胰高血糖素与胰岛素的作用相拮抗，也是维持血糖稳态的关键性调节激素。胰高血糖素分泌失调及胰岛 A 细胞功能异常可能在 T2DM 发病中也起重要作用。T2DM 病人胰岛 B 细胞数量明显减少，A/B 细胞比例显著增加；长时间的高血糖可降低 A 细胞对血糖的敏感性，从而导致胰高血糖素水平升高，肝糖输出增加。

（4）T2DM 的自然史：T2DM 早期存在胰岛素抵抗而 B 细胞可代偿性增加胰岛素分泌时，血糖可维持正常；当 B 细胞无法分泌足够的胰岛素以代偿胰岛素抵抗时，则会进展为 IGR 和糖尿病。IGR 和糖尿病早期不需胰岛素治疗的阶段较长，部分病人可通过生活方式干预使血糖得到控制，多数病人则需在此基础上使用口服降糖药使血糖达理想控制。随胰岛 B 细胞分泌胰岛素功能进行性下降，病人需应用胰岛素控制高血糖，但不依赖外源胰岛素维持生命；随着病情进展，最终相当一部分病人需用胰岛素控制血糖或维持生命。

【病理生理】

糖尿病时，葡萄糖在肝、肌肉和脂肪组织的利用减少以及肝糖输出增多是发生高血糖的主要原因。高血糖对机体的影响主要是两方面：一是造成代谢紊乱，主要表现为糖代谢紊乱和脂代谢加速；二是造成多器官系统损害。高血糖时，血糖和血红蛋白的结合生成糖化血红蛋白，该反应不可逆，并与血糖浓度呈正比，且保持 120 天左右。由于血红蛋白发生糖基化，且组织蛋白也发生非酶糖化，生成糖化终产物。糖化终产物刺激糖、脂及蛋白质，自由基生成增多，引起：①膜脂质过氧化增强；②细胞结构蛋白和酶的巯基氧化形成二硫键；③染色体畸变、核酸碱基改变或 DNA 断裂。最终导致血管内皮细胞损伤，细胞间基质增殖等，引起糖尿病病人的眼、心脏、肾、神经等发生并发症。（图 64-1-1）。

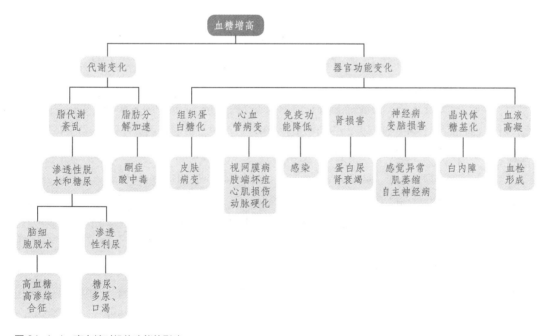

图 64-1-1 高血糖对机体功能的影响

【护理评估】

（一）健康史

应详细询问病人有无家族遗传史、是否肥胖体形等，评估病人患病起始时间、主要症状及其特点，有无出现并发症，如肢体有无发凉、麻木或疼痛感觉，有无皮肤破损等。注意了解病人的生活方式、饮食习惯、食量、身高、患病后的检查治疗经过、目前用药情况和病情控制情况；女性需询问妊娠次数，已生育妇女注意追问孩子出生时体重等。

（二）身体状况

1. 代谢紊乱综合征　典型表现为"三多一少"症状，即多尿、多饮、多食和体重减轻。血糖升高产生渗透性利尿，出现多尿、口干和多饮，体内葡萄糖不能充分氧化供能，导致病人易饥多食。由于机体不能利用葡萄糖，且蛋白质和脂肪的分解代谢增强，大部分病人出现体重减轻。此外，病人常伴视物模糊、皮肤瘙痒、女性外阴瘙痒，四肢酸痛、麻木，腰痛，性欲减退、阳痿不育、月经失调，便秘等。

1 型糖尿病"三多一少"症状明显，起病急，多发生于 30 岁以前的青少年，如不给予胰岛素治疗，有酮症倾向，糖尿病酮症酸中毒可以是部分病人的首发症状；2 型糖尿病多发生在 40 岁以上成年人和老年人，病人多肥胖，起病缓慢，病情较轻，部分病人可长期无代谢紊乱症状，通过体检而发现，长期病程可出现各种急、慢性并发症。

2. 糖尿病急性并发症

（1）糖尿病酮症酸中毒（diabetic ketoacidosis，DKA）：DKA 是由于胰岛素不足和升糖激素不适当升高引起的糖、脂肪和蛋白质代谢严重紊乱综合征。酮症包括酮血症和酮尿。酮血症是血清酮体积聚超过正常水平。酮尿是尿中有酮体排出。当糖尿病代谢紊乱加重时，脂肪分解加速，产生大量酮体。酮体包括乙酰乙酸、β- 羟丁酸和丙酮，其中，乙酰乙酸和 β- 羟丁酸均为较强的有机酸，当代谢紊乱加剧，血酮持续升高超过机体的代偿能力时，便发生代谢性酸中毒。

1）诱因：1 型糖尿病病人有自发 DKA 倾向，2 型糖尿病病人在某些诱因作用下也可发生 DKA。常见诱因有急性感染、胰岛素不适当减量或突然中断治疗、饮食不当、胃肠疾病、脑卒中、心肌梗死、妊娠、分娩、创伤、麻醉、手术、严重刺激引起应激状态等。有时亦可无明显诱因。

2）临床表现：早期酮症阶段主要表现有多尿、多饮、疲乏等症状，失代偿阶段出现食欲减退、恶心、呕吐，伴头痛、嗜睡、呼吸深快并有烂苹果味；病情进一步发展，出现严重脱水、皮肤干燥且弹性差、眼球内陷、尿少、血压下降、甚至休克；到晚期，各种反射迟钝甚至消失，终至昏迷。部分病人以 DKA 为首发表现。

3）实验室检查：尿糖、尿酮强阳性；血糖在 16.7 ～ 33.3mmol/L（300 ～ 600mg/dl），血酮体升高，可达 4.8mmol/L（50mg/dl）以上；有代谢性酸中毒，血气分析 pH<7.35，碱剩余负值加大，阴离子间隙增大；电解质紊乱表现为血钾正常或偏低，血钠、血氯降低；血尿素氮和肌酐偏高。

（2）高血糖高渗综合征（hyperosmolar hyperglycemic syndrome，HHS）：是糖尿病的严重急性并发症之一，临床以严重高血糖而无明显酮症酸中毒、血浆渗透压显著升高、脱水和意识障碍为特征。HHS 的发生率低于 DKA，多见于老年 2 型糖尿病病人，男女发病率相似。约 2/3 病人于发病前无糖尿病病史或仅为轻症。

1）诱因：感染、急性胃肠炎、胰腺炎、脑血管意外、严重肾疾患、血液或腹膜透析、静脉内高营养、不合理限制水分，以及某些药物如糖皮质激素、免疫抑制剂、噻嗪类利尿药物的应用等。少数病程早期误诊而输入葡萄糖液，或因口渴而大量饮用含糖饮料等可诱发。

2）临床表现：起病先有多尿、多饮，但多食不明显，或反而食欲减退，失水随病程进展逐渐加重，出现神经精神症状，表现为嗜睡、幻觉、定向障碍、偏盲、偏瘫等，最后陷入昏迷。

3）实验室检查：尿糖强阳性，但无或轻度酮症，突出表现为血糖增高至33.3mmol/L（600mg/dl）以上、血钠达155mmol/L、血浆渗透压显著升高达350mOsm/L以上、血肌酐和尿素氮常偏高。

（3）糖尿病乳酸性酸中毒：糖尿病乳酸性酸中毒主要是体内无氧酵解的糖代谢产物乳酸大量堆积，导致高乳酸血症，进一步出现血pH降低。糖尿病合并乳酸性酸中毒的发生率较低，但病死率很高。大多发生在伴有肝、肾功能不全或慢性心肺功能不全等缺氧性疾病病人，主要见于服用苯乙双胍者。主要表现为疲乏无力，厌食、恶心或呕吐，呼吸深大，嗜睡等。大多数有服用双胍类药物史。

（4）感染：泌尿系统的感染常见，有时可导致严重的并发症，如严重的肾盂肾炎、肾及肾周脓肿、肾乳头坏死和败血症。糖尿病病人也是肺炎球菌感染所致菌血症的高风险人群。肺结核发病率高，进展快，易形成空洞。疖、痈等皮肤化脓性感染多见，可致败血症或脓毒血症。足癣、甲癣、体癣等皮肤真菌感染也较常见，女性病人常合并真菌性阴道炎。此外，糖尿病病人中牙周炎的发生率增加，易导致牙齿松动。外耳炎也较常见，但常被忽略。

3. 糖尿病慢性并发症

（1）大血管病变：是糖尿病最严重而突出的并发症。大、中动脉粥样硬化主要侵犯主动脉、冠状动脉、大脑动脉、肾动脉和肢体外周动脉等，引起冠心病、缺血性或出血性脑血管病、肾动脉硬化、肢体动脉硬化等。肢体外周动脉粥样硬化常以下肢动脉病变为主，表现为下肢疼痛、感觉异常和间歇性跛行，严重供血不足可致肢体坏疽。

（2）微血管病变：微循环障碍、微血管瘤形成和微血管基底膜增厚，是糖尿病微血管病变的典型改变。病变主要表现在视网膜、肾、神经、心肌组织。尤以糖尿病肾病和视网膜病变最为重要。

1）糖尿病肾病：多见于糖尿病病史超过10年者，是1型糖尿病病人的主要死亡原因。糖尿病肾损害的发生发展分为五期，Ⅰ、Ⅱ期仅有肾脏本身的病理改变；Ⅲ期开始出现微量白蛋白尿；Ⅳ期尿蛋白逐渐增多，可伴有水肿和高血压；第Ⅴ期出现明显的尿毒症症状。

2）糖尿病视网膜病变：糖尿病病程超过10年，大部分病人合并有不同程度的视网膜病变，是糖尿病病人失明的主要原因之一。按眼底改变分为六期两类，Ⅰ、Ⅱ、Ⅲ期为背景性视网膜期，出现微血管瘤、出血和硬性渗出，之后出现棉絮状软性渗出；Ⅳ、Ⅴ、Ⅵ期为增生性视网膜病变，出现新生毛细血管和玻璃体积血，机化物形成，最后视网膜剥离而失明。除视网膜病变外，糖尿病还可引起黄斑病、白内障、青光眼、屈光改变、虹膜睫状体病变等。

3）其他：糖尿病心脏微血管病变和心肌代谢紊乱可引起心肌广泛灶性坏死等损害，称糖尿病心肌病，可诱发心力衰竭、心律失常、心源性休克和猝死。

（3）神经病变：可累及神经系统任何一部分。

1）中枢神经系统并发症：①伴随严重DKA、高渗高血糖状态或低血糖症出现的神志改变；②缺血性脑卒中；③脑老化加速及老年性痴呆等。

2）周围神经病变：①远端对称性多发性神经病变：是最常见的类型，以手足远端感觉运动神经受累最多见。通常为对称性，典型者呈手套或袜套式分布；下肢较上肢严重，先出现肢端感觉异常，可伴痛觉过敏、疼痛；后期感觉丧失，可伴运动神经受累，手足小肌群萎缩，出现感觉性共济失调及神经性关节病（Charcot关节）。腱反射早期亢进、后期减弱或消失，音叉震动感减弱或消失。电生理检查可早期发现感觉和运动神经传导速度减慢。②局灶性单神经病变：可累及任何脑神经或脊神经，但以动眼、正中及腘神经最常见，一般起病急，表现为病变神经分布区域疼痛，常是自限性。③非对称性的多发局灶性神经病变：指同时累及多个单神经的神经病变。④多发神经根病变（糖尿病性肌萎缩）：最常见为腰段多发神经根病变，典型表现为初起股、髋和臀部疼痛，后骨盆近端肌群软弱、萎缩。

3）自主神经病变：一般认为有症状的自主神经病变预后不良。多影响胃肠、心血管、泌尿生殖系统等。临床表现为胃排空延迟（胃轻瘫）、腹泻（饭后或午夜）、便秘等；休息时心动过速、直立性低血压、寂静性心肌缺血、Q-T间期延长等，严重者可发生心脏性猝死；残尿量增加、尿失禁、尿潴留等；其他还有阳痿、瞳孔改变（缩小且不规则、光反射消失、调节反射存在）、排汗异常（无汗、少汗或多汗）等。

（4）糖尿病足（diabetic foot）：下肢远端神经异常和不同程度的周围血管病变导致的相关足部感染、溃疡和（或）深层组织破坏，称为糖尿病足，是截肢和致残的主要原因。

（三）辅助检查

1. 糖代谢异常严重程度或控制程度的检查

（1）尿糖测定：尿糖阳性表明血糖值超过肾糖阈，提示糖尿病。尿糖阴性不能排除糖尿病。尿糖测定结果受诸多因素影响，如肾糖阈升高的糖尿病病人尿糖可呈阴性，服用一些药物如大剂量维生素C、水杨酸盐、甲基多巴使尿糖检查出现假阴性结果。

（2）血糖测定：血糖升高是诊断糖尿病的主要依据，也是判断糖尿病病情和控制情况的主要指标。空腹血糖正常范围为 $3.9 \sim 6.0$ mmol/L（$70 \sim 108$ mg/dl）；$6.1 \sim 6.9$ mmol/L（$110 \sim 125$ mg/dl）为 IFG。糖尿病的诊断标准：典型糖尿病症状 + 随机血糖 ≥ 11.1mmol/L（200mg/dl），或空腹血浆葡萄糖（FPG）≥ 7.0mmol/L（126mg/dl），或口服葡萄糖耐量试验（OGTT）2小时血浆葡萄糖（2hPG）≥ 11.1mmol/L。症状不典型者，需另一天再次证实。不主张作第三次 OGTT。血糖值反映的是瞬间血糖状态。诊断糖尿病时必须用静脉血浆测定血糖，随访可测末梢血糖。

（3）葡萄糖耐量试验：当血糖高于正常范围而又未达到诊断糖尿病标准者，须进行 OGTT 检查。WHO 推荐 OGTT 方法：试验前3天每日进食碳水化合物量不可少于 150g。试验日晨空腹（禁食至少10小时）取血后，将无水葡萄糖75g（儿童为 1.75g/kg，总量不超过 75g）溶于 $250 \sim 300$ ml 水中，于 $3 \sim 5$ 分钟内服下，服后60分钟、120分钟取静脉血测葡萄糖。结果判断：OGTT 2小时血浆葡萄糖 <7.7mmol/L 为正常糖耐量，$7.8 \sim 11.1$ mmol/L 为糖耐量减低，≥ 11.1mmol/L 应诊断糖尿病。

影响 OGTT 结果的因素：试验前连续3日膳食中糖类摄入受限、长期卧床或极少活动、应激、某些药物（如噻嗪类利尿药、β受体拮抗剂、糖皮质激素等）、吸烟等。急性疾病或应激情况时不宜行 OGTT；试验过程中，受试者不喝茶及咖啡、不吸烟、不做剧烈运动；试验前 $3 \sim 7$ 天停用可能影响结果的药物。

（4）糖化血红蛋白A1和糖化血浆白蛋白测定：糖化血红蛋白A1（glycosylated hemoglobin，GHbA1）测定可反映取血前 $8 \sim 12$ 周血糖的总水平，是糖尿病控制情况的监测指标，可以弥补空腹血糖只反映瞬时血糖值的不足。糖化血红蛋白A1有a、b、c三种亚型，以 GHbA1c 最为主要。GHbA1c 正常值小于6%，血糖控制不良者 HbA1c 升高，GHbA1c ≥ 6.5% 可作为诊断糖尿病的参考。需要注意，HbA1c 受检测方法、有否贫血和血红蛋白异常疾病、红细胞转换速度、年龄等诸多因素的影响。另外，HbA1c 不能反映瞬时血糖水平及血糖波动情况，也不能确定是否发生过低血糖。

血浆蛋白（主要为白蛋白）同样也可与葡萄糖发生非酶催化的糖化反应而形成果糖胺（fructosamine，FA），其形成的量与血糖浓度和持续时间相关，正常值为 $1.7 \sim 2.8$ mmol/L。由于白蛋白在血中半衰期为19天，故 FA 反映病人近 $2 \sim 3$ 周内平均血糖水平，是糖尿病病人近期病情监测的指标。

2．胰岛 B 细胞功能检查

（1）胰岛素释放试验：反映胰岛 B 细胞基础和葡萄糖介导的胰岛素释放功能。正常人空腹基础血浆胰岛素为 35 ~ 145pmol/L（5 ~ 20mU/L），口服 75g 无水葡萄糖（或 100g 标准面粉制作的馒头）后，血浆胰岛素在 30 ~ 60 分钟上升至高峰，峰值为基础值的 5 ~ 10 倍，3 ~ 4 小时恢复到基础水平。胰岛素测定受血清中胰岛素抗体和外源性胰岛素干扰。

（2）C- 肽释放试验：反映基础和葡萄糖介导的胰岛素释放功能。由于 C- 肽清除率慢，肝对它摄取率低，且不受血清中的胰岛素抗体和外源性胰岛素影响，故比血浆胰岛素更能准确反映胰岛 B 细胞的功能。测定方法同上。正常人空腹基础值不小于 400pmol/L，高峰时间同上，峰值为基础值的 5 ~ 6 倍。

（3）其他检测 B 细胞功能的方法：静脉注射葡萄糖 – 胰岛素释放试验和高糖钳夹试验可了解胰岛素释放第一时相；胰高血糖素 –C 肽刺激试验和精氨酸刺激试验可了解非糖介导的胰岛素分泌功能等。

3．并发症检查　急性严重代谢紊乱时的酮体、电解质、酸碱平衡检查，心、肝、肾、脑、眼科、口腔以及神经系统的各项辅助检查等。

4．有关病因和发病机制的检查　GADA、ICA、IAA 及 IA-2A 的联合检测；胰岛素敏感性检查；基因分析等。

（四）心理 – 社会状况

糖尿病为终身性疾病，漫长的病程及多器官、多组织结构和功能障碍易使病人产生焦虑、抑郁等心理反应，对治疗缺乏信心，不能有效地应对。护士应详细评估病人对疾病知识的了解程度，患病后有无焦虑、恐惧等心理变化，家庭成员对本病的认识程度和态度，以及病人所在社区的医疗保健服务情况等。

【常见护理诊断 / 问题】

（一）急性期

在急性期，依据评估资料，病人的主要护理诊断包括但不局限于以下几点：

1．有血糖不稳定的危险　与糖代谢紊乱有关。

2．有体液不足的危险　与多尿和脱水有关。

3．营养失调　与胰岛素分泌及（或）作用缺陷、饮食和运动不均衡有关。

4．知识缺乏：缺乏糖尿病自我护理的知识、技能。

5．焦虑　与糖尿病失控、担心不能控制糖尿病、对糖尿病认识错误和担心发生糖尿病并发症有关。

6．潜在并发症：低血糖昏迷、高渗性昏迷、酮症酸中毒。

（二）慢性进程

慢性进程中依据评估资料，病人的主要护理诊断包括但不局限于以下几点。

1．营养失调　与胰岛素分泌及（或）作用缺陷、应激反应激素增加（由原发病变引起）、饮食和运动不均衡有关。

2．有皮肤完整性受损的危险　与固定不动和感觉缺失有关（神经病变引起）。

3．知识缺乏：缺乏糖尿病自我护理的知识、技能。

4．潜在并发症：糖尿病足、糖尿病大血管病变、糖尿病微血管病变、糖尿病神经病变。

【计划与实施】

糖尿病的治疗原则是早期、长期、综合及个体化。治疗的总体目标是控制血糖、纠正代谢异常、消除症状、防治并发症，提高生活质量。糖尿病的治疗原则是以综合治疗为主，包括饮食治疗、运动疗法、药物治疗、自我监测和糖尿病教育5方面。

通过治疗和护理，病人：①糖尿病症状得到控制，血糖水平正常；②体重恢复或接近正常；③未发生各种急、慢性并发症；④焦虑程度减轻，情绪状态稳定；⑤自我疾病管理能力提高。

（一）饮食治疗及护理

饮食治疗以控制总热量为原则，强调定时、定量，其目的在于维持标准体重，保证未成年人的正常生长发育，纠正已发生的代谢紊乱，使血糖、血脂达到或接近正常水平。饮食治疗对年长者、肥胖型、少症状的轻型病人是主要的治疗措施，因此指导病人合理饮食是糖尿病治疗的最基本措施，可减轻胰岛 B 细胞的负担，降低血糖。对重症和 1 型糖尿病病人更应严格执行饮食计划并长期坚持。

1. 计算总热量 标准体重是由病人年龄和身高决定的，其简易的计算公式为：标准体重（kg）= 身高（cm）−105。根据标准体重计算每日所需总热量。正常体重成年人休息状态下每日每千克标准体重给予热量 25 ~ 30kcal，轻体力劳动 30 ~ 35kcal，中度体力劳动 35 ~ 40kcal，重体力劳动 40kcal 以上。孕妇、哺乳期妇女、营养不良和消瘦、伴有消耗性疾病者在标准体重热量的基础上酌情增加 5kcal，肥胖者酌情减少 5kcal，使体重逐渐恢复至理想体重的 ±5%。

2. 分配三大营养物质 食物分配的原则是高碳水化合物、低脂肪、适量蛋白质和高纤维的膳食，基于该原则，将得到的总热量换算成三大营养物质。

（1）碳水化合物：碳水化合物占饮食总热量的 45% ~ 60%，不同种类碳水化合物引起血糖增高的速度和程度有很大不同，可用血糖生成指数（glycemic index，GI）来衡量。低 GI 食物有利于血糖控制和控制体重。应限制含糖饮料摄入。

○ **知识拓展**　　血糖生成指数

> *血糖生成指数*（glycemic index，GI）是指进食衡量的食物（含 50g 碳水化合物）后，2 ~ 3 小时内的血糖曲线下面积相比空腹时的增幅除以进食 50g 葡萄糖后的相应增幅。通常定义 GI ≤ 55% 为低 GI 食物（如柚，桃，绿豆等），55% ~ 70% 为中 GI 食物（如马铃薯，南瓜等），GI ≥ 70% 为高 GI 食物（如西瓜，大米饭，馒头等）。

血糖负荷

> *血糖负荷*（glycemic load，GL）是指 100g 重量的食物中可利用碳水化合物（g）与 GI 的乘积。GL ≥ 20 为高 GL 食物，10 ~ 20 为中 GL 食物，GL ≤ 10 为低 GL 食物。

（2）蛋白质：肾功能正常的糖尿病病人，蛋白质的适宜摄入量占供能比的 10% ~ 15%，成人每日每千克理想体重 0.8 ~ 1.2g；孕妇、哺乳期妇女、营养不良或伴消耗性疾病者增至 1.5 ~ 2.0g；伴有糖尿病肾病而肾功能正常者应限制至 0.8g，血尿素氮已升高者应限制在 0.6g 以下；蛋白质应至少有 1/3 来自动物蛋白质，以保证必需氨基酸的供给。

（3）脂肪：膳食中由脂肪提供的能量不超过总热量的 30%，其中饱和脂肪酸不应超过总热量的 7%；食物中胆固醇摄入量应 <300mg/d。

3．合理分配三餐 按糖、蛋白质产热 4kcal/g，脂肪产热 9kcal/g，将确定的每日饮食总热量和组成换算为食品并制订食谱。主食的分配应定量定时，根据病人生活习惯、病情和配合药物治疗的需要进行安排。对病情稳定的 2 型糖尿病病人每日三餐可按 1/5、2/5、2/5 或 1/3、1/3、1/3 分配；对注射胰岛素或口服降糖药且病情有波动的病人，可每日进食 5～6 餐，加餐热量占总热量的 10%。

4．注意事项

（1）控制总热量：控制饮食的关键在于控制总热量。当病人因饮食控制而出现易饥的感觉时，可增加蔬菜、豆制品等副食。在保持总热量不变的原则下，凡增加一种食物时应同时减去另一种食物，以保证饮食平衡。体重过重者，要忌吃油炸、油煎食物。炒菜宜用植物油，忌食动物油。饱和脂肪酸的摄入量不应超过供能比的 10%。不推荐糖尿病病人饮酒，若饮酒应计算酒精中所含的能量，女性每天饮酒的酒精量不超过 15g，男性不超过 25g（15g 酒精相当于 450ml 啤酒、150ml 葡萄酒或 50ml 低度白酒），每周不超过 2 次；食盐摄入量限制在每天 6g 以内，合并高血压病人更应严格限制摄入量。

（2）严格限制各种甜食：包括各种食糖、糖果、甜点心、饼干、冷饮、水果及各种含糖饮料等，对于血糖控制较好者，可以在两餐间或睡前加食含果糖或蔗糖的水果。病人需甜食时，为满足甜味的口感，可使用甜味剂，如蛋白糖、木糖醇、糖精、甜菊片等。发生轻症低血糖时，可立即饮用易于吸收的果汁、糖水或吃少量糖果予以缓解。

（3）保持大便通畅、多食含纤维素高的食物：膳食纤维摄入可高于健康成年人推荐摄入量，推荐 25～30g/d 或 10～14g/1000kcal，包括豆类、蔬菜、粗谷物、含糖分低的水果等。因食物中纤维素含量高可加速食物通过肠道，从而延迟和减少糖类食物在肠道的吸收，使餐后血糖下降，同时增加肠蠕动，有利于大便通畅。纤维素体积大，进食后使人有饱食感，有利于减肥。食物纤维尚有一定的降低胆固醇及低密度脂蛋白的作用，故对糖尿病心血管并发症也有一定的预防作用。

（4）预防低血糖：病人进行体育锻炼时不宜空腹，应补充少量食物，防止低血糖。每周定期测量体重一次。如果体重改变 >2kg，应报告医师。

（5）按时进食。

（二）运动疗法与护理

适当的运动有利于减轻体重、提高胰岛素敏感性，改善血糖和脂代谢紊乱，还可以减轻病人的压力和紧张情绪，使人心情舒畅。

1．原则 因人而异，循序渐进，长期坚持，相对定时、定量，适可而止。

2．方式 根据病人年龄、性别、体力、病情、类型及有无并发症等不同条件安排不同的运动，最好做有氧运动，如散步、快走、游泳、慢跑、骑自行车、做广播操、太极拳、球类活动等，其中步行活动安全，容易坚持，可作为首选的锻炼方式。有心、脑血管疾病或严重微血管病变者，应慎重安排活动。

3．时间和强度 1 型糖尿病病人宜安排在餐后 1.5 小时进行，运动量不宜过大，持续时间不宜过长，并于餐前减少胰岛素注射量，避免因运动导致胰岛素吸收增加而致运动后低血糖。2 型糖尿病病人多为餐后血糖升高，故运动应在餐后 1～3 小时内为宜。2 型糖尿病病人的最佳运动方案为有氧运动与抗阻训练相结合。活动时病人的心率达到个体 40%～70% 的最大耗氧量即为合适的活动强度，通常用心率或自身感觉来衡量运动强度。个体最大心率 =（220－ 年龄），储备心率 = 最大心率－静态心率，或运动时感觉全身发热，出汗，但非大汗淋漓。糖尿病病人年龄 >40岁，病程超过 10 年、有心血管疾病症状与体征，应当通过运动试验获得靶心率。推荐每次 20～

60分钟的有氧运动，每次运动应有运动前5～10分钟的准备活动及运动后至少5分钟的放松时间，运动频率为每周3～7天。

4．运动的注意事项

（1）运动前评估：运动前评估糖尿病的控制情况，根据病人具体情况决定运动方式、时间以及所采用的运动量。空腹血糖>16.7mmol/L、反复低血糖或血糖波动较大、有糖尿病酮症酸中毒等急性代谢并发症、合并急性感染、增殖性视网膜病、严重肾病、严重心脑血管疾病（不稳定型心绞痛、严重心律失常、一过性脑缺血发作）等情况下禁忌运动，病情控制稳定后方可逐步恢复运动。

（2）预防意外发生：随身携带糖果，当出现饥饿感、心慌、出冷汗、头晕及四肢无力或颤抖等低血糖症状时及时食用。身体状况不良时应暂停运动。运动可加重心脑负担，使血浆容量减少，血管收缩，有诱发心绞痛、心肌梗死和心律失常的危险；运动还可使肾血流减少致糖尿病肾病加重；运动时血压上升，增加了玻璃体和视网膜出血的可能性。因此，在运动中若出现胸闷、胸痛、视物模糊等，应立即停止并及时处理。运动前后还应加强血糖监测，运动量大或激烈运动时应临时调整饮食及药物治疗方案，以免发生低血糖。

（3）携带糖尿病卡：运动时随身携带糖尿病卡，卡上写有本人的姓名、年龄、家庭住址、电话号码和病情以备急需。

（4）做好运动日记：运动后应及时做好运动日记，以便观察疗效和不良反应。

（三）药物治疗及护理

1．口服药物治疗及护理　主要包括胰岛素促分泌药物（磺脲类、瑞格列奈和DPP-4抑制剂）、胰岛素增敏药物（双胍类和噻唑烷二酮）和α-葡萄糖苷酶抑制剂。护士应了解各类降糖药物的作用、剂量、用法、不良反应和注意事项，指导病人正确服用。

（1）胰岛素促分泌药物

1）磺脲类口服降糖药（sulfonylureas，SUs）：此类药物通过作用于胰岛B细胞表面的受体，促进胰岛素释放。其降血糖作用有赖于尚存在相当数量（30%以上）有功能的胰岛B细胞组织。SUs有多种，第一代有甲苯磺丁脲（D-860）、氯磺丙脲等，第二代有格列苯脲（优降糖）、格列吡嗪（美吡达、灭糖脲，灭特尼）、格列齐特（达美康）、格列喹酮（糖适平）、格列吡嗪控释片（瑞易宁）、格列美脲（亚莫利里）等。治疗应从小剂量开始，于早餐前半小时口服，根据尿糖和血糖测定结果，按治疗需要每隔数天增加剂量1次，或改为早、晚餐前两次服药，直至病情取得良好控制。年老者宜尽量用短、中效药物。该药的主要不良反应是低血糖，特别是在老年病人和肝、肾功能不全者中多见，少见有肠道反应、皮肤瘙痒、胆汁淤滞性黄疸、肝功能损害、再生障碍性贫血、溶血性贫血、血小板减少等。

2）瑞格列奈（诺和龙）：其作用机制是不通过磺脲类受体而直接刺激胰岛B细胞分泌胰岛素，该药刺激胰岛素释放的作用是依赖葡萄糖的水平（当血糖水平在3～10mmol时才有刺激作用）。餐前立即服用，不良反应极少。

3）DPP-4抑制剂：主要通过减少体内GLP-1的分解而增加GLP-1浓度并进而促进胰岛B细胞分泌胰岛素，抑制胰升糖素分泌。目前市场上的DPP-4抑制剂有西格列汀、沙格列汀、维格列汀、利格列汀和阿格列汀。

（2）胰岛素增敏药物

1）双胍类：此类药物可增加肌肉等外周组织对葡萄糖的摄取和利用，加速无氧糖酵解，抑制糖原异生及糖原分解，降低过高的肝糖输出，并改善胰岛素敏感性，减轻胰岛素抵抗，是肥胖或超重的2型糖尿病病人第一线药物。常用药物有二甲双胍（甲福明）和格华止。双胍类药物不良反应有腹部不适、口中金属味、恶心、厌食、腹泻等，偶有过敏反应，餐后服药可减轻不适症状。因该类药物促进无氧糖酵解，产生乳酸，在肝、肾功能不全，休克或心力衰竭者可诱发乳酸性酸中毒，故忌用于上述情况，对年老病人应小心使用。

2）噻唑烷二酮（TZD）：TZD 也称格列酮类药物，主要作用是增强靶组织对胰岛素的敏感性，减轻胰岛素抵抗，故被视为胰岛素增敏剂。有罗格列酮和吡格列酮两种制剂。罗格列酮用量为 4～8mg/d，每天 1 次或分 2 次口服；吡格列酮 15～30mg，每天 1 次口服。

（3）α-葡萄糖苷酶抑制剂：通过抑制小肠黏膜上皮细胞表面的葡萄糖苷酶而延缓碳水化合物的吸收，降低餐后高血糖。该药可作为 2 型糖尿病一线用药，尤其适用于空腹血糖正常（或偏高）而餐后血糖明显升高者。可单独用或与 SUs、双胍类合用。有阿卡波糖（拜糖平）、伏格列波糖（倍欣）2 种制剂。阿卡波糖每次 50mg，每天 3 次；伏格列波糖每次 0.2μg，每天 3 次。与第一口饭同时服用，服用后常有腹部胀气等症状。

2．胰岛素治疗及护理

（1）适应证：①1 型糖尿病；②糖尿病伴急慢性并发症、合并症者，包括：酮症酸中毒、高渗性非酮症性昏迷、乳酸性酸中毒；急性感染、创伤、手术前后的糖尿病者；妊娠合并糖尿病，尤其在分娩前的阶段；糖尿病合并心、脑、眼、肾、神经等并发症；消耗性疾病者；③2 型糖尿病病人经饮食、运动、口服降糖药物治疗血糖不能满意控制者；④新诊断 2 型糖尿病病人血糖较高者，即 HbA1c>9% 或空腹血糖 >11.1mmol/L 者，可以考虑进行 2 周到 3 个月的短期胰岛素强化治疗；⑤在糖尿病病程中（包括新诊断的 2 型糖尿病），出现无明显诱因的体重显著下降时，应该尽早使用胰岛素治疗。

（2）制剂类型：按作用快慢和维持作用时间，胰岛素制剂可分为超短效胰岛素类似物、常规（短效）胰岛素、中效胰岛素、长效（包括长效胰岛素类似物）和预混胰岛素 5 类。制剂的特点见表 64-1-1。根据胰岛素的来源不同，又可分为动物胰岛素（猪、牛）、人胰岛素和胰岛素类似物 3 种。

表 64-1-1 常用胰岛素及其作用特点

胰岛素制剂	起效时间（min）	峰值时间（h）	作用持续时间（h）
短效胰岛素（RI）	15～60	2～4	5～8
速效胰岛素类似物（门冬胰岛素）	10～15	1～2	4～6
速效胰岛素类似物（赖脯胰岛素）	10～15	1.0～1.5	4～5
速效胰岛素类似物（谷赖胰岛素）	10～15	1～2	4～6
中效胰岛素（NPH）	2.5～3.0	5～7	13～16
长效胰岛素（PZI）	3～4	8～10	长达 20
长效胰岛素类似物（甘精胰岛素）	2～3	无峰	长达 30
长效胰岛素类似物（地特胰岛素）	3～4	3～14	长达 24
预混胰岛素（HI30R，HI70/30）	0.5	2～12	14～24
预混胰岛素（50R）	0.5	2～3	10～24
预混胰岛素类似物（预混门冬胰岛素）	0.17～0.33	1～4	14～24
预混胰岛素类似物（预混赖脯胰岛素）	0.25	0.50～1.17	16～24
预混胰岛素类似物（预混赖脯胰岛素 50，预混门冬胰岛素 50）	0.25	0.50～1.17	16～24

（3）胰岛素注射

1）静脉注射：通常是指静脉输入小剂量胰岛素，即以 0.1U/（kg·h）的速度输入体内降低血糖，其注意事项详见糖尿病酮症酸中毒的护理。

2）皮下注射：其注射器有胰岛素空针、胰岛素笔、胰岛素泵。胰岛素笔是一种笔式注射器，胰岛素笔芯直接装入笔内，无需抽取，易于携带，对老年病人、经常外出的病人尤为方便。胰岛素泵是一种将胰岛素持续注入皮下的注射器，胰岛素装入其储药器内，按预先设定的程序注入体内，特点是模拟胰岛 B 细胞生理分泌，亦可餐前追加负荷量。

3）其他：如人工胰，由血糖感受器、微型电子计算机和胰岛素泵组成。葡萄糖感受器能敏感地感知血糖浓度的变化，将信息传给电子计算机，指令胰岛素泵输出胰岛素，模拟胰岛 B 细胞分泌胰岛素的模式。

（4）使用原则和剂量调节：胰岛素的应用应在一般治疗和饮食治疗的基础上进行。实施胰岛素治疗时，应注意低血糖反应和低血糖后的反应性高血糖。

1）1 型糖尿病病人主张严格控制血糖，常采用强化胰岛素治疗方案：每天 3～4 次（3 餐前半小时短效胰岛素或速效胰岛素类似物及睡前中效胰岛素或长效胰岛素或其类似物）皮下注射。强化胰岛素治疗的另一种方式是持续皮下胰岛素输注（continuous subcutaneous insulin infusion，CSH），亦称胰岛素泵。胰岛素泵模拟胰腺的工作方式，将一段或几段微小剂量的短效或超短效胰岛素不分昼夜地连续输注，保持体内胰岛素维持在一个基本水平，以保证正常的生理需要，称为基础量；餐前追加注射一定量的胰岛素，即餐前追加量。通过基础量和餐前追加量以维持糖尿病病人空腹和餐后血糖的稳定。

2）2 型糖尿病病人的胰岛素治疗常采用：①联合用药：胰岛素＋磺脲类或胰岛素＋双胍类或胰岛素＋α-葡萄糖苷酶抑制剂；也可早餐前或睡前加 1 次中效胰岛素或 1 天 2 次注射中短效混合胰岛素。②常规胰岛素治疗：早餐和晚餐前各注射 1 次混合胰岛素或早餐前用混合胰岛素，睡前用中效胰岛素，开始剂量常为 0.2～0.4U/（kg·d），根据血糖和尿糖结果来调整，直至达到满意控制。

胰岛素一日剂量分配以早餐最多，其次是晚餐和晚睡前，最少的是中餐。开始使用胰岛素治疗时，给药剂量应根据餐前、餐后及睡前的血糖进行调整，一般 3～5 日调整一次。如餐前血糖高，应增加前一餐的胰岛素剂量；如餐后的血糖高，则增加本次餐前的胰岛素剂量；如睡前血糖高，则增加晚餐前的胰岛素剂量；反之亦然。如早晨空腹血糖很高，可能的原因有：①夜间胰岛素作用不够；②"黎明现象"，即夜间血糖控制良好，仅黎明前一段时间出现高血糖，其可能为胰岛素拮抗激素分泌增多所致；③Somogyi 现象，即夜间有低血糖，继而发生低血糖后的反应性高血糖。如在夜间连续监测血糖变化，有利于鉴别高血糖原因。

（5）使用胰岛素的注意事项：①正确保管：未开封的胰岛素放于冰箱冷藏保存（2～8℃）；正在使用的胰岛素在常温下（28℃以内）可使用 28 天，无需放入冰箱，但应避免过冷、过热、太阳直晒，否则可因蛋白质凝固变性而失效。②准确用药：准确执行医嘱，做到制剂、种类正确，剂量准确，按时注射，短效制剂必须在进餐前半小时注射。③抽吸药液顺序：长、短效或中、短效胰岛素混合使用时，应先抽吸短效胰岛素，再抽吸长效胰岛素，然后混匀，切不可逆行操作，以免将长效胰岛素混入短效内。④注射部位选择与更替：选择皮下脂肪较多的部位，如上臂外侧、臀部、大腿前外侧、腹部等，注意轮换注射部位和进针角度，长期注同一部位可能导致局部皮下萎缩或增生、局部硬结；如在同一区域注射，必须与上次注射部位相距 2cm 以上；选择无硬结的部位，如产生硬结，可用热敷，但要避免烫伤。⑤监测血糖：如发现血糖波动过大或持续高血糖，应及时通知医生。⑥严格无菌操作，防止发生感染。

（6）胰岛素不良反应的观察及处理：①低血糖反应：最常见，表现为强烈饥饿感、心慌、手抖、出汗、头晕无力等，应及时给予糖水或高糖食物，注射葡萄糖液以纠正低血糖；②过敏反应：多由制剂不纯导致，表现为注射部位红、肿、发炎、硬结或皮疹，应更换制剂类型，更换注射部位，严重者脱敏疗法；③注射部位脂肪萎缩：采用多点、多部位皮下注射可预防其发生，若发生则停止该部位注射后可缓慢自然恢复。

（四）监测

定期的检查和自我监测是糖尿病管理的重要内容。病人需学会自我监测血糖、血压、体重指数等，掌握糖尿病控制的目标。

1. 监测目标 见表64-1-2。

表64-1-2 中国2型糖尿病综合控制目标

指标	目标值
血糖（mmol/L）[a]	
空腹	4.4～7.0
非空腹	<10.0
糖化血红蛋白（%）	<7.0
血压（mmHg）	<140/80
总胆固醇（mmol/L）	<4.5
高密度脂蛋白胆固醇（mmol/L）	
男性	>1.0
女性	>1.3
甘油三酯	<1.7
低密度脂蛋白胆固醇（mmol/L）	
未合并冠心病	<2.6
合并冠心病	<1.8
体重指数（kg/m²）	<24.0
尿白蛋白/肌酐比值 [mg/mmol（mg/g）]	
男性	<2.5（22.0）
女性	<3.5（31.0）
尿白蛋白排泄率 [μg/min（mg/d）]	<20.0（30.0）
主动有氧活动（分/周）	≥150.0

注：[a] 毛细血管血糖

2. 监测血糖 自我血糖监测（self monitoring of blood glucose，SMBG）可及时、全面地掌握病人血糖的控制情况，是保证糖尿病治疗达标的最基本手段。目前临床上血糖监测方法包括利用血糖仪进行的毛细血管血糖监测、连续监测3天血糖的动态血糖监测（CGM）、反映2～3个月平均血糖水平的糖化血红蛋白检测等。

（1）监测项目：血糖值是直接反映糖尿病病人体内胰岛功能受损情况及治疗效果的重要指

标。不同时间点血糖监测有着不同的意义：空腹及餐前血糖监测有利于发现低血糖；三餐后2小时血糖监测能较好地反映饮食及降糖药的治疗是否适当；晚上睡觉前血糖的监测有助于指导睡前加餐，防止夜间低血糖，保证睡眠安全；凌晨2～3时血糖的监测，有助于发现有无夜间低血糖，明确造成清晨空腹高血糖的原因。

1）空腹血糖：一般指过夜空腹8小时以上，于晨6～8时采血测得的血糖。反映无糖负荷时体内的基础血糖水平。测定结果可受到前1天晚餐进食量及成分、夜间睡眠情况、情绪变化等因素的影响。测试前晚应避免进食过量或含油脂过高的食物，在保证睡眠及情绪稳定时检测。

2）餐后2小时血糖：指进餐后2小时所采取的血糖。有标准餐或随意餐2种进餐方式。标准餐是指按统一规定的碳水化合物含量所进的饮食，如100g或75g葡萄糖粉或100g馒头等；随意餐多指病人平时常规早餐，包括早餐前、后常规服用的药物，为平常治疗效果的一个观察指标。餐后2小时血糖反映了定量糖负荷后机体的耐受情况，正常人应小于7.8mmol/L。

3）即刻血糖：根据病情观察需要所选择的时间采血测定血糖，反映了所要观察时的血糖水平。

（2）自我血糖监测的频率：①使用口服药和生活方式干预的病人每周监测血糖2～4次；②使用胰岛素治疗者在治疗开始阶段每日至少测血糖5次，达到治疗目标后每日自我监测血糖2～4次；③当病情稳定或已达血糖控制目标时可每周监测3次，每日2次；④血糖控制差的病人或病情危重者应每天监测5～7次，直到病情稳定，血糖得到控制；⑤生病时或剧烈运动之前应增加监测次数；生病或血糖>20mmol/L（>360mg/dl）时，应同时测定血酮或尿酮体；⑥出现低血糖症状时应及时检测血糖。

3. 自我血糖监测的指导和质控 开始自我血糖监测前，应由医生或护士对糖尿病病人进行检测技术和检测方法的指导，包括如何测血糖，何时监测，监测频率和如何记录监测结果。医生或糖尿病管理小组每年应检查1～2次病人自我血糖监测技术和校准血糖仪，尤其是自我检测结果与糖化血红蛋白或临床情况不符时。

（五）糖尿病教育

糖尿病教育是综合治疗的要素，其目的是提高病人对疾病的自我管理能力，密切配合治疗，提高生活质量。教育的要点贯穿于各项治疗护理之中，主要包括：糖尿病的性质与危害性；如何制订个人的食谱、运动疗法和降糖药物；指导病人如何监测尿糖、尿酮和血糖，胰岛素注射技术，低血糖和高血糖如何觉察、预防和治疗；并发症的预防、治疗和康复；进行足、皮肤、口腔的保健与护理；烟酒的危害性以及健康的生活方式；糖尿病病人的社会心理适应。此外，还需指导病人定期复诊、预防意外发生。

（六）并发症及合并症的治疗和护理

1. 糖尿病酮症酸中毒的抢救及护理

（1）补液：立即建立两条静脉通路，准确执行医嘱，确保液体和胰岛素的输入。输液是抢救DKA首要的、极关键的措施。由于在本症中常伴有血浆渗透压升高，通常使用生理盐水，补液量和速度视失水程度而定。如病人无心力衰竭，开始时补液速度应快，在2小时内输入1000～2000ml，以便迅速补充血容量，改善周围循环和肾功能，以后根据血压、心率、尿量、末梢循环情况、中心静脉压等决定输液量和速度。从第2～6小时输入1000～2000ml。第一个24小时输液总量4000～5000ml，严重失水者可达6000～8000ml。如治疗前已有低血压或休克，快速输液不能有效升高血压，应输入胶体溶液并抗休克处理。由于初治期血糖浓度已很高，不能给葡萄糖液，当血糖降至13.9mmol/L（250mg/dl）左右时改输5%葡萄糖液，并加入速效胰岛素。

（2）胰岛素治疗的护理：通常采用小剂量（速效）胰岛素治疗方案（每小时0.1U/kg），将速效胰岛素加入生理盐水中持续静滴。当血糖降至 13.9mmol/L（250mg/dl）时，改输 5% 葡萄糖液并加入速效胰岛素（按每 3～4g 葡萄糖加 1U 胰岛素计算）。尿酮体消失后，根据病人尿糖、血糖及进食情况调节胰岛素剂量或改为每 4～6 小时皮下注射胰岛素 1 次，然后恢复平时的治疗。

（3）纠正电解质及酸碱平衡失调：根据治疗前血糖水平及尿量决定补钾时机、补钾量及速度。在开始胰岛素及补液治疗后，病人的尿量正常，血钾低于 5.2mmol/L 即可静脉补钾。治疗前已有低钾血症，尿量 ≥ 40ml/h 时，在胰岛素及补液治疗同时必须补钾。轻、中度酸中毒经充分静脉补液及胰岛素治疗后即可纠正，无需补碱，pH<6.9 的严重酸中毒者予以碳酸氢钠静脉滴注。

（4）防治诱因和处理并发症：包括休克、严重感染、心力衰竭、心律失常、肾衰竭、脑水肿、急性胃扩张等。

（5）病情监测：严密观察和记录病人神志、瞳孔、呼吸、血压、脉搏、心率及 24 小时液体出入量等变化。监测并记录血糖、尿糖、血酮、尿酮水平以及动脉血气分析和电解质变化，有无水、电解质及酸碱平衡紊乱。

（6）其他护理：病人绝对卧床休息，注意保暖，预防压疮和继发感染，昏迷者按昏迷常规护理。

2．高血糖高渗综合征的抢救和护理 治疗上大致与酮症酸中毒相近。病人有严重失水，应积极补液。无休克者目前多主张先用等渗溶液，如治疗前已有休克，宜先输生理盐水和胶体溶液，尽快纠正休克。输液的同时给予小剂量胰岛素治疗，以每小时 0.1U/kg 的速度静滴。当血糖降至 16.7mmol/L（300mg/dl）时，改用 5% 葡萄糖溶液并加入速效胰岛素（每 3～4g 葡萄糖加 1U 胰岛素），根据尿量补钾。积极消除诱因和治疗各种并发症，如心力衰竭、心律失常、肾衰竭等。病情稳定后根据病人血糖、尿糖及进食情况给予皮下注射胰岛素，然后转为常规治疗。

3．低血糖的护理

（1）低血糖的评估

1）病史：了解有无导致低血糖发生的因素，如注射胰岛素剂量过大、服用降糖药或使用胰岛素后未按时进食、运动量过大等。

2）临床表现：①轻、中度低血糖：血糖水平 2.8～3.9mmol/L，病人可以进行自我救治；轻度低血糖病人出现交感神经兴奋的症状，包括心慌、出汗、饥饿、无力、手抖、视物模糊、面色苍白等；中度低血糖病人除了出现上述的交感神经兴奋症状外，还出现了中枢神经系统症状，包括头痛、头晕、定向力下降、精神异常症状。②重度低血糖：病人除有交感神经兴奋症状外，还表现为严重的中枢神经系统症状如精神症状、意识障碍、甚至昏迷。血糖水平 ≤ 2.8mmol/L，病人不能进行自我救治，必须由他人帮助。

3）血糖监测：有条件者立即监测血糖浓度，根据低血糖的临床表现和血糖水平判断低血糖的严重程度。

（2）低血糖的处理：低血糖发作时卧床休息并尽快补充葡萄糖。

1）轻、中度低血糖者：立即给予可以快速吸收的含碳水化合物（15～20g）的食物或饮料（以下任意 1 种）：葡萄糖片（3～4 片）、果汁（如橙汁、苹果汁 175～200ml）、水果糖（2～4块），蜂蜜或白糖（2～3 勺）冲水口服等。每 15 分钟监测血糖 1 次，若 15 分钟后无明显好转，血糖仍 <3.9 mmol/L，可重复上述处理。低血糖纠正之后，如果离下次进餐还有较长时间（1 小时以上），还需进食少量吸收较慢的含碳水化合物（含 15g）的食物，如面包、饼干、馒头或水果等，以使血糖保持稳定。

2）严重低血糖：使其侧卧，随时检查呼吸道是否通畅，呼吸是否平稳，避免喂食、喂水，以免引起窒息，有条件者在 1～3 分钟内立即静脉推注 50% 葡萄糖 20～40ml，或肌内注射胰升糖素 0.5 ～ 1.0mg；如 15 分钟后血糖仍 ≤ 3.0mmol/L，则继续给予 50% 葡萄糖 60ml 静脉注射；如低血糖未纠正，则静脉注射 5% 或 10% 葡萄糖，或加用糖皮质激素（长效磺脲类药物或中、长效胰岛素所致低血糖不易纠正，且持续时间较长，可能需要长时间葡萄糖输注）。由于胰升糖素作用时间较短，且会再次出现低血糖，因此在给予葡萄糖和胰升糖素治疗后，如果意识清醒，仍要补充葡萄糖或进食，直至血糖保持稳定，且至少监测血糖 24 ～ 48 小时。

（3）低血糖的预防：低血糖防治知识教育是预防低血糖的关键，病人应熟悉何种情况下易发生低血糖，低血糖的症状以及自我处理方法。遵从饮食、运动与药物治疗的原则，做好饮食、运动与药物治疗的配合；少饮酒，避免酒精导致的迟发性严重低血糖的发生。做好血糖的监测。外出时随身携带糖果、饼干和病情卡，一旦发生低血糖昏迷时能及时得到帮助。

4. 糖尿病足的治疗和护理

（1）糖尿病足的预防和护理

1）加强对危险因素的评估：糖尿病足部溃疡的危险因素主要有：①既往有足溃疡史；②有神经病变的症状（如足的麻木感，感觉、触觉、痛觉减退或消失）和（或）缺血性血管病变（如运动引起的腓肠肌疼痛或足发凉）；③神经病变的体征（足发热、皮肤不出汗、肌肉萎缩、鹰爪样趾、压力点的皮肤增厚或胼胝形成，但足背动脉搏动和血液充盈良好）和（或）周围血管病变的体征（足发凉、皮肤发亮变薄、足背动脉搏动减弱或消失和皮下组织萎缩）；④神经和（或）血管病变并不严重但有严重的足畸形；⑤其他危险因素，如视力下降，膝、髋或脊柱关节炎，鞋袜不合适等；⑥个人因素，如社会经济条件差、老年人或独居生活、拒绝治疗和护理等。

2）指导病人进行足部自检：指导病人每天检查双足一次，观察足部皮肤颜色、温度改变，注意检查趾甲、趾间、足底部皮肤有无胼胝、鸡眼、甲沟炎、甲癣、红肿、青紫、水疱、溃疡、坏死等，评估足部有无感觉减退、麻木、刺痛，足背动脉搏动情况及皮肤温度。每天要对自己所穿的鞋进行检查，包括异物、趾甲屑、鞋的里衬平整情况。如有视力障碍，应在亲友的协助下检查足部和修剪指甲，不要亲自操作。如果足部起水疱和疼痛，必须及时到有关专科就诊。

3）指导病人定期做足部感觉的测试，如测试压力觉、关节位置觉、振动觉、痛觉、温度觉和触觉等，及时了解足部感觉功能。

4）指导病人行足部护理，避免感染：勤换鞋袜，每天清洁足部（洗脚时的水温应低于37℃）；若足部皮肤干燥，清洁后可用羊毛脂涂擦，但不可常用，以免皮肤过度浸软。

5）预防外伤：指导病人不要赤脚走路，以防刺伤；外出时不可穿拖鞋，以免踢伤；应选择轻巧柔软、前头宽大的鞋子，袜子以弹性好、透气及散热性好的棉毛质地为佳；冬天使用电热毯或烤灯时谨防烫伤；对鸡眼、胼胝、脚癣及时治疗；不要用化学药消除鸡眼或胼胝，应找有经验的足医或皮肤科医师诊治，并说明自己患有糖尿病；修剪趾甲避免太短，应与脚趾平齐。

6）适度足部运动，促进肢体血液循环。

步行运动：三餐后 1 ～ 1.5 小时快步行走 15 ～ 30 分钟。

腿部运动：①提脚跟：将脚跟提起、放下，每次连续做 20 次。②甩腿：一只脚踩于一块砖上，手扶椅子，前后甩动另一只脚，甩动 10 次后脚尖着地，踝关节顺时针、逆时针方向各旋转20 次，然后再换另一只脚，重复做上述动作。③坐椅运动：双臂交叉于胸前，双腿分开与肩宽，然后做坐下、起立动作 10 次。④毕格尔运动法：让病人平躺，双腿同时举高 45° ～ 60°，架在墙壁或棉被上，直到脚部皮肤发白、刺痛，1 ～ 3 分钟，然后坐起，移到床沿，双腿自然下垂，左右摆动，并施行脚板上下运动及脚趾屈伸运动直到发红刺痛为止，再回复平躺并盖上棉被保温，卧床休息 3 分钟，一天可做 2 ～ 3 次。此外，还可按摩，从趾尖开始向上至膝关节按摩，早、中、晚各一次，每次 10 分钟。上述方法在足部皮肤出现溃疡或坏疽后禁用，避免加重伤口恶化。

7）积极控制血糖和戒烟：足部溃疡危险性变化及其发生、发展均与血糖密切相关，血糖值是干预有效与否最敏感的指标，足溃疡的预防教育应从早期指导病人控制和监测血糖开始。同时，应指导病人积极戒烟，防止因吸烟导致局部血管收缩而进一步促进足溃疡的发生。

（2）糖尿病足的治疗

1）严格控制血糖、血压、血脂。

2）神经性足溃疡的治疗：处理的关键是通过特殊的改变压力的矫形鞋或足的矫形器来改变病人足部的压力；根据溃疡的深度、面积大小、渗出多少以及是否并发感染决定溃疡换药次数和局部用药；采用一些生物制剂或生长因子类药物治疗难以治愈的足溃疡。适当的治疗可以使神经性足溃疡愈合。

3）缺血性病变的处理：对于血管阻塞不是非常严重或没有手术指征者，可以采取内科保守治疗，静滴扩血管和改善血液循环的药物。如病人有严重的周围血管病变，应尽可能行血管重建手术。坏疽病人在休息时有疼痛及广泛的病变不能通过手术改善者，才考虑截肢。

5. 感染预防和护理　注意个人卫生，加强口腔、皮肤、阴部的清洁，勤洗澡、更衣。及时处理发热及其他感染症状。室内通风，定期消毒；注意保暖，避免接触上呼吸道感染者。

6. 皮肤护理　保持皮肤的清洁，勤洗澡，勤更换内衣；内衣要以棉质为好，要宽松、透气性好；皮肤瘙痒病人嘱其不要搔抓皮肤，勤剪指甲，剪指甲时不要剪得太深，避免伤及皮肤；戒酒、勿用浓茶及辛辣食物。洗澡时注意水的温度，不可过热，温热水即可，香皂要选用中性的，不可碱性太强；如果皮肤出现真菌感染，要在医生的指导下，给予抗真菌药物；如果出现皮肤的化脓性感染，如痈、疖等，不能自己挤压，要到医院就诊，进行换药，以免感染扩散；皮肤如果出现水疱，面积较小，可以用无菌纱布加压包扎，面积较大的，可以到医院在无菌技术操作下，穿刺水疱减压后再包扎。

7. 糖尿病合并妊娠的治疗及护理　糖尿病合并妊娠，饮食治疗原则同非妊娠者，总热量 159kJ/kg（38kcal/kg），蛋白质每日 1.5～2.0g/kg，碳水化合物约 250g/d。整个妊娠期间监测血糖水平、胎儿的生长发育及成熟情况。单纯饮食控制不佳者应采用短效和中效胰岛素，忌用口服降糖药物。由于孕 36 周前早产婴儿死亡率较高，38 周后胎儿宫内死亡率增高，因此妊娠 32～36 周时宜住院治疗直至分娩，必要时进行引产或剖宫产。产后注意新生儿低血糖症的预防和处理。

（七）心理护理

重视病人的心理反应，向病人说明积极的生活态度对疾病康复的重要性，增强战胜疾病的信心。

【护理评价】

经过治疗和护理，病人是否达到：①多饮、多食、多尿症状得到控制，血糖水平正常；②体重恢复或接近正常；③无皮肤、呼吸道、泌尿生殖等组织器官感染征象，体温正常；④足部未见破损、感染等并发症，局部血液循环良好；⑤焦虑程度减轻，情绪状态稳定；⑥能够自我照顾、自我监测、足部预防、胰岛素注射等；⑦未发生酮症酸中毒、高渗性昏迷和低血糖等并发症。

（周兰妹）

1. 女性，38 岁，糖尿病 12 年，每日皮下注射人混合胰岛素治疗，早餐前 30U，晚餐前 24U，每日进餐规律，主食量 300g。近来空腹血糖 12.5mmol/L，餐后血糖 7.6～9.0mmol/L。

（1）为确定病人出现空腹高血糖的原因，最有意义的检查是什么？

（2）最可能出现的情况是什么？

2. 男性，51 岁，大学老师，平素不喜运动，体形略胖，高血压 2 年，目前口服药物控制，最近因工作原因，压力较大，血压 140/85mmHg，今天单位体检时发现血糖增高，诊断为 2 型糖尿病。

（1）病人的治疗原则是什么？

（2）该病人应达到怎样的控制目标？

（3）如何对该病人实施健康教育？

第六十五章
肾上腺疾病病人的护理

学习目标

识记

1. 能正确复述下列疾病的概念：库欣综合征、原发性醛固酮增多症、嗜铬细胞瘤。
2. 能正确概述库欣综合征的典型症状。

理解

1. 能正确解释库欣综合征的病因与发病机制。
2. 能正确描述醛固酮增多症病人身体状况的评估内容。
3. 能正确阐述下列疾病的治疗原则：库欣综合征、原发性醛固酮增多症、嗜铬细胞瘤。

运用

1. 能运用所学知识，对库欣综合征病人术后并发症实施观察与护理。
2. 能针对嗜铬细胞瘤病人发生的高血压危象制订急救措施。

65章

第一节 库欣综合征病人的护理

库欣综合征（Cushing syndrome），又称皮质醇增多症（hypercortisolism），是由各种原因引起肾上腺皮质分泌过多糖皮质激素（主要是皮质醇）所致病症的总称。其中，以垂体促肾上腺皮质激素（ACTH）分泌亢进所引起的临床类型最为多见，称为库欣病（Cushing 病，Cushing disease）。主要表现为向心性肥胖、满月脸、多血质、紫纹、痤疮、高血压、高血糖和骨质疏松等。本病多见于女性，男女之比约为 1:2 ~ 1:3。以 20 ~ 40 岁居多，约占 2/3。

【病因和发病机制】

（一）依赖 ACTH 的库欣综合征

1. 库欣病 临床上最常见，约占库欣综合征的 70%，多见于成人，女性多于男性，儿童、青少年亦可发病。该病是由于垂体 ACTH 分泌过多，导致双侧肾上腺皮质增多，分泌大量皮质醇所致。主要为垂体微腺瘤（肿瘤直径 <1cm），约占库欣病病人的 80%。

2. 异位 ACTH 综合征 系垂体以外的恶性肿瘤产生 ACTH，刺激肾上腺皮质增生，分泌过量的皮质醇。临床上可分为两型：①缓慢发展型：肿瘤恶性度较低，如类癌，病史可数年，临床表现及实验室检查类似库欣病；②迅速进展型：肿瘤恶性度高，发展快，临床不出现典型库欣综合征表现，血 ACTH，血、尿皮质醇升高特别明显。

（二）不依赖 ACTH 的库欣综合征

肾上腺皮质肿瘤自主分泌过量皮质醇，不受垂体控制，反馈抑制垂体 ACTH 的释放，使瘤外同侧及对侧肾上腺皮质萎缩，其包括：

1. 肾上腺皮质腺瘤 占库欣综合征的 15% ~ 20%，多见于成人，男性相对较多见。腺瘤呈圆形或椭圆形，肿瘤直径 3 ~ 4cm，包膜完整。起病较缓慢，病情中度，多毛及雄激素增多较少见。

2. 肾上腺皮质癌 占库欣综合征的 5% 以下，病情重，进展迅速。

3. 原发性色素性结节性肾上腺病 表现为不依赖 ACTH 的双侧性肾上腺小结节性增生。病人血中 ACTH 低或测不到，大剂量地塞米松不能抑制。发病机制与遗传和免疫有关。

4. 双侧肾上腺大结节性增生 双侧肾上腺增大，含有多个直径在 5mm 以上的良性结节，一般为非色素性。其病因与 ACTH 以外的激素、神经递质的受体在肾上腺皮质细胞上异位表达有关，如抑胃肽（GIP）、黄体生成素 / 绒膜促性腺激素（LH/hCG）的受体发生异位表达。病人可表现为典型的库欣综合征。

【护理评估】

（一）健康史

全面了解病人的年龄、性别及文化背景等资料。详细了解病人患病的起始时间、有无诱因、目前的主要症状及特点。评估病人的身体情况，了解病人既往检查、治疗等情况。询问病人是否有垂体疾病史，有无其他肿瘤，如肺癌、胸腺癌和胰腺癌等。

（二）身体状况

皮质醇为人体代谢及应激等所必需的激素，过量则引起全身代谢紊乱，导致临床综合征的发生。

1. 脂肪代谢障碍 多为轻、中度肥胖。皮质醇促进脂肪动员和合成，使脂肪重新分布，促进蛋白质分解，致四肢肌肉萎缩，而腹部和肩胛之间的脂肪则积累，形成典型的向心性肥胖。特征性表现为满月脸、水牛背、腹部隆起似球形、四肢相对瘦小等。

2．蛋白质代谢障碍　由于皮质醇增多，蛋白质分解代谢亢进，消耗过多，形成负氮平衡。临床表现为皮肤菲薄，毛细血管脆性增加，轻微损伤即可引起瘀斑；由于肥胖、皮肤菲薄、皮肤弹力纤维断裂等原因，大腿、下腹部、臀部等处可见典型的皮肤紫纹；病程长者肌肉萎缩、骨质疏松，可发生病理性骨折，儿童则出现生长停滞。

3．糖代谢障碍　皮质醇对抗胰岛素的作用，促进糖异生，引起葡萄糖耐量异常，可引起类固醇性糖尿病。

4．电解质紊乱　皮质醇分泌过量致钠潴留，钾、氯排出增多，重则出现低钾低氯性碱中毒，其中肾上腺皮质腺癌及异源 ACTH 综合征表现最为明显。病人除皮质醇大量分泌外，具有盐皮质激素作用的脱氧皮脂酮分泌也增多，加重低钾血症。病人出现乏力加重，肾浓缩功能障碍，部分病人因钠水潴留而出现轻度水肿。

5．心血管病变　常表现为高血压。由于皮质醇增加儿茶酚胺对小血管的张力，加之水钠潴留，可出现高血压。长期高血压可并发左心室肥大、心力衰竭和脑卒中。

6．感染　长期皮质醇分泌增多使免疫功能减弱，病人容易发生各种感染。肺部感染多见，其中化脓性细菌感染不容易局限，可发展成蜂窝织炎、败血症等。此外，皮质醇增多使发热等机体防御反应被抑制，炎症反应往往不明显，发热不明显，易漏诊而造成严重后果。

7．造血系统及血液改变　皮质醇刺激骨髓，使红细胞计数和血红蛋白含量增高，加之病人皮肤菲薄，故呈多血质面容。大量皮质醇使白细胞计数和中性粒细胞增多，且促使淋巴组织萎缩、淋巴细胞和嗜酸性粒细胞再分布，这两种细胞的绝对值和白细胞分类中的百分率均减少。

8．性功能障碍　女性病人因肾上腺雄性激素分泌增多，可表现为月经不规则或停经、轻度多毛、痤疮、多伴不孕等。男性因皮质醇对垂体促性腺激素的抑制作用，表现为性功能低下、阴茎缩小、睾丸变软、男性性征改变等。

9．神经精神改变　高皮质醇血症兴奋大脑皮质，引起中枢神经系统功能紊乱，病人易激动、失眠、妄想、烦躁，严重者精神变态，个别可发生偏执狂。

10．皮肤色素沉着　异位 ACTH 综合征及较重的库欣病病人皮肤色素明显加深。

（三）辅助检查

1．血浆皮质醇测定　血浆皮质醇含量增高，昼夜节律消失，早晨高于正常，而晚上低于早晨不明显。

2．24 小时尿皮质醇测定　17- 羟皮质类固醇和游离皮质醇均增高。

3．小剂量地塞米松抑制试验　正常时垂体 ACTH 分泌受血中皮质醇浓度的反馈调节，利用外源性生理剂量地塞米松对垂体的抑制作用，可了解下丘脑 - 垂体 - 肾上腺轴功能是否正常。对比给药前后血、尿皮质醇及其代谢产物水平，明显受抑制者（抑制 50% 以上）为正常，不受抑制（未达上述指标）应考虑高皮质醇血症的存在，需行进一步检查。

4．大剂量地塞米松抑制试验　高皮质醇血症时，当下丘脑 - 垂体 - 肾上腺轴的关系尚存在时，其反馈调节可被大剂量地塞米松抑制到对照值的 50% 以下，说明病变在垂体或下丘脑，如不被抑制，则说明皮质醇或 ACTH 分泌是自主性的，病变在肾上腺或由于异源性 ACTH 分泌所致。

5．ACTH 兴奋试验　垂体性库欣病和异位 ACTH 综合征者常有反应，原发性肾上腺肿瘤者多数无反应。

6. 影像学检查 垂体 CT、MRI，肾上腺 B 型超声、蝶鞍区断层摄影等有助于病因定位诊断。

（四）心理－社会状况

病人常因身体外形的改变，心理压力大、性格孤僻等产生精神、情绪变化，出现情绪不稳、失眠、烦躁、抑郁等，甚至产生自卑，不愿参与社交活动，严重者有精神障碍、自杀倾向。评估病人的精神状况，是否有抑郁、自卑、烦躁等不良情绪。大多数病人需要手术治疗，术前常有紧张、恐惧心理。

【常见护理诊断／问题】

1. **体像紊乱** 与皮质醇增多症所致的形象改变有关。
2. **体液过多** 与皮质醇激素分泌过多导致水、钠潴留有关。
3. **有外伤的危险** 与代谢异常引起钙吸收障碍，导致骨质疏松有关。
4. **潜在并发症**：感染、肾上腺危象。

【计划与实施】

库欣综合征的治疗原则是病因治疗，主要原则是以手术治疗为主，辅以放疗和药物治疗。在病因治疗前，对病情严重的病人，宜先对症治疗以防止并发症的发生。经蝶窦切除垂体微腺瘤为近年来治疗库欣病的首选方法，摘除腺瘤后多数可治愈，少数病人手术后可复发。对垂体大腺瘤病人作开颅手术，尽可能切除肿瘤，术后辅以放射治疗以避免复发。肾上腺腺瘤经检查明确腺瘤部位后，手术可治愈，与开腹手术比较，经腹腔镜切除一侧肿瘤可加快术后的恢复。肾上腺腺癌应尽早治疗，不能手术者可选用皮质醇合成抑制剂，以减少肾上腺皮质激素的分泌，但治疗效果多不满意。不依赖 ACTH 的双侧性肾上腺小结节性或大结节性增生，作双侧肾上腺切除术，术后需做激素替代疗法。异位 ACTH 综合征，应治疗原发肿瘤，根据具体情况可采用手术、放疗、化疗或联合使用皮质醇合成抑制剂。

经过治疗和护理，病人：①能够逐渐恢复正常身体外形；②经治疗体形不能恢复者，能接受身体外形的改变；③体重恢复正常或接近正常；④能维持体液平衡；⑤无感染、外伤和骨折的发生；⑥术后无并发症的发生。

（一）饮食护理

病人宜摄入低钠、高钾、高蛋白、高维生素、低碳水化合物、低热量的食物，以改善营养失调，预防和控制高血压、水肿和低血钾。鼓励病人食用柑橘类、香蕉、南瓜等含钾高的食物。

（二）休息与活动

合理的休息可避免水肿加重。尽量取平卧位，抬高双下肢，有利于静脉回流。提供安全、舒适的环境，移除环境中不必要的家具或摆饰，浴室应铺上防滑脚垫或浴巾，防止因碰撞或跌倒引起骨折。避免剧烈运动，下床时动作轻柔，必要时卧硬板床。

（三）围术期护理

1. 术前护理 ①执行择期腹部手术病人术前护理常规；②术前做好各项准备，认真备皮，清洁切口周围皮肤；③手术病情观察：评估病人水肿情况，每天测量体重变化，监测血钠、血钾和心电图变化，记录 24 小时出入量和生命体征变化。

2. 术后护理

（1）执行腹部手术术后护理常规。术后血压平稳后可取半坐卧位，以利于引流和呼吸。

（2）术后 48～72 小时内，严密观察病人生命体征。准确记录出入量，根据中心静脉压调整输液量和速度，防止脑水肿、肺水肿、左心衰竭等并发症的发生。

（3）及时巡视病人，协助生活护理。长期卧床者，宜定时翻身，并保护骨突出处，以防破损或压疮。

（4）预防肾上腺皮质功能不全、感染等并发症

1）肾上腺皮质功能不全：手术切除分泌激素的肿瘤或增生的腺体后，体内糖皮质激素水平骤降，病人表现为心率加快、恶心、呕吐、腹痛、腹泻、周身酸痛、血压下降、疲惫等症状，严重者可出现肾上腺危象。因此，术后应严密观察病情，每日按时遵医嘱口服或静脉补充激素，并根据病情逐渐减量。

2）感染：病人本身免疫力较低，加上手术的影响，更容易发生各种感染。应严密观察病人体温的变化和切口有无渗血、感染情况，定时翻身、叩背，以协助排痰，防止肺部感染和肺不张，同时要加强皮肤护理，以防压疮发生。

（四）药物治疗与护理

水肿严重者，根据医嘱给予利尿药，观察疗效及不良反应，如出现心律失常、恶心、呕吐、腹胀等低钾症状时，应及时处理。使用糖皮质激素替代治疗者，嘱坚持服药，在肾上腺功能恢复的基础上逐渐减量，切勿自行加、减药物。

（五）健康指导

1. 告知病人有关疾病的基本知识和治疗方法，指导病人正确用药并观察药物疗效和不良反应，了解激素替代疗法的有关注意事项。

2. 教会病人自我护理措施，预防外伤，避免感染，保持心情愉快。

3. 指导病人定期复查，检查肾上腺功能等，观察病情变化。

（六）心理护理

1. 评估病人对其身体变化的感觉及认知，鼓励其表达自己的感情，交谈时语言应温和，态度亲切，耐心倾听。指导病人改善个体形象，肥胖者穿合体的衣着，恰当的修饰打扮以增加心理舒适和美感。鼓励家属主动与病人沟通，帮助其树立信心，消除自卑感。

2. 讲解疾病的相关知识，给病人提供有关疾病的资料，向病人说明身体外形的改变是疾病发生、发展过程的表现，只要积极配合检查和治疗，部分改变可恢复正常。

3. 耐心讲解术前注意事项，以取得病人配合，使其明确治疗效果及病情转归，消除紧张情绪，树立自信心。

【护理评价】

经过治疗和护理，病人是否达到：①了解库欣综合征的基本知识和掌握正确的用药方法；②能接受身体外形改变的事实，积极配合治疗，且体形得到改善；③了解饮食的基本原则，其生命体征在正常范围内，无水、电解质紊乱，水肿减轻或消失；④病人体温正常，无感染发生；⑤病人掌握皮肤护理的方法，皮肤无破损，不发生跌倒及外伤。

第二节　原发性醛固酮增多症病人的护理

原发性醛固酮增多症（primary aldosteronism，PA），简称原醛症，是由于肾上腺皮质病变致醛固酮分泌增多并导致水、钠潴留及体液容量扩增，继而血压升高并抑制肾素－血管紧张素系统所致。近年发现在高血压病人中原发性醛固酮增多症患病率为10%左右。临床表现为特征性高血压和低血钾的综合征。

【病因和发病机制】

1. **醛固酮瘤**　多见，大多为一侧腺瘤，直径大多介于1～2cm。病人血浆醛固酮浓度与血浆ACTH的昼夜节律呈平行，而对血浆肾素的变化无明显反应。少数腺瘤病人对站立位所致肾素升高呈醛固酮增多，称为肾素反应性腺瘤。

2. **特发性醛固酮增多症（简称特醛症）**　病因可能与对血管紧张素Ⅱ的敏感性增强有关，血管紧张素转换酶抑制剂可使病人醛固酮分泌减少，高血压、低血钾改善。

3. **糖皮质激素可治性醛固酮增多症（GRA）**　多于青少年期起病，可为家族性，以常染色体显性方式遗传，也可为散发性，肾上腺呈大、小结节性增生，其血浆醛固酮浓度与ACTH的昼夜节律平行，用生理替代性的糖皮质激素数周后可使醛固酮分泌量、血压、血钾恢复正常。

4. **醛固酮癌**　少见，为分泌大量醛固酮的肾上腺皮质腺癌，往往同时分泌糖皮质激素雄激素。组织学上与腺瘤鉴别较为困难，肿瘤体积大，直径多在5cm以上，切面常显示出血、坏死、CT或超声常见钙化。

5. **异位醛固酮分泌性腺瘤或腺癌**　极罕见，可发生于肾内的肾上腺残余组织或卵巢内。

【护理评估】

（一）健康史

询问病人患病的起始时间、目前的主要症状及其特点。了解病人既往检查、治疗用药情况，有无高血压及肾上腺相关的家族史。

（二）身体状况

1. **高血压综合征**　为最早和最常见的症状，随着病程发展，血压逐渐升高，呈良性发展。原醛症高血压主要以水钠潴留导致的血容量增加及血管阻力增加两个因素所致。

2. **神经肌肉功能障碍**　①肌无力及周期性瘫痪：血钾越低，肌肉受累越重。劳累、受冷、紧张、腹泻、大汗、服用失钾性利尿药（如氢氯噻嗪、呋塞米）均可诱发。麻痹多累及下肢，严重时累及四肢，甚而出现呼吸和吞咽困难。②肢端麻木，手足搐搦。在低钾严重时，由于神经肌肉应激性降低，手足搐搦可较轻或不出现，而在补钾后，手足搐搦变得明显。

3. **肾脏表现**　长期低血钾可导致肾浓缩功能减退，病人出现烦渴、多饮、多尿、夜尿多、尿比重低和尿蛋白增多等，且易发生尿路感染。

4. **心脏表现**　心电图呈低血钾图形，心脏表现为心律失常如阵发性室上性心动过速、房室传导阻滞、期前收缩，严重时可出现心室颤动。

5. **其他**　儿童病人有生长发育障碍，与长期缺钾等代谢紊乱有关。缺钾时，胰岛素释放减少，作用减弱，可出现糖耐量减低。

（三）辅助检查

1. 实验室检查

（1）血生化检查：①低血钾：一般在 2 ～ 3mmol/L，严重者更低。低血钾往往呈持续性，也可为间歇性。早期病人血钾正常。②高血钠：血钠一般在正常高限或略高于正常。③碱血症：血 pH 和 CO_2 结合力为正常高限或略高于正常。

（2）尿液检查：①尿钾检查：在低血钾条件下（低于 3.5mmol/L），尿钾仍在 25mmol/24h 以上；②尿 pH 为中性或偏碱性；③尿比重较为固定而减低，往往在 1.010 ～ 1.018，少数病人呈低渗尿；④部分病人有蛋白尿，少数发生肾功能减退。

（3）醛固酮测定：血浆醛固酮浓度及尿醛固酮排出量受体位及钠摄入量的影响，立位及低钠时升高。原醛症中血浆、尿醛固酮皆增高。正常成人参考值：血浆醛固酮卧位时 50 ～ 250pmol/L，立位时 80 ～ 970pmol/L（血浆醛固酮 pmol/L 换算成 ng/dl 时除以 27.7）；尿醛固酮于钠摄入量正常时为 6.4 ～ 86nmol/d，低钠摄入时为 47 ～ 122nmol/d，高钠摄入时为 0 ～ 13.9nmol/d。原醛症伴严重低血钾者，醛固酮分泌受抑制，血、尿醛固酮增高可不太严重，而在补钾后，醛固酮增多更为明显。

（4）肾素、血管紧张素 II 测定：病人血浆肾素、血管紧张素 II 基础值降低，有时在可测范围之下。正常参考值前者为（0.55 ± 0.09）pg/（ml·h），后者为（26.0 ± 1.9）pg/ml。血醛固酮水平增高而肾素、血管紧张素 II 水平降低为原醛症的特点，血浆醛固酮（ng/dl）/ 血浆肾素活性［ng/（ml·h）］比值大于 30 提示有原醛症的可能性，大于 50 具有诊断意义。

2. 影像学检查

（1）肾上腺 B 形超声检查：对直径 >1.3cm 的醛固酮瘤可显现出来。

（2）肾上腺 CT 和 MRI：高分辨率 CT 可检出小至直径为 5mm 的肿瘤，但较小的肿瘤如果完全被正常组织所包围时，则难以检出。特醛症在 CT 扫描时表现为正常或双侧弥漫性增大。MRI 也可用于醛固酮瘤的定位诊断，但有人认为 MRI 对醛固酮瘤检出的敏感性较 CT 高，但特异性较 CT 低。

3. 心电图检查 低血钾病人的 Q-T 间期延长，T 波增宽、压低或倒置，U 波明显。

（四）心理 - 社会状况

病人出现肌无力、肢体麻木及多尿等症状，易产生焦虑、抑郁的心理，对治疗缺乏信心，不能有效应对。护士应详细评估病人对疾病知识的了解程度，有无焦虑、抑郁等心理变化，家庭成员对本病的认识程度和态度。

【常见护理诊断 / 问题】

1. 体液过多 与肾上腺皮质球状带分泌过量的醛固酮引起水钠潴留有关。

2. 体液不足 与手术后激素突然减少引起的血管扩张，水电解质平衡紊乱有关。

3. 感知觉紊乱 与醛固酮潴钠排钾、低钾性肌麻痹引起软瘫有关。

4. 焦虑 与担心疾病的预后有关。

【计划与实施】

醛固酮瘤的根治方法为手术切除。特发性增生者手术效果差，应采用药物治疗。对于肾上腺皮质腺癌则需作肿瘤根治性切除，必要时行周围淋巴结清扫术。

经过治疗和护理，病人能够：①维持水和电解质平衡；②肌力、肢体感知功能逐渐恢复正常；③生活能够自理，焦虑减轻或消失，情绪保持稳定。

（一）饮食护理

病人宜进食低盐、高钾饮食，有利于控制高血压，缓解肌无力及周期性瘫痪。

（二）活动与安全

病人有肌肉功能障碍，容易跌倒，故应限制其活动范围，活动宜有人陪伴，卧床时宜加护栏，防止意外损伤。

（三）病情观察及对症护理

高血压者，每日测量血压 2 次，遵医嘱应用降压药；低血钾者，遵医嘱给予口服或静脉补钾；如出现手足抽搐等低血钙症状，遵医嘱给药，并定时测定血钙。

（四）围术期护理

1. 术前护理　耐心向病人解释术前注意事项，消除病人紧张情绪，使其保持最佳的身心状态；严格按医嘱给病人服用螺内酯，在保钾排钠时同时补充钾离子，待血钾正常，血压下降后，即可进行手术。

2. 术后护理

（1）病情观察：严密观察生命体征，监测血中钠、钾、钙含量，记录 24 小时出入量，及时调整补液的性质和补液量；观察引流液的性状和量，并保持引流通畅。

（2）维持足够体液：手术切除原发性醛固酮瘤后，体内盐皮质激素突然减少，钠大量排出的同时也排出大量水，会出现体液相对不足的情况。应按医嘱给予病人补液，以缓解体液不足。

（3）药物治疗与护理：术后可根据情况不定期检测血钾，若病人血钾恢复至正常范围，软瘫缓解，可遵医嘱停用螺内酯及含钾类药物。

（五）健康指导

1. 向病人讲解该病相关知识、治疗方法、饮食要求和运动康复方法等，帮助病人树立信心，促进康复。

2. 对于高血压者，交代病人坚持遵医嘱服用降压药。

3. 指导病人定期复查，观察病情变化情况。

【护理评价】

经过治疗和护理，病人是否达到：①体液平衡；②感知功能恢复，生活自理；③获得疾病护理的相关知识，焦虑减轻或消失，情绪保持稳定。

第三节　嗜铬细胞瘤病人的护理

嗜铬细胞瘤（pheochromocytoma）是起源于肾上腺髓质、交感神经节或其他部位的嗜铬组织，这种瘤组织持续或间断地释放大量儿茶酚胺，引起持续性或阵发性高血压和多个器官功能及代谢紊乱。本病以 20～50 岁最多见，男女发病率无明显差异，约 10% 为恶性肿瘤。

【病因和发病机制】

嗜铬细胞瘤的病因仍不清楚。位于肾上腺者占 80%～90%，大多为一侧性，少数为双侧性或一侧肾上腺瘤与另一侧肾上腺外瘤并存，多发性者较多见于儿童和家族性病人。

正常肾上腺髓质合成的儿茶酚胺以肾上腺素为主。而肾上腺嗜铬细胞瘤释放的儿茶酚胺中以去甲肾上腺素为主，极少数只分泌肾上腺素，但家族性者可以肾上腺素为主，尤其是在早期、肿瘤较小时，肾上腺外的嗜铬细胞瘤，除主动脉旁嗜铬体所致者外，只产生去甲肾上腺素，不能合成肾上腺素。因为将去甲肾上腺素转变为肾上腺素的苯乙醇胺 N- 甲基转移酶需要高浓度的皮质醇才能激活，只有肾上腺髓质及主动脉旁嗜铬体才具备此条件。

嗜铬细胞瘤还可产生多种肽类激素，如舒血管肠肽、P 物质、阿片肽、生长抑素、血管活性肠肽、神经肽 Y 等，可引起面色潮红、便秘、腹泻、面色苍白、血管收缩及低血压或休克等不典型症状。此肿瘤还可释放嗜铬粒蛋白至血中，在血中测得此物高浓度，可协助诊断。

【护理评估】

（一）健康史

评估病人的年龄、主要症状及其特点。了解病人既往检查情况、治疗用药情况及有无家族史。

（二）身体状况

嗜铬细胞瘤大多为良性，约 10% 为恶性，病理细胞形态学难以确定诊断。恶性嗜铬细胞瘤诊断依据为：①有包膜浸润；②肌层血管内瘤栓形成；③在没有嗜铬组织的部位有肿瘤转移。

嗜铬细胞瘤的临床表现主要是由于大量儿茶酚胺作用于肾上腺素能受体所致，以心血管症状为主，兼有其他系统表现。

1. 心血管系统表现

（1）高血压：为本病最主要的症状，有阵发性和持续性两型，持续性亦可有阵发性加剧。

1）阵发性高血压型：为特征性表现。由于大量的儿茶酚胺间歇地进入血液循环，使血管收缩，末梢阻力增加，心率加快，心排出量增加，导致血压阵发性急骤升高，收缩压可达 200～300mmHg，舒张压也明显升高，可达 130～180mmHg，发作时伴剧烈头痛、面色苍白、大汗淋漓、心动过速、心前区及上腹部紧迫感，还可有心前区疼痛、心律失常、焦虑、恐惧感、恶心、呕吐、视物模糊、复视，其中"头痛、心悸、多汗三联征"对诊断有重要意义。发作特别严重者可并发急性左心衰竭或脑卒中。发作终止后，可出现面颊部及皮肤潮红、全身发热、流涎、瞳孔缩小等迷走神经兴奋症状，并可有尿量增多。

发作主要是由于较多的儿茶酚胺间歇地进入血液循环所致。诱发因素可为体位突然改变、情绪激动、剧烈运动、吸烟、饮酒、创伤、咳嗽、大小便、灌肠、扪压肿瘤、麻醉诱导和药物（如组胺、胍乙啶、胰升糖素、甲氧氯普胺）等。发作时间一般为数分钟，长者可达 1～2 小时或更久。发作频率不一，多者一天数次，少者数个月一次。随着病程演进，发作渐频，时间渐长，一部分病人可发展为持续性高血压伴阵发性加剧。

2）持续性高血压型：常被误诊为原发性高血压。有以下情况者应考虑嗜铬细胞瘤的可能：对常用降压药效果不佳，但对 α 受体拮抗剂、钙拮抗剂有效；伴交感神经过度兴奋（多汗、心动过速），高代谢（低热、体重降低），头痛，焦虑，烦躁，伴直立性低血压或血压波动大。如上述情况见于儿童或老年人，则本病的可能性更大。发生直立性低血压的原因可能为循环血量不足，以及维持站立位血压的反射性血管张力下降。一部分病人（往往是儿童或少年）病情发展迅速，呈急进型（恶性）高血压过程，表现为：舒张压高于 130mmHg，眼底损害严重，短期内可出现视神经萎缩，甚至失明，可发生氮质血症、心力衰竭、高血压脑病。

（2）低血压、休克：少数病人血压增高不明显，甚至可发生低血压、休克或高血压与低血压相交替的表现。这种病人还可发生急性腹痛、心前区痛、高热等，而被误诊为急腹症、急性心肌梗死或感染性休克。发生低血压和休克的原因为：①肿瘤骤然发生出血、坏死，停止释放儿茶酚胺。②大量儿茶酚胺引起严重心律失常或心力衰竭，致心排血量锐减。③由于肿瘤主要分泌肾上腺素，兴奋肾上腺素能 β 受体，促使周围血管扩张。④大量儿茶酚胺使血管强烈收缩、组织缺氧、微血管通透性增加，血浆外溢，血容量减少。⑤肿瘤分泌多种扩血管物质，如舒血管肠肽、肾上腺髓质素等。

（3）心脏表现：大量儿茶酚胺可引起儿茶酚胺性心肌病，伴心律失常，如期前收缩、阵发性心动过速，甚至心室颤动。部分病人可发生心肌退行性变、坏死、炎性改变。心肌的损害可导致心力衰竭或因持续性血压增高而发生心肌肥厚、心脏扩大、心力衰竭、非心源性肺水肿。

2．代谢紊乱

（1）基础代谢增高：肾上腺素可作用于中枢神经及交感神经系统控制下的代谢过程，使病人耗氧量增加，代谢亢进可引起发热、消瘦。

（2）糖代谢紊乱：肝糖原分解加速及胰岛素分泌受抑制而肝糖异生加强，可引起血糖过高，糖耐量减低。

（3）脂代谢紊乱：脂肪分解加速、血游离脂肪酸增高。

（4）电解质代谢紊乱：少数病人可出现低钾血症，可能与儿茶酚胺促使 K+ 进入细胞内及促进肾素、醛固酮分泌有关。也可出现高钙血症，可能是由于肿瘤分泌甲状旁腺激素相关蛋白。

3．其他

（1）消化系统：儿茶酚胺使肠蠕动及张力减弱，故可引起便秘，甚至肠扩张。儿茶酚胺可使胃肠壁内血管发生增殖性及闭塞性动脉内膜炎，可造成肠坏死、出血、穿孔。本病病人胆石症发生率较高，与儿茶酚胺使胆囊收缩减弱，Oddi 括约肌张力增强，引起胆汁潴留有关。

（2）腹部肿块：少数病人（约 5%）在左或右侧中上腹部可触及肿块，个别肿块可很大，扪及时应注意有可能诱发高血压。恶性嗜铬细胞瘤亦可转移到肝，引起肝大。

（3）泌尿系统：病程长、病情重者可发生肾功能减退。膀胱内嗜铬细胞瘤病人排尿时常引起高血压发作，可出现膀胱扩张，无痛性肉眼血尿，膀胱镜检查可作出诊断。

（4）血液系统：在大量肾上腺素作用下，血容量减少，血细胞重新分布，周围血中白细胞增多，有时红细胞也可增多。

（5）伴发其他疾病：嗜铬细胞可伴发一些因基因种系突变而致的遗传性疾病，如 2 型多发性内分泌腺瘤病（原癌基因 RET 突变）、1 型多发性神经纤维瘤（抑癌基因 NF-1 突变）、斑痣性错构瘤病（抑瘤基因 VHL 突变）。遗传性嗜铬细胞瘤常为多发性，手术治疗后易复发。

（三）辅助检查

1．血、尿儿茶酚胺及其代谢物测定　持续性高血压型病人尿儿茶酚胺及其代谢物香草基杏仁酸（vanillyl mandelic acid，VMA）及甲氧基肾上腺素（metanephrine，MN）和甲氧基去甲肾上腺素（normetanephrine，NMN）都升高，常在正常高限的两倍以上，其中 MN、NMN 的敏感性和特异性最高。阵发性者平时儿茶酚胺可不明显升高，而在发作后才高于正常，故需测定发作后血或尿儿茶酚胺。摄入咖啡、可乐类饮料及左旋多巴、拉贝洛尔（柳胺苄心定）、普萘洛尔（心得安）、四环素等药物可导致假阳性结果；休克、低血糖、颅内高压可使内源性儿茶酚胺增高。

2．药理试验　对于持续性高血压病人，尿儿茶酚胺及代谢物明显增高，不必作药理试验。对于阵发性者，如果一直等不到发作，可考虑作胰升糖素激发试验。给病人静注胰升糖素 1mg，注射后 1～3 分钟内，如为本病病人，血浆儿茶酚胺增加 3 倍以上，或升至 2000pg/ml，血压上升。

3. 影像学检查 应在用 α 受体拮抗剂控制高血压后进行。可用以下方法：①B 超作肾上腺及肾上腺外肿瘤定位检查，对直径 1cm 以上的肾上腺肿瘤，阳性率较高。②CT 扫描：90% 以上的肿瘤可准确定位，由于瘤体出血、坏死，CT 显示常呈不均质性。本法为无创伤性，但如未事先用 α 受体拮抗剂控制高血压，静注造影剂有可能引起高血压发作。③MRI：优点为不需注射造影剂，病人不暴露于放射线，可显示肿瘤与周围组织的关系及某些组织学特征，有助于鉴别嗜铬细胞瘤和肾上腺皮质肿瘤，可用于孕妇。④放射性核素标记的间碘苄胍（MIBG）可被肾上腺素能囊泡浓集，故用此物作闪烁扫描可显示儿茶酚胺的肿瘤，特别适用于转移性、复发性或肾上腺外肿瘤，并可显示其他的神经内分泌瘤。⑤嗜铬细胞瘤及另一些神经内分泌瘤细胞可有生长抑素受体表达，利用放射性核素标记的生长抑素类似物奥曲肽作闪烁显像，有助于定位诊断。⑥如上述方法都不能确定肿瘤位置，可作静脉导管术，在不同部位采血测儿茶酚胺的浓度，根据其浓度差别，可大致确定肿瘤的部位。

（四）心理－社会状况

本病发作突然，症状严重，病人和家属可能出现恐惧和害怕；对疾病的治疗和预后存在担心与焦虑。

【常见护理诊断／问题】

1. 外周组织灌注无效 与去甲肾上腺素分泌过量致持续性高血压有关。

2. 急性疼痛 与血压升高引起头痛有关。

3. 便秘 与儿茶酚胺增高使肠蠕动及张力减弱有关。

4. 焦虑 与患病早期病因诊断不明有关。

5. 潜在并发症：高血压危象。

【计划与实施】

单纯应用药物控制嗜铬细胞瘤引起的高血压是困难的，确诊并定位后手术是首选的治疗方法。大多数嗜铬细胞瘤为良性，手术切除可得到根治，但切除嗜铬细胞瘤的手术有一定危险。恶性嗜铬细胞瘤对化疗和放疗多不敏感，治疗困难大。

经过治疗和护理，病人：①恢复组织灌注量；②头痛缓解或消失；③恢复正常的排便功能；④不发生高血压危象；⑤病人情绪稳定，心态良好。

（一）饮食护理

病人宜进食高蛋白、高维生素、易消化、低脂饮食。避免大量食糖和饮含咖啡因的饮料，禁烟酒，保持大便通畅。

（二）减少或避免引发高血压危象的不良因素

1. 保持环境安静，尽可能少打扰病人休息。避免情绪激动、吸烟、饮酒、创伤、咳嗽等诱发因素。

2. 防止跌倒和意外伤害，如外出需有人陪伴，以防止突然高血压发作；切勿剧烈活动，翻身动作宜缓慢；卧床或睡眠时，宜放置床栏，变换体位时应缓慢；禁止对肿瘤生长的区域触及碰撞等，以减少血压骤升的机会。

（三）遵医嘱用药，及时发现病情变化

1. 遵医嘱给予降压药物，定时测血压、心率。若为儿茶酚胺引起的发作性高血压，应观察神志及心肺脑功能变化，血压高于 22.6/14.4kPa（170/110 mmHg）时，应遵医嘱及时给予可乐定或酚妥拉明控制血压。

2. 注意观察阵发性高血压发作的先兆症状，特别是在大小便、灌肠、使用某些药物（如组胺、胍乙啶、胰升糖素、甲氧氯普胺）时，如出现四肢麻木、头疼、肌肉震颤、眼前闪烁发光、心前区不适、焦虑等，立即测量血压，报告医生并及时处理。

（四）高血压危象的急救与护理

如果病人出现剧烈头痛、面色苍白、大汗淋漓、恶心、呕吐、视物模糊、复视等，应警惕发生高血压危象，立即报告医生，做好急救准备。

1. 卧床休息，取头高足低位以减轻脑水肿，加用护栏防止病人坠床，并设专人护理，及时安抚病人，告知头痛及其他不适症状可随药物的起效而得到控制。

2. 密切观察病人生命体征，尤其注意血压的变化。

3. 快速开放静脉通道，保证液体入量，遵医嘱给予快速降压药物如酚妥拉明等。

4. 若有心律失常、心力衰竭、高血压脑病、肺部感染者，协助医生处理并给予相应的护理。

（五）围术期护理

1．术前护理

（1）向病人反复耐心讲解疾病的有关知识，使病人及家属对疾病有充分了解和明白手术治疗的必要性，并简要介绍手术方法，耐心解答病人提出的各种疑问，打消病人顾虑，消除其恐惧心理，树立战胜疾病的信心，使心理达到最佳状态。

（2）术前遵医嘱采用 α 受体阻断药降血压。常用的口服制剂有酚苄明（氧苯苄胺）和哌唑嗪（脉宁平）。使用 α 受体阻断药者要严密观察血压变化及药物不良反应。如酚苄明不良反应为直立性低血压、鼻黏膜充血、心动过速等。哌唑嗪有直立性低血压、低钠倾向等。做到及时发现、及时处理。β 受体阻断药不必常规应用，可在 α 受体阻断药应用后有心律失常和心动过速时采用。另外，头痛剧烈者可遵医嘱给予镇静药。

2．术后护理

（1）严密监测生命体征等变化：术后取平卧位，减少搬动，进行心电监护、吸氧，术后 24 ～ 48 小时专人护理。注意水、电解质紊乱，按医嘱检测各项生化指标，详细记录 24 小时出入量。嗜铬细胞瘤切除后，血压多能恢复正常，但在术后第 1 周，血压仍可偏高。术后 1 个月左右，根据血压状态和血、尿儿茶酚胺，方能准确地判断治疗效果。

（2）观察切口渗出情况，保持敷料清洁干燥。保持引流管通畅，避免扭曲、受压、脱落，更换体位时勿过度牵拉或打折，观察引流液的量、颜色、性质，并做好记录。

（3）预防呼吸道感染：鼓励病人咳痰，讲解其重要性，并协助按住伤口轻叩背部或改变体位，进行有效排痰，必要时可进行雾化吸入或在围术期加用抗生素预防感染。

（4）病人由流质饮食，逐渐过渡到半流质饮食、普食。鼓励病人多吃蔬菜、水果，多饮水，保持大便通畅。

（六）健康指导

1. 病人康复出院后，嘱其定期测量血压，血压高者，可遵医嘱口服降压药物。病人外出活动时，宜有人陪伴，防止血压骤然升高发生跌倒。血压稳定后，可正常工作和生活。

2. 指导病人充分休息，生活有规律，避免劳累，保持情绪稳定、心情舒畅。

3. 告知病人双侧肾上腺切除后，需终身应用激素替代治疗，并说明药物的作用、剂量、不良反应等。

【护理评价】

经过治疗和护理，病人是否达到：①组织灌注有效，高血压得以控制；②头痛减轻或消失，情绪稳定；③排便功能恢复正常；④未发生高血压危象。

（邹艳波）

◇ 思考题

1. 女性，48岁，近半年体重增加15kg，月经紊乱、多毛、头痛。怀疑垂体瘤，做头部CT未见蝶鞍扩大，皮质醇节律消失，小剂量地塞米松抑制率为40%，大剂量地塞米松抑制率为56%，诊断为库欣病。

（1）作为责任护士，对该病人应做哪些饮食指导？

（2）如果病人腺瘤切除术后出现肾上腺皮质功能不全，可能会观察到哪些临床表现？

2. 男性，40岁，以阵发性头疼、心悸为主诉就诊。曾有过血压升高，有高血压家族史。最近多汗、体重下降3kg。查体：BP 170/90mmHg，脉率90次/分。检查：空腹血糖8.1mmol/L，经诊断为嗜铬细胞瘤。医嘱采用α受体拮抗剂酚妥拉明口服降血压治疗。

（1）针对该病人采用酚妥拉明口服降血压治疗，应指导病人注意哪些用药事项？

（2）该病人如果出现剧烈头痛、面色苍白、大汗淋漓、恶心、呕吐、视物模糊、复视等，应采取哪些急救护理措施？

第六十六章
垂体疾病病人的护理

学习目标

识记

1. 能准确复述以下疾病的概念：垂体腺瘤、腺垂体功能减退症。

2. 能准确说出垂体腺瘤、垂体功能减退症的症状、体征。

3. 能准确描述垂体危象的诱因及临床表现。

4. 能准确复述垂体功能减退症激素替代治疗的药物种类。

理解

1. 能区分不同种类垂体腺瘤的内分泌功能异常表现。

2. 能解释垂体功能减退症的病因及发病机制。

3. 能解释垂体危象的治疗原则及护理措施。

4. 能阐述垂体腺瘤术后预防脑脊液鼻漏及保持水、电解质平衡的护理措施。

5. 能解释垂体功能减退症激素替代治疗药物的护理要点。

运用

1. 运用所学的知识，能对垂体腺瘤、腺垂体功能减退症病人进行正确评估与判断，提出护理问题，制订相应的护理措施。

2. 能比较垂体腺瘤两种不同手术方式的优缺点，并制订相应的护理计划，提供正确护理措施及康复与生活指导。

3. 能为垂体功能减退症病人制订相应的护理计划，提供正确护理措施及生活健康指导。

第一节　垂体腺瘤病人的护理

垂体腺瘤（pituitary adenoma）是一组来自腺垂体和神经垂体及胚胎期颅咽管囊残余鳞状上皮细胞的良性肿瘤，占颅内肿瘤的 10% ~ 20%。根据肿瘤病理和染色体的特性分类可分为嫌色性、嗜酸性和嗜碱性腺瘤。根据身体评估、基础及激发状态下血浆激素的水平，可分为有功能性腺瘤和无功能性腺瘤。垂体腺瘤一般均有内分泌功能。有功能性腺瘤可分为泌乳素腺瘤（PRL 腺瘤），生长激素腺瘤（GH 腺瘤），促肾上腺皮质激素腺瘤（ACTH 腺瘤），促甲状腺激素腺瘤等。肿瘤直径小于 10mm，局限于蝶鞍内者称为微小腺瘤；肿瘤直径超过 10mm，已超过鞍膈者称为大腺瘤。

【病理】

垂体腺瘤为良性肿瘤，多呈球形或卵圆形，表面光滑并有完整包膜。微小腺瘤在临床上常仅有内分泌功能，甚至无症状，仅于解剖时才发现。嫌色性腺瘤细胞多呈多角形或梭形，核小，胞浆淡，光镜下一般无颗粒，但电镜下可见大小不等的颗粒。嗜酸性腺瘤细胞呈圆形或多角形，内含较多粗大的颗粒。嗜碱性腺瘤细胞也较大，内含嗜碱性颗粒。

【护理评估】

（一）健康史

评估病人生长发育情况、既往有无内分泌疾病，评估家族中有无类似病史以及家人的生长发育状况。详细询问病人有无颅内压增高的症状如头痛等，了解病人有无视力及视野的改变，有无基础性疾病如高血压、糖尿病等，对于女性病人，需评估月经生育史，男性病人需了解性功能等。

（二）身体状况

垂体腺瘤起病大都缓慢而潜隐，早期可无症状，不少垂体腺瘤可始终无症状，仅在解剖时发现。有症状的腺瘤其症状主要包括两方面，一是由于肿瘤导致激素分泌异常而出现的综合征，另一是由于肿瘤压迫垂体及其周围组织而引起的综合征。

1. 不同种类垂体腺瘤的内分泌功能异常表现

（1）泌乳素腺瘤：是最常见的垂体腺瘤，男女的发生率基本相同，但女性的表现更为普遍。女性主要表现为闭经、溢乳、不孕、性功能减退等；男性的首发症状是性欲下降，以后发展为真正的阳痿。

（2）生长激素腺瘤：临床表现主要取决于病人年龄。如果生长激素分泌过多发生于儿童时期和青春期骨骼尚未闭合时，病人表现为生长过速，甚至出现巨人症；如果生长激素分泌过多发生在骨骼闭合后，可引起肢端肥大综合征，即软组织及骨在某些特征性的位置扩大明显，表现为额头变大、下颌突出、鼻大唇厚、舌肥厚、发音变粗、五官粗大、喉部增大、甲状腺肿大、手掌变厚、手指变粗、脚变肥厚，有的病人合并有饭量增多、毛发皮肤粗糙、色素沉着、手指麻木等症状。重者感全身乏力、头痛、关节痛、性功能减退、闭经不孕，甚至并发糖尿病。

（3）促肾上腺皮质激素腺瘤（ACTH 腺瘤）：表现为身体向心性肥胖、满月脸、水牛背、多血质表现、皮肤变薄、有瘀斑和紫纹。重者闭经、性欲减退、全身乏力；病人可并发高血压、糖尿病、低血钾、高血钙等。

（4）促甲状腺素腺瘤：较少见，由于促垂体甲状腺激素分泌过多，引起甲亢症状。另有甲状腺功能低下反馈引起垂体发生局灶增生，渐渐发展成垂体腺瘤，腺瘤长大后也可引起蝶鞍扩大，以及附近组织受压迫的症状。

2. 局灶性症状 无功能垂体腺瘤出现症状通常比分泌性垂体腺瘤要晚，而引起的局灶性损伤更重。

（1）视力、视野障碍：垂体及周围的血管和神经结构复杂。视交叉位于垂体柄上方，向前连于视神经，向后连于视束。早期垂体腺瘤常无视力视野障碍。肿瘤逐渐长大，向上伸展，压迫视交叉，则出现视野缺损。如果未及时治疗，视野缺损可再扩大，并有视力减退，以致全盲。因为垂体腺瘤多为良性，初期病变可持续相当长时间（数个月至数年），待病情严重时，视力视野障碍可突然加剧。如果肿瘤偏于一侧，可致单眼偏盲或失明。

（2）其他神经症状和体征：如果垂体腺瘤向后生长压迫垂体柄或下丘脑，可致多饮多尿；如果肿瘤向侧方生长侵犯海绵窦壁，则出现动眼神经或展神经麻痹；如果肿瘤穿过鞍膈，再向上生长至额叶腹侧部，有时出现精神症状；如果肿瘤向后上生长阻塞第三脑室前部和室间孔，则出现头痛、呕吐等颅内压增高症状。

（三）辅助检查

1. 内分泌学检查 对于垂体腺瘤病人必须进行全面的内分泌功能评估。评估神经内分泌功能的筛查试验包括测定促甲状腺素、促肾上腺皮质激素、泌乳素、促性腺激素及生长激素等的水平。检查目的一方面是有助于确诊，另一方面是防止术后垂体功能不足。

2. 放射学检查

（1）蝶鞍平片：可根据蝶鞍鞍底下沉、双鞍底、蝶鞍扩大等征象间接诊断鞍区病变，垂体肿瘤术前蝶窦的气化情况可根据侧位片来评价。

（2）CT扫描：能直接显示肿瘤的形态、大小、供血情况及有无囊性变等。冠状位增强扫描可显示肿瘤与其周围结构的关系。

（3）磁共振检查（MRI）：MRI能从轴位、冠状位和矢状位进行定位，并可进行软组织对比，视交叉、视神经、海绵窦、颈内动脉等能被更清晰地显像，有利于了解肿瘤与其周围结构的关系。

（四）心理-社会状况

由于激素水平的改变，病人可出现各种身体外形的改变和一系列疾病症状。病人可能因不了解疾病而焦虑恐惧，也可能因为身体外形改变而出现自卑等心理，家人可能因为一些特殊的症状，如闭经、泌乳等而猜疑或歧视病人。医务人员要深入了解病人及家属的内心体验，为进行有针对性的心理干预提供依据。

【常见护理诊断/问题】

1. 体像紊乱 与肢端肥大、精神症状有关。

2. 有外伤的危险 与视野缺损有关。

3. 有误吸的危险 与手术后鼻腔填塞及口腔渗血有关。

4. 潜在并发症：脑脊液鼻漏。

【计划与实施】

垂体腺瘤治疗有3种方案：手术切除、放射治疗与药物治疗。治疗垂体腺瘤的目的有两个，一个是缓解肿瘤的压迫症状和体征，另一个是改善因为腺垂体激素分泌过多或不足引起的内分泌缺陷。经过治疗和护理，病人能够：①手术前后不受伤；②呼吸道通畅，无误吸；③脑脊液鼻漏被及时发现并处理；④水、电解质平衡，不发生脱水。

（一）药物治疗与护理

常用药物为溴隐亭和赛庚啶。服溴隐亭后可恢复月经和排卵受孕，也可抑制病理性溢乳，并使泌乳素腺瘤缩小。对于较大的泌乳素腺瘤，术前可服溴隐亭，待瘤体缩小时有利于手术摘除。部分患催乳素微腺瘤的青年妇女有生育要求，而又不愿手术者，可服用溴隐亭做姑息治疗，有相当一部分病人可以月经来潮、妊娠、生育，但在产后或泌乳素腺瘤长大时，仍需手术切除。溴隐亭对生长激素细胞腺瘤也可减轻症状，但一旦停药，肿瘤可能迅速增大。赛庚啶可暂时缓解垂体促肾上腺皮质激素细胞腺瘤症状，但并非每人都有效，也不能根治。

（二）放射治疗及护理

术前进行放射治疗可以控制肿瘤发展，有时使肿瘤缩小，视力视野有所改善，但不能根本治愈。放射治疗适用于年老体弱不适于手术者、合并其他内科疾病和垂体功能低下者。术后放疗的目的是减少复发。大剂量的放疗用于手术或药物治疗失败者，或手术切除不彻底者也可以采用。在放射治疗过程中，可能出现瘤内坏死出血，视力急剧下降，甚至失明，应立即中断放射治疗，并采用手术挽救视力。

（三）手术治疗与护理

1. 手术方式

（1）开颅手术：开颅手术治疗适宜于较晚期的垂体腺瘤瘤体较大且向鞍上或鞍旁发展、有明显视力视野障碍者。开颅手术可在直视下切除肿瘤，对视神经交叉减压彻底。但此种手术方式入颅较复杂，需处理至颅底静脉窦的交通静脉，术中要尽量避免损伤视神经、颈内动脉以及供应垂体柄、下丘脑的小动脉，以免引起不良后果和严重并发症。

（2）经鼻蝶窦垂体腺瘤摘除术：经鼻蝶窦垂体腺瘤摘除术不需要开颅，手术入路为鼻腔和蝶骨。此种手术对脑组织的损伤小，病人恢复快。此外，接受此种手术的病人，其视功能障碍的改善率明显高于开颅手术者；术前出现甲状腺功能减退症者，在接受经鼻蝶窦垂体腺瘤摘除术后，由于垂体组织被保留，所以改善垂体功能的效果十分明显。因此，此种手术方式成为大多数垂体肿瘤的首选治疗方式。

2. 垂体腺瘤手术的护理

（1）手术前护理

1）应全面评估病人内分泌功能，尤其是糖皮质激素和甲状腺激素水平。任何有肾上腺皮质功能减退、甲状腺功能减退症的病人必须在手术前接受严格的激素治疗，防止术后可能发生的急性垂体功能衰竭。

2）进行常规准备，主要包括剪鼻毛、冲洗鼻腔等鼻腔准备，目的是利于术中操作和防止术后感染。

3）要保证病人安全，由于病人可能存在视野缺损、视力下降或复视，因此要防止摔伤、撞墙、烫伤等意外损伤，可以在床头悬挂警示牌。垂体腺瘤瘤体较大者应避免剧烈运动，以免造成瘤体破裂。

4）有针对性地进行健康指导及术前适应性训练，使病人了解手术的方法及如何与医务人员配合，以利于早期康复。经鼻蝶窦手术入路的病人因术后双侧鼻腔被凡士林纱条填塞（包括单鼻孔入路），必须改为经口呼吸，为减少病人术后不适，术前训练张口呼吸尤为重要。另外，还需训练床上排大小便，保持大便通畅。

（2）手术后护理：经鼻蝶窦垂体腺瘤摘除术后常见的并发症有尿崩症、脑脊液鼻漏等。术后护理的主要目的是防止并发症的发生，及时发现和处理并发症。

1）营养与休息：术后清醒 6～8 小时可以进半流质饮食，再逐步为普通饮食，对肢端肥大的病人术后应先试饮水，无呛咳再进饮食。经鼻蝶窦手术入路的病人术后平卧 6～8 小时后可慢慢坐起，无特殊不适可下床，限床边活动。开颅术后病人不宜活动过早，预防颅内压增高。

2）防止脑脊液鼻漏：经鼻蝶窦手术时，由于蛛网膜被破坏，术中会使用筋膜、脂肪等物质进行填塞，以免出现脑脊液鼻漏。病人清醒后可垫枕平卧，如果术中即发现有脑脊液鼻漏或怀疑会发生脑脊液鼻漏，则需严格平卧 2 周，直至无脑脊液流出为止。严重者需要重新手术进行填塞。鼻腔内纱条填塞 3 天后取出，可先用生理盐水湿润纱条后再轻柔取出，以免造成损伤。纱条取出后注意观察有无脑脊液流出。若有脑脊液流出，不可用棉签或纱布等堵住鼻腔，以免造成颅内感染。纱条取出后注意不可挖鼻子，以免损伤刚刚愈合的创面。要预防感冒，尽量避免打喷嚏或咳嗽、用力屏气等。

3）保持呼吸道畅通，防止误吸：由于术后病人鼻腔置碘仿纱条填塞，呼吸方式改为完全经口呼吸，同时口腔内伤口术后会渗血，因此病人很容易发生误吸。应积极采取有效措施来维持呼吸道通畅，及时吸除口腔内渗血及分泌物，在病人清醒前维持气管插管，直至其完全清醒。

4）保持水电解质平衡：由于手术中对神经垂体的影响，可引起短暂的尿量增多。多尿可导致水、电解质失衡。因此要注意：①严格记录 24 小时出入量，维持液体出入量平衡。②留置尿管，定时测尿比重、渗透压及尿中钾、钠含量，若比重 <1.005，尿量 >4000ml/24h 或尿量 >200ml/h，则有尿崩症可能，可应用垂体后叶素以增加肾脏对水的重吸收，维持尿量在 3000～4000ml/d。③每日测血钾、钠、氯、二氧化碳结合力、尿素氮、肌酐、渗透压，及时了解其变化。④对禁食时间长、严重呕吐、大量使用脱水剂、应用促肾上腺皮质激素、盐水补充不足者，要特别注意血电解质变化，该类病人容易出现低钾血症和（或）低钠血症。可通过饮食补充一定的钾盐和钠盐。建议病人吃些咸菜并选择一些含钾量高的食物，如香蕉、橙子、大枣等。严重时经静脉补充电解质。

5）监测视功能：在恢复室或 ICU 要定期监测视功能，对于术前有视功能障碍者则更重要。如果术后出现视力下降，则提示可能有进展性出血，必须急诊行 CT 检查，如 CT 证实有出血，则需急诊手术探察。

（四）心理护理

加强医护患沟通，让病人熟悉疾病知识，得到家属的积极支持，缓解病人的焦虑和担忧。

（五）健康指导

1. 注意适当休息，避免重体力劳动和剧烈运动，继续给予清淡易消化饮食，戒烟酒、浓茶。并保持大便通畅。

2. 稳定病人情绪，避免不良刺激。

3. 继续观察尿量，定期检查尿比重，若比重 <1.005，尿量 >4000ml/24h 或尿量 >200ml/h 应立即去医院就医。尿崩症病人需每周复查血电解质。

4. 告知病人若出现剧烈头痛、活动性鼻出血或视力恶化，需立即就医，并及时处理。

5. 指导病人遵医嘱按时服药，定期复查。根据肿瘤分泌激素种类的不同，定时复查激素水平，复查时间：术后第 3 天、术后 2 周，此后每半年到一年复查一次。一般术后 3 个月需复查 MRI。

【护理评价】

通过治疗和护理，病人是否达到：①手术前后未发生损伤；②呼吸道通畅，未发生误吸；③无脑脊液鼻漏发生，未出现颅内感染；④水电解质平衡，无低钾、低钠表现。

第二节　腺垂体功能减退症病人的护理

腺垂体功能减退症（anterior pituitary hypofunction），亦称西蒙－希恩综合征（Simmonds-Sheehan syndrome），系垂体激素缺乏所致的复合症群，可以是单个激素减少，如生长激素（GH）、催乳素（PRL）缺乏；或多种激素如促性腺激素（Gn）、促甲状腺激素（TSH）、促肾上腺皮质激素（ACTH）同时缺乏。

【病因与发病机制】

腺垂体功能减退症可原发于垂体病变，或继发于下丘脑病变，表现为甲状腺、肾上腺、性腺等功能减退和（或）蝶鞍区占位性病变。

1. **垂体缺血性坏死**　妊娠期垂体呈生理性增大，血供丰富。围生期因前置胎盘、胎盘早期剥离、胎盘滞留、子宫收缩无力等引起大出血、休克、血栓形成，使腺垂体大部分缺血坏死和纤维化，以致腺垂体功能低下，临床称为希恩综合征（Sheehan sydrome）。

2. **垂体及其附近肿瘤压迫**　浸润垂体瘤为成人最常见病因，大都属于良性占位性病变。腺瘤可分功能性（PRL瘤、GH瘤、ACTH瘤）和非功能性（无生物作用，但可有激素前体产生）。腺瘤增大可压迫垂体，引起腺垂体功能减退。

3. **感染和炎症**　各种病毒性、结核性、化脓性脑膜炎、流行性出血热、梅毒、真菌等，均可引起下丘脑－垂体损伤而导致其功能减退。

4. **手术、创伤或放射性损伤**　垂体瘤切除、放疗，乳腺癌等病切除垂体治疗等均导致垂体损伤。颅骨骨折可损毁垂体柄和垂体门静脉血液供应，鼻咽癌放疗也可损坏下丘脑和垂体，引起垂体功能减退。

5. **下丘脑病变**　如肿瘤、炎症、浸润性病变（如淋巴瘤、白血病）、肉芽肿（如结节病）等，可直接破坏下丘脑神经分泌细胞，使释放激素分泌减少，从而减少腺垂体分泌各种促靶腺激素、生长激素和催乳素等。

6. **其他**　长期使用糖皮质激素、垂体卒中以及空泡蝶鞍、颞动脉炎、海绵窦处颈内动脉瘤等均可引起本病。

【护理评估】

（一）健康史

评估病人的性别，年龄。询问病人有无引起垂体功能减退的病因，如产后大出血、垂体手术或创伤、炎症感染等病史，有无长期服用糖皮质激素类药物等。对于女性病人，还要仔细询问生育史、是否绝经及绝经时间等。

（二）身体评估

1. **性腺功能减退**　常最早出现。女性病人常表现为产后无乳、乳房萎缩、长期闭经不孕、性欲减退等。检查有阴道分泌物减少，外阴、子宫和阴道萎缩，毛发脱落。成年男子性欲减退、阳痿，睾丸松软缩小，胡须、腋毛和阴毛稀少。

2. **甲状腺功能减退**　病人畏寒、嗜睡、思维迟钝、精神淡漠、皮肤干燥变粗、苍白、少汗、弹性差。严重者可呈黏液性水肿、食欲缺乏、便秘、抑郁、精神失常、心率缓慢。

3. **肾上腺皮质功能减退**　病人有极度疲乏、软弱无力、食欲缺乏、恶心、呕吐、体重减轻、血压偏低。因黑色素细胞刺激激素减少可使皮肤色素减退，对胰岛素敏感可使血糖降低，生长激素缺乏可加重低血糖发作。

4. 生长激素（GH）不足　成人一般无特殊症状，儿童可引起侏儒症。

5. 垂体内或其附近肿瘤压迫症候群　除有垂体功能减退外，还伴有占位性病变的体征如视野缺损、眼外肌麻痹、视力减退、头痛、嗜睡、多饮、多尿、多食等下丘脑综合征。

6. 垂体功能减退性危象（简称垂体危象）　在全垂体功能减退症的基础上，各种应激如感染、败血症、腹泻、呕吐、失水、饥饿、寒冷、急性心肌梗死、脑血管意外、手术、外伤、麻醉及使用镇静药、安眠药、降糖药等均可诱发垂体危象。临床表现：①高热型（体温 >40℃）；②体温过低型（体温 <30℃）；③低血糖型；④低血压、循环虚脱型；⑤水中毒型；⑥混合型。各种类型可伴有相应的症状，突出表现为循环系统、消化系统和神经精神方面的症状，如高热、循环衰竭、休克、恶心、呕吐、头痛、神志不清、谵妄、抽搐、昏迷等严重垂危状态。

（三）辅助检查

1. 性腺功能测定　女性有血雌二醇水平降低；男性见血睾酮水平降低。阴道涂片、基础体温测定和精液检查等可反映卵巢和睾丸的分泌功能。

2. 腺垂体激素测定　FSH、LH、TSH、ACTH、PRL 及 GH 血浆水平低于正常低限。由于本组激素有周期性改变、影响因素较多、波动大等特点，故必须作兴奋试验以便了解垂体贮备功能，如可作 TRH、PRL 及 LRH 兴奋试验，垂体功能减退者常无增加，延迟上升者可能为下丘脑病变。

3. 甲状腺功能测定　TT_4 或 FT_4 均降低，TT_3 或 FT_3 可正常或降低。免疫放射法测定 TSH 结果亦低于正常者，可诊断为垂体 TSH 分泌不足。

4. 肾上腺皮质功能测定　24 小时尿 17- 羟皮质类固醇及游离皮质醇排量减少，血浆皮质醇浓度降低，但节律正常。葡萄糖耐量试验示血糖呈低平曲线改变。

5. 其他检查　可用 X 线、CT、MRI 了解病变部位、大小、性质及其对邻近组织的侵犯程度。

（四）心理 - 社会状况

由于激素水平的改变，病人可出现各种身体外形的改变和一系列疾病症状。在患此病后，阴毛、腋毛及眉毛脱落，头发稀疏伴性功能低下，故长期心情抑郁，思想负担重，羞于与人交谈，对疾病存在恐惧心理和悲观情绪，同时认为自己给家人、医院及社会造成麻烦和经济负担。家人可能因为一些特殊的症状，如闭经、阳痿等而猜疑或歧视病人。医务人员要深入了解病人及家属的内心体验，为进行有针对性的心理干预提供依据。

【常见护理诊断／问题】

1. 性功能障碍　与促性腺激素分泌不足有关。

2. 潜在并发症： 垂体危象。

3. 体像紊乱　与身体外观改变有关。

4. 活动无耐力　与肾上腺皮质、甲状腺功能低下有关。

5. 便秘　与继发性甲状腺功能减退有关。

6. 体温过低　与继发性甲状腺功能减退有关。

【计划与实施】

腺垂体功能减退症多采用靶腺激素替代治疗，需要长期甚至终身维持用药，同时积极进行病因治疗（包括垂体瘤手术切除、化疗或放疗等），并预防垂体危象等并发症的发生。经过治疗和护理，病人能够：①知晓垂体危象的临床表现及诱发因素；②掌握腺垂体功能减退症的有关知识，正确遵从医嘱和治疗；③情绪稳定，消除自卑和焦虑等心理；④建立健康行为，达到最佳健康状态，正确地面对日常生活。

（一）一般治疗及护理

指导病人进食高蛋白、高热量和富含维生素的食物。平时注意休息，尽力防止感染，避免精神刺激，避免过度劳累和激动，保持心情愉快，冬季注意保暖。

（二）激素替代治疗及护理

多采用靶腺激素替代治疗，需要长期甚至终身维持用药。

1. 肾上腺糖皮质激素 治疗过程中应先补给糖皮质激素，然后再补充甲状腺激素，以防发生肾上腺危象。首选氢化可的松，生理剂量为 20～30mg/d，服用方法模仿生理分泌节律为妥，剂量随病情变化而调节，应激状态时需适当增加糖皮质激素用量。注意按时给药，并观察用药效果及不良反应。

2. 甲状腺激素 生理剂量为甲状腺片 40～120mg/d。对于老年人、冠心病、骨密度低的病人，宜从最小剂量开始，并缓慢递增，以免增加代谢率而加重肾上腺皮质负担，诱发危象。用药过程中，注意观察病人心率。

3. 性激素 病情较轻的育龄女性需采用人工月经周期治疗，可维持第二性征和性功能，促进排卵和生育。男性病人用丙酸睾酮治疗，可促进蛋白质合成，增强体质，改善性功能与性生活，但不能生育。

（三）垂体危象抢救及护理

1. 针对诱因的预防和治疗措施 包括：①避免受寒、饥饿、外伤、感染等，如因某种原因出现呕吐、腹泻、脱水，应立即给予相应处理；②病人如需手术，应做好术前准备，药物剂量宜小，麻醉或术中出现问题应立即处理；③有感染者，积极抗感染治疗；④禁用或慎用麻醉药、镇静药、催眠药或降糖药等，以防止诱发昏迷。

2. 病情观察 密切观察病人意识状态、生命体征的变化，注意有无低血糖、低血压、低体温等情况，还应评估神经系统体征以及瞳孔大小、对光反射的变化。

3. 紧急处理配合 一旦发生垂体危象，立即报告医师并协助抢救。主要措施有：①迅速建立静脉通路，补充适当的水分，保证激素类药品及时准确使用：首先给予 50% 葡萄糖 40～60ml 迅速静脉注射以抢救低血糖，然后用 5% 葡萄糖盐水每 500～1000ml 中加入氢化可的松 50～100mg 静脉滴注，以解除急性肾上腺功能减退危象。②注意血糖监测，由于病人体内升糖激素不足，故即使血糖不低也应补充葡萄糖。③保持呼吸道通畅，给予氧气吸入。④低温者与甲状腺功能减退有关，可给予小剂量甲状腺激素，并采取保暖措施使病人体温回升；高热型病人给予降温处理；循环衰竭者按休克原则治疗；感染败血症者应积极抗感染治疗；水中毒病人应加强利尿，可给予泼尼松或氢化可的松。⑤做好口腔护理、皮肤护理，保持排尿通畅，防止尿路感染。

（四）心理护理

1. 护士应主动了解病人的思想及生活情况，及时给予安慰和理解，鼓励病人说出内心的感受，树立战胜疾病的信心。

2. 护士还应注意与病人交流的方式、方法及语言技巧，尽量避免使用简短、生硬、冷漠的语言，以免伤害其自尊心。

3. 经常与病人交谈病情以外的事情，既改善护患关系，又转移了其对疾病的注意力。平等合作的护患关系，可增强病人自信心，积极配合治疗。

（五）健康指导

1. 指导病人保持情绪稳定，注意生活规律，避免过度劳累。冬天注意保暖，更换体位时动作应缓慢，以免发生晕厥。平时注意皮肤的清洁，防止外伤，少到公共场所或人多之处，以防发生交叉感染。

2. 指导病人进食高热量、高蛋白、高维生素、易消化的饮食，少量多餐，以增强机体抵抗力。

3. 教会病人认识所服药物的名称、剂量、用法及不良反应，如肾上腺糖皮质激素过量易致欣快感、失眠；服甲状腺激素应注意心率、心律、体温、体重变化等。嘱病人遵医嘱按时按量服药，不得任意增减药物剂量。

4. 指导病人识别垂体危象的征兆，若有感染、发热、外伤、腹泻、呕吐、头痛等情况发生，应立即就医。外出时随身携带识别卡，以防意外发生。

【护理评价】

经过治疗和护理，病人是否达到：①未发生垂体危象或发生危象时能得到及时处理；②知道垂体功能减退症治疗的重要性，能遵从医嘱和治疗；③消除了自卑和焦虑等心理，保持情绪稳定；④具有良好的健康行为，能正确地面对日常生活。

（徐　蓉）

✧ 思考题

1. 女性，34岁，育有一子4岁。闭经伴乳房有少量乳汁溢出1年余，进行性视力下降半年。实验室检查：泌乳素略增高，22.8ng/ml；磁共振检查发现鞍区有一5mm×5mm大小的低信号区。请问：

（1）该病人可能诊断为哪种类型的垂体腺瘤？

（2）3天前病人接受经鼻蝶窦垂体腺瘤摘除术，术后嗅觉丧失，病人感到极度担心，请问病人发生了什么情况？护理措施有哪些？

2. 女性，46岁，因"反复呕吐1个月余，加重伴精神异常2天"入院。病人15年前第一胎分娩时因前置胎盘，有产后大出血病史，输血1200ml。查体：发育正常，营养不良，体形消瘦，轻度贫血貌，神志呈嗜睡状，眉毛稀疏脱落，腋毛已全部脱落。辅助检查：甲状腺功能三项检查示FT_4 4.86pmol/L，FT_3 2.17pmol/L，均低于正常水平；性激素检查雌二醇、垂体泌乳素、睾酮、孕酮均低于正常水平。初步诊断为：腺垂体功能减退症。请问：

（1）如何对病人进行全面的评估？

（2）针对该病人，你认为重点观察的内容及护理措施是什么？

（3）如何对病人进行针对性的健康指导？

第九篇
神经系统疾病病人的
护理

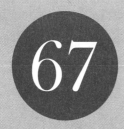

第六十七章
概　论

学习目标

识记

1. 能说出神经系统疾病病人意识障碍的分级、言语障碍及运动障碍的分类、吞咽功能障碍的评估方法及肌力的分级。
2. 能说出病理反射及脑膜刺激征的检查方法。
3. 能说出腰椎穿刺、脑室穿刺和数字减影脑血管造影的适应证和禁忌证。

理解

1. 能对以下内容进行比较，并用自己的语言阐述主要异同点：上运动神经元瘫痪与下运动神经元瘫痪；嗜睡、昏睡与昏迷；浅昏迷、中昏迷与深昏迷；谵妄与去皮质强直。
2. 能解释神经系统常用检查的目的和意义，说出护士在其中的职责。

运用

1. 能运用所学知识，对神经系统疾病的病人进行全面评估，并能正确判断意识障碍、感觉障碍的程度或类型。
2. 能运用所学知识，为实施腰椎穿刺、脑室穿刺和数字减影脑血管造影的病人实施护理。

67章

第一节　神经系统的结构与功能

神经系统直接或间接地调控体内各系统和器官，使之能协调完成各自的生理功能，并对体内外各种环境的变化作出适应性功能活动调节，共同维持人体的正常生命活动。神经系统分为两个主要部分，即中枢神经系统和周围神经系统。

一、中枢神经系统

中枢神经系统（central nervous system）包括位于颅腔内的脑和位于椎管内的脊髓。脑分大脑、间脑、脑干和小脑（图67-1-1），脊髓由含有神经细胞的灰质和含有上、下行传导束的白质组成。

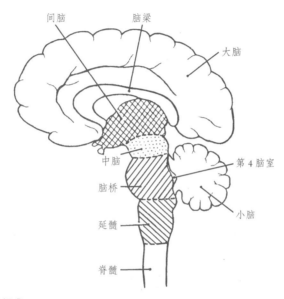

图 67-1-1　中枢神经系统组成

（一）脑

1. **大脑**　大脑包括左、右大脑半球，其表面为大脑皮质所覆盖，凹凸不平，在脑表面形成脑回和脑沟。脑内部为白质、基底节和侧脑室。大脑半球分为额叶、顶叶、颞叶、枕叶、岛叶和边缘叶。两侧大脑半球的功能不完全对称，按功能分优势半球和非优势半球。优势半球多位于左侧，在语言、逻辑思维、分析综合及计算功能等方面占优势；非优势半球多位于右侧，主要在音乐、美术、综合能力、空间、几何图形和人物面容的识别及视觉记忆功能等方面占优势。不同部位的损害会产生不同的临床表现，见图67-1-2。

（1）额叶（frontal lobe）：占大脑半球表面的前1/3，位于外侧裂上方和中央沟前方，额叶受损时会引起躯体运动、头眼运动、发声、语言以及高级思维活动的障碍。

（2）顶叶（parietal lobe）：位于中央沟后、顶枕沟前和外侧裂沿线的上方。分为中央后回、顶上小叶和顶下小叶。中央后回和顶上小叶受损时，主要表现为精细感觉障碍，如实体觉、位置觉、两点辨别觉和皮肤定位觉的减退和消失，而触觉、痛觉、温度觉仍存在。顶下小叶病变时可引起体像障碍、失用症和失认症。体像障碍指患者基本感知功能正常，但对自身躯体的存在、空间位置及各部位之间的关系失去辨别能力，临床表现为：①偏侧忽视；②病觉缺失；③手指失认；

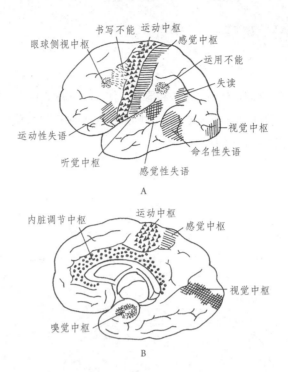

图 67-1-2　大脑皮质重要功能分布及失语症的病灶部位
A. 外侧面；B. 内侧面

④自体认识不能；⑤幻肢现象。

（3）颞叶（temporal lobe）：位于外侧裂的下方，顶枕裂前方。颞叶病变时主要引起听觉、语言、记忆及精神活动障碍。如病人能听见对方和自己说话的声音，但不能理解说话的含义，即感觉性失语；病人对于某物品能说出它的用途，但说不出名称，即命名性失语。病人还可出现幻嗅和幻味，做舔舌、咀嚼动作，称为钩回发作。

（4）枕叶（occipital lobe）：位于顶枕沟和枕前切迹连线的后方，为大脑半球后部的小部分。枕叶主要与视觉有关，因此，枕叶病变时会出现幻视、视觉失认、视野缺损、视物变形等现象。

（5）岛叶（insular lobe）：位于外侧裂深面，呈三角形岛状，被额、顶、颞叶所覆盖。岛叶损害多引起内脏运动和感觉的障碍。

（6）边缘叶（limbic lobe）：由半球内侧面位于胼胝体周围和侧脑室下角底壁的一圆弧结构构成，并与杏仁核、丘脑前核、下丘脑、中脑被覆、岛叶前部、额叶眶面等结构共同组成边缘系统。边缘系统损害时可出现情绪及记忆障碍、行为异常、幻觉、反应迟钝等精神障碍及内脏活动障碍。

2.　间脑　位于两侧大脑半球之间，下方与中脑相连，是脑干与大脑半球连接的中继站。左、右间脑之间的矢状窄隙为第三室。间脑包括丘脑、上丘脑、下丘脑和底丘脑四部分。丘脑病变主要表现为对侧的感觉缺失和（或）刺激症状，对侧不自主运动，并可有情感与记忆障碍。上丘脑的病变常见松果体肿瘤，可因肿瘤压迫出现帕里诺综合征（Parinaud syndrome），表现为：①瞳孔对光反射消失（上丘受损）；②眼球垂直同向运动障碍，特别是向上凝视麻痹（上丘受损）；③神经性聋（下丘受损）；④小脑性共济失调（结合臂受损）。下丘脑的功能是调节机体的内脏和内分泌活动，因此，下丘脑病变时可出现体温、摄食、水盐平衡、内分泌活动调节失衡，表现为一系列复杂的症状和综合征。底丘脑损害时表现为以对侧上肢为重的舞蹈运动。

3.　脑干　由中脑、脑桥和延髓组成，上与间脑相接，下与脊髓相连，是连接脊髓、大脑、小脑的中间枢纽。脑干是生命中枢，其功能是维持机体生命，包括心跳、呼吸、消化、体温、睡眠等重要生理功能。因此，各种因素造成的脑干损伤均可造成呼吸障碍、昏迷、瘫痪、感觉障碍和自主神经系统功能异常。

4. 小脑 位于颅后窝、脑桥及延髓的背侧。小脑的功能主要是维持躯体平衡、控制姿势和步态、调节肌张力和协调随意运动的准确性。小脑蚓部损害可引起躯干的共济失调，小脑半球损害可引起同侧肢体的共济失调。

（二）脊髓

脊髓呈前后扁的圆柱体，位于椎管内，上端在平齐枕骨大孔处与延髓相续，下端终于第 1 腰椎下缘水平。脊髓是神经系统的低级部分，为四肢和躯干的初级反射中枢。脊髓以每对脊神经根根丝的出入范围为准，划分为 31 个节段，为 31 对脊神经，即颈髓 8 节（$C_1 \sim C_8$），胸髓 12 节（$T_1 \sim T_{12}$），腰髓 5 节（$L_1 \sim L_5$），骶髓 5 节（$S_1 \sim S_5$），尾髓 1 节（Co）。脊髓损伤可导致各种运动、感觉和括约肌功能障碍，肌张力异常及病理反射等相应的临床症状和体征。

二、周围神经系统

周围神经系统（peripheral nervous system）联络于中枢神经和其他各系统器官之间，包括与脑相连的脑神经和与脊髓相连的脊神经。

周围神经的主要成分是神经纤维。将来自外界或体内的各种刺激转变为神经信号向中枢内传递的纤维称为传入神经纤维，由这类纤维所构成的神经称为传入神经或感觉神经。向周围的靶组织传递中枢冲动的神经纤维称为传出神经纤维，由这类神经纤维所构成的神经称为传出神经或运动神经。

（一）脑神经

脑神经是指与脑相连的周围神经，脑神经共 12 对，主要支配头面部。脑神经有感觉纤维和运动纤维，按性质可分为感觉神经、运动神经和混合神经，其中 Ⅰ、Ⅱ、Ⅷ为感觉神经，Ⅲ、Ⅳ、Ⅵ、Ⅺ、Ⅻ为运动神经，Ⅴ、Ⅶ、Ⅸ、Ⅹ为混合神经。

1. 嗅神经（Ⅰ） 嗅神经始于鼻腔嗅黏膜，形成嗅丝，穿过筛孔至嗅球，传递嗅觉冲动。病变可导致嗅觉丧失或幻嗅。

2. 视神经（Ⅱ） 视神经始于眼球的视网膜，构成视神经，穿过视神经管入脑，传导视觉冲动。病变可导致视力障碍、视野缺损及视盘异常。

3. 动眼神经（Ⅲ） 动眼神经发自中脑，经眶上裂出颅入眶，支配眼外肌。负责瞳孔的收缩与调节上眼睑的活动。

4. 滑车神经（Ⅳ） 滑车神经发自中脑，与动眼神经偕行，司眼球的运动。

5. 三叉神经（Ⅴ） 三叉神经与脑桥相连，大部分为躯体感觉性纤维，其胞体位于三叉神经半月节内，它的中枢突入脑桥，周围支分为三大支，即：眼神经、上颌神经和下颌神经，司头面部皮肤、眶、鼻腔和口腔以及牙髓的一般感觉。三叉神经中小部分纤维为发自脑桥的运动纤维，加入下颌神经，主要支配咀嚼肌。

6. 展神经（Ⅵ） 展神经发自脑桥，经眶上裂出颅，支配眼外肌，司眼球向外运动。

7. 面神经（Ⅶ） 面神经与脑桥相连，经内耳门入颞骨内的面神经管，出茎乳孔，支配面部表情肌。司面部表情、舌前 2/3 部的味觉。

8. 位听神经（Ⅷ） 位听神经起自内耳，经内耳门入颅，由脑桥入脑，传递平衡觉和听觉。

9. 舌咽神经（Ⅸ） 舌咽神经为混合性神经，经颈静脉孔出颅，分布于舌和咽。司舌后 1/3 味觉，唾液分泌及吞咽或呕吐反射。

10. 迷走神经（X） 迷走神经为混合性神经，与延髓相连，经颈静脉孔出颅，在颈部与颈总动脉和颈内静脉伴行入胸腔，经肺根后面，在食管周围形成神经丛，随食管穿膈的食管裂孔入腹腔，左侧的组成胃前神经和肝支，右侧的组成胃后神经和腹腔支。迷走神经沿途发出分支配各器官，其中主要的有：喉上神经、喉返神经等。迷走神经损伤可表现为发声困难、声音嘶哑、呛咳、吞咽障碍、心动过速及内脏活动障碍等。

11. 副神经（XI） 副神经由延髓发出，经颈静脉孔出颅，支配胸锁乳突肌和斜方肌，使头部转动及耸肩。

12. 舌下神经（XII） 舌下神经由延髓发生，经舌下神经管出颅，支配舌肌，司舌头的运动。

（二）脊神经

脊神经共 31 对，其中颈段 8 对，胸段 12 对，腰段 5 对，骶段 5 对，尾神经 1 对。每一对脊神经均有两条神经根与脊髓相连，即后根和前根。后根是感觉神经，接收由身体传入的感觉冲动至中枢系统；前根是运动神经，内含有支配腺体或随意及不随意肌的运动纤维，将神经元的信息传至周边。临床根据不同的感觉障碍水平，对脊髓病变进行定位诊断。人体体表部位的感觉分布见图 67-1-3 和图 67-1-4。脊神经前根支配相应肌肉，其中颈₄~胸₁前根结合成为臂丛，主要支配上臂、前臂和手部肌肉；腰₂~骶₂组成腰骶丛，其主要功能为支配下肢肌肉。

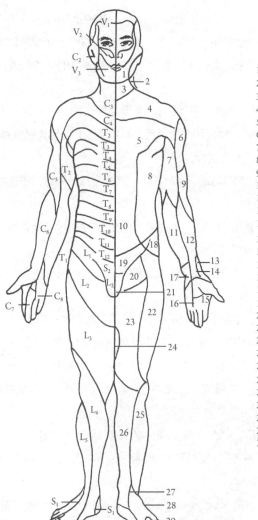

1. 三叉神经
2. 耳大神经
3. 颈皮神经
4. 锁骨上神经
5. 胸神经的前皮支
6. 腋神经
7. 臂内侧皮神经
8. 胸神经的外侧皮支
9. 前臂外侧皮神经
10. 胸神经的前皮支
11. 前臂内侧皮神经
12. 前臂外侧皮神经
13. 桡神经浅支
14. 正中神经浅支
15. 正中神经
16. 尺神经
17. 尺神经掌支
18. 髂腹下神经的外侧皮支
19. 髂腹下神经的前皮支
20. 生殖股神经的股支
21. 髂腹股沟神经
22. 股外侧皮神经
23. 股神经的前皮支
24. 闭孔神经的皮支
25. 小腿外侧皮神经
26. 隐神经
27. 腓浅神经
28. 腓肠神经
29. 腓深神经
30. 胫神经的跟支

图 67-1-3 体表的节段性和周围性感觉支配（前面）

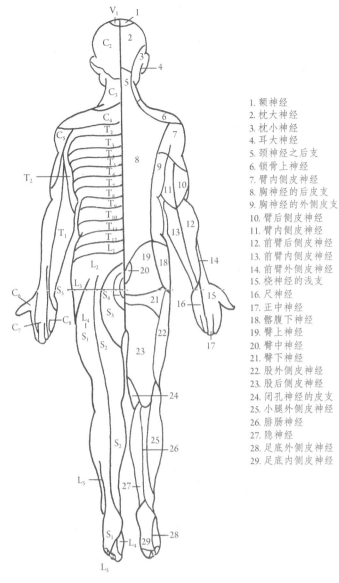

1. 额神经
2. 枕大神经
3. 枕小神经
4. 耳大神经
5. 颈神经之后支
6. 锁骨上神经
7. 臂内侧皮神经
8. 胸神经的后皮支
9. 胸神经的外侧皮支
10. 臂后侧皮神经
11. 臂内侧皮神经
12. 前臂后侧皮神经
13. 前臂内侧皮神经
14. 前臂外侧皮神经
15. 桡神经的浅支
16. 尺神经
17. 正中神经
18. 髂腹下神经
19. 臀上神经
20. 臀中神经
21. 臀下神经
22. 股外侧皮神经
23. 股后侧皮神经
24. 闭孔神经的皮支
25. 小腿外侧皮神经
26. 腓肠神经
27. 隐神经
28. 足底外侧皮神经
29. 足底内侧皮神经

图 67-1-4 体表的节段性和周围性感觉支配（后面）

第二节 神经系统疾病病人的评估

神经系统疾病是指神经系统与骨骼肌由于血管性病变、感染、变性、肿瘤、外伤、中毒、免疫障碍、遗传因素、先天发育异常、营养缺陷和代谢障碍等所致的疾病。神经系统疾病病人的评估包括病史采集、神经系统体格检查以及各种辅助检查，同时应注意病人的心理社会问题。

【健康史】

1. 现病史 了解病人的患病及治疗经过：①了解起病方式，急性还是慢性、发作性还是持续性，有无明显的致病或诱发因素；症状发生的起始时间、前后顺序、累及范围、持续时间、严重程度及有无伴随症状；②检查治疗的经过及效果，如是否遵从医嘱治疗、目前用药情况，包括药物的名称、剂量、用法疗效或不良反应；③目前的临床表现，有无头痛、抽搐、瘫痪、麻木、复视、眩晕及其他脑神经损害的表现；有无意识、精神、言语等障碍，有无睡眠异常、营养失调及括约肌功能障碍等。

2. 职业史 了解病人的职业状况和工作环境。如对从事森林工作的病人，应考虑到通过虫媒患神经系统感染性疾病的可能性；如果病人是农民或牧民，则要考虑到脑寄生虫病的可能性。

3. 既往史 了解病人有无与神经系统疾病相关的病史，重点询问以下内容：①头部外伤、脑肿瘤、内脏肿瘤以及手术史等；②感染病史如脑炎、结核病、寄生虫病、上呼吸道感染和腮腺炎等；③高血压、心脏病、糖尿病等脑血管病的危险因素；④颈椎病和腰椎管狭窄病史等。

4. 药物史 了解病人有无长期或特殊服药史，某些药物可能导致神经系统损害，如长期服用异烟肼可能引起周围神经病，服用影响神经－肌肉接头递质传递的药物，可能引起重症肌无力复发。

5. 生活史 了解病人的生活方式、饮食习惯、有无特殊嗜好等。病人平时体力活动少、喜欢久坐的生活方式，偏好多脂饮食，长期吸烟和酗酒等均属脑血管病的危险因素。病人的个人生活不检点或长期进行不正当性行为有可能导致神经梅毒或艾滋病的神经系统病变。

6. 家族史 有相当部分神经系统疾病是遗传性疾病或与遗传相关，如肝豆状核变性、腓骨肌萎缩症、假肥大型肌营养不良、癫痫、偏头痛、脑动脉硬化症等。

【身体状况】

（一）常见症状

1. 头痛（headache） 是神经系统最常见的症状，重点询问头痛的部位、性质、程度、持续时间、伴随症状等。剧烈头痛多见于脑膜炎、蛛网膜下腔出血。颅内压增高导致的头痛常为持续性的整个头部胀痛，咳嗽、用力、低头、头部突然活动等可使头痛加剧，常伴有喷射性呕吐及视力障碍。偏头痛在发作前可出现视觉症状，如视物模糊、眼前闪光等，在安静休息、睡眠后或服用止痛药后可缓解，但常反复发作。紧张性头痛多无固定位置，表现为持续性闷痛、胀痛，常伴有心悸、失眠、多梦、紧张等症状。

2. 意识障碍（disorders of consciousness） 是指人对外界刺激缺乏反应的一种精神状态。任何病因引起的大脑皮质、皮质下结构、脑干网状上升激活系统等部位的损害或功能抑制，均可出现意识障碍。对于意识障碍的病人，护理评估要迅速准确，一方面注意生命体征是否平稳，另一方面尽快确定意识障碍的程度及类型。

（1）以觉醒度改变为主的意识障碍：临床上可通过病人的言语、对疼痛的刺激、瞳孔对光反射、吞咽反射、角膜反射等来评估病人意识障碍的程度。按照严重程度通常分为以下几个水平，临床特点见表67-2-1。国际上常用 Glasgow 昏迷评定量表评价意识障碍的程度，从睁眼反应、语言反应和运动反应三方面进行评分，最高15分，表示意识清醒，≤8分表示昏迷，最低3分，分数越低表明意识障碍越严重，见表67-2-2。

1）嗜睡（somnolence）：最轻的意识障碍。病人意识清晰度水平降低，处于病态的睡眠状态，能唤醒，唤醒后能配合检查及回答问题，停止刺激后又入睡。

2）昏睡（stupor）：意识清晰度较嗜睡降低，病人处于熟睡状态。给予病人较重的痛觉刺激或较响的言语刺激方可唤醒，醒后能作简单、模糊的答话，自发性言语减少，刺激停止后又转入熟睡。

3）昏迷（coma）：病人意识丧失，表现为双眼闭合、不能自行睁开，对言语刺激无反应，面

表 67-2-1 意识障碍的分级及鉴别要点

分级	对疼痛反应	唤醒反应	无意识自发动作	腱反射	对光反射	生命体征
嗜睡	+，明显	+，呼唤	+	+	+	稳定
昏睡	+，迟钝	+，大声呼唤	+	+	+	稳定
浅昏迷	+	−	可有	+	+	无明显变化
中昏迷	重刺激可有		很少		迟钝	轻度变化
深昏迷	−	−	−	−	−	显著变化

表 67-2-2 Glasgow 昏迷评分法

睁眼反应	语言反应	运动反应
自动睁眼 4	回答正常 5	按指令动作 6
呼唤睁眼 3	对话含糊 4	*能确定疼痛部位 5
疼痛刺激时睁眼 2	言语不当、字意可辨 3	*肢体退缩反应 4
任何刺激不睁眼 1	难以理解 2	*肢体屈曲（去皮质状态）3
	无语言 1	*肢体过伸（去脑状态）2
		*无反应　1

注：*指疼痛刺激

部和肢体无目的性运动，疼痛刺激无反应或引发通过脊髓或脑干通路传递的无目的反射动作。根据昏迷的程度可分为：①浅昏迷：意识丧失，仅对强烈刺激，如压迫眶上缘等，有痛苦表情及躲避反应，刺激不能使其恢复清醒或意识障碍变浅。不能与外界建立接触，可有较少无意识的自发动作。腹壁反射消失，但角膜反射、瞳孔对光发射、咳嗽反射、吞咽反射、腱反射仍存在，生命体征无明显改变。②中昏迷：对外界一般刺激无反应，强烈疼痛刺激时可见防御反射活动，病理反射阳性，角膜反射、瞳孔对光发射、咳嗽反射、吞咽反射减弱，生命体征已有改变。③深昏迷：病人对外界任何刺激均无反应，角膜反射、瞳孔对光反射、咳嗽反射、吞咽反射、腱反射、病理反射等均消失。生命体征发生明显变化，呼吸不规则。

（2）以意识内容改变为主的意识障碍

1）意识模糊（confusion state）：表现为注意力减退，情感反应淡漠，对时间、地点、人物的定向能力发生障碍，语言缺乏连贯性，可有错觉、幻觉、躁动、精神错乱等，常见于急性重症感染的高热期、各种颅脑手术术后等。

2）谵妄（delirium）：意识内容的改变，表现为清晰度的下降、对周围环境的理解和判断失常。定向力和自知力均有障碍，伴有丰富的幻觉、错觉，以错觉为主，病人感受到的形象生动而逼真。

（3）特殊类型的意识障碍

1）去皮质强直（decorticated rigidity）：多见于因双侧大脑皮质广泛损害而导致的皮质功能减退或丧失，皮质下功能仍保存。病人表现为意识丧失，但睡眠和觉醒周期存在，能无意识地睁眼、闭眼或转动眼球，但眼球不能随光线或物品转动，貌似清醒，但对外界刺激无反应。光反射、角膜反射、咀嚼动作、吞咽、防御反射均存在，可有吸吮、强握等原始反应，但无自发动作。上肢屈曲内收，腕及手指屈曲，双下肢伸直，足屈曲。常见于缺氧性脑病、脑炎、中毒和严重颅脑外伤等。

2）无动性缄默症（akinetic mutism，AM）：又称睁眼昏迷。为脑干上部和丘脑的网状激活系统损害所致，而大脑半球及其传导通路无损害。病人无目的地注视检查者和周围的人，貌似觉醒，但缄默不语，不能活动，四肢肌张力低，腱反射消失，肌肉松弛。伴有体温高、多汗、皮脂腺分泌旺盛、心跳或呼吸节律不规则、大小便失禁等。

3. 言语障碍（language disorders） 分为失语症（aphasia）和构音障碍（dysarthria），可通过让病人口语表达、听理解、复述、阅读、书写、命名等方法评估其语言表达及对文字符号理解的能力，并判断病人言语障碍的类型，以便于选择恰当的沟通交流方式。

（1）失语症：是由于大脑皮质与语言功能有关的区域受损害，使人后天获得的说话、听话、阅读和书写等能力残缺或丧失。由于病因和病变部位不同，所出现的失语类型也不同，常以一种语言障碍为主，同时伴有不同程度的其他语言功能障碍，也可表现为全部语言功能均受损，还可伴有失用、失认和肢体瘫痪等。失语症可分为 Broca 失语（运动性失语）、Wernicke 失语（感觉性失语）、传导性失语、命名性失语等。

（2）构音障碍：由于发音肌肉的瘫痪、共济失调或肌张力增高所引起的口语障碍。病人对言语的理解正常，但在表达时出现发声困难、言语不清及语音、语调、语速的异常。病人可保留对文字的阅读和书写能力，可通过文字进行交流。

4. 感觉障碍（sensation disorders） 指机体对各种形式的刺激，如痛、温度、触、压、位置、振动等无感知，感知减退或异常的一组综合征。感觉分为内脏感觉（由自主神经支配）、特殊感觉（视、听、嗅和味觉，由脑神经支配）和一般感觉。一般感觉由浅感觉（痛、温度及触觉）、深感觉（运动觉、位置觉和振动觉）和复合感觉（实体觉、图形觉及两点辨别觉等）组成。护士应评估病人感觉障碍的部位、类型、范围、性质、程度、伴随症状等，评估感觉障碍对机体功能的影响，以采取相应的护理措施。临床常见的感觉障碍分为抑制性症状和刺激性症状两类。感觉传导通路受破坏或功能抑制，出现感觉缺失或减退，称为抑制性症状；感觉传导通路受到刺激或兴奋性增高时出现感觉过敏、感觉过度、疼痛等，称为刺激性症状。

5. 运动障碍（movement disorders） 可分为瘫痪、僵硬、不自主运动及共济失调等。护士应评估病人运动障碍的性质、分布、程度及伴发症状，是否因运动障碍而产生继发性损伤；重点评估瘫痪肢体的肌力、肌张力、腱反射、生活自理能力、有无肌肉萎缩和关节挛缩等情况。

（1）瘫痪（paralysis）：是指随意运动功能降低或丧失，是神经系统常见的症状之一。按受累部位可分为上运动神经元性瘫痪（中枢性或痉挛性瘫痪）和下运动神经元性瘫痪（周围性或弛缓性瘫痪）。两者的临床特点见表 67-2-3。按临床表现可分为单瘫、偏瘫、截瘫、交叉性瘫痪、四肢瘫，见表 67-2-4。

表 67-2-3　上运动神经元与下运动神经元瘫痪的比较

临床特点	上运动神经元瘫痪	下运动神经元瘫痪
瘫痪的分布	范围广，偏瘫、单瘫和截瘫	范围局限，以肌群为主
肌张力	增高，呈痉挛性瘫痪	减低，呈弛缓性瘫痪
反射	腱反射亢进，浅反射消失	腱反射减弱或消失，浅反射消失
病理反射	阳性	阴性
肌萎缩	无，可有轻度的失用性萎缩	显著，早期出现
皮肤营养障碍	多数无障碍	常有
肌电图	神经传导正常，无失神经电位	神经传导异常，有失神经电位

表 67-2-4　瘫痪的类型

类型	瘫痪特点	病变部位
单瘫	单个肢体的运动不能或无力	大脑半球、脊髓前角细胞、周围神经和肌肉等
偏瘫	一侧面部和肢体瘫痪	一侧大脑半球病变，如内囊出血、脑梗死等
截瘫	双下肢瘫痪	脊髓胸腰段的横贯性损伤
交叉性瘫痪	病变侧脑神经麻痹和对侧肢体瘫痪	脑干部位肿瘤、炎症、血管性病变
四肢瘫痪	四肢不能运动或肌力减退	脊髓高颈段、周围神经病变

（2）僵硬（stiffness）：指肌张力增加所引起的肌肉僵硬、活动受限或不能活动的一组综合征。由中枢神经、周围神经、肌肉及神经肌肉接头的病变所引起。临床上包括痉挛、僵直、强直等几种不同的表现。

（3）不自主运动（involuntary movement）：由锥体外系病变引起的不随意志控制的无规律、无目的的面、舌、肢体、躯干等骨骼肌的不自主活动。临床上可分为震颤、舞蹈样运动、手足徐动、扭转痉挛等。不自主运动的症状可随睡眠而消失。

（4）共济失调（ataxia）：指小脑、本体感觉以及前庭功能障碍导致的运动笨拙和不协调，并非肌无力，累及躯干、四肢和咽喉肌时可引起身体平衡、姿势、步态及言语障碍，如站立不稳、步态蹒跚、言语不清等。临床上共济失调可分为：小脑性共济失调、大脑性共济失调、感觉性共济失调和前庭性共济失调。

6. 吞咽障碍（dysphasia）　吞咽是不同肌肉在神经支配下协调完成的生理过程。神经系统疾病常引起与吞咽功能有关的肌肉无力、不协调、瘫痪或运动不精确而造成吞咽困难。吞咽障碍的存在将严重影响病人的生活质量及营养物质的摄入，护士应评定病人吞咽功能障碍的程度并进行吞咽功能训练。洼田饮水试验是脑损伤后吞咽障碍常用的评定方法，由日本学者洼田俊夫提出的，分级明确清楚，操作简单，要求病人意识清楚并能够按照指令完成试验。方法如下：病人端坐，喝下 30ml 温开水，观察所需时间和呛咳情况。正常：1 级，5 秒之内；可疑：1 级，5 秒以上或 2 级；异常：3 ～ 5 级。具体分级见表 67-2-5。

表 67-2-5　洼田饮水试验分级

分级	表现
1 级	能顺利地 1 次将水咽下
2 级	分 2 次以上，能不呛咳地咽下
3 级	能 1 次咽下，但有呛咳
4 级	分 2 次以上咽下，但有呛咳
5 级	频繁呛咳，不能全部咽下

（二）身体检查

神经系统疾病病人的检查除包括一般性的检查，如生命体征、体位、姿势、步态、皮肤黏膜、头面部、胸腹部和脊柱四肢等，重点的检查内容如下：

1．**意识状态** 见本节"意识障碍"。

2．**感觉功能检查** 评估时病人应意识清晰、合作，护士应注意左右侧、远近端对比，一般由感觉障碍区向健处逐步移行。检查时病人闭目，忌用暗示性言语。

（1）浅感觉检查：包括皮肤、黏膜的痛觉、温觉和触觉检查。①用大头针刺激皮肤，检查痛觉；②用棉签轻触皮肤，检查触觉；③用装热水（40～50℃）与冷水（5～10℃）的试管分别接触皮肤，检查温度觉。

（2）深感觉检查：包括运动觉、位置觉、振动觉。①运动觉：检查时嘱病人闭目，护士以示指和拇指轻持病人手指或足趾两侧，作被动伸、屈动作，询问病人运动方向；②位置觉：将病人肢体放置于某一位置上，询问其肢体所处位置；③振动觉：用振动的音叉柄端置于病人肢体的骨突起处如内踝、外踝、腕关节、髂嵴等处，询问其有无振动感，注意两侧对比。

（3）复合感觉：包括皮肤定位觉、两点辨别觉、图形觉、实体觉。①皮肤定位觉：检查病人能否用手准确指出被触的位置；②两点辨别觉：检查病人辨别两点阈值的大小；③图形觉：检查病人能否正确辨别皮肤上所画出的图形；④实体觉：检查病人能否正确辨别手上实体物的大小、形状、性质。

3．**运动功能检查** 包括观察肌容积、肌张力、肌力、不自主运动、共济运动等。

（1）肌张力：肌张力是指肌肉静止状态时的肌肉紧张度。

1）肌张力降低：表现为肌肉弛缓柔软，被动运动时阻力减退，关节运动的范围扩大，见于下运动神经元病变，如周围性神经炎、脊髓前角灰质炎及小脑病变等。

2）肌张力增高：肌肉较硬，被动运动时阻力增大，关节运动的范围缩小。根据损害位置不同及性质不同，可分为折刀样肌张力增高、铅管样肌张力增高及齿轮样肌张力增高。折刀样肌张力增高是锥体束损害所致，表现为上肢的屈肌及下肢的伸肌张力增高更明显，被动运动开始时阻力大，终末时较小。铅管样肌张力增高是锥体外系损害所致，表现为伸肌屈肌张力均等增高，被动运动时所遇阻力是均匀的。若伴有震颤者，出现规律而断续的停顿，称为齿轮样肌张力增高。

（2）肌力：肌力是病人主动运动时肌肉产生的收缩力，可分为6级，即0～5级，具体分级见表67-2-6。

表 67-2-6　肌力的分级

分级	临床表现
0级	完全瘫痪，肌肉无收缩
1级	肌肉可收缩，但不能产生动作
2级	肢体能在床面上移动，但不能抬起
3级	肢体能抬离床面，但不能抗阻力
4级	能作抗阻力动作，但较正常差
5级	正常肌力

（3）共济运动

1）指鼻试验：嘱病人前臂伸直外旋，以示指尖触自己的鼻尖，先睁眼后闭眼，先慢后快，反复上述动作。正常人动作准确，共济失调者指鼻不准。

2）指指试验：嘱病人伸直示指、屈肘，然后伸直前臂以示指触碰对面护士的示指，先睁眼后闭眼。正常人可准确完成，总是偏向一侧者提示该侧小脑病变。

3）快复轮替试验：嘱病人伸直手掌并反复作前臂快速旋前、旋后动作，或以一侧手快速连续拍打对侧手背等。共济失调者动作缓慢而不匀。一侧快速动作障碍提示该侧小脑病变。

4）跟-膝-胫试验：嘱病人仰卧，抬一侧下肢使足跟置于对侧膝部，沿胫骨徐徐滑下，共济失调者动作不稳或失误。

5）闭目难立征（Romberg sign）：嘱病人闭目、双足并拢直立，两臂向前平伸，出现摇晃或倾斜即为阳性。睁眼站立稳，闭眼时不稳，提示感觉性共济失调，睁眼、闭眼都不稳提示小脑性共济失调。

4. 神经反射检查　包括浅反射、深反射、阵挛和病理反射等。检查时病人应保持安静和松弛状态，并注意反射的改变程度和两侧是否对称。根据反射的改变可分为亢进、活跃（或增强）、正常、减弱或消失。浅反射是刺激皮肤、黏膜、角膜等引起肌肉快速收缩反应，如腹壁反射、提睾反射、跖反射、肛门反射等；深反射为肌腱和关节反射，包括肱二头肌反射、肱三头肌反射、桡骨膜反射、膝反射、踝反射等；病理反射如 Babinski 征、Oppenheim 征、Gordon 征、Chaddock 征等，是锥体束受损时的表现。

（1）Babinski 征：被检查者仰卧，下肢伸直，检查者手持被检查踝部，用钝头竹签划足底外侧缘，由后向前至小趾跟部并转向为内侧，阳性反应为拇趾背伸，余趾呈扇形展开。

（2）Oppenheim 征：检查者用拇指及示指沿被检查胫骨前缘用力自上而下加压移动，阳性表现同 Babinski 征。

（3）Gordon 征：检查时用手以一定力量捏压腓肠肌，阳性表现同 Babinski 征。

（4）Chaddock 征：检查者用钝头竹签从外踝下方向前划至跖趾关节处，阳性表现同 Babinski 征。

5. 脑膜刺激征检查　脑膜刺激征包括颈强直、Kernig 征和 Brudzinski 征等，颈上节段的脊神经根受刺激引起颈强直，腰骶节段脊神经根受刺激，则出现 Kernig 征和 Brudzinski 征。脑膜刺激征见于脑膜炎、蛛网膜下腔出血、脑炎、脑水肿及颅内压增高等，深昏迷时脑膜刺激征可消失。

（1）颈强直：病人头前屈明显受限及被动屈颈检查时感觉到抵抗力增强。

（2）Kernig 征：病人仰卧，膝关节屈曲成直角，检查者将病人小腿抬高伸膝。正常人膝关节可伸达 135° 以上，如伸膝受阻且伴疼痛与屈肌痉挛，则为阳性。

（3）Brudzinski 征：病人仰卧，下肢伸直，检查者一手托起病人枕部，另一手按于其胸前，当头部前屈时，双髋与膝关节同时屈曲则为阳性。

【辅助检查】

1. 腰椎穿刺和脑脊液检查　主要用于中枢神经系统疾病的诊断和鉴别诊断，如各种脑膜炎和脑炎、蛛网膜下腔出血、脱髓鞘疾病、颅内转移瘤、脊髓病变等。

2. 影像学检查　主要包括 X 线检查、电子计算机体层扫描（CT）、磁共振成像（MRI）、数字减影血管造影（DSA）。CT 是无创性检查，简便迅速，敏感性较常规 X 线检查高很多，是大部分脑组织病变首选的辅助检查手段。MRI 较 CT 可提供多方位、多层面的解剖学信息，图像清晰度高，可清晰显示病变的形态、位置、大小及与周边组织的关系，在神经系统疾病的诊断中 MRI 已被广泛应用。但 MRI 检查时间较长，有金属置入物者不能行 MRI 检查。DSA 主要应用于脑血管疾病的诊断和治疗方面。

3. 经颅超声血流图检查　应用经颅多普勒（transcranial Doppler，TCD）检测仪，使通过颅外检测颅内血管成为可能。TCD 检查主要是通过探头位置、超声束角度、血流方向变化和速度、波形变化等对各有关血管进行识别。TCD 最常用和最有意义的指标是血流速度和动脉指数。目前，TCD 主要用于有关脑血管病变疾病的诊断和检测。如脑动脉狭窄或闭塞、脑血管畸形、脑血管痉挛、脑动脉血流微栓子监测等。

4. 神经电生理检查 包括脑电图和肌电图等。脑电图主要用于癫痫的诊断以及区别脑部器质性或功能性病变和弥漫性或局限性损害。肌电图有助于神经源性损害、肌源性损害、神经-肌肉接头病变的诊断和鉴别诊断；有助于神经根病变节段的定位诊断。

【心理-社会状况】

神经系统疾病发病的突然性以及病后出现不同程度的神经功能障碍，如昏迷、语言障碍、感觉异常及瘫痪等，使病人及其家属在心理上和经济上承担了巨大的压力和负担。医务人员应评估病人是否存在焦虑、抑郁、悲观等情绪，为病人的心理疏导和支持提供依据。了解病人的社会支持系统，如付费方式、来自家庭和社会的物质精神支持等。

第三节　神经系统常见诊疗技术与护理

一、腰椎穿刺病人的护理

腰椎穿刺（lumbar puncture）是诊断神经系统疾病的一项重要检查。通过腰椎穿刺可以测定颅内压，同时可以收集脑脊液（cerebrospinal fluid，CSF）进行实验室检查。成人 CSF 总量为 110～200ml，平均 130ml，每日生成约 500ml。

【适应证】

1. 诊断性穿刺 主要用于中枢神经系统疾病的诊断和鉴别诊断，如各种脑膜炎和脑炎、蛛网膜下腔出血、脱髓鞘疾病、颅内转移瘤、脊髓病变等。

（1）取脑脊液作常规、生化、细胞学、病原学、免疫学等多项检查，以助中枢神经系统疾病的诊断。

（2）测量颅内压或动力学试验，以明确颅内压高低及脊髓腔通畅情况。

（3）行脊髓造影、脑室造影检查。

2. 治疗性穿刺

（1）依病情可注入液体或放出 CSF 以维持、调整颅内压平衡。

（2）可行鞘内药物注射。

【禁忌证】

1. 怀疑有颅内高压者，特别是有脑疝危险者忌行腰椎穿刺。

2. 穿刺部位有感染灶、脊柱结核或开放性损伤。

3. 躁动不安、不能合作或病情危重不宜搬动者。

4. 应用肝素等药物导致出血倾向或血小板 $<50 \times 10^9/L$ 者。

【操作前准备】

1. 术前根据适应证和禁忌证严格选择病人。

2. 由医生向病人及家属说明穿刺的目的、穿刺过程的配合和可能发生的不良反应，并签署知情同意书。

3. 备好腰穿包。

【操作过程】

1. 体位　一般取侧卧位，头前屈、背靠床边，双腿屈曲以手抱膝，使腰椎后突间隙增大，便于穿刺。见图 67-3-1。

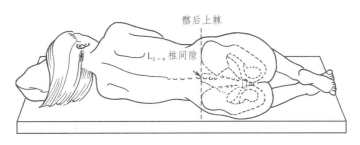

图 67-3-1　腰椎穿刺体位

2. 皮肤准备　按常规消毒、铺洞巾。

3. 穿刺　穿刺点常选取 $L_{3\sim4}$ 间隙（双髂嵴最高点连线与背中线交点为腰$_2$脊突），必要时可选取其上、下各一间隙。局部皮下浸润性麻醉。以穿刺针穿，见 CSF 流出告成。

4. 测压　穿刺成功后立即接上测压装置测初压，采取 CSF 后测终压。正常成人压力为 70 ～ 200mmH$_2$O，>200mmH$_2$O 为颅内压增高，<70mmH$_2$O 为颅内压降低。

5. 放液　测压及动力学检测后视需要缓慢放出 CSF，送检查。

6. 穿刺和放液过程中，注意观察病人有无异常表现，如意识状态改变、面色变化、下肢疼痛等。

【操作后护理】

1. 完成穿刺后嘱病人去枕平卧 6 小时，防止发生腰穿后低颅内压头痛。

2. 低颅内压头痛是腰穿后最常见的并发症，可伴有颈部和后背痛，咳嗽、喷嚏或站立时症状加重，平卧位时头痛减轻。告知病人不要抬高头部，可嘱病人大量饮水，必要时遵医嘱静脉输入生理盐水。

二、脑室穿刺病人的护理

脑室穿刺（ventricle puncture）是将穿刺针穿入脑室，可注入造影剂进行脑室造影，也可进行脑脊液引流，是诊断和治疗神经系统疾病的重要操作。

【适应证】

1. 诊断性穿刺

（1）用于脑室测量、脑室造影。

（2）收集脑脊液作实验室检查。

（3）测量颅内压，监测动态颅内压变化。

2. 治疗性穿刺

（1）用于排放脑脊液，暂时缓解由于各种病变导致的脑室系统扩大，是脑积水、脑疝形成的一种紧急抢救措施。

（2）开颅手术时或术后可以降低脑张力和引流血性脑脊液。

（3）脑室内注入药物用于治疗颅内感染等。

【禁忌证】

1. 穿刺部位有感染者。

2. 存在明显出血倾向者。

3. 大脑半球占位性病变、怀疑侧脑室受压变形移位者。

【操作前准备】

1. 穿刺前向病人及家属说明穿刺目的及简要的步骤，取得病人及家属的同意与合作。

2. 帮助病人摆放适当体位。

【操作过程】

1. 协助操作医生消毒、铺巾。

2. 穿刺部位选择

（1）侧脑室前角：仰卧位，颅骨钻孔部位在发际后 2 cm，中线旁 2.0 ~ 2.5cm，正常深度为 4 ~ 6cm。

（2）侧脑室三角区：侧卧或俯卧，颅骨钻孔部位位于枕外隆凸上 4 ~ 7cm，中线旁 3cm，穿刺深度为 4.5 ~ 5.5cm。

（3）侧脑室下角后部：侧卧或仰卧使头稍转向对侧。颅骨钻孔部位为外耳道上 3cm、后 3cm 处，穿刺深度为 4 ~ 5cm。

3. 操作过程中要严格无菌操作，以免造成颅内感染。

4. 穿刺成功后可连接监测颅内压的设备或引流管道。

5. 穿刺过程中注意病人神志、瞳孔、生命体征的变化。

【操作后护理】

1. 留置脑室引流管期间要认真评估引流出来的脑脊液的量、性质和颜色。术后初期可呈血性或淡血性，以后颜色逐渐变淡。如术后原有血性颜色加深，可能是脑室内继续出血，应立即通知医生止血。如果脑脊液混浊，呈毛玻璃状或有絮状物，可能发生感染，应取标本进行化验。

2. 注意脑脊液引流的速度不可过快，应缓慢引流，使脑内压平稳降低，避免引流过快导致脑室内出血、硬膜外或硬膜下血肿或诱发小脑幕上疝。

3. 脑室引流的穿刺部位和引流管的护理要严格遵循无菌原则，按时更换敷料，正确更换引流瓶或引流袋。搬动病人或更换引流瓶时，应该夹闭引流管，防止引流液的反流和颅内压的急剧变动。

4. 保持引流管通畅，防止引流管受压、扭曲、折叠或阻塞，尤其是在搬运病人或翻身时，防止引流管牵拉、滑脱。

5. 及时拔除引流管，拔管前夹闭 24 小时，密切观察病人有无头痛、恶心、呕吐等颅内压再次升高的症状。

6. 拔管后加压包扎伤口，让病人卧床休息减少头部活动，观察穿刺伤口有无渗血、渗液以及病人意识、瞳孔、肢体抽搐等的变化，发现异常及时通知医生。

三、数字减影脑血管造影病人的护理

数字减影脑血管造影（digital subtraction angiography，DSA）是通过导管或穿刺针将含碘显影剂注入选定的动脉或静脉，电子计算机进行辅助成像的血管造影方法。DSA 是诊断脑血管病的重要检查方法之一，可以直观地测定血管狭窄的程度和范围，观察侧支循环状况等。由于它是一种创伤性检查，所以不应作为首选或常规检查的方法，需要掌握好适应证和禁忌证，并采取相应的护理措施。

【适应证】

1. 颅内外血管性病变，如动脉狭窄、动脉瘤、动静脉畸形、颅内静脉系统血栓形成等。

2. 自发性脑内血肿或蛛网膜下腔出血病因检查。

3. 观察颅内占位性病变的血供与邻近血管的关系及某些肿瘤的定性。

【禁忌证】

1. 严重出血倾向或出血性疾病者。

2. 严重心、肝或肾功能不全者。

3. 脑疝晚期、脑干功能衰竭者。

4. 对造影剂过敏者。

【方法】

经股动脉插管 DSA 操作步骤如下：

1. 选择穿刺点，在耻骨联合 - 髂前上棘连线测中点、腹股沟韧带下 1～2cm 股动脉搏动最强点进行穿刺。

2. 消毒局部皮肤，进行局部麻醉。

3. 将穿刺针与皮肤成 30°～45° 刺入股动脉，将导丝送入血管 20cm 左右，撤出穿刺针，迅速沿导丝置入导管鞘或导管，撤出导丝。

4. 在电视屏幕监护下将导管送入各个头臂动脉。

5. 进入靶动脉后注入少量造影剂确认动脉，然后造影。

【操作前护理】

1. 向病人及家属说明造影的目的、注意事项、造影过程及配合方法，消除他们紧张、恐惧的心理，取得合作。

2. 做好术前各项检查，如血常规、尿常规、肝肾功能、出凝血时间、心电图、碘过敏试验等。

3. 做好双侧股动脉区术野皮肤的准备，测量血压及肢端动脉搏动情况，以便术后对比。

4. 术前 4～6 小时禁食、禁水，术前 30 分钟排空大小便。必要时留置导尿管，建立静脉通路。

【操作后护理】

1. 严密观察病人意识、瞳孔及生命体征的变化，发现异常，及时通知医生。

2. 术后病人平卧，术肢制动12小时，卧床休息24小时。

3. 穿刺部位沙袋加压压迫6～8小时，24小时后拆除加压绷带。观察肢体的皮温、肤色、足背动脉搏动情况、肢体感觉的变化。如出现脉搏减弱或消失、皮肤发绀、皮温降低、肢体发麻等，可能是包扎过紧或栓塞所致，应及时处理，以防造成肢体坏死。

4. 观察穿刺局部有无渗血、血肿，避免增加腹压的动作，如病人咳嗽或呕吐时协助按压穿刺伤口，防止出血。

5. 指导病人多饮水，并遵医嘱补液，促进造影剂排泄。

（迟俊涛）

◇ **思考题**

1. 男性，55岁，因排便时突发头痛、喷射性呕吐一次，伴意识丧失30分钟入院。既往高血压病史8年，间断服用降压药，血压控制不良。查体不合作，较重的痛觉刺激或较响的言语刺激方可唤醒，醒后能作简单、模糊的答话，刺激停止后又转入熟睡。左侧肢体肌力正常，右侧肢体能在床面上移动，但不能抬起。

（1）请问肌力如何分级？该病人右侧肢体的肌力是几级？

（2）请问意识障碍程度如何分级？请判断该病人的意识障碍程度。

2. 男性，18岁，4天前突然高热达39℃，伴发冷和寒战，同时出现剧烈头痛，频繁呕吐，呈喷射性，吐出食物和胆汁，皮肤散在少量出血点。既往体健，无胃病和结核病史，无药物过敏史。行腰椎穿刺术，对脑脊液进行检查，诊断为流行性脑脊髓膜炎。

（1）请问应该进行的脑膜刺激征检查包括哪些？

（2）病人行腰椎穿刺术后的护理措施有哪些？

第六十八章
颅内压增高病人的护理

学习目标

识记
1. 正确复述以下概念：颅内压、颅内压增高、脑疝、小脑幕切迹疝、枕骨大孔疝。
2. 准确说出颅内压的正常值及导致颅内压增高的病因。

理解
1. 在理解颅内压增高发病机制及病理生理改变的基础上，分析颅内压增高可能出现的临床表现及并发症。
2. 比较颅内高压和脑疝在临床表现、治疗原则方面的异同点，用自己的语言阐述。

运用
对颅内压增高及脑疝病人，在全面护理评估的基础上制订护理计划，提供正确的护理措施和健康指导。

第一节 颅内压增高病人的护理

颅内压（intracranial pressure，ICP）指颅腔内容物（脑组织、脑脊液和血液）对颅腔壁所产生的压力。由于许多颅脑疾病均可使颅腔内容物体积增加或颅腔容积减少超过颅腔可代偿性的容积，导致颅内压持续在 2.0kPa（200mmH$_2$O）以上，从而引起的相应的综合征，称为颅内压增高（increased intracranial pressure），是神经系统疾病常见的病理综合征。颅内压一般以脑脊液的静水压代表，通过侧卧位腰椎穿刺或直接脑室穿刺来测量，成人平卧安静时正常的颅内压为 0.8～1.8kPa（80～180mmH$_2$O），儿童的正常颅内压为 0.5～1.0kPa（50～100mmH$_2$O）。

【病因】

可引起颅内压增高的原因很多，大致可分为两大类：

1. 颅腔内容物体积或量增大　包括各种原因引起的脑体积增加、脑脊液增多、颅内血容量增加等。

2. 颅内空间或颅腔容积缩小　常见的有颅内肿瘤、颅内血肿等所致的各种颅内占位性病变和狭颅症等使颅腔容积变小的先天性颅脑畸形。

【发病机制】

成人颅腔的容积为 1400～1500ml，是固定不变的。颅内容物包括脑组织、血液及脑脊液，三者体积在一定范围内可相互代偿，即其中一部分体积增加时，其他两部分会通过代偿性缩减维持颅内压的恒定，这是维持正常颅内压的基本原理。其中，脑脊液量的增减是最主要的代偿因素；其次是脑血流，而脑组织体积相对恒定几乎不能代偿。机体对颅内压的代偿能力有限，一般颅腔内容物容积增加 5% 可获得代偿，超过 8%～10% 则超出机体的代偿能力，出现明显的颅内压增高。

【病理生理】

颅内压持续性增高可引起一系列中枢神经系统功能紊乱和病理变化，可导致脑血流量下降、脑缺血甚至脑死亡；可直接影响脑的代谢和血流量，从而产生脑水肿，使脑组织体积增多，进一步加重颅内压增高；当颅内压增高超过一定的代偿能力或继续增高时，脑组织从高压力区向低压力区移位，导致脑组织、血管及脑神经等重要结构受压和移位，有时被挤入硬脑膜的间隙或孔道中，从而形成脑疝。疝出的脑组织压迫周围组织，阻塞脑脊液循环使颅内压进一步升高，病情迅速恶化，最终导致脑干功能衰竭，甚至危及生命。

【护理评估】

（一）健康史

1. 一般情况　病人的年龄、发病过程及演变速度、病变部位、伴发脑水肿的程度以及是否伴有其他全身系统疾病。

2. 了解有无与颅内压增高相关的疾病，如颅脑损伤、颅内肿瘤、颅内感染等病史。

3. 有无致颅内压急骤升高的相关因素，如呼吸道梗阻、便秘、剧烈咳嗽、癫痫等。关注病情变化和发展，预估是否存在发生颅内压突然增高的可能。

（二）身体状况

颅内压增高最常见的三主征是头痛、呕吐、视盘水肿，但出现的时间不一致，同时还伴随一些其他症状和体征。

1. **头痛（headache）** 为颅内压增高最常见的症状。颅内压逐渐增高，导致压迫、牵扯颅内疼痛敏感结构如血管、硬膜某些神经而产生头痛。以清晨和晚间多见，多位于前额及颞部。多为跳痛、胀痛或爆裂样痛。持续性头痛多见，并有阵发性加剧。用力、咳嗽、喷嚏、排便可使头痛加重。平卧或侧卧头低位亦可使头痛加重，坐姿时减轻。

2. **呕吐（vomit）** 多在头痛剧烈时发生，常呈喷射状，易发生于饭后，与进食无关，伴或不伴有恶心。其机制可能系颅内压增高刺激延髓呕吐中枢所致。呕吐后头痛可有所缓解。但要观察病人是否出现水、电解质紊乱及营养不良。

3. **视乳头水肿（papilledema）** 为颅内压增高的客观征象。因视神经受压、眼底静脉回流受阻引起。早期视力正常或有一过性黑蒙。长期、慢性颅内压增高引起视神经萎缩而导致失明。

4. **意识障碍和生命体征的改变** 慢性颅内压增高的病人往往神志淡漠、反应迟钝；颅内压急剧增高时可导致意识障碍的加重，意识模糊、嗜睡或昏迷。如有脑疝发生，瞳孔会出现相应改变，表现为早期病灶侧瞳孔可短暂缩小，随后患侧瞳孔逐渐散大，对光反射迟钝或消失；当脑疝终末期时，瞳孔明显散大，对光反应消失。颅内压急剧增高时，病人出现血压升高（全身血管加压反应）、心跳和脉搏缓慢、呼吸节律紊乱及体温升高等各项生命体征变化，这种变化即称为库欣综合征，甚至出现呼吸停止，病人因呼吸循环衰竭而死亡。

5. **其他症状和体征** 病人可出现复视、头晕、猝倒等，也可出现病灶对侧肢体瘫痪，或原有的瘫痪程度加重。病人还可出现胃肠功能紊乱及消化道出血。出现肺水肿，表现为呼吸急促、大量泡沫状痰液。

（三）辅助检查

1. **眼底检查** 在典型的视盘水肿出现之前，常有眼底静脉充盈扩张、脉搏消失，眼底微血管出血，视盘上下缘可见灰白色放射状线条等改变。

2. **头颅X线摄片和脑血管造影检查** 头颅平片可见颅骨骨缝分离。脑血管造影主要用于怀疑有脑动脉瘤或脑血管畸形。

3. **电子计算机X线断层扫描（CT）** 是目前诊断颅内占位性病变的首选辅助检查措施，能对大多数占位性病变进行准确定位，有助于进行定性诊断，无创，易于被病人接受。

4. **MRI（磁共振）检查** 在CT不能确诊的情况下，可行MRI检查，利于确诊，对判断引起颅内压增高的原因有重要参考价值。

5. **腰椎穿刺** 可测定颅内压力，同时取脑脊液做检查，但有明显颅内压增高症状和体征的病人，因腰穿可能引发脑疝而视为禁忌。

（四）颅内压增高的分期

1. **代偿期** 通过反应性血管收缩及脑脊液吸收增高和（或）形成减少，使颅内血容量和脑脊液容量相应减少，颅内空间相对增加，以代偿占位性病变引起的脑容积增加。

2. **失代偿期** 占位性病变和脑水肿使颅内容物继续增大，超过颅腔所能容纳的程度，可引起头痛、呕吐、眼底视盘水肿、意识障碍、血压升高及反应性脉搏变慢，甚至脑疝形成。

3. **血管运动麻痹期** 颅内压严重升高使脑组织灌注量减少，导致脑缺氧造成脑组织损害和血管扩张，继而引起血管运动麻痹，加重脑水肿，引起意识障碍甚至死亡。

（五）心理－社会状况

病人可能因为头痛剧烈而烦躁不安，甚至有濒死感。烦躁会进一步加重颅内压的增高，因此要保持病人的安静。护士要与病人建立良好的护患关系，耐心了解病人内心感受。同时，要评估病人家属提供的支持情况。

在护理评估过程中，当发现有颅内压增高造成脑疝的前兆时，应紧急告知医生，需行手术治疗的病人，护士应为其做好术前准备，术毕及时完成术后评估，了解手术、麻醉类型、病人生命体征，密切观察病人病情及进展。

【常见护理诊断/问题】

1. **急性疼痛：头痛** 与颅内压增高有关。

2. **有脑组织灌注无效的危险** 与颅内压增高有关。

3. **有体液不足的危险** 与颅内压增高引起剧烈呕吐及应用脱水剂等有关。

4. **潜在并发症：** 脑疝、水电解质紊乱。

【计划与实施】

颅内压增高病人的治疗原则是在病因治疗的基础上积极行降颅内压治疗，早期发现脑疝征兆并及时处理，防止脑疝的发生。经过治疗和护理，病人：①脑组织灌注正常，未因颅内压力增高造成脑组织的进一步损害；②水、电解质保持平衡；③头痛减轻；④颅内压降低，无脑疝的发生。

（一）生命体征及病情的观察

1. 密切观察意识、瞳孔的改变，有无发生脑疝的危险。判断意识的方法参见"神经系统疾病病人的评估"。

2. 密切观察体温、血压、脉搏 维持正常的体温，因为高热可使机体代谢率增高，加重脑缺氧，应及时对高热病人采取有效的降温措施。

3. 密切观察呼吸情况 加强呼吸道管理，及时清除口腔、呼吸道分泌物和呕吐物，保证呼吸道畅通，提高血氧含量，有利于减轻脑水肿，降低ICP。密切观察呼吸频率、节律、脉搏血氧饱和度以及动脉血气分析等；给予高流量吸氧，纠正缺氧，改善通气，必要时行气管插管或气管切开，以解除呼吸道梗阻。

4. 头痛的观察与控制 连续评估病人头痛情况，积极缓解头痛。疼痛严重者可给予镇痛剂，但忌用吗啡、哌替啶，以免呼吸中枢受到抑制。床头抬高15°～30°，头颈部保持正中位置，以利于颅内静脉回流。

5. 呕吐观察与护理 病人呕吐呈喷射状，与饮食无关，与头痛程度有关。观察呕吐频次、伴发症状、呕吐物性状。

（二）颅内压监护

ICP的连续监测对判断颅内伤情、脑水肿程度、指导治疗、选择手术、估计预后都有重要参考价值。过去常采用腰椎穿刺法测定颅内压，目前临床上应用颅内压监护仪进行监测可以长时间持续监测颅内压变化，同时克服了腰椎穿刺导致脑疝的危险。常用的ICP监测大都是有创方式，存在不同程度的颅内感染、出血及脑脊液漏的可能，故近年来国内外学者都在致力于将有创性ICP监测向无创性发展，从单一性向联合性发展，从间断性向连续性发展，由接触式向非接触式发展，由近距离向远距离遥感发展。目前常见有创的颅内压监测方法有脑室内置管测压法、蛛网膜下腔测压法及硬脑膜下监测法等。无创颅内压监测方法有视网膜静脉压检测 ICP、闪光视觉诱发电位检测、经颅多普勒无创 ICP 监测技术等。持续颅内压监测时应该做到：

1. 持续观察颅内压动态变化，每 15～30 分钟测压一次并记录，病情平稳后适当延长间隔时间。

2. 观察颅内压升高的幅度、持续时间及有无病理波形。

3. 密切注意病人有无颅内高压表现，如呼吸深慢、血压升高、心率缓慢、意识丧失、一侧瞳孔散大、肢体活动障碍等，警惕脑疝的发生。一旦发现异常，立即报告医生并遵医嘱给予脱水、利尿等降颅内压措施。

4. 测压时要祛除使颅内压进一步增高的因素，如呼吸道不通畅、血压不稳定、高热、便秘、水电解质及酸碱平衡紊乱、引流管脱出或受压导致扭曲脱落等，以确保数值的准确。

5. 脑室内置管测压法可以在监测的同时进行脑室引流，根据颅内压情况引流出脑脊液，有效降低颅内压。不足之处是增加了颅内感染的机会。监测时，尤其是留置监测管时间较长时要观察有无感染迹象，积极预防感染的发生。

6. 严格无菌操作，预防颅内感染。

7. 观察有无并发症的出现，如感染、医源性颅内压增高等。

（三）降低颅内压

1. 药物治疗与护理

（1）脱水药物：应用脱水药物是降低颅内压、减轻脑组织水肿、防止脑疝形成的关键。成人常用 20% 甘露醇（manifold）250ml，快速静滴。甘露醇降颅内压效果显著，静脉注射后主要分布于细胞外液，可使血浆渗透压迅速提高，在血－脑之间形成渗透压差，尽快地将脑组织内水分转入血液循环。甘露醇不仅可以降低颅内压和减轻脑水肿，还可改善脑及体循环，防止自由基的产生，增强神经细胞耐受缺氧的能力，促进脑功能的恢复。①用药后注意观察降颅内压效果，一般静脉滴注后 10～20 分钟颅内压开始下降，观察并记录病人尿量。②应用甘露醇时为防止颅内压反跳现象，脱水药物应按医嘱定时、反复使用，停药前逐渐减量或延长给药间隔时间。③使用过多可引起水电解质及酸碱平衡紊乱、肾衰竭等副作用。心、肾功能不全者慎用，防止发生肺水肿和加重心、肾衰竭，应用前需评估病人有无肾功能不全等。

（2）利尿药：主要是抑制肾小管对钠、氯、钾的重吸收，从而产生利尿作用。由于大量利尿使机体脱水，从而降低颅内压。利尿药和脱水剂的应用，可导致水电解质失衡，要及时评估病人有无低钾、低钠、低钙等症状和体征，及时进行血液检查，了解生化指标。可经饮食调整补充电解质，必要时经静脉补充液体和电解质。

（3）肾上腺皮质激素：肾上腺皮质激素能改善血－脑脊液屏障，降低其通透性，加强对水、电解质代谢的调节功能，稳定细胞膜功能和减轻细胞膜的损害；改善局部脑血流量，减轻病变区周围水肿；减少脑脊液生成；增强非特异性抗炎和解毒作用。应用肾上腺皮质激素时，应注意有无禁忌证，如溃疡病、糖尿病等。常用药物有地塞米松。须密切观察有无因应用激素诱发应激性溃疡出血、感染等不良反应。

（4）巴比妥：其治疗作用机制为收缩血管，减少脑血流量；降低脑代谢率；抑制自由基的产生。近年来较多应用于脑外伤后严重颅内压增高的病人，但须定时监测颅内压、脑电图、心电图和血压情况以及血中巴比妥量。

（5）人体白蛋白：对严重颅内压增高、脱水剂使用较多的病人，每日静脉滴注人体白蛋白，以提高血浆胶体渗透压，有利于脑水肿的消退，降低颅内压。

（6）抗生素治疗：控制颅内感染或预防感染。可根据致病菌药物敏感试验选用适当的抗生素。预防用药应选择广谱抗生素，术中和术后应用为宜。

2．防止颅内压骤增

（1）保持病人安静休养：劝慰病人安心休养、避免情绪激动，以免血压骤升而增加颅内压。对躁动的病人及时寻找并解除引起躁动的原因：颅内压增高、呼吸道不通畅导致缺氧和尿潴留导致膀胱过度充盈、大便干硬导致排便反射以及冷、热、饥饿等不舒适均可引起病人躁动。不盲目使用镇静剂或强制性约束，以免病人挣扎而使颅内压进一步增高。适当加以保护以防外伤及意外。若躁动病人变安静或由原来安静变躁动，常提示病情发生变化。

（2）呼吸道梗阻可加重颅内压增高，保持呼吸道通畅，对意识不清及咳痰困难者应给予及时的吸痰，必要时可行气管切开。频繁呕吐者要防止误吸，防止病人剧烈咳嗽，因为剧咳可导致胸腔压力骤增，从而导致颅内压增高。

（3）用力排便可引起胸腹腔压力骤增，使颅内压进一步增高。保持病人大便通畅，建议病人多吃蔬菜、水果等纤维素含量高的食物。嘱病人排便时不可用力屏气，可适当应用轻泻药。颅内压增高者不可行高压大量灌肠，以免颅内压骤增。

（4）及时控制癫痫发作：癫痫发作可加重脑缺氧及脑水肿，遵医嘱定时定量给予病人抗癫痫药物；一旦发作，协助医生及时给予抗癫痫及降颅内压处理。

（5）饮食护理：对于可进食的病人要提供易消化、易吞咽的软食，适量限盐。对于留置鼻饲管的病人，营养师提供适合病人的鼻饲液，同时做好口腔护理。禁食者遵医嘱补液，控制液体入量，每日不超过 2000ml，保持每日尿量不少于 600ml。

3．降低颅内压的其他方法

（1）冬眠低温疗法或亚低温疗法：有利于降低脑的新陈代谢，减少脑组织的耗氧量，防止脑水肿的发生和发展。降温速度以每小时 1℃为宜，体温以降至肛温 32～34℃，腋温 31～33℃较为理想。体温过低易诱发心律失常、低血压、凝血障碍等并发症，且病人反应较为迟钝，影响观察，体温高于 35℃则疗效不佳。灵活使用降温方法，使病人体温稳定在治疗要求的范围内，避免体温大起大落。在冬眠低温疗法期间，密切观察病情，若脉搏超过 100 次／分，收缩压低于 100mmHg，呼吸次数减少或不规则时应该及时通知医生，停止冬眠疗法或更换冬眠药物。病人饮食根据其意识状态、胃肠功能确定饮食种类，液体入量每日不宜超过 1500ml。应观察病人有无胃潴留、腹胀、便秘、消化道出血等，防止反流和误吸。

（2）辅助过度换气：目的是使体内 CO_2 排出，使 $PaCO_2$ 降低，PaO_2 升高，产生显著的脑血管收缩。$PaCO_2$ 每下降 1mmHg，可使脑血流量递减 2%。

（3）减压手术：减压手术通常在应用脱水剂和利尿药无效后，或颅内压增高发生脑危象早期时应用。可选用颞肌下减压、枕下减压，也可行脑室穿刺引流。

（四）心理－社会护理

颅内压增高病人常因头痛剧烈而烦躁不安，而烦躁会进一步加重颅内压的增高，因此护士在积极控制颅内压的同时要多巡视病人，给予病人及家属适时的安慰，增加病人安全感。善于利用病人的社会支持系统，可以让家人陪同，给病人以支持。

（五）健康教育及康复

1．休息　注重劳逸结合，保持情绪稳定，避免引起情绪激动的生活应激事件。

2．病情的自我观察　教会病人和家属如何观察基本病情，如有不适应及时随诊。

3．社会支持系统　颅内压增高病人易烦躁，家属应给予理解和宽容，应尽量给予关爱，让病人体会到亲情的温暖。

4．**避免颅内压增高的因素**　保持大便通畅，防止剧烈咳嗽等。

5．**早期进行康复锻炼**　预防肢体萎缩及关节僵硬，气管切开病人拔除套管后锻炼发音、说话。

【护理评价】

经过治疗和护理，病人是否达到：①脑组织灌注正常，未因颅内压力增高造成脑组织的进一步损伤；②水电解质保持平衡，无低钾、低钠、低钙等发生；③头痛减轻或消失；④颅内压增高症状得到控制和缓解；⑤无压疮等并发症的发生。

第二节　脑疝病人的护理

脑疝（brain hernia）是指当颅腔内某一分腔有占位性病变时，该分腔的压力高于邻近分腔，脑组织由高压区向低压区移动，部分被挤入颅内生理空间或裂隙，产生相应的临床症状和体征。

【病因】

颅内任何部位占位性病变发展到一定的严重程度，均可导致颅内各分腔压力不均而引起脑疝。常见病因有：①外伤所致各种颅内血肿，如硬膜外血肿、硬膜下血肿及脑内血肿；②颅内脓肿；③颅内肿瘤尤其是颅后窝、中线部位及大脑半球的肿瘤；④颅内寄生虫病及各种肉芽肿性病变；⑤医源性因素，对于颅内压增高的病人，进行不适当操作如腰椎穿刺，放出脑脊液过多过快，使各分腔间的压力差增大，则可促使脑疝的形成。

【分类】

根据移位的脑组织及其通过的硬脑膜间隙和孔道，分为小脑幕切迹疝、枕骨大孔疝和大脑镰下疝。

1．**小脑幕切迹疝**　又称颞叶沟回疝，颞叶的海马回、钩回通过小脑幕切迹被推移至幕下。

2．**枕骨大孔疝**　又称小脑扁桃体疝，为小脑扁桃体及延髓经枕骨大孔推挤向椎管内。

3．**大脑镰下疝**　又称扣带回疝，一侧半球的扣带回经镰下孔被挤入对侧分腔，较少见。

【病理变化】

发生脑疝时，移位的脑组织在小脑幕切迹或枕骨大孔处挤压脑干，脑干受压移位可致其实质内血管受到牵拉，严重时基底动脉进入脑干的中央支可被拉断而致脑干内部出血，出血常为斑片状，有时出血可沿神经纤维走行方向达内囊水平。由于同侧的大脑脚受到挤压而造成病变对侧偏瘫，同侧动眼神经受到挤压可产生动眼神经麻痹症状。移位的钩回、海马回可将大脑后动脉挤压于小脑幕切迹缘上致枕叶皮质缺血坏死。小脑幕切迹裂孔及枕骨大孔被移位脑组织堵塞，从而使脑脊液循环通道受阻，则进一步加重了颅内压增高，形成恶性循环，使病情迅速恶化。

【护理评估】

（一）健康史

了解病人的年龄、病人发病情况及病情变化、病因。

（二）身体状况

1. 小脑幕切迹疝

（1）颅内压增高症状：表现为剧烈头痛，与进食无关的频繁喷射性呕吐。头痛程度进行性加重伴烦躁不安。急性脑疝病人视盘水肿可有可无。

（2）瞳孔改变：病初由于患侧动眼神经受刺激导致患侧瞳孔变小，对光反射均迟钝，随病情进展患侧动眼神经麻痹，患侧瞳孔逐渐散大，直接和间接对光反射均消失，并有患侧上睑下垂、眼球外斜。如果脑疝进行性恶化，影响脑干血供时，脑干内动眼神经核功能丧失可致双侧瞳孔散大，对光反射消失，此时病人多已处于濒死状态。

（3）运动障碍：表现为病变对侧肢体的肌力减弱或麻痹，病理征阳性。脑疝进展时可致双侧肢体自主活动消失，严重时可出现去脑强直发作，这是脑干严重受损的信号。

（4）意识改变：由于脑干内网状上行激动系统受累，病人随脑疝进展可出现嗜睡、浅昏迷甚至深昏迷。

（5）生命体征紊乱：由于脑干受压，脑干内生命中枢功能紊乱或衰竭，可出现生命体征异常。表现为心率减慢或不规则，血压忽高忽低，呼吸不规则、大汗淋漓或汗闭，面色潮红或苍白。体温可高达41℃以上或体温不升。最终因呼吸循环衰竭而致呼吸停止，血压下降，心脏停搏。

2. 枕骨大孔疝 脑脊液循环通路被堵塞，颅内压增高，病人剧烈头痛。频繁呕吐，颈项强直。生命体征紊乱出现较早，意识障碍出现较晚。因脑干缺氧，瞳孔忽大忽小。位于延髓的呼吸中枢受损严重，病人早期可突发呼吸骤停而死亡。

（三）心理－社会状况

由于脑疝的发生导致病人病情恶化，甚至危及生命，易造成家属心理和情感上的波动，要关注病人家属情况，对病人的病情做好详细的解释，减少病人家属的焦虑和担忧。

【常见护理诊断／问题】

1. 有脑组织灌注无效的危险 与颅内压增高、脑疝有关。

2. 潜在并发症：意识障碍，呼吸、心脏骤停。

【计划与实施】

脑疝是由于颅内压急剧增高造成的，治疗原则为快速降低颅内压，确诊后尽快手术祛除病因。难以确诊的病人可选用姑息手术降低颅内压。经过治疗和护理，病人：①降低颅内压，病情得到控制；②生命体征平稳，头痛减轻；③水电解质保持平衡；④无并发症发生。

1. 纠正脑组织灌注不足

（1）脱水治疗和护理：遵医嘱快速静脉输入甘露醇、山梨醇、呋塞米等强力脱水剂，并观察脱水效果。

（2）维持呼吸功能：保持呼吸道通畅，吸氧，以维持适当的血氧浓度。对呼吸功能障碍者，行人工辅助呼吸。

2. 密切观察病情变化，尤其注意呼吸、心跳、瞳孔及意识变化，记录出入量。

3. 紧急做好术前特殊检查及术前准备。

4. 其他护理措施参见本章第一节。

【护理评价】

经过治疗和护理，病人是否达到：①颅内压趋于平稳，脑组织灌注正常，病情得到控制；②生命体征稳定，头痛减轻或消失；③水、电解质保持平衡，血液生化学检查正常；④无压疮、感染等并发症的发生。

（商临萍）

◇ **思考题** ··

1. 男性，42岁，1天前因车祸致头部受伤，急诊入院测颅内压为295mmH$_2$O，前额部头痛，后半夜病情加重，呕吐呈喷射状，眼底视盘水肿，呼吸减慢，血压升高，脉搏缓慢。

（1）病人目前最主要的护理问题是什么？应如何进行护理？

（2）随着病人病情稳定，护士应如何为该病人制订康复计划？

2. 男性，62岁，有高血压病史22年，散步时突然出现剧烈头痛、呕吐，左侧上下肢瘫痪，随即意识丧失，右侧瞳孔散大，对光反应消失，上睑下垂，血压187/120mmHg，呼吸忽快忽慢。被送入急诊抢救。护士早上8点接班后：

（1）作为责任护士应做什么？

（2）随着病情的发展，病人进入深昏迷状态，此时病情观察及护理的要点是什么？

第六十九章
颅脑损伤病人的护理

学习目标

识记

1. 能准确复述颅脑损伤的分类，列出各类颅脑损伤的特点。
2. 能说出颅脑损伤病人的并发症，并采取有效护理措施。

理解

1. 能结合颅脑损伤的发病机制，理解不同类型脑损伤病人在身体状况上的差异。
2. 能准确提出脑损伤的常见护理诊断／问题。
3. 能够说出颅脑损伤的现场急救措施。

运用

能对颅脑损伤病人实施全面的护理评估，在评估的基础上制订护理计划，运用护理程序为颅脑损伤的病人实施整体护理。

颅脑损伤（craniocerebral injury）是机械运动的动能作用于头部，导致头皮、颅骨、脑血管、脑神经及脑组织发生变形、破裂所形成的损伤。其发生率在全身各部位损伤中占第2位，在平时和战时均常见，仅次于四肢损伤，死亡率和致残率高居身体各部位损伤之首。平时主要因交通、工矿作业等事故、自然灾害、火器伤、高空坠落、爆炸、跌倒及各种锐器、钝器对头部的损伤，常与身体其他部位的损伤合并存在。

【分类】

颅脑损伤有多种分类方法。

1. 根据损伤性质部位　可分为头皮损伤（scalp injury）、颅骨骨折（skull injury）和脑损伤（brain injury）。头皮损伤可分为头皮血肿（scalp hematoma）、头皮裂伤（scalp laceration）和头皮撕脱伤（scalp avulsion）。按头皮解剖层次，头皮血肿又分为皮下血肿、帽状腱膜下血肿和骨膜下血肿。

2. 根据骨折部位　颅骨骨折可分为颅盖骨折（fracture of skull vault）和颅底骨折（fracture of skull base）。根据骨折形态可分为线形骨折（linear fracture）、凹陷性骨折（depressed fracture）；根据骨折与外界是否相通分为开放性骨折（open fracture）和闭合性骨折（closed fracture）。

3. 根据脑损伤发生的时间和机制　分为原发性脑损伤和继发性脑损伤。

（1）原发性脑损伤：是指暴力作用于头部时立即发生的脑损伤，主要有脑震荡、脑挫裂伤、弥散性轴索损伤等。①脑震荡（cerebral concussion）：表现为一过性的脑功能障碍，无肉眼可见的神经病理改变，显微镜下可见神经组织结构紊乱。②脑挫裂伤（cerebral contusion and laceration）：指主要发生于大脑皮质的损伤，可单发，也可多发，好发于额极、颞极及其基底。脑挫裂伤轻者软脑膜下有散在的点状或片状出血灶；重者有软脑膜撕裂，脑皮质和深部的白质广泛挫碎、破裂、坏死，局部出血，甚至形成血肿，在显微镜下，伤灶中央为血块，四周是碎烂或坏死的皮质组织及出血灶。脑挫裂伤的继发性改变脑水肿和血肿形成具有更为重要的临床意义。早期的脑水肿多属血管源性，一般伤后3～7日内发展到高峰，期间易发生颅内压增高甚至脑疝。伤情较轻者，脑水肿可逐渐消退，病灶区日后形成瘢痕、囊肿或与硬脑膜粘连，成为外伤性癫痫的原因之一。若蛛网膜与软脑膜粘连影响脑脊液循环，可形成外伤性脑积水；广泛的脑挫裂伤在数周后可形成外伤性脑萎缩。③弥散性轴索损伤（diffuse axonal injury）：发生在头部遭受加速性旋转外力作用时，因剪应力而造成的以脑内神经轴索肿胀断裂为主要特征的损伤。病变好发于神经轴索聚集区，如胼胝体、脑干、灰白质交界处、小脑、内囊和基底核。肉眼可见损伤区组织间裂隙和血管撕裂性出血灶，一般不伴明显脑挫裂伤和颅内血肿。显微镜下发现轴缩球是确认弥漫性轴索损伤的主要依据。轴缩球是轴索断裂后，近断端轴浆溢出膨大的结果，为圆形或卵圆形小体，直径5～20μm，一般在伤后12小时出现，2周内逐渐增多，持续约2个月。

（2）继发性脑损伤：继发性脑损伤是头部受伤一段时间后出现的脑受损病变，是在原发性脑损伤的基础上逐渐发展起来的病理改变，主要有颅内血肿和脑肿胀、脑水肿。颅内血肿是颅脑损伤中最多见、最危险、却又可逆的继发性病变。根据血肿的来源和部位可分为硬脑膜外血肿、硬脑膜下血肿及脑内血肿。颅内血肿可以使脑静脉回流受阻，导致脑缺血和毛细血管通透性增加，产生脑水肿；血肿增大后，造成颅内压增高和脑血流淤滞，引起脑脊液循环障碍；血肿不断增大，颅内压进一步增高，脑移位加重，导致脑疝和脑干受压。严重时脑干发生缺血软化，最终导致脑干功能衰竭。早期发现并及时处理可在很大程度上改善预后。

4. 根据受伤后脑组织是否与外界相通　分为开放性脑损伤（open brain injury）和闭合性脑损伤（closed brain injury）。有硬脑膜破裂、脑组织与外界相通者为开放性脑损伤，多由锐器或火器直接造成，常伴有头皮裂伤和颅骨骨折；

凡硬脑膜完整的脑损伤均属闭合性脑损伤，多为头部接触钝性物体或间接暴力所致。

【发病机制】

1. 头皮损伤的机制　头皮血肿多因钝器伤所致，可出现皮下血肿、帽状腱膜下血肿和骨膜下血肿；头皮裂伤可由锐器或钝器伤所致；头皮撕脱伤多因发辫受机械力牵扯，使大块头皮自帽状腱膜下层或连同颅骨骨膜被撕脱所致。

2. 颅骨骨折的机制　颅骨遭受外力时是否造成骨折，主要取决于外力大小、作用方向、致伤物与颅骨接触面积及颅骨的解剖特点。颅腔近似球体，颅骨有一定的弹性，外力作用于头部瞬间，颅骨产生弯曲变形，外力作用消失后，颅骨又立即弹回，如外力较大，使颅骨的变形超过其弹性限度时，即发生骨折。颅骨骨折的性质和范围主要取决于致伤物的大小和速度：致伤物体积大，速度慢，多引起裂缝骨折；体积大、速度快，易造成凹陷骨折；体积小、速度快，则可导致圆锥样凹陷骨折或穿入性骨折。外力作用于头部的方向与骨折的性质和部位也有很大关系：垂直打击颅盖部的外力常引起着力点处的凹陷或粉碎骨折；斜向外力打击于颅盖部，常引起线形骨折。此外，伤者年龄、着力点部位、着力时头部固定与否与骨折的关系也很密切。

3. 脑损伤的机制　脑损伤的机制较为复杂，可概括为由 2 种作用力造成的：①接触力：外力与头部直接碰撞，由于冲击、凹陷骨折或颅骨的急速变形（内陷和弹回），导致局部脑损伤，这种损伤大多发生在着力部位；②惯性力：来源于受伤瞬间头部的减速或加速运动，使脑组织在颅腔内急速移位，与颅壁相撞，与颅底摩擦以及受大脑镰、小脑幕的牵扯，导致多处或弥散性脑损伤。受伤时头部若为固定不动状态，则仅受接触力影响；如果运动中的头部突然受阻于固定物体，除有接触力作用外，还受减速引起的惯性力作用（图 69-1-1）。脑与颅骨之间的相对运动造成的脑损伤，既可发生在着力部位，称为冲击伤；还可发生在着力部位的对侧，称为对冲伤。由于颅前窝与颅中窝凹凸不平，各种不同部位和方式的头部外伤，均易在额极、颞极和底面发生惯性力的脑损伤（图 69-1-2）。

【护理评估】

（一）健康史

向病人、家属或目击者详细询问颅脑损伤的过程及突发损伤时病人的状况，尽可能了解损伤过程，以及初步抢救过程的每个细节，了解有无其他外伤史、手术史和疾病史。尽早对病人进行身体评估。

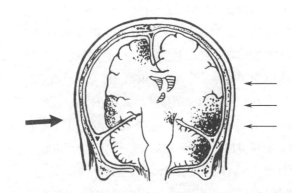

图 69-1-1　头部作减速运动时的脑损伤机制
粗箭头表示头部运动方向，细箭头表示头部受到外界物体的阻止

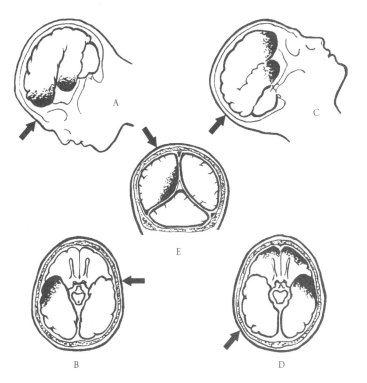

图 69-1-2　闭合性脑损伤时脑挫裂伤的形成机制与好发部位

A. 前额受力所致的额颞叶伤灶; B. 受力所致的对侧颞叶伤灶; C. 枕部受力所致的额颞叶伤灶; D. 颞枕部受力所致的额颞叶伤灶; E. 顶盖部受力所致的颞枕叶内侧伤灶

（二）身体状况

1. 生命体征变化　要注意观察病人的病情变化，如果突然出现躁动、脉搏呼吸减慢、血压升高、头痛、呕吐等，可能预示着出现继发性脑损伤。

2. 头皮损伤　头皮损伤有皮肤裂开、出血和挫伤，可导致大量出血甚至休克。轻微的头皮损伤一般不合并其他颅脑损伤。评估时应注意血肿部位、大小，有无持续增大，有无裂伤及撕脱伤。如有裂伤，评估伤口部位、大小、深浅度、有无污染物；若有撕脱伤，评估发辫情况、撕脱方式、部位、面积。

3. 颅骨骨折　颅骨骨折是指颅骨受暴力作用所致颅骨结构改变。根据部位可分为颅盖骨折和颅底骨折。

（1）颅盖骨折：分线形骨折和凹陷性骨折两种，前者包括颅缝分离，较多见，后者包括粉碎骨折。①线形骨折：几乎均为颅骨全层骨折，个别仅为内板断裂。骨折线多为单一，也可多发，呈线条状或放射状，发生率最高，常表现为骨折局部的头皮肿胀和压痛。当骨膜被撕破时，血液可流入帽状腱膜下层，形成血肿；②凹陷性骨折：大多数为颅骨全层凹陷，局部可扪及下陷区，部分病人仅有内板凹陷，陷入骨折片周边的骨折线呈环状或放射状。好发于额、顶部，若骨折片损伤脑重要功能区，可出现偏瘫、失语、癫痫等神经系统定位病症。如并发颅内血肿，可产生颅内压增高症状。凹陷骨折刺破静脉窦可引起致命的大出血。

（2）颅底骨折：多为颅盖骨折延伸到颅底或因强烈的间接暴力作用于颅底所致，常为裂缝骨折。由于颅底部的硬脑膜与颅骨贴附紧密，故颅底骨折时易撕裂硬脑膜产生脑脊液外漏而成为开放性骨折。依骨折的部位可分为颅前窝、颅中窝和颅后窝骨折，主要表现为皮下或黏膜下瘀斑、脑脊液外漏和脑神经损伤 3 方面（表 69-1-1）。

表 69-1-1　颅底骨折的临床表现

骨折部位	脑脊液漏	瘀斑部位	可能损伤的脑神经
颅前窝	鼻漏	眶周、球结膜下（熊猫眼征）	嗅神经、视神经
颅中窝	鼻漏和耳漏	乳突区（Battle 征）	面神经、听神经
颅后窝	无	乳突部、枕下部、咽后壁	第 IX-XII 对脑神经

4. 脑损伤

（1）脑震荡：脑震荡是最常见的轻度原发性脑损伤。表现为伤后立即出现短暂的程度不同的意识障碍，仅持续数秒或数分钟，一般不超过半小时。病人在意识障碍时可能同时出现皮肤苍白、出汗、血压下降、心动徐缓、呼吸浅慢、肌张力降低，各生理反射迟钝或消失等自主神经和脑干功能紊乱的表现。清醒后大多不能回忆受伤当时及伤前近期的情况，而对往事记忆清楚，称为逆行性遗忘（retrograde amnesia）。事后病人常有头痛、头晕、失眠、耳鸣、恶心、呕吐、情绪不稳、记忆力减退等症状，一般可持续数日或数周。神经系统检查无阳性体征。

（2）脑挫裂伤：脑挫裂伤病人出现的临床表现差别很大，轻者仅有轻微症状，重者昏迷，甚至迅速死亡。这主要与损伤的部位和严重程度有关，也与是否出现继发性脑损伤（脑水肿、颅内血肿）有关。

1）意识障碍：是脑挫裂伤最突出的症状之一，多数病人意识障碍明显，病人伤后立即出现昏迷，其昏迷持续时间与损伤程度、范围直接相关。绝大多数超过半小时，持续数小时、数日不等，严重者长期持续昏迷。

2）头痛、恶心、呕吐：与颅内压增高、自主神经功能紊乱或外伤性蛛网膜下腔出血等有关。后者还可出项脑膜刺激征，脑脊液检查有红细胞。

3）局灶症状和体征：依损伤的部位和程度而不同。若伤及脑皮质功能区，可在受伤当时立即出现与伤灶区功能相应的神经功能障碍症状或体征，如语言中枢损伤出现失语，运动区损伤出现锥体束征、肢体抽搐、偏瘫等。若仅伤及额、颞叶前端"哑区"的损伤，可无神经系统缺损的症状和体征。

4）颅内压增高和脑疝：因继发颅内出血或脑水肿所致，可使早期的意识障碍或偏瘫程度加重，或意识障碍好转后又加重。

5）生命体征：轻度和中度脑挫裂伤病人的血压、脉搏、呼吸多无明显改变。严重脑挫裂伤，由于出血和水肿引起颅内压增高，可出现血压升高、脉搏徐缓、呼吸深慢，危重者出现病理呼吸。

5. 颅内血肿

颅内血肿是脑损伤的继发性损伤。由于血肿直接压迫脑组织，常引起颅内占位性病变的症状、体征和颅内压增高的病理生理改变，可导致脑疝危及生命。

（1）硬脑膜外血肿（epidural hematoma）：是血液积聚于颅骨和硬脑膜之间所形成的血肿。硬脑膜外血肿多见于颅盖部，尤以颞区最常发生。系颅骨损伤致位于骨沟内的硬脑膜动脉或静脉窦出血，或骨折的板障出血所致。症状取决于血肿的部位和扩展的速度。

1）意识障碍：进行性意识障碍是颅内血肿的主要症状，可因原发性脑损伤直接导致，也可由颅内血肿形成导致颅内压增高和脑疝引起，后者常发生于伤后数小时至 1～2 日。意识障碍有 3 种类型：①典型的意识障碍是伤后昏迷有"中间清醒期"，即原发性脑损伤的意识障碍清醒后，经过一段时间因颅内血肿形成，颅内压增高使病人再度出现昏迷，并进行性加重；②原发性脑损伤较严重或血肿形成较迅速，可不出现中间清醒期，伤后持续昏迷并进行性加重；③原发性脑损伤轻，伤后无原发性昏迷，至血肿形成后出现昏迷。

2）颅内压增高及脑疝表现：一般成人幕上血肿大于20ml，幕下血肿大于10ml，即可引起颅内压增高症状，常有头痛、恶心、剧烈喷射性呕吐等，伴有血压升高、呼吸和心率减慢、体温升高。当发生小脑幕切迹疝时，患侧瞳孔先短暂缩小，随后进行性散大、对光反应消失，对侧肢体偏瘫进行性加重。幕上血肿者大多先经历小脑幕切迹疝，然后合并枕骨大孔疝，故严重的呼吸循环障碍常发生在意识障碍和瞳孔改变之后。幕下血肿者可直接发生枕骨大孔疝，较早发生呼吸骤停。

（2）硬脑膜下血肿（subdural hematoma）：是指出血积聚于硬脑膜下腔所形成的血肿。常继发于对冲性脑挫裂伤，多见于额颞前部。出血多来自挫裂的脑实质血管。

1）急性和亚急性硬脑膜下血肿：症状类似硬脑膜外血肿，脑实质损伤较重，原发性昏迷时间长，少有"中间清醒期"，颅内压增高和脑疝症状多在1~3日内进行性加重。

2）慢性硬脑膜下血肿：由于致伤外力小，出血缓慢，病程较长，病人表现为：①慢性颅内压增高症状：头痛、呕吐和视盘水肿等；②血肿压迫所致局灶症状和体征：癫痫、失语、偏瘫等；③脑供血不足、脑萎缩症状：智力下降、记忆力减退和精神失常等。

（3）脑内血肿（intracerebral hematoma）：以进行性加重的意识障碍为主，若血肿累及重要脑功能区，可出现偏瘫、失语、癫痫等症状。

（三）辅助检查

1. X线检查 可以显示颅骨骨折的部位、类型、范围、异物或骨片存留、骨折线是否经过血管沟或静脉窦而造成血管损伤。同时，颅脑损伤可能合并颈部脊髓损伤，可以行颈部摄片，初步排除颈髓损伤。

2. 颅脑CT扫描 CT扫描是判断颅脑损伤的首选检查手段，能确定脑组织损伤部位及性质。挫裂伤区呈点片状高密度区，严重者可伴有脑水肿和脑肿胀。CT检查还可明确颅内血肿的部位、大小、脑室受压及中线结构移位，以及脑挫裂伤、脑水肿、多个或多种血肿并存等情况。硬脑膜外血肿典型的CT表现为颅骨内板与脑表面之间出现高密度、等密度或混合密度的新月形或半月形影。

3. 磁共振（MRI） MRI显著地增加了脑影像诊断的准确性，可提供颅脑损伤后更多的形态变化，尤其是非广泛出血性病变和小的周边血肿。MRI适用于CT扫描难以解释的局灶性神经功能障碍或长期昏迷的病人。

4. 脑诱发电位 可分别反映脑干、皮质下和皮质等不同部位的功能情况，有助于确定受损部位、判断病情严重程度和判断预后。

5. 腰椎穿刺 腰椎穿刺的目的是留取脑脊液进行常规和生化检查，同时测定颅内压力。此检查适用于神志清楚，有脑膜刺激征或疑有蛛网膜下腔出血者。如病人有明显颅内压增高症状、脑疝前期症状、疑有颅后窝血肿或有脑脊液漏者，则绝对禁忌行腰椎穿刺，以免诱发脑疝。

（四）心理－社会状况

由于损伤多为意外事故造成，突然的身体变化和对生命的威胁使得病人焦虑和不安。护士在观察病情的同时要了解病人伤后的心理状况，观察、感受并恰当询问病人及家属的情绪变化、异常表现，对于伤后即出现意识障碍并始终未清醒者，其家属的心理压力会非常大，需要医务人员的关心和帮助。

【常见护理诊断／问题】

1. 清理呼吸道无效 与脑干损伤后意识障碍有关。

2. **急性 / 慢性意识障碍**　与严重的脑损伤、颅内血肿、颅内压增高有关。

3. **皮肤完整性受损**　与外伤有关。

4. **急性疼痛**　与头皮血肿、脑震荡有关。

5. **有感染的危险**　与开放性损伤或有脑脊液漏有关。

6. **焦虑**　与缺乏颅脑损伤相关知识、担心疾病预后有关。

7. **营养失调：低于机体需要量**　与脑损伤后高代谢、呕吐、高热等有关。

8. **潜在并发症**：颅内压增高、脑疝、颅内低压综合征、蛛网膜下腔出血、癫痫发作、消化道出血、压疮、泌尿系感染、暴露性角膜炎、有失用综合征的危险等。

【计划与实施】

脑损伤者多数病情紧急而且严重，涉及的问题多，治疗原则为维持呼吸、循环功能，正确处理伤口和继发性脑损伤，积极处理颅内高压，预防并积极处理并发症的护理工作。经过治疗和护理，病人：①颅内压得到控制；②意识逐步恢复；③未发生颅内感染；④呼吸道保持通畅；⑤以较好的心态配合治疗；⑥无并发症发生。

（一）现场急救

颅脑损伤的病人急救能否取得效果，关键在于急救人员能否进行正确和及时的现场抢救，急救人员应在快速、简洁地了解病人的受伤时间、地点、原因及过程后，立即对头部和全身情况进行迅速认真的检查，在综合病史及初步检查情况作出病情判断后随即开始现场急救。现场急救顺序为：

1. **保持呼吸道通畅**

（1）体位：清醒者取斜坡卧位，以利于静脉回流。昏迷或吞咽功能障碍者取侧卧位，以免呕吐物、分泌物误吸。

（2）及时清理呼吸道分泌物：脑损伤病人常有不同程度的意识障碍，丧失正常的咳嗽反射和吞咽功能，不能有效排除呼吸道分泌物、血液、脑脊液及呕吐物。因此，应及时清除口腔和咽部血块或呕吐物，定时吸痰。呕吐时将头转向一侧以免误吸。

（3）开放气道：昏迷病人抬起下颌或放置口咽通气道，以免舌根后坠阻碍呼吸。短期不能清醒者，必要时行气管插管或气管切开。若呼吸停止或通气不足，应连接简易呼吸器完成辅助呼吸。

（4）预防感染：根据检验结果，必要时给予抗生素治疗防治呼吸道感染。

2. **正确处理伤口**　妥善处理伤口，制止活动性外出血，开放性损伤要及早应用抗生素和破伤风抗毒素，预防感染。

（1）头皮损伤：①较小的头皮血肿无需特殊处理，1～2周可自行吸收。若血肿较大，则需4～6周才能吸收，在严格皮肤准备和消毒条件下分次抽吸后再加压包扎。已有感染的头皮血肿，可行切开引流。②头皮裂伤急救时首先采用加压包扎止血法，争取24小时内清创缝合。常规应用抗生素和破伤风抗毒素（TAT）。注意观察有无合并颅骨骨折及脑损伤。③头皮撕脱伤急救时，应用无菌敷料覆盖创面后再进行加压包扎。用无菌巾或干净布包裹撕脱头皮，避免污染，隔水放置于冰块上，随病人速送至医院，尽快在伤后6～8小时内清创做头皮瓣复位再植或自体皮移植。④骨膜撕脱不能再植者，需清洁创面，在颅骨外板上多处钻孔，深达板障，待骨孔内肉芽组织生成后再行植皮。

（2）颅骨骨折：①单纯裂缝骨折本身不需要特殊治疗，对于骨折引起的硬膜外血肿或脑脊液漏需要进行进一步处理；②合并脑损伤或大面积骨折片陷入颅腔导致颅内压升高引起脑疝者、骨折片压迫重要部位引起神经功能障碍者、小面积凹陷骨折但深度超过 1cm 者、开放性粉碎性骨折者，则需手术整复或摘除陷入的骨片；③颅底骨折以预防颅内感染为主。出现脑脊液漏时即属于开放性损伤，应及时应用 TAT 及抗生素预防感染。大部分脑脊液漏在伤后 1～2 周可自愈，对持续漏液 4 周以上仍未愈合者，可行手术修补硬脑膜。若骨折片压迫视神经，应尽早手术减压治疗。

（3）脑损伤：①脑震荡的病人一般卧床休息 1～2 周，可适当给予镇痛、镇静药物。多数病人 2 周内恢复正常；②脑挫裂伤的病人以非手术治疗为主，防止脑水肿，减轻脑损伤后的病理生理反应，预防并发症；③经非手术治疗无效或颅内压增高明显，甚至出现脑疝迹象时，应及时手术祛除颅内压增高的病因，以解除脑受压。手术方法包括脑挫裂伤灶清除，额极或颞极切除、去骨瓣减压术或颞肌下减压术。

（4）颅内血肿：①若颅内血肿较小，病人无意识障碍和颅内压增高症状，或症状已明显好转者，可在严密观察病情下，采用脱水等非手术治疗；②有明显颅内压进行性增高、局灶性脑损害、脑疝早期症状，应行开颅血肿清除手术并彻底止血；③慢性硬脑膜下血肿若已经形成完整的包膜且有明显症状者，可采用颅骨钻孔引流术，术后在包膜内放置引流管继续引流，利于脑组织膨出和消灭无效腔，必要时冲洗。

3．加强营养支持 脑损伤后若发生休克时，应及时给予有效止血，快速输血或血浆，补液纠正休克，维持有效的循环功能。创伤后的应激反应可产生严重分解代谢，使血糖增高、乳酸堆积，后者可加重脑水肿。因此，必须及时、有效补充能量和蛋白质以减轻机体损耗。早期可采用肠外营养，待肠功能恢复后，无消化道出血者尽早行肠内营养支持，以利于胃肠功能恢复和营养吸收。不能经口进食的病人给予鼻饲流质食物，如米汤、肠内营养液、果汁、蔬菜汁等，每日 3～5 次，每次 200ml，以满足机体需要。能进食者给予高蛋白、高维生素、高热量、低盐、低脂、易消化、清淡的饮食，避免摄入辛辣、刺激性食物。

4．积极控制颅内压 遵医嘱采用降低颅内压的方法，如脱水、激素、过度换气或冬眠降温治疗等。避免造成颅内压骤然升高的因素：如躁动、呼吸道梗阻、高热、剧烈咳嗽、便秘、癫痫发作等。病人出现昏迷及瞳孔不等大，则是颅脑损伤严重的表现，应静脉推注或快速静脉滴注 20% 甘露醇 250ml，同时静脉推注呋塞米，防止脑疝的发生。用药后观察病人意识和瞳孔的变化，评价用药效果。

（二）病情观察

1．意识状态 意识障碍是颅脑损伤病人常出现的重要的脑神经功能障碍，可见于大脑皮质、脑干、丘脑、下丘脑的损伤。脑损伤越严重，意识障碍的程度越高。护士应及时评估病人意识状态的变化，原发性脑损伤者如果从意识清醒逐渐出现意识障碍，或者意识障碍的程度加重，说明病人可能出现了继发性脑损伤，预示着病情进一步加重。

2．生命体征 为避免病人躁动影响测量结果的准确性，应先测呼吸，再测脉搏，最后测血压。

（1）体温：伤后早期，由于组织创伤反应，可出现中等程度发热；伤后立即发生高热，多系视丘下部或脑干损伤；在伤后早期体温达 39℃以上者应更加重视，因为高热可使代谢率增高，加重脑缺氧和脑水肿，故必须及时处理。伤后数日体温升高，常提示有感染性并发症；若损伤累及间脑或脑干，可导致体温调节紊乱，出现体温不升或中枢性高热。高热病人可应用物理降温，并及时观察降温效果。

（2）脉搏、呼吸、血压：注意监测呼吸节律和深度、脉搏快慢和强弱以及血压和脉压的变化。若伤后血压上升、脉搏缓慢有力、呼吸深慢，提示颅内压升高，警惕颅内血肿或脑疝发生；枕骨大孔疝病人可突然出现呼吸心跳停止。颅脑损伤病人出现低血压较危险，约35%重症颅脑损伤者有低血压。低血压的最主要原因是血液丢失，<u>应立即建立静脉通道，在应用生理盐水等溶液</u>不能纠正低血压时，应该尽快输血。

3. 瞳孔变化 正常瞳孔等大、圆形、直径2～6mm，直接和间接对光反应灵敏。瞳孔变化可因动眼神经、视神经以及脑干等部位的损伤引起。观察两侧睑裂大小是否相等，有无上睑下垂，注意对比两侧瞳孔的形状、大小、对光发射。瞳孔的变化常预示着脑疝的发生。小脑幕切迹疝早期患侧瞳孔有短暂缩小，继之瞳孔逐渐散大，直接、间接对光反射消失，伴有意识障碍，对侧肢体偏瘫。如果双侧瞳孔缩小，光反射消失，伴两眼同向偏斜，或瞳孔时大时小，提示脑干损伤，预后不良。双侧瞳孔散大、对光反射消失多提示病情危重、脑疝晚期。护士应该及时评估瞳孔变化并做好记录，以备前后比较。

4. 神经系统体征 原发性脑损伤引起的偏瘫等局灶症状，在受伤当时已出现，且不再继续加重；小脑幕切迹疝伤后一段时间才出现一侧肢体运动障碍且进行性加重，多为小脑幕切迹疝压迫中脑的大脑脚，损害其中的锥体束纤维所致。脑疝发展，脑干受压严重时导致去大脑强直者。

5. 其他 观察病人有无脑脊液漏，有无剧烈头痛、呕吐、烦躁不安等表现或脑疝先兆，有无并发症发生，注意CT和MRI扫描结果及颅内压监测情况。

（三）手术治疗的护理

开放性脑损伤者原则上须尽早行清创缝合术，使之成为闭合性脑损伤。硬脑膜外血肿者，主要的治疗方法是开颅手术清除血肿。可采用骨瓣开颅，以有足够的显露，便于彻底清除血肿和止血。对于硬脑膜下血肿者，尤其是急性硬脑膜下血肿，由于其病情发展迅速，必须争分夺秒进行手术治疗。手术方法可根据病人情况而采用开颅血肿清除术或颅骨钻孔引流术。

1. 术前护理 术前应做好各种准备，协助完成术前各项实验室检查，备血，抗生素的过敏试验等；给予手术区皮肤准备；急症手术者，在最短的时间内做好急救处理的同时进行必要的术前准备，严密观察病人的意识状态、生命体征、瞳孔、神经系统病症等变化，及时发现颅内压增高和脑疝的迹象。若病人处于休克状态，立即建立两条以上的静脉通路，迅速补充血容量。

2. 术后护理 ①密切观察病人的生命体征变化，尤其是意识和瞳孔的变化，给予低流量吸氧；②体位：麻醉未醒者，取平卧位，头偏向一侧，使口腔分泌物或呕吐物易于流出，以免发生误吸；慢性硬膜下血肿术后病人取平卧位或头低足高患侧卧位，以便充分引流；③疼痛的护理：麻醉作用消失后病人切口疼痛，一般24小时内最为剧烈，应尽量满足病人对舒适的需求，如协助变换体位、减少压迫等；遵医嘱给予镇静、止痛药物，给药后应严密观察病人病情变化，可以通过如阅读、听音乐等非药物疗法，转移病人注意力；④伤口及引流管的护理：保持切口敷料清洁干燥，观察伤口有无渗血渗液及切口的愈合情况，及时发现切口感染、切口裂开等异常。妥善固定引流管，保持引流管通畅，观察并记录引流的量、性状和颜色，如有异常及时通知医生，每日定时在无菌操作下更换引流装置。开颅血肿清除术后的皮下引流管或残腔引流管一般24～48小时拔除；慢性硬脑膜下血肿术后3日左右行CT检查，证实血肿消失后拔管。

（四）并发症的观察及护理

1. 昏迷病人易发生的并发症

（1）压疮：保持皮肤清洁干燥，定时翻身，尤应注意骶尾部、足跟、耳廓等骨隆突部位，不可忽视敷料覆盖部位。消瘦者伤后初期及高热者常需每小时翻身，长期昏迷、一般情况较好者可每3～4小时翻身一次。

（2）呼吸系统感染：加强呼吸道护理，定期翻身叩背，保持呼吸道通畅，防止呕吐物误吸引起窒息和呼吸系统感染。

（3）泌尿系统感染：昏迷病人常有排尿功能紊乱，短暂尿潴留后继以尿失禁。长期留置导尿管是引起泌尿系统感染的主要原因。留置尿管过程严格无菌，加强会阴部护理，夹闭导尿管并定时放尿以训练膀胱贮尿功能。尿管留置时间不宜超过 3～5 日，需长期导尿者，宜行耻骨上膀胱造瘘术，以减少泌尿系统感染。

（4）暴露性角膜炎：眼睑闭合不全者，角膜涂眼药膏保护；无需随时观察瞳孔时，可用纱布遮盖上眼睑，甚至行眼睑缝合术。

（5）失用综合征：脑损伤病人因意识不清或肢体功能障碍，可发生关节挛缩和肌萎缩。应保持病人肢体于功能位，防止足下垂。每日做四肢关节被动活动及肌按摩 2～3 次，防止肢体挛缩和畸形。

2．脑脊液漏 病人鼻腔、耳道流出淡红色液体，可疑为脑脊液漏。但需要鉴别血性脑脊液与血性渗液：可将血性液滴于白色滤纸上，若血迹外周有月晕样淡红色浸渍圈，则为脑脊液；或行红细胞计数并与周围血的红细胞比较，以明确诊断；另外，还应区别血性脑脊液与鼻腔分泌物。根据脑脊液中含糖而鼻腔分泌物不含糖的原理，用尿糖试纸测定或葡萄糖定量检测以鉴别是否存在脑脊液漏。在鼻前庭或外耳道口松松地放置干棉球，随湿随换，记录 24 小时浸湿的棉球数，以估计脑脊液的外漏量。有时颅底骨折虽伤及颞骨岩部，且骨膜及脑膜均已破裂但鼓膜尚完整时，脑脊液可经耳咽管流至咽部进而被病人咽下，故应观察并询问病人是否经常有腥味液体流至咽部。

发生脑脊液漏时，必须预防颅内感染：①体位：脑脊液漏病人取半坐卧位，头偏向患侧，借助重力作用使脑组织移至颅底，促使脑膜形成粘连而封闭漏口，脑脊液漏停止 3～5 周后，可改为平卧位；若脑脊液漏出较多，应取平卧位，头稍抬高，以预防颅内压过低。②保持局部清洁：每日清洁 2 次，消毒外耳道、鼻腔和口腔，注意消毒棉球不宜过湿，以免液体逆流入颅；告知病人勿挖鼻抠耳。③预防颅内逆行感染：脑脊液漏者，禁忌堵塞、冲洗鼻腔、耳道，禁止经鼻腔和耳道滴药，禁忌做腰穿；严禁经鼻腔吸痰或插入胃管；注意有无头痛、发热等颅内感染迹象。④避免颅内压骤升：嘱病人勿用力咳嗽、屏气排便、擤鼻涕及打喷嚏等，以免颅内压骤然升降导致气颅或脑脊液逆流。⑤遵医嘱合理应用 TAT 及抗生素预防感染。

3．颅内低压综合征 若脑脊液外漏多，可使颅内压过低而导致颅内血管扩张，出现剧烈头痛、眩晕、呕吐、厌食、反应迟钝、脉搏细弱、血压偏低。头痛在立位时加重、卧位时缓解。若病人出现颅内压过低表现，可遵医嘱给予病人头低位，补充大量水分以缓解症状。

4．蛛网膜下腔出血 因脑裂伤所致，病人可有头痛、发热、颈项强直表现。可遵医嘱给予解热镇痛药物对症处理。病情稳定，排除颅内血肿及颅内压增高、脑疝后，为解除头痛可协助医生行腰椎穿刺，放出血性脑脊液。

5．消化道出血 多因下丘脑或脑干损伤引起的应激性溃疡所致，大量使用皮质激素也可诱发。除遵医嘱补充血容量、停用激素外，还应使用止血药和抑制胃酸分泌的药物，如奥美拉唑、雷尼替丁等，及时清理呕吐物，避免消化道出血发生误吸。

6．外伤性癫痫发作 任何部位的脑损伤均可能导致癫痫，尤其是大脑皮质运动区受损。早期癫痫发作的原因是颅内血肿、脑挫裂伤、蛛网膜下腔出血等；晚期癫痫发作主要是脑的瘢痕、脑萎缩、感染、异物等引起的。可采用苯妥英钠预防发作。癫痫发作时使用地西泮 10～30mg 静脉缓慢注射，直至控制抽搐为止。

7. 颅内压增高、脑疝 颅内压增高、脑疝护理的具体内容详见第六十八章"颅内压增高病人的护理"。

（五）心理护理

病人及其家属在颅脑损伤的急性期非常需要医务人员的关心与支持，医务人员的镇定和忙而有序的工作会给病人增加安全感，讲解疾病相关知识，减轻恐惧感。同时，医务人员要善于倾听病人及家属的诉说，帮助他们疏导压力。耐心介绍治疗方案并教会病人如何配合治疗，帮助其正确认识疾病，病人尽早自理，增强病人康复的信心。

（六）健康指导

1. 疾病知识指导 向病人及家属讲解疾病相关知识，治疗、护理过程中应注意的事项，积极配合治疗。脑损伤后恢复过程中，病人可出现头痛、耳鸣、记忆力减退等症状，给予适当解释和宽慰，使其树立信心，帮助病人尽早恢复自理生活。出院后3~6个月门诊复查，如出现原有症状加重、头痛、呕吐、抽搐、不明原因发热，手术部位发红、积液、渗液等，及时就诊。

2. 用药指导 指导病人遵医嘱服用药物，若用药物过程中有不适症状及时通知医护人员。有癫痫发作的病人应按时服药，不可随意停药和更改剂量；应用激素类药物如地塞米松、甲泼尼龙等时，注意观察病人有无胃肠道反应；应用降颅内压类药物如甘露醇注射液、甘油果糖注射液、呋塞米注射液时，应注意有无发生水电解质紊乱及血栓性静脉炎。

3. 康复指导 告知病人颅骨骨折达到骨性愈合需要一定时间，在此期间注意安全，以防意外发生。颅骨缺损的病人保护好头部，出门戴保护帽，避免剧烈晃动和撞击，洗头时动作轻柔，伤后半年建议行颅骨修补术。有癫痫发作的病人，不能单独行动，应有专人陪同，注意安全；轻型颅脑损伤恢复期病人，可做床上活动，待病情好转后可做床下活动，鼓励病人自理生活，劳逸结合；重型颅脑损伤恢复期病人，协助家属鼓励病人保持乐观心态，积极参加康复训练，协助病人制订康复计划，进行语言、运动、记忆力等方面的训练，以提高生活自理能力及社会适应能力。神经功能损伤者应继续坚持功能锻炼，进行辅助治疗（高压氧、按摩、中医药、助听器等）。

【护理评价】

经过治疗和护理，病人是否达到：①呼吸道通畅，保持有效呼吸，②意识逐渐清醒；③皮肤完整好无破损；④疼痛症状减轻或消失；⑤未发生颅内感染；⑥心理状态较好，能够正确接受损伤的现实，并配合治疗；⑦营养状态得到改善，满足机体的需求；⑧无并发症发生或已发生的并发症得到有效治疗与护理。

（王立平）

◇ 思考题

1. 男性，13岁，学生，从高空坠落，头部着地，当时意识丧失。立即送往医院，途中病人意识逐渐转清醒，诉头痛，数分钟后突然头痛剧烈，并伴有呕吐。入院之后病人再次出现意识丧失。身体评估：体温36.5℃，脉搏70次/分，血压130/90mmHg，呼吸18次/分，两侧瞳孔等大等圆，直径约3mm，对光反射存在，GCS评分为6分。呼吸音清，心脏及各瓣膜听诊区未闻及杂音。腹部平软，叩诊无移动性浊音。四肢有不自主运动。

（1）请问病人发生了哪种类型的颅脑损伤？判断的依据是什么？

（2）此时病人的紧急救治和护理措施应有哪些？

2. 女性，45岁，教师，1小时前病人在家中打扫卫生时不慎摔下楼梯，头部着地，随即昏迷，在120急救转运途中病人清醒，叙述姓名及家属电话，5分钟后病人再次昏迷入院，诊断"急性硬膜外血肿"。测量生命体征：体温36.8℃，脉搏58次/分，呼吸12次/分，血压199/102mmHg；GCS评分为5分，双侧瞳孔不等大，左侧2.5mm、右侧4.0mm，瞳孔对光反射左侧迟钝右侧消失，肌力左侧0级右侧Ⅲ级，呕吐两次，呕吐物为胃内容物，二便失禁。头部CT示：右颞部可见梭形边缘清楚的高密度影，中线结构移位。

（1）该病人急诊入院后，应如何进行急救？

（2）该病人术后应给予的护理措施有哪些？

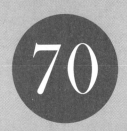

第七十章
颅内肿瘤病人的护理

70

学习目标

识记　1. 能准确复述以下概念：原发性颅内肿瘤、继发性颅内肿瘤、神经胶质瘤、脑膜瘤、听神经瘤、垂体腺瘤、颅咽管瘤。
　　　　2. 能正确说出颅内肿瘤的术前、术后护理要点。

理解　能比较不同颅内肿瘤的疾病特征，说明它们之间的异同点。

运用　能对颅内肿瘤病人实施全面的护理评估，在评估的基础上制订护理计划，实施正确的护理措施和健康指导。

颅内肿瘤（intracranial tumors）占全身恶性肿瘤的 1%～2%，可发生于任何年龄，以 20～50 岁年龄组多见。颅内肿瘤可分为原发性和继发性两大类。原发性颅内肿瘤（primary cranial tumors）可发生于脑组织、脑膜、垂体、脑神经、血管及残余胎胚组织，人群发病率为 7.8/10 万～12.5/10 万，无明显性别差异；继发性颅内肿瘤（secondary cranial tumors）是指身体其他部位恶性肿瘤转移或侵入颅内。不同年龄人群好发的颅内肿瘤不同，老年多发胶质瘤和脑转移瘤，成年常见神经胶质瘤、脑膜瘤、听神经瘤、垂体腺瘤、颅咽管瘤等，儿童多为髓母细胞瘤、颅咽管瘤和松果体瘤。

【病因与病理】

颅内肿瘤的病因目前尚不清楚，大量研究表明，细胞染色体上存在癌基因加上各种后天诱因可使其发生，可能与遗传因素、理化因素及生物因素有关。颅内肿瘤发病部位以大脑半球最多，其次为蝶鞍、鞍区周围、小脑脑桥角、小脑、脑室及脑干。一般不向颅外转移，但可在颅内直接向邻近正常脑组织浸润扩散，也可随脑脊液的循环通道转移。脑瘤的预后与病理类型、病期及生长部位有密切关系。良性肿瘤单纯外科治疗有可能治愈；交界性肿瘤单纯外科治疗后易复发；恶性肿瘤一旦确诊，需要外科治疗辅助放疗和（或）化疗。

【常见疾病及特征】

（一）神经胶质瘤

神经胶质瘤（glioma）来源于神经上皮，是颅内最常见的恶性肿瘤，占颅内肿瘤的 40%～50%。其中，多形性胶质母细胞瘤（glioblastoma multiforme）恶性程度最高，病情进展快，对放、化疗均不敏感；髓母细胞瘤（medulloblastoma）也为高度恶性，好发于 2～10 岁儿童，多位于颅后窝中线部位，因阻塞第四脑室及导水管而引发脑积水，对放射治疗敏感；少突胶质细胞瘤（oligodendroglioma）占胶质瘤的 7%，生长较慢，分界较清，可手术切除，但术后易复发，需术后放疗及化疗；室管膜瘤（ependymoma）约占 12%，肿瘤与周围脑组织分界尚清楚，有种植性转移倾向，术后需放疗和化疗；星形细胞瘤（astrocytoma）约占 40%，恶性程度低，生长缓慢，实质性者与周围组织分界不清，常不能彻底切除，术后易复发。囊性者常分界清楚，若切除彻底可望根治。

胶质瘤的发病以男性较多见，特别在多形性胶质母细胞瘤、髓母细胞瘤中，男性明显多于女性。各类型胶质瘤各有其好发年龄，如星形细胞瘤多见于壮年，多形性胶质母细胞瘤多见于中年，室管膜瘤多见于儿童及青年，髓母细胞瘤大多发生在儿童。

各类型胶质瘤的好发部位各有不同，星形细胞瘤多发生在成人大脑半球；多形性胶质母细胞瘤几乎均发生于大脑半球，以额叶、顶叶、颞叶为多；室管膜瘤多见于侧脑室、第四脑室底部及第三脑室；少突胶质细胞瘤绝大多数生长于两大脑半球白质内；髓母细胞瘤几乎均发生在小脑蚓部。

肿瘤逐渐生长增大，形成颅内占位性病变，常伴有周围脑组织水肿，当颅内压超过代偿限度时，即产生颅内压增高。肿瘤阻塞脑脊液循环或压迫静脉窦导致静脉回流发生障碍时，更加重颅内压增高；如肿瘤内发生出血、坏死及囊肿形成，可加快其进程。肿瘤增大，局部颅内压力增高，颅内各分腔间产生压力梯度，造成脑移位，逐渐加重形成脑疝。

（二）脑膜瘤

脑膜瘤（meningioma）起源于脑膜及脑膜间隙衍生物，多来自蛛网膜细胞及含蛛网膜成分组织，脑室内脑膜瘤来自脑室内脉络丛，也可来自硬脑膜成纤维细胞和软脑膜细胞。脑膜瘤占颅内原发肿瘤的 14.4% ~ 19.0%，男女发病比例为 1∶1.8，平均高发年龄 45 岁，儿童少见。多发性脑膜瘤常伴有 Ⅱ 型神经纤维瘤。多数脑膜瘤组织学上为良性，约 5% 为非典型性，2% 为恶性。

脑膜瘤好发于颅底、鞍旁区域和大脑半球凸面。因此，病人的症状和体征直接反映病变部位。多数脑膜瘤生长缓慢，不引起局部脑水肿，症状为肿瘤周边脑组织受压引起。大脑半球凸面脑膜瘤常以抽搐和进行性偏瘫为首要表现。颅底脑膜瘤典型表现为脑神经功能障碍。各部位脑膜瘤都可引起头痛。

小的脑膜瘤可暂不治疗，特别是对老年人，但应随访观察。很多肿瘤并不生长，也不引起神经系统症状。如发现肿瘤长大，应予以治疗。外科手术治疗肯定有效。肿瘤完全切除后 10 年内复发率为 20%，部分切除者复发率达 80%。肿瘤复发后可行第二次手术切除，手术后行外放射治疗，以减缓肿瘤生长速度。化疗对脑膜瘤无效。

（三）听神经瘤

听神经瘤（acoustic neuroma）是良性肿瘤，占颅内肿瘤的 8% ~ 10%，占桥小脑角肿瘤的 65.0% ~ 72.2%。大多数起源于前庭神经上支 Schwann 细胞，发生在内听道段，部分发生于第Ⅷ脑神经近脑干侧。对 40 岁以下听神经瘤病人应进一步检查是否存在 Ⅱ 型神经纤维瘤。

多以单侧高频耳鸣隐匿性起病，缓慢进展，逐渐听力丧失。肿瘤若压迫第Ⅴ或第Ⅶ脑神经，病人会出现面部麻木，面肌运动障碍和味觉改变。后组脑神经受压可出现声音嘶哑、吞咽困难。大型听神经瘤压迫脑干和小脑，构成脑脊液循环梗阻时出现颅内压增高，可伴有复视、共济失调和锥体束征阳性。听力纯音测定通常表现为以高音损失为主的感觉性听力丧失。治疗根据病人年龄、肿瘤大小、术前听力和脑神经受损情况而定。如早期发现直径小于 3.0cm 的听神经瘤，可密切观察听力变化，每 6 个月检查一次 MRI 或 CT，如肿瘤生长较快则应手术。肿瘤直径大于 3.0cm 应手术治疗，力争完全切除肿瘤，并注意保留面神经。如病人全身状况差不能耐受手术者，大肿瘤减体切除后或肿瘤直径小于 3.0cm 的病人可进行立体定向放射治疗。

（四）垂体腺瘤

垂体腺瘤（pituitary adenoma）来源于腺垂体的良性肿瘤，是一组在垂体前叶和后叶及颅咽管上皮残余细胞发生的肿瘤。此组肿瘤以前叶的腺瘤占大多数，来自后者少见。约占颅内肿瘤的 10%，发病年龄多为 30 ~ 40 岁，男女发病率均等。按细胞的分泌功能可分为催乳素腺瘤（PRL 瘤）、生长激素腺瘤（GH 瘤）、促肾上腺皮质激素腺瘤（ACTH 瘤）及混合性腺瘤。PRL 瘤主要表现为女性闭经、泌乳、不孕等；男性性欲减退、阳痿、体重增加、毛发稀少等。GH 瘤在青春期前发病者为巨人症，成年后发病表现为肢端肥大症。ACTH 瘤主要表现为库欣综合征，如满月脸、水牛背、腹壁及大腿皮肤紫纹、肥胖、高血压及性功能减退等。手术摘除是首选的治疗方法。若瘤体较小可经蝶窦在显微镜下手术，瘤体较大需开颅手术，术后放疗。

（五）颅咽管瘤

颅咽管瘤（craniopharyngioma）属良性肿瘤，占颅脑肿瘤的 2.5% ~ 4%，半数发生于儿童，发病高峰为 5 ~ 10 岁。颅咽管瘤发自颅咽管残余在垂体结节部即垂体茎部的鳞状上皮细胞，多位于蝶鞍膈上，少数在鞍内，常与第三脑室底粘连。瘤体较大时有囊变，囊液墨绿色含胆固醇结晶。肿瘤钙化率高达 85%。肿瘤阻塞脑脊液通路所致颅内压增高，儿童多见。肿瘤影响垂体及下丘脑功能，78% 有不同程度内分泌功能紊乱，包括：①性腺功能减退，毛发脱落，男性阳痿，女性停经，儿童和青少年生殖器不发育，第二性征不出现；②尿崩症，少数病人为首发症状，每日尿总量 4000ml 以上；③侏儒症，躯体发育迟缓，骨骼发育不全，血清生长激素降低，智力尚可；④下丘脑受损时呈肥胖及间脑综合征。鞍上肿瘤多引起双颞侧偏盲。颅咽管瘤以手术切除为主要治疗方法，采用经翼点，经蝶或额下入路，经胼胝体入路切除肿瘤。放射治疗可抑制残余肿瘤生长。

○ **知识拓展**　　　血管网织细胞瘤

> 血管网织细胞瘤（angioreticuloma）多见于颅后窝，占颅内肿瘤的 1.0%～2.5%，小脑肿瘤 85%，延髓肿瘤 3%。肿瘤为良性，边界清楚。70% 小脑病变为囊性合并瘤结节，结节富于血管呈红色，可小至 2mm。囊壁为小脑而非肿瘤组织。好发年龄 40～50 岁，男性较多。本病有家族倾向，合并视网膜血管瘤，为 von Hipple-Lindau 病的一部分，可伴红细胞增多症。临床表现为颅内压增高和小脑体征。CT 扫描为低度囊性或实性占位病变，增强扫描后肿瘤实质部分显著强化。MRI 可见瘤内实质部分流空，周围脑组织含铁血黄素形成的低信号区。脑血管造影可显示密集的血管团。实性肿瘤手术切除困难。术前栓塞肿瘤血管有助于手术切除。放射治疗可延缓肿瘤生长。

【护理评估】

（一）健康史

1. **起病情况**　包括发病时间、起病急缓、发病前明显的致病因素和诱发因素等。因不同年龄者其好发的肿瘤类型会有所不同，不同类型肿瘤其进展速度不同，不同部位的肿瘤其症状也会各异。

2. **病因与危险因素**　病人的年龄、性别、工作性质，有无情绪紧张、过度疲劳等危险因素。

3. **既往病史**　包括病人过去的健康状况和曾经患过的疾病，以及外伤史、手术史、预防接种史及过敏史等。

4. **生活方式与饮食习惯**　睡眠习惯和质量，烟酒嗜好的时间长短和摄入量，是否有异嗜癖和使用毒、麻药等。

5. **其他**　病人家族成员中是否有患同样疾病者，以及家族中患者的分布情况。

（二）身体状况

颅内肿瘤的病程因其病理类型和所在部位不同而致病人的表现各异，自出现症状至就诊时间一般多为数周至数个月，少数可达数年。恶性程度高的肿瘤病史多较短。肿瘤如有出血或囊肿形成，症状发展进程可加快，有的甚至可类似脑血管病的发展过程。症状主要取决于病变部位和肿瘤大小。颅内肿瘤引起的症状主要以颅内压增高和神经功能定位症状为主。

1. **颅内压增高的症状**　约 90% 以上的病人可出现颅内压增高的症状和体征，通常呈慢性、进行性加重过程。若未得到及时治疗，轻者可发生视神经萎缩，约 80% 病人引发视力减退，重者可引起脑疝。

2. **定位症状**　神经功能缺损是肿瘤直接刺激、压迫和破坏脑神经所致，因肿瘤不同部位而异。

（1）刺激症状：大脑半球肿瘤可表现为癫痫，发作类型与肿瘤部位有关，额叶肿瘤多为癫痫大发作，中央区及顶叶多为局灶性发作，颞叶肿瘤表现为伴有幻嗅的精神运动性发作。

（2）破坏性症状：因肿瘤侵及脑组织所致。中央前后回肿瘤可发生一侧肢体运动和感觉障碍；额叶肿瘤常有精神障碍；枕叶肿瘤可引起视野障碍；顶叶下部角回和缘上回可导致失算、失读、失用及命名性失语；语言运动中枢受损可出现运动性失语。另外，肿瘤侵及下丘脑时表现为内分泌障碍；四叠体肿瘤出现瞳孔不等大、眼球上视障碍。小脑蚓部受累时肌张力减退及躯干和下肢共济失调，小脑半球肿瘤出现同侧肢体共济失调。脑干肿瘤表现为交叉性麻痹。

（3）压迫症状：鞍区肿瘤可引起视力、视野障碍。海绵窦区肿瘤压迫第Ⅲ、Ⅳ、Ⅴ、Ⅵ脑神经，病人出现上睑下垂、眼球运动障碍、面部感觉减退海绵窦综合征。病人早期出现脑神经症状有定位价值。

3．老年和儿童颅内肿瘤特点　老年人脑萎缩，颅内空间相对增大，发生颅脑肿瘤时颅内压增高不明显，易误诊。老年人以幕上脑膜瘤和转移瘤多见。儿童幕下以髓母细胞瘤、室管膜瘤和星形细胞瘤常见；幕上以颅咽管瘤为多，伴颅内压增高时常掩盖肿瘤定位体征，易误诊为胃肠道疾病。

（三）辅助检查

1．颅骨 X 线平片　对垂体腺瘤、颅咽管瘤诊断有一定价值，可提供颅内压增高征象。头颅 X 线平片（包括断层）显示蝶鞍球形扩大、内听道扩大，可分别为垂体瘤、听神经瘤诊断提供可靠的间接证据。

2．颅脑 CT　诊断价值最大，它可显示肿瘤的部位、范围、形状、脑组织反应情况及脑室受压移位情况等。

3．磁共振成像（MRI）　对脑瘤的诊断较 CT 更为准确，影像更为清楚，可发现 CT 所不能显示的微小肿瘤，而且可以清楚显示颅内血管血流情况。

4．正电子发射断层扫描（PET）　正电子发射断层扫描所提供的信息基于组织代谢变化，即关于组织和细胞的功能成像。PET 反映人体代谢和功能，可早期发现肿瘤，判断肿瘤恶性程度。

5．相关实验室检查　脑脊液检查、CT 或 MRI 发现垂体腺瘤，需作血清内分泌激素测定以确诊。

6．活检　立体定向或神经导航技术获取标本，行组织学检查，确定肿瘤性质，选择治疗方法。

（四）心理－社会状况

颅内肿瘤手术后复发率高，且预后差。颅脑手术本身危险性很高，接受手术的病人多会产生恐惧感，部分病人由于对疾病缺乏认识而盲目乐观，认为手术可以彻底治愈疾病。因此，无论是在术前、术中和术后，护士应该始终注意病人的心理状态，了解病人的内心变化和心理问题。

【常见护理诊断／问题】

1．急性疼痛　与颅内压增高有关。

2．有受伤的危险　与疾病引起的肢体运动障碍及视力下降有关。

3．进食／如厕自理缺陷　与肿瘤压迫导致肢体瘫痪及开颅手术有关。

4．焦虑　与担心疾病预后有关。

5．潜在并发症：颅内压增高、颅内积液和假性囊肿、脑脊液漏、尿崩症。

【计划与实施】

对颅内肿瘤的治疗以手术治疗为主，也是最直接、有效的方法。颅内压高者降低颅内压，常用治疗方法有脱水、激素治疗、冬眠低温和脑脊液外引流等，以缓解症状，为手术治疗争取时间。若肿瘤不能完全切除，可行内减压术、外减压术和脑脊液分流术等。对浸润性生长的肿瘤，与脑组织间隙无明显界限，难以做到全部切除，一般主张综合治疗，即术后配合以放射治疗、化学治疗、免疫、基因、光疗及中医药等治疗方法，可延缓复发及延长生存期。

○ **知识拓展**　　　神经内镜技术在外科中的应用

神经内镜技术的开发与应用经历了一个世纪的历程，近年来，现代科学技术的迅猛发展，神经内镜技术从基础研究到临床应用，从单纯内镜手术到包括神经导航、立体定位、超声、激光、功能定位等多种神经外科新技术的联合应用都取得了巨大的进展，其应用范围不断拓展，基本覆盖神经外科的各个领域，现已成为许多神经外科医师的有力工具。目前适合神经内镜手术的疾病主要有：脑室脑池疾病（脑积水、颅内囊肿、脑室及脑室旁肿瘤）、颅底疾病（垂体瘤、颅咽管瘤、脊索瘤等）、脑实质内病变、脑血管病变及脊柱脊髓疾病等。随着内镜设备的改进、创新和医师对内镜操作经验的不断积累，神经内镜治疗的适应证将会越来越广，手术效果也会越来越好。

经过治疗和护理，病人：①疼痛症状有所缓解；②手术前后无外伤发生；③肢体功能逐渐恢复，生活需求得到满足；④病人及其家属心态平稳，焦虑状况减轻，能够接受疾病并主动配合治疗；⑤颅内压增高等相关症状得到控制。

（一）手术治疗的护理

1. 手术治疗方法　手术治疗是治疗颅内肿瘤的主要方法，目的是降低颅内压和解除肿瘤对颅内神经的压迫。肿瘤较小者应争取早期全部切除。对位于额叶或颞叶前部较大的肿瘤，可做脑叶切除术，连同肿瘤一并切除。肿瘤累及大脑半球两个脑叶以上已有偏瘫但未侵及基底核、丘脑及对侧者，亦可作大脑半球切除术。肿瘤位于运动、言语区而无明显偏瘫、失语者，应注意保存神经功能，适当切除肿瘤，避免留有严重后遗症。脑室肿瘤可根据所在部位，从非重要功能区切开脑组织进入脑室，尽可能切除肿瘤，解除脑室梗阻。应注意避免损伤肿瘤邻近的下丘脑或脑干，以防发生危险。同时也开展了微骨窗入路，神经导航等微创神经外科技术，在保存神经功能不受损伤的前提下尽可能切除肿瘤。

2. 术前护理

（1）一般状态的护理：颅内肿瘤的病人有各种神经功能障碍，术前要认真对病人进行身体评估并详细记录结果，如生命体征、意识状态、定向力、瞳孔大小、瞳孔对光反射、肢体的运动能力等，协助医师做好各项检查。

（2）颅内压检测与护理：术前要认真检测病人颅内压的变化，观察病人有无头痛、呕吐及视盘水肿等颅内压增高的表现。根据颅内压增高情况，遵医嘱应用脱水药、利尿药治疗。药物治疗时要注意观察药物的作用和副作用。慎用止痛药和镇静药，以免掩盖病情。颅内压增高病人需绝对卧床休息，避免导致颅内压增高的因素，如咳嗽，用力大便、情绪激动等。

（3）饮食护理：术前病人应少量多餐，保证足够营养摄入。避免粗糙、干硬、辛辣食物；术前戒烟酒，避免烟酒刺激使呼吸道分泌物增加而影响手术和麻醉；有味觉障碍病人应注意食物的冷热度，指导病人饭后漱口，清除口腔患侧滞留食物，保持口腔清洁，预防口腔感染；因颅内压增高及频繁呕吐，导致营养不良和水电解质紊乱的病人，会降低病人对手术的耐受力，并影响组织的修复，从而使手术的危险性增加，手术前应给予营养丰富、易消化的高蛋白、高热量饮食，或静脉补充营养液，以改善病人的全身营养状况，给予含纤维素高的食物，以保持大便通畅，避免病人排便过于用力。

（4）术前准备：①胃肠道准备：术前禁食8～12小时，禁水4小时，以避免麻醉后呕吐造成误吸；②皮肤准备：术前给予头部备皮，备皮后可戴丝巾、软帽等进行修饰及保暖；垂体瘤经蝶窦手术者需剪鼻毛，应动作轻稳，防止损伤鼻黏膜致鼻腔感染，观察有无口鼻疾患，如牙龈炎、鼻腔疖肿等，如有异常及时通知医生；听神经瘤经迷路手术者，做好耳廓、外耳道皮肤的清洁处理；③遵医嘱做好血型鉴定和交叉配血试验；④女性病人月经期、感冒发热、咳嗽、肺部感染等暂不宜进行手术。

（5）癫痫的预防与控制：有癫痫发作的病人，应做好抗癫痫治疗，在控制发作的同时迅速确诊并积极手术切除肿瘤。如果出现癫痫持续状态，特别是癫痫大发作持续状态，应遵医嘱给予强力足量抗癫痫药物，如地西泮、苯巴比妥、水合氯醛等。同时要注意保持呼吸道通畅，防止窒息和肺部感染。癫痫大发作持续状态病人表现为反复发生大发作，间歇期意识亦不恢复，发作可持续数小时至数日，其持续时间长短与预后直接相关。

（6）安全护理：对视听觉障碍、面瘫、偏瘫的病人，预防意外损伤。对有精神症状的病人，遵医嘱给予镇静药及抗精神病药物。在护理工作中护士态度要诚恳、和蔼，工作要耐心、细致，建立良好的护患关系。对兴奋、狂躁的病人要避免不良环境的刺激，保持病室安静，适当陪护，加强观察，注意安全防护措施，防止病人自伤及伤人。病重者要有专人看护，防止出走。

（7）心理护理：根据不同疾病及病人的心理状态，有针对性地给病人以专业的心理社会支持。应耐心细致地与病人沟通，详细介绍疾病的预后，鼓励安慰病人战胜疾病，帮助病人减轻思想负担，减轻恐惧心理，增强信心，使病人安心接受手术，病人及家属能积极配合，做好充分准备。

3．术后护理

（1）病情观察：密切监测病人生命体征、意识、瞳孔变化、肢体活动能力。观察有无继发性出血，保持病人呼吸道通畅，观察有无伤口感染。

（2）体位护理：幕上开颅术后病人应卧向健侧，避免切口受压。幕下开颅术后早期宜取去枕侧卧或侧俯卧位；经口鼻蝶窦入路术后取半卧位，以利伤口引流。后组脑神经受损、吞咽功能障碍者只能取侧卧位，以免口咽部分泌物误入气管。体积较大的肿瘤切除后，因颅腔留有较大空隙，24～48小时内手术区应保持高位，以免突然翻动时脑和脑干移位，引起大脑上静脉撕裂、硬脑膜下出血或脑干功能衰竭。搬动病人或为其翻身时，应有人扶持头部使头颈部成一直线，防止头颈部过度扭曲或震动。

（3）饮食护理：术后次日可进流食，以后从半流食逐渐过渡到普食。颅后窝手术或听神经瘤手术后，因舌咽、迷走神经功能障碍而发生吞咽困难、饮水呛咳者，应严格禁食禁饮，采用鼻饲供给营养，待吞咽功能恢复后逐渐练习进食。

（4）并发症的预防及护理

1）颅内压增高：主要原因是周围脑组织损伤、肿瘤切除后局部血流改变、术中牵拉所致脑水肿引起颅内压增高。一般情况下术后48～72小时脑水肿达最高峰，持续一段时间后逐渐下降。降低颅内压的措施有：①限制入量：在脑水肿阶段，要适当减少液体入量，以免加重脑水肿；②保持合理卧位：病人手术清醒后应采取15°～30°头高足低斜坡卧位，以利于颅内静脉回流，降低颅内压；③降低颅内压的药物治疗：在应用脱水药和利尿药降低颅内压时，要注意药物导致水、电解质紊乱的副作用，尤其是垂体瘤和颅咽管瘤术后要观察病人的尿量以防止尿崩症，并评估有无低钾、低钠、低钙导致的相关症状。

2）颅内积液或假性囊肿：颅内肿瘤术后，在残留的创腔内放置引流物，以引流手术残腔内的血性液体和气体，使残腔逐步闭合，减少局部积液或形成假性囊肿。护理时注意：①妥善放置引流瓶：术后早期，创腔引流瓶（袋）置于头旁枕上或枕边，高度与头部创腔保持一致，以保证创腔内一定的液体压力，避免脑组织移位。另外，创腔内暂时积聚的液体可稀释渗血、防止渗血形成血肿。当创腔内压力升高时，血性液仍可自行流出。术后 48 小时内，不可随意放低引流瓶（袋），以免创腔内液体被引出致脑组织迅速移位，撕破大脑上静脉，引起颅内血肿。若术后早期引流量多，应适当抬高引流瓶（袋）。48 小时后，可将引流瓶（袋）略放低，以期较快引流出创腔内的液体，使脑组织膨出，减少局部残腔。②拔管：引流管放置 3～4 日，一旦血性脑脊液转清，即可拔除引流管，以免形成脑脊液漏。

3）脑脊液漏：注意伤口、鼻、耳等处有无脑脊液漏。经蝶术后避免剧烈咳嗽，以防脑脊液鼻漏。若出现脑脊液漏，及时通知医生，并作好相应护理。

4）尿崩症：主要发生于鞍上手术后，如垂体腺瘤、颅咽管瘤等手术涉及下丘脑影响血管升压素分泌所致。病人出现多饮、口渴、多尿，连续 2 小时以上，每小时尿量超过 200ml，遵医嘱给予神经垂体素治疗，应注意观察每小时尿量，准确记录出入液量，根据尿量增减和血清电解质的水平调节用药剂量，保持出入量平衡。尿量增多期间，需注意补钾，每 1000ml 尿量补充 1g 氯化钾。

（二）化学治疗的护理

1．常用药物　目前以亚硝基脲类药物疗效较好，这主要是因为亚硝基脲是一种小的、高度脂溶性分子，可以帮助药物透过血－脑脊液屏障。采用丙卡巴肼、卡莫司汀（BCNU）、洛莫司汀（CCNU）；或 VP-26、VP-16 及顺铂等。替莫唑胺用于治疗低级别星形细胞瘤、复发的间变形星形细胞瘤和胶质母细胞瘤。如病人体质好，可与放射治疗同时进行。

2．药物不良反应及其护理　详见第六章"肿瘤病人的护理"。

（三）放射治疗的护理

对手术不能彻底切除、术后易复发、侵及重要功能区无法手术、病人全身情况差，肿瘤对放射线敏感者，放射治疗可作为颅内恶性肿瘤的辅助治疗措施。各种类型的神经胶质瘤对放射治疗的敏感性有所不同。生殖细胞瘤和淋巴瘤对放射线高度敏感，经活检证实后可首选放射治疗，中度敏感肿瘤有髓母细胞瘤、室管膜瘤、多形性胶质母细胞瘤、生长激素垂体腺瘤和转移瘤；其他垂体腺瘤、颅咽管瘤、脊索瘤、星形细胞瘤和少枝胶质细胞瘤对放射线低度敏感。对容易种植的髓母细胞瘤、生殖细胞瘤、中枢神经系统恶性淋巴瘤和室管膜母细胞瘤，还应行全脑和第 2 骶椎以上全脊髓照射。瘤内放射治疗将放射范围小的液体核素注入瘤腔，或将颗粒状核素植入瘤体内，依靠 γ 或 β 射线电离辐射作用杀伤肿瘤细胞，适用于囊性颅咽管瘤、胶样囊瘤和星形细胞瘤。立体定向放射治疗（γ-刀、X-刀）其持续作用时间可长达 2 年。放疗期间应注意：①观察病人是否有头痛、呕吐等颅内高压表现，遵医嘱使用脱水疗法，妥善保护外周静脉；②伤口灼痛：放疗病人因头皮放射性损伤，可出现头皮肿胀感，甚至疼痛难以忍受，护士应主动关心病人，遵医嘱给予止痛药；③伤口愈合不良：伤口周围皮肤血运变差、愈合不佳，伤口易感染，甚至出现脑脊液漏，多因放射线对组织损伤，应保持伤口敷料干燥，包扎不宜过紧，防止伤口受压，遵医嘱合理使用抗生素。

（四）健康指导

1．疾病知识指导　向病人及家属介绍疾病的有关病因，指导病人避免诱发因素。告诉病人保持良好的心理状态，平时生活要有规律，合理安排工作和休息时间，注意劳逸结合，积极配合治疗。若出现原有症状加重，如头痛、头晕、恶心、呕吐、抽搐、不明原因持续高热、肢体乏力、麻木、视力下降等应及时就医。术后 3～6 个月后门诊复查 CT 或 MRI。

2. 用药指导 遵医嘱按时、按量服药，不可突然停药、改药及增减药量，尤其是抗癫痫、抗感染、脱水及激素治疗，以免加重病情。

3. 饮食指导 合理饮食，多食高蛋白、高热量、富含纤维素和维生素、低脂肪、低胆固醇饮食，少食动物脂肪、腌制品；限制烟酒、浓茶、咖啡、辛辣等刺激性食物。

4. 康复指导 神经功能缺损或肢体活动障碍者，进行辅助治疗，如高压氧、针灸、理疗、按摩等。加强肢体功能锻炼与看护，避免意外伤害。①肢体瘫痪：应保持功能位，防止足下垂，瘫痪肢体各关节被动屈伸运动，练习行走，防止肌萎缩；②感觉障碍：禁用热水袋以防烫伤；③癫痫：不宜单独外出、登高、游泳、驾驶车辆及高空作业，随身带疾病卡；④听力障碍：尽量不单独外出，以免发生意外，必要时可配备助听器，或随身携带纸笔；⑤视力障碍：注意防止烫伤、摔伤等；⑥步态不稳：继续进行平衡功能训练，外出需有人陪同，以防摔伤；⑦面瘫、声音嘶哑：注意口腔卫生。避免食用过硬、不易咬碎或易致误吸的食物，不要用吸管进食或饮水，以免误入气管引起呛咳、窒息；⑧眼睑闭合不全者：遵医嘱按时滴眼药水，外出时需戴墨镜或眼罩保护，以防阳光和异物伤害，夜间睡眠时可用干净湿手帕覆盖或涂眼膏，以免眼睛干燥。

【护理评价】

经过治疗和护理，病人是否达到：①颅内压增高得到控制，疼痛症状减轻或缓解；②不发生烫伤、摔伤、外伤；③生活能够自理，安全状况得到保证；④焦虑减轻；⑤未发生并发症，或并发症发生后得到及时处理。

（王立平）

◇ **思考题** ···

1. 女性，23岁，高校学生，近两周因出现短暂抽搐、间断性头晕并伴恶心、呕吐症状来院就医，头部 MRI 显示：左侧脑室三角区占位病变，且与周围脑组织分界不清。门诊以"颅内肿瘤"收入病房。拟行手术治疗，3 日后在全麻下行"左侧脑室三角区占位病变切除术"，术后病理回报：脑室三角区弥漫星形胶质细胞瘤。

（1）神经胶质瘤按照分化情况进行分类，包括哪几种？

（2）入院后护士需要对该病人从哪些方面进行护理评估？应做哪些术前准备？

（3）术后病人存在的主要护理问题有哪些？应实施哪些护理措施？

（4）经治疗后病人即将出院，护士应如何对该病人进行出院指导？

2. 女性，42岁，闭经 1 个月，右侧乳房出现泌乳，近日睡醒后感双眼视物模糊来院就医，头部 CT 平扫：显示颅内鞍区占位，血清泌乳素水平明显升高，为 156ng/ml，门诊以"垂体腺瘤"收入病房，拟行手术治疗。

（1）垂体腺瘤病人的常见临床表现有哪些？

（2）该病人属于哪种类型的垂体腺瘤？

（3）如何对该病人进行护理？

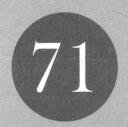

第七十一章
脑血管疾病病人的护理

71

学习目标

识记

1. 能准确复述以下概念：脑血管疾病、脑卒中、短暂性脑缺血发作、脑梗死、脑血栓形成、脑栓塞、脑出血、蛛网膜下腔出血。

2. 能正确说出脑血管疾病的危险因素、分类。

理解

1. 能比较以下几种脑血管疾病的临床表现和护理要点，列举主要的异同点：短暂性脑缺血发作、脑梗死、脑血栓形成、脑栓塞、脑出血、蛛网膜下腔出血。

2. 阐述脑血管病的三级预防原则和方法。

运用

1. 能运用所学知识，对脑血管疾病的病人进行全面评估，并能正确制订护理计划，提供护理措施和健康指导。

2. 能对脑血管疾病病人进行正确的病情判断，识别卒中的常见并发症。

第一节 脑血管疾病的概述

脑血管疾病（cerebrovascular disease，CVD）是脑部血管源性疾病的总称，包括脑动脉系统和静脉系统疾病，以动脉系统疾病为常见。主要是动脉系统血管的破裂或闭塞，从而导致脑出血、蛛网膜下腔出血或脑梗死，造成急骤发展的脑局部血液循环和功能障碍，称为急性脑血管病或脑血管意外，即脑卒中（stroke）。短暂而反复发作的脑局部血液循环障碍称为短暂性脑缺血发作（transient ischemic attack，TIA），通常又称为小卒中（minor stroke）。

【病因和危险因素】

（一）病因

1. **血管壁病变** 以高血压性动脉硬化和动脉粥样硬化所致的血管损害最常见，其次为结核、梅毒、结缔组织疾病和钩端螺旋体等多种原因所致的动脉炎，先天性脑动脉瘤、血管畸形、外伤等。

2. **血液成分改变** 如高脂血症、高血糖症、高蛋白血症、白血病、红细胞增多症等致血液成分改变，血液流变学异常。此外，妊娠、产后、术后等可引起高凝状态。

3. **血流动力学改变** 如高血压、低血压、心脏功能障碍等。

4. **其他** 如颈椎病、肿瘤等压迫邻近的大血管，影响供血；颅外形成的各种栓子，如空气、脂肪、肿瘤等栓子使血管堵塞。

（二）危险因素

1. **不可干预的危险因素** 包括年龄（卒中发病率与年龄呈正相关关系）、性别（男性高于女性）、家族史（有家族史患病率高于无家族史）。

2. **可以干预的危险因素** 有高血压、吸烟和被动吸烟、糖尿病、心房颤动、颈动脉狭窄、血脂异常、镰状细胞病、体力活动不足和肥胖等。

【脑血管疾病的三级预防】

（一）一级预防

卒中的一级预防是对存在脑卒中危险因素但尚无脑卒中症状出现的人群开展预防。主要针对可干预的危险因素进行，是三级预防中最关键的一环。实施时，在社区人群中筛选可干预的危险因素，找出高危人群，进行预防，积极治疗相关疾病，如高血压、心血管病、糖尿病、高脂血症等。提倡合理饮食，适当运动，根据存在的各种危险因素，按照不同的严重程度，坚持治疗及护理干预。

（二）二级预防

卒中的二级预防是在脑卒中病人急性期病情控制后，针对存在的各种危险因素进行干预。减少并发症和后遗症，防止卒中事件再发生。二级预防应该从急性期就开始实施。主要措施是抗血小板、降脂、血管内治疗、外科治疗等。

（三）三级预防

卒中的三级预防是在脑卒中发生后积极治疗，防止并发症，减少残疾，提高卒中病人的生活质量，预防复发。

第二节　短暂性脑缺血发作病人的护理

短暂性脑缺血发作（transient ischemic attack，TIA）系指反复发作的短暂性脑局部血液供应障碍所致的局限性脑功能缺损。症状突起又迅速消失，持续数分钟至数十分钟，一般不超过 1 小时，24 小时内完全恢复，不留任何神经功能缺损，可反复发作。

TIA 人群患病率为 180/10 万，男女之比约为 3∶1，发病率随年龄增长而升高，是脑卒中尤其是缺血性卒中最重要的危险因素，发生 TIA 后 1 年内发生脑卒中的危险较一般人群高 13～16 倍。

【病因与发病机制】

1．**血流动力学改变**　在脑动脉粥样硬化或管腔狭窄的基础上，当发生低血压或血压波动时，致使病变血管内血流减少，出现一过性脑缺血症状。此外，真性红细胞增多症、血小板增多症、血液高凝状态等致使血液中有形成分在脑部微血管中淤积均可导致 TIA。

2．**微栓子**　来源于颈部、颅内大动脉及其他来源的微栓子，如脱落的心脏附壁血栓等，随血流进入颅内，引起相应动脉闭塞而产生临床症状。

【护理评估】

（一）健康史

了解病人的饮食习惯，是否吸烟、酗酒等；询问病人有无高血压、高血脂、糖尿病等慢性病；直系亲属有无脑血管疾病等；询问病人有无短暂性一过性跌倒、意识丧失等前驱症状。

（二）身体状况

临床常根据受累动脉系统将 TIA 分为两大类。

1．**颈内动脉系统 TIA**　常见症状为病灶对侧发作性肢体偏瘫、面瘫、单肢或偏身感觉障碍，如麻木等；病变侧单眼一过性黑蒙或失明；优势半球受累可有失语。

2．**椎基底动脉系统 TIA**　常见症状为眩晕、恶心、呕吐及平衡失调。特征性症状包括跌倒发作和短暂性全面遗忘症，前者表现为转头或仰头时，双下肢无力而跌倒，常可很快自行站起，无意识丧失；后者表现为发作时出现短时间记忆丧失，对时间、地点定向障碍，但对话、书写和计算能力正常，无意识障碍，持续数分钟或数小时。

（三）心理－社会状况

TIA 因疾病突然发病或反复发作而容易出现紧张、恐惧、焦虑的情绪。护士应评估病人产生负性心理的原因及程度，了解家属对疾病发生、发展、治疗及预后知识的掌握程度，评估家庭、朋友等社会支持系统对其理解和支持的程度。

（四）辅助检查

1．**影像学检查**　TIA 病人头颅 CT 或 MRI 结果多正常，部分病人可以发现 MR 弥散加权像（diffusion weighted image，DWI）上高信号，提示可能出现了组织缺血灶。其他血管危险因素检查如下。

2．**血液成分检查**　通过血常规、血生化、血脂、血糖、凝血功能、纤维蛋白原及血小板聚集力等指标，判断是否存在高凝状态等。

3．**脑血管检查**　如颈动脉 B 超检查，头颅 CTA 或 MRA 检查等，明确是否存在血管狭窄及闭塞。

4．**经颅多普勒超声**（transcranial Doppler，TCD）　可以检测栓子信号，通过彩色多普勒超声或数字减影血管造影检查可以进一步判断血流方向。

5. 心电图及超声心动图　可以判断病人是否有房颤、频发期前收缩、陈旧性心肌梗死、左心室肥厚等；超声心动图检查可以判断是否存在心脏瓣膜病变，如风湿性瓣膜病、老年性瓣膜病。

【常见护理诊断／问题】

1. 有受伤的危险　与突发眩晕、平衡障碍、一过性失明或猝倒发作等有关。

2. 知识缺乏：缺乏用药相关知识。

【计划与实施】

TIA 的治疗原则：消除病因、减少和预防复发，保护脑功能。

护理目标：①不发生跌伤等意外；②保证按时按量给药，防止 TIA 再复发；③做好心理护理，缓解病人紧张焦虑的情绪。

（一）安全护理

指导病人发作时卧床休息，枕头高度以 15°～20° 为宜，以免影响头部的血液供应。仰头或头部转动幅度不宜太大，以防跌倒和外伤。频繁发作者应避免重体力劳动，沐浴和外出应有家人陪伴，以防发生意外损伤。注意健康饮食、规律运动等，预防卒中发生。

（二）病情观察

注意观察和记录每次发作的持续时间、间隔时间和伴随症状；观察病人肢体无力或麻木等症状有无减轻或加重，有无头痛、头晕或其他脑功能受损的表现，警惕完全性缺血性脑卒中的发生。

（三）用药护理

1. 抗血小板药物　可减少微栓子及 TIA 复发。阿司匹林是治疗 TIA 首选的抗血小板药物，常用药物还有噻氯匹定、氯吡格雷等。主要副作用有消化道症状，如恶心、腹痛、腹泻、皮疹，偶可发生严重但可逆性的中性粒细胞减少症，或消化道溃疡等不良反应。

2. 抗凝药物　常用药物有肝素、低分子量肝素、华法林。使用抗凝药物时应监测凝血功能，治疗过程中应注意观察有无出血倾向、皮疹、皮下淤血、牙龈出血等。

3. 扩容及改善脑微循环治疗　扩容常用低分子右旋糖酐、羟乙基淀粉酶等药物；还可应用脑血管扩张剂，如氟桂利嗪、倍他司汀、前列地尔等改善微循环。此外，中药丹参、红花、水蛭等制剂亦可适当选择。

（四）心理护理

TIA 发作的病人一方面担心疾病复发或发作脑卒中，另一方面容易忽略疾病的危险性，因此应加强其心理护理及提高病人对预防 TIA 再发的重视程度。

（五）健康指导

1. 疾病知识指导　向病人及家属介绍疾病发生、发展、预后及诱因等相关知识。提高其认知水平，减少负性心理问题，促进健康行为。

2. 生活和用药指导　告知病人劳逸结合，保持心态平和，鼓励其培养自己的兴趣爱好，多参加有益身心的社交活动。告知肥胖、吸烟、酗酒及不合理饮食与疾病发生的关系；告知病人和家属遵医嘱用药和定期复查的重要性。

【护理评价】

经过治疗和护理，病人是否达到：①无跌伤等意外发生；②能遵医嘱按时、按量服药，并定期随访复查各项指标。

第三节 脑梗死病人的护理

脑梗死（cerebral infarction，CI），又称缺血性脑卒中（cerebral ischemic stroke），是指由于血管本身（狭窄或闭塞）、血流动力学（全身低灌注）或血液流变学（高凝状态）异常所致脑部血液供应不足，产生相应部位脑组织缺血、缺氧而坏死、软化的疾病。脑梗死占全部脑卒中的 60%～80%。临床最常见的类型为脑血栓形成和脑栓塞。

【病因与发病机制】

（一）脑血栓形成

1. 脑动脉粥样硬化　是脑血栓形成最常见和基本的病因，由于粥样硬化斑块形成而造成血管腔内的狭窄甚至闭塞。

2. 脑动脉炎　结缔组织病、细菌和钩端螺旋体等感染均可致脑动脉炎症，使管腔狭窄或闭塞。

3. 其他　真性红细胞增多症、血小板增多症、弥散性血管内凝血、脑淀粉样血管病、颅内外夹层动脉瘤等。

（二）脑栓塞

1. 心源性脑栓塞　心源性栓子随血流进入颅内，约 75% 的栓子栓塞于脑部，为脑栓塞最常见病因。其中心房颤动是心源性脑栓塞的最常见病因，心脏瓣膜病、感染性心内膜炎、心肌梗死、二尖瓣脱垂等也会导致脑栓塞的发生。

2. 非心源性脑栓塞　心脏以外的栓子随血流进入颅内引起栓塞。常见原因包括动脉粥样硬化斑块脱落性栓塞、脂肪栓塞、空气栓塞、癌栓塞及感染性栓塞等。

【护理评估】

（一）健康史

了解病人年龄、性别、有无高血压、糖尿病、高脂血症、TIA 病史，有无脑血管疾病的家族史，有无长期高盐、高动物脂肪饮食和烟酒嗜好，是否经常进行体育锻炼等。了解病人有无导致脑栓塞的危险因素，如有无慢性心房颤动史，有无心脏瓣膜病、感染性心内膜炎病史等。

（二）身体状况

1. 不同动脉闭塞引起脑梗死的共同临床特点　①多见于 50 岁以上有动脉粥样硬化、高血压、高血脂、糖尿病者；②安静或休息状态发病，部分病人发病前有肢体麻木、无力等前驱症状或 TIA 发作；③起病缓慢，症状多在发病后 10 小时或 1～2 日达高峰；④以偏瘫、失语、偏身感觉障碍和共济失调等局灶定位症状为主；⑤部分病人可有头痛、呕吐、意识障碍等全脑症状。

2. 不同动脉闭塞引起脑梗死的不同临床表现

（1）颈内动脉闭塞：出现病灶对侧偏瘫、偏身感觉障碍和偏盲。主侧半球梗死可出现失语。眼动脉受累可有一过性同侧视力障碍，同侧霍纳征（Horner sign）。颈动脉搏动减慢或出现血管杂音，也可出现晕厥发作或痴呆。

（2）椎基底动脉闭塞：可出现眩晕、复视、耳鸣、吞咽困难、构音障碍及共济失调等。基底动脉主干闭塞可引起四肢瘫、延髓麻痹昏迷，常迅速死亡。脑桥基底部梗死可产生闭锁综合征，病人意识清，但由于四肢瘫，双侧面部及延髓麻痹，不能讲话，只能以眼球上下活动表达意思。

（3）大脑前、大脑中及大脑后动脉闭塞：主要表现对侧中枢性面舌瘫与下肢瘫。尿潴留或尿急、淡漠、反应迟钝、欣快和缄默等；垂直性凝视麻痹、动眼神经瘫、优势半球受累可出现命名性失语、失读、不伴失写等。

（4）小脑后下动脉闭塞：表现为突然眩晕、呕吐、眼球震颤、同侧霍纳征、共济失调、交叉性感觉障碍。

（三）辅助检查

1. 血液和心电图检查　血液化验包括血小板聚集率、凝血功能、血常规、血生化等。

2. 头颅影像学检查　头部 CT 检查最常用，可以直观显示脑梗死部位、范围、血管分布。24 小时后脑梗死区出现低密度灶。MRI 检查可以发现脑干、小脑梗死及小灶梗死。

3. 其他检查　脑血管造影有助于发现血管狭窄、闭塞和其他血管病变；经颅多普勒检查可见大血管的闭塞及血管弹性改变。

（四）心理 - 社会状况

脑梗死起病突然，致残率高，出现多种功能障碍等，易造成病人出现情绪低落、抑郁等心理问题；其疾病负担的长期性也会给病人及家庭带来较重的负担和长期影响，护士应综合评估病人心理状况及家庭支持情况。

【常见护理诊断 / 问题】

1. 躯体活动障碍　与运动中枢损害致肢体瘫痪有关。

2. 感知觉紊乱　与脑神经损伤及周围神经受损有关。

3. 语言沟通障碍　与大脑语言中枢受损有关。

4. 吞咽障碍　与意识障碍或延髓麻痹有关。

5. 有恢复能力障碍的危险　与肢体瘫痪、僵硬、长期卧床 / 体位不当或异常运动模式有关。

【计划与实施】

脑梗死治疗遵循早期、个体化和整体化的原则。整体化治疗是指采取病因治疗、对症治疗、支持治疗和康复治疗等综合措施。对于卒中病人，建议收入卒中单元。

护理目标：①护士能掌握各类药物的作用、不良反应及观察要点，保证正确及时给药；②保证病人瘫痪肢体处于功能位，皮肤完好无破损；③病人及照顾者能掌握帮助肢体主、被动运动的方法；言语困难的病人能配合康复师进行语言训练；④能掌握恰当的进食方法，并主动配合进行吞咽功能训练，营养需求得到满足，吞咽功能逐渐恢复；⑤病人未出现因感知觉障碍而发生的各类伤害；⑥病人能知晓脑梗死发生的危险因素及正确的生活方式，避免脑梗死的再次发生。

（一）药物治疗及护理

1. 急性期治疗

（1）早期溶栓治疗：溶栓治疗是目前最重要的血流恢复措施。发病后 6 小时内溶栓使血管再通，可及时恢复血流和改善组织代谢，挽救梗死周围的缺血半暗带。重组组织型纤溶酶原激活剂（rt-PA）和尿激酶（UK）是我国目前使用的主要溶栓药物。感染性栓塞应用抗生素，禁用溶栓和抗凝治疗。脂肪栓塞可用肝素、5% 碳酸氢钠及脂溶剂（如乙醇溶液等）溶解脂肪颗粒。

◎ **学科前沿**　　　　急诊卒中快速诊治的流程

　　　　急诊行静脉溶栓治疗是目前治疗脑梗死的重要手段，在发病 3 ～ 4.5 小时内溶栓，可以大大提高血管再通的成功率。院前及时转运以及与急诊卒中快速通道的建立变得至关重要。急诊卒中快速通道的主要工作包含：①预通知系统：救护车到达急诊或卒中中心前先通知卒中小组做好接诊病人的准备；②到达急诊后10分钟被神经科医生查看，并快速评估气道、循环和肢体功能障碍；③开放绿色通道；④以最快的速度给予CT检查；⑤立即建立静脉通路，包括采血进行实验室检查；⑥在救护车至CT室的过程中了解发病时间、有无使用抗凝药物、有无手术史、有无溶栓禁忌证等情况；⑦快速进行影像学及NIHSS评估；⑧快速控制动脉血压达到溶栓标准，同时将卒中溶栓箱带入CT扫描床旁，当排除脑出血时以最快的速度给予静脉溶栓治疗；⑨将DNT（door to needle time）控制在60分钟内；⑩快速影像学检查，在病人到达急诊25分钟内行CT或MRI检查；在确认脑梗死符合行溶栓治疗后如需还行其他影像学检查，在这之前开始溶栓治疗。

（2）调整血压：急性期应维持病人血压于较平时稍高水平，以保证脑部灌注，防止梗死面积扩大。除非血压过高（收缩压 >220mmHg 或舒张压 >120mmHg 及平均动脉压 >130mmHg），否则不予应用降压药物。

（3）防治脑水肿：脑水肿常于发病后 3～5 日达高峰，是急性重症脑梗死的常见并发症和主要死亡原因。常用 20% 甘露醇快速静脉滴注；心、肾功能不全病人可改用呋塞米 20～40mg 静脉注射。

（4）脑保护治疗：应该用胞磷胆碱、钙通道阻滞剂尼莫地平、自由基清除剂依达拉奉、脑活素等药物和采用头部或全身亚低温治疗，通过降低脑代谢、干预缺血引发的细胞毒性机制而减轻缺血性脑损伤。

（5）抗凝及抗血小板聚集治疗：常用药物包括肝素、低分子量肝素和华法林。对于长期卧床合并高凝状态、有深静脉血栓形成和肺栓塞者，可应用低分子量肝素预防治疗；心房纤颤者可应用华法林治疗。

2. 用药护理　护士应掌握所用药物的作用、不良反应和观察要点，遵医嘱正确给药。使用溶栓和抗凝药物时应监测出凝血时间和凝血酶原时间，观察有无黑便、牙龈出血、皮肤瘀点、瘀斑等出血表现。甘露醇使用时注意用药速度并观察用药后病人的尿量和尿液颜色，准确记录24小时出入量，定期检测电解质；观察有无脱水速度过快所致的头痛、呕吐、意识障碍等低颅内压综合征的表现。

（二）瘫痪的护理

1. 心理支持　给病人提供有关疾病治疗及预后的相关知识；鼓励病人正确对待疾病，消除焦虑、恐惧心理及悲观情绪，关心、尊重病人，多与病人交谈，鼓励病人表达自己的感受；避免任何刺激和伤害病人自尊的言行。

2. 生活护理　指导和协助病人洗漱、进食、如厕、翻身、穿脱衣服及个人卫生，满足基本生活需要。指导病人学会配合使用便器，要注意动作轻柔，避免用力过猛和拖拉。

3. 安全护理　肢体瘫痪的病人要防止摔伤，对偏瘫的病人床边要有护栏，防止坠床。走廊、厕所应安扶手，地面应防潮、防滑、去除门槛或其他障碍物。呼叫器应置于床头病人随手可及处，不可突然呼唤行走的病人，防止摔伤。

4. 正确安置体位　给予病人良肢位，良肢位是指为防止或对抗痉挛姿势的出现，保护关节及早期诱发分离运动而设计的一种临时性体位。如患侧卧位是所有体位中最重要的体位，指导病人肩关节向身体前伸展并外旋，肘关节伸展，前臂旋前，掌心向上放在最高处，患肢伸展、膝关节轻度屈曲等；仰卧位因受颈牵张反射和迷路反射的影响，异常反射活动增强，应尽可能少用。不同的体位均应采用数个软枕以支持。

避免被褥过重或太紧；患手应张开，手中不应放任何物品，避免处于抗重力的体位；不应在足部放置坚硬的物体来试图避免足跖畸形，因硬物压在足底可增加不必要的伸肌模式的反射活动。

定时翻身，翻身主要是躯干的旋转，能刺激全身的反应与活动，是抑制痉挛和减少患侧受压最具治疗意义的活动。

（三）康复护理

脑梗死病人都存在不同程度的运动障碍，根据病人的年龄、性别、体能、疾病性质及程度，选择合适的运动方式、持续时间、运动强度等。

1．早期康复锻炼　告知病人及家属早期康复的重要性。缺血性脑卒中在生命体征平稳后48小时即可开始，在不妨碍治疗的情况下，康复训练开展越早，功能恢复可能性越大。包括：①刺激患侧：鼓励家属与病人交谈时多在患侧进行，引导偏瘫病人头偏向患侧。②体位变换训练：翻身能够刺激全身反应，是抑制痉挛和减少患侧受压最具有治疗意义的活动。③床上训练：如Bobath握手、床上桥式运动、关节被动活动及坐起训练等，均有助于缓解痉挛和改善已形成的异常运动模式。

2．恢复期康复锻炼　主要指日常生活活动能力的训练，包括移动训练、步行训练、进食、洗漱、穿衣、如厕等功能训练。

3．中医康复治疗　根据病情，指导病人合理使用针灸、按摩、理疗等辅助疗法。

（四）感知改变的护理

1．生活护理　保持床单整洁、干燥、无渣屑，防止感觉障碍的身体部位受压或机械刺激；避免高温或过冷，患肢应远离锐器，防止外伤；慎用热水袋或冰袋，防止烫伤或冻伤；对感觉过敏的病人应尽量避免不必要的刺激。

2．知觉训练　每天用温水擦洗感觉障碍的身体部位，以促进血液循环和刺激感觉恢复；同时进行肢体被动运动、按摩、理疗及针灸。

（五）语言沟通障碍的护理

1．沟通方法指导　鼓励病人采取任何方式向医护人员或者家属表达自己的需要，可以借助某些符号、插画、图片、表情、手势、交流板、交流手册等提供简单而有效的双向沟通方式。

2．语言康复训练　制订个体化全面语言康复计划，并组织实施。可在语言治疗师指导下协助病人进行床旁训练，具体方法有肌群运动训练、发音训练、复述训练、命名训练。

（六）吞咽障碍的护理

1．评估吞咽障碍的程度　评估病人吞咽困难持续的时间和发生频率等，常用的评估方法为洼田饮水试验。

2．饮食指导　进食时抬高床头，尽量端坐，头稍前倾。给病人提供充足的进食时间，每次进食要少，喂食时要让病人有充分的时间咀嚼，床旁应备负压吸引器。对于吞咽困难的病人，遵医嘱给予鼻饲饮食。

◎ **学科前沿**　　　　急性期脑梗死吞咽功能的评定

脑梗死早期有34%～64%的病人出现吞咽功能障碍。吞咽困难的病人更容易罹患吸入性肺炎而导致死亡率的增高，还会导致病人日常生活活动能力的下降，增加照料者的负担。因此，吞咽困难的评定和治疗是脑梗死早期康复的重要内容之一。脑梗死急性期需要常规进行吞咽功能的筛查。通过床旁反复吞唾液试验、洼田饮水试验进行评定，初筛阳性的病人应进一步进行临床吞咽功能评定以及吞咽功能仪器评定，如视频吞咽造影检查或纤维内镜吞咽检查。床旁筛查仅可以确定病人是否存在吞咽障碍，但不能评定病人经口进食的能力，建议筛查阳性的病人应进一步精确评定障碍的性质及程度，分析结果，制订细致具体的康复管理策略。且在进一步检查前应禁止经口进食。

（七）健康指导

1. 疾病知识指导　告知病人和家属正确的疾病相关知识。

2. 生活及用药指导　指导病人健康合理饮食，戒烟、限酒；鼓励病人从事力所能及的家务劳动；告知病人改变不良生活方式，坚持每日进行 30 分钟以上的规律有氧运动，合理休息和娱乐；坚持规律服药，提高病人服药依从性。

【护理评价】

经过治疗和护理是否达到：①护士能及时、正确给药；②病人未出现关节畸形及压疮；③病人主动参与锻炼，生活自理能力得到提高；言语障碍的病人能通过非语言沟通表达自己的需求；④吞咽障碍的病人未发生误吸且未发生营养不良；⑤感觉障碍的病人未发生烫伤或冻伤；⑥病人能知晓脑梗死的危险因素，并掌握正确的生活方式。

第四节　脑出血病人的护理

脑出血（intracerebral hemorrhage，ICH）是指原发性非外伤性脑实质内出血，也称自发性脑出血，占急性脑血管病的 20%~30%。急性期病死率为 30%~40%，是病死率最高的脑卒中类型。

【病因与发病机制】

1. 高血压合并细小动脉粥样硬化　最常见的病因。长期高血压致脑细小动脉发生玻璃样变及纤维素性坏死，管壁弹性减弱，当情绪激动、用力过度等使血压骤然升高时，血管易破裂出血。

2. 其他病因　包括脑动脉粥样硬化、颅内动脉瘤和动静脉畸形、脑动脉炎、血液病、梗死后出血、脑淀粉样血管病、脑底异常血管网病、抗凝及溶栓治疗等。

【护理评估】

（一）健康史

重点评估病人既往有无高血压、动脉粥样硬化、颅内动脉瘤、脑血管畸形、脑血管炎、脑瘤、白血病等病史；询问有无情绪激动、酗酒、用力活动及排便、劳累等诱因。有无家族脑血管病病史。

（二）身体状况

1. **临床特点**　①起病较急，症状于数分钟致数小时达高峰；②多在体力活动或情绪激动时发病，多无前驱症状；③有肢体瘫痪、失语等局灶定位症状和剧烈头痛、喷射性呕吐、意识障碍等全脑症状；④发病时血压明显升高。

2. **不同出血部位临床表现各异**

（1）壳核出血：最常见，占脑出血的 60% ~ 65%。病人常出现病灶对侧偏瘫、偏身感觉缺失、同向性偏盲（三偏综合征）；优势半球出血时可出现失语。出血量小于 30ml，临床症状轻，预后较好；出血量大于 30ml，可出现意识障碍和脑疝。

（2）丘脑出血：占脑出血的 20%。病人可出现三偏综合征的症状。深、浅感觉均有障碍，深感觉障碍更突出。可出现特征性眼征，如两眼不能向上凝视或凝视鼻尖、眼球会聚障碍和瞳孔对光反射迟钝等。

（3）尾状核出血：也属基底节出血，较少见，占脑出血的 1.5% ~ 8%，发病突然，有头痛、呕吐、颈项强直、行为异常、精神错乱、短时记忆丧失。预后良好。

（4）脑叶出血：以顶叶脑叶多见，表现为头痛、呕吐、脑膜刺激征及出血脑叶的相应局灶定位症状。抽搐较其他部位出血常见，昏迷少见。

（5）脑干出血：占脑出血的 10% 左右，多数为脑桥出血，大量出血（血肿 >5ml）累及双侧被盖部和基底部，常破入第四脑室，病人迅速进入昏迷、双侧瞳孔呈针尖样、呕吐咖啡色胃内容物、中枢性高热、中枢性呼吸障碍和眼球浮动，多数在 48 小时内死亡。小量出血表现为交叉性瘫痪或共济失调性轻偏瘫，两眼向病灶侧凝视麻痹或核间性眼肌麻痹。

（6）小脑出血：约占脑出血的 10%，发病后眩晕和共济失调明显，可伴频繁呕吐和枕部疼痛。少量出血者主要表现为小脑症状，如眼球震颤、病变侧共济失调、站立和步态不稳等。出血量较大者，发病时或发病后 12 ~ 24 小时内出现颅内压迅速增高、昏迷、双侧瞳孔缩小如针尖样、呼吸节律不规则、枕骨大孔疝形成而死亡。

（7）脑室出血：多数是脑室小量出血，可见头痛、呕吐、脑膜刺激征及血性脑脊液。脑室大量出血起病急剧，迅速陷入昏迷，高热，瞳孔极度缩小。

（三）辅助检查

1. **影像学检查**　CT 检查是临床疑诊脑出血的首选检查。发病后即刻出现边界清楚的高密度影像。MRI 检查可发现 CT 不能确定的脑干或小脑小量出血，还可鉴别陈旧性脑出血与脑梗死。

2. **脑脊液检查**　脑脊液压力常升高，多呈血性。

3. **数字减影脑血管造影（DSA）**　可检出脑动脉瘤、脑动静脉畸形、Moyamoya 病和血管炎等病因。

【常见护理诊断/问题】

1. **急性/慢性意识障碍**　与脑出血、脑水肿有关。

2. **潜在并发症**：脑疝、消化道出血。

3. **有恢复能力障碍的危险**　与脑出血导致的运动功能障碍有关。

【计划与实施】

脑出血治疗原则为脱水降压、调整血压、防止继续出血、减轻血肿所致继发性损害、促进神经功能恢复。

护理目标：①意识障碍无进一步加重，意识逐渐恢复；②护士能正确及时给药；③不发生脑疝或上消化道出血，或发生时能被及时识别并得到及时治疗和护理，生命体征和病情稳定；④能积极配合主动和被动运动，防止肢体挛缩畸形。

（一）意识障碍病人的护理

1. 病情观察 严密观察病人的病情变化，定时监测生命体征、瞳孔、意识等变化。

（1）意识：观察意识障碍的程度，如意识清醒的病人出现躁动或嗜睡，说明出血量较大或有继续出血，应立即报告医生，及时抢救。

（2）瞳孔：瞳孔是病情变化的一个重要指征。正常瞳孔呈圆形，双侧等大等圆，位置居中，边缘整齐；直径为 3 ~ 4mm，当小于 2mm 为瞳孔缩小，大于 5mm 时为瞳孔扩大。护士要密切观察瞳孔的对光反应、大小与对称性。双侧瞳孔不等大，常提示小脑幕裂孔疝；当瞳孔大小不随光刺激而变化时，常表明病人病情危重或处于深昏迷状态。

（3）体温：当出血影响到下丘脑体温调节中枢时，病人可出现中枢性高热达 40℃ 以上，表现为躯干热而四肢不热。

○ **知识拓展** 重症脑血管病的体温管理

发热是脑卒中病人预后不良的危险因素，应加强对重症脑血管病病人的体温监测。体温升高时应全面寻找原因，在治疗病因的同时可以考虑降温治疗，缺血性脑卒中病人体温超过 38℃，可采用降温药物与物理降温结合的方式降低体温。目前缺乏足够的证据证实治疗性低温可以改善脑血管病病人的预后，在充分沟通及评估后，对某些重症脑血管病病人可考虑低温治疗。

（4）呼吸：在脑疝早期或发生脑疝时，呼吸速率、节律及深度发生改变，常见潮式呼吸、下颌呼吸等。

（5）血压：有继续出血或脑疝时，病人血压升高。

2. 休息与安全 脑出血急性期应绝对卧床休息 2 ~ 3 周，避免搬动，预防再出血或继发脑疝。床头抬高 15° ~ 30°，以减轻脑水肿。昏迷病人取平卧位，头偏向一侧，防止分泌物误入气管发生窒息。谵妄、躁动的病人要加床栏，适当约束。严格限制探视，避免各种刺激，各项治疗及护理操作应集中进行。

3. 保持呼吸道通畅 按时翻身拍背，及时吸痰。当痰液黏稠或位置较深时，应给予雾化吸入，必要时配合医生进行气管切开术。

4. 生活及饮食护理 更换体位、拍背要视病情权衡利弊；床单位应保持整洁、干燥；做好口腔护理、皮肤护理和二便护理，防止便秘和压疮形成。保证足够的热量、蛋白质、维生素和水的摄入，以支持机体的消耗。病人发病 24 ~ 48 小时后，意识仍不清醒，不能经口进食。应给清淡、无刺激性、易消化、营养丰富的流质或半流质饮食，液体摄入量每天不少于 2500ml。

（二）药物治疗与护理

积极控制脑水肿、降低颅内压是脑出血急性期治疗的重要环节。首选 20% 甘露醇快速静脉滴注，每 6 ~ 8 小时 1 次，疗程 7 ~ 10 日。此外，静脉注射呋塞米、静脉滴注甘油果糖可用于轻症病人、重症病人病情好转期和肾功能不全者。10% 人血白蛋白适用于低蛋白血症。

甘露醇遇冷易析出结晶，使用前要仔细检查药物性状，保证甘露醇在 30 分钟内滴完，以免影响疗效；应用脱水利尿药时，应观察病人尿液的色、质量及血电解质的变化；观察病人有无应激性溃疡的发生。

（三）预防潜在并发症

脑出血病人常见并发症为脑疝和应激性溃疡。脑疝是脑出血的主要死因，应激性溃疡可致消化道出血。

1. 脑疝先兆症状的观察 密切观察病人有无剧烈头痛、喷射性呕吐、躁动不安等脑疝先兆或脑疝发生的症状，应及时发现，及时报告医生，及时抢救。

2. 应激性溃疡的观察 观察有无呃逆、呕吐、黑便。鼻饲病人定时抽吸胃液，观察胃液的颜色是否为咖啡色。监测大便隐血试验结果。如有异常应立即报告医生及时处理。

（四）手术治疗和护理

1. 手术治疗 壳核出血 >30ml，小脑或丘脑出血 >10ml，或颅内压明显增高内科治疗无效者，可考虑行开颅血肿清除、脑室穿刺引流、经皮钻孔血肿穿刺抽吸等手术治疗。一般认为手术应在发病后 6 ~ 24 小时内进行。

2. 手术前护理

（1）完成术前检查以评估心、肺、肾功能。

（2）鼓励病人及家属面对手术，手术室护士、ICU 护士术前访视，向病人讲解相关注意事项。

（3）完成手术前准备，手术前 1 日病房护士完成病人的配血或自体输血及抗生素皮试的准备工作，以备术中用血、用药及术后用药。告知病人术前晚 12 点以后禁食水，以免麻醉中误吸。手术前 1 日病人洗澡、剪指甲、更衣、术前晚剃头，护士检查头皮有无损伤或感染。

（4）手术日晨的准备：病人再次剃头，并用肥皂水清洗干净，告知脱去内衣，换上清洁的病号服并排空膀胱。护士要检测手术者的体温、脉搏、呼吸、对女性病人询问有无月经来潮，若有发热、月经来潮及时通知医生。手术室护士接病人，病区护士遵医嘱给术前用药。并准备好病历、CT、MRI 片，手术室护士接病人时与病房护士共同查对床号、姓名并护送病人进手术室。

3. 手术后护理

（1）生命体征的观察：病人术后根据情况转入监护室，无监护条件术后返回病房。护士立即测量血压、脉搏、呼吸、瞳孔，并了解术中情况。麻醉未清醒前需 15 ~ 30 分钟测一次生命体征，如发现瞳孔不等大、血压升高、脉搏、呼吸减慢，应及时通知医生，因可能会出现术后血肿或脑水肿。

（2）保持呼吸道通畅

1）全麻未清醒病人平卧位，头偏向无伤口一侧，口中放置口咽通气管并将肩部抬高头向后仰，以防舌后坠。对有气管插管的病人，护士注意观察，防止气管插管脱出或病人因不耐受而拔管。

2）护士及时清理口腔和上呼吸道分泌物，观察呼吸频率和幅度，有无呼吸困难、发绀、痰鸣音等，出现呼吸道分泌物堵塞、喉痉挛、舌后坠引起突发梗阻性呼吸暂停，应立即气管插管或做环甲膜穿刺，再行气管切开、呼吸机辅助呼吸。

（3）循环系统观察：准确记录出入量，观察皮肤温度、颜色和湿度，监测血压、脉搏波动。

（4）伤口敷料及引流的观察：护士及时观察伤口敷料有无渗血、渗液，渗出多时通知医生检查伤口并处理。术后引流管妥善固定，防止脱出，翻身时避免引流管牵拉、扭曲。脑室引流时引流管比头部高出 15cm 左右，硬膜外、皮下引流时与头部同样高，注意观察引流液的颜色、引流量，引流管内液面波动说明引流通畅，发现不畅及时通知医生。

（5）其他：注意体温的监测，维持体温恒定，保持安静，减少不必要刺激，集中治疗和护理。协助完成基本的生理需要，协助进食、翻身等。预防术后并发症，如癫痫、肺部合并症。

（五）康复护理

脑出血病人病情稳定后应尽早进行康复治疗。对瘫痪肢体加强主动与被动运动锻炼，配合针灸、按摩等物理疗法，促进神经功能恢复。详见"脑血栓形成病人的护理"。

（六）健康指导

脑血栓病人应积极配合医生控制高血压，治疗全身性疾病，如糖尿病、高血脂。保持情绪稳定，避免不良刺激，戒烟、酒，低脂饮食，注意劳逸结合，不可突然用力过猛。生活有规律，保证充足睡眠，保持大便通畅。

【护理评价】

经过治疗和护理，病人是否达到：①意识逐渐清晰；②护士能正确、及时给药；③没有发生脑疝或消化道出血等并发症；④生活需要得到满足；⑤病人能进行有效的沟通。

第五节　蛛网膜下腔出血病人的护理

蛛网膜下腔出血（subarachnoid hemorrhage，SAH）是多种病因致脑底部或脑表面血管破裂，血液流入蛛网膜下腔引起的一种临床综合征。SAH 约占急性脑卒中的 10%，年发病率为（6～20）/20 万。

【病因】

主要病因为动脉瘤，约占全部病例的 85%，各部位均可发生，以后交通动脉瘤最为常见。其次，脑血管畸形、硬脑膜 - 动 - 静脉瘘（dural arteriovenous fistula，DAVF）、凝血功能障碍、高血压、吸烟、酗酒等均为 SAH 的独立危险因素。

【护理评估】

（一）健康史

询问病人健康史时，应重点询问既往是否有先天性动脉瘤、动静脉畸形和高血压、动脉硬化病史；有无血液病、颅内肿瘤、脑炎及抗凝治疗史等情况。了解有无用力排便、情绪激动等诱因。发病前有无前驱症状。

（二）身体状况

1. **症状**　SAH 典型临床表现为突发异常剧烈的头部胀痛或爆裂样疼痛、呕吐。头痛可持续数日不变，2 周后逐渐减轻。意识障碍表现为短暂性意识丧失，可伴有呕吐、畏光，严重者昏迷死亡。

2. **体征**　脑膜刺激征是 SAH 最具特征性的表现，包括颈强直、Kernig 征、Brudzinski 征等；部分病人发病后 2～3 日可出现低到高热。

（三）辅助检查

1. **影像学检查**　CT 是确诊 SAH 的首选诊断方法。表现为蛛网膜下腔出现高密度影像。CT

还可确定有无脑实质或脑室出血及是否伴有脑积水或脑梗死。

2. 数字减影血管造影（DSA） DSA 是确诊 SAH 病因特别是颅内动脉瘤最有价值的检查方法。可清晰显示动脉瘤的位置、大小、与载瘤动脉的关系、有无血管痉挛等。

3. 脑脊液检查 腰椎穿刺进行脑脊液检查对确诊 SAH 最具诊断价值和特征性。肉眼观察脑脊液呈均匀一致的血性，压力增高，镜检可见大量红细胞。

（四）心理 – 社会支持状况

评估病人的年龄、职业、性格特征、经济状况；是否有焦虑、恐惧等心理问题；病人及家属对疾病相关知识的认知程度，家庭、社会支持情况。

【常见护理诊断 / 问题】

1. 急性 / 慢性疼痛 主要表现为头痛，与脑水肿、颅内高压，血液刺激脑膜及继发性脑血管痉挛有关。

2. 自理缺陷（沐浴 / 卫生、穿着 / 修饰、进食、如厕） 与医源性限制（绝对卧床）有关。

3. 潜在并发症： 再出血、脑血管痉挛、脑积水。

【计划与实施】

蛛网膜下腔出血治疗原则为：脱水降颅内压、控制脑水肿、调整血压、维持水电解质平衡、预防感染，防治再出血、血管痉挛及脑积水等并发症，降低死亡率和致残率。

护理目标：①主诉头痛减轻并逐渐缓解；②积极配合治疗，遵嘱绝对卧床；③未发生再出血、脑疝等并发症。

（一）疼痛的护理

1. 缓解疼痛 指导病人做缓慢深呼吸及应用引导式想象等方法减轻疼痛。

2. 保证药物治疗效果 遵医嘱使用脱水剂。在使用 20% 甘露醇时，要注意保证 30 分钟内快速滴入，并记录 24 小时尿量。应用缓解血管痉挛药物如尼莫地平时，应注意控制输液速度。

3. 用药观察 观察蛛网膜下腔出血病人的头痛是否减轻，合并的胃肠道出血是否好转等。

（二）生活护理

为了防止再次出血，急性期严格卧床休息 4 ~ 6 周，避免搬动。禁止起坐、洗头、沐浴、如厕及其他下床行动，护士应满足病人的日常所需，做好生活护理。为病人提供安静、舒适的环境，避免声、光刺激，治疗护理行动应集中进行。

（三）并发症的观察和护理

1. 常见并发症

（1）再出血：最严重的急性并发症，是出血破裂口修复尚未完好而诱因仍存在所致，病死率约为 50%。表现为病情稳定和好转的情况下，再次出现剧烈头痛、恶心、呕吐、意识障碍加深、抽搐或原有症状和体征加重。

（2）脑血管痉挛：20% ~ 30% 的 SAH 病人出现脑血管痉挛，引起迟发型缺血性损伤，继发脑梗死，出现局灶神经体征如轻度偏瘫和失语等。

（3）脑积水：轻者表现为嗜睡、思维缓慢和近期记忆损害，重者出现头痛、呕吐、意识障碍等，多随出血被吸收而好转。亚急性脑积水发生于起病数周后，表现为隐匿出现的痴呆、步态异常和尿失禁。

2. 病情观察 密切观察病人意识、瞳孔的变化，观察有无剧烈头痛、呕吐、脉搏洪大、烦躁不安等症状，一旦出现，立即通知医生，做好准备，配合抢救。

3. 避免诱因 禁止探视，避免精神紧张、激动、便秘、剧烈咳嗽等诱发因素。

（四）手术治疗与护理

动脉瘤手术治疗常行动脉瘤颈部夹闭术、动脉瘤切除术等。动静脉畸形采用整块切除术、供血动脉结扎术、血管内介入栓塞等。其术前、术后护理详见"颅内肿瘤病人的护理"。

（五）健康指导

1. 出院前除训练病人生活自理之外，对于不能自理的病人应指导家属学会基础的护理内容，如清洁皮肤、鼻饲以及施行瘫痪肢体按摩和关节锻炼等方法。

2. 病后不宜进行过重的体力劳动和剧烈的体育活动，女性病人 1 ~ 2 年内应避免妊娠。

3. 应多食高蛋白、富含维生素的饮食，多吃水果蔬菜，养成良好的排便习惯。

4. 对病人及家属讲解本病治疗与预后的有关知识，指导病人配合检查，明确病因和尽早手术，解除顾虑。

【护理评价】

经过治疗和护理，病人是否达到：①头痛减轻；②能绝对卧床，接受护士及家属给予的护理；③未发生脑疝及再出血。

（许雅芳）

◇ 思考题 ....

1. 男性，68 岁。因左侧肢体活动不灵、言语不清 3 小时入院，既往高血压病史 13 年，糖尿病病史 16 年，不规律服药，血压、血糖控制不好，曾经有过短暂性脑缺血发作史。查体：病人神志清楚，左侧上、下肢肌力 2 级，运动性失语，痛、温觉减退，病理反射阳性。头颅 CT 检查右侧基底节低密度灶。

（1）病人目前主要的护理诊断是什么？

（2）病人失语如何沟通，怎样康复？

（3）偏瘫侧肢体如何护理？

2. 女性，50 岁，早餐后做家务时突然出现剧烈头痛，恶心、喷射性呕吐，随后意识模糊，被儿子送到医院，急行头颅 CT 检查显示呈高密度影，查体脑膜刺激征阳性，无肢体瘫痪，既往病人体健。诊断：蛛网膜下腔出血。

（1）该病人病情观察的重点是什么？

（2）主要的护理诊断有哪些？

（3）蛛网膜下腔出血的病因是什么？

第七十二章
癫痫病人的护理

学习目标

识记　1. 能正确复述癫痫及癫痫持续状态的概念。
　　　　2. 能正确说出癫痫大发作及持续状态的护理评估及要点。

理解　1. 能理解癫痫的病因和发病机制。
　　　　2. 能比较不同癫痫发作类型的临床表现，能辨别不同类型的癫痫发作。

运用　1. 能运用理论知识对癫痫病人进行全面评估，正确制订护理计划，提供护理措施和健康指导。
　　　　2. 能对癫痫大发作的病人进行正确的病情观察和护理。

癫痫（epilepsy）是一组由不同病因引起的，以反复发生的大脑神经元异常放电引起短暂性脑功能失常为特征的慢性脑部疾病。因异常放电神经元的部位和放电扩散范围的不同，可表现为运动、感觉、意识、自主神经等不同的神经功能障碍。由神经元阵发异常放电引起的短暂脑功能异常称为痫性发作（epileptic seizures）。一个癫痫病人可有一种或数种形式的发作。

癫痫是神经系统常见病之一，全球患病率为（4～10）/1000，年发病率为（50～120）/10万人。可见于各个年龄段，大约40%的癫痫在16岁以前发病，约20%在65岁以后发病。出生后第一年和老年期是癫痫发病的两个高峰年龄段。

【病因与发病机制】

（一）病因

1. 特发性癫痫（idiopathic epilepsy） 又称为原发性癫痫（primary epilepsies），是指病因未明的癫痫，尚未确定足以解释症状的结构变化或代谢异常，约占60%左右，多与遗传、发育因素有关。

2. 症状性癫痫（symptomatic epilepsy） 又称继发性癫痫（secondary epilepsies），是指具有特殊病因，即由各种脑部疾病或影响脑部代谢的全身疾病。癫痫发作只是某个疾病的一种症状。

（二）发病机制

癫痫的发病机制尚难以通过单一途径说明清楚，但其共同特点为脑内某些神经元异常持续兴奋性增高和阵发性放电，然而，这些神经元兴奋性增高的原因和兴奋性如何扩散等，至今仍无统一的解释。

【护理评估】

（一）健康史

评估癫痫的首次发作时间、发病方式及过程、发作频率，发作前有无发热、失眠、疲劳、饮酒等诱因，发作时是否伴有舌咬伤、跌伤和尿失禁等，脑电图检查是否有异常发现；有无癫痫家族史。

（二）身体状况

癫痫的临床表现形式多样，但均具有以下共同特征：①发作性：症状突然发生，持续一段时间后迅速恢复，间歇期正常；②短暂性：每次发作持续时间为数秒钟或数分钟，很少超过30分钟（癫痫持续状态除外）；③刻板性：每次发作的临床表现几乎一样；④重复性：第一次发作后，经过不同间隔时间会有第二次或更多次的发作。

1. 部分性发作（partial seizure） 部分性发作是由于脑皮质某一区域的病灶造成的，由于损害的区域不同而出现不同的表现类型。根据发作期间是否伴有意识障碍，以及是否继发全面性发作，又分为简单部分性发作、复杂部分性发作和继发全面性发作3种类型。

（1）简单部分性发作（simple partial seizure）：痫性放电仅限于一侧大脑半球相对局限的区域，发作时无意识障碍，对发作经过能充分回忆，具体表现取决于痫性放电的部位。

（2）复杂部分性发作（complex partial seizure）：也称精神运动性发作，因病灶大多在颞叶，故又称为颞叶癫痫，但也可见于额叶等部位的病变。其主要特征是有意识障碍，发作时对外界刺激没有反应，发作后不能或部分不能复述发作的细节。多数自单纯部分发作开始，随后出现意识障碍、自动症（automatism）和遗忘症，也有发作开始即有意识障碍。

（3）继发全面性发作（secondarily generalized seizure）：任何类型的部分性发作都有可能发展成全

身强直－阵挛发作、强直发作或阵挛发作。病人意识丧失、惊厥。

2．全面性发作（generalized seizure）　发作时伴有意识障碍或以意识障碍为首发症状，神经元痫性放电起源于双侧大脑半球。

（1）全面强直－阵挛发作（generalized tonic-clonic seizure，GTCS）：过去称为"大发作"，发作前可有瞬间疲乏、麻木、恐惧或无意识动作等先兆表现。早期出现意识丧失、跌倒在地、其后的发作过程分为以下3期：

1）强直期：表现为全身骨骼肌持续性收缩。眼肌收缩出现眼睑上牵、眼球上翻或凝视；咀嚼肌收缩出现张口，随后猛烈闭合，可咬伤舌尖；喉肌和呼吸肌强制性收缩致病人尖叫一声，呼吸停止；颈部和躯干肌肉的强制性收缩致颈和躯干先屈曲，后反张；上肢由上举后旋变为内收旋前，下肢先屈曲后猛烈伸直，持续10～20秒后进入阵挛期。

2）阵挛期：不同肌群收缩和松弛交替出现，由肢端延及全身。阵挛频率逐渐减慢，松弛期逐渐延长，在一次剧烈阵挛后发作停止，进入发作后期。此期持续30～60秒。

3）发作后期：此期尚有短暂阵挛，造成牙关紧闭和大小便失禁。呼吸首先恢复，心率、血压和瞳孔渐至正常。肌肉松弛，意识逐渐清醒。

（2）失神发作：又称为"小发作"，多见于儿童期。发作时病人意识短暂丧失，停止正在进行的活动，呼之不应，两眼凝视不动，可伴咀嚼、吞咽等简单的不自主动作，或伴失张力如手中持物坠落等。发作过程持续5～10秒，清醒后无明显不适，继续原来的活动，对发作无记忆。每天发作数次至数百次不等。

（3）肌阵挛发作（myoclonic seizure）：呈突然、短暂的快速肌肉或肌群收缩，可能遍及全身，也可能限于面部、躯干或肢体。可单次出现，亦可有规律地重复，晨醒和刚入睡时最易发生。

（4）阵挛性发作（clonic seizure）：几乎都发生于婴幼儿。特征为重复阵挛性抽动伴意识丧失，之前无强直期，持续1分钟至数分钟。

（5）失张力发作（atonic seizure）：部分或全身肌肉张力突然降低导致垂颈、张口、肢体下垂和跌倒。持续数秒至1分钟。

3．癫痫持续状态（status epilepticus）　超过大多数这种发作类型病人的发作持续时间后，发作仍然没有停止的临床征象，或反复的癫痫发作，在发作间期中枢神经系统的功能没有恢复到正常基线。在没有办法确定"大多数病人发作持续时间"的情况下，连续发作超过5分钟即为癫痫持续状态。

（三）辅助检查

1．脑电图（EEG）　是诊断癫痫最重要的辅助检查方法。典型表现是棘波、尖波、棘－慢或尖－慢复合波。长程脑电图可记录病人24小时正常活动下的脑电图变化。视频EEG对癫痫诊断和痫性病灶定位最有价值。

2．影像学检查　MRI最为常用。国际抗癫痫联盟建议，对于局灶起源的发作、婴儿或成年起病、神经系统检查或神经心理检查时局灶病变、一线抗癫痫药物治疗失败或发作形式改变的病人，必须进行MRI检查，以除外脑部器质性病变。

（四）心理－社会状况

癫痫病人病程长而且难以治愈，不但给病人身体上造成很大的痛苦，也给病人心理带来巨大的压力。并影响病人的生活和就业，出现自卑心理，不利于正常社会角色的发挥。同时病人的家庭也承受了沉重的负担，应了解病人及家属对疾病的认知程度、社会支持情况以及所得到的社会保健资源和服务情况。

【常见护理诊断/问题】

1. **有窒息的危险** 与癫痫发作时意识丧失、喉头痉挛、支气管分泌物增多有关。

2. **有受伤的危险** 与癫痫发作时突然意识丧失或精神失常有关。

3. **知识缺乏**：缺乏长期服药的有关知识。

4. **潜在并发症**：脑水肿、酸中毒、肺部感染等并发症。

【计划与实施】

癫痫的治疗原则包括病因治疗、控制癫痫发作，控制发作以药物为主。经过治疗和护理，病人：①气道通畅，未发生窒息；②未发生外伤，如跌倒、骨折等；③能够说出所服药物的正确用法及注意事项。

（一）一般护理

1. 保持呼吸道通畅 强直阵挛发作和癫痫持续状态的病人，应取头低侧卧或平卧头侧卧位；松开衣领和皮带；取下活动义齿，及时清除口鼻腔分泌物；立即放置压舌板，必要时用舌钳将舌拖出，防止舌后坠阻塞呼吸道。癫痫持续状态者插胃管鼻饲，防止误吸；必要时备好床旁吸引器和气管切开包。

2. 如使用水银温度计测体温，应测量病人的肛温和腋温，禁止测量口温，防止病人癫痫突然发作而咬破温度计。给予高热量、高维生素、低盐、低脂、适量优质蛋白的易消化饮食，戒烟禁酒，避免疲劳、饥饿、便秘、饮酒等易导致癫痫发作的因素。

（二）病情观察

密切观察生命体征及意识、瞳孔变化，注意发作过程有无心率增快、血压升高、呼吸减慢或暂停、瞳孔散大、牙关紧闭、大小便失禁等；观察并记录发作的类型，发作的频率与发作持续时间；观察发作停止后病人是否意识完全恢复，有无头痛、疲乏及行为异常。

（三）安全护理

1. **发作期安全护理** 告知病人有前驱症状时立即平卧；如果是在活动状态时发作，陪伴者应将病人缓慢置于平卧位，防止外伤；切忌用力按压抽搐身体，以免发生骨折、脱臼；将压舌板或筷子、纱布、手绢等置于病人口腔一侧上、下臼齿之间，防止舌、口唇和颊部咬伤；用棉垫或软垫对跌倒时易擦伤的关节加以保护；癫痫持续状态、极度躁动或发作停止后意识恢复过程中有短时躁动的病人，应专人守护，放置保护性床栏，必要时给予约束。

2. **发作间歇期护理** 给病人创造安全、安静的休养环境，减少声光刺激，床旁桌上不放置热水瓶、玻璃杯等危险物品。床旁备口咽通气道或牙垫等用具，防止病人在癫痫发作时舌咬伤。

（四）用药护理

向病人和家属强调遵医嘱长期甚至终身用药的重要性，告知病人和家属少服或漏服药物可能导致癫痫发作、有成为难治性癫痫或发生癫痫持续状态的危险性。向病人和家属介绍用药的原则、所用药物的常见不良反应和注意事项（表72-1-1），在医护人员指导下增减剂量和停药。药物于餐后服用，以减少胃肠道反应。用药前进行血、尿常规和肝、肾功能检查，用药期间监测血药浓度并定期复查相关项目，以及时发现肝损伤、神经系统损害、智能和行为改变等严重不良反应。向病人和家属说明能否停药及何时停药取决于所患疾病的类型、发作已控制时间及减量后反应等。勿自行减量、停药和更换药物。

（五）健康指导

1. **疾病知识指导** 向病人和家属介绍疾病及其治疗的相关知识和自我护理的方法，告知病

表 72-1-1　常用抗癫痫药物及不良反应

药物	不良反应（与剂量相关）
苯妥英钠	胃肠道症状、毛发增多、牙龈增生、面容粗糙、复视、精神症状
卡马西平	胃肠道症状、复视、嗜睡、体重增加、小脑症状
苯巴比妥	复视、嗜睡、认知与行为异常
丙戊酸盐	肥胖、毛发减少、嗜睡、震颤、踝肿胀、肝功能异常
托吡酯	震颤、头痛、头晕、胃肠道症状、精神症状
拉莫三嗪	头晕、嗜睡、恶心

人避免劳累、睡眠不足、饥饿、饮酒、便秘、情绪激动、妊娠与分娩、强烈的声光刺激、惊吓、心算、阅读、书写、下棋、外耳道刺激等诱发因素。

2. 生活指导　指导病人充分休息，环境安静适宜。养成良好的生活习惯，注意劳逸结合，避免长时间看电视、洗浴，禁忌游泳和蒸汽浴等。室内放置警示牌，提醒病人、家属和医护人员做好防止发生意外的准备。告知病人室外活动或外出就诊时应有家属陪伴，独自外出时应携带示有姓名、住址、联系电话及疾病诊断的个人信息卡，以备发作时及时联系与急救。告知病人饮食宜清淡，少量多餐，避免辛辣刺激食物，戒烟酒，勿从事攀高、驾驶等在癫痫发作时有可能危及生命的工作；特发性癫痫且有家族史的女性病人婚后不宜生育，双方均有癫痫，或一方有癫痫，另一方有家族史者不宜结婚。

3. 用药指导　告知病人遵医嘱坚持长期、规律服药，切忌突然停药、减药、漏服药及自行换药，尤其应防止在服药控制发作后不久自行停药。如药物减量后病情有反复或加重的迹象，应尽快就诊。告知病人坚持定期复查，一般于首次服药后 5~7 天复查抗癫痫药物的血药浓度，每 3 个月至半年抽血检查 1 次，每个月检查血常规和每季度检查肝、肾功能 1 次，以动态了解抗癫痫药物的血药浓度、EEG 变化和药物不良反应。当病人癫痫发作频繁或症状控制不理想，或出现发热、皮疹时应及时就诊。

【护理评价】

经过治疗和护理，评价病人是否达到：①癫痫发作时未发生窒息、受伤；②理解安全用药的知识及遵医嘱服药的重要性；③无并发症的出现或能够被及时发现和处理。

（许雅芳）

◇ 思考题

1. 男性，10 岁。因入院前一晚突发双眼上翻，牙关紧闭，口吐白沫，双上肢屈曲，双拳紧握，双下肢伸直，持续约 30 秒，病人仍神志不清，间隔 10 分钟后再次出现此症状，持续约 15 秒，有小便失禁，病人能唤醒，但仍有烦躁不安，病人诊断为癫痫持续状态，为进一步治疗收治入院。

（1）病人在癫痫发作时，有哪些安全护理的措施？

（2）病人的主要护理诊断/问题有哪些？

（3）如病人应用抗癫痫药物治疗，首选什么，从用药角度如何进行安全用药指导？

2. 男性，9岁，与家人吃饭过程中突然出现尖叫并倒地，牙关紧闭，随即出现上肢强直，下肢屈曲，约10秒后病人出现交替性抽动，口腔分泌物增多，约3分钟缓解，醒后主诉全身疼痛不适。该病人诊断为全面强直－阵挛发作。

（1）病人发作时牙关紧闭，有分泌物吐出，提示有什么危险出现？如何预防？

（2）病人发作时的安全护理内容有哪些？

第七十三章
重症肌无力病人的护理

学习目标

识记
1. 能正确复述重症肌无力、重症肌无力危象的概念。
2. 能准确描述重症肌无力和重症肌无力危象的类型及其主要临床特点。
3. 能准确描述重症肌无力危象的急救原则和护理要点。

理解
1. 能简述重症肌无力常用的辅助检查。
2. 能简述重症肌无力常用药物的作用和不良反应。

运用
能运用所学知识，对重症肌无力病人进行全面评估，正确制订护理计划，提供护理措施和健康指导。

重症肌无力（myasthenia gravis，MG）是一种神经－肌肉接头传递障碍的自身免疫性疾病。主要临床特征为受累骨骼肌肉易疲劳，短期收缩后肌力减退明显，休息和使用抗胆碱酯酶药物后肌无力症状可部分和暂时恢复。

MG 任何年龄均可发病，常见于 20 ~ 40 岁和 40 ~ 60 岁，40 岁以前女性多见，40 岁以后男性居多。年龄大者多合并胸腺瘤，少数病人有家族史。

【病因和发病机制】

许多临床现象提示本病为一种自身免疫性疾病，抗乙酰胆碱受体抗体介导的体液免疫反应和 T 细胞参与的免疫反应是其主要的发病机制。除此之外，胸腺异常和某些遗传易感因素也与重症肌无力发病密切相关。

【护理评估】

（一）健康史

评估病人有无胸腺瘤病史；病人是否存在重症肌无力的诱发或加重因素，如感染、发热、失眠和劳累、妊娠、分娩等。评估病人起病时间、起病形式、肌无力类型、发作周期、持续时间、既往检查及治疗经过、目前服药情况、主要不适及病情变化；病人可同时患有其他自身免疫性疾病，应注意评估有无甲状腺功能亢进症、系统性红斑狼疮、类风湿关节炎等疾病。

（二）身体状况

1. 临床特征

（1）起病形式和诱因：多数起病隐匿，呈进展性或缓解与复发交替性发展。部分初发或复发病人有感染、精神创伤、过度劳累、手术、妊娠和分娩等诱因。

（2）肌无力分布：多数病人的首发症状为眼外肌麻痹，出现上睑下垂、斜视和复视、眼球活动受限甚至固定。面部和口咽肌肉受累时出现表情淡漠、连续咀嚼无力、饮水呛咳和发音障碍。四肢肌受累以近端无力为主，表现为抬臂、上楼梯困难、腱反射不受影响，感觉功能正常。

（3）肌无力特点：活动后加重，休息后减轻，有"晨轻暮重"现象；首次采用抗胆碱酯酶药物治疗有明显效果。

（4）重症肌无力危象：病人在短时间内发生延髓支配肌肉和呼吸肌严重无力，以致不能维持换气功能即为危象，5% ~ 20% 的 MG 发生危象。如不及时抢救可危及生命，肺部感染或手术可诱发危象。危象分为以下 3 种类型：

1）肌无力危象：占重症肌无力危象的 95%，常因抗胆碱酯酶药量不足引起。表现为呼吸微弱、发绀、烦躁、吞咽和咳嗽困难、语言低微直至不能出声，最后呼吸完全停止。可反复发作或迁延成慢性。

2）胆碱能危象：抗胆碱酯酶药物过量所致。多在一时用药过量后发生，除上述呼吸困难等症状外，尚有乙酰胆碱蓄积过多症状，如呕吐、腹痛、腹泻、瞳孔缩小、多汗、流涎、气管分泌物增多、心率变慢和肌束震颤等。

3）反拗危象：抗胆碱酯酶药物不敏感所致。难以区别危象性质又不能用停药或加大药量改善症状，多在长期较大剂量用药后发生。

2. 临床分型

（1）成年型（Osserman 分型）

1）Ⅰ眼肌型（15% ~ 20%）：病变仅限于眼外肌，出现上睑下垂和复视。

2）Ⅱa 轻度全身型（30%）：可累及眼、面、四肢肌肉，生活多可自理，无明显咽喉肌受累。

3）Ⅱb 中度全身型（25%）：四肢肌群受累明显，除伴有眼外肌麻痹外，还有较明显的咽喉肌无力症状，如说话含糊不清、吞咽困难等。

4）Ⅲ急性重症性（15%）：急性起病，常在数周内累及咽缩肌、躯干肌和呼吸肌，有重症肌无力危象，需做气管切开，死亡率较高。

5）Ⅳ迟发重症型（10%）：病程达 2 年以上，症状同Ⅲ型，常合并胸腺瘤，预后较差。

6）Ⅴ肌萎缩型：少数病人肌无力伴肌萎缩。

（2）儿童型：约占我国重症肌无力病人的 10%，大多数病例仅限于眼外肌麻痹，双眼睑下垂可交替出现，呈拉锯状。

（3）少年型：多在 10 岁后发病，多为单纯眼外肌麻痹，部分伴有吞咽困难及四肢无力。

（三）辅助检查

1. **疲劳试验**　使受累肌肉重复活动后肌无力明显加重，如持续闭眼或向上凝视，或连续举臂。短期内出现无力或瘫痪，休息后可恢复者为阳性。

2. **新斯的明试验**　是目前诊断重症肌无力的重要依据。新斯的明 1～2mg 肌内注射，20 分钟后肌力改善为阳性，可持续 2 小时。可同时加用阿托品 0.4mg 一起注射，以拮抗不良反应。

3. **实验室检查**　血清乙酰胆碱受体抗体滴度增高支持重症肌无力的诊断，但滴度正常不能排除诊断。

4. **神经重复电刺激检查**　是常用的具有确诊价值的检查方法，全身 MG 阳性率在 80% 以上。

5. **胸部 X 线和胸部 CT 平扫**　部分病人可有胸腺瘤或胸腺增生。

【常见护理诊断／问题】

1. **进食／如厕自理缺陷**　与全身肌无力致运动、语言等障碍有关。

2. **潜在并发症**：重症肌无力危象、呼吸衰竭、吸入性肺炎。

3. **营养失调：低于机体需要量**　与咀嚼无力、吞咽困难所致进食量减少有关。

4. **恐惧**　与呼吸麻痹和气管切开有关。

【计划与实施】

重症肌无力的治疗原则主要为对症治疗、免疫抑制剂及免疫球蛋白的应用。

护理目标：①不发生呼吸衰竭；②不发生感染，如呼吸系统感染、泌尿系统感染等；③进食安全，不发生吸入性肺炎；④在住院期间无外伤发生。

（一）一般护理

1. 轻症者适当休息，避免劳累、受凉、创伤、激怒。病情进行性加重者要减少活动，卧床休息。

2. 对于有肢体无力或复视的病人要注意安全，防止各种外伤的发生。

（二）**药物治疗与护理**

1. **抗胆碱酯酶药**　溴吡斯的明一般饭前 30 分钟给药，新斯的明应于饭前 15 分钟肌注。药物的不良反应有腹痛、腹泻、恶心、呕吐、流涎等，同时使用阿托品可以减轻上述不良反应。严格掌握用药剂量和时间，如用药不足或突然停药，可导致肌无力危象，用药过量可导致胆碱能危象。给药后护士要及时评估药物的作用及不良反应，观察有无危象的发生。

2. **免疫抑制剂**　常用药物有肾上腺皮质激素、硫唑嘌呤、环磷酰胺、环孢素、他克莫司

（FK506）等。关注肾上腺皮质激素的不良反应，如库欣综合征、高血压、高血糖、骨质疏松和易感染等。定期检查血象和肝、肾功能。医务人员在接触病人时要注意保护病人，减少病人受到医源性感染的机会。此外，还要观察和预防免疫抑制剂的不良反应，如环磷酰胺有导致出血性膀胱炎的可能，要注意观察病人尿液的颜色，同时嘱病人多饮水。应定期查血象并注意保暖，预防感冒。

3．免疫球蛋白 重症肌无力全身型的病人可以选用。多数病人没有明显不良反应，可迅速改善病人症状。但因价格和疗效的短暂性，若要获得长期疗效仍需要使用免疫抑制剂予以治疗。

4．慎用药物 病人在选用其他药物时，要注意慎用对神经肌肉接头传递有障碍的药物，如各种氨基糖苷类抗生素、奎宁、普鲁卡因胺、普萘洛尔、氯丙嗪及各种肌肉松弛药物。

（三）观察肌无力危象，及时抢救处理

1. 一旦出现重症肌无力危象，应迅速通知医生。

2. 根据病情和用药情况判断危象的类型，给予恰当的处理。

3. 呼吸衰竭的护理 保持呼吸道通畅，头偏向一侧，定时翻身吸痰，稀释痰液，利于呼吸道分泌物排出。

4. 随时询问病人主诉，有无胸闷、气急的感觉，注意血氧饱和度变化，监测血气分析指标，根据缺氧状况及时处理。做好气管插管或气管切开的准备。备好人工呼吸机，备好新斯的明等药物、尽快解除危象。

（四）保证营养，防止误吸

指导病人进食高蛋白、高热量、高维生素的软食或半流食，避免干硬粗糙食物。服用抗胆碱酯酶药物30分钟后进食，以增加咀嚼力。进餐时取坐位，进食速度慢，要给病人充足的进餐时间，进餐时间不打扰病人。要保持病人的口腔清洁，因为吞咽困难病人的口腔会残留一些食物残渣，同时口腔内分泌物增加，也增加了口腔感染的机会。严重吞咽障碍者给予鼻饲饮食。床边备用负压吸引器防止误吸窒息发生以便处理。

（五）胸腺切除病人的护理

有胸腺瘤或胸腺增生的病人应行胸腺切除，通常可使症状改善或缓解，疗效常在数个月或数年后显现。有关病人接受胸腺切除手术前后的护理参见肺部手术护理的章节。

（六）其他治疗方法与护理

重症肌无力病人还可接受血浆置换治疗，即通过定期用正常人血浆或血浆代用品置换病人血浆，从而降低病人血中 AChR-Ab。此法起效迅速，适用于危象病人，但疗效仅持续数日或数个月。该法安全但价格昂贵。

此外，病人还可接受免疫球蛋白治疗。通过静脉应用高效价丙种球蛋白，可用于处理各种类型危象。但丙种球蛋白具有抗原性，有肌注丙种球蛋白后引起变态反应性脑炎的报道，故不宜滥用。

（七）心理护理

让病人了解良好的情绪和心理状态对于重症肌无力治疗的重要性。注意肢体语言的使用，应用提示板或手势与使用呼吸机的病人沟通，逐渐帮助其树立信心。

（八）健康指导

1. 病人在治疗中要保持乐观的生活态度，要有战胜疾病的信心，积极配合医生治疗，定期复查，及时发现疾病的复发和加重。

2. 重症肌无力的特点是病程长且病情容易复发，因此，病人要尽量避免可能导致疾病加重或复发的因素，如感冒、劳累、情绪不稳定等。

3. 重症肌无力病人劳累后症状加重，休息后减轻，因此要注意休息，避免剧烈运动。但这并不意味着卧床不动，疾病稳定期病人可参加适当的体育锻炼，如医疗体操、太极拳或保健气功等，以增强体质，提高机体的免疫功能。

4. 坚持药物治疗，不可随意增加或减少药量。

【护理评价】

经过治疗和护理，病人是否达到：①未发生呼吸衰竭；②未发生感染等并发症；③摄入合理的饮食，未发生误吸。

（许雅芳）

◇ 思考题 ....

1. 男性，32岁。因"声音嘶哑，饮水呛咳，双眼闭合不全7天，"以"重症肌无力"收治入院。查体：体温36.2℃，脉搏72次/分，呼吸16次/分，血压130/50mmHg。双瞳孔等大等圆，直径2mm，对光反射灵敏。双眼球运动正常。四肢肌力V级，肌张力正常。腱反射（++），饮水试验4级。入医院后行新斯的明试验（+）；肌电图3Hz重复神经频率刺激波幅递减达23%，头MRI未见异常。胸腺CT正常。

（1）病人主要的护理诊断有哪些？

（2）该病人病情观察的重点是什么？

2. 男性，46岁。由于近几日出现双眼闭合困难，视物模糊来医院急诊就诊，在急诊行新斯的明试验阳性，诊断为重症肌无力收治入院。入院给予激素治疗。

（1）病人主要的护理诊断是什么？

（2）应用激素治疗的护理要点是什么？

第七十四章
吉兰－巴雷综合征病人的护理

学习目标

识记　1. 能正确阐述吉兰－巴雷综合征的病理改变。

2. 能正确阐述维持吉兰－巴雷综合征病人呼吸功能的护理。

理解　能说出吉兰－巴雷综合征的临床表现。

运用　能运用所学知识，对吉兰－巴雷病人进行全面评估，正确制订护理计划，提供护理措施和健康指导。

74章

吉兰-巴雷综合征（Guillain-Barre syndrome，GBS），又称急性炎症性脱髓鞘性多发性神经根神经病（acute inflammatory demyelinating polyneuropathy，AIDP），是一组急性或亚急性起病，由自身免疫介导的周围神经病，常累及脑神经。GBS 的年发病率为（0.6～1.9）/10 万人，可发生于任何年龄（8 个月～81 岁），但以儿童和青壮年为多见。

【病因、病理与发病机制】

1. **病因**　尚未确定，大多数认为是多因素的，包括两方面。

（1）病人起病前 1～3 周有上呼吸道感染或肠道感染症状。在英国 40% 有呼吸道感染，20% 有胃肠道感染，8% 有外科手术史。国内报道 60%～70% 有上述两者之一的感染。文献报道中提到的感染病原菌有空肠弯曲菌、EB 病毒、肺炎支原体、巨细胞病毒等。少数提到柯萨奇等肠道病毒，疱疹、肝炎、HIV 等病毒。

（2）在 Lyme 病，淋巴瘤（主要是 Hodgkin 病）后，抗狂犬病疫苗和抗感冒疫苗（A/New Jersey 流感疫苗）、器官移植后均可诱发本病。

2. **病理**　病理改变为周围神经的神经纤维脱髓鞘，小血管周围有大量淋巴细胞和巨噬细胞浸润，在运动神经纤维上脱髓鞘变化尤其明显。极少数病人的病理示运动神经和感觉神经纤维轴索损害比髓鞘损害严重。其机制尚不明确，可能是自身免疫抗体直接作用于轴索，造成轴索型神经病。

3. **发病机制**　仍不明确，但多数认为是由细胞免疫和体液免疫共同介导的自身免疫性疾病。

【护理评估】

（一）健康史

评估病人的居住地，发病年龄及性别，发病季节，病人发病前有无受凉、淋浴、感冒，近期是否有过腹泻、有无流感疫苗接种史等。

（二）身体状况

1. **四肢对称性弛缓性瘫痪**　多为急性或亚急性起病，很快加重并向近端发展，或者四肢近端无力明显，急剧向四肢远端发展。瘫痪呈对称性弛缓性瘫痪，腱反射减低或消失，病理征阴性。在典型病人中，对称性四肢软瘫表现突出。在发病之初，大多数病人具有四肢麻木和不适等主观感觉障碍的主诉。

2. **肢体感觉异常**　如烧灼感、麻木感、刺痛感和不适感等。呈手套、袜子样分布，约 30% 病人有肌肉酸痛，尤其双侧腓肠肌的压痛最为明显。

3. **脑神经损害**　脑神经损害中以双侧周围神经麻痹最常见。其次有舌咽和迷走神经麻痹而表现为声音嘶哑和吞咽困难。动眼神经、展神经、三叉神经、舌下神经损害少见。病情严重的病人可累及肋间肌和膈肌，导致呼吸麻痹。

4. **自主神经功能紊乱症状**　约 50% 病人有心动过速，少数有直立性低血压，也可有多汗、全身发热、脸部发红等副交感神经兴奋的症状。但小便障碍十分罕见，如果出现用留置导尿管也仅数天。故一般认为本病无大小便障碍。

5. **GBS 变异类型**　包括：①急性运动轴索性神经病，为纯运动型，特点是病情重，多有呼吸肌受累，24～48 小时内迅速出现四肢瘫，肌萎缩出现早，病残率高，预后差；②急性运动感觉轴索型神经病，发病与急性运动轴索性神经病相似，病情常更严重，预后差；③Fisher 综合征，表现眼外肌麻痹、共济失调和腱反射消失三联征；④不能分类的 GBS，包括"全自主神经功能不全"和极少数复发型 GBS。

（三）辅助检查

1. 脑脊液 脑脊液特征性改变为蛋白细胞分离，即细胞数正常，蛋白含量明显增高。一般在病程 3～6 周最明显。

2. 神经电生理检查 神经电生理检查结果与疾病严重程度相关，并与病程不同阶段也相关，所以变异性较大。可选的一侧的正中神经、尺神经、腓总神经、胫神经进行运动传导的测定为髓鞘损害具有诊断意义。可发现运动及感觉神经传导速度明显减慢。

3. 心电图检查 严重病例可出现心电图异常，常见窦性心动过速和 T 波改变，如 T 波低平，QRS 波电压增高。

4. 腓肠神经活检 发现脱髓鞘及炎症细胞浸润可提示 GBS，但腓肠神经是感觉神经，GBS 以运动神经受累为主，因此活检结果仅作为参考。

（四）心理－社会状况

护士要评估病人及家属对疾病的发生、发展、治疗及预后的认知程度，评估家庭、社会对病人的理解和支持程度。

【常见护理诊断／问题】

1. 吞咽障碍 与双侧舌咽、迷走神经麻痹导致的吞咽无力有关。

2. 低效性呼吸型态 与肋间肌和膈肌受累后呼吸麻痹有关。

2. 焦虑 与病情进展迅速，症状严重，病人对疾病预后的担忧有关。

3. 躯体活动障碍 与肢体进展性对称性弛缓性瘫痪有关。

4. 知识缺乏： 缺乏有关用药知识。

【计划与实施】

吉兰－巴雷综合征病因治疗以抑制免疫反应，清除致病因子，阻止病情发展为目标；重点是抢救呼吸肌麻痹，预防与治疗并发症；此外，应注重辅助治疗。

护理目标：①保证进食安全，不发生反流误吸；②保持良好的呼吸状况，无呼吸困难和发绀；③采取有效的方法应对焦虑；④进行良好的躯体运动，无肌肉萎缩及压疮的发生。

（一）防止误吸

当 GBS 病人出现因脑神经损伤而导致的吞咽困难时，按洼田饮水试验的结果应给予相应的饮食。进餐时床头抬高，使其取半卧位，给予充足时间进食。对于鼻饲饮食的病人每 2 小时给予 200ml 营养液，可使用肠内营养泵保证营养液匀速注入，防止因胃部一过性膨胀，在腹内压骤升的情况下导致的反流误吸，增加呼吸道感染及窒息的风险。鼻饲饮食的病人每 4 小时回抽胃潴留 1 次，如胃潴留 >150ml，予以暂停鼻饲 1 小时后复测胃潴留，直至胃潴留在正常范围内方可继续鼻饲。

（二）维持病人的正常呼吸功能

1. 严密观察呼吸 密切观察病人的呼吸频率、深浅、呼吸型式变化，随时询问病人有无胸闷、气短、呼吸困难等不适，监测生命体征、血氧饱和度。由于病人呼吸肌群受累，病人呼吸运动受限，易造成二氧化碳潴留。早期二氧化碳潴留，病人的生命体征、氧饱和度、氧分压均可在正常范围。故应密切关注血气分析的结果，尤其是二氧化碳分压的变化。

2. 保持呼吸道通畅 病人咳嗽、咳痰无力，需给予病人定时翻身拍背吸痰，给予雾化吸入，必要时遵医嘱给予抗生素使用。如痰液较深不易吸出，气体交换严重受损时，应立即做好气管切开术的准备与配合。同时做好气管切开术后的护理，预防并发症。

3. 氧疗　改善缺氧状态，根据病人的缺氧状态给予鼻导管或面罩吸氧，及时发现病人有无胸闷、气短、烦躁、发绀等缺氧表现，及时抢救。对于存在二氧化碳潴留的 GBS 病人，应给予持续低流量吸氧。避免高流量吸氧，防止出现呼吸抑制。

4. 抢救物品的准备　准备好急救物品，气管插管是呼吸肌麻痹的紧急抢救措施。气管切开指征：疾病高峰期，有呼吸肌麻痹、呼吸困难征象，或严重肺部感染，二氧化碳潴留渐进性加重和（或）血气氧分压低于 70mmHg，应立即气管切开并用呼吸机辅助呼吸。

（三）给予心理支持，减轻焦虑恐惧

做好疾病知识教育，由于家属及病人对疾病知识的不了解，注意与家属及病人沟通疾病的相关知识、病因、预后，解除顾虑，增强信心。GBS 起病急，病情进展快，多数病人因呼吸困难伴不能言语，有濒死感。病人担心气管切开而紧张、恐惧。护士在与病人接触时要表现出自信和平静，及时了解病人的心理状况，耐心帮助病人，采用非语言交流的方式表达情感，向病人讲解气管切开的目的、疾病的过程、治疗及良好的预后，使其树立信心，以良好的心态配合治疗。

（四）躯体移动障碍的护理

防止瘫痪肢体失用，早期保持患侧肢体侧卧、仰卧时的良肢位摆放，以防肩关节、髋关节、足下垂等并发症的发生。恢复期做好患肢的被动、主动训练，利于肢体康复。保持皮肤的完整性，使用气垫床预防压疮，保持床单位清洁干燥，定时翻身擦浴，以防局部汗渍受压时间长引起压疮，注意翻身手法，不要拖拉病人的肢体，避免扭伤及脱臼。

（五）用药护理

常用的药物治疗有：①血浆置换疗法，并发症多，限制在一定条件下完成，应用得少；②应用大剂量免疫球蛋白治疗急性病例，可获得和血浆置换同样的效果且安全，免疫球蛋白为血液制品，故在治疗时需加强观察有无过敏反应的发生；③糖皮质激素治疗，近年来研究发现其效果未优于一般治疗，并发症多，现多不主张使用。

（六）健康指导

帮助病人及家属掌握本病相关知识及自我护理方法。坚持肢体被动和主动运动，加强肢体功能锻炼。注意营养均衡，增强体质和机体抵抗力，避免淋雨、受凉、疲劳和创伤等诱因。

【护理评价】

经过治疗和护理，病人是否达到：①病人未发生误吸，呼吸音及呼吸频率正常；②呼吸平稳，血氧饱和度及血气分析正常；③病人情绪稳定，配合治疗；④病人能进行良好的躯体运动，无肌肉萎缩及压疮发生。

（许雅芳）

◇ **思考题**　·······························

张某，男性，32 岁，1 周前出现发热、腹泻，2 天前出现双侧手指、足趾麻木感，1 天前出现双下肢无力，需扶持才能站立，双眼睑闭合无力，进食有吞咽困难及呛咳，呼吸费力，无法平卧。急诊拟"吉兰-巴雷综合征"收治入院。

（1）该病人目前存在的主要护理诊断／问题是什么？

（2）护士在进行病情观察时，特别要注意哪些方面的内容？

（3）如何做好维持该病人正常呼吸功能的护理？

第七十五章
脊髓疾病病人的护理

学习目标

识记
1. 准确复述以下概念：急性脊髓炎、脊髓压迫症、脊髓休克、脊髓半切综合征。
2. 正确说出脊髓压迫症的分期及各期的主要表现。

理解
1. 比较急性脊髓炎病人于脊髓休克期和恢复期在运动、感觉、反射等方面临床表现的差异性，阐述护理评估要点。
2. 比较并用自己的语言阐述急性脊髓炎、脊髓压迫症在临床表现、治疗、护理原则方面的异同。

运用
能对急性脊髓炎、脊髓压迫症病人实施全面的护理评估，在评估的基础上制订护理计划，提供正确的护理措施和健康指导。

第一节　急性脊髓炎病人的护理

急性脊髓炎（acute myelitis）是指非特异性炎症引起脊髓白质脱髓鞘或坏死，导致急性横贯性脊髓损害，也称为急性横贯性脊髓炎（acute transverse myelitis）。当病变迅速上延累及高颈段脊髓或延髓时，称为上升性脊髓炎（acute ascending myelitis）；若脊髓内有两个以上散在病灶，称为播散性脊髓炎。急性脊髓炎以病损水平以下肢体瘫痪，传导束性感觉障碍和排便障碍为临床特征。多数病人病前 1～2 周有上呼吸道感染、腹泻等症状，或有疫苗接种史。一年四季散在发病，以青壮年多见，无性别差异。

【病因与发病机制】

本病确切的病因未明，多数为病毒感染或接种疫苗后引起的机体自身免疫反应。常见的有：①感染后脊髓炎，病人常因抵抗力下降或者受凉、疲劳导致；②疫苗接种后脊髓炎；③脱髓鞘性脊髓炎（急性多发性硬化）；④坏死性脊髓炎，外伤后导致；⑤副肿瘤性脊髓炎等。脊髓血管缺血和病毒感染后，病毒抗体所形成的免疫复合物在脊髓血管内沉积可能引发本病。整个脊髓都可累及，但因 T_3～T_5 节段脊髓血液供应较差，故最多见，其次为颈段和腰段，骶段少见。

【护理评估】

（一）健康史

详细询问病史，了解病人发病前有无上呼吸道感染、发热、腹泻等症状或有无疫苗接种史。有无受凉、疲劳、外伤等发病诱因。

（二）身体状况

早期常见脊髓休克（spinal shock）。脊髓休克是指当脊髓与高位中枢断离时，脊髓暂时丧失反射活动的能力而进入无反应状态的现象。脊髓休克持续数天至数周或更长，多为 2～4 周，持续时间与脊髓损害的程度及并发症有关，脊髓损害严重且并发肺部及尿路感染、压疮病人脊髓休克期较长。护士应及时对病人进行全面评估。

1. **运动障碍**　脊髓休克期病人出现截瘫、肢体肌张力低、腱反射消失、病理反射阴性；脊髓休克期过后，肌张力逐渐增高，腱反射亢进，出现病理征。肢体肌力由远端开始逐渐恢复。高颈髓（颈$_1$～颈$_4$）损伤表现为四肢痉挛性瘫痪；颈膨大（颈$_5$～胸$_2$）损伤表现为上肢弛缓性瘫痪、下肢痉挛性瘫痪；胸髓（胸$_3$～胸$_{12}$）损伤表现为下肢痉挛性瘫痪；腰膨大（腰$_1$～骶$_2$）损伤表现为下肢痉挛性瘫痪。

2. **感觉障碍**　脊髓休克期病变节段以下所有感觉缺失，可在感觉消失平面上沿有感觉过敏区或束带样感觉异常；脊髓休克期过后，随病情恢复，感觉障碍所在平面逐步下移，但较运动功能恢复慢，也不明显。

3. **膀胱功能障碍**　脊髓休克期出现尿潴留，无膀胱充盈感，呈无张力性神经源性膀胱，膀胱充盈过度出现充盈性尿失禁；脊髓休克期过后，随着脊髓功能恢复，膀胱容量缩小，尿液充盈到 300～400ml 时自主排尿，称为反射性神经源性膀胱。护士应评估病人排尿情况，观察膀胱是否膨隆，区分是尿潴留还是充溢性尿失禁。

4. **直肠功能障碍**　脊髓休克期肛门括约肌松弛，大便失禁；脊髓休克期过后，常有大便秘结，病人多有腹胀，左下腹乙状结肠区可触及硬块。

5. 自主神经功能障碍　脊髓休克期病损平面以下少汗或无汗，皮肤脱屑、水肿，趾（指）甲松脆，足底皲裂和角化过度等。病损平面以上可有发作性出汗过度、皮肤潮红、心动过缓等。脊髓休克期过后，以上征象逐步缓解。

（三）辅助检查

1. 脑脊液检查　急性期外周血白细胞正常或轻度增高；压颈试验通畅，少数病例脊髓水肿严重，可出现不完全梗阻。脑脊液（cerebrospinal fluid，CSF）压力正常，外观无色透明，白细胞数正常或增高（$10×10^6/L \sim 100×10^6/L$），淋巴细胞为主；蛋白含量正常或轻度增高（$0.5 \sim 1.2g/L$），糖、氯化物正常。

2. 影像学检查　脊柱 X 线检查正常。脊髓 MRI 的典型改变是病变部位脊髓增粗，病变节段髓内斑点状或片状，呈 T_1 低信号、T_2 高信号，常为多发，强度不均，可有融合。恢复期可正常。个别病例可始终无异常。

3. 电生理检查　包括：①视觉诱发电位（visual evoked potential，VEP）正常，可与视神经脊髓炎及多发性硬化鉴别；②下肢体感诱发电位（SEP）可为阴性或波幅明显减低；③运动诱发电位（motor evoked potential，MEP）异常，MEP 也可作为判断疗效及预后的指标；④肌电图呈失神经改变。

（四）心理 - 社会状况

评估病人有无焦虑、沮丧、悲观失望和情绪不稳定等心理变化。评估家属及病人对急性脊髓炎的发病经过、治疗、预后知识的认知程度，病人的心理、社会支持系统及常用的应对机制。

【常见护理诊断 / 问题】

1. **自主呼吸障碍**　与高颈段脊髓病变有关。

2. **躯体活动障碍**　与脊髓病变所致截瘫有关。

3. **感知觉紊乱**　与脊髓病变、感觉传导通路受损有关。

4. **排尿障碍**　与自主神经功能障碍有关。

5. **排便失禁 / 便秘**　与自主神经功能障碍有关。

6. **潜在并发症**：压疮、肺炎、泌尿系统感染。

【计划与实施】

本病无特效治疗，治疗原则主要为减轻脊髓损害、防治并发症及促进功能恢复。经过治疗和护理，病人：①呼吸保持通畅；②自理能力逐步恢复；③不发生损伤，尤其是身体感觉障碍的部分；④能控制排尿；⑤皮肤完整无破损，无压疮、肺炎、泌尿系感染及烫伤。

（一）保持呼吸道通畅

1. 严密观察　观察病人呼吸的频率、深度，判断呼吸无效的原因，如是否有呼吸困难、咳嗽是否有力，听诊气管、肺部有无痰鸣音，监测血氧饱和度指标及 X 线胸片，以判断有无肺部感染。

2. 吸氧　病人出现呼吸困难时给予低流量吸氧，呼吸无效时备好气管切开或气管插管、人工呼吸机及负压吸引器等抢救物品及药品，并及时通知医生。对气管切开机械辅助呼吸病人的护理，详见第七十四章"吉兰 - 巴雷综合征病人的护理"。

3. 排痰　呼吸道痰鸣音明显时，应鼓励、指导病人有效咳痰。如咳痰无力，可予拍背，雾化后及时有效吸痰，减少痰液坠积、结痂。对于舌后坠者，给予口咽通气，固定后予以吸痰管吸痰，同时注意口腔清洁。

（二）提高病人的自理能力

1. 评估病人的自理能力，根据需求协助病人完成日常生活。

2. 生活护理　指导和协助病人洗漱、进食、如厕、穿脱衣服及个人卫生，满足病人基本生活需要。鼓励病人自理，对于病人的一点进步都要及时予以鼓励和肯定。

3. 指导训练　仰卧时抬高臀部，以便在床上放大、小便器。给予日常生活活动训练，使病人能自行穿脱衣服、进食、大小便、淋浴及开关门窗、电灯、水龙头等，增进病人自我照顾的能力。

4. 心理护理　脊髓炎病人常因起病急，生活不能自理，给家庭增添负担而感到沮丧。因担心自己能否重新站起来，能否继续工作，害怕自己成为家庭的包袱而产生不良情绪。在护理过程中，给病人提供有关疾病治疗及预后的可靠信息，鼓励病人正确对待疾病，消除焦虑、恐惧心理。关心、尊重病人，多与病人交谈，鼓励病人表达自己的感受。避免任何刺激、伤害病人自尊的言行，鼓励病人克服困难，增强自我照顾能力与自信心。

（三）排泄异常的护理

1. 尿失禁　护士应观察排尿的方式、次数与量，了解膀胱是否膨隆，区分是尿潴留还是充溢性尿失禁。对排尿困难的病人应先给予膀胱区按摩动作，要轻柔，如效果不佳，可采取冷、热敷交替疗法，促使膀胱肌收缩，如以上方法无效后行留置尿管。根据异常情况及程度，可予以不同的护理、指导。护理者要根据给病人输液或饮水的时间，给予排尿用品（尿盆、尿壶、尿不湿）协助排便，并及时撤换，同时在病人小腹部加压，增加膀胱内压，锻炼恢复自主排尿功能。

2. 尿潴留　给予留置导尿，留置尿管时应严格无菌操作，定期更换导尿管及无菌接尿袋。保持会阴部清洁。

3. 膀胱功能训练　活动锻炼时取坐位，以利于膀胱功能恢复；根据入量（输液、饮水）时间，适时、规律地夹闭开放尿管，以维持膀胱充盈、收缩功能；排放尿液时可采用一些方法刺激诱导膀胱收缩，如轻敲病人下腹部和听流水声；注意尿液颜色、量、性质。鼓励病人多饮水，每日 2500～3000ml，以稀释尿液。

4. 大便秘结　应保证适当的高纤维饮食与水分的摄取，依照病人的排便习惯，选择一天中的一餐前给缓泻剂，饭后因有胃结肠反射，当病人有便意感时，指导并协助病人通过增加腹压来引发排便，必要时肛门注入开塞露 1～2 支，无效时可给予不保留灌肠，每天固定时间进行，养成排便习惯。

5. 大便失禁　选择易消化、吸收的高营养、低排泄要素饮食，同时指导病人练习腹肌加压与肛门括约肌收缩，掌握进食后的排便时间规律，协助放置排便用品（便盆、尿垫）；随时清洁排便后肛门周围皮肤。

（四）做好皮肤护理

预防压疮、烫伤、冻伤，避免输液肿胀。

1. 认真交接　每次换班时认真床头交接、检查皮肤，观察有无发红等情况；每日清洁皮肤，随时保持床单位平整、干净、干燥。

2. 预防皮损　及时清理排泄物，温水擦洗，维持会阴、肛门周围皮肤清洁、干燥，观察皮肤有无发红、破溃。定时翻身，对骨突或受压部位，如脚踝、足跟、膝部、股关节处、肘部等最易受压的部位常检查，予以按摩，促进皮肤的血液循环，必要时局部使用压疮减压贴。

3. 根据感觉障碍情况正确处理　了解病人痛、温度觉障碍，自主神经功能障碍。感知刺激，用温水擦洗感觉障碍的身体部位，每天 2～3 次，以促进血液循环和刺激感觉恢复。保持床单清洁、干燥、无渣，防止感觉障碍的身体部位受压或机械性刺激。输液尽量选择健侧、上肢，输液前认真观察准备输液肢体一侧的皮肤情况，输液后注意观察输液肢体局部及皮肤情况，以免发生输液外渗时因感觉减退造成的严重损伤；清洗、浸泡时，避免高温或过冷刺激，慎用热水袋或冰袋，肢体保温需用热水袋时，水温不宜超过 50℃，防止烫伤。对感觉过敏的病人尽量避免不必要的刺激。自主神经功能障碍可致无外因肢体局部水肿，应注意对皮肤的观察、保护，水肿程度的评估。

（五）增进瘫痪肢体的功能

1. 保持瘫痪肢体的功能位，防止关节变形而失去正常功能。

2. 帮助病人进行肢体的全范围关节运动，防止关节强直。

3. 按摩瘫痪肢体，每天 2～3 次，促进血液循环，防止肌肉萎缩。

4. 物理治疗师施行物理治疗以加强未麻痹肌肉的力量。当瘫痪肢体肌力逐渐增强时，指导并鼓励病人进行主动运动，锻炼肌肉的力量和耐力，增进病人日常生活活动能力和自我照顾能力。

5. 鼓励病人持之以恒，循序渐进。

6. 当病人第一次坐起时，尤其是半身瘫痪者，应在起身之前穿着弹性袜，以增加静脉血回流，逐渐增加坐位的角度，以防产生低血压。

（六）药物治疗与护理

急性期大剂量使用甲泼尼龙短程疗法及免疫球蛋白等多种药物；注意观察药物作用与不良反应。

（七）预防并发症

1．预防肺部感染 采取侧卧位或半卧位，注意保暖、避免受凉，协助病人勤翻身、拍背、并鼓励病人咳嗽或做深呼吸运动，以改善肺泡通气功能，预防肺部并发症。

2．预防尿路感染 鼓励病人多饮水，做好会阴护理，按时更换尿袋，尿管按时开放，放尿后及时夹闭，防止尿液回流发生逆行感染。

3．预防压疮 应用气垫床能有效预防压疮的发生。

（八）健康指导

1. 告知病人和照顾者膀胱充盈及尿路感染的表现、感觉，保持会阴部清洁。

2. 鼓励病人进食高热量、高蛋白、高维生素易消化的饮食，多食蔬菜、水果，多饮水，以刺激肠蠕动，减轻便秘及肠胀气。

3. 保持乐观情绪，正确对待疾病；适当进行体育锻炼，增强体质。

4. 加强肢体功能锻炼和日常生活动作训练，做力所能及的家务和工作。与病人及家属共同制订康复计划，提供必要的康复器械和安全防护设施，指导病人早期进行肢体的被动运动与主动运动，鼓励循序渐进、持之以恒的肢体功能锻炼，促进早日康复。

5. 注意安全，防止受伤，避免受惊、疲劳等诱因。

【护理评价】

经过治疗和护理，病人是否达到：①呼吸保持通畅；②有信心，并且自理能力逐步提升；③未发生损伤，尤其是身体感觉障碍的部分；④能控制排尿；⑤皮肤完整无破损，无肺炎、泌尿系感染及烫伤。

第二节　脊髓压迫症病人的护理

脊髓压迫症（spinal cord compression）是一组椎管内占位性病变而引起的脊髓受压综合征，随着病变进展，出现脊髓半切和横贯性损害及椎管梗阻，脊神经根和血管可不同程度受累。病变呈进行性发展，最后导致不同程度的脊髓横贯损害和椎管阻塞。

【病因与发病机制】

1. 病因　脊髓压迫症与机械压迫、血供障碍及占位病变直接浸润破坏有关。

（1）脊膜病变：脊膜病变是脊髓压迫症最常见的原因。硬脊膜外脓肿、硬脊膜外或硬脊膜下血肿、蛛网膜粘连、脊膜瘤、蛛网膜囊肿、脑脊膜癌等均可造成脊髓受压。

（2）脊柱病变：最常见的是脊椎外伤和脊柱结核，其次为肿瘤和椎间盘脱出。

（3）脊髓和神经根病变：最常见的是肿瘤，如神经纤维瘤、脊髓胶质瘤、室管膜瘤、脊髓内血管畸形等。

2. 发病机制

（1）脊髓机械性受压：脊柱骨折、肿瘤等直接压迫脊髓或脊神经根，引起脊髓受压、移位和神经根刺激或麻痹等症状。

（2）浸润性改变：脊柱及脊髓的转移癌、脓肿、白血病等浸润脊膜、脊神经根和脊髓，使其充血、水肿，引起脊髓受压。

（3）缺血性改变：供应脊髓的血管被肿瘤、椎间盘等挤压，引起相应节段脊髓缺血性改变，导致脊髓肿胀、坏死、软化等，出现脊髓的压迫症状。

【护理评估】

（一）健康史

在询问脊髓压迫症病人的健康史时，重点询问是否有脊柱外伤和脊柱结核、既往是否有肿瘤或椎间盘脱出病史、是否有其他部位的化脓性病灶、是否有脊髓血管畸形或脊髓本身受压等。

（二）身体状况

脊髓压迫症的病因多样，临床表现也有较大差别。直接侵犯、压迫神经组织的，症状出现较早；髓外硬膜内占位性病变，症状进展较缓慢；硬脊膜外占位性病变，由于硬脊膜的阻挡，对脊髓的压迫作用很轻，症状常发生在脊髓腔明显梗阻后。急性脊髓压迫症多表现为脊髓横贯性损害，常伴有脊髓休克。慢性脊髓压迫的症状是进行性的。

典型的脊髓压迫症分三期。

1. 刺激期　病变早期，表现为根性疼痛，如刀割样、针刺样、电击或烧灼样感觉异常，常有束带感。局部皮肤感觉过敏或痛觉减退。白天症状减轻，晚间症状加重，活动时减轻，咳嗽时加重。

2. 脊髓部分受压期　表现为脊髓半切综合征（Brown-Sequard syndrome）。脊髓半切综合征是指脊髓半侧受压时，出现同侧上运动神经元瘫痪及对侧痛温觉障碍等。表现为病侧下肢肌张力增高，腱反射亢进，锥体束征阳性和病变对侧肢体的痛、温觉减退或消失。

3. 脊髓完全横贯性损害　此期为脊髓完全受压期。运动、感觉与自主神经功能障碍的表现与急性脊髓炎一致。

以上三期的表现并非各自独立，常可相互重叠。

（三）辅助检查

1. 脑脊液检查　脑脊液常规、生化检查及动力学变化对确定脊髓压迫症和程度很有价值。脑脊液细胞计数一般在正常范围，炎症病变多有白细胞计数升高，肿瘤有出血坏死者红细胞和白细胞计数均增高。压颈试验时椎管部分或完全阻塞，蛋白含量增高。怀疑硬脊膜外脓肿时切忌在脊柱压痛处腰穿，以防导致蛛网膜下腔感染。

2. 影像学检查　脊柱 X 线平片可见脊柱骨折、脱位、错位、结核、骨质破坏及椎管狭窄椎弓根变形或间距增宽、椎间孔扩大、椎体后缘凹陷或骨质破坏等提示转移瘤；CT 及 MRI 能清晰显示椎管内病变及性质、部位和边界；脊髓造影可显示脊髓梗阻界面，椎管完全梗阻时上行造影只显示压迫性病变下界，下行造影可显示病变上界。

（四）心理 - 社会状况

脊髓压迫症病人因突然瘫痪、生活不能自理，导致日常生活、工作等发生改变，给家庭带来沉重的生活、经济负担。又因肿瘤是脊髓压迫症的常见原因，病人不仅担心所患疾病的性质、是否须手术治疗，更担心疾病预后，容易产生急躁、焦虑情绪。护士要评估病人有无焦虑、抑郁、恐惧、悲观等心理反应。评估病人及家属对疾病的发生、发展、治疗及预后相关知识的认知程度，家庭、社会支持系统和常用的应对机制。

【常见护理诊断 / 问题】

1. 焦虑　与缺乏疾病的相关知识，或对治疗及预后不可知有关。

2. 移动能力障碍　与脊髓受压所致截瘫有关。

3. 舒适度减弱　与脊髓受压、感觉传导通路受损有关。

4. 尿潴留　与自主神经功能障碍有关。

5. 慢性疼痛　与手术所致组织损伤有关。

【计划与实施】

手术祛除导致脊髓受压的病因是主要的治疗方法，因此，脊髓压迫症的治疗原则为：早期手术，针对病因进行治疗，对某些恶性肿瘤、转移癌手术后或不宜手术治疗者，行放疗或化疗。术后注重康复，防治并发症。

经过治疗和护理，病人：①能了解有关疾病的相关知识，情绪稳定；②肌力逐渐增强，在帮助下可以活动；③不发生损伤；④尿潴留解除；⑤主诉疼痛减轻或疼痛消失。

（一）术前护理

1. 减轻病人焦虑　病人因担心手术效果而心生恐惧，护士应主动与病人沟通，向病人介绍本病手术的必要性及手术效果等相关知识，了解病人的担忧，帮助病人建立积极的心境，配合手术治疗。

2. 术前指导　指导病人练习深呼吸和咳痰，并养成定时排大小便的习惯，以减少术后并发症。

3. 介绍引流管及留置尿管的重要性及注意事项。

（二）术后护理

1. 病情观察　监测病人生命体征的变化并及时记录。

2. 术后体位　术后睡硬板床。取仰卧位，以减少伤口渗血，1～2 小时后改侧卧位，避免伤口长时间受压影响血液循环。每 1～2 小时翻身一次，高颈髓手术后病人一定注意"轴线翻身"，防止脊髓扭伤引起呼吸障碍。

3.疼痛管理　护士应评估和记录病人疼痛的程度，必要时遵医嘱给予止痛药，使用止痛药后观察记录疼痛治疗的效果。

4.引流管的护理　术后注意观察伤口敷料是否完整，引流管、尿管是否通畅，固定是否牢固，定时挤压引流管，保持其通畅。注意引流液及尿液的性质及量。

5.肢体活动　严密观察肢体活动与肌力恢复情况和感觉平面下降的位置。如有异常，应考虑为脊髓继发出血引起脊髓受压，迅速通知医生及时处理。下肢有明显感觉障碍者忌用热水袋，防止烫伤。

6.并发症的观察与护理　病人术后排尿功能难以立即恢复，常有排尿困难或尿失禁，多留置尿管，嘱病人多饮水，每日饮水量在 2500ml 以上，预防泌尿系感染。预防呼吸道感染，预防压疮、关节挛缩。因病人有不同程度的瘫痪，术后加强体位变换及皮肤护理以预防损伤，便秘可口服通便药物或使用开塞露，必要时遵医嘱给予肥皂水灌肠，保持至少 2～3 天内大便一次。

（三）康复护理

脊髓压迫症术后一般症状均可得到改善，瘫痪肢体需加强护理和康复训练。早期除预防并发症外，积极配合康复治疗师进行早期床上康复训练，尤其是残肢被动关节活动，可防止关节挛缩，亦可防止深静脉血栓形成。康复护理是残疾人终身健康管理的重要组成部分，必须由病人和家属在集中康复训练期间掌握所有康复护理内容，才有可能预防各种并发症的发生，使病人回归社会。

（四）心理护理

脊髓压迫症病人术后症状难以立即缓解或反有加重，神经功能恢复非常缓慢，病人往往产生悲观情绪。医护人员应做好心理护理，纠正病人的自卑心理，树立战胜疾病的信心。通过与病人接触，了解病人的真正感情和实际需要，采取最恰当的护理措施。

（五）健康指导

重点是指导病人如何自我管理，避免出现各种并发症。心理护理应贯穿整个过程，使病人以积极的心态主动参与康复，最大限度地提高功能训练水平，恢复肢体及器官功能，提高生活质量。

【护理评价】

经过治疗和护理，病人是否达到：①情绪稳定，配合治疗护理；②肌力逐渐增强，在帮助下可以逐步增强活动能力；③未发生任何非正常机体损伤；④尿潴留解除；⑤主诉疼痛减轻或疼痛消失。

（商临萍）

◇ 思考题　..

男性，32 岁，因双下肢麻木无力、伴尿便障碍两天入院。查体：T 37.2℃，P 78 次 / 分，BP 130/90mmHg，R 18 次 / 分，腰部伴束带感，双下肢肌张力低、腱反射消失、病理反射引不出。主诉：在两周前曾患感冒。入院后脑脊液检查，压力正常，细胞计数、蛋白含量轻度增高，糖及氯化物正常。次日，MRI显示病灶部脊髓增粗，病变节段髓内多发斑点状病灶，强弱不均。诊断：急性脊髓炎。请问：

（1）该病人的主要护理诊断是什么？

（2）对双下肢麻木、无力及尿便障碍应实施哪些护理措施？

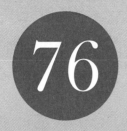

第七十六章
中枢神经系统感染性疾病病人的护理

学习目标

识记
1. 准确复述以下概念：流行性乙型脑炎、中枢神经系统感染、流行性脑脊髓膜炎。
2. 正确说出流行性乙型脑炎、流行性脑脊髓膜炎的传染源、传播途径和流行特征。
3. 正确说出流行性乙型脑炎、流行性脑脊髓膜炎的分期及各期临床特点。

理解
1. 比较并用自己的语言阐述流行性乙型脑炎、流行性脑脊髓膜炎病人护理评估、治疗原则的异同点。
2. 理解流行性乙型脑炎、流行性脑脊髓膜炎的发病机制，分析针对发病环节的防护措施。

运用
对流行性乙型脑炎、流行性脑脊髓膜炎病人实施全面的护理评估，在评估的基础上制订护理计划，提供正确的护理措施和健康指导。

中枢神经系统感染（infections of the central nervous system）是各种生物性病原体，包括病毒、细菌、螺旋体、寄生虫、立克次体和朊蛋白等侵犯脑或脊髓实质、被膜和血管等，引起的急、慢性炎症（或非炎症）性疾病。本章主要介绍流行性乙型脑炎和流行性脑脊髓膜炎病人的护理。

第一节　流行性乙型脑炎病人的护理

流行性乙型脑炎（epidemic encephalitis B）简称乙脑，在国际上称日本脑炎（Japanese encephalitis），是由乙型脑炎病毒引起的以脑实质炎症为主要病变的中枢神经系统急性传染病。本病经蚊虫传播，主要分布在亚洲地区，多为夏季流行，临床特征为高热、意识障碍、抽搐、病理反射阳性及脑膜刺激征。重症可出现中枢性呼吸衰竭，病死率高达 20% ~ 50%，可有后遗症。

【病原学】

乙型脑炎病毒（encephalitis B virus）简称乙脑病毒，属黄病毒科，黄病毒属。病毒的抗原性较稳定，人与动物感染后体内可产生补体结合抗体、中和抗体及血凝抑制抗体。病毒在外界抵抗力不强，不耐热，对乙醚和酸均很敏感，加热 100℃ 2 分钟或 56℃ 30 分钟后可以灭活，能耐低温和干燥。

【流行病学】

1. 传染源　乙脑是人兽共患的自然疫源性疾病。人和动物（包括猪、牛、羊、马、鸭、鸡、鹅等）感染乙脑病毒后可发生病毒血症，成为传染源，猪是主要传染源。人感染后，病毒血症期短暂，其血中病毒含量少。

2. 传染途径　蚊子是乙脑的主要传播媒介。带乙脑病毒的蚊虫经叮咬将病毒传给人或动物。蚊子感染乙脑病毒后不发病，成为乙脑病毒的长期储存宿主。

3. 人群易感性　人对乙脑病毒普遍易感，感染后多数呈隐性感染，感染后可获得较持久的免疫力。

4. 流行特征　乙脑主要分布于亚洲。我国除东北北部、青海、新疆、西藏外均有乙脑流行。乙脑在热带地区全年均可发生，在温带和亚热带地区包括我国呈季节性流行。乙脑集中暴发少，呈高度散发性，家庭成员中少有同时多人发病。

【发病机制】

人被带病毒的蚊虫叮咬后，乙脑病毒进入人体，首先在单核 - 巨噬细胞内繁殖继而入血，形成短暂的病毒血症，多数情况下乙脑病毒不侵入中枢神经系统而呈现隐性感染或轻微型感染，并可获得终身免疫力。仅在少数情况下（机体免疫力低下，病毒量多，毒力强），病毒才通过血 - 脑脊液屏障进入中枢神经系统，引起脑炎，脑及脊髓均可受累，其中以大脑皮质、间脑和中脑病变最为严重。

【病理】

1. 神经细胞变性、肿胀与坏死，尼氏小体消失，核可溶解，细胞内出现空泡。严重时脑实质各部位形成散在大小不等的坏死软化灶，少数融合成块状。如坏死灶不能修复，则可引起后遗症。

2. 炎症细胞浸润和胶质细胞增生，淋巴细胞和大单核细胞浸润，常聚集在血管周围形成所谓"血管套"。胶质细胞、中性粒细胞侵入神经细胞内，形成"噬神经细胞现象"。

3. 血管病变，脑实质和脑膜血管扩张、充血，大量浆液性渗出，形成脑水肿，小血管内皮细胞肿胀，坏死脱落，产生附壁血栓及血管周围坏死、出血。

【护理评估】

（一）健康史

关注是否是乙脑的流行季节，病人所处的地区，重点询问有无蚊虫叮咬史，起病状况、是否治疗等。

（二）身体状况

1. **初期** 为发病初的 1～3 天，起病急，体温在 1～2 天内升高，可达 39～40℃，伴头痛、恶心，呕吐，部分病人可有嗜睡或精神倦怠，少数病人出现颈项强直及抽搐。

2. **极期** 为病程第 4～5 天。

（1）高热：初期病程加重，体温可达 40℃以上，持续 7～10 天，重者可长达 3 周。体温越高，热程越长，病情越重。

（2）意识障碍：包括嗜睡、昏睡、昏迷或谵妄等，昏迷的深浅及持续时间长短与病情轻重和预后有关。此期一般持续 1 周左右，重者可长达 4 周。

（3）惊厥或抽搐：是乙脑的严重症状之一，轻者仅见于面部、手、足局部抽搐，重者肢体呈阵挛性抽搐，甚至全身强直性抽搐，历时长短不等（数分钟至数十分钟），常伴有意识障碍。频繁抽搐可使缺氧和脑水肿加重，严重者可导致发绀，甚至呼吸暂停。

（4）呼吸衰竭：主要为中枢性呼吸衰竭，见于重症和极重症病人。主要表现为呼吸节律不规则及幅度不均，如呼吸表浅、双呼吸、叹息样呼吸、潮式呼吸等，最后呼吸停止。

（5）神经系统表现：浅反射消失或减弱，膝、跟腱反射先亢进后消失，锥体束征阳性，常出现脑膜刺激征。昏迷时除浅反射消失外，可有肢体强直性瘫痪、偏瘫或全瘫，伴肌张力增高，大小便失禁或尿潴留。

3. **恢复期** 多数病人于发病 10 天后进入恢复期，体温逐渐下降，症状逐渐好转，大多于 2 周内完全恢复，重症病人恢复较慢，经治疗后多于 6 个月内恢复。

4. **后遗症期** 少数重症病人在发病 6 个月后仍有精神、神经症状如反应迟钝、失语、痴呆、吞咽困难、肢体瘫痪，癫痫等。

高热、抽搐和呼吸衰竭是极期的严重症状，三者之间互相影响，可形成恶性循环，其中呼吸衰竭是乙脑最主要的死亡原因。

（三）辅助检查

1. **血常规检查** 白细胞总数在（10～20）×10⁹/L，疾病初期中性粒细胞增高，可达 80% 以上，随后淋巴细胞增多，部分病人可始终正常。

2. **脑脊液检查** 脑脊液压力增高，外观无色透明或微浑，白细胞计数在（50～500）×10⁶/L 以上、早期中性粒细胞稍增多，氯化物正常，糖正常或偏高，蛋白质轻度增加。少数病例于病初脑脊液检查正常。

3. **血清学检查**

（1）特异质 IgM 抗体测定：发病后 3～4 天，血及脑脊液中出现特异质 IgM 抗体有助于早期诊断。

（2）补体结合试验：大于或等于 1：16 即有诊断意义。

4. 病毒分离 病程第一周内死亡病例的脑组织中可分离到病毒，但脑脊液和血中不易分离到病毒。

（四）心理－社会状况

乙脑病人因起病突然、病程发展快，病人可出现焦虑不安、紧张、急躁等不良情绪。刚清醒的病人会出现脆弱、易哭泣和激动等反应。疾病后期有功能障碍或后遗症者，易产生悲观、抑郁等情绪。病人家属不仅增加了生活负担，家庭角色及经济状况也发生了较大变化。护士应评估病人及家属对疾病相关知识的认知程度，家庭及社会支持系统及应对机制。

【常见护理诊断／问题】

1. 体温过高 与病毒血症及脑部炎症有关。

2. 有受伤的危险 与脑实质炎症致病人躁动、抽搐有关。

3. 气体交换障碍 与中枢性呼吸衰竭有关。

4. 潜在并发症：脑疝。

【计划与实施】

乙脑病人目前尚无特效治疗，治疗原则是：积极抗病毒，对症治疗，尤其注意高热、抽搐、呼吸衰竭等危重症状的处理。经过治疗和护理，病人：①体温维持在正常范围内；②患病期间无外伤发生；③意识障碍逐渐减轻直至恢复正常；④呼吸困难逐渐改善；⑤无脑疝发生。

（一）休息与环境

乙脑病人必须进行昆虫隔离至体温正常为止。病人应卧床休息。病房应有防蚊设备和灭蚊设施。环境安静，光线柔和，防止声音、强光刺激病人，病室环境应安静，通风好。有计划地集中安排各种检查，治疗护理操作，有利于休息并避免操作刺激诱发惊厥或抽搐。

（二）症状护理

1. 高热 以物理治疗为主，药物降温为辅，同时降低室温，使肛温控制在 38℃ 左右，包括冰敷额头，枕部和体表大血管部位，乙醇擦浴，冷盐水灌肠等。幼儿或年老体弱者可用 50% 安乃近滴鼻，防止过量退热药物致大量出汗而引起虚脱。高热伴抽搐者可用亚冬眠疗法。以氯丙嗪和异丙嗪各 0.5 ~ 1mg/kg 肌注，或乙酰丙嗪代替氯丙嗪，每次 0.3 ~ 0.5mg/kg。每 4 ~ 6 小时 1 次，疗程为 3 ~ 5 天。

2. 惊厥或抽搐 抽搐、躁动的病人，护理应密切观察，如病人出现两眼凝视、面部肌肉及口角抽动等抽搐先兆，应及时报告医生，同时将病人置于仰卧位，头偏向一侧，及时清除口腔部分泌物，保持呼吸道通畅，注意病人安全，病床加床栏，防止坠床等意外发生，必要时用约束带。出现惊厥或抽搐后应尽早祛除病因、及时镇静止痉。遵医嘱用药，保持呼吸道通畅，预防继发损伤。

3. 呼吸衰竭 详见第十六章"呼吸衰竭病人的护理"。

4. 颅内压增高 详见第六十八章"颅内压增高病人的护理"。

（三）药物治疗与护理

1. 抗病毒药 乙脑病人的治疗目前无特效药物，可用抗病毒的阿昔洛韦、更昔洛韦及干扰素等，积极对症治疗，重点处理好高热、抽搐和呼吸衰竭危重症状。

2. 中医中药治疗 白虎汤加减、清瘟败毒饮等。成药可用安宫牛黄丸等。

（四）健康指导

1. 宣传乙脑的防护知识 包括：①夏秋季应大力开展防蚊、灭蚊工作外，冬季应消灭越冬蚊，春季应消灭蚊的幼虫及其孳生地；在流行季节利用蚊帐、避蚊油、烟熏剂等防止蚊虫叮咬；②易感者进行乙脑疫苗的接种；③加强对家畜的管理（尤其幼猪是本病重要的中间宿主和传染源），流行地区在流行季节前，对猪接种疫苗能有效地控制乙脑在猪群中的传播流行。

2. 介绍乙脑的流行病学特点、主要临床特征等，以便及时发现病人，使在流行季节出现高热、头痛、意识障碍等表现的病人能尽快送医院诊治。

3. 积极防治后遗症 乙脑病人出院时如遗留瘫痪、失语、痴呆等神经精神症状时，应向病人及家属说明积极治疗的意义，尽可能争取在6个月内恢复，以防成为不可逆的后遗症。鼓励病人坚持康复训练和治疗，定期复诊，并教会其家属本病相关的护理措施及康复方法，如鼻饲、按摩，肢体功能位与功能锻炼及语言训练，可行理疗、针灸、体疗、高压氧治疗等，协助病人恢复健康。

【护理评价】

经过治疗和护理，病人是否达到：①体温维持在正常范围；②无并发症发生；③患病期间无外伤发生；④病人能恢复良好的意识水平；⑤无脑疝发生。

第二节 流行性脑脊髓膜炎病人的护理

流行性脑脊髓膜炎（epidemic cerebrospinal meningitis，meningococcal meningitis，ECM）简称流脑，是由脑膜炎奈瑟菌又称脑膜炎球菌引起的一种化脓性脑膜炎。本病菌除引起流脑和败血症外，还可引起肺炎、心包炎、泌尿生殖道炎、全眼炎、骨髓炎、关节炎等，统称脑膜炎球菌病（meningococcal disease）。其主要临床特征为突发高热、剧烈头痛、频繁呕吐、皮肤黏膜瘀点、瘀斑和脑膜刺激征，脑脊液呈化脓性改变。严重者可有败血症休克及脑实质损害。部分病人暴发起病，可迅速致死。本病呈全球分布，散发或流行，冬春季多见。

【病原学】

脑膜炎球菌属奈瑟菌，为革兰阴性双球菌。可在带菌者的鼻咽部及病人血液、脑脊液、皮肤瘀点、瘀斑中发现该菌。人是该菌唯一的天然宿主，本菌在体外生活力和抵抗力均很弱，对干燥、寒冷、热及一般消毒剂和常用抗生素均敏感，温度低于30℃时易自溶死亡，故标本采集后必须立即送检。本菌裂解可释放内毒素，为其致病的重要因素。脑膜炎球菌包括4个主要抗原成分，为细菌血清学分类的主要依据。

1. **荚膜多糖** 为群体特异性抗原，根据不同的抗原性，分为A、B、C、D、X、Y、Z等共13个血清群。其中以A、B、C最为常见，占流行病学的90%以上。A群引起大流行，B、C群引起散发和小流行。

2. **脂寡糖抗原** 为外膜脂质成分，是细菌的主要致病因子，其抗体具有补体调节活性。

3. **外膜蛋白型特异抗原** 脑膜炎球菌外膜蛋白（Opa～e）共5种，但并非所有菌株都含有全部5种蛋白。其主要抗原决定簇在Opa，刺激机体产生杀菌抗体。

4. **菌毛抗原** 细菌菌毛与致病有关，细菌透过菌毛与鼻咽部上皮细胞受体结合，使细菌黏附并侵入人体。菌毛主要成分为蛋白质。

【流行病学】

1. **传染源** 为带菌者和流脑病人。病人自潜伏期末开始至急性期均有传染性，但一般不超过发病后 10 天，治疗后病原菌很快消失。本病隐性感染率高，感染后细菌寄生于正常人鼻咽部，不引起症状，故不易被发现。多为短期或间歇期带菌。流行期间正常人群带菌率可达 50% 以上，带菌者对周围人群的威胁远超过病人，因此，在流行期间带菌者可作为重要的传染源。

2. **传播途径** 病原菌主要通过咳嗽、打喷嚏借飞沫由呼吸道直接传播。空气不流通处 2m 以内的接触者均有被感染的危险。通过间接接触如玩具、日用品等的传播机会很少。

3. **易感性** 人群普遍易感，成人可经隐性感染获得免疫。在流行年则发病人群可向高年龄组移动。各群间有交叉免疫，但不持久。

4. **流行特征** 全年均可发病，多见于冬春季，从每年 11 月至次年 5 月，3～4 月份为高峰。由于人群免疫力不同，各地区发病不同，大城市发病较少，中小城市和乡镇发病较多，山区和偏僻农村一旦有传染源介入，可呈暴发流行。本病可呈周期性流行，一般 3～5 年小流行，7～8 年大流行。与间隔一定时间后人群免疫力下降及新的易感者逐渐增加有关。在易感人群中普遍进行预防接种，可打破此周期性流行。

【发病机制】

脑膜炎球菌必须到达脑脊髓膜才能引起流脑的发病。细菌由人体鼻咽部侵入脑脊髓膜分 3 个步骤：细菌黏附并透过黏膜；进入血液循环（败血症期）；最终侵入脑膜（脑膜炎期）。其发病机制如下。

1. **细菌黏附并透过黏膜** 病原体侵入人体后是否发病及病情轻重，决定于细菌数量和毒力强弱及人体防御功能。人体免疫力强时，脑膜炎球菌侵入人体后大多被迅速杀灭；如免疫力较弱，病原菌可在鼻咽部繁殖，多数感染者成为无症状带菌者，可出现轻微上呼吸道炎症并因此获得免疫力而不治自愈。少数情况下，因机体免疫力低下或侵入人体的脑膜炎球菌毒力较强，细菌自鼻咽部黏膜侵入血流，多数无明显症状或仅出现皮肤黏膜瘀点、瘀斑，可获得免疫力而自愈，仅极少数病人发展为败血症，通过血 – 脑脊液屏障继续侵入脑脊髓膜，形成化脓性脑膜炎。

2. **细菌在血液中的存活机制** 败血症期细菌进入血液循环，在血液中大量繁殖并释放内毒素，内毒素作用于小血管和毛细血管，引起局部出血、坏死、细菌浸润及栓塞，使皮肤、黏膜出现瘀点、瘀斑；内毒素引起全身小血管痉挛，导致严重微循环障碍、有效循环血容量减少，临床出现感染性休克及酸中毒，进而因 DIC 及继发性纤溶亢进而加重微循环障碍和出血，导致皮肤、内脏广泛出血和多器官功能衰竭。

3. **细菌侵入脑膜** 脑膜炎球菌通过跨细胞途径侵入脑膜，被内皮细胞吞噬并跨细胞，然后在基底膜被释放进入脑脊液。内毒素引起脑血管内皮细胞充血、水肿、出血、坏死及通透性增强，导致脑脊髓膜炎及颅内压升高，严重者可有脑实质炎症，甚至发生脑疝而出现昏迷加深、瞳孔变化及呼吸衰竭，病人可迅速死亡。

【病理】

败血症期主要病变是血管内皮损害，血管壁炎症、坏死及血栓形成，血管周围出血。皮肤黏膜局灶性出血，心、肺、胃肠道、肾上腺皮质等脏器亦可有广泛出血。

脑膜炎期主要病变部位在软脑膜和蛛网膜，表现为脑膜血管充血、出血、炎症和水肿，引起颅内压增高；大量纤维蛋白、中性粒细胞及血浆外渗，引起脑脊液混浊。亦可引起颅底部炎症、粘连而发生视神经、展神经、动眼神经、面神经或听神经等脑神经损害并出现相应的临床表现。暴发性脑膜脑炎病变主要在脑实质，引起脑组织坏死、充血、出血及水肿，颅内压显著升高，严重者发生脑疝。

【护理评估】

（一）健康史

重点询问有无流脑接触史，是否有咳嗽、打喷嚏等症状，关注是否为流脑的发病季节，起病时的症状，居住的环境内是否有该类病人等。

（二）身体状况

潜伏期一般为 2~3 天，最短 1 天，最长 7 天。流脑病人的临床表现常分为以下各型。

1. 普通型流脑　最常见，占全部病例的 90% 以上。

（1）前驱期（上呼吸道感染期）：多数病人此期症状不明显。少数病人可表现为低热、咽痛、鼻塞、咳嗽等非特异性上呼吸道感染症状，持续 1~2 天。但因发病急，进展快，此期易被忽视。

（2）败血症期：起病急，突发寒战、高热，体温 39~40℃，伴头痛、全身乏力、食欲缺乏、呕吐及精神委靡等毒血症症状。病人有皮肤、黏膜瘀点及瘀斑，开始为鲜红色，以后为紫红色，病情严重者瘀斑扩大中央呈紫黑色坏死或大疱。本期持续 1~2 天后进入脑膜炎期。

（3）脑膜炎期：高热持续不退，出现明显的中枢神经系统症状，头痛加剧、喷射性呕吐频繁、烦躁不安、畏光、颈后部及全身疼痛。本期经治疗通常在 2~5 天内进入恢复期。

（4）恢复期：体温逐渐降至正常，意识及精神状态改善，皮肤瘀点、瘀斑吸收或结痂愈合。神经系统检查均恢复正常。病程中约有 10% 的病人可出现口周疱疹。病人一般在 1~3 周内痊愈。会有免疫复合物引起的表现，多于病后 7~14 天出现，以关节炎较明显，可同时出现发热，亦可伴有心包炎。

2. 暴发型流脑　起病急骤，病势凶险，如不及时治疗可在 24 小时内危及生命。儿童多见，病死率高。可分为 3 型。

（1）休克型：起病急，高热寒战，严重者体温不升，伴头痛、呕吐及全身严重中毒症状，精神委靡及烦躁不安。全身皮肤黏膜广泛性瘀点、瘀斑并迅速融合成片伴中央坏死，早期即出现循环衰竭表现，如面色苍白、四肢厥冷、发绀、皮肤呈花斑状、血压下降等，易并发 DIC。

（2）脑膜脑炎型：除高热、全身毒血症状、瘀斑外，严重颅内高压为本型突出症状。病人出现剧烈头痛，呕吐呈喷射性，反复或持续惊厥，迅速陷入昏迷。血压升高、锥体束征阳性，严重者可因脑疝发生而出现瞳孔变化，并因压迫延髓呼吸中枢迅速出现中枢性呼吸衰竭。体检可见脑膜刺激征、巴宾斯基征阳性等病理反射。

（3）混合型：为最严重的类型，以上两型表现同时或先后出现，病死率高。

3. 轻型流脑　见于流脑流行后期，病变轻微。表现为低热、轻微头痛及咽痛等轻微上呼吸道感染症状，皮肤黏膜细小出血点及脑膜刺激征阳性，无意识改变。脑脊液变化不明显，咽拭子培养可有病原菌。

4. 慢性败血症型　此型极为少见，可迁延数个月。表现为间歇性发热、寒战、皮肤瘀点或皮疹、多发性大关节痛，少数病人有脾大，每次发作可持续 1 ~ 6 天。易误诊，故需反复多次血培养或瘀点涂片检查。

（三）辅助检查

1. **血常规**　白细胞总数显著明显升高，并发 DIC 时血小板可明显减少；细菌学检查做涂片染色，细菌阳性率为 60% ~ 80%，亦可取血或脑脊液做细菌培养。

2. **脑脊液检查**　是确诊的重要方法。早期脑脊液仅有压力升高，外观正常，应 12 ~ 24 小时后复查。随病情发展，脑脊液压力明显升高，外观变混浊如米汤样或呈脓样，白细胞数明显升高超过 1000×10^6/L，以中性粒细胞为主；蛋白含量升高、糖和氯化物明显减少。

3. **免疫学检查**　用酶联免疫或放射免疫等方法测定流脑病人脑脊液中脑膜炎球菌特异多糖抗原和血清特异抗体，是近年来开展的快速诊断方法。敏感性高，特异性强。适用于已用抗生素治疗而细菌学检查阴性者。

（四）心理 – 社会状况

本病因起病急、发展迅速、病情重，病人不了解病情及治疗效果，担心预后，极易产生紧张、恐惧、焦虑的心理。护士应评估病人及家属对病情的认知程度、家庭及社会的支持系统及应对机制。

【常见护理诊断 / 问题】

1. **体温过高**　与脑膜炎球菌进入血液循环后大量繁殖产生内毒素有关。
2. **有皮肤完整性受损的危险**　与病原体引起皮肤血管损伤有关。
3. **外周组织灌注无效**　与内毒素所致循环障碍有关。
4. **潜在并发症**：脑疝、惊厥、呼吸衰竭。

【计划与实施】

流脑病人的治疗原则是：尽早诊断，严密观察，就地住院，隔离，早期足量应用敏感抗菌药物，积极对症治疗。经过治疗和护理，病人：①体温维持正常范围；②皮肤无感染；③组织灌注量正常，血压稳定，尿量正常；④未发生脑疝、惊厥、呼吸衰竭。

（一）休息与环境

1. **隔离**　病人应安置在空气新鲜、安静的隔离病室内。隔离期为病人症状消失 3 天后，但不少于发病后 7 天。

2. **环境**　病室每日必须进行空气消毒，并备好急救器械及抢救药品。病人取平卧位，给予高热量、易消化、营养丰富的流食或半流质饮食。如病人有意识障碍，应密切观察病情，加强生活护理，防止并发症。

（二）发热的护理

发热的观察及护理对本病至关重要。护士应注意观察病人体温上升的速度、持续时间及伴随症状，体温下降时还应观察病人出汗多少及有无虚脱的征象发生。高热初期，皮肤血管强烈收缩，病人寒战，此时暂不宜退热，而应注意保暖。寒战过后，体温上升，根据病情选择不同的方法，可物理降温，物理降温效果不佳的病人，遵医嘱给予药物降温，观察降温效果，防止不良反应的发生。

（三）皮肤的护理

1. **皮肤观察**　观察病人皮肤有无瘀点、瘀斑，发生的部位、大小及进展情况。

2. 皮肤护理 包括：①重点保护瘀点、瘀斑部位，翻身时避免拖、拉、拽等动作，防止擦伤皮肤；②瘀斑破溃时，按无菌操作原则行清创、换药，伤口暴露；如伤口较深且有脓性分泌物时，应清创后使用敏感抗生素换药；多处破溃时需穿着宽松、柔软的消毒衣裤，预防交叉感染；③瘀点、瘀斑在吸收过程中常有刺痒感，应修剪并包裹病人指甲，避免抓破、擦伤皮肤；④昏迷病人应定时翻身、拍背，按摩受压部位，防止压疮发生，也可用气垫、空心圈等加以保护。

（四）病情观察

1. 颅内压增高的观察 详见第六十八章"颅内压增高病人的护理"。

2. 循环衰竭的观察 暴发型流脑发病急骤，病情变化快，应严密监测病人的生命体征、面色、皮肤、肢端温度、湿度及瘀点、瘀斑的变化，发生异常及时报告医生并配合抢救。休克病人应取平卧位或下肢稍抬高。详细、准确地记录病情及液体出入量，有利于判断病情和制订补液计划。如发现皮肤、黏膜大片出血，穿刺部位渗血或消化道出血情况，可能是由于弥散性血管内凝血所致，应及时报告医师。

（五）药物治疗与护理

病原治疗药物的选用原则包括：①杀菌药；②能透过血－脑脊液屏障；③无耐药。常用的药物有青霉素、氯霉素和头孢菌素。

对症治疗的药物依据病人症状的差异而有所不同，在给药时，护士应注意：①若使用青霉素治疗，应注意观察有无青霉素过敏反应。应用磺胺类药，应鼓励病人多饮水，遵医嘱使用碱性药物以碱化尿液，避免出现肾损害。定期复查尿常规。应用氯霉素治疗，应注意有无胃肠道反应、骨髓抑制现象等。②应用甘露醇等脱水剂时，要注意观察呼吸、心率、血压、瞳孔的变化，颅内高压、脑膜刺激征表现有无改善，脱水的同时注意监测电解质平衡状况。颅内高压者行腰椎穿刺前应先脱水治疗，以免诱发脑疝。③使用强心剂时，严格掌握给药方法、剂量、间隔时间，观察心率、心律的变化。④应用肝素治疗 DIC 时，要注意用药剂量、用法、间隔时间，观察有无过敏反应及出血情况。

（六）安全护理

包括：①意识障碍者，应使其头偏向一侧，避免呕吐物吸入，造成吸入性肺炎；②昏迷病人应注意有无尿潴留，及时给予排尿，以防病人躁动引起颅内压增高；③对于烦躁不安者，应加床栏或四肢加以约束，防止病人坠床，必要时遵医嘱给予镇静药。

（七）健康指导

1. 对病人的指导 讲解流脑的临床过程及预后等，教育病人及时就诊，接受呼吸道隔离，以防疫情扩散。由于流脑可引起脑神经损害、肢体运动障碍、失语、癫痫等后遗症，应指导病人和家属坚持切实可行的功能锻炼、按摩等，提高病人自我管理能力，以提高病人的生活质量。

2. 预防疾病指导 开展多种形式的卫生宣传教育。在流行前期有计划地开展群众性卫生运动，搞好环境和个人卫生，注意室内通风换气。注意尽量不要到人多拥挤的公共场所。体质虚弱者做好自我保护，如外出时戴口罩等。在冬春季节流脑流行期间，提醒社区群众发现有感冒症状，尤其是高热、头痛、呕吐、颈项强直、皮肤瘀点等表现时，及时就诊。

3. 保护易感人群 流行季节前对流行区易感人群进行预防接种，可明显降低发病率。流脑流行单位的密切接触者及家庭内密切接触的儿童可用药物预防。

【护理评价】

经过治疗和护理，病人是否达到：①体温维持在正常范围；②瘀点、瘀斑消失，皮肤未发生破溃和继发感染；③血压稳定，尿量正常；④无脑疝、惊厥、呼吸衰竭发生。

（商临萍）

◇ 思考题

1. 男性，45岁。因高热3天，昏迷、抽搐1天入院。曾到过乙脑疫区，并有蚊虫叮咬史。查体：T 40.2℃，P 110次/分，R：24次/分。颈项强直，克氏征阳性。血常规示白细胞$21×10^9$/L，脑脊液清亮，细胞数$300×10^6$/L，中性80%，IgM抗体阳性。

（1）针对该病人的高热，护士应采取哪些措施（包括与医生合作的内容）？

（2）在恢复期如果病人不配合进行肢体的功能锻炼，作为护士如何帮助该病人？

2. 男性，48岁。在3月中旬，因高热、寒战、头痛、呕吐、颈项强直、皮肤瘀点入住当地医院，医师诊断为"流行性脑脊髓膜炎"。

（1）请问该病人目前的主要护理措施是什么？

（2）在病人恢复期，针对该病人的情况，护士应做哪些健康指导？

第十篇

感觉系统疾病病人的护理

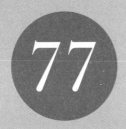

第七十七章
眼病病人的护理

学习目标

识记

1. 能准确描述眼球内容物、眼球壁各层及眼附属器各部的主要结构和生理功能。

2. 能准确复述以下概念：视路、视力障碍、视野缺损、夜盲、结膜充血、睫状充血、视力、指数、手动、光感、视野、暗适应、眼压、白内障、青光眼、高眼压症、正常眼压性青光眼、急性闭角型青光眼、开角型青光眼、葡萄膜炎、Tyndall 现象、交感性眼炎、诱发眼、交感眼、视网膜脱离、眼外伤、眼球穿孔伤、眼化学伤。

3. 能正确概括眼部各部位炎症、外伤临床表现、护理要点。

4. 能准确概括眼部手术前后的护理。

理解

1. 能解释眼科常用检查的原理、方法和护理要点。

2. 能结合视路的组成，比较各种致盲性眼病的病因、发病机制和临床表现。

3. 能比较眼的不同部位的炎症性疾病在病因、临床表现、护理要点方面的异同点。

4. 能结合房水的循环途径，比较不同类型青光眼的病因、发病机制和临床表现。

5. 能用自己的语言说明白内障及视网膜脱离的常见类型、临床表现和防治原则。

运用

1. 能在眼模型上找到眼的主要结构。

2. 能对眼科入院病人进行基本护理评估。

3. 能为眼部手术病人实施正确的护理评估、制订护理计划并提供护理措施。

第一节 概 述

一、眼的结构与功能

眼为视觉器官，包括眼球、视路和眼附属器三部分。眼球接受外界信息经视神经、视路向视皮质传递而完成视觉功能。眼附属器对眼球则起到保护、运动等辅助作用。

【眼球】

眼球（eyeball）近似球形，由两个不同弯曲半径的球面对合而成，前后两个半球在中央交界处称赤道部。正常成人的眼球前后径平均为24mm，水平径平均为23.5mm，垂直径平均为23mm。

眼球由眼球壁和眼球内容物组成（图77-1-1）。

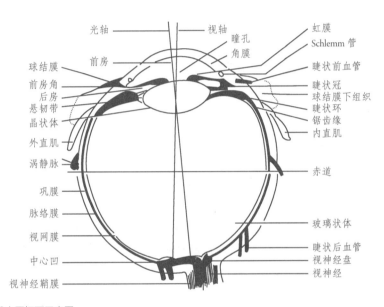

图 77-1-1 眼球水平切面示意图

（一）眼球壁

眼球壁分为三层，外层为纤维膜，中层为葡萄膜，内层为视网膜。

1. **外层** 由坚韧致密的纤维组织构成，主要功能为维持眼球形状和保护眼内组织。前面1/6透明的部分为角膜，后面5/6不透明的部分为巩膜，两者移行处为角巩膜缘。

（1）角膜（cornea）：略呈横椭圆形，横径11.5～12mm，垂直径10.5～11mm。角膜中央厚度为0.5～0.55mm，从中心30°外开始增厚，周边可达1mm。角膜前表面的曲率半径约为7.8mm，后面约为6.8mm，相当于48D的凸透镜，为眼屈光系统的重要组成部分。

角膜组织结构从外向内分为5层（图77-1-2）：①上皮细胞层：由复层上皮细胞组成，再生能力强，损伤后修复快且不留痕迹；②前弹力层（Bowman膜）：为透明质膜，为细胞成分，损伤后不能再生；③基质层：占角膜厚度的90%，由许多层与角膜表面平行且排列极规则的胶原纤维薄板组成，薄板间有角膜细胞和少数游走细胞，并含有黏蛋白和糖蛋白，损伤后不能再生，以结缔组织代替；④后弹力层（Descement膜）：为较坚韧而富有弹性的透明均质膜，对化学物质和细

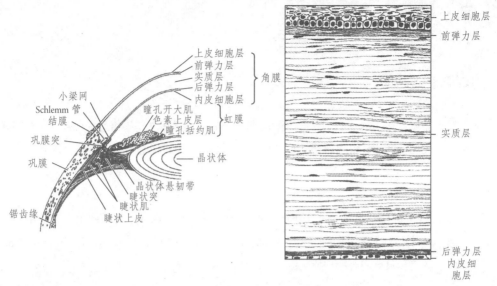

图 77-1-2　角膜各层示意图

菌毒素的抵抗力强，角膜溃疡穿孔前常可见后弹力层膨出，此层损伤后可迅速再生；⑤内皮细胞层：由单层六角形扁平上皮样细胞构成，具有角膜 – 房水屏障功能，损伤后不能再生，靠邻近内皮细胞扩张和移行来覆盖。

角膜的特点：①角膜透明，以使光线入射到眼内；②无血管组织，以保证角膜的透明度，其营养来自角膜缘血管网、房水和泪液；缺点是损伤后易感染，病变时修复慢；③规则的弯曲度使角膜每条径线或每部分的屈折力基本相等，进入眼内的光线经屈折后，聚焦在视网膜上而形成清晰物像，弯曲度不规则时会出现散光；④恒定的含水量确保屈光功能的顺利完成，含水量增加可发生角膜水肿而混浊，导致视力减退；⑤丰富的感觉神经来自三叉神经的眼支，主要感受痛觉，当微小的刺激造成眼痛时，可以引起畏光、流泪等保护性反应。

（2）巩膜（sclera）：为乳白色，由致密而相互交错的胶原纤维构成，表面有进出眼球的血管、视神经通过，有眼球筋膜（Tenon capsule）包裹，前面有结膜覆盖。巩膜厚度为 0.3～1mm，赤道部及眼外肌附着处较薄，视神经周围最厚。视神经纤维穿出巩膜处呈网眼状称筛板，此处最薄弱，若受持续高眼压影响，可形成特殊的青光眼环状凹陷。

（3）角巩膜缘（corneoscleral limbus）：灰白色半透明，为角巩膜相互移行衔接处，宽约 1mm，上方最宽，内眼手术常在此做切口。角巩膜缘周围有深、浅两层血管网，浅层来自结膜血管，深层来自睫状血管系统，以供给角膜营养。当角膜、巩膜、虹膜及睫状体有炎症时，此血管网扩张称睫状充血。角巩膜缘深部有一环形管道，称巩膜静脉窦（Schlemm 管），向内以小梁网与前房角相通，为房水排出通道。

2. 中层　为葡萄膜（uvea），因富含血管和色素，又称血管膜、葡萄膜，主要起营养及遮光作用。由前向后分为虹膜、睫状体和脉络膜三部分。

（1）虹膜（iris）：位于角膜之后、晶状体之前，呈圆盘状，颜色可因种族不同而异。虹膜表面有辐射状凹凸不平的皱褶和隐窝称虹膜纹理，中央有一直径为 2.5～4mm 的圆孔，称瞳孔。瞳孔缘后面紧贴晶状体并受其支撑，当晶状体脱位或摘除后，可发生虹膜震颤。虹膜周边与睫状体接连处最薄，称虹膜根部，眼球挫伤时易从睫状体离断。虹膜组织内含有丰富的三叉神经纤维网和丰富的血管组织，炎症时可产生渗出物和明显疼痛。

虹膜组织内有两种平滑肌,即瞳孔括约肌和瞳孔开大肌。前者环绕瞳孔周围分布,受动眼神经中的副交感神经纤维支配,司缩瞳作用;后者向虹膜周边呈放射状排列,受交感神经支配,司散瞳作用。在情绪波动特别是愤怒和疼痛时,瞳孔散大明显。此两种肌肉可随光线强弱而改变瞳孔的大小,调节进入人眼的光线。

(2)睫状体(ciliary body):围绕眼球前部附着于虹膜内面的环状色素带,前方起于虹膜根部,后方移行于脉络膜。其断面呈三角形,前1/3肥厚称睫状冠,表面有70~80条放射状排列的突起,称睫状突;后2/3薄而扁平,称睫状体扁平部,向后与脉络膜相接处称锯齿缘。睫状体组织内含有丰富的三叉神经末梢,故炎症或外伤时疼痛明显。睫状体主要起调节作用和分泌房水的功能。

(3)脉络膜(choroid):位于虹膜内面,两者之间有一间隙,称脉络膜上腔。脉络膜前起锯齿缘,后止于视盘周围,有丰富的血管和色素。靠近虹膜的血管粗大称大血管层,靠近视网膜的小血管极细,称毛细血管层,中间的称中血管层。脉络膜主要起供应视网膜外层营养和遮光的作用。

3. 内层 即视网膜(retina),为一层透明薄膜,位于脉络膜的内面,前起锯齿缘后止于视盘,外与脉络膜紧贴,内与玻璃体相邻。视网膜按胚胎发育来源分为两层,外层为视网膜色素上皮层,内层为视网膜神经感觉层,两层之间有一潜在间隙,临床上视网膜脱离即发生于此。

视网膜有两个结构非常重要,一处是黄斑,位于眼球后极部视网膜,直径约1.5mm,中央凹陷处称黄斑中心凹,眼底检查可见一小反光点称中心凹反射,为视力最敏锐处。另一处是视盘,又称视盘,距黄斑鼻侧约3mm,为神经节细胞纤维汇集穿出眼球的部位,中央有一小凹陷称生理凹陷或视杯。视盘中央有视网膜中央动脉及静脉通过,并分布于视网膜上。

视网膜神经感觉层光感受器分视杆细胞和视锥细胞两种。前者感弱光,后者感强光、司色觉。黄斑区主要有视锥细胞分布,而无视杆细胞。中心凹处只有视锥细胞,且神经元的传递呈单线连接,故视力非常敏锐。离开中心凹后,视锥细胞密度明显降低而视杆细胞逐渐增多。视盘表面无感光细胞,因此无视觉功能,在视野中形成生理盲点。临床上黄斑区病变时,视力明显下降;周边部视网膜病变时,视杆细胞受损发生夜盲。视杆细胞含有视紫红质,在其合成过程中,维生素A起重要作用,故当维生素A缺乏时会影响视紫红质的合成,导致夜盲。

(二)眼球内容物

包括房水、晶状体和玻璃体,均为透明组织,与角膜一起构成完整的屈光系统,完成眼的屈光功能。

1. 房水(aqueous humor) 为无色透明液体,由睫状突上皮细胞分泌,充满于前后房。其主要成分是水,含有少量氯化物、蛋白质、维生素C、尿素和无机盐等。房水有营养角膜、晶状体、玻璃体,疏导眼内组织代谢产物和维持正常眼压的功能。

房水循环的途径:由睫状突上皮细胞产生进入后房,经瞳孔入前房,再经前房角小梁网、Schlemm管,然后经集合管、房水静脉,最后进入虹膜表层的睫状前静脉(图77-1-3)。当房水循环障碍时,可导致眼压升高而发生青光眼。

2. 晶状体(lens) 为一双凸面的扁形透明体,富有弹性,位于虹膜之后、玻璃体之前,周边借晶状体悬韧带与睫状体相连并固定其位置。晶状体前面曲率半径为10mm,后面为6mm,前后两面交接处称赤道部。两面的顶点分别称前极和后极。

晶状体外面是一层透明膜,称晶状体囊。前囊下有一层立方上皮细胞,向周边移行渐变为柱形,达赤道部时变为纤维称晶状体纤维。一生中上皮不断生长,新纤维不断增加,将旧纤维推向

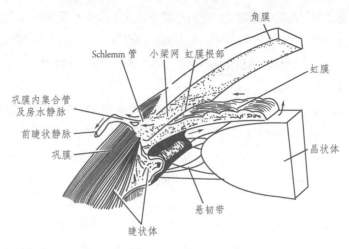

图 77-1-3　前房角解剖结构与房水循环

中心而形成晶状体核，核周围的软纤维称作皮质。随年龄的增加，核逐渐增大而弹性减弱。晶状体本身没有血管和神经分布，由房水供给营养。主要功能是与睫状体一起完成调节作用，此外，还有过滤部分紫外线保护视网膜的功能。在临床上，当晶状体囊受损或房水代谢发生变化时，易引起混浊而形成白内障。

3. 玻璃体（vitreous body）　为无色透明的胶状体，充满于晶状体后面的空腔内。其主要成分是水和由胶原纤维构成的网架，架上附有透明质酸分子，其与大量水分子结合形成胶体结构。玻璃体前面有一凹面称玻璃体凹，以容纳晶状体。玻璃体无血管和神经，代谢慢而无再生能力，营养来自脉络膜和房水。玻璃体因炎症或其他原因造成液化或缺失即脱失后，由房水充填。周围组织有病变时常影响到玻璃体的正常代谢而发生液化和混浊。玻璃体主要有屈光、支撑视网膜和眼球的功能。

【视路】

视路（visual pathway）是传导视觉冲动的神经通路。起于视网膜光感受器，止于大脑枕叶的视觉中枢。视网膜神经节细胞纤维汇集于视盘，通过筛板穿出眼球形成视神经，向后通过视神经孔、视神经管进入颅内。两侧视神经中的鼻侧视网膜纤维在蝶鞍处交叉到对侧形成视交叉，与同侧的颞侧纤维合成视束。视束绕过大脑脚外侧终止到外侧膝状体更换神经元，新纤维经过内囊形成视放射，最后终止于大脑枕叶皮质纹状区视中枢（图 77-1-4）。

视神经全长 40mm，根据其部位所在分为眼内段、眶内段、管内段和颅内段。视神经外有鞘膜包绕，此鞘膜由 3 层脑膜延续而来，鞘膜间隙与颅内同名间隙相通。当颅内压升高时，常发生视盘水肿。视觉纤维在视路各段排列不同，故在神经系统某部位病变或损害时，会表现出特定的视野异常，准确检出这些视野缺损的特征性改变，对中枢神经系统病变的定位诊断具有重要意义。

【眼附属器】

眼附属器位于眼球周围，包括眼睑、结膜、泪器、眼外肌和眼眶，它们均以不同方式保护眼球，眼外肌还协助眼球运动，以保证双眼单视。

（一）眼睑（eye lids）

眼睑覆盖在眼球前表面，分上睑和下睑。上睑以眉毛为界，下睑移行于皮肤，其间的裂隙为

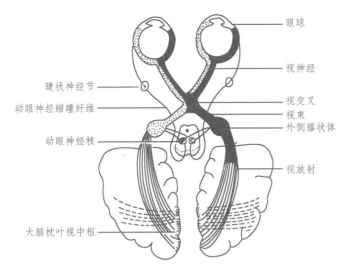

图 77-1-4 视路示意图

睑裂。正常平视时睑裂高度约 8mm，上睑遮盖角膜上部 1 ~ 2mm。上下睑内、外两端相连处分别称作内眦、外眦。眼睑游离缘称睑缘，睑缘前唇钝，生有 2 ~ 3 行排列整齐的睫毛，毛囊周围有皮脂腺（Zeis 腺）及变态汗腺（Moll 腺）；后唇锐，紧贴眼球表面。前后唇间为皮肤与结膜的交界处，称唇间灰线，灰线与后唇间有一排睑板腺开口。

眼睑组织学上由外向内分为 5 层：

1. 皮肤层 皮肤薄柔松弛，易形成皱褶，有利于睑裂的开闭。

2. 皮下组织层 为疏松结缔组织及少量脂肪。局部炎症或肾病时容易出现水肿。

3. 肌层 包括：①眼轮匝肌：为横纹肌，肌纤维走行与睑裂平行呈环形，由面神经支配，司闭睑；当面神经麻痹时，会发生睑裂闭合不全和溢泪；②上睑提肌：受动眼神经支配，司提上睑；当动眼神经麻痹时，会发生上睑下垂；③睑板肌：为平滑肌，由交感神经支配，助提上睑。

4. 睑板层 由致密的结缔组织构成的半月状结构，为眼睑的支架，上睑板宽而厚，下睑板窄而薄。睑板内有高度发达的皮脂腺，称睑板腺，垂直于睑缘排列，分泌并排出类脂质于睑缘，防止溢泪及有害液体进入结膜囊内，并参与泪膜构成，对眼表面起润滑作用。

5. 睑结膜层 紧贴睑板内面，距睑缘 2mm 处有一浅沟与睑缘平行，称睑板下沟，常为异物存留处。

（二）结膜（conjunctiva）

结膜为一层薄的半透明膜，覆盖在眼睑后面和眼球巩膜前面，按其解剖部位的不同分为三部分，即睑结膜、球结膜和穹隆结膜，三部分结膜形成一个以睑裂为口、角膜为底的结膜囊。

结膜组织内分布有杯状细胞和副泪腺，分泌黏液、泪液以湿润眼球表面。结膜血管来自眼睑动脉弓及睫状前动脉。睑动脉弓穿过睑板分布于睑结膜、穹隆结膜和距角膜缘 4mm 以外的球结膜，此动脉称结膜后动脉，充血时称结膜充血。睫状前动脉由眼动脉支发出，在角巩膜缘 3 ~ 5mm 处，一支穿入巩膜，另一支细小的巩膜上支继续前行组成角膜周围血管网，并分布于球结膜，后者称结膜前动脉，角膜缘血管网充血时称睫状充血。两种不同充血对眼部病变部位的判断有重要意义。

（三）泪器（lacrimal apparatus）

泪器包括泪腺和泪道两部分。

1. 泪腺（lacrimal gland） 位于眼眶外上方的泪腺窝内，正常时从眼睑不能触及。泪腺分泌泪液，由泪腺导管排至结膜囊。泪液呈弱碱性，并含有溶菌酶，具有湿润、清洁和杀菌作用。泪腺的营养来自眼动脉分支的泪腺动脉。泪腺神经为混合神经,三叉神经分支司感觉,面神经中的副交感神经纤维和颅内动脉丛的交感神经纤维司分泌。正常情况下,泪液分泌很少,清醒状态下 16 小时分泌 0.5 ~ 0.6 ml,仅供湿润眼球和营养角膜。当患某些眼病、外来有害物质刺激和情绪激动时,可大量分泌而引起流泪。

2. 泪道（lacrimal passages） 为排泄眼泪的通道,包括泪点、泪小管、泪囊和鼻泪管。泪液分泌排到结膜囊后,依靠瞬目动作分布于眼球表面,然后汇集到泪湖,再由泪点和泪小管的虹吸作用进入泪囊,最后泪囊依借其固有弹性将泪液挤入鼻泪管而入鼻腔。

（四）眼外肌（extraocular muscles）

眼外肌为司眼球运动的肌肉。每眼附有 6 条,包括 4 条直肌（内直肌、外直肌、上直肌、下直肌）和 2 条斜肌（上斜肌、下斜肌）。上斜肌受滑车神经支配,外直肌受展神经支配,其余的 4 条眼肌均由动眼神经支配。

内、外直肌收缩使眼球转向该肌所在的方向。上、下直肌由于肌轴与视轴成 23° 角,当收缩时,主要功能是使眼球上、下转,次要功能是使眼球内转和内、外旋。上、下斜肌肌轴与视轴成 51° 角,当其收缩时,上斜肌主要功能是使眼球内旋,下斜肌外旋,次要作用是使上斜肌下转、外转,下斜肌上转、外转。

（五）眼眶（orbit）

眼眶为四边锥形的骨窝。基底向前,尖端向后略偏内侧,由额骨、颧骨、上颌骨、筛骨、泪骨、蝶骨、腭骨 7 块颜面骨组成。成人眶深为 40 ~ 50mm,眶内容物为眼球、视神经、泪腺、眼外肌、筋膜、血管。除此外,均由脂肪组织所充填,对眼球具有软垫样保护作用。

在眼眶深部视神经和外直肌之间,距眶尖约 1cm 处,有一睫状神经节,它由节前纤维的三个根组成,长根为感觉根,由鼻睫状神经发出;短根为运动根,自第 Ⅲ 对脑神经发出,含有至瞳孔括约肌和睫状肌的副交感神经;交感根含有至眼内血管和瞳孔开大肌的交感纤维。其节后纤维即组成睫状短神经。在行眼球手术时,常需实行球后麻醉以阻滞该神经节的功能,对虹膜、睫状体有镇痛作用,并可稍降低眼压。

眼眶有上、下、内、外四个壁。上壁前部外侧有一平滑而宽大的凹陷,为泪腺窝,容纳泪腺。前部内侧有一圆形凹陷称滑车凹,为上斜肌软骨性滑车附着处。内壁前方有泪囊窝,下接骨性鼻泪管,内上方与额窦相邻。下壁与上颌窦相邻,内壁借一菲薄筛骨纸板与筛骨相邻。外壁质地较坚硬,前缘向后退缩以扩大视野,但眼球外侧暴露相对较多增加了受伤的机会和危险。由于眼眶与鼻窦关系密切,鼻窦的炎症、肿瘤常累及眼眶。

【眼的血液循环与神经支配】

（一）血液循环

1. 动脉 眼的血液供应来自颈外和颈内动脉系统,颈内动脉从颅底腔内刚出海绵窦处分出眼动脉,经视神经孔到达眶内,分出视网膜中央动脉和睫状动脉。

（1）视网膜中央动脉:于眼球后 9 ~ 12mm 处穿入视神经中央,再从视盘穿出分布于视网膜,在视网膜上分为鼻上、鼻下、颞上、颞下 4 支动脉,走行于视网膜神经纤维层内,逐级分支达周边部,营养视网膜内层组织。

（2）睫状动脉:①睫状后短动脉由视神经周围处穿入巩膜达到脉络膜,营养脉络膜和视网膜外层组织;②睫状后长动脉左右各一,营养脉络膜的前部;③睫状前动脉是从 4 条直肌的肌动脉而来,营养睫状体、虹膜、角膜、巩膜表层和前部结膜。

2．静脉

（1）视网膜中央静脉：与视网膜中央动脉伴行，经眼上静脉或直接流回到海绵窦。

（2）涡静脉：位于眼球赤道部后方，共4～7条，收集部分虹膜、睫状体和全部脉络膜的血液，经眼上、下静脉回流到海绵窦。

（3）睫状前静脉：收集虹膜、睫状体和巩膜的血液，经眼上静脉、眼下静脉入海绵窦。眼下静脉通过眶下裂与翼静脉丛相交通，进入颈外静脉。

眼上静脉、眼下静脉与面静脉、海绵窦、鼻腔静脉、翼静脉丛都有丰富的血管吻合，并且缺乏静脉瓣，血液可以互相流通。故鼻、唇的疖肿或颌面部炎症禁忌挤压。如若处理不当，炎症可迅速扩散到眶内或颅内，造成严重后果。

（二）神经支配

1．视神经　传导视觉。

2．运动神经

（1）动眼神经：支配上直肌、内直肌、下直肌、上睑提肌，司眼球运动及睑裂开大。

（2）滑车神经：支配上直肌运动，使眼球内旋、下旋、外转。

（3）展神经：支配外直肌运动，使眼球外转。

（4）面神经：支配眼轮匝肌，司眼睑闭合。

（5）自主神经：交感神经通过鼻睫神经的分支睫状长神经进入眼内，支配瞳孔开大肌，司瞳孔散大；副交感神经通过动眼神经的运动根进入睫状神经节，节后纤维称睫状短神经，支配瞳孔括约肌和睫状肌，参与缩瞳和调节作用。

3．感觉神经　来自三叉神经的第一、二分支，司眼球及眼睑的感觉。

（1）眼神经：为三叉神经第一支，仅含躯体感觉纤维，又分为三支：①额神经：其分支为眶上神经，分布于上睑；②泪腺神经：分布于泪腺；③鼻睫神经：分布于角膜、虹膜和睫状体。

（2）上颌神经：为三叉神经第二支，含躯体感觉纤维。自三叉神经节发出后，主要分为4支，其中眶下神经为上颌神经主干的终末支，分布于下睑、鼻翼、上唇的皮肤和黏膜。临床作上颌部手术时常经眶下孔进行麻醉。

4．睫状神经节　位于眼眶深部视神经外侧、总腱环前10mm处。其节前纤维由三个根组成：①长根为感觉根，来自鼻睫状神经，司眼球的一般感觉；②短根为运动根，来自动眼神经中的副交感神经纤维，节后纤维加入睫状短神经进入眼球；③交感根，来自颈内动脉丛，节后纤维加入睫状短神经，进入眼球后支配瞳孔开大肌和眼球血管。临床上的眼内手术施行球后麻醉，就是阻断此神经节，达到麻醉眼内神经组织的作用。

二、眼疾病病人的评估

眼疾病病人健康状况的护理评估要点如下。

【健康史】

（一）一般资料

包括病人的姓名、年龄、职业、民族、籍贯、婚姻状况、出生地等。

（二）现病史

应详细询问病人发病直至就诊时的全过程，包括初发症状和体征、性质、程度、诱因、病情变化及规律、局部及全身症状、曾接受的治疗方案及其疗效、目前的用药情况，包括药物的名称、剂量、用法、疗效或不良反应。主要症状包括视功能障碍（视力障碍、视野改变、色觉障碍、视物变形等）、感觉异常（眼痛、眼干涩、眼痒、眼分泌物增加、视物疲劳、异物感、畏光等）、外观异常（眼红、双眼外观不对称、眼睑肿胀、眼球突出、流泪和溢泪等）。许多因素可引起眼病的发作，如情绪激动、暗室停留时间过长、局部或全身应用抗胆碱药物等可诱发急性闭角型青光眼的发作；剧烈咳嗽、便秘可诱发球结膜下出血。

（三）既往病史

很多全身疾病都可能在眼部表现或多或少的症状和体征，因此要认真询问病人的既往病史。高血压可引起高血压性视网膜病变；糖尿病可引起糖尿病性白内障、糖尿病性视网膜病变等；颅内占位性病变可引起视盘水肿和视神经萎缩；重症肌无力可引起上睑下垂、复视、眼外肌运动障碍等症状。另外，眼部疾病可复发或加重，如高度近视眼可并发视网膜脱离；虹膜睫状体炎可继发青光眼；眼球穿孔伤或内眼手术，健眼可发生交感性眼炎。

（四）用药史

许多药物可引起眼部疾病，如全身或局部应用皮质类固醇可继发开角型青光眼，严重者可有视盘凹陷和视野缺损等症状，局部应用还可以使角膜发生细菌性感染、真菌性角膜炎；长期服用氯丙嗪可发生晶状体和角膜的改变；少数病人服用洋地黄后，可引起视物模糊及视物变色症。

（五）家族遗传史

与遗传有关的眼病在临床上也较常见，如视网膜色素变性是最常见的遗传性致盲眼病之一。

（六）接触史与职业史

了解病人的工作环境对诊断某些眼病有重要帮助。接触紫外线可发生电光性眼炎；长期接触三硝基甲苯者可导致白内障。

【身体状况】

（一）主要症状

1. **视力障碍**（visual disturbance）　一般指中心视力而言。轻者视力减退，重者视力丧失。应了解其发展的速度、程度及伴随症状。一过性视力丧失指视力可在24小时内（通常在1小时内）自行恢复正常。常见原因有：视盘水肿、椎底动脉供血不足，直立性低血压、视网膜中央动脉痉挛、癔症等。视力突然减退，不伴有眼痛，常见于视网膜动脉或静脉阻塞、缺血性视神经病变、玻璃体积血、视网膜脱离等疾病；视力突然减退伴有眼痛，见于急性闭角型青光眼、虹膜睫状体炎、角膜炎等；逐渐视力下降不伴有眼痛，见于白内障、屈光不正、开角型青光眼等；视力下降而眼底正常见于球后视神经炎、弱视等疾病。

2. **视野缺损**（visual field defects）　即视野所见不符合正常的视野范围。单眼的视野缺损，病人可感到如幕遮住一部分视野，见于单眼或双眼视网膜病、视神经病、脉络膜病和青光眼侵犯单眼时；双眼视野缺损表明视交叉或视路有病变。中心视野30°以内范围病变容易被发现，周边视野缺欠达到一定程度才会被察觉，严重者如晚期青光眼及视网膜色素变性可出现管型视野。周边视野缺损可分为鼻侧、颞侧、上方或下方视野缺损，视网膜中央动脉或静脉分支阻塞可表现为象限或上或下方的视野缺损，暗点可在中心，也可以在周边，其范围依病变的严重程度而异，可见于黄斑变性、中心浆液性脉络膜视网膜病变、视神经炎等。

3. **夜盲与昼盲**　夜盲（night blindness）是指夜视力或暗视力不佳，发生于视网膜色素变性、维生素A缺乏、视神经病、青光眼等，也可见于全视网膜光凝后。昼盲（day blindness）是在光线明亮的条件下视力较昏暗环境下差的一种现象。见于锥体退化或中毒侵犯视神经，中央性角膜白斑或核性白内障也有此种表现。

4. 眼部充血 可分为结膜充血（conjunctival hyperemia）、睫状充血（ciliary hyperemia）和混合充血（mixed congestion）三种类型（表77-1-1）。

表77-1-1 结膜充血与睫状充血的鉴别

	结膜充血	睫状充血
血管来源	结膜后动脉	睫状前动脉
位置	浅	深
充血部位	以周边球结膜和穹隆部为主	以角巩膜缘周围为主
颜色	鲜红色	紫红色
形态	血管呈网状、树枝状	血管呈放射状或轮廓不清
移动性	推动球结膜时，血管随之移动	无移动性
充血原因	结膜炎	角膜炎、虹膜睫状体炎、青光眼

（二）身体检查方法

1. 视功能检查 包括视觉心理物理学检查（如视力、视野、色觉、暗适应、立体视觉、对比敏感度）和视觉电生理检查两大类。

（1）视力（vision）：即视敏锐度，即辨别最小物像的能力，是黄斑中心凹的视功能，亦称中心视力。可分为远、近视力，后者为阅读视力。临床上通常将1.0的视力作为正常视力。世界卫生组织的标准规定，双眼矫正视力（验光试镜后的视力）低于0.3为低视力，矫正视力低于0.05为盲。

1）远视力检查：要求视力表须有充足的光线照明，被检者距视力表5m，安置高度为1.0行与被检眼等高。视力检查须两眼分别进行，一般先右后左。可用手掌或小板遮盖另一眼，但不要压迫眼球。检查者用杆指着视力表的视标，嘱被检者说出或用手势表示出该视标的缺口方向，逐行检查，找出被检者至多能将哪一行的视标完全正确地认识，该行标志的数字即表示被检者的视力。正常视力标准为1.0，戴镜者先测裸眼视力，然后测戴镜视力并记录矫正眼镜片的度数。如果在5m处连最大的试标（0.1行）也不能识别，则嘱病人逐步向视力表走近，直到认出为止，再根据视力=0.1×检查距离（m）/5（m）的公式计算实际视力。如检查距离为1m，则视力=0.1×1/5=0.02。或按米计算，每缩短1m，则视力减去0.02。如果走到距视力表1m处仍不能辨认最大字符的缺口方向，则改查指数（counting fingers，CF），即被检者背光，辨认检查者伸出的手指数目，并记录下该距离，如"指数/30cm"。如手指距眼5cm处仍不能正确数指，则改查手动（hand motions，HM），即检查者在被检者的前方摆动手，嘱被检者辨认检查者的手是否在摆动，并记下该距离，如"手动/30cm"。如即使靠近被检者眼前摆手也不能正确判断手动，则改查光感（light perception，LP），即在暗室内用检眼镜光或手电筒照射，测试被检眼是否能正确判断眼前的亮光，记录"光感"或"无光感"。对有光感者还要查"光定位"，即判断其各方向的光定位能力，通常以9个方位测定，需记录哪个方向能判定，哪个方向不能判定。

2）近视力检查：将近视力表放在被检查者眼前30cm处，同远视力检查，找出被检查者在30cm处能正确辨认的最小字号。正常近视力为30cm能看到1号字或1.0，记录为J1或1.0。如果被检者在 30cm 处不能辨认 1 号字或 1.0，则嘱被检者手持视力表前后移动，找出能看到的最小字号，并记录下实际距离。例如被检者在 50cm 处能看到的最小字号为 2，则其近视力记录为 J2/50cm。

（2）视野（visual field）：是当眼球向正前方固视不动时所见的空间范围，亦称周围视力。距离注视点 30° 以内的范围称中心视野，主要为黄斑中心范围内的视功能，30° 以外称周边视野。世界卫生组织规定视野小于 10° 者，即使中心视力正常也属于盲。视野检查分周边视野检查和中心视野检查。

1）周边视野检查：可采用简单对比法即被检者与检查者对视，眼位等高，相距 0.5m。检查右眼时，被检者的右眼与检查者的左眼彼此注视，并各遮盖另一眼，检查左眼时反之。检查者将手指置于二人等距离之处，在各方向从外周向中央移动，如果被检者能在各方向与检查者同时看到手指，即可认为视野大致正常。也可以采用 Kestenbaum 法：将一小白色物体（如棉签）从被检者头后距头周 20～30cm 缓缓向前移动，直到被检者看到该物体为止。如上方在眉弓处、下方在颊部、内侧在鼻处、外侧在眼外眦处能被看见，则周边视野大致正常。

2）中心视野检查：可采用平面视野计，适合于发现较小的中央视野的缺损。有些疾病只有中心视野缺损，或在早期只有中心视野缺损，晚期才有周边视野缺损，所以有时中心视野检查比周边视野检查更有价值。

（3）色觉（color vision）：凡从事美术、交通运输、医学、化学等工作的人员必须具备正常的色觉。色觉障碍按其轻重可分为色弱及色盲。色盲以红绿色盲最常见。色觉检查方法最常用的是假同色图，常称色盲本，用亮度相等易混淆的颜色斑点构成图形、数字、字母或曲线等。正常人以颜色来分辨之，色盲者只能以明暗来判断。检查应在充足的自然光线下进行，距色盲本 0.5m，应在 5 秒内认出。

（4）暗适应（dark adaptation）：当眼从强光下进入暗处时，起初一无所见，以后逐渐能看清暗处的物体，这种对光的敏感度逐渐增加、最终达到最佳状态的过程称为暗适应。同样从暗处到明处，也要一段时间才能看清物体，称之为明适应。暗适应检查可用于诊断和观察各种可以引起夜盲的疾病，如视网膜色素变性、维生素 A 缺乏症等。暗适应检查最简单的是采用对比法，即被检者与暗适应正常的检查者同时进入暗室，分别记录在暗室内停留多长时间才能辨认周围的物体，如被检者的时间明显延长，即表示其暗适应能力差。

2．眼球前段检查

（1）角膜：注意角膜的直径大小、透明度、弯曲度及知觉。并注意观察有无异物、新生血管，角膜后有无沉着物。如果角膜直径小于 10mm 或大于 13mm，则分别为小角膜或大角膜；角膜弯曲度异常可见于圆锥和扁平角膜；角膜知觉检查可从消毒棉签中拧出一条纤维，用其尖端从被检者侧面移近并触及角膜，如不引起瞬目反射，或两眼所需触力有明显差别，则表明角膜感觉减退，见于疱疹病毒所致的角膜炎、三叉神经麻痹等。为了检查角膜上皮有无缺损或溃疡，可用荧光素钠染色法：用消毒玻璃棒蘸 1%～2% 无菌荧光素钠液于下穹隆结膜上，过 1～2 分钟后观察，正常角膜不着色，如果角膜上皮有损伤或缺损，病变部位可呈黄绿色的染色。

（2）巩膜：观察巩膜有无黄染、充血、结节及压痛。

（3）前房：观察前房深度，即将手电筒灯光从外眦处照向内眦，如鼻侧虹膜全部照亮为深前房；如鼻侧虹膜仅被照亮 1mm 或更少为浅前房，有发生闭角型青光眼的潜在危险。同时注意房水有无混浊、积血、积脓。

（4）虹膜：观察颜色、纹理，有无新生血管、色素脱落、萎缩以及角膜前粘连、与晶状体后粘连，有无根部离断，有无震颤。

（5）瞳孔：观察两侧瞳孔是否等大、等圆，位置是否居中。正常成人瞳孔在弥散自然光线下直径为 2.5～4mm。瞳孔扩大见于外伤、青光眼、药物性散大；瞳孔缩小见于虹膜睫状体炎和药物性缩瞳。梨形瞳孔多见于粘连性角膜白斑，梅花形瞳孔可见于虹膜后粘连，瞳孔向上移位见于白内障摘除术后和某些青光眼术后。检查瞳孔的各种反射对于视器及全身疾病的诊断有重要意义。瞳孔直接对光反射是被检者面对检查者，双眼注视远方，检查者用手电筒从侧方照向一眼，该眼瞳孔迅速缩小。直接对光反射消失见于视网膜、视神经、视束或瞳孔反射的神经通路障碍，也见于动眼神经病变或药物性瞳孔散大；瞳孔间接对光反射是用手隔开双眼，光照一侧瞳孔，对侧瞳孔虽不被光照，但却缩小。当眼注视 10～15cm 处的目标时，瞳孔缩小，双眼内聚，称为近反射或调节反射。

（6）晶状体：观察晶状体有无混浊和脱位。

3．眼底检查 是对眼后段即玻璃体、脉络膜、视网膜和视盘进行检查。可通过直接检眼镜、间接检眼镜等设备进行检查。

（1）直接检眼镜（direct ophthalmoscope）：所见眼底为正像，放大约 16 倍，检查者距被检眼 10～20cm。眼底检查所见：正常视盘略呈椭圆形，淡红色，边界清楚，中央有凹陷，称为生理凹陷，亦称为杯。若视盘边界模糊、隆起，应考虑视盘水肿或视神经炎；如色泽苍白，应考虑为视神经萎缩。视网膜中央动脉颜色鲜红，静脉颜色暗红，动静脉管径之比为 2∶3，如动脉变细或动、静脉交叉处静脉中断或尖削，则表明小动脉有痉挛或硬化；黄斑位于视盘颞侧稍偏下处，呈暗红色，无血管，其中心有一针尖样反光点，称为中心凹光反射。

（2）间接检眼镜（indirect ophthalmoscope）：所见为眼底的倒像，放大 4 倍，可见范围更大，但必须散大瞳孔，是检查和治疗视网膜脱离的必备工具。

4．眼附属器检查

（1）眼睑：观察有无红肿、淤血、皮下气肿或肿物；有无睑内、外翻；两侧的睑裂是否对称，眼睑闭合功能是否正常；睫毛是否整齐、方向是否正常、根部有无充血、鳞屑或溃疡。

（2）泪器：注意泪点有无外翻或闭塞，泪囊区有无红肿、压痛，有无流泪和溢泪。泪液分泌过多，不能完全由正常的泪道排出，而从睑裂部流出，称为流泪。眼部刺激引起流泪可见于眼睑内翻、外翻、倒睫、眼前部组织炎症；情感刺激引起流泪见于人的喜怒哀乐。溢泪是指泪液分泌正常而排出受阻，泪液不能流入鼻腔而溢出眼睑之外，见于泪点闭塞、泪点位置异常、泪囊炎、鼻泪管阻塞和先天性鼻泪管下端闭锁。判断泪道有无阻塞及阻塞的部位，可行泪道冲洗。

（3）结膜：将眼睑向上、下翻转检查睑结膜及穹隆结膜，注意观察结膜的颜色，有无充血、水肿、乳头肥大、滤泡增生以及分泌物潴留等。用拇指和示指将上、下睑分开，检查球结膜，同时嘱病人向上、下、左、右各方向转动眼球，观察有无充血，尤其区分结膜充血与睫状充血。

（4）眼球位置及运动：观察双眼直视时，角膜位置是否位于睑裂中央，高低是否一致、有无眼球震颤、斜视、眼球大小是否异常、有无眼球突出或内陷。检查眼球的突出度可用眼球突出计，置于两侧眶外缘，嘱其向前平视，从突出计的反光镜中读出两眼角膜顶点投射在标尺上对应的数值。正常的眼球突出度为 12～14mm，两眼间相差通常不超过 2mm。

（5）眼眶：观察两侧眼眶是否对称，触诊有无压痛或肿物。

5．眼压测量 眼压（intraocular pressure）是眼球内容物作用于眼球壁的压力。正常眼压范围为 10～21mmHg。正常眼压具有双眼对称，昼夜压力相对稳定等特点，即正常双眼眼压差不应大于 5mmHg，24 小时眼压波动范围不应大于 8mmHg。眼压测量包括指测法和眼压计测量法。

（1）指测法：是最简单的估计眼压的方法。嘱病人双眼向下注视，检查者将手的中指和无名指固定于病人的前额。两示指尖放在上睑皮肤上，两指交替轻压眼球，根据手指感到的眼球波动力的大小，来判断眼压的高低。

（2）眼压计测量法：眼压计分为压陷式和压平式两类：①压陷式：如 Schiötz 眼压计，原理是用一定重量的眼压测杆将角膜压出凹陷，在眼压计重量不变的条件下，压陷越深，则眼压越低，其测量值受到眼球壁硬度的影响；②压平式：如 Goldmann 眼压计，原理是用足够力量将角膜压平而不下陷，眼球容积改变很小，因此不受眼球壁硬度的影响。

（3）非接触式眼压计：避免了通过眼压计接触角膜引起的交叉感染，可用于角膜表面麻醉剂过敏的病人。其原理是利用可控的空气脉冲，将角膜压平到一定的面积，利用监测系统感受角膜表面反射的光线，并记录将角膜压平到一定程度所需的时间，换算成眼压的毫米汞柱。

（4）眼压描记：是测量房水动力学的简易方法，即测定房水的排出率和生成率，对青光眼的诊断和处理有一定的临床价值。

【辅助检查】

包括实验室检查和影像学检查等。主要的影像学检查有眼超声检查，电子计算机断层扫描及磁共振成像。

【心理－社会状况】

视觉的敏锐与否对工作、学习和生活有很大的影响，因而眼病病人的恐惧、焦虑、紧张等心理问题较明显，相同疾病的不同病人以及同一病人不同疾病发展阶段的心理问题都会有所不同，因此，护士应及时、准确评估病人的心理状态，给予相应的护理。

三、眼疾病常用的护理技术

滴眼药水法

【适应证】

预防、治疗眼部疾病，散瞳、缩瞳及表面麻醉等。

【操作前准备】

治疗盘内放置滴眼液、消毒棉签。核对病人的姓名、眼别，药物的名称、浓度，水制剂应观察有无变色和沉淀。

【操作过程】

1. 病人取坐位或仰卧位，头稍向后仰并向患侧倾斜。

2. 用棉签擦去患眼分泌物，用左手示指或棉签拉开病人下睑，右手持滴管或眼药水瓶将药液点入下穹隆的结膜囊内。滴药时，滴管口向下，勿触及睑缘和睫毛，以免污染；滴药时勿压迫眼球，尤其是有角膜溃疡和角膜有伤口的病人。

3. 用手指将上睑轻轻提起，使药液在结膜囊内弥散。

4. 用棉签擦去流出的药液，嘱病人闭眼 5～10 分钟。

【操作后护理】

滴入阿托品类药品时，应压迫泪囊部 2～3 分钟，以减少药液流入鼻腔中吸收引起中毒反应。

涂眼药膏

【适应证】

用于眼睑闭合不全、绷带加压包扎前保护角膜者以及需做睑球分离的病人。

【操作前准备】

物品包括眼药膏、消毒圆头玻璃棒、消毒棉签。涂眼药膏前检查玻璃棒有无破损，并核对病人的姓名、眼别，药物的名称和浓度。

【操作过程】

1. 病人取仰卧位或坐位，头稍向后仰。

2. 用左手示指或棉签拉开病人下睑，嘱病人向上方注视。

3. 将眼膏直接挤入病人下穹隆；或用玻璃棒蘸眼膏少许，将玻璃棒连同眼膏轻轻水平放入下穹隆部，嘱病人闭眼，同时转动玻璃棒，依水平方向抽出。

4. 按摩眼睑使眼膏均匀分布于结膜囊内，不要将睫毛连同玻璃棒一同卷入结膜囊内。

【操作后护理】

必要时给病人加戴眼罩。

冲洗结膜囊（wash conjunctival sac）

【适应证】

结膜囊内有异物、化学物质和脓性分泌物以及手术前清洁结膜囊。

【禁忌证】

眼球穿孔伤及较深的角膜溃疡病人。

【操作前准备】

玻璃洗眼壶或冲洗用吊瓶、受水器、消毒棉签、洗眼液。

【操作过程】

1. 病人取坐位或仰卧位，头偏向一侧。

2. 受水器紧贴患眼侧颊部或颞部，擦净眼分泌物及眼膏。

3. 用棉签分开上、下睑，冲洗液先冲洗颊部皮肤，再移向眼部冲洗，并嘱病人转动眼球，以便冲洗结膜囊各部，不要直接冲洗角膜。

4. 冲洗完毕后用棉签擦拭眼睑及颊部水滴。

5. 冲洗时，洗眼壶距眼 3～5cm，不可接触眼睑及眼球，冲洗液也不可进入健眼。对酸碱腐蚀伤冲洗要及时，且反复冲洗。

【操作后护理】

将受水器内的污水倒出，清洗消毒后备用，对于传染性眼病的用具应先用消毒液浸泡，再冲洗消毒。

泪道冲洗（irrigation of lacrimal passages）

【适应证】

泪道疾病的诊断、治疗及内眼手术前清洁泪道。

【禁忌证】

急性炎症和泪囊炎有大量分泌物的病人。

【操作前准备】

物品包括注射器、泪道冲洗针头、泪点扩张器、受水器、丁卡因棉球、消毒棉签和冲洗用液体。

【操作过程】

1. 病人取坐位或仰卧位。
2. 坐位，受水器放于口与鼻之间，紧贴皮肤；仰卧位，受水器紧贴颊部。
3. 压迫泪囊将其中的分泌物挤出，然后将丁卡因棉球置于上、下泪点之间，闭眼 3 分钟。
4. 用泪点扩张器扩张泪小点。
5. 左手轻轻牵拉下睑，嘱病人向上方注视，右手持注射器将针头垂直插入泪小点 1～1.5mm，再于水平方向向鼻侧插入泪囊至骨壁。坐位，嘱病人低头；仰卧位，嘱病人头偏向患侧，将针稍向后退，注入药液。
6. 通畅者，注入液体自鼻孔流出或病人自诉有水流入口中。如注入液体通而不畅，有液体从鼻腔滴出，提示有鼻泪管狭窄。如进针时阻力大，冲洗液体由原泪点或上泪点溢出，说明泪总管阻塞；如针头可触及骨壁，但冲洗液体逆流，鼻腔内无水，提示鼻泪管阻塞。
7. 冲洗后，泪小点有脓性分泌物溢出，为慢性泪囊炎；冲洗时如发现下睑肿胀，说明发生假道，必须停止注水。如进针遇有阻力，不可强行推进，若下泪点闭锁，可由上泪点冲洗。勿反复冲洗，避免黏膜损伤或粘连引起泪小管阻塞。

【操作后护理】

点抗生素眼药水并记录冲洗情况，包括从何处进针，有无阻力，冲洗液的流通情况及是否有分泌物等。

结膜下注射（subconjunctival injection）

结膜下注射是将抗生素、皮质类固醇、散瞳剂等药物注射到结膜下疏松间隙内，提高药物在眼局部的浓度，延长药物的作用时间，同时刺激局部血管扩张，渗透性增加，有利于新陈代谢和炎症吸收。

【适应证】

常用于治疗眼前段疾病。

【禁忌证】

有出血倾向的病人应慎重。

【操作前准备】

物品包括注射器、针头、注射的药物、表面麻醉剂、消毒棉签、胶布。注射前核对病人的姓名、眼别，药物的名称及剂量。

【操作过程】

1. 病人取坐位或仰卧位。

2. 滴表面麻醉剂 2 次，每次间隔 3~5 分钟。

3. 操作者左手拇指与示指分开上、下眼睑，不合作者可使用开睑器，右手持注射器，颞下方注射时嘱病人向上方注视，颞上方注射嘱病人向下方注视，针头与角膜切线方向避开血管刺入结膜下，缓慢注入药液。

4. 注射后涂抗生素眼膏。注射时针头勿指向角膜，多次注射应更换注射部位，另外，角膜溃疡病人注射时勿加压于眼球。

【操作后护理】

如注射散瞳类药物，应注意观察病人的全身状况，并在注射后 20 分钟观察瞳孔是否扩大。

半球后注射（semiretrobulbar injection）

【适应证】

主要用于治疗眼球赤道部及其邻近组织的疾病，包括部分眼球前部的角膜、虹膜及部分葡萄膜的疾病。

【操作前准备】

物品包括所需药物、2ml 注射器、无菌盘、无菌眼垫、无菌棉签、乙醇。注射前核对病人的姓名、眼别，药物的名称及剂量。

【操作过程】

1. 病人取仰卧位，常规乙醇棉签消毒下睑皮肤。

2. 嘱病人向上方注视，于下睑外 1/3 处进针，抽吸无回血后方可注药。

3. 抽吸回血时如发现误入血管，应立即拔针，按压注射部位，防止出血，待 5~10 分钟后更换药液重新注射。

4. 进针时速度要慢，针头应垂直病人脸部平面，不可斜向眼球，防止刺伤巩膜，用力不可过大，遇到阻力时切忌强行进针。

5. 注射过程中要观察眼部情况，如有眼睑肿胀、眼球突出，提示为出血症状，应立即拔针并加压包扎。

6. 拔针后用消毒干棉球压迫进针点 3 ~ 5 分钟。

【操作后护理】

注射后如出现进针部位皮下青紫，应在 48 小时内给予冷敷，并嘱病人 48 小时后方可热敷。

球后注射（retrobulbar injection）

球后注射是通过眼睑皮肤或下穹隆，经眼球下方进入眼眶的给药方式。

【适应证】

用于眼底部给药及内眼手术前麻醉。

【禁忌证】

眼前部有化脓性感染的病人。

【操作前准备】

物品包括注射器、球后针头、注射药物、2% 碘酒、75% 乙醇、消毒棉签、胶布和绷带。注射前核对病人的姓名、眼别，药物的名称及剂量。

【操作过程】

1. 病人取坐位或仰卧位，常规消毒眼睑周围皮肤。

2. 嘱病人向鼻上方注视，在眶下缘中外 1/3 交界处将注射器针头垂直刺入皮肤 1 ~ 2cm，沿眶壁走行，向内上方倾斜 30°，针头在外直肌与视神经之间向眶尖方向推进，进针 3 ~ 3.5cm，抽吸无回血，缓慢注入药液。

3. 缓慢拔针后，嘱病人闭眼并压迫针眼 1 分钟。轻压眼球，预防球后出血。

4. 注意在进针时如有阻力或碰及骨壁下不可强行进针。

【操作后护理】

注射后如出现球结膜突出、运动受限，为球后出血，应加压包扎；如出现暂时的复视现象，是药物麻痹眼外肌或运动神经所致，一般 2 小时后症状即可缓解。

四、眼科疾病手术护理常规

【外眼手术护理常规】

外眼手术一般在门诊手术室进行，护士应对病人进行初步护理评估，并提供护理指导。

（一）术前护理

1. **评估** 包括姓名、性别、年龄、体重等一般资料和疾病诊断，手术名称、药物过敏史、既往史、实验室检查等临床资料。

2. **心理护理** 主动与病人沟通，介绍手术的目的、过程、预后及门诊手术室的环境，热情解答病人关注的问题，消除其焦虑和恐惧的心理。

3．**全身准备** 检查病人有无咳嗽、感冒、鼻部炎症等疾病，了解血压、血糖情况；告知手术时间并填写手术预约单；手术当天清洗面部，不化妆，不佩戴角膜接触镜及首饰，术前排空大小便。

（二）术后护理

1．观察病人有无局部出血或其他不适，嘱其遵医嘱用药和复诊。

2．睑板腺囊肿手术后应覆盖双层眼垫，嘱病人用手掌按压术眼 10 分钟，以防止术后出血。

3．泪囊摘除术后应进行单眼加压包扎止血，观察 10～30 分钟。

4．翼状胬肉切除术后 5 天拆除缝线，嘱病人遵医嘱用药，定期复查，观察有无复发。

5．新生物切除术后，常规送病理检查。

【内眼手术护理常规】

（一）术前护理

1．**术前宣教** 根据病情及拟行的手术向病人或家属讲明手术前后的注意事项，使病人消除恐惧，密切合作。

2．**了解病人的全身情况** 如高血压、糖尿病病人应采取必要的治疗及护理措施，如有发热、咳嗽、月经来潮、颜面部疖肿及全身感染等情况要及时通知医生，以便进行必要的治疗和考虑延期手术。

3．**清洁结膜囊** 术前 3 日开始点抗生素眼药水。术前（急症手术例外）用生理盐水冲洗结膜囊。

4．**术前训练** 训练病人能按要求向各方向转动眼球，以利于术中或术后观察和治疗。指导病人如何抑制咳嗽和打喷嚏，即用舌尖顶压上腭或用指压人中穴，以免术中及术后因突然震动，引起前房积血或刀口裂开。

5．**饮食** 给予易消化的饮食，保持大便通畅，防止术后并发症。术前一餐，不要过饱，以免术中呕吐。全麻病人术前 6 小时禁食、水。

6．**协助病人做好个人清洁卫生** 洗头、洗澡、换好干净内衣、内裤，长发要梳成辫子。

7．**其他** 术晨测量生命体征，记录，并在交班时报告；去手术室前嘱病人排空大、小便；病人去手术室后，护士应整理床铺，准备好术后护理用品，等待病人回病房。

（二）术后护理

1．**卧位护理** 卧床休息，头部放松，全麻病人未醒期间去枕平卧。头偏向一侧，防止呕吐物误吸入气管引起窒息。

2．**保护术眼** 术眼加盖保护眼罩，防止碰撞；嘱病人在术后两周内不要做摇头、挤眼等动作。

3．**疼痛的护理** 应评估病人疼痛的程度、持续时间、部位、有无伴随恶心呕吐等症状，分析可能的原因，予以安慰解释，必要时通知医生。

4．**预防感染** 敷料每日更换，注意观察敷料有无松脱、移位及渗血等；眼包扎时，嘱病人不要揉眼，勿随意解开绷带，以免感染。

5．**饮食** 继续给予易消化饮食，多进食蔬菜和水果，保持大便通畅，有便秘者常规给予缓泻药。

（李　越）

第二节　眼睑、泪器、结膜病病人的护理

一、睑腺炎病人的护理

睑腺炎（hordeolum）又称麦粒肿，为眼睑腺体的急性化脓性感染。依其感染腺体部位的不同，分为外睑腺炎和内睑腺炎。睫毛毛囊或其周围腺体 Moll 腺或 Zeis 腺感染称外睑腺炎；睑板腺感染称内睑腺炎。

【病因与发病机制】

大多数为葡萄球菌，特别是金黄色葡萄球菌感染眼睑腺体所致。

【护理评估】

（一）健康史

询问病人的健康史，应重点询问病人是否有体弱、营养不良、糖尿病、睑缘及结膜的慢性炎症、屈光不正等。

（二）身体状况

患处呈现红、肿、热、痛等急性炎症的典型表现，疼痛程度常与水肿程度成正比（图 77-2-1，见文末彩图）。

外睑腺炎主要位于睑缘睫毛根部，开始时红肿范围较弥散，有明显压痛的硬结，病人疼痛剧烈，可出现同侧耳前淋巴结肿大和压痛。外眦部的睑腺炎，常表现为眼睑及球结膜明显水肿。内睑腺炎被局限在睑板腺内，肿胀局限，病人疼痛明显，局部有硬结，充血和压痛。睑腺炎发生 2～3 天后，局部形成黄色脓点。外睑腺炎向皮肤方向发展，局部皮肤出现脓点，破溃后自行排出脓液；内睑腺炎多数向结膜囊内破溃，少数向皮肤破溃。睑腺炎破溃后炎症明显减轻，1～2 天后逐渐消退。糖尿病、抵抗力差的病人，睑腺炎可在眼睑皮下组织扩散，发展为眼睑蜂窝织炎。表现为整个眼睑红肿，眼睑不能睁开，触之坚硬，压痛明显，球结膜水肿，还可伴有发热、寒战、头痛等全身症状。

（三）辅助检查

做眼科一般常规检查，了解有无视力障碍，如散光、复视、视物变形等情况。

（四）心理 - 社会状况

由于睑腺炎的病程短且病人的视力不受影响，因此病人的心理负担不重。

【常见护理诊断 / 问题】

1. **急性疼痛**　与睑腺炎症有关。
2. **体温过高**　与全身中毒症状有关。
3. **潜在并发症**：全身化脓性感染、败血症、海绵窦脓毒血栓。

【计划与实施】

睑腺炎的治疗护理原则是积极控制感染，防止并发症的发生。经过治疗和护理，病人：①疼痛缓解或消失；②体温恢复正常；③无并发症发生。

1. 热敷和理疗 早期进行局部湿热敷，可促进血液循环，有利于炎症的吸收并可减轻疼痛；晚期热敷可促进脓肿形成，每次 10~15 分钟，每日 3~4 次。超短波早期应用亦有较好的疗效。

2. 药物治疗与护理 按医嘱局部滴用抗生素眼药水或涂眼药膏。重症或合并全身中毒症状者，给予抑制金黄色葡萄球菌为主的广谱抗生素，全身足量用药，还可将脓液或血液送细菌培养及药敏试验，以选择敏感抗生素。

3. 切开引流 脓肿形成未破溃者，应切开引流。外睑腺炎切口在睑缘皮肤面与睑缘平行；内睑腺炎则在睑结膜面与睑缘垂直做切口。脓肿切开后，使脓液自行排出。排脓不畅时，可用小镊子夹取脓栓或用小刮匙将脓液轻轻刮出，切忌挤压，以免炎症扩散或引起海绵窦血栓。脓肿未充分形成时不宜切开。

4. 健康指导 对营养不良、糖尿病、睑缘或结膜的慢性炎症、屈光不正等病人，应进行彻底治疗；体弱者应增强体质，提高机体抵抗力。

【护理评价】

经过治疗和护理，病人是否达到：①疼痛缓解或消失；②体温恢复正常；③无并发症发生。

二、睑板腺囊肿病人的护理

睑板腺囊肿（chalazion）俗称霰粒肿。为睑板腺及其周围组织的一种炎性肉芽肿，外围为一完整的纤维结缔组织囊膜，囊内含有睑板腺分泌物及包括巨细胞在内的慢性炎症细胞的浸润。可单发，亦可新旧交替发生。

【病因与发病机制】

睑缘炎的长期刺激，睑板腺分泌过盛或上皮增生，导致睑板腺管口阻塞，腺体的分泌物潴留，刺激周围组织所引起的慢性肉芽组织增生而形成肉芽肿。

【护理评估】

（一）健康史

评估病人的发病年龄。睑板腺囊肿多发生在青少年或中壮年，睑板腺分泌功能旺盛期。

（二）身体状况

睑板腺囊肿的病程缓慢而长，囊肿较小时无自觉症状，外观正常，偶尔在体检时被发现。囊肿较大时，眼睑表面隆起，有沉重感及摩擦感，睑结膜面上可见局限性紫红色隆起，与皮肤不粘连，无触压痛（图 77-2-2，见文末彩图）。囊肿偶可自结膜面破溃，内容物排出后在结膜面上形成肉芽肿而加重摩擦感。有的病人表现为睑缘乳头状增殖，为睑板腺开口处肉芽组织增生所致，称为睑缘部睑板腺囊肿。当睑板腺囊肿继发感染后，临床表现同内睑腺炎。

（三）辅助检查

复发性或老年病人应将切除物送病理检查，以排除睑板腺癌。

（四）心理-社会状况

病人一般无特殊的心理问题，反复发作的睑板腺囊肿病人会产生焦虑心理。

【常见护理诊断 / 问题】

1. **舒适度减弱** 与睑板内囊肿形成致眼异物感有关。

2. **有感染的危险** 与睑板腺囊肿继发感染有关。

【计划与实施】

睑板腺囊肿的治疗护理原则是应用药物或手术去除囊肿，防止感染的发生。经过治疗和护理，病人囊肿消除并且无感染发生。

囊肿小且病程短者，局部用热敷、滴用抗生素眼药水可逐渐消散。少数病人不治疗亦可自愈。囊肿大而病程长者，应手术刮除，即消毒麻醉后，用睑板腺囊肿镊子夹住囊肿，翻转眼睑，在睑结膜面沿睑板腺走行方向垂直于睑缘做切口，刮干净内容物并剪除囊壁；切口不需缝合，局部压迫 10 ~ 20 分钟，结膜囊涂抗生素眼膏，无菌眼垫包扎，隔日撤去，滴抗生素眼药水至反应消失。有继发感染时，治疗方法同内睑腺炎的治疗。对中老年病人和复发者应将切除物送病理检查，以排除睑板腺癌。

【护理评价】

经过治疗和护理，病人的囊肿消退且无感染发生。

三、泪囊炎病人的护理

泪囊炎（dacryocystitis）分为慢性泪囊炎和急性泪囊炎。慢性泪囊炎包括泪囊及鼻泪管的慢性炎症，多见于老年女性。急性泪囊炎多在慢性泪囊炎的基础上急性发作。

【病因与发病机制】

由鼻泪管阻塞和病原菌感染引起。多数病人骨性鼻泪管狭窄，受鼻腔炎症、结膜炎症或过敏的影响，鼻泪管黏膜发生充血肿胀而导致阻塞。鼻泪管阻塞引起泪液在泪囊中潴留，刺激泪囊壁黏膜发生炎性改变，使泪囊壁增厚扩张而失去弹性。在阻塞的基础上，并发细菌感染、繁殖生长而形成慢性泪囊炎。急性泪囊炎多因慢性泪囊炎病情加剧而引起。

【护理评估】

（一）健康史

对于慢性泪囊炎，应询问病人有无结膜炎、沙眼、鼻炎、鼻窦炎、鼻息肉、鼻中隔偏曲、过敏等病史；对于急性泪囊炎，应询问病人有无慢性泪囊炎病史或泪道冲洗、泪道探通损伤史。

（二）身体状况

1. **慢性泪囊炎** 主要症状为溢泪和流脓。检查可见结膜充血，由于泪液和分泌物的长期浸渍，使下睑内眦部皮肤发生糜烂、粗糙、肥厚或形成湿疹。泪囊区囊样隆起，压迫有黏液或脓性分泌物自泪小点溢出（图 77-2-3，见文末彩图）。多由于泪液潴留和炎症刺激，泪囊失去弹性而呈袋状膨大，内贮大量分泌物所致。内眦部球结膜长期受泪小点溢出的分泌物刺激，可发生局部结膜充血。结膜囊常处于污染状态，当角膜上皮有损伤时易引起角膜溃疡，在行内眼手术时亦可能引起眼内炎。

2. **急性泪囊炎** 泪囊区皮肤充血、肿胀，触之坚硬并有压痛（图 77-2-4，见文末彩图），炎症可蔓延到眼睑、鼻根及面颊部或越过鼻梁到对侧的内眦部皮肤，严重时可伴有全身症状。数日后红肿局限，质块变软，皮肤出现脓点。有的可自行破溃，排脓后，炎症随即消退；有时破溃后皮肤愈合不良，遗留瘘管而长期排脓。

（三）辅助检查

充分冲洗泪道，观察泪道分泌物情况。

（四）心理－社会状况

由于流泪、流脓症状的长期存在，病人心理负担较大，产生焦虑心理。

【常见护理诊断／问题】

1．**舒适度减弱**　与鼻泪管阻塞致溢泪有关。

2．**急性疼痛**　与急性炎症、泪囊区皮肤红肿有关。

3．**恐惧**　与害怕手术有关。

4．**知识缺乏**：缺乏泪囊炎防治知识。

5．**有感染的危险**　有角膜感染和眼内感染的可能。

【计划与实施】

泪囊炎的治疗目标是消除泪道炎症，恢复泪道通畅。急性泪囊炎早期可热敷、理疗、全身应用抗生素。脓肿形成后，皮肤触诊有波动感时，应切开排脓。禁忌挤压，尽量保持泪囊壁完整，以备日后做鼻腔泪囊吻合术。脓肿未形成时勿切开。急性炎症消退后，抓紧时机治疗慢性泪囊炎。在慢性泪囊炎早期可用抗生素眼药水滴眼，用生理盐水或抗生素溶液冲洗泪道，经泪道冲洗和药物治疗分泌物消除后，可进行泪道探通术，对于病程长或经上述治疗无效者行鼻腔泪囊吻合术。经过治疗和护理，病人：①恢复泪道通畅，消除溢泪；②疼痛消失；③消除恐惧心理；④病人、家属获得泪囊炎的防治知识；⑤无角膜溃疡和眼内感染的发生。

1．**恢复泪道的通畅**

（1）抗生素滴眼：每日4～6次，滴眼前先挤出分泌物。

（2）泪道冲洗：急性期缓解后可用生理盐水或抗生素溶液冲洗泪道，冲洗至水清无脓液为止，洗毕注入抗生素溶液。每日或隔日一次。冲洗数次后注入液中再加上糖皮质激素溶液，效果更好。

（3）泪道探通术：慢性泪囊炎需经泪道冲洗和药物治疗分泌物消除后方可进行。

（4）鼻腔泪囊吻合术：其目的是将泪囊和中鼻道的黏膜通过一个人造的骨孔进行吻合，重建泪液引流道。

2．**手术病人的护理**　慢性泪囊炎年老体弱及鼻腔疾患不能行鼻腔泪囊吻合术者，为防止角膜及眼内感染发生，可行泪囊摘除术，但不能消除溢泪症状。急性泪囊炎炎症消退后数周，可按慢性泪囊炎施行手术。

（1）心理护理：将手术目的、手术方法、手术经过及术后可能出现的问题，用适当的方式简明扼要地介绍给病人，并给予安慰和鼓励，以消除其恐惧、惊慌及紧张情绪，取得病人的密切配合，争取手术成功。

（2）术前常规护理：术前3天行泪道冲洗，用1%麻黄碱液滴鼻，以收缩鼻腔黏膜，有利于引流和预防感染。

（3）术后卧位：术后半卧位有利于伤口渗血和积液的引流。

（4）术后病情观察：观察鼻腔填塞物有无脱出、鼻腔有无出血。若遇鼻腔出血者血液流入咽部时，嘱其将血液吐出勿咽下，以便观察出血量，及时通知医生，给予适时护理。术后 3 天开始泪道冲洗以保持泪道通畅。

3. 健康指导　教会病人及家属泪囊炎的防治与护理方法。

【护理评价】

经过治疗和护理，病人是否达到：①恢复泪道通畅，溢泪消除；②疼痛及皮肤充血肿胀消失；③恐惧心理消除；④病人、家属获得泪囊炎的防治知识；⑤无角膜溃疡和眼内感染的发生。

四、细菌性结膜炎的护理

细菌性结膜炎（bacterial conjunctivitis）为细菌引起的结膜炎症的总称。按发病快慢可分为超急性（24 小时内）、急性或亚急性（几小时至几天）、慢性（数天或数周）。按病情的严重程度分为轻、中、重度。常见致病菌包括金黄色葡萄球菌、肺炎链球菌、Morax-Axenfeld 双杆菌、奈瑟淋球菌及奈瑟脑膜炎球菌、大肠埃希菌等。淋球菌和脑膜炎球菌所致的超急性化脓性结膜炎若不及早治疗，将产生严重并发症。急性结膜炎通常有自限性，可在几天内痊愈。

【病因与发病机制】

1. 超急性细菌性结膜炎　由奈瑟菌属细菌（淋球菌或脑膜炎球菌）引起。其中以淋球菌性结膜炎最多见，成人主要通过生殖器－眼接触传播，新生儿主要是出生时经患有淋球菌性阴道炎的母体产道感染。

2. 急性或亚急性细菌性结膜炎　俗称"红眼病"。主要致病菌为肺炎双球菌，少部分病例由葡萄球菌或其他链球菌引起。

3. 慢性结膜炎　可由急性结膜炎治疗不当演变而来；Morax-Axenfeld 双杆菌、链球菌或其他毒力不强的细菌感染后，一开始就呈慢性炎症过程；不良的环境刺激，如粉尘和化学烟雾、眼部长期应用有刺激性的药物、屈光不正、烟酒过度、睡眠不足等也可引起本病。

【护理评估】

（一）健康史

淋球菌性结膜炎应评估病人有无淋菌性尿道炎史；急性或亚急性细菌性结膜炎多发于春秋季节，应评估病人有无明显"红眼病"病人接触史；对于慢性结膜炎应询问病人是否有过急性结膜炎病史、粉尘或烟雾等接触史、烟酒过度、屈光不正等病史。

（二）身体状况

1. 淋球菌性结膜炎　起病急，潜伏期为 10 小时至 2～3 天，常累及双眼。眼睑及结膜高度水肿充血而致睁眼困难，或肿胀的球结膜掩盖角膜周边或突出于睑裂。睑结膜可见充血、肥厚、表面粗糙不平、小出血点及薄层假膜。耳前淋巴结肿胀、压痛。初期分泌物为浆液性或血水样，不久转为黄色脓性，量多而不断溢出，故又称脓漏眼。淋球菌可侵犯角膜，引起浸润、溃疡，甚至穿孔而严重影响视力。

2. 急性或亚急性细菌性结膜炎　潜伏期为 1～3 天，两眼同时或间隔 1～2 天发病。表现为患眼发红，烧灼感，或伴有畏光、流泪。结膜充血，中等量脓性分泌物，常发生晨起睁眼困难，上下睑睫毛被粘在一起。视力一般不受影响。Koch-Weeks 杆菌或肺炎双球菌所致的结膜炎可在睑结膜表面覆盖一层假膜。

3．慢性结膜炎 进展缓慢，持续时间长，可单发或双眼发病。主要表现为眼痒、干涩感、眼刺痛及视疲劳。结膜轻度充血，睑结膜增厚、乳头增生，分泌物为黏液性或白色泡沫样。

（三）辅助检查

结膜分泌物涂片和结膜刮片可见多形核白细胞增多。

（四）心理－社会状况

急性或亚急性细菌性结膜炎、慢性结膜炎病人的视力一般不受影响，故病人的心理负担不大，而淋球菌性结膜炎病人发病急，严重影响视力，故病人常焦虑不安。

【常见护理诊断／问题】

1．急性／慢性疼痛 与炎症累及角膜致眼痛有关。

2．舒适度减弱 与结膜急性炎症血管扩张致分泌物增加、结膜充血、水肿有关。

3．知识缺乏：缺乏治疗及预防知识。

4．潜在并发症：角膜炎症、溃疡及穿孔。

【计划与实施】

细菌性结膜炎的治疗原则是祛除病因，积极抗感染治疗，控制并发症的发生。经过治疗和护理，病人：① 消除疼痛；② 炎症消除，分泌物减少直至消失，结膜充血、水肿消失；③ 病人、家属获得结膜炎的防治知识；④ 无并发症发生。

1．眼痛的护理 炎症较重者，可用冷敷减轻充血、灼热、疼痛等不适症状。

2．保持结膜囊清洁 分泌物较多时，可用大量生理盐水冲洗。有假膜时，先除去假膜后冲洗。淋菌性结膜炎用 1000 ～ 5000U/ml 的青霉素溶液冲洗效果更好。单眼患病时的冲洗，头应偏向患侧，避免冲洗液流入健眼而引起发病。禁忌包扎患眼，以免分泌物排出不畅或增高结膜囊温度，而有利于细菌繁殖生长。

3．药物治疗与护理

（1）局部应用抗生素：按医嘱局部应用抗生素溶液滴眼，急性阶段遵医嘱 10 ～ 30 分钟一次。夜间临睡前可用抗生素眼药膏。常用的眼药水为 0.25% 氯霉素、0.1% 利福平、0.5% 新霉素、0.2% 庆大霉素等。常用的眼药膏有四环素、红霉素和金霉素眼药膏。淋菌性结膜炎用 5000 ～ 10 000U/ml 青霉素溶液滴眼，5 ～ 10 分钟一次。

（2）全身应用抗生素：对于严重的结膜炎、淋菌性结膜炎，可按医嘱全身应用抗生素。

（3）散瞳：并发角膜炎及溃疡者，局部应用热敷及按医嘱给予阿托品散瞳。

4．防止交叉感染 必要时对病人实行隔离，防止交叉感染。尤其眼药的应用，一人一瓶，禁忌互用。医务人员接触病人之后，也应洗手消毒。防止病人之间、医患之间的交叉感染。病人用过的物品应彻底消毒，并加强传染源的管理。

5．健康指导 向病人及家属传授结膜炎的预防知识，提倡一人一巾一盆，与病人接触过后，应立即洗手。淋菌性尿道炎病人，便后洗手，并积极治疗尿道炎，以免传染他人或自身感染。

【护理评价】

经过治疗和护理，病人是否达到：① 异物感、流泪症状和疼痛症状减轻或消除；② 急性炎症得到控制，分泌物减少或消失；③结膜充血减轻或消失；④病人、家属获得结膜炎的防治知识；⑤无角膜炎症及溃疡发生。

五、病毒性结膜炎病人的护理

病毒性结膜炎（viral conjunctivitis）是常见眼病，可由多种病毒引起。临床上按病程分为急性和慢性两种，以前者多见，包括流行性角结膜炎、流行性出血性结膜炎、单纯疱疹性结膜炎和新城鸡瘟结膜炎。慢性者包括传染性软疣睑结膜炎、水痘-带状疱疹性睑结膜炎和麻疹性角结膜炎等。临床上以流行性角结膜炎和流行性出血性结膜炎最常见。

【病因与发病机制】

1. **流行性角结膜炎**　是一种传染性强、发病急剧的眼病。由腺病毒8、19、29和37型引起，其中8型较多见。

2. **流行性出血性结膜炎**　是一种暴发流行的眼病，又称阿波罗11号结膜炎，病原体为肠道病毒70型，是一种微小的核糖核酸病毒。传染性极强，可大面积迅速流行。

【护理评估】

（一）健康史

重点询问有无与病毒性结膜炎病人接触史，或其工作、生活环境中有病毒性结膜炎流行史。

（二）身体状况

病毒性结膜炎的潜伏期长短不一，流行性角结膜炎约7天，流行性出血性结膜炎约在24小时发病，多为双眼。病人自觉有异物感、疼痛、畏光和流泪。部分病人可有头痛、发热、咽痛等上呼吸道感染症状。查体可见眼睑充血、水肿，睑结膜滤泡增生。流行性出血性结膜炎常见球结膜点、片状出血，分泌物水样，耳前淋巴结肿大、压痛。角膜常受侵犯，发生浅层点状角膜炎。

（三）辅助检查

分泌物涂片检查可见单核细胞增多。

（四）心理-社会状况

病毒性结膜炎病人起病快且症状重，角膜常常受累，因此病人心理负担较重，会有焦虑心理。

【常见护理诊断/问题】

1. **急性/慢性疼痛**　与病毒侵犯角膜致眼痛有关。

2. **舒适度减弱**　与病毒感染致眼睑及结膜充血、水肿有关。

3. **知识缺乏**：缺乏有关结膜炎的防治知识。

【计划与实施】

病毒性结膜炎的治疗，原则是抗病毒治疗为主，有全身症状时可对症治疗，同时加强个人卫生和医院的管理，防止传播。经过治疗和护理，病人：①消除疼痛；②眼睑及结膜充血、水肿减轻直至消失；③病人、家属获得病毒性结膜炎的防治知识。

1. **疼痛的护理**　用生理盐水冲洗结膜囊以减轻症状。

2. **药物治疗与护理**　冲洗后用0.1%碘苷、4%吗啉胍、0.1%阿昔洛韦等抗病毒眼药水滴眼，每小时1次。同时应配合使用抗生素眼药水，以防止角膜炎及混合感染。

3. **防止交叉感染**　做好病人的隔离工作。接触病人后，应用肥皂水洗手后再用75%乙醇擦拭消毒。不用可能被污染的眼药水，病人用过的物品应及时严格消毒。

4. **健康指导**　做好卫生宣教工作。患病时不到公共场所活动，以免传染他人；家属不与病人共用面巾、脸盆，以免被传染。

【护理评价】

经过治疗和护理，病人是否达到：①异物感、疼痛、畏光、流泪等症状减轻或消失；②眼睑及结膜充血、水肿减轻或消失；③病人、家属获得病毒性结膜炎的防治知识。

（李　越）

第三节　角膜病病人的护理

角膜病是我国的主要致盲病之一。角膜病主要有炎症、外伤、先天性异常、变性、营养不良和肿瘤等，其中感染性角膜炎占有重要地位。

一、细菌性角膜炎病人的护理

细菌性角膜炎（bacterial keratitis）是由细菌感染引起的角膜上皮缺损区角膜基质坏死的化脓性角膜炎，又称细菌性角膜溃疡（bacterial corneal ulcer）（图77-3-1，见文末彩图）。

【病因与发病机制】

多由于角膜外伤后、角膜异物剔除术后或戴角膜接触式眼镜被感染所致。慢性泪囊炎未得到及时治疗、干燥性角膜炎、眼局部长期使用皮质类固醇及其他易致角膜上皮脱落的角膜病，可诱发感染。某些导致机体抵抗力低下的全身性疾病、年老体弱、营养不良、维生素缺乏、免疫缺陷疾病及全身长期使用免疫抑制剂者等，均可发病。常见的病原菌有肺炎双球菌、金黄色葡萄球菌、表皮葡萄球菌、大肠埃希菌、链球菌和铜绿假单胞菌等。戴角膜接触镜者多由于镜片或清洁液被细菌污染而发病。

【护理评估】

（一）健康史

在询问病人的健康史时，应重点询问病人角膜是否有稻谷皮壳、树枝、铁屑等外伤史，或剔除角膜异物时，无菌操作不严密，或滴用了被污染的眼药水等。并询问病人是否配戴了角膜接触镜。

（二）身体状况

发病急，多在角膜伤后 24～48 小时发病，有明显的眼痛、畏光、流泪等刺激症状。患眼眼睑肿胀，混合充血或睫状充血，球结膜水肿，角膜中央或偏中央出现灰白色浸润，逐渐扩大，进而组织坏死脱落形成角膜溃疡。溃疡周围有浸润，边界不清，其边缘向周围和深部潜行性扩展。由于细菌毒素渗入前房，可引起虹膜睫状体炎，出现角膜后沉着物、瞳孔缩小、虹膜后粘连，大量白细胞及纤维素渗入前房，形成前房积脓。若炎症不能控制，可导致角膜穿孔和眼内炎。

铜绿假单胞菌性角膜炎发病急，进展迅速，可在数小时或 1～2 天内发病。患眼剧烈疼痛、畏光、流泪，视力急剧下降，眼睑红肿，球结膜充血、水肿，角膜出现坏死病灶，迅速扩大，周围有一环形浓密的浸润圈，角膜组织坏死脱落后形成大面积溃疡，同时产生大量黄绿色黏稠分泌物附着于溃疡表面，并伴有严重的前房积脓。由于铜绿假单胞菌产生蛋白分解酶，使角膜胶原纤维溶解，导致角膜迅速破溃坏死，形成溃疡。若不及时控制，数天内可导致全角膜破坏、穿孔，眼内容物脱出或发生全眼球炎。

（三）辅助检查

药物治疗前，从浸润灶刮取坏死组织，涂片染色可找到细菌。正确的病原学诊断需要做细菌培养。

（四）心理－社会状况

细菌性角膜炎发病急，病人眼痛、畏光、流泪等症状明显，并可导致视力下降，影响病人的工作、学习和生活，因此病人常焦虑不安，心理负担较重。

【常见护理诊断/问题】

1. **急性疼痛**　与角膜炎症刺激致眼痛有关。

2. **感知觉紊乱：视觉紊乱**　与角膜浸润、溃疡有关。

3. **焦虑**　与病程较长，担心疾病难以全愈有关。

4. **知识缺乏**：缺乏角膜炎护理有关知识。

5. **潜在并发症**：角膜混浊、角膜穿孔、眼内炎、全眼球炎。

【计划与实施】

细菌性角膜炎治疗的重点是选用敏感的抗菌药物，积极控制并发症的发生。药物治疗无效时可行手术治疗，如角膜移植手术。经过治疗和护理，病人：①眼痛、畏光、流泪等刺激症状减轻或消失；②视力提高直至恢复正常；③消除自卑及焦虑心理；④无并发症发生；⑤病人、家属获取角膜炎的防治知识。

1. **环境与饮食**　病房光线应暗，或戴有色眼镜、眼垫遮盖，以避免光线刺激。服用多种维生素和食用易消化的食物，避免便秘，以防增加腹压，减少角膜穿孔的可能。

2. **药物治疗与护理**　根据药物敏感试验选择抗生素眼药，对于病情严重者可结膜下注射或全身应用抗生素。

3. **眼痛的护理**　充分散瞳可使眼内肌得以休息，减轻炎症反应，预防虹膜后粘连；眼局部湿热敷，可加速血液循环，改善角膜营养，增强抵抗力。

4. **预防角膜穿孔**　对于深部角膜溃疡后弹力层膨出者，应局部加压包扎，防止角膜穿孔；对角膜有穿孔危险者，不宜散瞳；有穿孔者可做结膜瓣遮盖术或做角膜移植术修复穿孔。

5. **预防交叉感染**　铜绿假单胞菌引起的感染危害最大。被铜绿假单胞菌污染的眼药水和手术器械常是引起感染的直接原因。一旦发现为铜绿假单胞菌感染，应单间隔离，所用药品一律单独保存，单独使用。做好使用物品的消毒隔离（例如扫床用物应单独消毒、使用与保存）。医务人员接触病人前后应严格洗手消毒。在进行角膜异物剔除时，不宜用氯霉素滴眼，因有研究表明，氯霉素有促进铜绿假单胞菌角膜溃疡恶化的作用。去角膜异物的器械、药品应严格消毒，注意保存，定期调换，防止污染。手术次日应常规随访有无感染。加强对角膜接触镜配戴指导和随访检查。病人出院后，做好铜绿假单胞菌感染病人的终末消毒，消毒液反复擦拭病房内所有物体表面，反复紫外线照射，直至空气培养及物体表面培养没有铜绿假单胞菌的存在，方可再进行其他病人的收治工作。

6．心理护理　将角膜炎的病变特点及转归过程以及角膜炎的防治知识介绍给病人，消除其紧张、焦虑、自卑心理，以帮助其正确认识疾病，预防并发症，树立积极治疗疾病的信心，争取病人对治疗的配合。

7．角膜移植手术病人的护理　对于角膜瘢痕而影响视力者，应做角膜移植手术以提高视力。角膜移植手术是用健康透明的供体角膜，替换已遮挡患眼视轴的或即将导致丧失眼球完整性的病变角膜。供体角膜的来源，有自体、同种和异种之分。根据手术目的不同分为：主要目的是改善视力者，称为光学性角膜移植术；祛除病灶或减轻痛苦、阻止病变恶化者，称为治疗性角膜移植术；保持组织结构完整性者，称为整复性角膜移植术；改善外观者，称为美容性角膜移植术。临床上手术方式有穿透性（全层）角膜移植和板层角膜移植术两种：① 穿透性角膜移植术（penetrating keratoplasty，PKP），是全层角膜的移植手术，适应证包括：角膜瘢痕、角膜化学烧伤、角膜内皮细胞功能失代偿、角膜严重感染穿孔等；② 板层角膜移植术（lamellar keratoplasty，LKP），是一种切取部分角膜厚度（板层、非穿透性）的角膜移植手术，其优点是并发症较少，手术相对安全，但其光学效果不及穿透性角膜移植术，适应证包括圆锥角膜、角膜外伤性瘢痕和多发异物、角膜变性、先天性角膜异常、角膜化脓感染等。

（1）术前护理：① 按内眼手术前常规护理；② 检查视力，了解光定位及眼压情况；③ 术前1小时用1% 毛果芸香碱缩瞳。

（2）术后护理：① 按内眼术后常规护理，双眼包扎，穿透性角膜移植应绝对卧床，板层角膜移植术后2天可下床活动；② 术后注意观察有无感染、继发性青光眼等并发症症状；③ 注意观察有无畏光、流泪、睫状充血、角膜混浊等免疫排斥反应的发生；④ 按医嘱用药，向病人和家属讲解严格遵医嘱用药的重要性，观察药物可能引起的不良反应，如消化道不适、低血钾症状等；⑤ 指导病人继续遵医嘱用药，眼局部防止碰撞，如出现眼痛、畏光、视力下降等情况应及时复查。

【护理评价】

经过治疗和护理，病人是否达到：① 眼痛、畏光、流泪等刺激症状减轻或消失；② 视力提高直至恢复正常；③ 减少或杜绝并发症的发生；④ 焦虑心理消除；⑤ 病人、家属掌握有关角膜炎防治的知识。

二、单纯疱疹病毒性角膜炎病人的护理

单纯疱疹病毒性角膜炎（herpes simplex keratitis）简称"单疱角膜炎"，是一种常见的致盲性眼病，其发病率及致盲率均占角膜病首位。其特点是复发率高，角膜知觉减退，多发生在上呼吸道感染或发热性疾病以后。

【病因与发病机制】

由单纯疱疹病毒感染所致。单纯疱疹病毒分为两型，Ⅰ型是主要感染口腔、唇部和眼部的病毒株；Ⅱ型通常是生殖器病毒株。单纯疱疹病毒性角膜炎由Ⅰ型感染所致，但Ⅱ型也可导致本病。

单纯疱疹病毒性角膜炎多系原发感染后的复发。原发感染常发生于幼儿，表现为唇部、皮肤疱疹，眼部受累表现为急性滤泡性结膜炎，常伴有全身症状及耳前淋巴结肿大。原发感染后，病毒在三叉神经节内长期潜伏下来，当机体抵抗力下降，如患感冒等发热性疾病后，全身或局部使用糖皮质激素、免疫抑制剂等药物时，潜伏的病毒被激活，可沿三叉神经逆行至感觉神经末梢，导致病毒性角膜炎复发。治愈后如此反复发作，使角膜混浊逐渐加重而导致失明。

【护理评估】

（一）健康史

询问病人有无上呼吸道感染、其他发热病史、全身或局部使用糖皮质激素、免疫抑制剂等病史。反复多次发作者，具有特定的诱因，如发热、疲劳、紫外线照射、月经期等。

（二）身体状况

初起时眼部异物感、畏光、流泪等刺激症状较轻，形成溃疡后自觉症状加重，甚至出现疼痛、睑痉挛等。角膜上皮初起时有点状混浊，继而形成灰白色半透明状针尖大小泡，轻度睫状充血。小泡很快破溃而互相连接，形成树枝状的表浅溃疡，称树枝状角膜炎。此时经治愈后，多不留瘢痕。若反复发作或久治不愈，炎症向周围及基质层发展，树枝状溃疡互相融合成不规则的地图形态，呈边缘不齐且隆起的片状溃疡，称地图状角膜炎。若病变位于角膜中央基质层，出现组织水肿、增厚，为圆盘状、弥漫性、边界清晰的灰白色浸润，称盘状角膜炎。一般认为本病是病毒抗原引起的细胞免疫反应所致。常伴有后弹力层皱褶和内皮水肿，并可见少量角膜后沉着物及虹膜睫状体炎。病程可长达数个月。轻者愈后留有瘢痕。重者可发生角膜基质坏死，血管伸入角膜浅层及深层。愈后留有白斑，亦有发生前房积脓和继发性青光眼者。

（三）辅助检查

角膜上皮刮片可见多核巨细胞、病毒包涵体或活化性淋巴细胞；角膜病灶分离培养出单纯疱疹病毒；酶联免疫法发现病毒抗原等有助于病原学诊断。

（四）心理－社会状况

单纯疱疹病毒性角膜炎病程长，常反复发作导致视力下降，影响病人的工作、学习和生活，因此病人常焦虑不安，心理负担较重。

【常见护理诊断／问题】

1. **急性疼痛** 与角膜溃疡致眼痛有关。

2. **感知觉紊乱：视觉紊乱** 与角膜炎性浸润、溃疡有关。

3. **焦虑** 与病程长、疾病反复发作，担心预后不良等有关。

4. **知识缺乏**：缺乏病毒性角膜炎的防治知识。

5. **潜在并发症**：角膜穿孔、虹膜睫状体炎、青光眼。

【计划与实施】

单纯疱疹病毒性角膜炎的治疗原则是抑制病毒在角膜复制，减轻炎症反应引起的角膜损害。

经过治疗和护理，病人：①消除疼痛，畏光、流泪等症状消失；②视力提高或恢复；③焦虑心理消除；④无并发症发生；⑤获取病毒性角膜炎的防治知识。

1. 药物治疗与护理

（1）抗病毒药物：角膜浅层病变常用 0.1% 疱疹净（又称碘苷、IDU）眼药水，每小时 1 次滴眼，晚上睡前涂 0.5% 疱疹净眼膏。治疗角膜深层病变用 0.1%～1% 阿昔洛韦、1% 三氟胸腺嘧啶眼药水，每小时 1 次滴眼。晚上睡前涂 0.05% 安西他滨眼药膏。重症病人可做结膜下注射安西他滨或阿昔洛韦，以防并发症发生。抗病毒药物应用到炎症消退后数周，同时应用抗生素眼药水滴眼，以防止细菌性结膜炎发生。

（2）糖皮质激素：盘状角膜炎在与抗病毒药物应用的同时可用糖皮质激素治疗，以减轻基质水肿，缩短病程，减少瘢痕形成。树枝状、地图状角膜炎禁用糖皮质激素，以免加重病情。

（3）散瞳剂：伴有虹膜睫状体炎者，加用散瞳剂。

2. 增强机体抵抗力 口服维生素和高蛋白饮食。

3. 健康指导 将本病的诱发因素、发展及转归特点介绍给病人，进行耐心细致的心理护理，以消除焦虑心情。并让病人了解其发病特点，增强体质，预防感冒，积极治疗各种发热性疾病，以预防单纯疱疹病毒性角膜炎的复发。

【护理评价】

经过治疗和护理，病人是否达到：①疼痛消除、症状减轻；②视力恢复或提高；③焦虑心理消除；④无并发症发生；⑤获取有关病毒性角膜炎的防护知识。

三、真菌性角膜炎病人的护理

真菌性角膜炎（fungal keratitis）为致病真菌引起的、致盲率极高的感染性角膜炎。在赤道部地区发病率高，我国则多发于南方温热潮湿气候环境中的农作物收割季节。其特点为起病缓，发展慢，病程长，刺激症状轻，无脓性分泌物（图 77-3-2，见文末彩图）。

【病因与发病机制】

多发生于植物致角膜外伤后，有的则发生于长期使用抗生素及糖皮质激素者。致病菌以曲霉菌最常见，其次为镰刀菌、念珠菌、青霉菌属及酵母菌属。

【护理评估】

（一）健康史

询问病人有无农作物枝叶或谷物皮壳擦伤眼的病史，或长期使用广谱抗生素、糖皮质激素及免疫抑制剂病史。

（二）身体状况

疼痛、畏光、流泪等刺激症状均较细菌性角膜炎为轻，故有"症体分离"之称，即症状较轻而体征严重，症状与体征不符。

角膜损伤后，初期在局部形成灰白色的浸润灶，表面微隆起。经过一周或更长时间后开始形成角膜溃疡。溃疡形状不规则，边界清楚，溃疡面上有白色干燥的苔垢状物。溃疡周围有向四周蔓延的浸润，呈伪足状；或在外围分布有点状混浊，形成所谓"卫星灶"。有时溃疡边缘因胶原溶解而出现浅沟。溃疡最后可引起穿孔，导致眼内炎。

随着真菌毒素侵入前房，引起前房积脓，脓汁黏稠，无典型的液平面，液面不随头位移动，虹膜反应很重，但症状轻微。

（三）辅助检查

溃疡面涂片检查可发现菌丝或孢子，菌培养可分离出真菌。

（四）心理 - 社会状况

真菌性角膜炎病程长，病人常伴有视力下降，故心理负担较重，产生焦虑心理。

【常见护理诊断／问题】

1. **急性疼痛**　与角膜浸润及溃疡致眼痛有关。

2. **感知觉紊乱：视觉紊乱**　与角膜炎症影响有关。

3. **焦虑**　与病程长、愈合慢及担心预后不良有关。

4. **知识缺乏**：缺乏真菌性角膜炎防治知识。

5. **潜在并发症**：角膜穿孔、眼内炎。

【计划与实施】

真菌性角膜炎的治疗原则是选择有效的抗真菌药物控制感染，散瞳预防虹膜后粘连，药物治疗无效时可行手术治疗。经过治疗和护理，病人：①消除疼痛；②视力逐步提高直至恢复；③消除焦虑；④获取真菌性角膜炎的防治知识；⑤无并发症发生。

1. **药物治疗与护理**

（1）抗真菌药物：用 0.5% 两性霉素 B、0.5% 咪康唑、0.3% 金褐霉素眼药水滴眼，每 1～2 小时一次。也可用金褐霉素、两性霉素 B 眼药膏涂眼，每日 4 次。或者白天用眼药水，晚上涂眼药膏。口服酮康唑，每日 200～400mg。病情严重者可用咪康唑 5～10mg 球结膜下注射，每 1～2 天一次或咪康唑 400～600mg 静脉滴注。

（2）散瞳：并发虹膜睫状体炎时，应用 1% 阿托品眼药水或眼药膏散瞳。有穿孔危险者不予散瞳。

（3）禁用糖皮质激素：真菌性角膜炎病人禁用糖皮质激素。口服大量维生素有助于组织修复。长期使用抗生素及糖皮质激素者，应预防真菌性角膜炎的发生。

2. **手术治疗**　若药物不能控制病情或有角膜穿孔危险者，可行治疗性穿透性角膜移植术。穿透性角膜移植手术的围术期护理参照细菌性角膜炎中角膜移植病人的护理。

3. **健康指导**　做好焦虑病人的心理护理。向病人传授有关防护知识，充分调动治疗疾病积极性，争取早日康复。

【护理评价】

经过治疗和护理，病人是否达到：①眼痛、畏光、流泪等刺激症状减轻或消失；②浸润吸收，溃疡愈合，视力提高或恢复正常；③无并发症发生；④焦虑心理消除；⑤获得真菌性角膜炎防治知识。

（李　越）

第四节 白内障病人的护理

晶状体组织透明无血管，且与周围组织无直接联系，具有复杂的代谢过程，营养主要来自房水。晶状体发生透明度降低或颜色改变所导致的光学质量下降的退行性改变称为白内障（cataract）。

晶状体轻度混浊不影响视力者，没有临床意义。当混浊导致视力下降者，才认为是有临床意义的白内障。世界卫生组织（WHO）从群体防盲治盲角度出发，将晶状体混浊且矫正视力低于0.5 者作为诊断指标。

根据发病的时间，白内障分为先天性与后天性两大类；根据混浊的部位与形态，又分为皮质性、核性、囊性、囊下性、点状、冠状等；后天性白内障根据发病原因，又分为年龄相关性（老年性）、外伤性、并发性、代谢性、药物及中毒性等各种类型。

本节重点介绍年龄相关性白内障病人的护理。年龄相关性白内障（age-related cataract）又称老年性白内障（senile cataract），是在中老年开始发生的晶状体混浊，多见于 50 岁以上的中老年人，发病率随年龄增长而增加。主要表现为渐进性无痛性视力减退。根据混浊部位不同，分为皮质性白内障、核性白内障和后囊下白内障 3 种。

【病因与发病机制】

发病机制尚不十分明确，但较为复杂。一般认为，年龄相关性白内障的发生与全身衰老和功能减退有密切关系。与紫外线、全身疾病如糖尿病、高血压、动脉硬化、遗传因素及晶状体营养和代谢状况等有关。研究发现，晶状体抗氧化系统活性异常下降，也是白内障形成的重要因素。抗氧化系统包括抗氧化酶系统（如谷胱甘肽过氧化物酶、超氧化物歧化酶、巯基转化酶等）和多种还原性化学物质（如谷胱甘肽、维生素 C、维生素 E 等）。

【护理评估】

（一）健康史

询问病人视力下降的时间、程度、发展的速度和治疗经过等。了解有无糖尿病、高血压、心血管疾病和家族史等。

（二）身体状况

1. 视力呈渐进性无痛性减退，最后只剩光感。早期病人眼前出现固定不动的黑点，亦可有单眼复视或多视、屈光改变等症状。

2. 皮质性白内障　根据发展过程分为四期。

（1）初发期：仅有晶状体周边部皮质混浊，呈楔状尖端指向中心。早期无视力障碍，瞳孔区透明不易看到混浊。散瞳后灯光斜照可见到周边部有楔状灰白色混浊（图 77-4-1，见文末彩图）。

（2）膨胀期或未熟期：混浊逐渐扩散向中央发展，视力明显减退。晶状体皮质吸收水分而肿胀，将虹膜前推，使前房变浅而诱发闭角型青光眼。此期因前囊下皮质尚透明，用斜照法检查时，投照侧的虹膜阴影被投照在深层的混浊皮质上，该侧瞳孔区出现新月形投影，称虹膜投影（图 77-4-2，见文末彩图）。

（3）成熟期：晶状体全部混浊，瞳孔区呈灰白色，虹膜投影消失。皮质水肿减退，前房深度恢复正常，此时晶状体完全混浊，呈乳白色，部分病人的囊膜上还可以看到钙化点（图 77-4-3，见文末彩图）。病人视力仅剩光感或手动。

（4）过熟期：如成熟期白内障未及时手术，进一步发展进入过熟期。晶状体因水分继续丢失而体积减小，囊膜皱缩，表面有钙化点或胆固醇结晶，前房加深。晶状体纤维分解、液化成乳白色颗粒，棕黄色的核因重力而下降，称为 Morganian 白内障（图77-4-4，见文末彩图）。当核下沉后，视力可突然提高。由于核下沉上方前房变深，虹膜失去支撑而出现虹膜震颤。过熟期白内障囊膜变性可使囊膜通透性增加或出现细小的破裂，液化的皮质漏到囊外时，可引起晶状体过敏性葡萄膜炎。此外，晶状体皮质颗粒或吞噬了晶状体皮质的巨噬细胞容易在房角积聚，堵塞小梁网，产生继发性青光眼，称为晶状体溶解性青光眼。

3. 核性白内障 较皮质性白内障少见，发病较早，40岁左右开始，进展缓慢。混浊开始于胚胎核，逐渐发展到成人核完全混浊。早期核密度增加而屈折力增强，以致病人诉说老视减轻或近视程度增加。早期核呈灰黄色，周边部透明，对视力影响不大，但在强光下因瞳孔缩小而使视力减退。当核变为深棕色、棕黑色或皮质也混浊时，近视力才明显降低。

4. 后囊下白内障 是在晶状体后囊下的皮质浅层出现混浊，呈金黄色或白色颗粒并夹杂着小空泡。因混浊位于视轴区，早期即可影响视力。此类白内障常和皮质性与核性白内障同时存在。

（三）辅助检查

1. 视功能检查 包括视力、矫正视力和光定位等。

2. 裂隙灯显微镜检查 记录角膜、虹膜前房、视网膜情况，排除眼部活动性炎症等病变。

3. 特殊检查 包括眼压、角膜曲率和眼轴以计算人工晶状体度数、角膜内皮检查、眼科 B 超检查。

4. 全身检查 对合并高血压、糖尿病的病人要密切监测血压、血糖的变化，必要时请内科会诊。

5. 术前使用散瞳药进行扩瞳。

（四）心理－社会状况

年龄相关性白内障视力下降呈渐进性和无痛性，病人有心理适应的过程，但由于视力下降影响病人的工作、学习和生活，故后期产生焦虑心理。护士应评估病人的心理状况，了解视力障碍对病人自理能力的影响。

【常见护理诊断／问题】

1. 感知改变：视觉紊乱 与晶状体混浊有关。

2. 有受伤的危险 与视力障碍有关。

3. 潜在并发症： 继发性青光眼、晶状体过敏性葡萄膜炎及晶状体脱位。

4. 知识缺乏： 缺乏有关白内障防治和自我保健的相关知识。

【计划与实施】

年龄相关性白内障的治疗目标是：①视力得到提高；②适应正常生活需要，能采取预防外伤的措施；③无并发症发生或发生并发症及时得到处理；④掌握相关的自我护理知识和技能。

（一）药物治疗与护理

早期白内障可用药物治疗，口服维生素 C、维生素 E、维生素 B$_2$、消朦片、障眼明；用吡诺克辛钠、视明露等眼药水滴眼，主要针对不同的病因学说应用不同的药物来延缓白内障的进展。

（二）病情观察与护理

未熟期白内障若出现眼痛、头痛、恶心及呕吐者，应注意是否有急性闭角型青光眼的发生，遵医嘱及时给予降眼压治疗。

（三）手术治疗与护理

至今药物治疗尚不能有效防治晶状体混浊，因此手术治疗仍然是治疗各种白内障的主要手段。手术方法包括囊内摘除术、白内障囊外摘除联合人工晶状体（intraocular lens implantation，IOL）植入术、超声乳化白内障吸除术（phacoemulsification）联合人工晶状体植入术等。超声乳化白内障吸除术是目前最主要的手术方式，它主要是应用超声能量将混浊晶状体核和皮质乳化吸除、保留晶状体后囊的手术方法，具有组织损伤小、切口不用缝合、手术时间短、视力恢复快等优点。随着超声乳化技术的发展，近年来出现了微切口超声乳化技术，该技术的最大优点是将白内障手术切口缩小至 1.5 ~ 2mm，大大减少了组织损伤和术后角膜散光，术后视力恢复快。

○ 知识拓展　　微小切口白内障手术的应用

　　现代白内障手术发展过程中，用尽可能小的手术切口获得最佳手术效果，是人们一直追求的目标。实现标准的 3.2mm 超声乳化手术切口，是白内障手术发展史上的一个重大跨越。在手术技术已进入相对稳定的前提下，人们在仪器设备上设法进行改变，以开拓技术创新的更大空间，因此微小切口手术模式应运而生。微小切口白内障手术是指白内障手术切口，从标准的 3.2mm 缩小至 2.0mm 甚至以下，并产生与之相适应的跟进技术，也有称之为微创手术者。近年来，以所谓的"冷超声"模式为核心技术的双手微小切口超声乳化技术已逐渐被接受。微小切口手术与 3.2mm 切口比较，具有的优点是：①主切口缩小；②提高随行力；③提高抽吸效率；④术中保持前房稳定性；⑤进一步降低超乳能量和时间，进一步减少手术源散光。

1．术前护理

（1）心理支持：了解病人对手术的心理接受程度，耐心解答疑问，给予心理疏导，减轻病人对手术的恐惧程度。

（2）术前准备：①讲解术前各项检查的目的、意义并协助病人完善眼科专科与全身有关检查项目等；②对合并糖尿病、高血压、心血管疾病的病人，术前监测血糖、血压，评价心脏功能能否耐受手术；③术前冲洗结膜囊和泪道，并遵医嘱使用抗生素眼药水、散瞳剂等，注意观察瞳孔的变化和药物不良反应。滴散瞳药之前向病人解释散瞳的目的及副作用，滴之后要局部压迫内眦（泪囊部位）处 3 ~ 5 分钟，以减少药物经鼻腔黏膜吸收引起全身的反应。

2．术后护理

（1）用药指导：①术后第 1 天起用抗生素和皮质类固醇滴眼液交替点眼，因各人情况不同，频率和间隔时间应遵循医嘱；②注意用眼卫生，预防感染。

经验分享　　滴眼药水法

　　病人取坐位或仰卧位，嘱病人头稍向后仰，眼向上注视或向患侧倾斜，用左手示指或棉签向下牵拉下眼睑，暴露下结膜囊，右手持眼药水瓶，将滴眼液滴入结膜囊内，轻提上睑，将上、下睑闭合，嘱病人闭眼 5 ~ 10 分钟，勿立刻睁眼，防止药液外溢（图 77-4-5，见文末彩图）。

（2）病情观察：术后注意观察术眼有无疼痛不适。术眼胀痛伴同侧头痛、恶心、呕吐等症状，可能为高眼压。术眼剧烈疼痛和视力急剧下降，流泪、畏光、可能为感染性眼内炎，应及时通知医生。

（3）由于手术的应激，合并糖尿病、高血压的病人血糖、血压可能会升高，密切观察全身情况，及时控制血糖、血压。

（4）安全护理：病人术后因眼部敷料及眼罩遮挡引起感知改变，护士要正确评估病人视觉障碍的程度，保证通道无障碍物，做好病人及家属安全教育。

3．健康指导 目前大多数白内障病人的手术均在门诊进行，无需住院，所以病人术前术后的健康教育指导尤为重要。护士应根据病人的年龄、身体状况、认知水平来采取不同方式的健康教育，以保证效果。

（1）术后1个月内要做好术眼的保护：①嘱病人多卧床休息，头部不要过多活动，戴金属眼罩保护（图77-4-6，见文末彩图），防止碰撞术眼。眼罩每日用肥皂水清洗干净，保持清洁。②不用手或不洁物品擦揉眼睛，洗头、洗澡时避免水进入眼睛。③注意保暖，预防感冒，避免用力咳嗽、打喷嚏，克制方法为深呼吸、舌尖顶压上腭或用手指压人中穴。④头部不要过度紧张或悬空。⑤避免大幅度震动及外力碰撞眼睛，避免眼压突然增高的动作，如用力闭眼、屏气、弯腰提重物等。

（2）饮食宜清淡、易消化的食物，多食维生素和矿物质的物质。

○ **知识拓展**   维生素矿物质补充剂在防治年龄相关性白内障中的临床应用

年龄相关性白内障的病因和诱发因素：高龄、遗传、长期慢性紫外线照射、代谢异常、局部维生素和矿物质缺乏等，均可引起年龄相关性白内障的发生。其中饮食结构不良，尤其是抗氧化营养素摄入不足，可造成晶状体透明物质混浊。氧化损害作为诱发因素，与年龄相关性白内障的发生和发展相关。特别是具有氧化功能的营养素，如β-胡萝卜素、维生素A、维生素C、维生素E、硒、锌、铜等在年龄相关性白内障的预防中都起到相当重要的作用。长期补充维生素矿物质，尤其是补充含有抗氧化作用的多种维生素和矿物质，可以预防或延缓年龄相关性白内障的发生和发展。

（3）严格按医嘱门诊随访，若出现头痛、眼痛、视力下降、恶心、呕吐等症状，应立刻到医院来就诊。

（4）术后配镜指导：手术摘除白内障后，因故不能行人工晶状体植入术者，可验光配镜，以矫正视力；植入人工晶状体者，1个月后屈光状态稳定时，可验光配戴近用或远用镜。

【护理评价】

经过治疗和护理，病人是否达到：①视力无继续减退或有所提高；②无外伤发生；③无并发症发生或并发症得到及时处理；④病人获得自我护理的知识和技能。

（吴建芳）

第五节　青光眼病人的护理

青光眼（glaucoma）是一组威胁和损害视神经及其通路而损害视觉功能，主要与病理性眼压升高有关的临床综合征或眼病。可引起视盘凹陷扩大加深、视野缺损，最后可致失明。因此，青光眼是主要致盲眼病之一，对青光眼若能及时早期诊治，多数病人可避免失明。

一般来讲，眼压升高是引起视神经及视野损害的重要因素，但视神经对眼压的耐受程度有很大的个体差异。在临床上，部分病人的眼压已超过统计学的正常上限，长期随访观察并不出现视神经损害及视野缺损，称为高眼压症（ocular hypertension，OH）；也有部分病人眼压在正常范围内，却发生了青光眼典型的视神经萎缩及视野缺损，称为正常眼压性青光眼（normal tension glaucoma，NTG），说明高眼压并不都是青光眼，正常眼压也不能排除青光眼。

正常眼压对维持正常视功能起着重要的作用。眼压的稳定性主要通过房水的产生与排出之间的动态平衡来维持。若房水的产生量相对不变，但其循环途径中的某一环节发生障碍，房水循环不畅，会引起眼压升高。若房水循环正常，房水产生量增加，也会引起眼压升高。对青光眼的治疗和护理也是遵循这一规律，利用各种方法，使房水的产生与排出之间重新恢复平衡，以达到降低眼压，保存视力的目的。

根据前房角形态、病因机制及发病年龄3个主要因素，将青光眼分为原发性青光眼、继发性青光眼和先天性青光眼三大类。根据眼压升高时前房角的状态是关闭还是开放，原发性青光眼又分为闭角型青光眼（angle closure glaucoma，ACG）和开角型青光眼（open angle glaucoma，OAG）。根据眼压升高是骤然发生还是逐渐发展，原发性闭角型青光眼又可分为急性和慢性闭角型青光眼。

一、急性闭角型青光眼病人的护理

急性闭角型青光眼（acute angle closure glaucoma，AACG）又称急性充血性青光眼，是一种以眼压急剧升高并伴有相应症状和眼前段组织改变为特征的眼病，多见于50岁以上妇女，男女之比约为1：2。多为双眼同时或先后发病，与遗传有关。

【病因与发病机制】

病因尚未充分阐明。但被公认的观点是：眼轴短、前房浅、房角窄及瞳孔阻滞为本病发病的解剖因素。发病机制主要是周边部虹膜机械性堵塞了房角，阻断了房水的出路而致眼压急剧升高。小梁和Schlemm管等房水排出系统一般功能正常。

情绪激动、暗室停留时间过长、局部或全身应用抗胆碱类药物，均可使瞳孔散大，周边虹膜松弛，从而诱发急性闭角型青光眼。长时间阅读、疲劳和疼痛也是本病的常见诱因。

【护理评估】

（一）健康史

评估有无青光眼的家族史；发病前有无与上述有关的诱发因素发生。

（二）身体状况

剧烈头痛、眼痛，虹视（即病人看灯光时，在灯光周围出现彩色光晕），视力急剧下降、常降到指数或手动、光感甚至失明，可伴有恶心、呕吐等全身症状。

查体可见：眼睑水肿，混合充血或伴球结膜水肿；角膜水肿，呈雾状或毛玻璃状，多由于眼压升高破坏了角膜内皮细胞调节水分的作用所致；瞳孔中等散大，常呈竖椭圆形，对光反射迟钝或消失，有时可见局限性后粘连，多由于高眼压造成虹膜供血不足，瞳孔括约肌受损和麻痹所引起；前房极浅，周边部前房几乎完全消失，房角镜检查可见房角完全关闭；眼压升高，可突然高达 50mmHg 以上，少数病例可达 100mmHg 以上，指测眼压时眼球坚硬如石。高眼压缓解后，症状减轻或消失，眼前段常留下永久性组织损伤，如角膜后色素沉着、虹膜节段性萎缩及色素脱落、晶状体前囊下点状或片状灰白色混浊（青光眼斑），统称为青光眼三联征。急性闭角型青光眼根据病程不同，分为以下几期：

1. **临床前期** 当一眼急性发作被确诊为本病，另一眼只要具有前房浅、虹膜膨隆、房角狭窄等表现，即使病人没有任何临床症状也可以诊断为临床前期；另外，部分病人在急性发作前没有自觉症状，但具有上述的眼球解剖特征或青光眼家族史，尤其是在诱发因素如暗室试验后房角关闭，眼压明显升高者，也可诊断为本病的临床前期。

2. **先兆期** 表现为一过性或反复多次的小发作，多出现在傍晚时分。表现有轻度眼痛伴同侧偏头痛、视力减退、鼻根部酸胀和恶心，轻度睫状充血、角膜轻度雾状混浊、眼压略高，经睡眠或休息后可自行缓解。

3. **急性发作期** 表现出典型的急性闭角型青光眼的症状与体征（图77-5-1，图77-5-2，见文末彩图）。

4. **间歇期** 指小发作缓解后，房角重新开放，症状和体征减轻或消失，不用药或单用少量缩瞳剂就能将眼压维持在正常范围内。但瞳孔阻滞的病理基础尚未解除，随时有再发作的可能。

5. **慢性期** 急性大发作或多次小发作后，房角发生广泛粘连，小梁功能严重损害，表现为眼压中度增高，视力进行性下降，眼底可见青光眼性视盘凹陷，并有相应的视野缺损。

6. **绝对期** 眼压持续升高，眼组织特别是视神经遭严重破坏。视功能完全丧失，无光感，症状不显或出现顽固性眼痛、头痛，瞳孔极度散大强直，角膜上皮水肿、知觉减退。

（三）辅助检查

行眼压检查、视野检查及房角镜检查。可疑病人可进行暗室试验，即在暗室内，病人清醒状态下静坐 60～120 分钟，然后在暗光下测眼压，如测得的眼压比试验前升高，超过 8mmHg，则为阳性。

（四）心理-社会状况

急性闭角型青光眼发病急，病人视力下降明显且反复发作后视力很难恢复，因此病人心理负担较重，产生焦虑心理。

【常见护理诊断/问题】

1. **急性/慢性疼痛** 与眼压升高致眼痛伴偏头痛有关。
2. **感知觉紊乱：视觉紊乱** 与眼压升高致角膜水肿、视网膜及视神经遭损害有关。
3. **自理缺陷** 与视力障碍有关。
4. **知识缺乏**：缺乏急性闭角型青光眼的防治及护理知识。
5. **焦虑** 对青光眼的预后缺乏信心。
6. **有外伤的危险** 与绝对期青光眼视力完全丧失有关。
7. **潜在并发症**：前房积血、浅前房。

【计划与实施】

急性闭角型青光眼急性发作来势凶猛，破坏性大，一旦确诊，应迅速降低眼压，减少组织损害，积极挽救视力。首先用药物降低眼压。在急性发作期，常联合用药以迅速降低眼压。待眼压恢复至正常后，再行手术治疗。

经过治疗和护理，病人：①眼压降低，眼痛及头痛等症状减轻或消失；②视力不再继续下降；③生活能自理；④获取急性闭角型青光眼的防治与护理知识；⑤消除焦虑心理；⑥熟悉周围环境，减少外伤机会。

1. **药物治疗与护理**

（1）拟副交感神经药（缩瞳剂）：兴奋虹膜括约肌，缩小瞳孔可解除周边虹膜对小梁网的堵塞，使房角重新开放，从而降低眼压。常用 1%～2% 毛果芸香碱滴眼液，每隔 5～10 分钟一次，瞳孔缩小眼压降低后，改为 1～2 小时一次。每次点药后应压迫泪囊数分钟，以免经鼻黏膜吸收引起全身中毒症状。如用高浓度制剂频繁滴眼，可出现恶心、呕吐、流涎、出汗、腹痛、肌肉抽搐等症状，应及时停药，严重者可用阿托品解毒。

（2）碳酸酐酶抑制剂：可减少房水生成而降低眼压。常用的为乙酰唑胺，有人服用乙酰唑胺后出现口周及手脚麻木，停药后即可消失。此药不可长期服用，可引起尿路结石、肾绞痛、血尿及小便困难等不良反应，若发生此症状，应嘱病人停药并多次少量饮水。

（3）β肾上腺素受体阻断药：通过抑制房水生成而降低眼压。常用 0.25%～0.5% 噻吗洛尔眼药水，每日滴眼 2 次。有心脏房室传导阻滞、窦性心动过缓和支气管哮喘者禁用。

（4）高渗剂：可在短期内提高血浆渗透压，使眼组织，特别是玻璃体中的水分进入血液，从而减少眼内容积。常用的为 20% 甘露醇注射液 250ml 快速静脉滴注。对年老体弱或有心血管疾病者，应注意呼吸及脉搏变化，以防发生意外。用药后因颅内压降低，部分病人可出现头痛、恶心等症状，用药后宜平卧休息。

（5）辅助治疗：局部通用糖皮质激素有利于减轻充血及虹膜炎症反应。全身症状重者，可给予止吐、镇静、安眠药物。当出现恶心、呕吐及头痛时，易被误诊为颅内或胃肠疾患，特别是误诊为急性胃肠炎时，给予阿托品类药物治疗而使病情恶化，应引起高度重视。

2. **手术治疗与护理**　用药物将眼压控制到正常，稳定在 21mmHg 后，必须进一步行手术治疗。手术目的是：①沟通前后房，平衡前后房压力，解除瞳孔阻滞；②建立房水向外引流的新通道。根据病情选择术式。常用的手术方法有：周边虹膜切除术、小梁切除术、房角切开术，对于难治性青光眼尚采用房水引流装置植入术。术后第 2 日开始换药，应密切观察术眼切口、滤过泡（手术当中做的结膜泡，起到加快房水向外引流的作用）情况、前房是否形成等。前房形成迟缓合并低眼压者应加压包扎；为预防炎症反应的发生，遵医嘱使用散瞳剂，每天 2 次；用抗生素滴眼液每天 3～4 次，皮质类固醇 3 次，持续 1 个月。

3. **神经保护性治疗**　青光眼治疗除降眼压外，应重视神经保护性治疗。青光眼是以视神经节细胞进行性死亡为特征。研究表明，细胞死亡机制为凋亡，自由基、神经营养因子的剥夺、眼内兴奋性毒素谷氨酸增多可能是激发因子。目前正在进行中和凋亡激发因素、开发内源性和外源性神经营养因子、基因治疗和神经再生或移植等研究，以控制神经节细胞凋亡，达到保护视神经的目的。钙离子通道阻滞剂、谷氨酸拮抗剂、神经营养因子、抗氧化剂（维生素 C、维生素 E）及某些中药可起到一定的保护视神经的作用。

4. **健康指导**　向病人讲解与本病发病有关的原因，避免情绪激动（如过度兴奋、忧郁等）、黑暗环境中停留时间太久、短时间内饮水量过多（一次饮水量 <300ml 为宜）等，以免加重病情

或引起发作。选择清淡易消化的食物，保持大便通畅，保证充足的睡眠，勿用烟酒、浓茶、咖啡和辛辣等刺激性食品。

5. **心理护理**　医护人员根据青光眼病人性情急躁、易激动的特点，做好耐心细致的心理疏导工作。教病人学会控制情绪，消除自悲、焦虑等心理，坚定信心，始终以舒畅的心情、良好的心态接受治疗及护理。

【护理评价】

经过治疗和护理，病人是否达到：①眼压降低，眼痛、头痛、恶心呕吐等症状减轻或消失；②视力不再继续减退；③生活能自理；④获取有关青光眼的防治及护理知识；⑤焦虑心理消除；⑥熟悉周围环境，减少外伤机会。

二、开角型青光眼病人的护理

开角型青光眼（open-angle glaucoma，OAG）也称慢性单纯性青光眼（chronic simple glaucoma，CSG）。其特点为发病缓慢，症状隐匿，眼压虽然升高，但房角始终是开放的，并有特征性的视盘变化和视野缺损。

【病因与发病机制】

病因尚不十分清楚。一般认为由于房水排出道变性所致。主要原因为小梁网的胶原纤维及弹力纤维变性，内皮细胞脱落或增生，小梁网增厚，小梁间隙变窄或消失；外集合管亦可发生变性，Schlemm 管内壁下的近小管结缔组织内有斑状物质沉着，Schlemm 管壁内皮细胞的空泡减少等。

【护理评估】

（一）健康史

询问病人有无青光眼家族史。本病多双眼发病，早期一般无自觉症状。

（二）身体状况

1. **自觉症状**　多数病人无任何自觉症状。单眼发病者，病变已到晚期尚未被发现。有的视野损害影响到行动时，才引起注意。少数病人眼压升高时，出现眼胀、雾视等症状。

2. **眼压**　早期眼压不稳定，波动大，测定 24 小时眼压有助于发现高峰值和较大的波峰值。随着病情发展，眼压可有轻度或中度升高，一般不出现突然增高的急性发作。

3. **眼底表现**　①视盘凹陷进行性扩大和加深；②视盘上下方局限性盘沿变窄，C/D（杯盘比，即视盘凹陷与视盘直径的比值）值增大，形成切迹；③双眼凹陷不对称，C/D 差值 >0.2；④视盘上或其周围浅表线状出血；⑤视网膜神经纤维层缺损。

4. **视功能**　视功能改变特别是视野缺损，是开角型青光眼诊断和病情评估的重要指标。典型的早期视野改变为旁中心暗点、弓形暗点，随着病情发展，可出现鼻侧阶梯、环形暗点、向心性缩小，晚期仅存颞侧视岛和管状视野。采用计算机自动视野计作光阈值定量检查，可发现较早期的青光眼视野改变，如弥漫性或局限性光阈值增高，阈值波动增大等。过去认为开角型青光眼对中心视力的影响不大，部分病人只剩管状视野时，中心视力仍可保留在 1.0 左右。近年发现，开角型青光眼除视野改变外也损害黄斑功能，出现获得性色觉障碍、视觉对比敏感度下降及某些视觉电生理异常等。

5. 房角宽而开放，房水流畅系数降低。

（三）辅助检查

1. 眼底检查　检查视盘情况，判断杯盘比（C/D）；有无视盘上或其周围浅表线状出血；有无视网膜神经纤维层缺损。正常人 C/D 多在 0.3 以下，双侧对称。若 C/D>0.6 或两眼 C/D 差值 >0.2，多视为异常，应做进一步检查。

2. 视野检查　检查有无视野缺损。

3. 房角检查　检查房水流畅系数及房角开放情况。

4. 24 小时眼压测定　在 24 小时内，每隔 2～4 小时测眼压一次，并记录。最高与最低差值正常不应 >5mmHg，若 ≥ 8mmHg 者为病理状态。

5. 色觉、对比敏感度及视觉电生理检查　黄斑功能改变，出现获得性色觉障碍、视觉对比敏感度下降及某些视觉电生理异常等。

（四）心理－社会状况

开角型青光眼除视野改变外，黄斑功能也受损，且很难恢复，严重影响病人的工作和生活，病人常常表现焦虑和悲伤。

【常见护理诊断／问题】

1. **感知觉紊乱：视觉紊乱**　晚期呈管状视野与视神经纤维受损有关。
2. **自理缺陷**　与视神经损害导致视力和视野改变有关。
3. **焦虑**　与担心本病预后不良有关。
4. **知识缺乏**：缺乏本病有关的防治知识。

【计划与实施】

开角型青光眼的手术适应证是药物治疗无效或无法耐受长期用药者已有明显的视盘、视野改变时，首选滤过性手术方法。经过治疗和护理，病人：①视野不再缩小；②自理能力恢复；③消除焦虑心理；④病人、家属获取本病的治疗和护理知识。

1. 药物治疗与护理　若用药物能将眼压控制在安全水平（指眼底和视野改变不再进展的眼压水平），视野和眼底改变停止进展，病人有条件配合跟踪复查者，可试用药物治疗。若无禁忌证，可首选 β 肾上腺能受体阻断药。如用一种药物不能控制眼压，可联合用药。

（1）拟副交感神经药：1%～2% 毛果芸香碱滴眼液，每日 3～4 次。

（2）β 肾上腺能受体阻断药：0.25%～0.5% 噻吗洛尔滴眼液，每日 2 次。或 0.5% 贝他根滴眼液，每日 1～2 次滴眼。

（3）碳酸酐酶抑制剂：多用于局部用药的补充，剂量不宜过大。乙酰唑胺 0.125g，每日 2 次。

（4）神经保护性治疗（同闭角型青光眼）。

2. 激光治疗　药物治疗效果不理想者，可试用激光小梁成形术。

3. 手术治疗　常用术式有滤过性手术如小梁切除术。护理同闭角型青光眼。

4. 心理护理　协助病人树立积极治疗疾病、战胜疾病的信心，克服焦虑、恐惧心理，并向病人传授有关本病的防治知识。

【护理评价】

经过治疗和护理，病人是否达到：①视神经损害减轻；②生活能自理；③焦虑、恐惧心理消除，恢复正常社交；④获得有关本病的防治知识。

（李　越）

第六节　葡萄膜、视网膜疾病病人的护理

一、葡萄膜炎病人的护理

葡萄膜炎（uveitis）是指葡萄膜本身的炎症，但目前在国际上通常将发生于葡萄膜、视网膜、视网膜血管以及玻璃体的炎症通称为葡萄膜炎。葡萄膜炎为常见的眼科疾病，多发生于青壮年，易合并全身性自身免疫性疾病，常反复发作。葡萄膜炎按其解剖位置可分为前葡萄膜炎（anterior uveitis）、中间葡萄膜炎、后葡萄膜炎和全葡萄膜炎。前葡萄膜炎包括虹膜炎、虹膜睫状体炎和前部睫状体炎 3 种类型，其中前葡萄膜炎为临床最常见的类型，占我国葡萄膜炎总数的 50% 左右，本节主要介绍前葡萄膜炎。

【病因与发病机制】

1. 感染因素　细菌、病毒、真菌、寄生虫等病原体通过直接侵犯葡萄膜、视网膜、视网膜血管或眼内容物引起炎症，感染可分为内源性和外源性（外伤和手术）感染两大类。

2. 自身免疫因素　各种原因引起的自身免疫功能紊乱可导致机体对自身抗原的免疫应答，从而引起葡萄膜炎。

3. 创伤及理化损伤　创伤和理化主要通过花生四烯酸代谢产物而引起葡萄膜炎，花生四烯酸在环氧合酶及脱氧酶作用下形成炎症介质，这些介质也可引起葡萄膜炎。

4. 免疫遗传机制　已发现多种类型的葡萄膜炎与特定的 HLA 抗原相关，如强直性脊柱炎伴发的葡萄膜炎与 HLA-B27 抗原密切相关。

【护理评估】

（一）健康史

重点询问病人发病时间、有无反复发作病史和全身相关性疾病如风湿性疾病、结核病、溃疡性结肠炎、强直性脊柱炎、梅毒等，有无眼外伤史或眼部感染史。

（二）身体状况

前葡萄膜炎的症状为眼痛、畏光、流泪和视物模糊，慢性炎症者症状可不明显，但易发生并发性白内障和青光眼，可导致视力下降。体征有：

1. 睫状充血或混合充血　为急性前葡萄膜炎的重要特征。

2. 角膜后沉着物（keratic precipitates，KP）　炎症时由于血 - 房水屏障被破坏，房水中进入大量炎症细胞和纤维素，随着房水的不断对流及温差的影响，渗出物逐渐沉着在角膜内皮上，多分

布在角膜下部，按形状，可分为尘状、中等大小和羊脂状 3 种类型（图 77-6-1）。

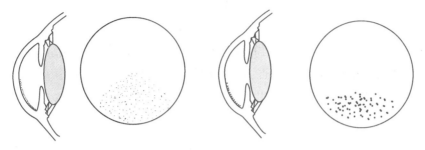

图 77-6-1　葡萄膜炎时角膜后沉着物

3．前房闪辉（anterior chamber flare）　是由于血－房水屏障功能被破坏，蛋白进入房水所造成的。裂隙灯显微镜检查时表现为前房内白色的光束，即为房水闪辉或称 Tyndall 征，为炎症活动期的体征（图 77-6-2，见文末彩图）。

4．虹膜改变　可出现多种改变，虹膜与晶状体前表面的纤维蛋白性渗出和增殖可使两者黏附在一起，称为虹膜后粘连。如果出现广泛虹膜后粘连，房水不能由后房流入前房，导致后房压力升高，虹膜被向前推移而呈膨隆状，称为虹膜膨隆；虹膜与角膜后表面的黏附则称为虹膜前粘连。

5．瞳孔改变　因睫状肌痉挛和瞳孔括约肌的持续性收缩，引起瞳孔缩小、对光反射迟钝或消失。散瞳后，虹膜后粘连不能完全拉开，瞳孔常出现梅花状、梨状和不规则状多种外观。

6．玻璃体及眼后段改变　前葡萄膜炎时，色素可沉积于晶状体前表面，在新鲜的虹膜后粘连被拉开时，晶状体表面可遗留下环形色素。

7．并发症　可并发白内障、继发性青光眼、低眼压及眼球萎缩。

（三）辅助检查

实验室检查包括血常规、血沉、HLA-B27 抗原分型等，对怀疑病原体感染所致者，应进行相应的病原学检查。

（四）心理－社会状况

前葡萄膜炎起病常较急，且反复发病，严重影响视力，影响病人的工作、学习和生活，因此病人常焦虑不安，心理负担较重。护士应通过与病人的沟通交流，了解病人的心理状况，给予干预措施。

【常见护理诊断／问题】

1．**急性疼痛**　与睫状体收缩，组织肿胀，毒性物质刺激睫神经末梢有关。

2．**感知改变：视力下降**　与房水混浊、角膜后沉着物、晶状体色素沉着、继发性青光眼、并发白内障及黄斑水肿有关。

3．**焦虑**　与视功能障碍、病程长久易反复发作有关。

4．**知识缺乏**：缺乏用药及疾病防治的知识。

5．**潜在并发症**：继发性青光眼、并发性白内障、低眼压及眼球萎缩。

【计划与实施】

前葡萄膜炎的治疗原则是散瞳、抗炎和消除病因。散瞳的目的在于防止或拉开虹膜后粘连，解除睫状肌、瞳孔括约肌的痉挛，以减轻充血、水肿及疼痛，促进炎症恢复。迅速抗炎以防止眼组织破坏和并发症的发生。经过治疗和护理，病人：①眼痛、畏光、流泪等症状减轻或消失；②视力提高或恢复发病前状况；③情绪稳定，能配合治疗和护理；④获得本病的防治知识；⑤无并发症发生或并发症发生时及时得到控制。

1. 药物治疗与护理

（1）睫状肌麻痹剂：是治疗急性前葡萄膜炎的必需药物，一旦发病立刻给药，其目的在于：①防止和拉开虹膜后粘连，避免并发症的发生。眼局部点阿托品眼药水或涂阿托品眼药膏，滴阿托品之前向病人解释散瞳的目的及副作用，滴之后要局部压迫内眦（泪囊部位）3～5分钟，以减少药物经鼻腔黏膜吸收引起全身的反应；②解除睫状肌、瞳孔括约肌的痉挛，以减少充血、水肿及疼痛，最常用的睫状肌麻痹剂为后马托品眼膏；③局部用药不理想者可结膜下注射散瞳合剂，局部注射时要注射到瞳孔未散开的部位，并告知病人如注射后出现明显的心跳、面红、口干等症状，是药物的正常作用，休息片刻即可缓解，对心脏病病人应慎用。

（2）糖皮质激素：可抑制炎症反应，局部应用可滴眼、涂眼及球结膜下注射。全身及局部长期应用激素的病人要注意不良反应，如胃溃疡、十二指肠溃疡、向心性肥胖、骨质疏松等。

（3）非甾体抗炎药物：前列腺素为葡萄膜炎重要的炎症介质，其拮抗剂及介质抑制剂均可使用。全身应用可口服阿司匹林、吲哚美辛等，局部应用非甾体眼药水滴眼。

（4）免疫抑制剂：对前葡萄膜炎反复发作特别是伴有全身性病变者可给予免疫抑制剂治疗，护士做好用药指导，严格按医嘱服用，密切观察药物的副作用。

2. 热敷　热敷能扩张血管，促进血液循环，消除毒素和炎症产物，从而减轻炎症反应，并有止痛作用。护士加强安全宣教，温度适宜，防止烫伤。

3. 并发症治疗及护理　并发性白内障待炎症控制后可行白内障摘除和人工晶状体植入术，护士应做好手术相关的健康宣教；继发性青光眼可用降眼压治疗。

4. 心理护理　前葡萄膜炎因易合并全身免疫性疾病，病程长，病情易反复，病人情绪焦虑。应向病人介绍本病的特点，指导正确的用药方法，坚持长期用药。多主动关心病人，倾听病人主诉，提供心理支持，帮助病人树立战胜疾病的信心，使其积极配合治疗和护理。

5. 健康指导

（1）指导病人及家属正确的滴眼药水和涂眼药膏的方法。

（2）指导病人正确的热敷方法，温度适宜，防止烫伤。

（3）对患有全身性免疫性疾病需长期应用激素类药物的病人，应嘱其按医嘱用药，切不可自行停药；同时密切观察副作用。

（4）本病易反复发作，应指导病人戒除烟酒等不良习惯，天气变换时及时增减衣物，预防感冒，对有过敏体质者应避免与变应原接触。

（5）定期门诊随访，如有不适及时就诊。

【护理评价】

经过治疗和护理，病人是否达到：①眼痛、畏光、流泪等症状缓解或消失；②视力逐步提高；③情绪稳定，积极配合治疗和护理；④获得本病的防治知识；⑤无并发症的发生。

二、视网膜脱离病人的护理

视网膜脱离（retinal detachment，RD）是指视网膜的神经上皮层和色素上皮层之间的脱离。根据发病原因可分为孔源性（原发性）、牵拉性及渗出性（又称继发性）三类。

【病因与发病机制】

孔源性视网膜脱离是因视网膜萎缩变性或玻璃体的牵拉致使视网膜神经上皮层发生裂孔，液化的玻璃体经视网膜裂孔进入神经上皮与色素上皮之间积存，从而导致视网膜脱离；牵拉性视网膜脱离是指眼底其他病变如增殖性糖尿病性视网膜病变、视网膜静脉阻塞或其他视网膜血管炎等所引起的视网膜出血、机化膜形成致牵拉视网膜而脱离；渗出性视网膜脱离是由于病变累及视网膜或脉络膜血液循环，引起液体集聚在视网膜神经上皮下造成，又分为浆液性视网膜脱离和出血性视网膜脱离。

【护理评估】

（一）健康史

孔源性视网膜脱离应重点评估病人有无高度近视眼、白内障摘除术后的无晶状体眼、发病年龄和眼外伤病史。牵拉性视网膜脱离应评估有无玻璃体积血后增生条带牵拉视网膜。渗出性视网膜脱离应评估病人有无中心性浆液性脉络膜视网膜病变、葡萄膜炎、后巩膜炎、妊娠高血压综合征、恶性高血压以及特发性葡萄膜渗漏综合征等疾病。

（二）身体状况

1. 早起症状　初发时有"飞蚊症"、眼前闪光感和幕样黑影遮挡，并逐渐变大。

2. 视野缺损，视力减退　相应于视网膜脱离区的视野缺损，如果黄斑区受到影响，则有中心视力的减退。

3. 眼底改变　视网膜脱离区的视网膜色泽变灰且不透明，看不见其深面的脉络膜的红色背景反光而呈灰白色隆起，大范围的视网膜脱离区呈波浪状起伏（图77-6-3，见文末彩图），严重者，视网膜表面增殖，可见固定皱褶。

（三）辅助检查

1. 眼压　早期视网膜脱离的面积小时，眼压正常或稍偏低，以后随着脱离的范围扩大而下降。孔源性视网膜脱离并发脉络膜脱离时眼压极低，甚至测不出。

2. 眼底检查　散大瞳孔使用检眼镜全面了解眼底的情况，检查视盘、黄斑部视网膜血管各个象限。还包括利用三面镜与裂隙灯显微镜联合检查，裂孔在脱离视网膜灰白色背景下呈红色，大多数可以找到。裂孔最多见于颞上象限，其次为鼻上、颞下象限。

3. 眼部超声和眼底荧光造影检查可协助诊断。

（四）心理－社会状况

多数病人担心预后不好，故焦虑、悲观。护士应注意评估病人的年龄、职业、性格特征、对视网膜脱离的认知程度等。

【常见护理诊断／问题】

1. 感知改变：视力下降及视野缺损　与视网膜的脱离有关。

2. 自理缺陷　与视力下降、单一卧位等因素有关。

3. 焦虑　与视功能损害及担心预后有关。

4. 知识缺乏：缺乏此病的防治知识和手术前后的护理知识。

【计划与实施】

视网膜脱离的治疗原则是手术封闭裂孔，缓解或消除玻璃体牵拉。术式可采用激光光凝、电凝或冷凝，使裂孔周围产生炎症反应以闭合裂孔，再根据视网膜脱离的情况，选择巩膜外顶压术、巩膜环扎术。复杂的视网膜脱离选择玻璃体手术、气体或硅油玻璃体腔内注入等手术，使视网膜复位。牵拉性视网膜脱离无有效药物，需行玻璃体切割术联合视网膜复位术。渗出性视网膜脱离主要是针对原发病进行治疗，大多不需要手术治疗。经过治疗和护理，病人：①视力不再下降；②生活自理能力恢复；③焦虑心理消除；④获取视网膜脱离的防治知识。

（一）手术前护理

1. 按医嘱局部滴抗生素及散瞳眼药水，术眼充分散瞳，详细查明脱离区及裂孔是关键。

2. 完成各种常规检查，了解病人的全身情况，高血压、糖尿病病人应监测血压、血糖并采取必要的治疗及护理措施。

3. 安静卧床　以减少眼球运动并安静卧床休息，术前指导正确卧位使裂孔处于最低位，减低视网膜脱离范围扩大的机会，增加手术成功率。

4. 指导病人如何抑制咳嗽和打喷嚏，即用深呼吸、舌尖顶压上腭或用手指压人中穴，以免术中及术后因突然震动，引起前房积血或切口裂开。

5. 局麻病人术前一般不要过饱，以免术中呕吐。全麻病人术前6小时应禁食禁水。

6. 心理护理　根据病情及拟行的手术向病人或家属讲明手术前后应注意的问题，消除病人的焦虑心理，密切配合手术。

（二）手术后护理

1. **体位护理**　术后病人安静卧床，充分休息。玻璃体注气或注油病人为帮助视网膜复位和防止晶状体混浊，应低头或给予恰当体位（图77-6-4，见文末彩图），使裂孔处于最高位，特殊体位保持时间根据气体吸收及视网膜原发病情况或手术方式而定。颈椎病、年老体弱者可配合使用U形枕，以免长时间久卧造成头颈部不适。

2. **病情观察**

（1）眼压的观察：玻璃体腔内注气术后可能有一过性眼压增高，要注意观察病人有无头痛、眼胀、呕吐、角膜水肿等高眼压的表现；硅油填充术后也可能有前房硅油颗粒、硅油乳化、周边虹膜前粘连、瞳孔阻滞及硅油毒性导致的小梁网损伤，使得房水流出受阻，引起眼压升高。注气病人如出现眼痛，应及时给予止痛药或降眼压药，必要时适当放气。

（2）疼痛观察：①一般切口疼痛发生在术后1～2天，因手术时间长、术中牵拉眼肌引起，向病人做好解释工作。②气体膨胀引起的高眼压所致的眼痛发生于术后6～8小时，常伴有眼胀痛、恶心、呕吐。③行巩膜环扎术的病人因硅胶带环扎过紧引起持续性疼痛，以夜间为甚，根据病人耐受程度，必要时给止痛药物。④术眼感染引起的疼痛多发生于术后2～3天，术眼如针尖样疼痛，伴结膜充血、水肿、眼部分泌物增多等。因此，要严密观察病人有无头痛、眼痛及伴随症状，评估病人眼压情况，及时通知医生处理。

3. **药物治疗与护理**　术后患眼继续散瞳至少1个月。向病人解释散瞳的目的及副作用，滴药之后要局部压迫内眦3～5分钟，以减少阿托品经鼻腔黏膜吸收引起全身的反应。

4. **心理护理**　大多病人因术后长时间单一俯卧位，表现出烦躁、依从性差，对此应讲解体位在疾病康复和预防并发症发生中的意义。同时观察病人有无因特殊体位引起胃部等不适，及时给予指导。做好心理护理，树立其战胜疾病的信心。

5. **出院指导**　①出院后嘱病人半年内勿剧烈运动或从事重体力劳动，防止视网膜再次脱离；②指导病人正确的点眼药水方法，嘱病人按时用药并注意眼部卫生，防止感染；③玻璃体腔内注硅油病人，在取出硅油前切忌仰卧及抬头位，术后由医生根据视网膜恢复情况决定行硅油取出术；④对注入膨胀性气体病人，一个月内避免乘坐飞机，以免气压迅速变化而引起眼压骤然增高等；⑤定期复查，如再出现闪光感、视物变形、视力下降、某一象限视野缺损等，及时来院就诊。

【护理评价】

经过治疗和护理，病人是否达到：①视力无进一步下降；②生活自理能力提高；③焦虑心理消除，情绪稳定，积极配合治疗和护理；④了解本病的防治知识。

（吴建芳）

第七节　眼外伤病人的护理

机械性、物理性和化学性等因素直接作用于眼部，引起视觉器官的结构和功能损害，统称为眼外伤（ocular trauma）。眼外伤往往造成视力障碍甚至眼球丧失，居单眼致盲原因的首位。病人多为男性，儿童和青壮年发病率高。根据眼外伤的致伤因素，可分为机械性和非机械性眼外伤两大类。前者包括钝挫伤、穿通伤和异物伤等；后者有热烧伤、化学伤、辐射伤和毒气伤等。大多数眼外伤是可以预防的，加强卫生安全的宣传教育，严格执行操作规章制度，完善防护措施，如应用防护面罩或眼镜；制止儿童玩弄危险玩具，如射弹弓等能有效减少眼外伤。

一、眼球钝挫伤病人的护理

钝挫伤（blunt trauma）是机械性钝力引起的外伤，可造成眼附属器、视神经或眼球的损伤，引起眼内多种结构和组织的病变。眼钝挫伤占眼外伤发病总数的 1/3 以上，严重危害视功能。

【病因与发病机制】

常见的病因为飞溅的石块、木棍、铁块，各种劳动工具、球类、玩具和手指等钝力直接作用于眼球。钝力除直接损伤接触部位外，由于眼球是个不易被压缩的、内含液体的球体，力在眼内液体介质和球壁传递，还会产生多处间接损伤。

【护理评估】

（一）健康史

病人有明确的外伤史，应仔细询问病人致伤的过程。包括受伤时间、受伤环境、致伤物的性质、致伤方式以及受伤后的处置情况。

（二）身体状况

依据眼附属器及眼球钝挫伤部位不同，可有不同程度的视力障碍及相应的症状和体征。

1. 眼睑挫伤　可引起眼睑水肿、皮下淤血、眼睑皮肤裂伤、泪小管断裂，以及眶壁骨折与鼻窦相通而致眼睑皮下气肿。

2. 结膜挫伤 可引起结膜水肿、球结膜下淤血及结膜裂伤。

3. 角膜挫伤 可引起角膜上皮擦伤、角膜基质层水肿、增厚及混浊、后弹力层皱褶、角膜裂伤。

4. 巩膜挫伤 可引起巩膜破裂，裂口多发生于巩膜最薄弱的角巩膜缘处或眼球赤道部。

5. 虹膜睫状体挫伤 可引起外伤性虹膜睫状体炎、外伤性散瞳、瞳孔括约肌断裂、虹膜根部离断及前房积血，挫伤使睫状肌的环形纤维与纵形纤维分离，虹膜根部向后移位，前房角加宽、变深，称房角后退。少数病人房角后退较广泛，在伤后数个月或数年，因房水排出受阻发生继发性青光眼，称房角后退性青光眼。

6. 晶状体挫伤 可引起晶状体脱位或半脱位及外伤性白内障。

7. 玻璃体挫伤 引起睫状体、脉络膜或视网膜血管破裂，可出现玻璃体积血。

8. 脉络膜、视网膜及视神经挫伤 表现为脉络膜破裂及出血、视网膜震荡和脱离、视神经损伤。

9. 眼球破裂 由严重的钝挫伤所致。常见部位在角巩膜缘，也可在直肌下。

（三）辅助检查

1. X线检查或CT扫描检查 眼眶受伤时，需要排除是否有眶壁或颅骨骨折，或视神经管损伤。

2. 眼部超声检查 了解玻璃体积血的程度以及是否有视网膜脱离、脉络膜脱离、脉络膜出血。

3. 视觉诱发电位检查 了解神经损伤的程度。

4. 视野 了解视网膜及神经损伤程度。

（四）心理 – 社会状况

由于病人及家属一时难以接受外伤所致的视功能损害或面部形象受损，常有悲观、焦虑心理。护士加强与病人的交流，评估病人的年龄、性别、职业、家庭状况及对本病的认识。

【常见护理诊断 / 问题】

1. 感知改变：视力下降 与眼内积血、组织损伤等因素有关。

2. 急性 / 慢性疼痛 与眼内积血、眼压升高及眼组织损伤等因素致眼痛有关。

3. 焦虑 与担心视力不能恢复或容貌破坏有关。

4. 自理缺陷 与视力下降，眼部包扎等因素有关。

5. 潜在并发症： 继发性青光眼、前房积血、玻璃体积血、视网膜脱离等。

【计划与实施】

眼挫伤的治疗应根据挫伤部位出现的症状进行对症治疗。经过治疗和护理，病人：①视力不再下降并能逐渐提高；②疼痛消失；③情绪稳定，积极配合治疗和护理；④恢复自理能力；⑤识别并发症的早期症状，减少并发症带来的危害。

1. 药物治疗与护理 ①单纯的结膜水肿、球结膜下淤血及结膜裂伤者，应用抗生素眼药水预防感染。②角膜上皮擦伤者涂抗生素眼膏后包扎，也可同时滴用促进细胞修复再生的眼液，以加速上皮愈合。③角膜基质层水肿者用糖皮质激素或高渗液（如50%葡萄糖液）滴眼减轻水肿，保护角膜内皮细胞。④外伤性虹膜睫状体炎者应用散瞳剂、糖皮质激素滴眼或涂眼。⑤前房积血者，适当应用镇静药和止血药，可不散瞳也不缩瞳，眼压升高时应用降眼压药物。⑥视网膜震荡与挫伤，伤后早期应用大剂量糖皮质激素治疗，可减轻视网膜水肿引起的损害。神经营养药、血管扩张剂及维生素类的疗效尚未确定。⑦视网膜出血可使用止血药物。按医嘱及时用药，并观察用药后的效果。非住院病人应教会其或家属局部用药的方法和注意事项。

2. 手术治疗与护理　对手术病人做好手术前后的护理工作。①眼睑的皮肤裂伤、严重结膜撕裂伤者应缝合，泪小管断裂应吻合；②角巩膜裂伤者应在显微镜下行次全层缝合；③严重虹膜根部离断伴复视者，可考虑虹膜根部缝合术；④前房积血多，吸收慢，尤其有暗黑色血块，伴眼压升高，经药物治疗眼压仍不能控制，应做前房穿刺术放出积血，有较大凝血块时，可切开取出血块，避免角膜血染；⑤晶状体混浊可行白内障摘除术，晶状体嵌顿于瞳孔区或脱入前房需急诊手术摘除，脱位导致的继发性青光眼可行玻璃体切割手术治疗；⑥玻璃体积血者，伤后 3 个月以上未吸收可考虑做玻璃体切割手术，若伴有视网膜脱离应及早手术治疗，争取视网膜复位；⑦眼球破裂者，根据伤情先急诊做初期眼球缝合术，术后使用抗生素和糖皮质激素，以控制感染和创伤性炎症反应，除非眼球结构完全破坏，一般初期不做眼球摘除术。

3. 病情观察　眼挫伤多引起眼组织多部位损伤，并发症较多，且较重，因此应密切观察病情变化。如前房积血，应注意观察眼压的变化和每日积血的吸收情况。监测眼压，如眼压高，及时遵医嘱给予降眼压药物，必要时给予止痛药物。

4. 心理护理　眼外伤多为意外损伤，影响视功能和眼部外形，病人一时很难接受，多有焦虑及悲观心理，因此应加强心理护理，使病人情绪稳定，密切配合治疗。如病人为双眼视力受损，应协助其生活护理。

5. 健康指导　指导病人多进食富含纤维素、易消化的软食，保持大便通畅，避免用力排便、咳嗽及打喷嚏。眼睑水肿及皮下淤血者，通常数日至 2 周逐渐吸收，早期可指导病人冷敷，促进吸收。眼睑皮下气肿者嘱病人禁止擤鼻。外伤性散瞳，轻者可完全或部分恢复，重者不能恢复。前房积血者，应卧床休息，取半卧位。脉络膜破裂、视网膜出血时可卧床休息。

【护理评价】

经过治疗和护理，病人是否达到：①视力基本稳定；②眼痛症状减轻；③正确认识疾病，情绪基本稳定；④生活基本自理；⑤无并发症发生或并发症被及时发现并控制。

二、眼球穿通伤病人的护理

眼球穿通伤（perforating injury of eyeball）是由锐器的刺入、切割造成眼球壁的全层裂开，伴或不伴有眼内损伤或组织脱出。穿通伤的预后和功能恢复主要取决于损伤的严重程度和部位，其次是有无感染或其他并发症，治疗是否及时、适当也是重要的影响因素。眼球穿通伤按其损伤部位可分为角膜穿通伤、角巩膜穿通伤和巩膜穿通伤以及眼球破裂伤 4 类，异物碎片击穿眼球可致眼内异物。

【病因与发病机制】

以敲击金属飞溅出的碎片击入眼内，或刀、针、剪刺伤眼球引起眼球壁的穿通最为多见。可表现为单纯角膜或巩膜损伤，也可合并有眼内晶状体及视网膜的损伤，故眼球穿通伤的损害复杂而严重，可导致失明和眼球萎缩，是致盲的主要原因。而同一致伤物又有进入伤口和穿出伤口形成双穿孔者，称为眼球贯通伤。

【护理评估】

（一）健康史

询问病人是否有明确的外伤史，并详细了解病人致伤的过程，为何物损伤，询问受伤后诊治的过程。

（二）身体状况

依据致伤物的大小、形态、性质、刺伤的速度、受伤部位、污染的程度及有无眼球内异物存留，可有不同程度的视力下降，还可伴有眼部疼痛、畏光流泪及眼组织损伤等。

1. 角膜穿通伤 伤口较小时，常自行闭合，检查仅见点状混浊或白色条纹。大的伤口常伴有虹膜脱出、嵌顿、前房变浅，此时可有明显的眼痛、流泪等刺激症状。致伤物刺入较深可引起晶状体囊穿孔或破裂。

2. 角巩膜穿通伤 伤口累及角膜和巩膜，可引起虹膜睫状体、晶状体和玻璃体的损伤、脱出及眼内出血，伴有明显的眼痛和刺激症状，视力明显下降。

3. 巩膜穿通伤 比较少见，较小的巩膜伤口容易忽略，穿孔处可能仅见结膜下出血，大的伤口常伴有脉络膜、玻璃体和视网膜损伤及玻璃体积血，损伤黄斑部会造成永久性中心视力丧失。

4. 交感性眼炎（sympathetic ophthalmia） 是指穿通性外伤眼或眼内手术眼，在经过一段时间的肉芽肿性（非化脓性）全葡萄膜炎后，另一眼也发生同样性质的全葡萄膜炎。

5. 异物碎片击穿眼球壁者，异物可存留于眼内。

6. 眼球穿通伤后，常合并有细菌或真菌感染，表现为眼内炎，严重的发展为全眼球炎，是视力丧失的重要原因。

（三）辅助检查

1. 怀疑有异物存留眼内时选用磁性实验法、电感应实验法，X 线或 CT、MRI 等检查法，以明确有无眶壁骨折，眼内及眼眶内有无异物及异物的位置等。

2. 眼部超声检查 了解玻璃体积血的程度以及是否有视网膜脱离、脉络膜脱离、脉络膜出血。但术前一般不做超声检查，避免对有异物的伤口施压，加重病情。术后条件允许时可以行此检查。

（四）心理－社会状况

眼球穿通伤为意外伤，病人很难在短时间内接受视功能及面部受损的打击，故产生悲观、焦虑心理。注意评估病人对疾病的认识，了解病人的情绪状况以提供恰当的护理。

【常见护理诊断／问题】

1. **感知改变：视力下降** 与眼内组织损伤及眼内积血有关。

2. **急性／慢性疼痛** 与眼内组织受损及眼压升高等因素致眼部疼痛有关。

3. **焦虑** 与外伤后病人担心视力不能恢复或容貌破坏有关。

4. **潜在并发症**：外伤性虹膜睫状体炎、眼内异物、感染性眼内炎、交感性眼炎、外伤性增殖性玻璃体视网膜病变。

【计划与实施】

眼球穿通伤为眼科急症，治疗原则是手术缝合伤口以恢复眼球的完整性并防治感染和并发症的发生。经过治疗和护理，病人：①视力不再下降或有提高；②疼痛消失；③情绪稳定，积极配合治疗和护理；④控制或减少并发症带来的伤害。

1. **伤口处理** ①小于 2～3mm 的整齐角膜伤口，无眼内组织嵌顿，前房存在，可不缝合；

②大于 3mm 以上时，应在显微手术条件下缝合。

2. **预防感染** 术前禁忌剪眼睫毛和结膜囊冲洗，防止对眼球增加压力和增加感染的机会。常规注射抗破伤风血清，全身及眼局部应用抗生素和糖皮质激素，包扎伤眼，抗生素眼液频繁滴眼，并散瞳。

3. **感染性眼内炎** 治疗时应充分散瞳，局部和全身应用大剂量抗生素和糖皮质激素。玻璃体内注药是提供有效药物浓度的可靠方法。同时可抽取房水及玻璃体液做细菌培养和药敏试验，必要时可做玻璃体切割。

4. **心理护理** 对伤后视功能及眼球外形恢复无望，行眼球摘除术者，应详细向病人和家属介绍手术的理由及术式、术后安装义眼等事项，并做好病人的心理护理。

5. **复杂的外伤病例** 分两步手术，初期缝合伤口、恢复前房、控制感染；在一段时间后，再行内眼或玻璃体手术，处理外伤性白内障等。严重眼球破裂伤若有明显手术指征，如晶状体破裂、玻璃体大量积血，可在伤口缝合的同时做玻璃体手术以期挽救。除非眼球不能缝合，不应做初期眼球摘除。

6. **贯通伤** 对前部入口即行缝合，后部出口不易发现或缝合有困难时可于伤后一周内再行处理。

7. **健康指导** 向病人介绍眼球穿通伤导致交感性眼炎的原因、临床表现及预后，告诉病人一旦健眼发生不明原因的眼部充血、视力下降及眼痛，要及时通知医护人员。并告知病人在生活中要注意安全，使用锐器和燃放烟花爆竹等要特别小心，预防眼外伤的发生。

【护理评价】

经过治疗和护理，病人是否达到：①视力基本稳定或有提高；②眼痛得到缓解；③情绪稳定，正确认识疾病；④无并发症发生或并发症被及时发现并控制。

三、交感性眼炎病人的护理

交感性眼炎（sympathetic ophthalmia）是指穿通性外伤眼或眼内手术眼（称诱发眼，exiting eye），在经过一段时间的肉芽肿性（非化脓性）全葡萄膜炎后，另一眼也发生同样性质的全葡萄膜炎（称交感眼，sympathetic eye）。

【病因与发病机制】

病因不明，有人认为与感染和免疫学因素有关。近年的研究认为免疫学改变是交感性眼炎的发病因素，即对葡萄膜、葡萄膜的色素粒或视网膜抗原产生的自身免疫反应。主要发生于外伤或手术后 2 周至 2 个月内，也有报道，最短为 5 天，最长是 60 年，以全葡萄膜炎为多见。

【护理评估】

（一）健康史

询问病人有无穿通性眼外伤史或内眼手术病史。

（二）身体状况

1. **诱发眼** 眼前段的葡萄膜炎症复发或原有症状加剧，眼底表现为视盘充血，后极部视网膜水肿和浆液性视网膜脱离。

2. 交感眼 症状有轻度疼痛、畏光、流泪、视物模糊、视力减退或麻痹。体征有睫状充血或混合充血，眼底视盘充血，视网膜有黄白色点状渗出。眼底荧光血管造影，早期可见视网膜有多数细小荧光素渗漏点，以后逐渐扩大。交感性眼炎晚期可能短期恢复，眼底多在后极部遗留色素斑和色素脱失，或表现为多发性小瘢痕，也可呈"晚霞"样眼底。

3. 并发症 大多数病例转为慢性炎症，反复发作加重，常引起并发性白内障、继发性青光眼、浆液性视网膜脱离和视神经萎缩甚至眼球萎缩。

（三）辅助检查

交感性眼炎的诊断主要依赖于临床表现，目前无血清或免疫学试验能够帮助诊断。眼底荧光血管造影对诊断很有帮助，典型的表现为，在视网膜色素上皮的水平有多发的荧光点，持续性，如果有渗出性脱离，点状的荧光会融合成片。

（四）心理-社会状况

交感性眼炎以其双眼受累、炎症不易控制、预后不良而备受重视。病人双眼视力障碍，影响工作、学习和生活，因而病人焦虑不安，心理负担重，易产生悲观绝望心理。

【常见护理诊断/问题】

1. **感知改变：视功能障碍** 与角膜后沉着物、玻璃体混浊、视网膜渗出及并发白内障、青光眼、视网膜脱离和视神经萎缩等因素有关。

2. **恐惧** 与双眼视功能障碍有关。

3. **潜在并发症**：继发性青光眼、白内障、眼球萎缩等。

【计划与实施】

交感性眼炎一旦发生，即使摘除诱发眼，也不缓解交感眼的病程，因此，对交感性眼炎最根本的治疗是预防它的发生，正确处理好眼球穿通伤非常关键。眼球穿通伤后及时修复伤口，避免葡萄膜嵌顿，若有异物存留及时取出或清除，同时积极控制炎症，可预防交感性眼炎的发生。对交感性眼炎的治疗同其他葡萄膜炎一样，可根据病情选用糖皮质激素或免疫抑制剂。

1. **药物治疗与护理** 对眼前段受累者，除给予皮质类固醇激素点眼外，还应散瞳。对于表现为后葡萄膜炎和全葡萄膜炎者，治疗上采取全身大剂量的皮质类固醇静脉给药。

2. **摘除诱发眼** 如受伤眼损伤严重而炎症强烈、视力恢复无望者；合并继发性青光眼，眼压不能控制者；保守治疗无效、慢性炎症反复发作，伤眼已丧失视力者可考虑摘除诱发眼。

3. **心理护理** 由于病人双眼受累直接影响工作和学习，多有悲观心理，护士要耐心向病人解释病情及治疗情况，并协助其生活护理。正确评估病人视觉障碍的程度，指导病人学会使用床栏，保证通道无障碍物，防止意外损伤。

【护理评价】

经过治疗和护理，病人是否达到：①视力无进一步下降；②情绪稳定，配合治疗；③无并发症发生。

四、眼化学伤病人的护理

眼化学伤（ocular chemical burns）是指化学物品的溶液、粉尘或气体进入或接触眼部引起的眼部损伤，也称眼化学性烧伤，多发生在化工厂、实验室或施工场所，其中最多见的是酸性和碱性烧伤。

【病因与发病机制】

酸性化学伤多见于硫酸、盐酸、硝酸等，酸性物质对蛋白质有凝固作用，低浓度的酸性溶液仅有刺激作用，但强酸能使组织蛋白凝固坏死，由于凝固的蛋白不溶于水，形成一凝固层，能阻止酸性物质继续向深层渗透，因此组织损伤相对较轻。碱性烧伤多见于氢氧化钠、石灰、氨水等。碱能溶解脂肪和蛋白质，与组织接触后能很快渗透到组织深层和眼内，使细胞分解坏死，因此碱性烧伤的后果严重，预后较差。

【护理评估】

（一）健康史

1. 详细询问眼化学烧伤的时间、致伤物质的名称、浓度、量及眼部接触时间。有无经过眼部冲洗或其他处理。

2. 对于不明致伤物质的病人，可做结膜囊 pH 测定，确定是酸性还是碱性烧伤。

（二）身体状况

根据酸碱烧伤后的组织反应，可分为轻、中、重三种程度的烧伤。

1. **轻度** 多由弱酸或稀释的弱碱引起。眼睑与结膜轻度充血、水肿，角膜上皮有点状脱落或水肿。数日后水肿消失，上皮修复，不留瘢痕，无明显并发症，视力多不受影响。

2. **中度** 可由强酸或较稀的碱性物质引起。眼睑皮肤可有水疱或糜烂；结膜水肿，出现小片缺血坏死；角膜有明显混浊、水肿，上皮层完全脱落或形成白色凝固层。治愈后可遗留角膜斑翳，影响视力。

3. **重度** 大多为强碱引起。结膜出现广泛的缺血性坏死，呈灰白色混浊；角膜全层混浊甚至呈瓷白色。角膜基质层溶解，造成角膜溃疡或穿孔。碱渗入前房，引起葡萄膜炎、继发性青光眼和白内障等。晚期可出现眼睑畸形、眼睑外翻、眼睑内翻、睑球粘连及结膜干燥症等。

（三）心理 - 社会状况

由于眼化学伤为意外伤，病人视力障碍的同时又有剧烈眼痛，因此，通过与病人交流，评估其对化学伤的认识程度，了解病人是否有焦虑、悲伤和紧张等心理表现。

【常见护理诊断 / 问题】

1. **感知改变：视力下降甚至丧失** 与化学物质引起的眼内损伤有关。

2. **急性 / 慢性疼痛** 与化学物质进入眼内致眼痛有关。

3. **恐惧** 与眼部突然受化学物质的侵害，视力下降甚至丧失，眼部疼痛，或担心自我形象改变和治疗效果有关。

4. **有组织完整性受损的危险** 与化学物质接触角膜有关。

5. **潜在并发症**：眼球粘连、眼睑内翻或外翻、眼球萎缩、角膜溃疡、虹膜睫状体炎、继发性青光眼、并发性白内障及眼睑畸形等 与化学物质进入眼部的量、浓度、时间及处理是否及时有关。

6. **知识缺乏**：缺乏眼化学伤的防治知识。

【计划与实施】

争分夺秒、就地取材、彻底冲洗是眼化学伤的急救原则。经过治疗和护理，病人：①视力不再继续下降或有提高；②疼痛等眼部刺激症状减轻或消失；③正视疾病，情绪稳定，积极配合治疗和护理；④组织的完整性恢复；⑤减少或控制并发症的发生；⑥能够掌握眼化学伤的基本常识，了解防治并发症的措施。

1. 急救 及时彻底冲洗能将烧伤造成的损伤减低到最小的程度。应立即就地取材，用大量清水或其他水源反复冲洗，至少30分钟。冲洗时应翻转眼睑，转动眼球，暴露穹隆部，将结膜囊内的化学物质彻底洗出。送至医疗单位后，根据时间的早晚，也可用生理盐水再次冲洗并检查结膜囊内是否还有异物存留，直到用试纸测试结膜囊 pH 正常为止。也可根据致伤物性质用中和冲洗液冲洗，酸性化学伤用 3% 碳酸氢钠溶液，碱性化学伤用 3% 硼酸溶液冲洗。

2. 治疗与护理

（1）早期治疗：1% 阿托品每天散瞳，局部和全身应用糖皮质激素，以抑制炎症反应和新生血管的形成。但在伤后 2～3 周内出现角膜有溶解倾向者应停用，可滴含细胞生长因子的药物等促进愈合。

（2）切除坏死组织：如果球结膜有广泛坏死，或角膜上皮坏死，可早期切除，防止眼球粘连。一些病人在 2 周内出现角膜溶解变薄，也可作全角膜板层移植或羊膜移植。

（3）应用胶原酶抑制剂：持续的胶原酶活性升高，是角膜溶解的原因之一。局部滴 2.5%～5% 半胱氨酸眼液；全身应用四环素类药物，每次 0.25g，每日 4 次。维生素 C 对轻至中度碱烧伤也有益。

（4）晚期治疗：针对并发症进行治疗，如手术矫正眼睑外翻、睑球粘连等，角膜混浊者行角膜移植，并积极治疗继发性青光眼和并发性白内障等。

3. 心理护理 眼化学伤直接影响视功能和眼部外形，病人多有焦虑和悲观的心理。护士应耐心讲解各项治疗并倾听病人主诉，消除病人恐惧、悲观等心理障碍，使病人情绪稳定，积极配合治疗和护理。若病人双眼视力受损，应正确评估病人视觉障碍的程度，做好病人及家属的安全宣教，协助其生活护理，防止意外受伤。

4. 健康指导

（1）指导病人正确的用药方法，定期门诊随访。

（2）通过各种方式宣传化学眼外伤的危害性。从事化工作业的工作人员，必须掌握基本防护知识。

（3）通过多媒体及手机 app 大力宣传健康教育项目，使大众认识到发生化学性眼外伤最重要、最关键的处理就是现场急救。一旦化学物质进入眼部，应争分夺秒就地用大量清水充分清洗眼部，然后再送医院进一步处理，降低对眼部的伤害程度。

【护理评价】

经过治疗和护理，病人是否达到：①视力不再下降或有提高；②眼痛等刺激症状减轻直至消失；③情绪稳定，配合治疗；④组织的完整性恢复；⑤无并发症发生或并发症被及时发现并控制；⑥掌握眼部化学伤防治的基本知识。

（吴建芳）

1. 男性，42岁，干部。因左眼胀痛、伴左侧头痛2日而就诊。病人双眼近视 -6.00D。眼部检查视力：右眼矫正视力0.8，左眼矫正视力眼前手动。眼压：右眼23mmHg，左眼52mmHg。外眼检查正常。左眼角膜雾状水肿，前房浅。眼底窥不清。

（1）请简述该病人左眼眼压升高、角膜水肿和浅前房的原因。

（2）列出该病人的主要护理诊断，根据护理诊断提出相应的护理措施。

2. 男，66岁，农民，近2年双眼逐渐视物模糊不清，眼前有黑影，加重1个月。眼部检查：双眼角膜透明，前房浅，可见虹膜投影；右眼视力0.2，左眼视力0.1；右眼眼压14mmHg，左眼眼压15 mmHg，晶状体混浊，眼底看不清。

（1）根据症状和体征，该病人主要的护理诊断有哪些？

（2）如果护士对该病人进行健康指导，重点有哪些？

3. 女性，61岁，农民。晚上8点左右与儿子发生剧烈争吵，半夜即右眼剧烈疼痛，伴头痛，呕吐一次，服止痛药勉强入睡。次日晨起床后发现右眼视物不见，十分着急，由儿媳陪同来院就诊。查体：右眼角膜水肿，前房变浅、瞳孔8mm，眼压升高，初步诊断为右眼闭角型青光眼急性发作期。

（1）分析该病人有哪些因素诱发了此次青光眼发作？

（2）为确定该病人的护理诊断，还应实施哪些护理评估？

（3）请为该病人制订手术前后的护理计划。

4. 丁某，男性，28岁。因3日前参加学校篮球比赛后出现右眼闪光感、眼前黑影浮动而就诊。双眼近视 -8.00D。视力检查：左眼0.8（矫正），右眼指数/20cm。眼底检查示右眼视网膜上方隆起呈灰白色，散瞳后间接检眼镜下可见裂孔。经诊断为右眼视网膜脱离。

（1）该病人入院后，护士应从哪些方面进行评估？

（2）该病人存在哪些护理诊断/问题？

（3）如果该病人进行手术治疗，护士应提供哪些护理措施？

5. 男性，40岁，1小时前在家修房时不慎左眼溅入石灰。立刻赶往医院就诊。检查结果：左眼视力下降为0.1，结膜囊上穹隆部有石灰残留，结膜充血明显，部分苍白，角膜水肿，上皮层大片脱落。

（1）该病人实施的急救措施有哪些？

（2）该病人可能的护理诊断有哪些？

第七十八章
耳疾病病人的护理

学习目标

识记

1. 能准确概括外耳、中耳、内耳的主要结构和生理功能。
2. 能准确复述以下概念：分泌性中耳炎、耳硬化、梅尼埃病。
3. 能正确概括急性化脓性中耳炎、梅尼埃病、突发性耳聋常见症状、体征。
4. 能准确概括耳前瘘管、电子耳蜗植入手术前后的护理。

理解

1. 能比较滴耳法与洗耳法的区别。
2. 能理解急、慢性化脓性中耳炎的分型、临床表现和治疗原则。
3. 了解新生儿听力筛查的概念、筛查方法、流程以及影响因素；新生儿听力筛查和新生儿听力及基因联合筛查的区别。
4. 了解基因诊断的定义、方法。
5. 了解声源定位测试。

运用

能运用所学知识了解助听器的类型、选配对象并对佩戴助听器的病人告知其有关注意事项。

第一节 概 述

一、耳的结构与功能

耳位于头部两侧的颞骨内。由外向内分为外耳、中耳和内耳（图78-1-1）。

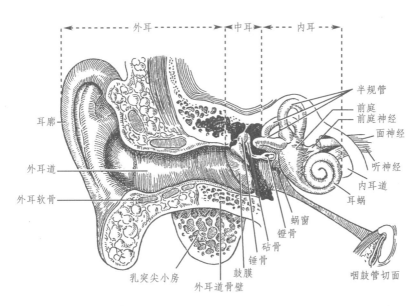

图78-1-1 外耳、中耳、内耳关系示意图

（一）外耳

外耳（external ear）分为两部分：耳廓和外耳道。

1. **耳廓**（auricle） 主要由软骨支架构成，被覆软骨膜和皮肤。皮下组织少，若因炎症发生肿胀，感觉神经易受压迫而至剧痛；外伤和耳部手术可引起软骨膜炎，导致耳廓畸形；耳廓血管位置浅表，皮肤菲薄，故易冻伤。

2. **外耳道**（external ear canal） 起自耳甲腔底，止于鼓膜。略呈S形弯曲，长2.5～3.5cm。外1/3为软骨部，内2/3为骨部。外耳道内段向内、向前、略向下，所以检查外耳道深部或鼓膜时，要将耳廓向后向上提起，使外耳道成一直线。外耳道皮下组织少，皮肤几乎与软骨膜和骨膜相贴，当感染肿胀时张力增加使神经末梢受压而致疼痛难忍。软骨部皮肤有耵聍腺分泌耵聍，并富有毛囊和皮脂腺。幼儿外耳道方向为向内、向前、向下，故检查其鼓膜时，应将耳廓向下拉，同时将耳屏向前牵引。

（二）中耳

中耳（middle ear）由鼓室、鼓窦、乳突和咽鼓管组成。

1. **鼓室**（tympanic cavity） 为鼓膜与内耳外侧壁之间的不规则含气腔。鼓室前方经咽鼓管与鼻咽部相通，后方经鼓窦入口与乳突气房相通。以鼓膜紧张部上、下边缘为界，将鼓室分为3部分：上缘平面以上部分为上鼓室（epitympanum）；紧张部下缘平面以下部分为下鼓室（hypotympanum）；上、下鼓室之间为中鼓室（mesotympanum）。鼓室的容积为1～2ml，上下径约15mm，前后径约13mm，内外径上鼓室约6mm，下鼓室约4mm。鼓室由鼓室壁和鼓室内容物组成。

（1）鼓室壁：有外、内、前、后、上、下6个壁（图78-1-2）。外壁主要被鼓膜（tympanic

membrane）占据，为椭圆形、半透明之薄膜，介于鼓室与外耳道之间。高约9mm，宽约8mm，厚约0.1mm。鼓膜周缘略厚，大部分附着于鼓沟内，名紧张部。其上方直接附着于颞骨鳞部，较松弛，名松弛部。紧张部中央向内凹陷，形似喇叭状，松弛部较平坦，鼓膜的应用解剖标志见图78-1-3。内壁即内耳的外壁，有多个凸起和小凹。鼓岬（promontory）系耳蜗底周，为内壁中央较大的膨凸。前庭窗（vestibular window）位于鼓岬后上方。蜗窗（cochlear window）位于鼓岬后下方。面神经的水平部管凸，位于前庭窗上方。外半规管凸位于面神经管凸后上方，易被表皮样瘤破坏引起眩晕。前壁的上部有二口：上为鼓膜张肌半管的开口，下有咽鼓管的鼓室口。后壁上部有鼓窦入口（aditus ad antrum），是上鼓室和鼓窦相通之处。上壁将鼓室与颅中窝分开，又称鼓室盖。下壁为薄骨板，将鼓室与颈静脉球分隔。

（2）鼓室内容：包括①听骨：为人体中最小的一组小骨，包括锤骨、砧骨和镫骨相连接而成，三者相互衔接成听骨链。锤骨柄连接鼓膜，镫骨足板借环韧带连接于前庭窗，将鼓膜感受到的声波传入耳内。②鼓室肌肉：主要有两条肌肉，鼓膜张肌（tensor tympanic muscle）收缩时牵拉锤骨柄向内，增加鼓膜张力，防止鼓膜震破或损伤内耳；镫骨肌（stapedius muscle）起自鼓室后壁锥隆起内，肌腱止于镫骨颈，肌收缩时牵拉镫骨小头减少内耳压力。

2. **鼓窦**（tympanic antrum）　为鼓室后上方的含气腔，前方通向上鼓室，向后下连通乳突气房。上方以鼓窦盖与颅中窝相隔。

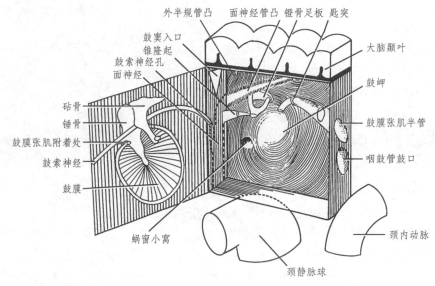

图78-1-2　鼓室六壁模式图

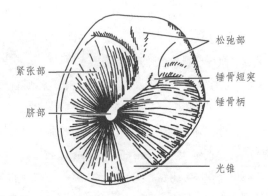

图78-1-3　右耳正常鼓膜像

3. 乳突（mastoid process） 为鼓室和鼓窦的外扩部分。乳突腔内含有似蜂窝样、大小不同、形状不一、相互连通的气房。后壁借骨板与乙状窦和颅后窝相隔。

4. 咽鼓管（pharyngotympanic tube） 为沟通鼓室与鼻咽的管道，成人全长约35mm。外1/3为骨部，内2/3为软骨部。咽鼓管鼓室口位于鼓室前壁上部，咽鼓管咽口位于鼻咽侧壁，下鼻甲后端的后上方。当张口、吞咽、呵欠时，咽口开放，保持鼓室内、外气压平衡。

（三）内耳

内耳（inner ear）埋藏于颞骨岩部，结构复杂而精细，故又名迷路（labyrinth）。从组织学上分为骨迷路和膜迷路。骨迷路为骨性结构，包括半规管、前庭和耳蜗（图78-1-4）。膜迷路位于骨迷路之内，包含听觉与位置觉感受器（图78-1-5）。骨迷路与膜迷路之间充满外淋巴（perilymph），膜迷路含有内淋巴（endolymph），内、外淋巴液互不相通。

1. 骨迷路

（1）前庭：位于耳蜗和半规管之间，略呈椭圆形，约6mm×5mm×3mm大小，容纳椭圆囊及球囊。后上部与3个骨半规管的5个开口相通。其外壁即鼓室内壁的一部分，有前庭窗为镫骨足板所封闭。

（2）骨半规管：位于前庭的后上方，3个骨管均呈弓状弯曲，互为直角。依其所在空间位置，分别称外（水平）、前（垂直）、后（垂直）半规管。每个半规管的两端均开口于前庭，其一端膨大称壶腹。前半规管内端与后半规管上端合成一总脚通向前庭，因此3个半规管共有5孔通入前庭。

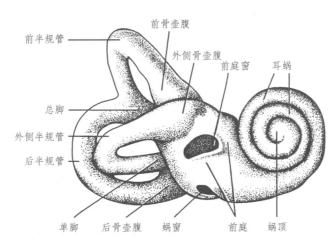

图78-1-4　骨迷路（右）

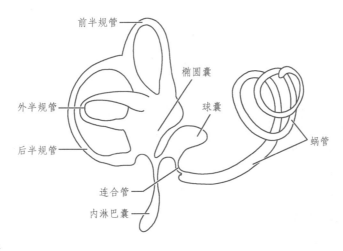

图78-1-5　膜迷路

（3）耳蜗（cochlea）：位于前庭的前面，形似蜗牛壳，由中央的蜗轴和周围的骨蜗管构成。骨蜗管旋绕蜗轴 2.5 ~ 2.75 周，底周相当于鼓岬。骨蜗管被前庭膜和基底膜分成上部的前庭阶；中间的膜蜗管又名中阶，系膜迷路；下方为鼓阶；前庭阶和鼓阶内含外淋巴，通过蜗孔相通。中阶内充满内淋巴。

2. 膜迷路　膜迷路由椭圆囊、球囊、膜蜗管及膜半规管组成，各部相互连通（图 78-1-5），借纤维束固定于骨迷路内，悬浮于外淋巴液中。位于基底膜上的螺旋器又名 Corti 器，是由内、外毛细胞，支柱细胞和盖膜组成，是听觉感受器的主要部分。椭圆囊和球囊内分别有位觉斑，感受位置觉。

（四）耳的生理功能

耳是人体复杂的感觉器官，主要提供人的听觉和平衡功能。

1. 听觉功能　"听觉"具有两个层次的涵义。第一层次是指对声音的感知，即对声音的接受能力；第二层次是指对声音的认知，即对声音的理解能力。

第一层次主要与听觉系统发育是否完善和健全，即听觉系统及相关结构在组织学、解剖学以及生理学上是否正常发育有关。临床上常用的纯音测听可以反映的是这一层次的功能。纯音测听包括气导和骨导，即声音传入耳内的两条途径。气导过程为：耳廓收集声波经外耳道传至鼓膜，引起鼓膜振动，带动听骨链，镫骨足板振动将声波传入内耳，内耳淋巴液波动时振动基底膜，刺激其上螺旋器的毛细胞而感音，产生神经冲动经听神经传至听觉中枢而产生听觉。骨导过程为：颅骨传导传进内耳，再将神经冲动送至听觉中枢而产生听觉。正常情况以气导为主。

第二层次是在第一层次的基础之上，经过各级听觉核团的加工处理以及听觉中枢水平的综合作用，其中包括理解、记忆等复杂的心理过程，因此需要后天学习才能获得。言语测试可以反映这一层次的功能。

2. 平衡功能　人体维持平衡主要依靠前庭、视觉及本体感觉三个系统的相互协调来完成，其中前庭系统最为重要。前庭感受器是特殊分化的感受器，包括膜半规管、球囊及椭圆囊。半规管主要感受人体或头部旋转运动的刺激，球囊及椭圆囊主要感受人体的直线加速度，维持人体静态平衡。当人体体位发生变化产生刺激后，前庭感受器接受刺激并将信息传向各级前庭中枢，并与中枢其他核团相联系产生多种反射，通过调节肌肉张力，引起眼球、颈部肌肉和四肢的肌反射运动，以保持身体的平衡。

二、耳疾病病人的评估

（一）健康史

了解病人过去的健康状况，耳部患病后的经历，诊断和治疗过程，有无家族史、外伤史、手术史、过敏史等。

耳部疾病的发生和发展与环境因素也有密切关系，长期接触环境中的有害因素，可以直接或间接导致耳部病变。环境中的有害因素如高压、低气压、噪声等会直接导致耳聋等疾病，所以应注意评估病人的职业，工作和生活环境，自我保健知识水平等，以提供有关的知识和技能。

（二）身体状况

耳部常见的临床症状和体征包括：

1. 耳痛　耳痛的性质有钝痛、刺痛、抽痛等。约 95% 为耳病所致，主要有耳周及耳的各部分发生炎症，耳部外伤，耳部肿瘤等；5% 为牵涉性痛，主要是牙、下颌关节、咽喉等处的某些疾病通过三叉、迷走等神经引起的反射性耳痛。耳痛会引起病人烦躁不安，无法正常学习和生活。小儿会哭吵不安，摇头，用手扯耳等。

2. 耳漏 又称耳溢液，指经外耳道流出或在外耳道积聚异常分泌物。根据溢液性质分为黏液性或脓性耳漏（多见于分泌性中耳炎和急、慢性化脓性中耳炎）、水样耳漏（需警惕脑脊液耳漏），以及血性耳漏。耳道长期流脓且伴有臭味的病人可能不愿与人接触，自尊降低。

3. 耳聋 临床上将听力下降称为耳聋。根据病变部位分为传导性聋，即病变部位发生在外耳和中耳的传音装置；感音神经性聋，即病变发生在内耳耳蜗和耳蜗以后的各部位；混合性聋，即兼有传导性聋和感音神经性聋。正常的听力是人们语言正常发展和与人交往的重要基础，耳聋会导致语言功能发育障碍，社交困难，日常工作和生活严重受影响，病人易产生焦虑、孤独、恐惧、自卑等各种心理问题。

4. 耳鸣 是听觉功能紊乱所致的常见症状，分为主观性耳鸣和他觉性耳鸣。主观性耳鸣为病人主观感到耳内有鸣声，但不能被他人听到，临床最为常见，主要因为耳部疾病和全身性疾病引起；他觉性耳鸣为可被他人听到的耳鸣，临床上少见。传导性聋病人的耳鸣为低音调如机器轰鸣，感音神经性聋的耳鸣多为高音调如蝉鸣。耳鸣常会使病人感到烦躁、失眠、头晕、情绪激动等，而心理障碍又可加重耳鸣，形成恶性循环。

5. 眩晕 是自身与周围物体的位置关系发生改变的主观上的错觉，表现为睁眼时周围物体旋转，闭眼时自身旋转，多伴有恶心、呕吐、出冷汗等自主神经功能紊乱现象。大多由外周前庭病变引起，如梅尼埃病、良性阵发性位置性眩晕、迷路炎等。

6. 耳廓形状异常 多由先天性耳廓畸形、耳外伤、耳廓假性囊肿、耳廓化脓性软骨膜炎、耳廓及耳周炎症如耳后骨膜下脓肿等引起。病人因形象有异常，可能产生自卑心理。

（三）辅助检查

1. 耳廓及耳周检查法 耳廓及耳周检查法以望诊和触诊为主。观察耳廓及耳周有无畸形，皮肤有无增厚、红肿、皲裂，有无红肿、瘘口、瘢痕、赘生物等。耳后有无脓肿，耳廓有无牵拉痛，耳屏、乳突有无压痛，耳周淋巴结有否肿大。

2. 外耳道及鼓膜检查法 外耳道及鼓膜检查需借助光源、额镜、耳镜、鼓气耳镜或电耳镜。病人取侧坐位，受检耳朝向检查者，光源置于病人头部左上方，调整额镜反光焦点于病人外耳道口。检查方法包括：①徒手检查，即用手将耳廓向后、上、外方轻轻牵拉，使外耳道变直，同时可用示指将耳屏向前推压，使外耳道口扩大，以便看清外耳道及鼓膜。②耳镜检查，当耳道狭小或炎症肿胀时，用漏斗状耳镜撑开狭窄弯曲的耳道，以便窥见鼓膜。为观察鼓膜的运动度或细微的病变或小穿孔，可借助有放大或鼓气作用的电耳镜（现常用）或鼓气耳镜检查。

3. 听功能检查 临床听力检查分为主观测听法和客观测听法。主观测听法是依据受试者对刺激声信号作出的主观判断做记录，又称行为测听。主观测听法包括语音检查法、表试验、音叉试验、纯音听阈及阈上功能测试、Bekesy自描测听、言语测听等。客观测听法无需受试者的行为配合，不受其主观意识的影响，结果相对客观、可靠。临床上常用的客观测听法有声导抗测试，听觉诱发电位反应测试以及耳声发射测试等。

（1）音叉试验：音叉试验（tuning fork test）是最常用的主观听力检查法。用于初步判定与鉴别耳聋性质，验证电测听结果的正确性。检查气导听力时，检查者手持叉柄，向另一手掌的鱼际肌或肘关节处轻轻敲击叉臂（不要敲击过响，以免产生泛音影响检查结果）。将振动的两叉臂末端与耳道口置于同一平面1cm处呈三点一线。检查骨导时，应将叉柄末端的底部压置于颅面骨上或鼓窦区。

1）林纳试验（Rinne test，RT）：又称气骨导比较试验。目的是通过比较同侧耳气导和骨导听觉时间判断耳聋的性质。先测试骨导听力，当听不到声音时，立即测同侧气导听力。也可先测气导听力，气导消失时立即测同侧耳骨导听力。气导 > 骨导，为阳性（+）。骨导 > 气导，为阴性（ - ）。气导与骨导相等，以"±"示之。结果评价：听力正常者，气导较骨导长 2 倍左右；（+）为正常或感音神经性聋；（ - ）为传导性聋；（±）为中度传导性聋或混合性。

2）韦伯试验（Weber test，WT）：又称骨导偏向试验。用于比较受试者两耳的骨导听力。音叉敲击后将叉柄底部紧压于颅面中线上任何一点（多为前额或颏部），请受试者辨别音叉声偏向哪一侧。以"→"标明受试者判断的骨导偏向侧，以"="示两侧相等。结果评价："="示听力正常或两耳听力损失相等；偏向耳聋较重侧示病耳为传导性聋；偏向健侧示病耳为感音神经性聋。

（2）纯音听力计测试法：纯音听力计（pure tone audiometer）用于测试听觉范围内不同频率的听敏度。能较准确地判断耳聋的类型、程度，初步判断病变部位。

纯音听力计可产生 125 ～ 10 000Hz 的倍频纯音（其强度可调节），测试听阈及阈上功能。包括气导听阈及骨导听阈两种测试。一般先测试气导再测试骨导。测试前，向受试者说明检查方法，请受试者在听到测试声时，无论其强弱，立即做出规定的动作表示听到。气骨导检查从 1000Hz 开始，以后按 2000Hz、3000Hz、4000Hz、6000Hz、8000Hz、250Hz、500Hz 顺序进行，最后再对 1000Hz 复查一次。气导测试通过气导耳机进行，骨导测试时，将骨导耳机置于受试耳乳突区或前额正中，对侧加噪声，测出不同频率能听到的最小声强即听阈，并在横坐标为频率（Hz），纵坐标为声级（dB）的纯音听阈图上绘成曲线。正常情况下，气导和骨导的听阈曲线均在 25dB 以内，气骨导之间差距小于 10dB。临床上骨导听阈代表内耳功能，气导听阈代表中耳传音功能。因此，如果听力曲线显示各频率骨导听阈正常，气导听阈提高，且气骨导间距大于 10dB，提示传导性聋；若气骨导听力曲线呈一致性下降，且高频损失较重，提示感音神经性聋；若气骨导听力都下降，且有气骨导差存在，提示可能为混合性聋。

（3）声导抗测试法：声导抗测试法（acoustic immittance measurement）也称声阻抗测试，是临床最常用的客观听力测试法之一。利用外耳道压力变化产生鼓膜张力变化，对声能传导能力发生改变这一特性，记录鼓膜反射回外耳道的声能大小，通过计算机分析结果，反映中耳传音系统和脑干听觉通路功能。该法用于测量中耳压力，鉴别听力下降的原因，为进一步诊断和治疗提供依据。

（4）听觉诱发电位反应测试：听觉诱发电位反应测试（auditory evoked potential，AEP）是检测声波经耳蜗毛细胞换能、听神经的兴奋和听觉通路传到大脑过程中产生的各种生物电位的客观测听法。用于客观测量听力功能，判断脑干功能，鉴别耳聋性质，评定治疗效果。临床上常用的听觉诱发电位反应测试包括：听性脑干反应、耳蜗电图、40Hz 听觉事件相关电位、稳态听觉诱发电位等。

1）听性脑干反应（auditory brainstem response，ABR）：ABR 由几个电压偏转形成的波峰组成，在 1 ～ 10 毫秒潜伏期内出现，表示为波Ⅰ，Ⅱ，Ⅲ，Ⅳ，Ⅴ，Ⅵ，Ⅶ，其中波Ⅰ，Ⅲ，Ⅴ最明显。它们利用远场记录法记录到的第Ⅷ对脑神经及脑干听觉通路上神经纤维的同步电活动。

2）耳蜗电图（electro cochleagram，ECochG）：是记录耳蜗电反应的技术，能够记录到耳蜗及听神经的电位，包括耳蜗微音电位（cochlear microphonics，CM）、总和电位（summating potential，SP）、动作电位（action potential，AP）。

3）40Hz 听觉事件相关电位（40Hz auditory event related potential，40Hz AERP）：是在 100 毫秒扫描时间内恒定的 4 个相间隔 25 毫秒的准正弦波。

4）稳态听觉诱发电位（auditory steady-state evoked potential，ASSR）：是由周期性调幅、调频或

既调幅又调频的持续声或刺激速率在 1 ~ 200Hz 的短声或短纯音诱发的稳态脑电反应。

（5）基因诊断：基因诊断的定义是用目前人类对基因组的认识和分子遗传学数据，检查分子结构水平和表达水平，对普通遗传病或家族遗传病做出的诊断。耳聋基因诊断即对上述内容所进行的相关检测。

耳聋基因诊断流程：①专科就诊登记及相关病例资料录入；②抽取静脉血；③送临床耳聋基因检测实验室行专业诊断分析并出具报告；④受检者领取报告并做遗传咨询。

4. 前庭功能检查 前庭神经系统在保持平衡方面起主导作用。前庭功能检查的目的是通过一些特殊的测试方法了解前庭功能状况，并为定位诊断提供依据。前庭功能检查有两大类：前庭脊髓反射系统的平衡功能和前庭眼动反射弧的眼震现象。平衡功能检查包括闭目直立检查法、过指试验、行走试验等，是评价前庭脊髓反射、本体感觉及小脑平衡和协调功能的检查。眼震检查包括自发性眼震检查法、位置性眼震检查法、变位性眼震检查法、温度试验、旋转试验、眼震电图描记法和视频眼震电图等，确定眼震是由于前庭周围病变、中枢性病变还是某些眼病引起。目前临床上主要的检查方法有：头脉冲检查（video head impulse test，vHIT）、摇头眼震检查（head shaking nystagmus，HSN）、前庭双温检查（caloric test）、转椅检查（rotary chair testing）等。

（1）平衡功能检查：包括静平衡和动平衡功能检查两大类。

1）闭目直立检查法：是常用的静平衡功能检查法。受试者直立，两脚并拢，两手手指互扣于胸前，观察受试者睁眼及闭目时躯干有无倾倒。迷路病变者倒向前庭功能低侧，小脑病变者倒向患侧或后倒。

2）过指试验：受试者睁眼、闭目各数次，用两手示指轮流碰触置于前下方的检查者示指。迷路病变者双臂偏向前庭功能低侧，小脑病变者仅有一侧上臂偏移。

3）行走试验：为动平衡功能检查法。受试者闭眼，向正前方行走 5 步，继之后退 5 步，前后行走 5 次，观察其步态，并测量起点与终点之间的偏差角。偏差角大于 90° 者，示两侧前庭功能有显著差异。也可嘱受试者闭目向前直线行走，迷路病变者偏向前庭功能弱的一侧，中枢性病变者常有特殊的蹒跚步。

（2）眼震检查：眼球震颤（nystagmus）是眼球的一种不随意的节律性运动，简称眼震。常见的有前庭性眼震、中枢性眼震、眼性眼震和分离性眼震等。前庭性眼震由交替出现的慢相和快相运动组成，慢相为眼球转向前庭兴奋性较低一侧的缓慢运动，快相是朝向前庭兴奋性较高侧的快速回位运动。因快相便于观察，故通常将快相所指方向作为眼震方向。

1）自发性眼震检查：检查者在病人前方 40 ~ 60cm 处用手指引导受试者向左、右、上、下及正前方注视，眼球移动偏离中线的角度不得超过 30°，观察眼球运动，有无眼球震颤及眼震的性质、方向、强度以及有无自主神经症状。根据其表现不同，可初步鉴别眼震属周围性、中枢性还是眼性（表 78-1-1）。

2）变位性眼震检查法：是指在迅速改变头位和体位时诱发的眼震，常出现于良性位置性阵发性眩晕。

（3）临床检查

1）前庭双温检查：又名冷热试验，是前庭诱发试验中最常用的方法之一，试验采用冷热水或冷热空气为刺激源，分别刺激左、右侧半规管，使迷路的内淋巴液因温度变化依"热升冷降"的物理特性产生流动，引起终顶偏曲而出现眩晕、眼震等一系列前庭反应。临床上可依眼震潜伏期、眼震强度、眼震持续时间、眼震方向及两侧反应差别作为主要观测指标，了解左右半规管的

表78-1-1　自发性眼震鉴别表

	周围性	中枢性	眼性
眼震性质	水平性，略旋转	垂直性，旋转性或对角线性	钟摆性或张力性
方向	不变	可变	无快慢相
强度	随病程进展而变化	多变	不稳定
眩晕、恶心、呕吐等自主神经症状	有，严重程度与眼震程度一致	可有可无，严重程度与眼震程度不一致	无

功能。眼震幅度大、持续时间长、潜伏期短表明前庭兴奋性高，反之兴奋性相对较弱。

2）摇头眼震检查：冷热试验的补充检查，可辅助判断两侧前庭的不均衡性。两侧不对称性越高，越易产生向健侧的眼震，眼震慢相速度较快，持续时间较短。

3）头脉冲检查：主要用于评估受试者两侧重前庭眼反射是否对称，进一步判断是否有单侧前庭功能下降。近几年来，头脉冲检查评价水平半规管功能减低的价值已被大量证实。

4）转椅检查：是检查前庭眼动反射（vestibulo-ocular reflex, VOR）的重要手段之一。可记录旋转时眼震电图或视频眼震图像，确定前庭-眼反射的增益，同时刺激双侧迷路，评价双侧前庭病变。

5. 耳部影像学检查　耳部影像学检查是耳部疾病常用的辅助检查方法之一。临床常用颞骨岩部、乳突部的X线摄片、颞骨CT扫描和MRI。颞骨岩部轴位片和斜位片分别用于观察上鼓室及鼓窦入口以及内耳道、内耳迷路、岩尖等病变；乳突侧位片用于观察中耳乳突的骨质破坏性病变及其范围；颞骨额枕位片用于观察岩尖、内听道及内耳结构及病变情况。颞骨CT扫描不仅可清晰显示颞骨的细微骨性结构及细小骨质改变，了解外、中及内耳发育情况，还可显示异常软组织阴影及邻近解剖关系，对先天性耳畸形、颞骨骨折、各种中耳炎症、肿瘤等具有较高的协助诊断价值。MRI可显示内耳、内听道及侧颅底软组织解剖结构的变化，常用于检查颅内肿瘤、脓肿、出血等软组织病变。

6. 实验室检查　急性化脓性中耳炎、急性乳突炎、颅内外并发症时，血象检查可发现白细胞计数升高，多形核白细胞增加，提示体内有急性炎症存在。

7. 声源定位测试　声源定位是指听觉系统对听觉物体位置的识别过程，包括对听觉物体垂直方位、水平方位以及与听者距离的识别。声源定位测试多采用主观听力测试方法，其中以角度识别法和角度辨别法最为常用。角度识别法是评估受试者直接判断声源位置的能力，这是测量声源定位绝对精确度的方法；角度辨别法则通过测量角度辨别阈值，即同一方位两个相同声源可被受试者识别的最小角度值，进而评估受试者声源定位能力的敏锐性，这是测量声源定位相对精确度的方法。判断声源方位是听觉系统的重要功能之一，它以双耳听觉及听觉中枢的整合功能为基础。声源定位能力可用于评估中枢听觉系统对听觉信号的处理能力。但目前临床上对声源定位测试的应用较少，对声源定位的临床意义也还处于研究发展阶段。

○ **知识拓展**　　　新生儿听力普遍筛查

　　　　　　　　　新生儿听力普遍筛查（universal newborn hearing screening, UNHS）
　　　　是早期发现新生儿及婴幼儿听力障碍最为有效的措施。听力筛查对象：

有条件的地方应进行普遍性筛查，对所有活产出生的新生儿在出院前进行听力筛查；不具备条件的地方应根据当地情况，采用目标人群筛查策略，将有听力障碍高危因素的新生儿及婴幼儿，在3个月内转到有条件的医疗机构筛查。正常生产的新生儿在48~72小时之后，转入NICU的新生儿在出院之前，进行听力筛查。听力筛查应有专用房间，通风良好，环境噪声低于45dB（A）。

听力筛查方法包括耳声发射测试（OAE）和（或）自动听力脑干反应阈值（AABR）。新生儿处于安静或睡眠状态，必要时可用镇静药；首先清洁耳道，之后两耳分别测试，轻轻放入探头，开始测试，仪器自动显示测试结果，结果分为"通过""未通过"两种情况。听力筛查"通过"者，要进入听力筛查随访流程；"未通过"者要进入42天复筛和（或）3个月诊断以及监控随访流程。

听力筛查测试的影响因素包括：①初筛年龄：正常新生儿初筛年龄与结果呈负相关，应避免出生后24小时筛查；②耳道分泌物的影响：新生儿耳道和中耳腔内的胎脂、羊水、胎性残留物、中耳积液等，是造成筛查结果假阳性的主要原因；③环境噪声：测试环境噪声应控制在45dB（A）以下；④新生儿测试状态：新生儿应处于安静或睡眠状态；⑤耳塞的合适度及测试探头的放置：应根据新生儿耳道的大小选择合适的耳塞，测试过程中，探头应密闭的放置在外耳道外1/3处，其尖端小孔要正对鼓膜。

2007年，国内学者首次提出"新生儿听力及基因联合筛查"的理念，即在广泛开展新生儿听力筛查的基础上融入耳聋基因筛查，在新生儿出生时或出生后3天内进行新生儿脐血或足跟血采集来筛查聋病易感和常见基因，策略上亦包括普遍人群筛查和目标人群筛查。基因筛查结果报告形式也是以"通过"和"未通过"来表示。对于听力筛查"通过"而基因筛查"未通过"的个体，要进行进一步的基因诊断和遗传咨询以及听力学监控和随访；对于听力筛查"未通过"而目前常见易感基因筛查"通过"者，则仍然要进一步进行听力学诊断和基因诊断；对听力筛查和基因筛查均"通过"者，进入目前成熟的听力筛查流程。

（四）心理–社会状况

耳廓疾病引起外貌改变，耳道流脓、耳聋给病人的生活和工作带来严重障碍，这些改变都会严重影响病人的心理–社会健康，需要病人重新调整和适应生活的改变。如果适应不良，会导致严重的心理和社会疾病，如自我形象紊乱、自尊降低、抑郁、家庭关系受损、社会退缩，生活质量严重下降。所以护士应重视评估病人的自我观念、认知能力、情绪和情感、角色适应状态、压力水平和压力应对方式、家庭结构、家庭功能、家庭关系、教育水平、生活方式、社会关系等，通过对病人心理和社会的评估，可以发现和确定病人存在或可能发生的心理和社会问题，并根据每个病人的不同特点提供有针对性的护理措施。

三、常见诊疗技术与护理

滴耳法

滴耳法是外耳和中耳疾病常用的局部用药方法。主要目的是用于软化耵聍和治疗耳道及中耳疾病。

【适应证】

耵聍栓塞、外耳道炎、中耳炎症。

【禁忌证】

鼓膜外伤。

【操作前准备】

滴耳液、消毒干棉球。

【操作过程】

1. 病人侧卧或坐位，头侧向健侧，患耳向上。
2. 成人耳廓向后上方牵拉，小儿向后下方，将外耳道拉直，将脓液洗净。
3. 将滴耳液顺耳道后壁滴入 2 ~ 3 滴。注意药液温度以接近体温为宜，不宜太热或太凉，以免刺激迷路，引起眩晕、恶心、呕吐等不适感。
4. 用手指反复轻按耳屏几下，使药液流入耳道四壁及中耳腔内。
5. 保持体位 3 ~ 4 分钟；如耵聍栓塞，可保持体位 5 ~ 10 分钟。

【操作后护理】

外耳道口塞入干棉球，以免药液流出。

外耳道冲洗法

外耳道冲洗是耳科常用的治疗操作之一，其主要目的是冲出外耳道阻塞的耵聍和表皮栓，保持外耳道清洁，冲出外耳道小异物，如小球、小虫等。

【适应证】

耵聍栓塞、外耳道异物。

【禁忌证】

坚硬而大的耵聍、尖锐的异物、鼓膜外伤、中耳炎鼓膜穿孔、急性中耳炎、急性外耳道炎。

【操作前准备】

弯盘、治疗碗、装有细塑料管的橡皮球或 10ml 空针、温生理盐水、纱布、额镜、电耳镜、卷棉子。

【操作过程】

1. 病人取坐位，解释操作目的和方法，取得配合。

2. 嘱病人将弯盘置于患耳垂下方，紧贴皮肤，头稍向患侧倾斜。

3. 左手向后上方牵拉耳廓（小儿向后下方），右手将吸满温生理盐水的装有塑料管的10ml空针橡皮球对准外耳道后上壁方向冲洗，使水沿外耳道后上壁进入耳道深部，冲出耵聍或异物（图78-1-6）。注意冲洗时不可对准鼓膜，用力不宜过大，以免损伤鼓膜。若病人在冲洗过程中有恶心、不适等应立即停止冲洗。

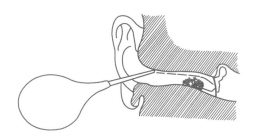

图78-1-6　外耳道冲洗法

4. 用纱布擦干外耳道，用卷棉子棉签擦净耳道内残留的水，额镜或电耳镜检查外耳道内是否清洁，如有残留耵聍，可再次冲洗至彻底冲净为止。

【操作后护理】

1. 检查外耳道和鼓膜情况。

2. 记录冲洗结果。

鼓膜穿刺抽液法

鼓膜穿刺抽液的目的是为了抽出鼓室内积液，减轻耳闷塞感，提高听力。

【适应证】

分泌性中耳炎病人。

【禁忌证】

中耳炎急性期。

【操作前准备】

1. **用物准备**　2%丁卡因溶液、苯扎溴铵酊溶液、纱布、2ml注射器、鼓膜穿刺针头、额镜或电耳镜、窥耳镜、酒精棉球、2%丁卡因溶液面片。

2. **病人准备**　取坐位，头侧卧于桌面或患耳面对操作者，患耳（向）上或患耳面对操作者，解释操作目的、方法，取得配合。

【操作过程】

1. 用温水将2%丁卡因溶液、苯扎溴铵酊溶液适当加温。

2. 向患耳内（滴入 2% 丁卡因溶液 1 次）放入 2% 丁卡因溶液面片，紧贴鼓膜，做鼓膜表面麻醉。然后滴入苯扎溴铵酊溶液消毒鼓膜和外耳道，用纱布擦干外耳道口。

3. 病人坐起，患耳对操作者。

4. 操作者用酒精棉球消毒窥耳器，并置入外耳道。

5. 连接空针与针头，调整额镜聚光于外耳道。

6. 将长针头沿窥耳器底壁缓慢进入外耳道，刺入鼓膜最低部（5～7 点），不宜过深，一手固定针筒，一手抽吸积液（图 78-1-7）。

7. 抽吸完毕，缓慢将针头拔出，退出外耳道。

8. 用挤干的酒精棉球塞住外耳道口。

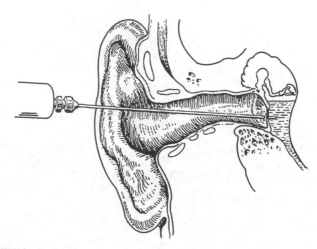

图 78-1-7　鼓膜穿刺抽液法

【操作后护理】

嘱病人 2 天后将棉球自行取出，1 周内不要洗头，以免脏水进入外耳道。

洗耳法

洗耳法为耳鼻咽喉科常用的护理技术操作，其目的是为了清洁耳道，提高局部用药疗效。

【适应证】

急性外耳道炎或疖、外耳湿疹、慢性化脓性中耳炎、急性化脓性中耳炎鼓膜穿孔的病人。

【操作前准备】

额镜、卷棉子若干、3% 过氧化氢溶液、棉片、纱布。

【操作过程】

1. 将卷棉子头上卷少量蓬松棉花，蘸上 3% 的过氧化氢洗耳液。

2. 打开光源，调整额镜，聚光在外耳道。

3. 将患侧耳廓向后上方牵拉（小儿向后下方），把蘸有过氧化氢溶液的卷棉子深入外耳道深部 2.5～3cm，并将卷棉子慢慢向四周旋转，使洗耳液能接触耳道四壁，洗净脓液。

4. 用纱布擦去脏的棉花头，重新卷上干的棉花，用卷棉子伸入耳道轻轻转动，擦净洗耳液，反复 2～3 次。

【操作后护理】

遵医嘱滴入适当的滴耳液。

第二节　外耳疾病病人的护理

一、先天性耳前瘘管病人的护理

先天性耳前瘘管（congenital preauricular fistula）是最常见的先天性耳畸形。单侧多见，女性多于男性。

【病因与发病机制】

为胚胎时期形成耳廓的第 1、2 鳃弓的 6 个小丘样结节融合不良或第 1 鳃沟封闭不全所致。

【护理评估】

（一）健康史

评估病人耳前瘘管是否出生时即存在，是否有反复感染史。

（二）身体状况

耳前瘘管瘘口多位于耳轮脚前，另一端为盲端。平时无症状，病人就诊时，一般已发生继发感染，继发感染时出现局部红肿疼痛或化脓。反复感染可形成囊肿或脓肿，破溃后形成脓瘘或瘢痕。

（三）心理 – 社会状况

病人可能会担心耳前瘘管反复感染形成脓瘘或瘢痕，影响美观。也希望感染能够彻底控制或彻底切除瘘管。

个别瘘管走向与面神经相近，病人可能担心耳前瘘管切除会不会影响面神经，造成面瘫。

【常见护理诊断 / 问题】

1. **皮肤完整性受损**　与局部感染、切开引流有关。
2. **知识缺乏**：缺乏相关的治疗和护理信息。
3. **焦虑**　与手术切除担心损伤面神经有关。

【计划与实施】

耳前瘘管无感染者，可不予处理。如发生急性感染时，应全身使用抗生素以控制炎症，局部已形成脓肿者，应切开引流。感染控制后，可行手术彻底切除瘘管。经过治疗和护理，病人：①感染能够及时得到控制；②掌握本病治疗前后的有关保健知识，配合手术治疗；③瘘管彻底切除，皮肤愈合好。

（一）切开引流的护理

1. 切开引流之前，向病人说明操作的目的和可能引起的疼痛，取得病人配合，如为小儿，应向其家属说明。

2. 切开后，放置橡胶引流条，遵医嘱叮嘱病人每日定时换药。

3.（按医嘱）使用抗生素。

（二）手术前后护理

1. **手术前护理** 应注意耳部的备皮，剃除术耳侧周围 3 ~ 5cm 处的头发，清洁耳廓，以免引起切口感染。

2. **手术后护理** 取平卧位或健侧卧位，卧床休息 1 天。予半流质饮食 1 ~ 2 天。注意切口加压包扎，防止无效腔形成和切口出血。

（三）健康指导

1. 告知病人或家属要经常保持清洁。

2. 禁止病人用手自行挤压瘘管。

3. 耳前瘘管有炎症时要及时治疗，避免化脓感染。

4. 感染期治愈两周后早日手术彻底根治。

【护理评价】

经过治疗和护理，病人是否达到：①局部感染得到有效控制；②手术彻底切除瘘管，切口愈合好。

二、鼓膜外伤病人的护理

鼓膜外伤（tympanic membrane trauma）是指鼓膜因直接或间接的外力发生损伤。

【病因与发病机制】

1. **机械伤** 用毛线针、发夹、耳勺等挖耳刺伤鼓膜。

2. **医源性损伤** 取耵聍、外耳道异物、外耳道冲洗用力过猛。

3. **压力伤** 掌击耳部、爆破、放鞭炮、潜水、高台跳水等。

4. **其他** 矿渣、火花烧伤；颞骨骨折。

【护理评估】

（一）健康史

评估病人有无用尖锐物挖耳史，接受外耳道医疗操作或接触猛烈噪声、跳水等病史，询问当时有无突然耳痛、听力减退等表现。

（二）身体状况

1. **耳部症状** 鼓膜受伤引起穿孔后，病人突感耳痛、听力立即下降伴耳鸣。病人觉耳闷塞感，如内耳同时受到损害，病人会出现眩晕、恶心、呕吐等不适。

2. **耳部检查** 可见外耳道少量血迹或血痂，鼓膜充血，鼓膜多呈不规则或裂隙状穿孔，穿孔边缘可见少量血迹。若出血量较多或耳内有水样液流出，可能是由于颞骨骨折引起脑脊液漏。

（三）辅助检查

听功能检查确定耳聋属传导性还是混合性。

（四）心理－社会状况

鼓膜外伤为突发疾病，病人及其家属可能难以接受和理解，心情较急躁，担心听力下降是否能恢复，鼓膜破裂能否愈合等。对自己的行为感到非常后悔和自责。

【常见护理诊断／问题】

1. 急性疼痛　与鼓膜突然破裂有关。

2. 有感染的危险　与病人缺乏相关的自我护理和治疗保健知识有关。

3. 恐惧　与病人担心听力不能恢复有关。

【计划与实施】

鼓膜外伤的治疗方法：及时清除外耳道内存留的异物、泥土或血块，并用酒精消毒外耳道及耳廓；根据病情需要使用抗生素。绝大多数鼓膜穿孔3～4周内可自愈，较大的不能自愈的穿孔可行鼓膜修补手术。经过治疗和护理，病人：①鼓膜穿孔愈合；②听力恢复；③无感染发生。

（一）心理护理

安慰病人及家属，讲解疼痛的原因和治疗方法、疾病转归过程和预后，使病人及家属情绪稳定，积极配合治疗。

（二）预防感染

嘱病人4周内切勿用力擤鼻，预防感冒，以防止鼻咽的感染波及中耳；外耳道保持干燥清洁，可用挤干的酒精棉球塞住外耳道，防止污水或细菌进入耳内；愈合前禁止外耳道冲洗或滴药，禁止水上运动，洗头时防止污水进入耳内。

（三）健康指导

1. 严禁用发夹、火柴梗、硬耳勺、毛线针等锐器挖耳。

2. 遇爆破、放鞭炮等注意保护双耳。

3. 跳水或潜水时要保护双耳。

4. 外耳道冲洗、取异物或耵聍时操作要轻稳细心。

【护理评价】

经过治疗和护理，病人是否达到：①鼓膜穿孔愈合；②听力恢复；③无感染发生。

三、耵聍栓塞病人的护理

外耳道软骨部皮肤具有耵聍腺，分泌淡黄色的黏稠液体，称为耵聍。正常情况下，耵聍随着下颌关节的运动可自行脱落。耵聍栓塞（impacted cerumen）为外耳道耵聍积聚过多，形成团块，阻塞外耳道，引起听力减退。

【病因与发病机制】

1. 耵聍腺分泌过多　如炎症、尘土等刺激使耵聍分泌过多。

2. 耵聍排出受阻 如外耳道狭窄、异物存留、老年人肌肉松弛，下颌运动无力等造成耵聍排出受阻。

【护理评估】

（一）健康史

评估病人有无外耳道炎、外耳道狭窄等病史。

（二）身体状况

耵聍栓塞的主要临床表现为：

1. 耳部症状 听力减退，伴耳鸣、耳痛，甚至眩晕。

2. 耳部检查 可见棕黑色或黄褐色块状物堵塞外耳道。耵聍团块质地不等，有的松软如泥沙，有的坚硬如石。

（三）心理 – 社会状况

评估病人的年龄、皮脂腺分泌状况、饮食习惯等。

【常见护理诊断 / 问题】

1. 感知觉紊乱：听觉紊乱 与耵聍阻塞外耳道有关。

2. 知识缺乏： 缺乏有关疾病的知识和治疗操作技能。

【计划与实施】

耵聍栓塞的治疗原则为耐心、细致地取出耵聍，对可活动的耵聍，用枪状镊或耵聍钩取出，对坚硬的难以取出的耵聍，先向外耳道滴入软化剂，再行取出，避免损伤外耳道及鼓膜，保持外耳道清洁、完整、通畅。经过治疗和护理，病人：①能掌握正确的耳部滴药法；②耵聍被完整取出；③听力恢复正常。

（一）药物治疗及护理

对坚硬的难以取出的耵聍，先向外耳道滴入 5% 碳酸氢钠，每日 4～6 次，待其软化后，再用枪状镊或耵聍钩取出，或用吸引器吸出；也可用外耳道冲洗法清除。

（二）健康指导

1. 告知病人耳部滴药的目的和重要性，使病人坚持正确体位滴药。

2. 教会病人或家属正确的外耳道滴药法，保证药物发挥作用。

3. 在为病人进行外耳道冲洗时，操作应轻稳细致，防止损伤外耳道或鼓膜。

4. 向病人宣传减少食物中油脂的摄入，外耳道炎症者要积极治疗。

【护理评价】

经过治疗和护理，病人是否达到：①耵聍被完整取出；②听力恢复正常。

四、外耳道炎及疖病人的护理

外耳道炎（external otitis）是外耳道皮肤或皮下组织的局限性或弥漫性炎症。局限性外耳道炎，亦称外耳道疖；外耳道皮肤或皮下组织广泛的弥漫性炎症，又称弥漫性外耳道炎。

【病因与发病机制】

1. **外耳道疖** 是外耳道皮肤毛囊或皮脂腺的局限性化脓性炎症，病原菌主要是葡萄球菌。挖耳是常见诱因，糖尿病和身体抵抗力弱者易患本病。

2. **弥漫性外耳道炎** 多因挖耳、游泳时外耳道进水、化脓性中耳炎长期脓液的刺激等诱发。外耳道皮肤外伤或局部抵抗力降低时易发病。糖尿病及变应性体质者易反复发作。常见致病菌为金黄色葡萄球菌、链球菌、铜绿假单胞菌和变形杆菌等。

【护理评估】

（一）健康史

评估病人有无不当挖耳，游泳时外耳道进水，耳道长期流脓或糖尿病病史。

（二）身体状况

外耳道疖和弥漫性外耳道炎的临床表现有所不同。

1. **外耳道疖** 早期剧烈耳痛，张口、咀嚼时加重，并可放射至同侧头部。多感全身不适。疖肿堵塞外耳道时，可有耳鸣及耳闷。检查有耳廓牵拉痛及耳屏压痛，外耳道软骨部皮肤有局限性红肿。脓肿成熟破溃后，外耳道内有脓血流出耳外，此时耳痛减轻。

2. **弥漫性外耳道炎** 急性者表现为耳痛、灼热，可有少量分泌物流出。检查亦有耳廓牵拉痛及耳屏压痛，外耳道皮肤弥漫性红肿，外耳道壁上可积聚分泌物，外耳道腔变窄，耳周淋巴结肿痛。慢性者外耳道发痒，少量渗出物。外耳道皮肤增厚、皲裂、脱屑，分泌物积存，甚至可造成外耳道狭窄。

3. **坏死性外耳道炎** 是一种特殊的弥漫性外耳道炎，病人多数是老年人和糖尿病病人，致病菌常为铜绿假单胞菌。常引起严重的并发症，如耳道骨髓炎、颞骨和颅骨骨髓炎、面神经麻痹等。

（三）辅助检查

对疑为坏死性外耳道炎者，要及早做细菌培养和药物敏感试验。

（四）心理 – 社会状况

病人因剧烈耳痛表现焦躁不安，易激惹，因此注意评估病人情绪、年龄、性别、文化层次、对疾病的认知等，以提供个性化护理。

【常见护理诊断 / 问题】

1. **急性 / 慢性疼痛** 与耳道炎症反应有关。

2. **焦虑** 与耳部剧烈疼痛、缺乏疾病知识，担心疾病预后有关。

3. **潜在并发症**：外耳道骨髓炎、面神经麻痹。

【计划与实施】

本病的治疗原则为控制感染，预防并发症。经过治疗和护理，病人：①炎症消退；②疼痛消失；③无并发症发生。

（一）药物治疗和护理

1. 应用抗生素控制感染。服用镇静、止痛药。早期可局部热敷或做超短波透热等理疗。

2. 局部尚未化脓者用 1% ～ 3% 酚甘油或 10% 鱼石脂甘油滴耳，或用上述药液纱条敷于患处，每日更换纱条 2 次。

3. 慢性病人可用抗生素与糖皮质激素类（如泼尼松龙、地塞米松等）合剂、糊剂或霜剂局部涂敷，不宜涂太厚。

4. 对疑为坏死性外耳道炎者要及早作细菌培养和药物敏感试验，及早使用敏感抗生素，防止并发症。

（二）切开排脓及护理

疖肿成熟后及时挑破脓头或切开引流，用 3% 过氧化氢溶液清洁外耳道脓液及分泌物。

（三）健康指导

1. 向病人解释疾病的有关知识，疼痛的原因，治疗过程和转归情况，使病人对疾病有所了解，提高疼痛耐受，减轻焦虑。

2. 教会病人和家属抗生素的使用方法，局部滴耳、涂耳和洗耳的方法。

3. 切开引流后嘱病人每日随访换药。

4. 患病期间，不得挖耳、游泳，洗头、洗脸时均要防止污物或污水进入外耳道，以免加重病情。

5. 嘱病人积极治疗感染病灶，如化脓性中耳炎，全身性疾病如糖尿病，并纠正全身不良状况，增强机体抵抗力，预防并发症。

【护理评估】

经过治疗和护理，病人是否达到：① 炎症控制；② 疼痛消失；③ 无并发症发生。

第三节　中耳疾病病人的护理

一、分泌性中耳炎病人的护理

分泌性中耳炎（secretory otitis media）是以鼓室积液和传导性聋为主要特征的中耳非化脓性炎性疾病，为小儿和成人常见的听力下降的原因之一。本病以往又称"非化脓性中耳炎"、"渗出性中耳炎"、"卡他性中耳炎"、"胶耳"等。可分为急性和慢性两种，急性分泌性中耳炎病程延续 6 ~ 8 周；慢性分泌性中耳炎为缓慢起病或由急性分泌性中耳炎反复发作或迁延而来。

【病因与发病机制】

1. **咽鼓管功能障碍**　主要因素有咽鼓管机械性阻塞：如小儿腺样体肥大、肥厚性鼻炎、鼻咽部肿瘤等及咽鼓管功能障碍，如司咽鼓管开闭的肌肉收缩无力。咽鼓管功能障碍时，外界空气不能进入中耳，中耳内原有的空气被吸收后得不到补充而形成相对负压，甚至呈真空状态，引起中耳黏膜静脉扩张，管壁通透性增加，血清漏出并积聚于中耳，形成鼓室积液。

2. **中耳局部感染**　近年来的研究发现，中耳积液的细菌培养阳性者为 1/3 ~ 1/2，主要的致病菌为流感嗜血杆菌和肺炎链球菌。这些征象表明分泌性中耳炎可能是中耳的一种轻型或低毒性的细菌感染，细菌内毒素在病变迁延成慢性分泌性中耳炎的过程中可能起了一定作用。

3. **变态反应**　中耳积液中检出有炎症介质前列腺素、细菌的特异性抗体和免疫复合物，提示慢性分泌性中耳炎可能属于一种细菌感染引起的Ⅲ型变态反应。

【护理评估】

（一）健康史

评估病人有无感冒后乘坐飞机经历、腺样体肥大、急慢性鼻炎、鼻窦炎等病史。

（二）身体状况

分泌性中耳炎的临床表现包括：

1．听力减退 听力逐渐下降，表现为传音性聋，伴自听增强，当头位前倾或偏向健侧时，听力可暂时好转。

2．耳痛 急性期患耳隐隐作痛，耳内胀闷堵塞感，按压耳屏后可暂时减轻。

3．耳鸣 多为低调间歇性，如"噼啪"声、"嗡嗡"声、流水声，打哈欠、喷嚏或擤鼻时稍觉好转。

4．体征 可见鼓膜轻度充血，松弛部或全鼓膜内陷。鼓室积液时，鼓膜失去光泽，可在鼓膜见到液平面。透过鼓膜有时可见到气泡，咽鼓管吹张后气泡增多。若反复发作，可见鼓膜增厚凹陷，或见灰白色斑块，或萎缩、瘢痕粘连。

（三）辅助检查

1．鼓气耳镜检查 可见鼓膜活动受限。

2．听力检查 音叉试验及纯音听阈测试结果示传导性聋。

3．CT 扫描 可见中耳系统气腔有不同程度密度增高。

4．鼓膜穿刺抽出积液

（四）心理 - 社会状况

此病容易反复发作迁延成为慢性，听力受到影响，所以病人容易失望，对疾病治愈缺乏信心。应注意评估病人的文化层次，对本病的认识程度。

【常见护理诊断／问题】

1．感知觉紊乱：听觉紊乱 与鼓室积液影响传导功能有关。

2．舒适度减弱 与耳内胀闷堵塞感、耳鸣、耳痛有关。

3．焦虑 与本病迁延不愈有关。

4．知识缺乏： 缺乏本病的相关治疗和预防保健知识。

【计划与实施】

本病的治疗原则为清除中耳积液，改善中耳通气引流以及病因治疗。清除积液的方法包括鼓膜穿刺抽液术、鼓室置管、鼓膜切开等。经过治疗和护理，病人：①鼓室积液清除；②听力恢复；③耳内闷胀感消失。

（一）治疗方法

1. 在局麻下行鼓膜穿刺抽液术，抽出鼓室内积液。

2. 若液体较黏稠，鼓膜穿刺不能吸尽，则应行鼓膜切开术。在局麻或全麻下，用鼓膜切开刀在鼓膜前下象限做放射状或弧形切开，通过切开处进行鼓室内注药、抽吸，稀释鼓室内黏稠液体，切开后应将鼓室内液体全部吸除。

3. 鼓室置管术 对于病情迁延不愈或反复发作，中耳积液过于黏稠不易排出者，可考虑鼓室置管术，鼓室置管后也可以通过置管往鼓室内注药、抽吸，稀释鼓室内黏稠液体，起到随时冲、吸鼓室内黏稠液体的效果，以改善通气引流，促使咽鼓管功能恢复。

4. 保持鼻腔和咽鼓管通畅　用1%麻黄碱滴鼻液按时滴鼻，使中耳积液能从咽鼓管排出。

5. 治疗鼻腔或鼻咽疾病，如腺样体肥大者，应行腺样体切除术。

6. 适当使用抗生素和糖皮质激素类药物，辅助治疗。

（二）心理护理

向病人讲解疾病可能的原因、诊疗大致过程、疾病转归情况，使其减轻精神负担，配合治疗、护理。向病人说明鼓膜穿刺、鼓室置管、鼓膜切开的目的和意义，使病人积极配合。

（三）健康指导

1. 教会病人正确的滴鼻和擤鼻方法，回抽鼻腔分泌物经口吐出，忌两侧鼻腔同时粗暴用力，以免鼻腔分泌物进入咽鼓管加重或引起本病。

2. 鼓膜穿刺、鼓室置管、鼓膜切开后均应用消毒干棉球堵住外耳道，禁止水上运动，洗头、洗脸时注意勿使污水进入耳道。

3. 嘱病人积极治疗鼻及鼻咽部疾病；平日应加强锻炼，平衡饮食，增强体质，注意冷暖，积极防治感冒。

【护理评价】

经过治疗和护理，病人是否达到：①鼓室积液清除；②听力恢复。

二、急性化脓性中耳炎病人的护理

急性化脓性中耳炎（acute suppurative otitis media）是致病菌直接侵入中耳引起的中耳黏膜的急性化脓性炎症，好发于儿童，冬春季多见，常继发于上呼吸道感染。

【病因与发病机制】

主要致病菌有肺炎球菌、流感嗜血杆菌、溶血性链球菌、葡萄球菌等。常见的感染途径有：

1. **咽鼓管途径**　最常见。常因急性上呼吸道感染，细菌经咽鼓管侵入中耳，不当的捏鼻鼓气或擤鼻，在污水中游泳或跳水，不当的咽鼓管吹张等原因引起。

2. **外耳道鼓膜途径**　鼓膜外伤后或陈旧性鼓膜穿孔，不规范的无菌操作，如鼓膜穿刺、鼓室置管等，使细菌直接进入中耳。

感染初期鼓膜及中耳黏膜充血肿胀、增厚，有渗出物，鼓室内压力增加，鼓膜膨隆；化脓期鼓室内渗出物渐成脓性，使鼓膜局部坏死溃脓，出现穿孔，脓液外泄；恢复期脓液引流通畅，炎症可逐渐消退。

【护理评估】

（一）健康史

评估患病前有无上呼吸道感染、鼻塞症状，污水入耳病史，咽鼓管吹张、鼓膜穿刺或置管史。

（二）身体状况

本病的主要临床表现为：

1. **局部症状**　早期表现为耳堵、耳痛，随即耳痛加重，为耳深部搏动性跳痛或刺痛，可向同侧头部和牙齿放射。有耳鸣和听力减退，但常被耳痛症状掩盖。鼓膜穿孔后，耳内有液体流出，耳痛顿减，体温逐渐恢复正常。若耳流脓后症状不缓解或缓解后发热、耳痛又重，应警惕并发症的发生。

2. 全身症状 轻重不一，可有畏寒，发热，精神不振，食欲减退。耳流脓一旦出现，全身症状明显减轻。

3. 体征 耳镜检查早期鼓膜松弛部充血，紧张部放射性充血，继而呈弥漫性，标志不清，向外膨隆。初穿孔时溃口往往很小，分泌物呈搏动性流出，穿孔可逐渐加大。耳部触诊乳突部可有轻度压痛。

（三）辅助检查

1. 听力检查 多为传导性聋。

2. 血象检查 白细胞总数增多，多形核白细胞增多，鼓膜穿孔后血象逐渐正常。

3. X线检查 乳突部呈云雾状模糊，但无骨质破坏。

（四）心理 – 社会状况

评估病人的年龄、性别、文化层次、对疾病的认识、生活习惯等。

【常见护理诊断 / 问题】

1. 急性 / 慢性疼痛 与中耳急性炎症有关。

2. 体温过高 与炎症反应有关。

3. 知识缺乏：缺乏相关的药物治疗、手术治疗和自我保健知识及技能。

4. 潜在并发症：急性乳突炎、耳源性脑脓肿等。

【计划与实施】

本病的治疗原则为控制感染，通畅引流，祛除病因。积极治疗鼻部和咽部疾病，全身或局部应用抗生素控制感染，炎症消退后，鼓膜穿孔多能自行愈合。穿孔长期不愈者，可做鼓膜修补术。经过治疗和护理，病人：①炎症控制；②疼痛消失；③无并发症发生。

（一）药物治疗及护理

1. 全身治疗 及早按医嘱应用足量抗生素或其他抗菌药物控制感染，务求彻底治愈。可用青霉素类、头孢菌素类等药物。如早期治疗及时得当，可防止鼓膜穿孔。鼓膜穿孔后，取脓液细菌培养及药敏试验，参照其结果改用敏感的抗生素。

2. 局部治疗

（1）鼓膜穿孔前：可用 2% 酚甘油滴耳，消炎止痛。1% 麻黄碱和氯霉素眼药水与地塞米松混合滴鼻，改善咽鼓管通畅度，减轻局部炎症。教会病人用药方法。如症状经一般治疗后无明显减轻或引流不畅，应在无菌操作下行鼓膜切开术。

（2）鼓膜穿孔后：先以 3% 过氧化氢溶液彻底清洗并拭净外耳道脓液，或用吸引器将脓液吸净（注意吸引负压不可过大）；然后局部用抗生素溶液滴耳，如 0.3% 氧氟沙星（泰利必妥）滴耳液等，禁止使用粉剂，以免与脓液结块，影响引流。感染完全控制后，部分病人的鼓膜穿孔可自行愈合；穿孔长期不愈者，排除中耳乳突腔的潜在病变后，可行鼓膜修补术，做好手术前后护理。

（二）发热护理

进易消化、富含营养的软质食物，忌海鲜、羊肉及辛辣品，忌烟酒。疏通大便。卧床休息，卧时患耳向下，以便脓液的引流。高热者可施以酒精擦浴，或按医嘱适当应用退热药，多饮水，全身症状重者给予补液等支持疗法。

（三）病情观察

流脓后每日观察耳道分泌物的量、性质、气味，注意耳后有无红肿、压痛。如出现恶心、呕吐、剧烈头痛，耳流脓后病人再次出现烦躁不安、疼痛加重等异常情况时，均提示有并发症的可能，应及时与医生联系。

（四）鼓膜修补手术前后的护理

1. 术前护理

（1）心理护理：向病人介绍手术的目的和意义，说明术中可能出现的情况，如何配合，术后的注意事项，使病人有充分的思想准备。

（2）耳部准备：包括：①病人入院后根据医嘱予 3% 过氧化氢溶液清洗外耳道脓液，并滴入抗生素滴耳液，每日 3～4 次，初步清洁耳道；②术前一天剪耳毛并剃除患侧耳廓周围的头发，距发际 5～6cm，清洁耳廓周围皮肤，术晨将女性病人头发梳理整齐，术侧头发结成贴发三股辫，如为短发，可用凡士林将其粘于旁边，或用皮筋扎起，以免污染术野；③需取脂肪者应备皮，备皮部位多为腹部或大腿，腹部取脂肪者需备腹带，术后加压包扎。

（3）常规准备：包括①检查各项检查报告是否正常，包括血、尿、便常规、出凝血试验、血生化全套、血清术前八项、血型、胸片、心电图等，了解病人是否有糖尿病、高血压、心脏病或其他全身疾病，有无手术禁忌证，以保证手术安全；②局部各项检查要齐全，包括电测听、前庭功能、硬性耳内镜检查、耳部 CT、面神经功能等；③根据需要完成药物皮肤敏感试验；④预计术中可能输血者，应做好血型和交叉配血试验；⑤术前一日沐浴、剪指（趾）甲、做好个人卫生工作；⑥术前晚可服镇静剂，以便安静休息；⑦术晨更衣，局部麻醉者不穿高领内衣，全身麻醉者病服贴身穿；取下所有贵重物品和首饰交于家属保管；活动性义齿要取下；不涂口红和指（趾）甲油；不戴角膜接触镜；⑧按医嘱予术前用药，并做好宣教工作；⑨局麻病人术晨可进少量干食；全麻者术前禁食禁水 6 小时以上；⑩术前有上呼吸道感染者，女性病人月经来潮，暂缓手术；术前禁烟酒及刺激性食物。口服抗凝药物（阿司匹林、华法林等）需停药至少 1 周以上方可行手术治疗。

2. 术后护理

（1）全麻者按全麻术后护理常规护理至病人清醒。

（2）全麻清醒后，可选择平卧或健侧卧位或半卧位，如无发热、头痛、眩晕等症状，次日可起床轻微活动。

（3）观察敷料的渗透情况及是否松脱，如渗血较多，及时通知医生，可更换外面敷料重新加压包扎。

（4）饮食护理：如术后无恶心、呕吐，全麻清醒后可进流质饮食或半流质饮食，3～5 天后视病情逐步改为普食，以高蛋白、高热量、高维生素，清淡为宜。

（5）防止感冒，教会其正确擤鼻方法（回抽鼻腔分泌物经口吐出），即或单侧轻轻擤，勿用力擤，以免影响移植片，并利于中耳乳突腔愈合，按需要给滴鼻液，保持咽鼓管通畅。

（6）根据医嘱使用抗生素，预防感染，促进伤口愈合。

（7）因病人听力有不同程度的损害，所以护士要注意与病人的沟通方式，如大声说话、语速减慢，必要时用图片、写字或用简单的手语。避免病人烦躁不安，情绪不稳。

（8）术后 3～5 天拆除耳部敷料，7～10 天拆线，拆线后外耳道内应放置干棉球，保持耳内清洁并吸收耳内渗出液。

（9）嘱病人出院后定期随访，按时清洁外耳道。

（五）健康指导

1. 普及正确的擤鼻方法和卫生知识。

2. 加强锻炼，增强机体抵抗力，预防感冒。

3. 游泳、洗头时防止水进入耳内。鼓膜穿孔、鼓膜置管、鼓膜修补术近期内禁止游泳。

4. 鼓膜修补术后 3 个月内禁止乘坐飞机。

5. 教会病人正确的滴耳液和滴鼻液使用方法以及抗生素使用方法。

6. 积极治疗鼻腔、鼻窦、鼻咽部、咽部的慢性炎症，防止再次诱发中耳炎。

【护理评价】

经过治疗和护理，病人是否达到：① 炎症控制，疼痛消失；② 无并发症发生。

三、慢性化脓性中耳炎病人的护理

急性中耳化脓性炎症病程超过 6～8 周，病变侵及中耳黏膜、骨膜或深达骨质，造成不可逆损伤，称为慢性化脓性中耳炎（chronic suppurative otitis media），为耳科常见病之一。临床上以耳内长期反复流脓、鼓膜穿孔和听力下降为特点。严重者可以引起颅内外并发症，重者危及生命。

【病因与发病机制】

本病的常见致病菌为变形杆菌、金黄色葡萄球菌、铜绿假单胞菌等，其中革兰阴性杆菌较多，有时可见两种以上细菌的混合感染。引起本病的原因有：急性化脓性中耳炎未及时治疗或治疗不当迁延而成；身体抵抗力差或病菌毒性过强；鼻、咽部的慢性病灶亦可能与本病的发生和发展有关。

【护理评估】

（一）健康史

评估病人有无急性化脓中耳炎病史，耳内反复流脓持续时间，鼻部、咽部是否存在慢性炎性病灶。

（二）身体状况

根据病理改变和临床表现，本病可分为 3 型，即单纯型、骨疡型、表皮样瘤型，其中骨疡型与表皮样瘤型常合并存在。

1. 单纯型　最常见。由于病变局限于鼓室黏膜，故又有黏膜型之称。病理表现为黏膜充血、增厚，圆形细胞浸润，杯状细胞及腺体分泌活跃。临床表现为间歇性流脓，上呼吸道感染时脓量增多；脓液常为黏液性或黏液脓性，无臭味；听力损害多不严重，为轻度传导性聋；鼓膜紧张部有中央穿孔，鼓室黏膜光滑，鼓室内一般无肉芽组织或表皮样瘤样物质。

2. 骨疡型　病变超出黏膜，组织黏膜破坏较广泛，深达骨质，可有听小骨坏死，鼓环、鼓室的骨壁及鼓窦均可被破坏，并常伴肉芽组织形成，又称坏死型或肉芽型。此型临床特点为：耳持续性流脓，脓液黏稠，常有臭味，如有肉芽或息肉出血，则脓呈血性；鼓膜多为边缘性穿孔或紧张部大穿孔；通过穿孔可见鼓室内有肉芽或息肉。病人多有较重的传导性聋。颞骨 CT扫描示上鼓室、鼓窦及乳突内有软组织阴影，可伴轻度骨质破坏。此型中耳炎可发生各种耳源性并发症。

3. 表皮样瘤型 表皮样瘤是由于鼓膜、外耳道的复层鳞状上皮向中耳腔生长堆积成团块而形成，其外层由纤维组织包围，内含脱落的坏死上皮、角化物和胆固醇结晶，故称表皮样瘤。表皮样瘤直接压迫周围骨质，或由于其产生的溶酶体酶、胶原酶等，致使中耳乳突的骨质渐被侵蚀和吸收。此种骨质破坏易使炎症扩散，导致一系列颅内、外并发症。此型的临床特点为长期耳流脓，脓量多少不等，脓液有特殊恶臭，有时带血丝。鼓膜松弛部或紧张部后上方穿孔，穿孔处可见鼓室内有灰白色鳞屑状或豆渣样物质，奇臭。听力检查一般均有不同程度的传导性聋，晚期可引起混合性聋或感音神经性聋。乳突 X 线摄片或颞骨 CT 检查可见上鼓室、鼓窦或乳突有骨质破坏区。

（三）辅助检查

乳突 X 线摄片或颞骨 CT 检查协助确定慢性化脓性中耳炎的类型。

（四）心理 – 社会状况

因长期反复流脓，常带有臭味，影响病人的社会交往，且听力下降，会造成病人与他人的沟通障碍，病人如果适应不良会造成社会退缩、抑郁等不良心理和社会问题。护士应注意评估病人的年龄、性别、性格特征、文化层次、对疾病的认知程度、情绪状态、家庭关系等，以提供个性化的护理。

【常见护理诊断／问题】

1. 舒适度减弱 与长期耳流脓有关。

2. 感知觉紊乱：听觉紊乱 与炎症损伤鼓膜、听骨甚至耳蜗有关。

3. 焦虑 与病程迁延不愈、听力下降、可能要接受手术有关。

4. 知识缺乏： 缺乏与本病有关的治疗和自我护理的知识与技能。

5. 潜在并发症： 迷路炎、面瘫、乙状窦栓塞性静脉炎等。

6. 有受伤的危险 与术后病人感眩晕、站立不稳有关。

【计划与实施】

本病的治疗原则为消除病因，控制感染，通畅引流，消除病灶，恢复听力。治疗方法包括药物治疗和手术治疗。经过治疗和护理，病人：①炎症得到有效控制，流脓症状解除；②病人对疾病知识有正确的理解和认识，积极配合治疗；③听力在最大限度上得到恢复；④能够参加正常的社交活动；⑤无颅内外并发症发生。

（一）药物治疗与护理

1. 单纯型以局部用药为主。通常用 3% 过氧化氢溶液洗耳，棉签拭干，再滴入抗生素药水。抗生素的选择根据病变情况，但注意忌用氨基糖苷类等有内耳毒性药物；一般不用粉剂，防止结块，妨碍引流；避免用有色药物，防止阻碍局部的观察。耳流脓停止，耳内干燥后，对大的鼓膜穿孔可行手术治疗。

2. 心理护理

（1）向病人耐心解释本病的起因、发展、治疗和转归过程以及治疗效果，帮助病人树立信心，积极配合并坚持治疗。

（2）与病人交流时注意放大声音，减慢语速，便于病人理解。

（3）鼓励病人克服胆怯心理，参加正常的社会交往活动。

3. 病情观察

（1）观察病人耳流脓的性质、量、气味以及用药后的效果。

（2）观察病人有无剧烈头痛、恶心、呕吐、高热、眩晕、耳痛等并发症的表现，并及时汇报医生。

（二）手术治疗及护理

慢性化脓性中耳炎的手术治疗方法包括乳突根治术、改良乳突根治术、完壁式改良乳突根治术、鼓膜修补术、鼓室探查及鼓室成形术、听骨链重建术等，手术治疗的目的在于：①彻底清除中耳内的慢性病变；②保留或改善听力；③力求干耳。

1. 手术前护理 参照鼓膜修补手术前护理。

2. 手术后护理 除参照鼓膜修补手术后护理外，还应做到：

（1）注意观察有无面瘫、恶心呕吐、眩晕、平衡失调等颅外并发症的表现，有无高热、嗜睡、神志不清、瞳孔异常变化等颅内并发症的表现，一旦发现，立即报告医生处理。

（2）鼓室成形术和乳突根治术术后1周拆线，2周内逐渐抽出耳内纱条，在此期间，常有各种音调的耳鸣为正常现象，要向病人解释清楚。

（3）术后恶心、呕吐、眩晕剧烈的病人，可少量多餐，进清淡易消化饮食，恶心呕吐严重者报告医生，遵医嘱给予止吐药物，监测电解质变化，必要时补液治疗，改变体位和头位要慢，不可性急，病床设床栏，下床活动要随时有人陪伴和搀扶。

（三）健康指导

1. 告知病人慢性中耳炎对人体的危害，如患有急性化脓性中耳炎，应及时彻底治愈。

2. 积极防治上呼吸道疾病，如急慢性鼻炎、鼻窦炎、慢性扁桃体炎、腺样体肥大等，增强抵抗力。

3. 对听力损伤较严重的病人，应指导其选配适宜的助听器，以增强沟通和社交能力。

4. 禁止游泳等水上运动，洗头或洗脸时防止耳道内进水。

【护理评价】

经过治疗和护理，病人是否达到：①对疾病有正确理解和认识，积极配合治疗；②耳流脓症状解除，手术后顺利康复，听力在最大程度上得到恢复；③能够参加正常的社会活动；④无颅内外并发症发生。

第四节　内耳疾病病人的护理

一、耳硬化病人的护理

耳硬化（otosclerosis）又称耳硬化症，是骨迷路发生反复的局灶性吸收并被富含血管和细胞的海绵状新骨所替代，继而血管减少，骨质沉着，形成骨质硬化病灶而产生的疾病。耳硬化病灶的好发部位为前庭窗前区和圆窗边缘。多数病人因硬化病灶侵及前庭窗，导致镫骨固定而出现临床症状，称为临床耳硬化。有些病人终身无自觉症状，仅见于尸体解剖病理学检查，称为组织学耳硬化。组织学耳硬化在白种人的发病率高达 8% ~ 10%，而临床耳硬化仅占其中的 12% 左右。黄种人和黑种人发病率很低。临床耳硬化男女发病之比约为 1:2.5，好发年龄为 20 ~ 40 岁。

【病因与发病机制】

目前本病病因尚无定论，与遗传、种族、骨迷路包囊发育、自身免疫、代谢紊乱及内分泌障碍等因素有关。近年许多学者认为，耳硬化是常染色体显性遗传疾病。

本病的病理过程有3个特征：①骨质局灶性吸收与破坏：骨迷路微血管扩张，血管增多，破骨细胞活跃，骨质发生反复局灶性破坏与吸收；②海绵样骨组织形成：骨髓间隙扩大，骨质减少，形成海绵状新骨；③骨质沉着与骨质硬化：血管间隙减少，骨质沉着，骨纤维呈编织状结构，形成骨质致密、硬化的新骨。

【护理评估】

（一）健康史

评估病人有无耳硬化家族史，有无内分泌失调或其他代谢性疾病；有无外伤或过度疲劳等。

（二）身体状况

耳硬化的主要临床表现包括：

1. **听力减退**　多为无任何诱因的双耳进行性听力减退，但常不同时发生。最初听力减退很轻微，发展速度缓慢，逐渐加重，病人常难以确定起病时间。外伤、过度疲劳、烟酒过度、妊娠等可致听力减退显著加剧。由于双侧听力减退不断加重，对病人社交活动产生明显影响。

2. **耳鸣**　可为间歇性或持续性，常见低音调耳鸣。少数病人的耳鸣出现于听力减退之前，多数与耳聋同时出现。

3. **威利斯听觉倒错**（paracusis of Willis）　不少病人在喧闹环境中反而较在安静环境下听觉为好，临床将此现象称为威利斯听觉倒错或威利斯误听。

4. **眩晕**　少数病人在头部活动后出现轻度短暂眩晕，可能与半规管受累或迷路水肿有关。

5. **耳鼻咽喉科常规检查**　可见外耳道宽大，鼓膜正常，活动良好。有时可在鼓膜后上象限透见鼓岬骨膜显著充血而变红的区域，此现象称Schwartze征（Schwartze sign），为临床耳硬化特征之一。

（三）辅助检查

1. **听力学检查**　需进行音叉试验、纯音测听、声导抗测试、耳声发射检查、听性脑干反应测听，如耳硬化时，各检查结果均有特征性显示。

2. **影像学检查**　颞骨X线平片显示中耳乳突无病变，CT扫描和MRI可见前庭窗、圆窗、骨迷路和内听道壁的硬化灶。

（四）心理－社会状况

因病人在无任何诱因下发病，且逐渐加重，影响病人社交活动，病人常不能理解和接受，且病人多数年龄较轻，听力下降影响工作。病人常担忧疾病是否能治愈。所以，护士应注意评估病人年龄、职业、文化层次、对疾病的认知程度、压力应对方式等。

【常见护理诊断／问题】

1. **感知觉紊乱：听觉紊乱**　与骨迷路形成骨质硬化病灶，镫骨固定有关。

2. **恐惧**　与听力逐渐减退，担心听力丧失和需接受手术治疗有关。

3. **语言沟通障碍**　与听力减退有关。

4. **有受伤的危害**　与病人术后发生眩晕有关。

5. **自理缺陷**　与病人术后需绝对卧床，头部制动有关。

6．**知识缺乏**：缺乏本病的自我保健知识。

7．**潜在并发症**：面瘫、眩晕、颅内感染等。

【计划与实施】

本病的治疗方法包括手术治疗、药物治疗和选配助听器。手术治疗为主要治疗方法，药物治疗尚无确切疗效，不适宜手术或不愿接受手术的病人，可根据病人听力损失情况选配适宜助听器。经过治疗和护理，病人：①听力达到最大程度的恢复，能够与他人正常沟通；②病人对本病的相关知识有所了解，愉快接受手术；③顺利康复，无并发症发生。

（一）手术治疗和护理

耳硬化的手术治疗方法包括镫骨手术和内耳开窗术。镫骨手术包括镫骨撼动术、镫骨提高术、镫骨切除术和人工镫骨术等。其手术目的是对固定的镫骨直接进行处理，以求改善听力，防止病情继续发展。内耳开窗术一般开窗于外半规管，使声波经此小窗传入内耳。

1．**术前护理** 参考鼓膜修补手术前护理。

2．**术后护理** 除参考鼓膜修补手术后护理外，还应注意：

（1）人工镫骨手术病人术后要绝对卧床 48 小时，防止镫骨移位，防止病人眩晕呕吐，行动过程中发生跌倒摔伤等危险，在此期间，加强生活护理，随时满足病人的基本生活需要。

（2）注意观察有无面瘫、恶心呕吐、眩晕、平衡失调等颅外并发症的表现，有无高热、嗜睡、神志不清、瞳孔异常变化等颅内并发症的表现，一旦发现，立即报告医生处理。

（3）术后恶心、呕吐、眩晕剧烈的病人，可少量多餐，进清淡易消化饮食，改变体位和头位要慢，不可性急，病床设床栏，下床活动要随时有人陪伴和搀扶，防止跌倒。

（二）选配助听器

助听器是一种提高声音强度的装置，可以帮助某些听力障碍病人充分利用残余听力，补偿听力损失，是提高耳聋病人听觉不可缺少的重要工具之一。

1．**助听器类型** 大致分为集体式、台式和携带式 3 类。个人使用的多为携带式。按其外型可分为 5 类：盒式、眼镜式、耳后式、耳内式、骨导助听器。其中眼镜式、耳后式、耳内式助听器又称为耳级助听器，耳级助听器接收声音的方式较其他类型的助听器更接近生理状态。①盒式助听器：又称体佩式助听器，具有造价低、操作方便，电池使用时间长等优点，但因它配戴位置显眼、摩擦音大，效果差等原因，较少被病人所接受。②眼镜式助听器：它仅是一种由"体佩式向耳佩"过渡时期的产品，麦克风与受话耳机可在不同的镜腿或同一镜腿上实现信号对传。目前这种助听器已不多见。③耳后式助听器：目前应用最多。其机身在耳廓背后，通过传声管与安放在耳甲腔的耳模相连。具有体积小、较隐蔽的优点，能满足耳聋病人的心理需求。④耳内式助听器：它是按人耳的外耳道及耳甲腔的形状制作一个空心外壳，将有关部件放在外壳里，听力障碍者佩戴于耳内。因它外形掩蔽，充分利用外耳生理集音功能，受到各类人群的欢迎。⑤骨导助听器：气导式助听器通过人耳听觉的气导途径来放大和传送声音，大多数耳聋病人都使用气导式助听器。骨导式助听器直接通过颅骨将声音传至耳蜗，可避免气导式助听器须依赖外耳和中耳结构这一局限性。但骨导助听器的振子必须与头固定牢靠，佩戴不舒适，且佩戴者听到的声音失真，电池消耗大。

2．**助听器的选配对象** 有残余听力的耳聋病人，在药物或手术治疗无效，病情稳定后均可选配助听器。凡期望改善言语交流能力的任何性质的耳聋病人都可以成为助听器的选配对象。一般说来，中度听力损失者使用助听器后获益最大，随着现代科技的进步，助听器的输出功率有大、中、小不等，各种听力损失程度的病人几乎都可以使用。

3．助听器的自我护理　对选配助听器的病人，护士应告知其有关注意事项：

（1）找听力学专家或助听器选配师进行专业选配，并按时进行调整。

（2）正确使用助听器：许多耳聋病人误认为助听器能重建正常听力，一旦戴上助听器却感到情况并非如此，反而会觉得耳内吵闹，或刚戴助听器感觉效果很好，非常高兴，但几天后感到疲劳，认为是助听器出现了故障，因而放弃使用，因此要事先告知病人佩戴助听器的效果，使其正确对待。

（3）不用时应将助听器关闭。长期不用要取出电池，以免电池漏液。

（4）随时携带备用电池。夜间将电池盖打开，防止费电。

（5）每日清洁耳模和套管。

（6）耳模彻底干燥后才能与助听器相连。

（7）耳部感染时，不要配戴。

（8）对于重度、极重度听力损失或使用助听器效果不佳者则宜选用人工耳蜗植入，改进病人的听觉能力。

【护理评价】

经过治疗和护理，病人能够达到：①顺利接受手术，听力得到最大程度的恢复；②无并发症发生；③能够（或借助助听器）与他人正常沟通；④对相关的自我保健知识有所了解。

二、梅尼埃病病人的护理

梅尼埃病（Meniere disease）是以膜迷路积水为基本病理改变，以发作性眩晕、波动性感音神经性听力损失、耳鸣和（或）耳胀满感为临床特征的特发性内耳疾病。发病年龄高峰为 40～60 岁，男女发病率为 1：1～1.3：1。单耳患病约为 85%，Kitahara 报道，首发症状 20 年后，约 41.5% 的病人双耳受累。

【病因与发病机制】

目前本病病因尚无定论，有下列几种学说：

1．耳蜗微循环障碍　各种原因诱发的内耳微循环障碍使膜迷路组织缺氧、代谢紊乱，内淋巴液渗透压增高，致膜迷路积水。

2．内淋巴液生成、吸收平衡失调　膜迷路中钙离子升高等因素可使分泌细胞功能亢进，内淋巴液生成增加，而内淋巴导水管纤维化、狭窄、闭锁，前庭小管、内淋巴囊解剖与发育异常等均可引起内淋巴囊和内淋巴管阻塞，内淋巴液吸收减少，两者平衡失调可造成膜迷路积水。

3．膜迷路破裂　炎症或外伤引起膜迷路积水，膜迷路积水加重致膜迷路胀破，内外淋巴液混合，刺激神经感觉细胞而导致眩晕、耳鸣、耳聋。

4．变态反应、免疫反应与自身免疫异常　内耳抗原－抗体反应可引起内耳微血管扩张，通透性增加，而抗原－抗体复合物在内淋巴囊沉积则影响其吸收功能，造成膜迷路积水。

5．其他学说　有学者认为梅尼埃病与家族遗传、内分泌功能障碍、内淋巴囊功能紊乱、病毒感染、微量元素缺乏等因素有关。

【护理评估】

（一）健康史

评估病人有无家族史，病毒感染病史或内分泌功能障碍疾病史。有无反复发作眩晕、耳鸣等。

（二）身体状况

本病的主要临床表现如下：

1. **眩晕（vertigo）** 多为无先兆的突然发作旋转性眩晕，病人自觉天旋地转，身体或周围物体沿一定方向与平面旋转，有向一侧倾倒的感觉，站立不稳，体位变动或睁眼时眩晕加重，但神志清楚，可持续十分钟至数小时。多同时伴有恶心呕吐、出冷汗、面色苍白、脉搏迟缓、血压下降等症状。可反复发作，发作间歇期可为数日、数周、数个月或数年。

2. **耳鸣** 多出现在眩晕发作之前，初为持续性低音调吹风声或流水声，后转为高音调蝉鸣声、哨声或汽笛声。耳鸣在眩晕发作时加剧，间歇期自然缓解，但通常不消失。

3. **听力下降** 初期无自觉症状，多次发作后感觉明显，多为单侧听力下降，发作期加重，间歇期减轻。呈明显波动性听力下降。随发作次数增多，听力损失逐渐加重，但极少全聋。有的病人可有复听，即双耳将同一纯音听为音调与音色完全不同的两个声音。

4. **耳胀满感** 发作时患侧耳内或头部有胀满、沉重或压迫感，有时感耳周灼痛。

5. **耳镜检查鼓膜** 多无异常发现。发作期可见自发性水平型或水平旋转型眼球震颤，快相向患侧或健侧。发作过后，眼震逐渐消失。

（三）辅助检查

发作期难以对病人进行全面检查，间歇期可进行以下检查：

1. **听力检查** 部分病人可显示波动性感音性听力减退，即眩晕发作期听力减退，间歇期听力好转。

2. **前庭功能检查** 初次发作间歇期各种自发及诱发试验结果可能正常，多次发作者可能提示前庭功能减退或丧失，或有向健侧的优势偏向。

3. **甘油试验** 甘油试验阳性提示耳聋系膜迷路积水引起。处于波动性、部分可逆性阶段。

4. **前庭诱发的肌源性电位（VEMP）** 梅尼埃病内淋巴积水尤其是程度严重的积水常出现于球囊，VEMP 出现幅值异常升高或缺失与否取决于球囊病变程度。

5. **脉冲旋转试验 / 速度阶梯旋转试验（impulsive rotational test/velocity step test）** 正常值参考范围（100deg/S 急停模式）：增益为 0.63 ± 0.18；时间常数为（12.2 ± 3.6）秒。ccw 方向旋转的增益和时间常数为（12.2 ± 3.6）秒。cw 方向旋转的增益和时间常数下降提示右侧前庭功能下降；反之，ccw 方向旋转的增益和时间常数下降提示左侧前庭功能下降。

6. **影像学检查** 颞骨 X 线平片、内听道和桥小脑角 CT 或 MRI 检查无明显异常。

（四）心理 – 社会状况

因本病突然发作，症状也较严重，病人常感到恐惧，不知如何应对。护士应注意评估病人的年龄、文化层次、对疾病的认知等。

【常见护理诊断 / 问题】

1. **舒适度减弱** 与眩晕、恶心、呕吐、出冷汗有关。

2. **恐惧** 与突然发病，症状严重，病人对疾病不了解有关。

3. **有受伤的危险** 与眩晕发作时病人平衡功能失调有关。

4. **知识缺乏**：缺乏本病的预防保健知识。

【计划与实施】

本病的治疗原则为：对初次发作者，及时对症处理，以调节自主神经功能、改善内耳微循环、解除膜迷路积水为主的药物综合治疗；反复发作者考虑手术治疗。经过治疗和护理，病人：①各种不适症状得到及时控制；②了解本病的治疗和自我保健知识，掌握预防外伤的方法，情绪稳定，积极配合治疗。

（一）药物治疗和护理

1. 对症处理　选用前庭神经抑制剂、抗胆碱能药、利尿脱水药、血管扩张药及钙离子拮抗剂。包括：地西泮、山莨菪碱、氟桂利嗪、倍他司汀等。

2. 药物治疗与护理　护士根据医嘱为病人用药，并观察用药后效果及病人眩晕、恶心、呕吐症状是否减轻。对恶心、呕吐较严重的病人，适当静脉补液和电解质。

（二）心理护理

向病人讲解本病的有关知识，消除其紧张、恐惧心理，使其精神上得到放松，并主动配合治疗和护理。

（三）休息与饮食

1. 发作期宜在安静、无噪声、光线柔和或较暗的环境中卧床休息，避免声光刺激。

2. 因病人平衡功能失调，生活不能自理，应细心照料，防止跌倒碰伤。

3. 低盐饮食，适量限水，禁烟、酒。

4. 眩晕发作前，可有耳鸣为先发症状。故每遇耳鸣声调突然加大，应陪护病人身边，或立即卧床休息，不宜外出，不宜单独活动，以防眩晕突然发作引起摔伤。

（四）病情观察

观察眩晕发作的次数、程度、持续时间、发作时的自我感觉及有无其他神经系统症状，观察病人眼震类型以及神志、面色、脉象等。

（五）健康指导

1. 平时禁烟酒，禁用耳毒性药物。

2. 待症状缓解后，进行一些必要的检查，如听性脑干反应测听，颅脑 CT，以排除桥小脑角肿瘤。

3. 病情好转后忌登高、下水或驾驶车辆。平时如感到眩晕，立即靠墙蹲下。

4. 平日应注意饮食平衡，营养全面，劳逸结合，睡眠充足。

5. 对于发作频繁、症状重者，可行手术治疗。

【护理评估】

经过治疗和护理，病人是否达到：①情绪稳定，积极配合治疗护理；②各种不适症状得到及时控制；③对本病的治疗和自我保健知识有所了解；④掌握预防外伤的方法。

三、突发性耳聋病人的护理

突发性耳聋（sudden deafness）指突然发生的感音神经性听力损失，故又称突发性感音神经性聋（sudden sensorineural hearing loss，SSNHL）。通常在数分钟、数小时或 3 天之内，病人听力下降至最低点，至少在相连的频率听力下降大于 20dB，听力损失快而重，以高频为主，无波动。突发性耳聋病人临床并不少见，发病率为（5～20）/10 万。患病的高峰年龄为 50～60 岁，近年来有发病年龄向年轻偏移的趋势。发病无明显性别差异。双侧耳患病者罕见，而双耳同时患病者更罕见。

耳聋分级根据 1964 年国际标准化组织（ISO）公布的耳聋分级标准（表 78-4-1）。

表 78-4-1　耳聋分级标准

单耳听力损失情况（500～4000Hz）	分级	表现
26～40dB	轻度聋	低声谈话有困难
41～55dB	中度聋	一般谈话有困难
56～70dB	中重度聋	要大声说话才能听清
71～90dB	重度聋	需要耳旁大声说话才能听到
90dB 以上	极重度聋	耳旁大声呼唤都听不清

【病因与发病机制】

感音神经性聋的病因尚未完全明确，有以下几种学说：

1. 感染　包括病毒感染、脑膜炎、梅毒、艾滋病。

2. 肿瘤或瘤样病变　约 10.2% 的听神经瘤病人以 SSNHL 为首发症状。

3. 内耳供血障碍

4. 耳毒性聋（ototoxic deafness）　又称药物中毒性聋，常见的致病药物有庆大霉素、链霉素、新霉素、卡那霉素、氯霉素、盐酸万古霉素、顺铂、长春新碱等。

5. 先天性发育异常　如：大前庭导水管综合征。

6. 其他因素　如颅脑外伤、自身免疫反应、精神心理因素等评估病人有无家族史；有无使用耳毒性药物、外伤或过度疲劳；有无病毒感染、全身性疾病；有无精神刺激如家庭重大变故等。

【护理评估】

（一）健康史

评估病人的出生史、家族史、用药史及疾病史。

（二）身体状况

1. 听力损失　感音神经性聋病人听力损失大多发生在一侧，听力损失快而重，以高频为主。

2. 耳鸣　多数病人可伴有耳鸣症状，耳鸣多为高音调如蝉鸣声。评估病人耳鸣情况时，可根据耳鸣致残量表（THI）评分将耳鸣分为 5 级。

1 级（轻微），THI 评分 1～16 分；

2 级（轻度），THI 评分 18～36 分；

3 级（中度），THI 评分 38～56 分；

4 级（重度），THI 评分 58～76 分；

5 级（灾难性），THI 评分 78～100 分。

3. 眩晕　部分病人在发病初期可伴有眩晕及恶心、呕吐症状。耳源性眩晕多为突然发病，自身或周围景物旋转或摇摆，与头位变动有关，伴律动性眼震。每次持续时间短，有自行缓解和反复发作的倾向。

（三）辅助检查

1. 耳科学检查　包括音叉检查、纯音测听、声导抗、脑干诱发电位（ABR）等。

2．**影像检查**　包括颞骨 CT、颅脑（动脉、静脉、内听道）核磁、颈动脉超声、椎动脉超声等。

（四）心理－社会状况

突发性耳聋病人，由于发病突然，缺乏心理准备，心情较急躁，往往考虑到自己的学习、工作甚至婚姻，害怕听力不能恢复，影响社交，自卑感较重。病人不知如何应对。护士应注意评估病人的听力损失情况、年龄、文化层次、对疾病的认知等。

【常见护理诊断／问题】

1．**语言沟通障碍**　与听力减退有关。

2．**舒适度减弱**　与眩晕、恶心、呕吐、出冷汗有关。

3．**恐惧**　与突然发病、症状严重、病人对疾病不了解有关。

4．**睡眠型态紊乱**　与耳鸣、耳闷有关。

5．**有受伤的危险**　与眩晕发作时病人平衡功能失调有关。

6．**知识缺乏**：与缺乏本病的预防保健知识有关。

【计划与实施】

本病的治疗原则：及时用药。可采取：①血液流变学治疗；②抗水肿治疗；③离子治疗（改变离子通道）；④减轻膜迷路积水；⑤抗氧化剂；⑥抑制血栓形成；⑦降低纤维蛋白原；⑧高、低压氧舱治疗；⑨可加用注射用甲泼尼龙琥珀酸钠（进口）40mg 耳后骨膜下注射。经过治疗和护理，病人是否达到：①各种听力有所提高、耳鸣、耳闷等不适得到控制；②了解本病的治疗和自我保健知识，掌握相关注意事项，情绪稳定，积极配合治疗。

1．**用药护理**　病人用药期间应密切观察用药疗效，及时与病人沟通，如有不适及时告知医生调整治疗方案。病人输入大量扩血管、改善微循环药物后，血液黏稠度会降低，护士应指导病人输液完毕按压穿刺处 15～20 分钟，以防止瘀青。女性病人月经期间不能输入巴曲酶、不能做高压氧舱治疗。

2．**病情观察**　观察病人用药后听力波动情况及耳鸣、眩晕缓解情况，及时给予指导和反馈，增强病人信心。

3．**心理护理**　应理解、关爱病人，向病人提供本病的有关信息及治疗方法，告知病人本病自愈的可能及治疗后成功恢复听力的病例，增强病人战胜疾病的信心，缓解其精神压力，提高病人的积极性及治疗的依从性，促进疾病的康复。

4．**休息与饮食**　病人饮食宜清淡，采取低盐低脂食谱，避免辛辣刺激食物。合理安排病人完成各项治疗措施，保证足够的睡眠与休息，保持情绪稳定。

5．**其他禁忌**

（1）禁烟、酒，禁用耳毒性药物。

（2）避免长时间使用耳机。

（3）避免噪声，如演唱会、KTV 等。

（4）劳逸结合，睡眠充足。

（5）积极乐观，避免焦躁。

（6）积极控制原发病，如高血压、糖尿病等。

【护理评价】

经过治疗和护理，病人是否达到：①情绪稳定，积极配合治疗护理；②听力有所提高，各种不适症状得到及时控制；③对本病的治疗和自我保健知识有所了解；④掌握听力保护的方法。

四、感音神经性耳聋病人的护理

感音神经性耳聋（sensorineural hearing loss）是指内耳、听神经或听觉中枢器质性病变阻碍了声音的感受与分析或影响声音信息传递，由此引起的听力减退或听力丧失。

【病因与发病机制】

根据导致听力障碍的不同病因，分为3类。

1. **遗传性聋**（hereditary hearing loss） 继发于基因或染色体异常等遗传缺陷的听觉器官发育缺陷而导致的听力障碍。出生时已存在的听力障碍称为先天性遗传性聋，婴幼儿期或以后某个时期出现的称为获得性先天性聋。遗传性聋多为伴有其他部位或系统畸形的遗传综合征。

2. **非遗传性先天性聋**（nonhereditary congenital hearing loss） 指妊娠期母体因素或分娩因素引起的听力障碍。病毒感染、产伤和核黄疸症为其发生的主要原因，母亲患梅毒、艾滋病或在妊娠期大量应用耳毒性药物等亦可导致胎儿耳聋，非遗传性先天性耳聋往往为双耳重度或极重度聋。

3. **非遗传性获得性聋**（acquired nonhereditary sensorineural hearing loss） 发病率占临床确诊感音神经性聋的90%以上。较常见的主要有药物性聋、突发性聋、噪声性聋、老年性聋、创伤性聋、病毒或细菌感染性聋、全身疾病相关性聋等。近些年的临床和实验研究表明，自身免疫反应、某些必需元素代谢障碍亦可直接引起耳蜗损伤，或作为感音神经性聋发生与发展的病理基础。

【护理评估】

（一）健康史

评估病人的出生史、家族史、用药史及疾病史。

（二）身体状况

由于各种原因导致的内耳器质性病变致听力下降、听力丧失等。

（三）辅助检查

1. **听力学检查** 纯音测听/小儿行为测听、声导抗测试、言语识别率、听性脑干反应阈值、畸变耳声发射、耳蜗电位。

2. **影像学检查** 颞骨CT平扫、内听道水成像、颅脑MRI以检查病人耳蜗内有无畸形。

（四）心理–社会状况

先天性耳聋病人因听力丧失影响其语言发育，后天性耳聋病人因听力严重下降或丧失影响其社交活动与日常生活，易发生痛苦或自卑。应评估病人对本病的认知程度、心理状况，评估病人家庭情况及社会支持系统。

【常见护理诊断/问题】

1. **感知觉紊乱：听觉紊乱** 与内耳或听觉中枢病变有关。

2. **语言沟通障碍** 与耳聋有关。

3. **有受伤的危险** 与病人术后发生眩晕有关。

4. **知识缺乏**：缺乏本病的自我保健知识。

5. **潜在并发症**：面瘫、眩晕、颅内感染、脑脊液耳漏等。

【计划与实施】

本病预防比治疗更重要。应加强孕期、产期的妇幼保健，对胎儿、婴幼儿进行测听筛查，进行早期预警与防治。加强老龄人口听力保健研究，加强与听力保健相关的职业病研究，降低噪声。

治疗尽量避免使用可能损伤听力的药物，严格掌握适应证。目前尚无特效药物或手术疗法能使感音神经性耳聋病人完全恢复听力，一般原则是早期发现，早期治疗，适时进行听觉言语训练。治疗方法包括药物疗法、高压氧疗法、手术疗法——人工耳蜗植入、助听器选配、听觉言语训练。

（一）药物疗法

发病初期及时、正确的用药是治疗成功的关键，应根据耳聋病因与类型选择适当的药物，临床较常用的辅助治聋药物有血管扩张剂、降低血液黏稠度和血栓溶解药物、神经营养药物。

（二）高压氧疗法

对早期药物性聋、噪声性聋、突发性聋、创伤性聋有一定的辅助治疗作用。

（三）手术疗法——人工耳蜗植入术

人工耳蜗包括体外部分和植入部分。体外部分包括麦克风、言语处理器、发射线圈及连接导线；植入部分包括接收线圈、刺激器和电极。

人工耳蜗是一种把声音信号换成电信号的特殊声电换能装置，当人的内耳损伤严重时，耳蜗植入可绕过损伤的内耳毛细胞，直接刺激听神经，将听觉信号送到大脑。其基本工作原理为方向性麦克风接收声音后，将信号传到言语处理器，言语处理器将信号放大、过滤、数字化，并选择有用的信息按一定的言语处理策略进行编码，将编译后信号传至发射线圈，后者经皮肤以发射方式或插座式传输方式将信号输入体内，由接收器接收并把语码转换为电脉冲传送到耳蜗内的电极，电极直接刺激听神经纤维，最后大脑将电信号识别为声音而产生听觉。

1. **人工耳蜗术前门诊评估**

（1）病史采集：耳科病史重点应放在耳聋病因和发病的过程，应了解病人的听力史、耳鸣与眩晕史、耳毒药物接触史、噪声暴露史、全身急慢性感染史、耳科既往史、发育因素、耳聋家族史、助听器配戴史和其他原因，如癫痫、精神情况等。

（2）耳科学检查：包括耳廓、外耳道、鼓膜和咽鼓管等。

（3）听力学检查

1）主观听阈测定：6岁以下小儿可采用小儿行为测听法，包括行为观察测听法、视觉强化测听法和游戏测听法。

2）声导抗测定：包括鼓室压曲线和镫骨肌反射。

3）听性脑干反应（ABR），40Hz相关电位（或多频稳态诱发电位）。

4）耳声发射（瞬态诱发耳声发射或畸变产物耳声发射）。

5）言语测听：言语听阈测试为语察觉阈和语识别阈；言语识别测试包括言语测试词表和小儿言语测试词表。

6）助听器选配：需由专业听力师进行助听器选配，一般需要双耳配戴，选配后要做助听听阈测试和言语识别测试，再行听觉语言训练3~6个月。

7）前庭功能检查（有眩晕病史者）。

（4）适应证的选择

1）语前聋病人的选择标准：①植入年龄通常为 1～6 岁。植入年龄越小效果越佳，但要特别预防麻醉意外、失血过多、颞骨内外面神经损伤等并发症。目前不建议为 6 个月以下的患儿植入人工耳蜗，但脑膜炎导致的耳聋因面临耳蜗骨化的风险，建议在手术条件完备的情况下尽早手术。6 岁以上的儿童或青少年需要有一定的听力言语基础，自幼有助听器配戴史和听觉言语康复训练史。②双耳重度或极重度感音神经性聋。经综合听力学评估，重度聋患儿配戴助听器 3～6 个月无效或者效果不理想，应行人工耳蜗植入；极重度聋患儿可考虑直接行人工耳蜗植入。③无手术禁忌证。④监护人和（或）植入者本人对人工耳蜗植入有正确的认识和适当的期望值。⑤具备听觉言语康复教育的条件。

2）语后聋病人的选择标准：①各年龄段的语后聋病人。②双耳重度或极重度感音神经性聋，依靠助听器不能进行正常听觉言语交流。③无手术禁忌证。④植入者本人和（或）监护人对人工耳蜗植入有正确的认识和适当的期望值。

（5）手术禁忌证

1）绝对禁忌证：包括内耳严重畸形病例，例如 Micheal 畸形，无耳蜗畸形等，听神经缺如，严重智力障碍，无法配合语言训练者，严重的精神疾病，中耳乳突有急、慢性炎症尚未清除者。

2）相对禁忌证：包括全身一般情况差、不能控制的癫痫、没有可靠的康复训练条件。分泌性中耳炎和胶耳并非手术禁忌证。慢性中耳炎伴有鼓膜穿孔者，如果炎症得到控制，可选择一期或分期手术。一期手术是指根治中耳乳突病灶，鼓膜修补（或乳突腔颞肌填塞和封闭外耳道）的同时行人工耳蜗植入术。分期手术指先行病灶清除，修复鼓膜穿孔或封闭外耳道，3～6 个月后行人工耳蜗植入术。

2. 手术治疗和护理　感应神经性耳聋病人手术治疗方法为人工耳蜗植入术。手术是通过特殊的声－电能转换电子装置帮助耳聋病人获得或恢复部分听觉。

（1）术前护理：参考鼓膜修补手术前护理。

（2）术后护理：除参考鼓膜修补手术后护理外，还应注意：

1）耳蜗植入术后观察鼻腔分泌物的颜色、性质、量，如有清亮液体流出，或患儿频繁吞咽或咳嗽时，应考虑脑脊液耳漏的可能，嘱病人勿做突然低头等动作，应用抗生素预防脑膜炎，必要时进行脑脊液漏修补手术。

2）注意观察有无高热、生命体征异常、嗜睡、神志不清、瞳孔异常变化等颅内并发症的表现，有无面瘫、恶心呕吐、眩晕、平衡失调等颅外并发症的表现，一旦发现，立即报告医生处理。

3）术后恶心、呕吐、眩晕剧烈的病人，可少量多餐，进清淡易消化饮食，恶心呕吐严重者报告医生，遵医嘱给予止吐药物，监测电解质变化，必要时补液治疗，改变体位和头位要慢，不可性急，病床设床栏，下床活动要随时有人陪伴和搀扶，防止跌倒。

3. 术后健康指导

（1）告知病人勿抓挠耳部切口，保持切口清洁干燥，切口完全愈合前，洗澡时请避开切口处，以免造成切口感染。

（2）加强锻炼，增强机体抵抗力，预防感冒。

（3）出院后进食清淡、易消化食物，勿暴饮暴食，避免进食辛辣刺激性、油腻、过硬的食物。

（4）避免外伤，避免外伤导致植入耳蜗受损而影响听力。

（5）避免穿带静电的衣物，远离磁场，避免外界干扰影响装置的使用。

（6）待耳包拆除，完全拆线，切口完全愈合后可适当进行体育锻炼，不能进行对抗性活动，例如：拳击、跆拳道。

（7）可先预约开机调试时间，一般术后1个月左右前去开机调试，需要遵医嘱进行调试，待调试好后方可听到声音。

（8）待切口完全愈合后方可乘坐飞机，进入机场安检前需要出具耳蜗公司出示的证明。

（9）游泳前请将体外装置取下（此状态下不能听到声音），进入泳池注意安全，避免听不到而受伤。

（10）在正常环境、状态下，如果声音减小则提示电量不足，需要及时更换电池。装置调试好后要及早进行语言康复锻炼，可到当地残联及相关语言康复训练中心进行咨询。

【护理评价】

经过治疗和护理，病人能够达到：①顺利接受手术，借助耳蜗装置达到舒适的听力感受；②无并发症发生；③能够与他人正常沟通；④对相关的自我保健知识有所了解。

（周　颖）

◇ 思考题 ....

1. 病人，女性，双耳反复流脓20余年，伴双耳听力下降，无眩晕，耳鸣，耳流脓症状经治疗后有好转，但双耳听力呈进行性下降。专科检查见：双耳鼓膜紧张部大穿孔，电测听示双耳传导性聋。CT示：双耳慢性中耳乳突性炎，经各项术前准备，在全麻下行"左耳鼓室形成术"，术后予抗炎治疗，今天为术后第一天，病人感头晕，左耳鸣，呕吐2次，食欲缺乏。

（1）对病人应采取哪些护理措施？

（2）该病人拆线的最佳时间是何时？

2. 病人，女性，65岁，近日刚得了小孙子，非常高兴，每天伺候儿媳妇坐月子，带小孙子，还要买菜做饭，每天晚上也睡不成稳定觉，但小孙子的到来，让她乐此不疲。这天下午，她刚给孙子换完尿布，抬起头突感天旋地转，站立不稳，然后感恶心，呕吐，全身出冷汗，持续20分钟后逐渐缓解，老太太非常害怕，不知是得了什么病，只能卧床休息，稍微改变体位，即感天旋地转，无奈只好紧闭双目，不敢轻举妄动。

（1）该病人最常见的护理诊断有哪些？

（2）护士应为病人提供哪些健康指导？

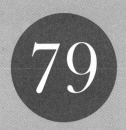

第七十九章
皮肤疾病病人的护理

学习目标

识记

1. 能准确复述以下概念：银屑病、带状疱疹、接触性皮炎、药疹。
2. 能正确描述皮肤的正常结构、生理功能、皮肤损害的类型及表现。
3. 能说出外用药物的性能和剂型。
4. 能说出不同类型外用药物的使用原则。

理解

1. 能比较银屑病、带状疱疹、接触性皮炎、药疹的病因和发病机制。
2. 能比较不同皮肤损害的临床特征和意义。
3. 能正确概括不同类型银屑病、接触性皮炎、不同类型药疹的典型症状、体征及治疗原则。
4. 能比较带状疱疹特殊类型之间不同的症状和体征。
5. 能解释带状疱疹的治疗原则。

运用

1. 能运用所学知识，根据护理程序，对银屑病、带状疱疹、接触性皮炎、药疹病人进行护理评估，提出护理诊断，实施护理措施。
2. 能配合医生在皮肤疾病常用诊疗技术实施前后给予病人适宜的护理。
3. 能运用所学知识，对银屑病、带状疱疹、接触性皮炎、药疹病人进行正确的健康指导。

79章

第一节 概 述

一、皮肤的结构与功能

皮肤（skin）被覆于体表，在口、鼻、尿道口、阴道口、肛门等处与各种管腔表面的黏膜相互移行，对维持人体内环境稳定起着重要作用。皮肤是人体最大的器官，总重量约占个体体重的16%。成人皮肤总面积约为1.5m²，新生儿约为0.21m²。皮肤的厚度为0.5~4mm（不包括皮下组织），存在较大的个体、年龄和部位差异。

（一）皮肤的结构

皮肤由表皮、真皮和皮下组织构成，表皮与真皮之间由基底膜带相连接。皮肤中除各种附属器如毛发、皮脂腺、汗腺和甲外，还含有丰富的血管、淋巴管、神经、肌肉（图79-1-1，见文末彩图）。

1. 表皮 表皮（epidermis）属于复层扁平上皮，主要由角质形成细胞、黑素细胞、朗格汉斯细胞和梅克尔细胞构成。

（1）角质形成细胞：角质形成细胞（keratinocyte）是表皮的主要构成细胞，数量占表皮细胞的80%以上，在分化过程中可产生角蛋白。根据角质形成细胞分化阶段和特点将表皮分为5层，由深至浅分别为基底层、棘层、颗粒层、透明层、角质层（图79-1-2，见文末彩图）。

基底层（stratum basale）中约30%的细胞处于核分裂期，新生的角质形成细胞有次序地逐渐向上移动，由基底层移行至颗粒层约需14天，再移行至角质层表面并脱落又需14天，共约28天，称为表皮通过时间或更替时间。棘层（stratum spinosum）位于基底层上方，由4~8层多角形细胞构成。颗粒层（stratum granulosum）位于棘层上方，在角质层薄的部位由1~3层梭形或扁平细胞构成，胞质中可见大量形态不规则的透明角质颗粒。透明层（stratum lucidum）位于颗粒层和角质层之间，仅见于掌跖等表皮较厚的部位，由2~3层较扁平细胞构成。角质层（stratum corneum）位于表皮最上层，由5~20层已经死亡的扁平细胞构成。细胞正常结构消失，不含细胞核，细胞器也几乎消失。胞质中充满有张力的细丝与均质状物质结合而形成的致密角蛋白，是发挥皮肤保护作用的第一道屏障，易于脱落。

（2）黑素细胞：含有黑素小体，是产生黑素的场所。黑素能遮挡和反射紫外线，借以保护真皮和深部组织。

（3）朗格汉斯细胞：是免疫活性细胞，多分布于基底层以上的表皮和毛囊上皮中，是皮肤免疫系统的组分。

（4）梅克尔细胞：多分布于基底层细胞之间，可能具有非神经末梢介导的感觉作用。

2. 真皮 真皮（dermis）在组织学上属于不规则的致密结缔组织，由纤维、基质和细胞构成。由浅至深分别为乳头层和网状层，但两层之间并无明确界限。真皮内有各种皮肤附属器及血管、淋巴管、神经、肌肉等结构。

3. 皮下组织 皮下组织（subcutaneous tissue）位于真皮下方，由疏松结缔组织及脂肪小叶组成，又称皮下脂肪层。含有血管、淋巴管、神经、小汗腺和顶泌汗腺等。皮下组织的厚度因部位、性别及营养状况的不同而差异较大。

4. 皮肤附属器 皮肤附属器（cutaneous appendages）包括毛发、皮脂腺、汗腺（小汗腺、顶泌汗腺）、指（趾）甲。

5．皮肤的神经、脉管和肌肉

（1）神经：皮肤中有丰富的神经分布，可分为感觉神经和运动神经。神经纤维多分布在真皮和皮下组织中。

（2）血管：真皮中有由微动脉和微静脉构成的乳头下血管丛（浅丛）和真皮下血管丛（深丛）；皮肤的毛细血管大多为连续型。以上特点有助于其营养代谢和调节体温等作用的发挥。

（3）淋巴管：皮肤中的毛细淋巴管管壁很薄，且毛细淋巴管内的压力低于毛细血管和周围组织间隙的渗透压，故皮肤中的组织液、游走细胞、细菌、肿瘤细胞等均易通过淋巴管到达淋巴结，最后被吞噬处理或引起免疫反应。此外，肿瘤细胞也易通过淋巴管转移到皮肤。

（4）肌肉：立毛肌是皮肤内最常见的肌肉类型。此外，尚有阴囊肌膜、乳晕平滑肌、血管壁平滑肌等肌肉组织。

（二）皮肤的功能

皮肤具有屏障、吸收、感觉、分泌排泄、体温调节、物质代谢、免疫等多种功能，对维持人体内环境稳定起着重要作用。

1．屏障功能 皮肤的屏障功能具有双向性，一方面保护体内各器官和组织免受外界有害因素的损伤；另一方面防止体内水分、电解质及营养物质的丢失。

2．吸收功能 皮肤具有吸收功能，经皮吸收是皮肤局部药物治疗的理论基础。皮肤主要通过3种途径进行吸收：①角质层（此为主要途径）；②毛囊、皮脂腺；③汗管。皮肤的吸收功能可受多种因素的影响：①皮肤的结构和部位；②角质层水合程度；③被吸收物质的理化性质；④外界环境因素。

3．感觉功能 皮肤的感觉功能可分为两类，一类为单一感觉，如触觉、痛觉、压觉、温觉、冷觉；另一类是复合感觉，如粗糙、平滑、潮湿、干燥、坚硬、柔软等。

痒觉又称瘙痒，是一种引起搔抓欲望的不愉快感觉，属于皮肤黏膜的一种特有感觉，其产生机制尚不清楚。

4．分泌和排泄功能 皮肤的分泌和排泄功能主要通过汗腺和皮脂腺完成。

（1）小汗腺：小汗腺分泌受体内外温度、精神因素和饮食的影响。汗液中有无机离子、乳酸和尿素。小汗腺的分泌对维持体内电解质平衡非常重要。同时出汗可带走大量热量，有助于人体适应高温环境。

（2）顶泌汗腺：分泌活动主要受性激素影响，青春期分泌旺盛。新鲜的分泌物为无臭的乳状液，排泄后被细菌分解，产生臭味。

（3）皮脂腺：分泌皮脂（角鲨烯、蜡酯、甘油三酯、胆固醇），分泌受激素调节。雄激素可增加皮脂分泌，雌激素可减少皮脂分泌。

5．体温调节 皮肤对维持体温恒定具有重要的调节作用。皮肤可通过遍布全身的外周温度感受器感受外界环境温度变化，并向下丘脑发布相应信息；同时作为效应器，接收中枢信息，通过血管舒缩反应、寒战或出汗等对体温进行调节。

6．代谢功能 主要包括糖、蛋白质、脂类、水和电解质代谢。

7．免疫功能 皮肤是重要的免疫器官。皮肤既是免疫反应的效应器官，又具有主动参与启动和调节皮肤免疫反应的功能。皮肤中的各种免疫分子和免疫细胞共同形成复杂的免疫网络，并与体内其他免疫系统相互作用，共同维持皮肤微环境和机体内环境的稳定。

二、皮肤病病人的评估

【健康史】

（一）一般资料

包括病人的姓名、年龄、职业、民族、籍贯、婚姻状况、出生地等，这些资料对病人评估和疾病分析具有重要的意义。

（二）既往史

过去曾患的与现有皮肤疾病相关的疾病，有无药物过敏史及其他过敏史。

（三）家族史

询问家族中有无类似疾病及其他遗传病的患病情况，以了解有无遗传性皮肤病。

（四）药物使用情况

详细询问病人使用药物的情况，包括口服、静脉、肌内、皮下、皮内注射、外用等方式的用药，这些因素可能会诱发药疹。

（五）接触史和职业史

详细询问病人在生活和工作场所是否接触过食物、吸入物（花粉、尘螨等）、生活环境（日光、炎热、干燥等）、动物毛皮、各种化学物质（化妆品、肥皂、合成纤维、酸、碱、有机溶剂等）、金属等，这些因素可能会诱发或加重湿疹、接触性皮炎。

【身体状况】

（一）主要健康问题

其内容为病人此次就医的主要原因，护士可以从以下几方面进行询问：疾病的诱发因素、前驱症状、初发皮损状况（如部位、性质、数目、分布、扩展顺序、变化规律等）、伴随的局部及全身症状、治疗经过及其疗效。

皮肤疾病病人常见的局部症状有瘙痒、疼痛、烧灼及麻木感等，全身症状有畏寒、发热、乏力、食欲缺乏和关节疼痛等。瘙痒是皮肤病最常见的症状，轻重程度不一，时间上可为持续性、阵发性或间断性，范围上可为局限性或泛发性。常见于荨麻疹、湿疹等。疼痛最常见于带状疱疹，性质可为刀割样、针刺样、烧灼样，多局限于患处。

（二）身体检查

1. 皮损的性质　应注意区分原发性皮损（primary lesion）和继发性皮损（secondary lesion），是否单一或多种皮损并存。

原发性皮损是由皮肤疾病的组织病理变化直接产生的损害，最具有诊断价值。包括斑疹、斑块、丘疹、风团、水疱和大疱、脓疱、结节、囊肿。

（1）斑疹（macule）：直径 <1cm 的皮肤黏膜局限性颜色改变，皮损与周围皮肤平齐，无隆起或凹陷。直径 >1cm 者称为斑片（图 79-1-3A，见文末彩图）。

（2）斑块（plaque）：直径 >1cm 的隆起性扁平皮损，为丘疹扩大或较多丘疹融合而成，多见于银屑病等（图 79-1-3B，见文末彩图）。

（3）丘疹（papule）：直径 <1cm 的局限性、实质性、表浅隆起性皮损，大小形状颜色不一（图 79-1-4A，见文末彩图）。

（4）风团（wheal）：真皮浅层水肿引起的暂时性、隆起性皮损。可呈淡红色或苍白色，周围有红晕。常在数小时内消失，消退后不留痕迹，常伴有剧痒。见于荨麻疹（图 79-1-4B，见文末彩图）。

（5）水疱（vesicle）和大疱（bulla）：水疱为直径 <1cm，局限性、隆起性、内含液体的腔隙性皮损，疱壁、内容物及大小都可变化（图 79-1-5A，见文末彩图）。直径 >1cm 者称为大疱。内容物含血液者称为血疱。

（6）脓疱（pustule）：为局限性、隆起性、含有脓液的腔隙样皮损。可由细菌（脓疱疮）或非感染性炎症（如脓疱型银屑病）引起（图 79-1-5B，见文末彩图）。

（7）结节（nodule）：为局限性、实质性、深在性皮损，呈圆形或椭圆形，可高出或不高出皮面，触之有一定硬度或浸润感。可由真皮或皮下组织的炎性浸润或代谢产物沉积引起（图 79-1-6A，见文末彩图）。

（8）囊肿（cyst）：为含有液体或黏稠物及细胞成分的囊性皮损，位于真皮或皮下组织，触诊有囊性感（图 79-1-6B，见文末彩图）。

继发性皮损由原发皮损自然演变而来，或因搔抓、感染、治疗不当引起。包括糜烂、溃疡、鳞屑、浸渍、裂隙、瘢痕、萎缩、痂、抓痕、苔藓样变。

（1）糜烂（erosion）：局限性表皮或黏膜上皮缺损形成的红色湿润创面，常由水疱或脓疱破裂或浸渍处表皮脱落所致，愈后不留瘢痕（图 79-1-7A，见文末彩图）。

（2）溃疡（ulcer）：局限性皮肤或黏膜缺损形成的创面，可深达真皮或更深位置，可由感染、损伤、肿瘤、血管炎等引起。愈后可留有瘢痕（图 79-1-7B，见文末彩图）。

（3）鳞屑（scale）：为干燥或油腻的角质形成细胞的层状堆积，与表皮细胞形成过快或正常角化过程受干扰有关。鳞屑的大小、厚薄、形态不一，可呈糠秕状、蛎壳状、大片状（图 79-1-8A，见文末彩图）。

（4）浸渍（maceration）：角质层吸收较多水分后导致表皮变白变软，常见于长时间浸水或处于潮湿状态下的皮肤部位，如湿敷较久、指趾缝等皱褶处（图 79-1-8B，见文末彩图）。

（5）裂隙（fissure）：也称为皲裂，指由于皮肤干燥丧失弹性使皮肤出现的线状裂隙，可深达真皮（图 79-1-8C，见文末彩图）。

（6）瘢痕（scar）：真皮或深部组织受损后由新生的结缔组织修复而形成，表面光滑、无毛发、无皮纹、无弹性（图 79-1-8D，见文末彩图）。

（7）萎缩（atrophy）：为皮肤的退行性变，可发生于表皮、真皮、皮下组织，因表皮厚度或真皮和皮下结缔组织减少所致（图 79-1-9A，见文末彩图）。

（8）痂（crust）：由皮损中的浆液、脓液、血液和脱落或坏死组织、药物等混合干涸后凝固而成。可呈淡黄色（浆液性）或暗红色（血性），也可因混杂药物而呈不同颜色（图 79-1-9B，见文末彩图）。

（9）抓痕（excoriation）：线状或点状的表皮或深达真皮浅层的剥脱性缺损，常由搔抓或外伤所致。皮损表面可有渗出、血痂、脱屑（图 79-1-9C，见文末彩图）。

（10）苔藓样变（lichenification）：由于反复搔抓或摩擦使皮肤局限性粗糙增厚，皮嵴隆起，皮沟加深，可有色素沉着（图 79-1-9D，见文末彩图）。

2. 皮损的大小和数目　大小可实际测量，亦可用实物描述；数目为单发、多发或用数字描述。

3. 皮损的颜色、界限和边缘、形状、表面、排列、部位和分布。

4. 皮损的温度、湿度、质地（坚实或柔软）、位置（浅表或深在）、有无浸润增厚、萎缩变薄、松弛、凹陷，有无压痛，附近淋巴结有无肿大、触痛或粘连。

【辅助检查】

1. **实验室检查** 包括真菌检查、变应原检测、滤过紫外线（Wood 灯）检查等。

2. **组织病理学检查** 对诊断不明，特别是慢性或怀疑为恶性肿瘤的皮肤病很有必要。必须选择成熟的未经治疗的典型损害进行活检，但对水疱、大疱或脓疱要取早期损害部位。

【心理 – 社会状况】

由于有些皮肤疾病发生在暴露部位，影响外观，可能会引起病人的自我形象紊乱。瘙痒、疼痛会导致病人的不舒适，疾病进展可能会导致功能障碍。有些皮肤疾病病程长、反复发作、难以治愈，病人甚至会产生自卑、焦虑、抑郁等不良心理反应。因此需要评估病人的心理状况。此外，还需了解病人的家庭情况、经济状况和社会支持情况。

三、常见诊疗技术及护理

擦 药

擦药是皮肤疾病局部用药治疗的重要方法，包括薄涂、封包。

【适应证】

各种皮肤损害。

1. **应根据皮肤疾病的病因和发病机制选择外用药物的种类** 外用药的种类包括清洁剂、保护剂、止痒剂、角质促成剂、角质剥脱剂、收敛剂、腐蚀剂、抗真菌剂、抗病毒剂、杀虫剂、遮光剂、脱色剂、维 A 酸类等。

2. **根据皮损特点选择外用药物的剂型** 外用药剂型包括溶液、酊剂和醑剂、粉剂、洗剂、油剂、乳剂、软膏、糊剂、硬膏、涂膜剂、凝胶、气雾剂等。原则为：①急性炎症仅有红斑、丘疹而无渗液时可选用粉剂或洗剂，有大量渗液时选用溶液湿敷；②亚急性炎症有少量渗出时，选用糊剂，无渗出时，选用乳剂或油剂；③慢性炎症选用乳剂、软膏、硬膏等。

【禁忌证】

有感染的创面禁用含糖皮质激素的外用药。

【操作前准备】

1. **环境** 空气用紫外线消毒，器具及地面用 1∶1000 苯扎溴铵消毒。室内温度 28～30℃，湿度 50%～60%。

2. **用物** 治疗盘、擦药板、外用药（根据医嘱备药）、敷料、手消毒液、无菌手套或薄膜手套、消毒空针、消毒剪刀、污物桶。

3. **护士** 核对床号、姓名，评估病人皮损情况，准备用物，向病人解释擦药的目的、方法。

4. **病人** 取舒适体位。

【操作过程】

1. 擦药前创面已有感染者，宜用 1∶5000 高锰酸钾溶液或 0.1% 新霉素溶液湿敷，手足可用浸泡法；原涂有粉剂并已干燥硬结者，应先用温水清洗；原涂有糊剂者可用液状石蜡擦去；创面已有较厚的痂皮，可用植物油或凡士林软膏外涂，包扎 24 小时，等痂皮软化后除去；大疱可用消毒空针抽去疱液；脓疱可用消毒剪刀剪破疱壁，引流脓液；无感染的小水疱，不需处理或扑粉；头部器官如口腔、眼睛、鼻孔周围可用 3% 硼酸溶液清洁；外耳道分泌物多时可用过氧化氢溶液清洁。

2. 协助病人脱衣服，按照头面部、上肢、躯干、下肢、足部的顺序，用擦药板将外用药均匀涂于病人皮损处，逐一进行擦药。擦药完毕后协助病人穿好衣服。擦药过程中注意保暖。

【操作后护理】

向病人解释擦药后的注意事项，清理用物。患处皮损有大量渗出、脱屑、结痂等或伴有大量外用药物治疗，污染衣服和被褥者，需及时更换衣服和被褥，保持病床清洁，使病人舒适。观察皮损变化，及时报告医生，根据皮损性质及时更换剂型。

湿 敷

湿敷的作用是散热、消炎、止痒、止痛、引流、清洁。

【适应证】

急性炎症红肿明显、大量渗液性损害。

【禁忌证】

全身大面积皮损者，避免全身同时湿敷或湿敷时间过长，导致受凉或药物过量吸收中毒。

【操作前准备】

1. **环境** 室内温度 28 ~ 30℃，湿度 50% ~ 60%。
2. **用物** 治疗盘、湿敷溶液（根据医嘱准备）、换药碗、一次性镊子、无菌纱布、手消毒液、无菌手套或薄膜手套、污物桶。
3. **护士** 核对床号、姓名，评估病人皮损情况，准备用物，向病人解释湿敷的目的、方法。
4. **病人** 取舒适体位。

【操作过程】

1. 湿敷前患处床上铺塑料布，必要时加支被架，以免药液弄湿被褥。
2. 协助病人暴露患处，将溶液倒入换药碗，用 6 ~ 8 层无菌纱布浸入溶液，取出后用一次性镊子拧至不滴水为度，将纱布敷贴于患处并轻轻压迫，使之与创面密切接触。
3. 一般皮损，每日湿敷 2 ~ 3 次，每次 30 分钟。重度渗出性皮损可作持续性湿敷，纱布变干后要及时加药液或更换以保证湿敷效果。
4. 湿敷液的温度，夏季以室温或略低为宜，冬季应稍加温。冬季不宜大面积冷湿敷。
5. 湿敷面积不宜过大，一般不可超过体表面积的 1/3，以免药物过量吸收中毒或受凉感冒。

【操作后护理】

告知病人湿敷的注意事项，保持纱布紧贴于创面上，湿敷垫上不可加盖塑料布、油纸等，以免阻止水分蒸发，使局部温度增高及皮肤浸软而加重病情。湿敷期间注意保暖。观察皮损变化，渗出减少后及时更换剂型。

皮肤组织病理学检查

皮肤组织病理学检查对诊断皮肤疾病，了解疾病的发生、发展、转归、选择治疗方法有重要意义。

【适应证】

皮肤肿瘤、癌前期病变、病毒性皮肤病、角化性皮肤病、某些红斑性皮肤病等；大疱性皮肤病、肉芽肿性皮肤病、代谢性皮肤病等；某些深部真菌病；血管炎类皮肤病。

【禁忌证】

尽量避免在腹股沟、腋窝、关节和面部等部位切取标本。

【操作前准备】

做好一切必要的手术器械的消毒灭菌、清点等准备工作。

【操作过程】

选择未经治疗的成熟皮损。大疱性皮肤病及感染性皮肤病应选择新鲜皮损，环状损害应选择活动边缘部分。进行局部麻醉后，应用手术切取法或环钻法切取标本。结节性损害切取标本时应达到足够深度。取材时应包括一部分正常组织，以便与病变组织对照。对刚切取过标本的伤口进行消毒、包扎。

【操作后护理】

告知病人切取标本后的注意事项，伤口要避免接触水和大范围的活动，以防感染和出血。切下的标本立即放入 10% 甲醛溶液固定，特殊情况下可采用 95% 乙醇溶液固定。固定液体积应达到标本体积的 10 倍以上，大的肿瘤组织应切分成多块，以保证固定液能充分渗入。若需做免疫病理，应立即将组织于 4℃ 条件下保存，尽快送检。

斑贴试验

斑贴试验（patch test）是根据受试物的性质配制适当浓度的浸液、溶液、软膏或原物作为试剂，以适当的方法将其贴于皮肤，一定时间后观察机体是否对其产生超敏反应。斑贴试验是目前临床用于检测 IV 型变态反应的主要方法。

【适应证】

接触性皮炎、职业性皮炎、湿疹、化妆品皮炎等。

【禁忌证】

皮肤病急性发作期。

【操作前准备】

告知病人受试前至少一周及受试期间避免使用糖皮质激素或免疫抑制剂，受试前 3 天和受试期间避免使用抗组胺类药物，以免出现假阴性。根据受试物的性质配制成适当浓度的浸液、溶液、软膏或原物作为试剂，应做到质地纯洁、浓度精确。

【操作过程】

将受试物置于 4 层 1cm×1cm 的纱布上，贴于背部或前臂屈侧的健康皮肤，其上用稍大的透明玻璃纸覆盖后在固定边缘。同时做多个不同试验物时，每两个受试点之间距离应大于 4cm，同时设阴性对照。

【操作后护理】

告知病人受试期间，避免沐浴淋湿斑贴，避免过度牵拉斑贴部位或过度体力活动。斑贴试验后，如感到试验处剧痒或剧痛，应随时将试验物去除，用清水洗净，并及时报告医生。受试期间如发生全身过敏反应，如荨麻疹、哮喘等或局部炎症反应过重应及时到医院就诊，必要时终止试验。

一般在 48 小时去除斑贴，间隔 30 分钟观察结果，视情况可在 72 小时或 96 小时后观察。受试部位无反应为阴性（－）；有淡红斑为可疑反应（±）；轻度红斑、浸润及少量丘疹为阳性反应（＋）；水肿性红斑、丘疹或水疱为强阳性反应（＋＋）；显著红肿或浸润、聚合性水疱或大疱为超强阳性反应（＋＋＋）；对照有皮损或激惹反应为刺激性反应。在病历上详细记录结果。

第二节　银屑病病人的护理

银屑病（psoriasis）是免疫介导的多基因遗传性皮肤病，多种环境因素如外伤、感染及药物等均可诱导易感者发病。银屑病的典型皮损为鳞屑性红斑或斑块，局限或广泛分布。

本病的发病率在世界各地差异很大，与种族、地理位置、环境等因素有关。自然人群发病率为 0.1%～3%，我国为 0.123%，病人多为青壮年，无明显性别差异。多数病人冬季复发或加重，夏季缓解。

【病因与发病机制】

银屑病的确切病因尚未清楚。目前认为，银屑病是遗传因素与环境因素等多种因素相互作用的多基因遗传病，通过免疫介导的共同通路，最后引起角质形成细胞发生增殖。

1．**遗传因素**　人口调查、家系、双胞胎相关研究、HLA 分析和全基因组关联研究（genome-wide association study，GQAS）均支持银屑病的遗传倾向。20% 左右的银屑病病人有家族史，且有家族史者发病早于无家族史者，父母同患银屑病的病人发病年龄早于双亲正常的病人。

2．**环境因素**　双生子研究显示同卵子共患银屑病者约占 70%，发病一致率未达到 100%，提示仅有遗传因素不足以引起发病，环境因素在诱发银屑病中起着重要的作用。最易促发或加重银屑病的因素有感染、应激事件、精神紧张、外伤、手术、妊娠、吸烟、酗酒、肥胖和某些药物作用，其中感染被认为是促发或加重银屑病的最主要因素。例如点滴状银屑病发病前常有咽部急性链球菌感染史，给予抗生素治疗后病情常好转。

3．免疫因素 寻常型银屑病皮损处淋巴细胞、单核细胞浸润明显，尤其是 T 淋巴细胞真皮浸润为银屑病的重要病理特性，表明免疫系统参与该病的发生和发展。银屑病病理生理的一个重要特点是表皮基底层角质形成细胞增殖加速，有丝分裂周期缩短为 37.5 小时，表皮更替时间缩短为 3～4 天，组织病理出现角化不全，颗粒层消失。

【护理评估】

（一）健康史

询问家族中有无患银屑病的成员；评估病人发病前有无咽部急性链球菌感染或其他感染史；病人有无细胞免疫功能低下；病人有无经历应激事件、精神紧张、外伤、手术、妊娠；病人有无吸烟或使用一些药物等。

（二）身体状况

根据银屑病的临床特征，可分为寻常型、关节病型、脓疱型及红皮病型。其中寻常型银屑病占 99% 以上，其他类型银屑病多由寻常型银屑病转化而来。外用刺激药物、系统使用糖皮质激素、免疫抑制剂过程中突然停药以及感染、精神压力等可诱发。

1．寻常型银屑病（psoriasis vulgaris）

（1）症状：大多急性发病，病人多自觉不同程度的瘙痒。

（2）体征：初始皮损为红色丘疹或斑丘疹，逐渐扩展成为境界清楚的红色斑块，可呈多种形态（点滴状、斑块状、钱币状、地图状、蛎壳状等），上覆银白色鳞屑，刮除成层鳞屑，犹如轻刮蜡滴，称为蜡滴现象；刮去银白色鳞屑后可见淡红色发光半透明薄膜，称为薄膜现象；刮去薄膜可见点状出血，称为 Auspitz 征。后者是由刮破真皮乳头顶部迂曲扩张的毛细血管所致。蜡滴现象、薄膜现象和点状出血对银屑病有诊断价值。皮损可发生于全身各处，但以四肢伸侧，特别是肘部、膝部和尾骶部最为常见，常呈对称性。不同部位的皮损有差异。面部皮损多为点滴状浸润性红斑、丘疹或脂溢性皮炎样改变；头皮皮损鳞屑较厚，常超出发际，头发呈束状（束状发）；甲受累多表现为"顶针状"凹陷（图 79-2-1，见文末彩图）。

寻常型银屑病根据病情发展可分为三期：①进行期：旧皮损无消退，新皮损不断出现，皮损浸润炎症明显，周围有红晕，鳞屑较厚，针刺、搔抓、手术等损伤可导致受损部位出现典型的银屑病皮损，称为同形反应（isomorphic reaction）或 Kobner 现象；②静止期：皮损稳定，无新皮损出现，炎症较轻，鳞屑较多；③退行期：皮损缩小或变平，炎症基本消退，遗留色素减退或色素沉着斑。

2．关节病型银屑病（psoriasis arthropathica）

（1）症状：除皮损外还出现关节病变，后者与皮损可同时或先后出现，任何关节均可受累，包括肘膝的大关节、指趾小关节、脊柱及骶髂关节。可表现为关节疼痛。

（2）体征：关节肿胀、活动受限，严重时出现关节畸形，呈进行性发展，但类风湿因子常阴性。X 线检查显示软骨消失、骨质疏松、关节腔狭窄伴不同程度的关节侵蚀和软组织肿胀（图 79-2-2，见文末彩图）。

3．红皮病型银屑病（psoriasis erythrodermic）

（1）症状：是较少见的一种严重类型的银屑病。全身症状有发热、表浅淋巴结肿大等。

（2）体征：全身皮肤弥漫性潮红、浸润肿胀并伴有大量糠状鳞屑，其间可有正常皮肤（皮岛）。病程较长，易复发（图 79-2-3，见文末彩图）。

4．脓疱型银屑病（psoriasis pustulosa） 脓疱型银屑病分为泛发性与局限性两种。

（1）症状：泛发性脓疱型银屑病是银屑病中最重的一种，常急性发病，伴有全身症状，如高热、寒战，皮损处有疼痛感。

（2）体征：泛发性脓疱型银屑病在寻常型银屑病皮损或无皮损的正常皮肤上迅速出现针尖至粟粒大小、淡黄色或黄白色的浅在性无菌性小脓疱，常密集分布，可融合形成片状脓湖，皮损可迅速发展至全身，伴有肿胀。病人可有沟状舌、指趾甲肥厚混浊（图79-2-4，见文末彩图）。一般1～2周后脓疱干燥结痂，病情自然缓解，但可反复呈周期性发作；病人可因继发感染，全身衰竭而死亡。局限性脓疱型银屑病皮损局限于手掌及足跖，对称分布。皮损为成批发生在红斑基础上的小脓疱，1～2周后脓疱破裂、结痂、脱屑，新脓疱又在鳞屑下出现，时轻时重，经久不愈。甲常受累，可出现点状凹陷、横沟、纵嵴、甲混浊、甲剥离及甲下脓肿等。

（三）心理－社会状况

心理、精神因素是诱发或加重银屑病的重要因素。银屑病病人的皮损、关节畸形会影响美观，病人可能会出现自我形象紊乱；功能障碍会降低病人的自理能力，导致病人出现自卑、社会角色退缩；红皮病型、脓疱型银屑病病情严重，病人可能会出现恐惧、焦虑；病情的反复发作、难以治愈也会加重病人的心理负担，病人可能会出现抑郁倾向。因此，在护理时需仔细了解病人的心理、情绪状况，对相关知识的掌握程度以及家庭社会的支持情况。

【常见护理诊断／问题】

1. 皮肤完整性受损　与皮损发生有关。

2. 自理缺陷（沐浴自理缺陷、穿着自理缺陷、进食自理缺陷、如厕自理缺陷）　与关节畸形、活动受限有关。

3. 体像紊乱　与皮损和关节畸形有关。

4. 焦虑　与病情反复发作有关。

【计划与实施】

银屑病为免疫相关的慢性复发性炎症性皮肤病，治疗的目的在于控制病情，减缓向全身发展的进程，减轻自觉症状及皮肤损害，尽量避免复发，提高病人生活质量。治疗过程中与病人沟通并对病人病情进行评估是治疗的重要环节。轻度银屑病以外用药治疗为主，可考虑物理治疗，必要时内用药治疗，但是必须考虑可能的药物不良反应。中至重度银屑病病人单一疗法效果不明显时，应给予联合、轮换或序贯治疗。

银屑病治疗应遵循以下原则：①正规：强调使用目前皮肤科学界公认的治疗药物和方法。②安全：各种治疗方法均应以确保病人的安全为首要，不能为追求近期疗效而发生严重不良反应，不应使病人在无医生指导的情况下，长期应用对其健康有害的方法。③个体化：在选择治疗方案时，要全面考虑银屑病病人的病情、需求、耐受度、经济承受能力、既往治疗史及药物的不良反应等，综合、合理地选择与制订治疗方案。

治疗和护理目标：①病人皮损面积逐渐减少并逐渐修复；②瘙痒症状缓解；③焦虑程度减轻。

（一）外用药治疗和护理

皮损＜体表面积3%的局限型银屑病，可单独采取外用药治疗；对于严重、受累面积大者，除外用药外，还可联合物理疗法和系统治疗。外用药原则为急性期应使用温和无刺激性的外用药物，稳定期和消退期可应用作用较强的药物，且从低浓度开始；同时加强润肤剂的应用，可减少局部刺激症状和药物用量。外用药种类包括角质促成剂（维生素 D_3 衍生物如钙泊三醇、焦油制剂、蒽林软膏、2% 水杨酸软膏等）、细胞抑制剂（维 A 酸类如他扎罗汀）、糖皮质激素等。糖皮质激素霜剂或软膏对于控制皮损有明显疗效，但应注意其不良反应，大面积长期应用强效或超强效制剂可引起全身不良反应，停药后甚至可诱发脓疱型或红皮病型银屑病。糖皮质激素、维生素 D_3 衍生物、他扎罗汀联合和序贯疗法常为临床一线治疗。替换疗法即一种外用药使用一段时间，在其出现不良反应之前换用另一种药；如先用超强效糖皮质激素，炎症改善后再换用低级别的糖皮质激素，可避免快速耐受。

用药前最好先洗澡，尽量去除表面鳞屑，以增强药物吸收。根据皮损及药物剂型，选用擦药方法如薄涂、涂包、封包。皮损局限或稀少者，可单用外用药治疗。大面积用药时将皮损分为几个区域，分别擦不同的药物，以防药物吸收过量中毒。激素制剂应与其他药物交替使用。脓疱型银屑病皮损处可扑粉，保持皮肤干燥，促进脓疱干结。红皮病型银屑病皮损按剥脱性皮炎护理。

（二）物理治疗和护理

如光化学疗法（PUVA）、UVB 光疗（特别是窄波 UVB）、浴疗等均可应用。光疗可以加速血液循环，促进合成维生素 D，抑制细胞过度生长，镇痛、止痒，促进色素生成和上皮再生，此外还有免疫抑制作用。光疗过程中病人和工作人员均需戴保护眼镜，皮损周围需用白布或纸遮盖。

（三）内用药治疗和护理

维 A 酸类药物适用于各型银屑病，如阿维 A 酯 0.75～1.0mg/（kg·d）口服。免疫抑制剂主要使用于红皮病型、脓疱型、关节病型银屑病，常用的有甲氨蝶呤，成人剂量为每周 10～25mg 口服，每周剂量不超过 50mg，还可用环孢素、他克莫司或雷公藤总苷。感染明显或泛发性脓疱型银屑病病人应使用抗生素类药物。糖皮质激素一般不主张用于寻常型银屑病，主要用于红皮病型银屑病、急性关节病型银屑病和泛发性脓疱型银屑病等；糖皮质激素与免疫抑制剂、维 A 酸类联用可减少用药剂量，应短期应用并逐渐减量以防止病情反跳。免疫调节剂可用于细胞免疫功能低下者。瘙痒严重的病人可用封闭疗法（普鲁卡因 300mg 加入 5% 葡萄糖或生理盐水 500ml 中缓慢静滴，6 小时滴完），治疗前先做皮试。

内用维 A 酸类、免疫抑制剂治疗的病人，应定期检测血、尿常规及肝、肾功能。维 A 酸类药有高度致畸作用，孕妇和哺乳期妇女禁用；处于生育年龄者在服药期间及停药 2 年内应避孕。

◇ **学科进展**　　银屑病的生物治疗

生物制剂自 2000 年开始，被引入治疗关节病型银屑病和中至重度银屑病。根据作用机制不同，可分为拮抗关键细胞因子和针对 T 细胞或抗原提呈细胞两大类。目前国内已用于银屑病临床治疗或正在进行临床试验的生物制剂主要包括肿瘤坏死因子 α 拮抗剂（依那西普 Etanercept、英夫利西单抗 Infliximab、阿达木单抗 Adalimumab）和白介素 12/23 拮抗剂（Ustekinumab）。上述各个生物制剂在国外银屑病的临床治疗中均显示出较好的疗效和安全性。值得注意的是，生物制剂治疗银屑病临床应用的时间尚短，其长期的疗效及安全性需进一步观察。

（四）病情观察

主要观察皮损的颜色、鳞屑的厚薄、有无新皮疹。外用药后密切观察皮肤反应，如果出现红肿、渗液、皮疹增多等，应及时报告医生。对于红皮病型银屑病及泛发性脓疱型银屑病病人，需注意病人生命体征的变化，并严密观察免疫抑制剂或糖皮质激素治疗的副作用。对关节病型银屑病病人，应注意关节肿痛程度。

（五）关节功能锻炼

若银屑病发生在关节，关节肿胀、疼痛、畸形，会影响关节的屈伸功能，进而影响病人的自理能力。对关节病型银屑病应制订运动计划，每天规律地实施肢体运动，维持关节活动度。

（六）心理护理

银屑病是慢性复发性疾病，顽固难治，病人常有焦虑、急躁、悲观、抑郁等状况，护士应该体贴病人，让病人了解经过正规治疗可以有效控制病情，尤其在病情有所改善时，应及时给予鼓励，使病人增强信心，积极配合治疗。

（七）健康指导

1. 急性期嘱病人休息；低脂、高热量、高蛋白、高维生素饮食；不宜饮酒，禁浓茶、咖啡、辛辣食物。避免搔抓和外伤，以免发生同形反应。

2. 指导病人外用药和全身用药的方法。

3. 指导病人避免上呼吸道感染、劳累、精神紧张等诱发或加重因素。

4. 向病人说明银屑病的治疗只能控制症状，但不能防止复发。寻常型银屑病除了影响外观，对身体影响并不大，切不可盲目追求彻底治愈而滥用药物，避免严重不良反应、病情加重或向其他类型银屑病转化。

【护理评价】

经过治疗和护理，病人是否达到：① 皮损面积逐渐减少并逐渐修复；② 瘙痒症状缓解；③ 焦虑程度减轻。

第三节　带状疱疹病人的护理

带状疱疹（herpes zoster）是由潜伏在体内的水痘－带状疱疹病毒（varicella-zoster virus，VZV）再激活引起，以沿单侧周围神经分布的簇集性小水疱为特征的一种常见皮肤病。常伴有明显的神经痛。

本病好发于成年人，发病率随年龄增长而呈显著上升趋势。

【病因与发病机制】

VZV 现已命名为人疱疹病毒Ⅲ型（HHV-3）。病毒呈砖形，有立体对称的衣壳，内含双链 DNA 分子，只有一种血清型。VZV 对体外环境的抵抗力较弱，在干燥的痂内很快失去活性。

人类是 VZV 唯一的自然宿主。病毒初次感染无免疫人群，经呼吸道黏膜进入血液形成病毒血症，发生水痘或隐性感染。此后病毒潜伏于脊髓后根神经节或脑神经的感觉神经节内。当机体受到某些诱发因素作用（创伤、疲劳、恶性肿瘤或病后虚弱等）导致机体抵抗力下降时，潜伏病毒被激活，沿感觉神经轴索下行，到达该神经所支配区域的皮肤内复制，产生水疱，同时受累神经发生炎症、坏死，产生神经痛。本病愈后可获得较持久的免疫，故一般不会再发。

【护理评估】

（一）健康史

评估病人发病前是否存在诱发因素，如：①外伤；②各种传染病：肝炎、脑膜炎、肺结核等；③慢性消耗性疾病：白血病、系统性红斑狼疮（SLE）等；④恶性肿瘤；⑤应用免疫抑制剂、激素、放疗等。总之，全身免疫功能低下和免疫功能缺陷是诱发本病的根本因素。

（二）身体状况

1. 症状　发疹前可有轻度乏力、低热、食欲缺乏等全身症状。患处皮肤自觉灼热或灼痛，触之有明显的痛觉过敏，持续 1～5 天，亦可无前驱症状即发疹。神经痛是本病的特征之一，可在发疹前或伴随皮损出现，疼痛性质呈火烧、刀割、抽搐痛、酸麻胀等，特点是沿受累神经支配区域放射。老年病人常较为剧烈。

2. 体征　皮损好发部位依次为肋间神经、颈神经、三叉神经和腰骶神经支配部位。患处常先出现红斑，很快出现粟粒至黄豆大小丘疹，簇状分布而不融合，继之迅速变成水疱，疱壁紧张发亮，疱液澄清，外周绕以红晕，各簇水疱群间皮肤正常；皮损沿某一周围神经呈带状排列，多发生在身体的一侧，一般不超过正中线（图 79-3-1，见文末彩图）。一般病程 2～3 周，老年人为 3～4 周，有自限性，水疱可自行干涸、结痂、脱落，可留有暂时性淡红斑或色素沉着。

3. 特殊表现

（1）眼带状疱疹（herpes zoster ophthalmicus）：由于病毒侵犯三叉神经眼支所致，单侧额部、头皮出现红斑水疱，眼周常明显肿胀，结膜充血，可在结膜甚至角膜出现水疱，发生溃疡性角膜炎，愈后形成角膜薄翳，使视力受损，严重时可致失明。疼痛常剧烈。多见于老年人。

（2）耳带状疱疹（herpes zoster oticus）：由于病毒侵犯面神经和听神经所致，表现为外耳道或鼓膜疱疹。当面神经膝状神经节受累同时侵犯面神经的运动和感觉神经纤维时，可出现面瘫、耳痛及外耳道疱疹三联征，称为 Ramsay-Hunt 综合征。

（3）带状疱疹相关性疼痛（zoster-associated pain，ZA）：带状疱疹以及皮损痊愈已在发疹前、发疹时以及皮损痊愈后均可伴有神经痛，统称为带状疱疹相关性疼痛。皮损完全消退（通常 4 周）神经痛持续存在者，称带状疱疹后遗神经痛（postherpetic neuralgia，PHN）。

○ **知识拓展**　带状疱疹后遗神经痛的评估

　　2014 年，英国布里斯托大学 Robert W. Johnson 博士和伦敦帝国学院 Andrew S. C. Rice 博士撰写的带状疱疹后遗神经痛指南性综述发表在新英格兰医学杂志上，根据现有文献证据提出了带状疱疹后遗神经痛的评估和治疗策略。

　　对带状疱疹后遗神经痛病人的临床评估，应当遵循对外周病理性神经痛病人评估的一般原则。应当评估疼痛的特征和相关感觉异常情况（例如麻木、瘙痒、感觉异常等）。带状疱疹后遗神经痛相关的疼痛症状通常分为三大类：持续性自发性疼痛（例如持续性烧灼样痛）、阵发性枪击或电击样疼痛，以及机械性触觉超敏（对轻触和其他非伤害性刺激的病理性反应过激）或机械性痛觉超敏（对伤害性刺激的病理性反应过激）。应当要求病人将疼痛类型和强度、疼痛对日常活动的影响、疼痛随时间变化的波动情况进行每天记录，这些记录是很有用的。为达到这一目的，Zoster 简易疼痛量表（Zoster Brief Pain Inventory）是一种简单易行的工具，可用于评估带状疱疹后遗神经痛对生命质量和睡眠质量的影响，其有效性也已得到验证。对病人进行的体格检查应包含受累皮区和对侧相应区域感觉功能的比较。在带状疱疹后遗神经痛病人中常见触觉和温度觉功能减退，同时也可见病理性感觉超敏（如触觉超敏和痛觉超敏）。在大多数病例中，仅需要进行病史采集（包括伴发疾病和用药情况）和体格检查即可，并不需要额外的检查手段。

（4）其他不典型带状疱疹：由于机体抵抗力差异所致，可表现为顿挫型（不出现皮损仅有神经痛）、不全型（仅出现红斑、丘疹而不发生水疱即消退）、泛发型（同时累及 2 个以上神经节产生对侧或同侧多个区域皮损）、播散型（病毒偶经血液播散产生广泛性水痘样疹并侵犯肺和脑等器官）、其他（大疱型、出血性、坏疽型）。

（三）辅助检查

疱底刮取物涂片找到多核巨细胞和核内包涵体。

（四）心理 – 社会状况

带状疱疹病人最明显的症状是疼痛，程度严重的可能会影响睡眠，病人出现焦虑和急躁情绪。眼带状疱疹可能会影响视力，耳带状疱疹可能会出现面瘫，这些都会增加病人的不适、影响病人的情绪。皮损在头面部还会影响病人的形象。家属、朋友如果缺乏相关知识，可能会因皮损而害怕与病人接触、疏远病人。因此，护士要充分了解病人的心理状况和家庭社会支持情况。

【常见护理诊断 / 问题】

1. **急性疼痛**　与病毒侵犯神经引起神经的炎症、水肿有关。
2. **慢性疼痛**　与带状疱疹后遗神经痛有关。
3. **皮肤完整性受损**　与病毒感染引起皮肤炎症损害有关。
4. **睡眠型态紊乱**　与剧烈疼痛有关。
5. **有感染的危险**　与皮肤破损有关。

【计划与实施】

带状疱疹具有自限性，治疗原则为抗病毒、止痛、消炎、预防并发症，治疗方法包括内用药物治疗、外用药物治疗和物理治疗。治疗和护理目标：①病人的皮损减轻和好转；②疼痛减轻；③情绪稳定，能积极配合治疗；④皮损处不发生感染。

（一）内用药物治疗和护理

1. **抗病毒治疗**　早期、足量抗病毒治疗，特别是 50 岁以上的病人，有利于减轻神经痛，缩短病程。

阿昔洛韦（ACV）可抑制病毒 DNA 多聚酶，从而可阻止疱疹病毒 DNA 的复制。治疗带状疱疹，一般均推荐静脉给药，且及早用药，这样可以减少新损害的形成，减轻急性疼痛，阻止病毒的播散和减少内脏并发症。静脉滴注 ACV10mg/kg，8 小时一次，7 ~ 10 天，或口服 ACV，每次 800mg，5 次 / 日，7 天；或泛昔洛韦每次 500mg，3 次 / 日，7 天；或伐昔洛韦每次 1000mg，3 次 / 日，7 天。如辅以 ACV 霜外用，则更有利于皮损的愈合。

2．止痛

（1）非甾体类消炎镇痛药：酌情使用索米痛片、吲哚美辛（消炎痛栓）、双氯芬酸、布洛芬（芬必得）和卡马西平。

（2）营养神经药物：主要是 B 族维生素，有抗神经炎作用，作为辅助治疗。常用的有：口服或肌注维生素 B_1 和维生素 B_{12}。

3．糖皮质激素 对于激素治疗本病，目前尚有争议。多认为病程 7 天以内、无明显禁忌证的老年病人，早期给予糖皮质激素可抑制炎症过程，阻止对神经节和神经纤维的毒性和破坏作用，减轻后根神经节的炎症后纤维化，缩短病程。但对 PHN 无肯定的预防作用。要与强效抗病毒药物合用，一般口服泼尼松 30～40mg/d，疗程 7～10 天，病情好转后酌情减量。

耳带状疱疹病人急性期在足量强效抗病毒药物使用的前提下，应用大剂量激素，有止痛和加速面瘫恢复的功效。同时应用 ATP、维生素 B_1 和维生素 B_{12}，一般用药 1～2 周面瘫即有明显好转，1 个月左右可基本恢复。

4．免疫调节剂 干扰素、转移因子、胸腺素、丙种球蛋白此类均为辅助治疗。

（二）外用药物治疗和护理

外用药物治疗以保护、干燥、收敛、消炎、防止感染为主。水疱未破或丘疱疹可扑粉厚包或阿昔洛韦霜薄涂。水疱破溃、糜烂、有渗出，可用 3% 硼酸溶液或 1∶5000 呋喃西林溶液湿敷，或外用 0.5% 新霉素软膏或 2% 莫匹罗星软膏。如合并眼部损害请眼科医生协同处理。可外用 3% 阿昔洛韦眼膏、碘苷（疱疹净）滴眼液。对角膜炎应首选阿昔洛韦滴眼液。可用金霉素眼膏或妥布霉素眼膏外涂，以治疗和预防眼部感染。局部禁用糖皮质激素外用制剂。外耳道分泌物多时可用过氧化氢溶液清洁。内衣要宽松柔软清洁，避免摩擦刺激。嘱病人取健侧卧位，以保护水疱、创面，防止水疱破裂。注意观察皮损变化，如有感染，及时处理。

（三）物理疗法和护理

紫外线、频谱治疗仪、红外线等局部照射，可缓解疼痛，促进水疱干涸、吸收。在局部照射时要暴露皮损，对病人要注意保暖。

（四）心理护理

护士应主动、热情关心病人，同情安慰病人，耐心解释疾病相关知识，使病人感到温暖，保持乐观情绪，建立信心，积极配合治疗。可建议病人做喜欢的事情以分散注意力，年老病人可让其家属陪伴。

（五）病情观察

观察病人全身情况，如有发热、其他部位有水痘样疹，为泛发型带状疱疹，表明机体抵抗力低下。如有头痛、恶心、呕吐及神志改变，要警惕病毒性脑膜脑炎的可能，密切观察，及时报告医生处理。

（六）健康指导

嘱病人多休息，避免疲劳。加强营养，保证足够蛋白质的摄入，多吃新鲜水果蔬菜。房间勤通风，保证空气流通、新鲜。遵医嘱按时服药。出院后加强锻炼，增强体质，劳逸结合。鼓励病人做力所能及的事情，以分散注意力。如果疼痛剧烈，可到医院疼痛门诊就医。

【护理评价】

经过治疗和护理，病人是否达到：①皮损减轻和好转；②疼痛减轻；③情绪稳定；④皮损处未出现感染。

第四节 接触性皮炎病人的护理

接触性皮炎（contact dermatitis）是由于皮肤黏膜接触某些外源性物质后，在接触部位发生的急性或慢性炎症反应。

【病因】

根据发病机制的不同，可将病因分为原发性刺激物（如强酸、强碱、有机溶剂等）和接触性致敏物（如塑料、染料、化妆品、染发剂等）。有些物质在低浓度时可以为致敏物，在高密度时则为刺激物或毒性物质。

【发病机制】

（一）原发性刺激反应

接触物本身有强烈刺激性或毒性（如强酸、强碱等化学物质），任何人体接触该物质后均可发病。本类接触性皮炎的共同特点是：①任何人接触后均可发病；②无一定潜伏期；③皮损多限于直接接触部位，界限清楚；④停止接触后皮损可消退。

（二）接触性致敏反应

为典型的Ⅳ型变态反应。由致敏物质引起，这些物质本身并无刺激性或毒性，多数人接触后不发病，仅有少数人接触后经一段时间的潜伏期，在接触部位的皮肤、黏膜发生变态反应性炎症。本类接触性皮炎的共同特点是：①有一定潜伏期，首次接触后不发生反应，经过 1～2 周后如再次接触同样致敏物才发病；②皮损往往呈广泛性、对称性分布；③易反复发作；④皮肤斑贴试验阳性。

【护理评估】

（一）健康史

1. **一般情况** 病人有无致敏物质接触史、工作、生活环境及饮食情况。

2. **皮肤、黏膜** 了解皮疹的程度、部位及分布情况，有无合并感染。

3. **既往史** 了解病人有无过敏性疾病。

4. **用药史** 平时用药情况，服用药物后有无出现过敏症状。

（二）身体状况

接触性皮炎根据病程可分为急性、亚急性及慢性，此外还包括具有一定特点的临床类型。

1. **急性接触性皮炎** 一般起病较急，皮损多在接触物的部位（图79-4-1，见文末彩图）。典型皮损表现为边界清楚的红斑（图79-4-2，见文末彩图），其上有丘疹和丘疱疹（图79-4-3，见文末彩图），严重时红肿明显并出现水疱和大疱，后者疱壁紧张，内容清亮（图79-4-4，见文末彩图），破溃后呈糜烂面，伴瘙痒或灼痛，严重者可有全身症状。若治疗不及时或方法不当，可发生组织坏死。

2. **亚急性和慢性接触性皮炎** 当接触物刺激性较弱或浓度较低时，受损处表现为轻度红斑、丘疹，境界不清楚，长期反复接触致敏物后，局部呈慢性湿疹样改变、皮损轻度增生及苔藓样变。

3. **特殊类型接触性皮炎**

（1）化妆品皮炎：主要是接触化妆品或染发剂所致。一般不严重，表现为皮肤瘙痒、刺痛、干燥感，停用后可自行消失；少数在接触部位出现红肿、丘疹、丘疱疹，重者可在红斑基础上出现水疱甚至泛发全身。

（2）漆性皮炎：由于接触油漆或挥发性气体而引起皮肤致敏表现，多累及暴露部位，表现为潮红、水肿、丘疹、丘疱疹、水疱，重者可融合大疱。自觉瘙痒及灼热感。

（3）尿布皮炎：因尿布潮湿后，更换不勤，细菌分解尿液后产生氨对皮肤刺激所致，好发于婴儿被尿布遮盖的外阴部及臀部。表现为皮损为大片潮红，继续发展为丘疹、丘疱疹及水疱，破皮后形成糜烂面，渗液明显。

（三）辅助检查

斑贴试验是诊断接触性皮炎的最简单、可靠的方法，斑贴试验阳性即可确诊，如果斑贴试验全为阴性，需排除假阴性的可能。

（四）心理－社会状况

1. 护士应评估病人及家属的心理反应，因接触性皮炎起病急、皮损多在暴露部位，并伴有瘙痒及灼痛感，当治疗效果不佳时，病人易产生焦虑、悲观等表现。

2. 评估病人及家属对疾病的治疗与预后的知晓程度，家庭及社会支持力度。

【常见护理诊断／问题】

1. **睡眠型态紊乱**　与瘙痒不适有关。

2. **体像紊乱**　与皮损在暴露部位，影响外观有关。

3. **有感染的危险**　与皮肤完整性受损有关。

4. **急性疼痛**　化学性过敏原如强酸、强碱等所致。

5. **焦虑**　与皮损难治，病人缺乏治疗信心有关。

【计划与实施】

本病的治疗原则是寻找并祛除病因，如迅速脱离接触物，并积极对症处理。变态反应性接触性皮炎治愈后应避免再次接触致敏原，以免复发。

经过治疗和护理，病人：①皮损得到有效控制，疼痛减轻或消失，不发生感染；②皮肤瘙痒得到改善，能安静入睡；③主动配合治疗与护理，能适应患病后生活；④焦虑减轻，增强治疗信心。

（一）寻找病因，祛除致病因素

接触性皮炎病人，一般能明确致敏原，当致敏原难以确定时，应从工作和生活环境中寻找原因，同时对症治疗。对于致敏原明确的病人应脱离致敏环境或清除致敏物质，再行对症治疗。

（二）药物治疗与护理

接触性皮炎可采用内服药治疗和（或）外用药治疗。

1. **内用药物治疗**　视病情严重程度，可用抗组胺药或糖皮质激素。泼尼松 1 次 20mg，每天 2 次可用于治疗重度、泛发的炎症，短疗程后一般不需逐渐减量。

2. **外用药物治疗**　可按急性期、亚急性期和慢性期皮损的治疗原则处理。急性期红肿明显外用炉甘石洗剂，渗出多时用 3% 硼酸溶液冷湿敷，每次 15～30 分钟，每天数次，连续 1～3 天，直至控制渗出；亚急性期有少量渗出时外用糖皮质激素糊剂或氧化锌油，无渗液是用糖皮质激素霜剂；有感染时加用外用抗生素（如莫匹罗星、新霉素）；慢性期一般选用具有抗炎作用的软膏。

（三）皮损护理

对接触性皮炎病人，应去除附着于皮肤或衣物上的致病物质，局部皮炎处用温水清洗，避免用热水、肥皂洗涤皮损，如皮损处有油脂应用植物油清洗；避免外界刺激和使用刺激性较强的外用药或易致敏的药物，在皮肤炎症部位给予间歇性冷湿敷；根据皮疹情况，去除皮损处坏死组织或痂皮，观察皮损红肿、瘙痒及灼痛程度，有全身症状者注意观察其变化。尿布皮炎应注意随时更换尿布，保持会阴部和臀部清洁、干燥，少用肥皂以免加重刺激，局部可外用氧化锌油等。

（四）瘙痒护理

病人因皮疹可伴局部瘙痒或灼痛感，皮损广泛者可伴有全身症状，影响病人的正常工作及生活。因此，应减轻瘙痒不适，增进舒适，如注意控制环境温度，维持凉爽的环境；选择合适的衣物和盖被；给予温水或凉水浴、局部使用间歇冷湿敷等方法，使皮肤凉爽、舒适，降低瘙痒、灼热感；分散病人对痒的注意力；必要时，使用止痒药水、乳霜或油膏，实施治疗性药浴，有效减轻瘙痒，增进舒适感。较小患儿在睡觉时可适当约束手或戴上手套。

（五）心理护理

介绍有关疾病的相关知识，使病人了解疾病的病因、治疗及预后。对于治疗效果不佳或容易复发的病人，应帮助病人分析、查找致敏的原因，树立治疗疾病的信心，从而减少病人思想顾虑，以最佳身心状态接受治疗。

（六）健康指导

接触性皮炎是因接触原发性刺激物或接触性致敏物而发病，所以本病经治疗后要避免再次接触。

指导病人在治疗的同时，要保持规律生活和充足睡眠；按时服药；急性期要避免风吹日晒，不要用强刺激性药物；膳食中要注意吃富含维生素的食物，控制脂肪量，忌食易引起过敏的食物，如酒、海鲜等；还应将衬衣、鞋袜、帽等用开水浸泡、清洗、日晒等处理，被褥应勤洗勤晒。

◇ **学科进展**　　　　慢性手接触性皮炎的防护

很多刺激性接触性皮炎手部会受累，因此手套成为防护的重要措施。通常情况下，带有纯棉内衬的橡胶手套和聚氯乙烯手套可以很好地起到保护作用。如果手出汗了，就要脱掉手套，以免汗液会加重已经存在的皮炎。有研究显示，长时间戴手套会影响皮肤角质层的屏障功能（证据等级Ⅰ）。在工作环境中，戴什么样的手套取决于所接触化学物质的性质。戴手套后，保护作用可以持续一段时间，但并不是永久的。

【护理评价】

经过治疗和护理，病人能够达到：①皮损得到有效控制，疼痛减轻或消失，不发生感染；②病人皮肤瘙痒得到改善，能安静入睡；③病人接受患病事实，能适应患病后生活，并能主动配合治疗与护理；④焦虑减轻。

第五节 药疹病人的护理

药疹（drug eruption）亦称药物性皮炎（dermatitis medicamentosa），是药物通过口服、注射、吸入、灌肠、栓剂、外用等各种途径进入人体后引起的皮肤黏膜炎症反应。引起药疹的药物种类繁多，药疹的临床表现多种多样，严重者尚可累及机体的其他系统，甚至危及生命。

【病因】

1. **个体因素** 不同个体对药物反应的敏感性差异较大，同一个体在不同时期对药物的敏感性也可不相同，其原因包括遗传因素（过敏体质）、某些酶的缺乏、机体病理或生理状态的影响。

2. **药物因素** 绝大部分药物都有可能导致药疹，但不同种类药物危险性不同。临床上易引起药疹的药物有：①抗生素：如青霉素类、磺胺类、头孢菌素类、四环素类、氯霉素类等；②解热镇痛药：如阿司匹林、对乙酰氨基酚等；③镇静催眠类药及抗癫痫药：如苯巴比妥、苯妥英钠、卡马西平等；④异种血清制剂及疫苗：如破伤风抗毒素、狂犬病疫苗、蛇毒免疫血清等；⑤各种生物制剂。其他如抗痛风药物、抗甲状腺功能药物和吩噻嗪类药物引起药疹也不少见。

【发病机制】

药疹的发病机制复杂，可分为超敏反应机制和非超敏反应机制两大类，其中以超敏反应机制占多数。

1. **超敏反应机制** 多数药疹属于此类反应。一种药物激发超敏反应的能力由多种因素所决定，包括药物的分子特性、药物代谢的个体差异、免疫遗传背景及接受药物时个体的状况等。大分子药物（如血清、疫苗及生物制品）本身即为完全抗原，而多数小分子药物属半抗原，需在机体内与蛋白等载体结合为完全抗原后，才能激发超敏反应。引起超敏反应的物质既可以是药物原形，也可为其降解物甚至杂质。

各型超敏反应均可发生于药疹，如Ⅰ型（荨麻疹型药疹）、Ⅱ型（紫癜型药疹）、Ⅲ型（血管炎型药疹）、Ⅳ型（剥脱性皮炎、麻疹型或湿疹型药疹）。

与超敏反应机制有关的药疹具有如下特点：①有一定的潜伏期，首次用药一般需4~20天出现临床表现，已致敏者再次用药，可在数分钟至24小时内发病；②只发生于少数过敏体质服药者；③皮损及病情严重程度与药物的药理及毒理作用、剂量无相关性，高敏状态下，即使极小剂量药物亦可导致严重的药疹；④临床表现复杂，皮损形态各种各样，一种药物致敏同一病人在不同时期可发生不同类型药疹；⑤在高敏状态下可发生交叉过敏及多价过敏现象（交叉过敏指机体被某种药物致敏后，若再用与该种药物化学结构相似或存在共同化学基团的药物也可发生过敏反应；多价过敏现象指个体处于高敏状态时，可同时对多种化学结构无相似之处的药物发生过敏）；⑥抗过敏和糖皮质激素治疗常有效。

2. **非超敏反应机制** 此类药疹相对比较少见。可能的发病机制有：①免疫效应途径的非免疫活化：某些药物（如阿司匹林）可直接诱导肥大细胞脱颗粒释放组胺引起荨麻疹，造影剂则通过激活补体效应途径引起过敏，部分药物（如非甾体类抗炎药）可通过抑制环氧化酶使白三烯水平升高而引起皮损；②过量反应与蓄积作用：过量反应多见于老年人和肝、肾功能不良者，因对药物吸收、代谢、排泄速度存在个体差异，故常规剂量也可出现；蓄积作用主要见于某些药物排泄缓慢或用药时间过久，如碘化物长期使用引起的痤疮样皮损；③参与药物代谢的酶缺乏或抑制：因影响了药物的正常代谢途径和速度而诱发药疹，如苯妥英钠超敏反应综合征通常发生在环氧化物水解酶缺陷的个体。

【护理评估】

（一）健康史

护士应详细询问病人的用药史，现在或过去用药情况的完整列表，包括处方药、非处方药、辅助或非正规治疗。具体包括用过什么药，剂量是多少，用药的途径，从开始用药到出现皮疹的时间。还应询问病人的过敏史，特别是药物过敏史。

（二）身体状况

药疹的表现复杂，不同药物可引起同种类型药疹，而同一种药物对不同病人或同一病人在不同时期也可引起不同类型的药疹。

1. 麻疹型或猩红热型药疹（morbilliform drug eruption and scarlatiniform drug eruption） 是药疹中最常见类型，又称发疹型药疹，常由青霉素（尤其是半合成青霉素）、磺胺类、解热镇痛类、巴比妥类等引起，也可因其他药物引起。

（1）症状：病人可有发热等全身症状，皮疹处多有明显瘙痒，缺乏猩红热和麻疹其他特有症状。

（2）体征：皮损多在首次用药一周内出现，发病突然。麻疹型药疹类似麻疹，皮损为针头或粟粒大小红色斑丘疹，对称分布，可泛发全身，以躯干为多，严重者可伴发小出血点（图79-5-1，见文末彩图）。猩红热型药疹皮损呈弥漫性鲜红斑或呈米粒至豆大红色斑疹或斑丘疹，密集对称分布，常从面颈部开始向躯干及四肢蔓延，1~4天内遍布全身，尤以皱褶部位或四肢屈侧更为明显，皮损可融合增大，形态酷似猩红热的皮损。病程1~2周，皮损消退后可伴有糠状脱屑。若不及时治疗，部分病人则可向重型药疹发展。

2. 荨麻疹型药疹（urticaria drug eruption） 较常见，可由超敏反应机制及非超敏反应机制引起，前者多由血清制品、呋喃唑酮、青霉素及β-内酰胺类抗生素等引起，后者则由阿司匹林和其他非甾体抗炎药（NSAIDs）等引起。

（1）症状：可有血清病样症状如发热、关节疼痛、淋巴结肿大甚至蛋白尿，严重病例可并发过敏性休克。若致敏药物排泄缓慢或因不断接触微量致敏原，则可表现为慢性荨麻疹。

（2）体征：呈瘙痒性风团，潮红更加明显，持续时间也长。

3. 固定型药疹（fixed drug eruption） 常由磺胺类、解热镇痛类、巴比妥类和四环素类等引起。

（1）症状：自觉轻度瘙痒，如继发感染可自觉疼痛，一般无全身症状。

（2）体征：口腔和生殖器皮肤-黏膜交界处是好发部位，亦可累及躯干四肢，每次发病几乎在同一部位。典型皮损为圆形或类圆形境界清楚的水肿性暗紫红色斑疹，直径1~4cm，常为1个。严重者红斑上可出现水疱或大疱，黏膜皱褶处易糜烂渗出（图79-5-2，见文末彩图）。停药一周左右红斑可消退并遗留持久的炎症后色素沉着。随着复发次数增加，皮损数目亦可增多，面积可扩大。

4. 大疱性表皮松解型药疹（drug-induced bullosa epidermolysis） 是药疹中最严重的类型，常由磺胺类、解热镇痛类、抗生素、巴比妥类等引起。起病急骤。

（1）症状：病人皮损处触痛明显，并可伴有显著内脏损害，全身中毒症状较重，可出现高热、恶心、腹泻、谵妄、昏迷等全身症状，如抢救不及时常因继发感染、肝肾衰竭、电解质紊乱、内脏出血等而死亡。

（2）体征：病人发病初似红斑型或麻疹型或猩红热型药疹，以后皮损迅速发展为弥漫性紫红或暗红色斑片且迅速波及全身，在红斑处出现大小不等的松弛性水疱和表皮松解，尼氏征阳性，稍受外力即可形成糜烂面，出现大量渗出，如烫伤样外观。口腔、眼、呼吸道、胃肠道黏膜均可累及（图 79-5-3，见文末彩图）。

5. 剥脱性皮炎型药疹（drug-induced exfoliative dermatitis）　常由磺胺类、巴比妥类、抗癫痫药、解热镇痛类、抗生素等引起，多为长期用药后发生。首次发病者潜伏期多在 20 天以上。

（1）症状：病人发病前可有全身不适、发热等前驱症状。发病后全身症状明显，常有寒战、发热、呕吐，表浅淋巴结肿大；严重时可伴有支气管肺炎、药物性肝炎、肾衰竭、粒细胞缺乏等。病程较长，如不及时治疗，严重者常因全身衰竭或继发感染而导致死亡。

（2）体征：皮损初期多呈麻疹样或猩红热样，部分病人也可在麻疹型、猩红热型或湿疹型药疹的基础上继续用药或治疗不当所致，亦可一开始即是泛发大片损害。皮损逐渐加重并融合呈全身弥漫性潮红、肿胀，尤以面部和手足为重，可伴水疱、糜烂和渗出，因渗出物分解而出现特异性臭味，经 2～3 周后皮肤红肿消退，全身出现大量鳞片状或落叶状脱屑，掌跖部则呈手套或袜套状剥脱（图 79-5-4，见文末彩图），头发、指趾甲亦可脱落（病愈后可再生）。可累及口腔黏膜和眼结膜，出现口腔糜烂、进食困难、眼睛充血和畏光等。

（三）辅助检查

致敏药物的检测可分为体内和体外试验两种。体外试验结果不稳定，操作繁杂，临床尚难普遍开展。体内试验分为皮肤试验和药物激发试验。

1. 皮肤试验　常用的特异性检查包括皮内试验、划破试验、点刺试验和斑贴试验。以皮内试验较常用，准确度较高，适用于预测皮肤速发型超敏反应，如临床上预测青霉素和普鲁卡因等过敏反应，但阴性不能绝对排除病人发生临床反应的可能，对高度药物过敏史者禁用。为预防皮肤试验诱发严重全身反应（过敏性休克），应在测试前备好肾上腺素、氧气等抢救措施。

2. 药物激发试验　药疹消退一段时间内，内服试验剂量（一般为治疗量的 1/8～1/4 或更小量），以探查可疑致敏药物。此试验仅适用于口服药物所致的较轻型药疹，同时疾病本身又要求必须使用该药治疗时（如抗结核药、抗癫痫药等），禁止用于速发型超敏反应性药疹和重型药疹病人。本试验有一定危险性，应在皮损消退半个月后才可进行。

（四）心理-社会状况

轻型药疹可能最明显的症状是瘙痒，会导致病人的不舒适。重型药疹病人表皮大面积剥脱、皮损处疼痛明显，口腔糜烂、进食困难、结膜充血畏光，全身症状有寒战、高热、恶心、腹泻，甚至出现药物性肝炎、肾衰竭等状况，病人对于疾病的焦虑和恐惧会很明显。对于重型药疹病人，护士尤其要注意评估病人的心理、社会支持状况。

【常见护理诊断／问题】

1. 皮肤完整性受损　与疾病所致表皮剥脱、糜烂有关。

2. 营养失调：低于机体需要量　与发热、食欲减退、皮肤黏膜糜烂、疼痛致进食困难、皮损处大量渗液及表皮剥脱致蛋白质丢失有关。

3. 急性疼痛　与皮肤、黏膜破溃有关。

4. 恐惧　与重型药疹病情严重、惧怕死亡有关。

5. 有感染的危险　与表皮剥脱、糜烂有关。

【计划与实施】

药疹的治疗首先是停用致敏药物，包括可疑致敏药物，慎用结构相近的药物，加速药物的排出，尽快消除药物反应，防止及及时治疗并发症。治疗和护理目标：①病人皮损减轻或消退；②瘙痒或疼痛减轻；③全身症状好转；④减少并发症。

1. 轻型药疹

（1）停用致敏药物。

（2）内用药治疗：可给予抗组胺药、维生素 C 等，必要时给予中等剂量泼尼松（30～60mg/d），皮损停止发展后可逐渐减量直至停药。

（3）外用药治疗：局部若以红斑、丘疹为主者可外用炉甘石洗剂或糖皮质激素霜剂，以糜烂渗出为主者可用 3% 硼酸溶液等间歇湿敷，湿敷间歇期可用氧化锌油外涂。

2. 重型药疹

（1）立即停用可疑致敏药物。

（2）加强药物排泄或延缓吸收：可通过静脉输液或在皮肤未受累区静脉置管进行。

（3）及早使用足量糖皮质激素：一般可给氢化可的松 300～400mg/d 静滴，或用地塞米松 10～20mg/d 静滴，糖皮质激素如足量，病情在 3～5 天内应该能控制，如病情控制不理想，可酌情加大剂量（增加原剂量的 1/3～1/2）；病情严重者可选择甲泼尼龙，1g/d 静脉注射，连续 3 天，待皮损颜色转淡、无新发皮损、体温下降后可逐渐减量。

◇ **学科进展**　　　药疹的治疗——停药第一时间紧急处理

发生药疹时，应该第一时间确定和停用一切可疑药物。这对于一些半衰期较短（24 小时内）的药物很重要，因为此时皮疹可能是重症药疹（SJS-TEN）的早期征象，迅速停用半衰期较短的可疑药物与病人死亡率降低有显著关系。病人用药后出现了药疹的症状和体征，预示着皮疹可能是严重药物反应的早期表现，这时应该对病人加强监护（通常会收治入院），直到可以排除严重药物反应。

（4）对症支持治疗：由于高热、进食困难、创面大量渗出或皮肤大片剥脱等，常导致血容量不足、低蛋白血症、水电解质紊乱、肾功能不全，应及时加以纠正，同时注意补充血容量，必要时可输入新鲜血液、血浆或血清蛋白以维持胶体渗透压，也可有效减少渗出；对内脏受累者要及时做相应处理（如伴有肝损害时，应加强保肝治疗）；给予高蛋白、高碳水化合物饮食。应酌情给予能量合剂。警惕和预防大剂量糖皮质激素引起的不良反应，如并发的各种感染、消化道黏膜损害、溃疡、出血等。

（5）预防继发感染：预防感染对于重症药疹病人来说非常重要。应强调消毒隔离，医护人员在治疗和护理过程中要做到无菌操作，尽可能减少感染的机会；对于病人的衣物、被服要及时更换消毒，房间温暖、通风、隔离、定期消毒。用抗生素软膏（如莫匹罗星等）在口、耳、鼻周围使用，定期行口、耳、鼻、皮肤分泌物及痰培养。如有感染存在，在选用抗生素时应注意避免使用易过敏药物（特别应注意交叉过敏或多价过敏）。在细菌学检查结果报告之前，宜选用广谱、不易致敏的抗生素；在细菌学检查结果报告后，可结合菌种及药敏试验结果选用抗生素。如抗生素治疗效果不佳时，应注意耐药菌的存在可能以及是否并发其他感染（如真菌感染）的可能，并按具体情况及时调整治疗方案。

（6）创面管理：对于重症药疹病人的操作要尽可能少，因为任何一项操作都有可能造成表皮分离。创面管理应集中在面、耳、鼻、口、耳、外生殖器、腋窝皱褶、指间。表皮剥脱部位，如背部与床接触部位可用凡士林油纱布覆盖，直到上皮再生；糜烂、渗出部位可用硅酮类衣服覆盖，在上皮再生前不需要更换，每日用等渗生理盐水清洗。面部严重的和（或）出血性结痂每日用生理盐水清洗。眼部推荐眼科医生进行常规检查，睑裂每日用生理盐水轻轻清洗，并使用眼部的抗生素眼膏。抗生素眼药水用于角膜每日3次，减少细菌繁殖，以免导致瘢痕形成。鼻孔每日用消毒棉拭子清洗，用生理盐水湿润，涂抗生素软膏。口腔每日用生理盐水清洗，无意识病人要吸干净。外生殖器及指间如有浸渍，用0.5%硝酸银溶液每天做皮肤护理，无浸渍时用无菌生理盐水护理。非剥脱部位保持干燥不处理。在整个治疗和护理过程中，对病人注意保暖。

（7）心理护理：对于重症药疹病人，护士要多体贴关心，多向病人介绍疾病的相关知识，让病人了解疾病的进程，消除病人紧张、恐惧心理，在疾病治疗取得疗效时多鼓励病人，向病人和家属多提供知识和情感支持。

3. 过敏性休克的治疗 必须争取时间，及时抢救。

4. 药疹的预防 药疹是医源性疾病，因此预防尤为重要。医护人员在临床用药过程中必须注意：

（1）严格控制药物的应用，根据适应证选择药物，尽可能减少用药品种，杜绝滥用药物。对过敏体质者尽量选用致敏性较低的药物，尤其要注意复方制剂中含已知过敏药物。

（2）用药前详细询问药物过敏史、家族史，查看病人的药物过敏记录卡，避免使用已知过敏药物或结构相似的药物。

（3）使用青霉素、普鲁卡因、头孢菌素、链霉素、血清制品等药物前严格按照操作规程进行皮内试验，皮试前备好急救药物，以应急需，皮试阳性者禁用该药。

（4）注意早期药疹的早期症状，用药期间如突然出现不明原因的瘙痒、红斑、发热等表现，应立即停用一切可疑致敏的药物并密切观察，已出现的表现应及时处理。

（5）将已知致敏药物记入病人病历首页或建立病人药物过敏卡，并嘱病人牢记，以后看病时应主动告知医师，避免再用致敏药物。

【护理评价】

经过治疗和护理，病人是否达到：①病人皮损减轻或消退；②瘙痒或疼痛减轻；③全身症状好转；④未出现并发症，或并发症出现后得到及时处理。

（李 娟）

◇ 思考题

1. 女性，75岁，一周前感觉全身乏力、食欲缺乏，出现左腰背部针刺样痛，夜间尤重，3～4夜未能入睡，自行服用芬必得止痛。过了五六天，在疼痛处出现群集红色丘疹，继而变为小水疱，呈带状分布，皮肤有烧灼麻木感，不敢触及衣服。来医院就诊，发现左腰部水疱破溃，大量渗出。

（1）病人左腰部水疱破溃、渗出，应采用哪种剂型的外用药？

（2）病人未破溃的水疱，应采用哪种剂型的外用药？

2. 女性，20岁，大学生，期末考试结束后左腋下和左肩背部出5～6处簇集性丘疱疹、水疱，基底红晕，疼痛剧烈。

（1）护士采集病史时，关于既往史应重点询问哪些内容？

（2）病人向护士询问自己为什么会患病，护士应怎样回答？

3. 女性，40岁，因头面部红肿、起水疱伴瘙痒3天就诊。病人3天前染发后头皮瘙痒、面部发红，不久肿胀，起水疱、流水、瘙痒加剧，有灼热感。自服阿司咪唑无明显好转。既往体健，无药物过敏史。查体：头面部红肿，有散在水疱、糜烂、明显渗出、结痂，边界较清。双眼睑肿胀，睁眼困难。诊断：接触性皮炎。

（1）该病人应采取哪些护理措施？

（2）如何对该病人进行健康教育？

4. 女性，30岁，清宫术后静脉滴注"环丙沙星"，30分钟后下肢开始出现粟粒大小红色斑疹，很快遍及全身，瘙痒症状明显，伴轻度发热。

（1）作为输液室护士，请判断此时病人最可能发生了什么状况？

（2）此时首要的措施是什么？

5. 男性，36岁，头皮、双小腿反复出现鳞屑性红斑伴轻度瘙痒1年，可见薄膜现象及Auspitz征。近1周来皮损增多，腰部、面部亦见同样皮损，病人自述瘙痒剧烈，夜间睡觉不安。

（1）护士对该病人进行护理评估，首要的护理诊断是什么？

（2）针对该护理诊断，护士能给予病人怎样的护理措施？

（3）针对该病人，护士健康教育的重点内容是什么？

第十一篇
运动系统疾病病人的
护理

第八十章
概　论

识记

1. 能说出骨、肌肉、关节的结构和主要功能。
2. 能正确复述以下概念：运动系统、骨连接、骨骼肌、托马斯征、杜加征、牵引。

理解

1. 能解释骨、肌肉、关节疾病常用检查的作用和意义。
2. 能阐述运动系统疾病病人健康史评估以及身体状况检查的方法及要点。
3. 能在理解实施石膏固定、牵引、小夹板固定、外固定支架、关节镜诊疗操作程序的基础上，用自己的语言阐述护理要点和观察重点。

运用

能结合健康史、身体状况、辅助检查、心理－社会状况等知识要点，为运动系统疾病病人进行全面的护理评估。

运动系统疾病包括运动系统损伤、感染、肿瘤、畸形、颈肩腰腿痛等，可引起病人运动功能障碍，影响其日常生活功能和工作。

第一节　运动系统的结构与功能

运动系统（musculoskeletal system）由骨、骨连接和骨骼肌三部分组成。骨通过骨连接构成骨骼，形成人体的支架。骨骼肌附于骨上，以关节为枢纽牵动邻近骨骼产生运动。运动系统的主要功能是在神经系统调节、控制下完成各种运动，此外，还有支持、连接和保护中枢神经系统及内脏等功能。

一、骨

（一）骨的结构与分类

1. **骨的结构**　骨由骨质、骨膜、骨髓构成。骨质可分为骨松质和骨密质。骨膜是由纤维结缔组织构成的纤维膜。骨髓分为红骨髓与黄骨髓，由富含血液的软组织构成。

2. **骨的分类**　按照形态，骨可分为长骨、短骨、扁骨和不规则骨4类。长骨呈长管状，具有两端一体，内有骨髓腔，如肱骨、股骨。短骨呈立方状，多位于连接牢固又有一定活动度的部位，如腕骨、跗骨。扁骨呈板状，如颅骨。不规则骨形状不规则，功能多样，如椎骨。

（二）骨的功能

1. **支持功能**　骨骼形成人体支持架构，可以维持身体的外形和各种姿势。

2. **保护功能**　骨骼是构成颅腔、胸腔、盆腔的重要支架，起到保护其中脏器的作用。

3. **运动功能**　骨骼使肌肉及肌腱有所附着，使身体能产生运动。

4. **贮存功能**　骨骼可贮存矿物质（钙）及脂肪。

5. **造血功能**　红骨髓具有造血功能。

二、骨连接

骨与骨之间借纤维结缔组织、软骨或骨组织相连，称为骨连接（synostosis），包括直接连接和间接连接。

（一）直接连接

直接连接不能活动或仅有微动。包括以下3种。

1. **纤维连接**　指两骨之间以纤维结缔组织连接，包括韧带连接和缝，如颅骨矢状缝。

2. **软骨连接**　指两骨之间借软骨相连，兼有弹性和韧性，可缓冲震荡，其强度不如纤维连接，有透明软骨结合和纤维软骨结合两种形式。

3. **骨性结合**　指两骨之间借骨组织相连，常由纤维连接或透明软骨结合骨化而成，如骶椎之间的骨性结合。

（二）间接连接

间接连接又称滑膜关节（synovial joint），常简称关节（articulation or joint），是骨连接的最高分化形式，一般具有较大的活动性。

1. 关节结构　关节的基本结构包括关节面、关节囊和关节腔。关节面覆有表面光滑的关节软骨。关节周围的纤维囊为关节囊。由关节软骨与关节囊的滑膜层共同围成的潜在性密闭腔隙是关节腔。

2. 关节的分类　关节按关节运动轴的数目和关节面的分类情况，可分为单轴关节、双轴关节及多轴关节；按构成关节的骨数分类可分为单关节、复关节；按关节的运动方式分为单动关节、联合关节。

3. 关节的运动　关节具有良好的运动功能，其运动形式是沿 3 个互相垂直的轴做 3 组拮抗性的运动。以矢状轴为运动轴可行内收、外展运动；以冠状轴为运动轴可行屈、伸运动；以垂直轴为运动轴可行旋转运动。

三、骨骼肌

骨骼肌（skeletal muscle）又称随意肌，可受意识支配而运动。人体骨骼肌分布于全身各处，尤以四肢分布最多。

（一）骨骼肌的结构

骨骼肌由肌腹和肌腱两部分构成。肌腹主要由肌纤维组成，具有收缩能力。骨骼肌的收缩分为等长收缩和等张收缩。等长收缩时肌肉的张力增加而长度不变，等张收缩时肌肉张力不变而长度缩短从而产生运动。肌腱主要由致密的胶原纤维束组成，无收缩能力。

（二）骨骼肌的功能

1. 维持人体直立和姿势稳定。

2. 牵动骨、关节产生各种运动。

3. 收缩可产生热量，维持正常体温。

第二节　运动系统疾病病人的评估

【健康史】

（一）一般情况

了解病人的年龄、性别、职业、经济情况及生活地域等可影响骨骼生长、修复等的因素。

（二）生活与工作环境

询问病人日常生活工作的环境，有无易发生损伤的因素，如地面过滑、操作机械等。注意病人日常的行走、坐姿、工作习惯，有无外伤或意外事件发生。

（三）既往疾病

评估病人有无与运动系统疾病相关的病史（如代谢性疾病）、有无可累及运动系统病变的疾病（如糖尿病），有无可能引发运动损伤的疾病（如视力不良、眩晕）；有无体重过重等。注意与运动系统疾病相关的用药史，包括用药原因、药名、剂量、方法、持续时间、不良反应及是否对运动系统造成损害等。

（四）家族史

注意询问病人家族中是否存在类似疾病病人。

【身体状况】

（一）全身状况评估

某些运动系统的疾病如多发性骨折、骨盆骨折等严重损伤会引起休克等全身性改变，需根据情况对病人的生命体征、意识状态等进行评估。开放性损伤、运动系统感染可有感染的表现，应注意评估有无体温升高、脉搏加快等状况。骨肿瘤、骨结核病人因代谢增高可引起营养不良的表现，应注意评估病人的营养状况，注意有无消瘦、体重下降等表现。

（二）局部状况评估

1．局部表现

（1）疼痛：骨折、关节脱位、运动系统的感染、肿瘤等都可引起病变局部的疼痛。注意评估疼痛的部位、性质、范围、发生及持续时间、有无加重或缓解、影响疼痛的因素、有无放射痛等。

（2）肿胀或肿块：骨折、骨关节感染、肌肉炎症等可因局部出血、炎症等引起病变局部肿胀；局部脓肿及骨肿瘤病人局部可见肿块。注意评估肿胀的程度、范围、颜色等，若有肿块应评估肿块的大小、质地、与周围组织的关系、边界、活动度、肿块表面皮肤温度、颜色等。

（3）畸形：骨折病人因骨的损伤、移位引起短缩、伸长、成角等畸形；关节脱位、损伤病人可因两骨失去正常对合关系产生畸形；脊柱病变病人可因疼痛、骨损伤等致使脊柱失去正常生理弯曲。注意评估畸形的种类、原因等。

（4）功能障碍：骨、关节与肌肉的损伤及疾病可引起局部支撑和运动功能障碍。应注意评估功能障碍的程度、范围等。

2．体格检查 体格检查时应注意：①病人一般采取卧位检查，上肢及颈部检查可采取坐位，特殊检查采取特殊体位；②充分暴露检查部位，需要时暴露健侧，以作对比；③检查顺序按照视、触、动、量的顺序进行；先查健侧，后查患侧；先检查病变远处，再检查病变近处；④主动活动与被动检查相结合。检查的内容如下。

（1）视诊：从各个侧面观察躯干和四肢的姿势、步态及轴线有无异常。注意观察局部有无皮肤发红、发绀、色素沉着、静脉曲张；有无软组织肿胀；有无肌肉萎缩；有无出血、伤口、瘢痕、窦道；有无畸形。

（2）触诊：检查局部有无压痛，如有需进一步明确压痛的部位、范围、程度；各骨性标志有无异常，有无异常活动及骨擦感；局部有无包块，包块的大小、硬度、活动度、有无波动感等；肌肉有无痉挛及萎缩。

（3）叩诊：主要检查有无叩击痛，包括有无轴向叩痛、棘突叩痛、脊柱间接叩痛等。

（4）听诊：检查有无骨擦音、弹响；借助听诊器可检查骨传导音和有无肢体血流杂音。

（5）动诊：检查关节的活动范围和肌肉的收缩力，包括主动运动、被动运动和异常活动情况。可两侧对比检查，注意有无活动范围减小、超常及假关节活动。

（6）量诊：量诊包括测定肢体的长度、周径、轴线，关节的运动幅度，肌力和深浅感觉障碍的程度。

1）肢体长度：测量时将患肢与健肢放在对称位置，以相同的解剖标志为起止点，双侧对比测量。一般躯干测量颅顶至尾骨端；上肢测量肩峰至桡骨茎突（或中指指尖）；下肢测量髂前上棘至内踝下缘（棘踝线）。

2）肢体周径：两侧肢体取相对应的同一水平测量比较，若有肌萎缩或肿胀，应选择表现最明显的平面测量。

3）肢体轴线：测量躯干、肢体的轴线是否正常。正常人站立时背面相，枕骨粗隆垂线通过颈、胸、腰、骶椎棘突以及两下肢间；前臂旋前位伸肘时上肢呈一直线；下肢伸直时髂前上棘与第1、2趾间连线经过髌骨中心前方。

4）关节运动幅度：可用量角器测量，也可用视觉估计。测定关节的活动量，并与正常活动范围进行比较。人体常见关节正常活动范围是：①肩关节：前屈70°～90°，后伸40°，外展80°～90°，内收20°～40°；②肘关节：屈曲135°～150°，后伸10°；③髋关节：屈曲130°～140°，后伸10°，外展30°～45°，内收20°～30°；④膝关节：屈曲130°～140°，伸展5°～10°；⑤脊柱：颈椎前屈、后伸均35°～45°，左、右侧屈45°。

5）肌力：是指肌肉主动收缩的力量，肌力的评估及分级详见第六十七章第二节"神经系统疾病病人的评估"。

6）感觉消失区的测定：仔细检查和区分触、痛、温觉及深感觉，描画出人体异常区。感觉异常呈带状者，常符合神经根分布区。

7）反射检查：在病人肌肉和关节放松情况下进行检查，检查内容包括生理反射和病理反射两大类。常用的生理反射检查有膝腱反射、跟腱反射、肱二头肌反射、股三头肌反射、肱桡肌反射等。反射减弱或消失常为反射弧抑制或中断所致；反射亢进常由上运动神经元病变所致；反射不对称多因神经系统病损所致。常用的病理性反射检查有 Hoffmann 征和 Babinski 征。Hoffmann 征阳性是深反射亢进的表现；Babinski 征阳性见于锥体束损害。

（三）周围神经状况评估

1. **桡神经**（radial nerve） 注意评估第一、二指背侧的皮肤感觉有无丧失；有无指掌关节及拇指指间关节不能伸；拇指是否能够外展；有无垂腕畸形，有无肱桡肌及肱三头肌瘫痪。通过不同表现可确定是否有桡神经损伤及损伤部位。

2. **正中神经**（median nerve） 注意评估掌侧拇、示、中指及环指桡侧半、背侧示指、中指远侧感觉有无丧失；有无拇指不能对掌、对指；有无鱼际肌萎缩形成的猿手畸形；有无拇指及示指不能屈曲。

3. **尺神经**（ulnar nerve） 注意评估有无手尺侧、小指全部和环指尺侧感觉丧失；有无骨间肌萎缩致各手指不能内收、外展；有无拇、示指间夹纸无力；有无小指与环指掌指关节过伸，指间关节屈曲，呈现爪状手畸形。

4. **腓总神经**（common peroneal nerve） 注意评估有无小腿外侧和足背感觉丧失，有无足下垂畸形。

（四）特殊检查

1. **压头试验** 常用于检查神经根型颈椎病。病人头转向患侧并略屈曲，检查者手掌置于病人头顶加压。若出现颈痛并向患手放射即为阳性。

2. **上肢牵拉试验** 检查者一手推病人患侧的颈部，另一手握住病人腕部向外下牵拉。患肢出现麻木或放射痛时为阳性，常见于神经根型颈椎病。

3. **托马斯征**（Thomas sign） 主要用于检查髋关节有无屈曲畸形。病人仰卧位，充分屈曲健侧髋、膝关节，并使腰部贴于床面，若患肢自动抬高离开床面，或迫使患肢与床面接触则腰部前凸时，称为阳性，常见于腰肌挛缩和髋关节疾病。

4. **直腿抬高及加强试验** 正常人神经根有4mm滑动度，下肢抬高到60°～70°会感到腘窝不适。当神经根受压或粘连时，可引起滑动度减少，下肢抬高 60° 以内即可牵拉坐骨神经产生疼痛。检查时病人仰卧伸膝，检查者一手压患膝，一手托足跟，抬高下肢至病人疼痛或不能继续抬高，记录其角度；若角度小于 60° 则为直腿抬高试验阳性。在直腿抬高试验阳性的基础上，缓慢降低患肢高度，至放射痛消失，再被动背屈踝关节；若引起疼痛则称为加强试验阳性。常见于腰椎间盘突出症。

5．骨盆挤压分离试验 病人仰卧，检查者双手将两侧髂嵴用力向外下方挤压，称骨盆分离试验。反之，双手将两髂骨翼向中心相对挤压，称为骨盆挤压试验。诱发疼痛者为阳性，见于骨盆环骨折。

6．杜加征（Dugas sign） 病人患肢肘关节屈曲，手放在对侧肩关节前方，若肘关节不能与胸壁贴紧为阳性，提示肩关节脱位。

7．浮髌试验 病人仰卧，伸膝，放松股四头肌，检查者一手放在髌骨近侧，将髌上囊的液体挤向关节腔，同时另一手示指、中指急速下压。若感到髌骨碰击股骨髁部时，为浮髌试验阳性。一般膝关节腔中等量积液时（50ml），浮髌试验才呈阳性。

【辅助检查】

运动系统疾病的辅助检查包括影像学检查、关节镜检查、滑液和血液检查。

（一）影像学检查

1．X 线平片检查 X 线平片检查不仅可以了解骨关节损伤的部位、范围、性质、程度及与周围软组织的关系，还可以指导治疗、观察疗效及判断预后。拍摄 X 线的注意事项：①X 线检查投照位置包括常规位置和特殊位置。常规位置包括正位、侧位，用于多数部位摄片。特殊位置如髌骨、跟骨、尺骨鹰嘴等检查需要用轴位；腕舟状骨、腕大多角骨、脊柱等检查需用斜位；寰枢关节检查需用张口位；②四肢疾病摄片时需要两侧对比；③摄片应包括邻近的关节；④标出拍摄投照方向。

2．计算机断层扫描（computed tomography，CT） 检查计算机断层扫描可显示人体横断面图像，鉴别人体不同组织密度差异，从而对运动系统疾病的诊断、定位、区分性质范围等提供一种非侵入性辅助诊断手段。适用于脊柱及四肢肿瘤、结核、炎症等，脊柱骨折、脱位，椎间盘突出，及普通 X 线定位不明确者。

3．磁共振（magnetic resonance image，MRI） 检查磁共振成像可提供不同断面（横切面、矢状面、额状面）的图像，是目前检查软组织的最佳手段。在骨质疏松、肿瘤、感染、创伤等方面，尤其在脊柱、脊髓的检查方面有诊断价值。应注意有起搏器、脑内血管夹、主要部位有金属碎片的病人禁用此检查。

（二）关节镜检查

关节镜是一种内镜，可在镜下做关节组织活检，拍照和录像，还可进行关节内手术。关节镜须在手术室的无菌环境进行。病人需进行局麻或全身麻醉。

（三）滑液和血液检查

关节滑液可通过关节穿刺术抽取，抽取的滑液用肉眼观察或镜下检查。肉眼观察，正常关节滑液清澈稀薄，呈浅黄色。感染关节滑液黏稠呈脓性，黏液凝集试验阳性；痛风关节滑液呈黄白色；外伤的关节滑液带血。镜下检查，正常滑液白细胞数少于 200 个 /μl，中性粒细胞低于 25%。感染关节滑液白细胞计数和蛋白含量增加。痛风关节滑液可检出尿酸结晶。

血液检查项目主要有全血细胞计数、血沉、C 反应蛋白、风湿因子、肌酶。检查对应着相关疾病如风湿性关节炎、肌病等。

【心理－社会状况】

（一）心理状况

应了解病人的性格及其精神状态。运动系统损伤等可产生运动障碍，易使病人产生不良情绪，如焦虑、孤独等；脊柱病变、运动系统感染可因病程较长而加重病人的不良情绪；恶性骨肿瘤病人可因疾病预后不良而产生恐惧心理。

（二）知识

应了解病人对疾病及治疗方式、方法等有无充分的认识，能否积极配合治疗。

（三）支持系统

应评估病人支持系统的组成及他们所能够给病人提供的支持及其程度。注意病人家属对疾病治疗的认识和支持程度。另外应评估病人所在社区的医疗资源等。

第三节　运动系统常见诊疗技术与护理

一、牵引病人护理

牵引（traction）是利用作用力和反作用力的原理，达到整复骨折、脱位，维持复位后的位置，或矫正关节畸形、解除肌肉痉挛与疼痛的目的的方法。牵引分为皮牵引（又称间接牵引）、骨牵引（又称直接牵引）和兜带牵引。皮牵引又分为胶布牵引和海绵带牵引；骨牵引时，不锈钢针穿过骨质直接牵拉骨骼；兜带牵引包括枕颌兜带牵引、骨盆悬吊牵引。

【适应证】

1. 脱位关节或错位骨折的复位及维持。
2. 缓解关节炎症等疼痛，减轻关节面所承受的压力。
3. 矫正和预防关节挛缩畸形。

【禁忌证】

皮肤有损伤或有炎症时，或皮肤过敏的病人禁用皮肤牵引。

【操作前准备】

1. 向病人介绍牵引的重要性、目的及注意事项，使病人更好地配合治疗。
2. 牵引肢体局部皮肤必须用肥皂和清水擦洗干净，去除油污，必要时剃毛。行颅骨牵引时，应剃除全部头发。
3. 皮牵引时，应根据肢体的粗细长短选择皮牵引或准备合适的胶布。胶布两头分叉劈开，以扩展其宽度。在胶布长度中点黏着面上放置比肢端稍宽的中央有孔的扩张板。
4. 骨牵引术前应询问药物过敏史，尤其是普鲁卡因过敏史，如过敏，可改用 1% 利多卡因。

5. 准备好牵引用物，如牵引床、牵引架、牵引绳、重锤等。勃朗架及托马斯架包扎平整。

【操作过程】

1. 皮牵引

（1）胶布牵引时，局部皮肤涂以苯甲酸酊（婴幼儿除外），以增加粘合力及减少对胶布过敏。在骨隆突处加衬垫，防止局部压迫。沿肢体纵轴粘贴胶布于肢体两侧，用绷带包扎肢体，防止胶布松脱。

（2）海绵带牵引时，将海绵带平铺于床上，需牵引的肢体用大毛巾包裹，骨突处垫以棉花或纱布，将肢体包好，扣上尼龙搭扣，拴好牵引绳。

（3）安装牵引架，挂上重锤，悬离地面。皮牵引重量一般为体重的1/10。（图80-3-1，图80-3-2）。

2. 骨牵引

（1）选择穿针部位，包括尺骨鹰嘴牵引、股骨髁上骨牵引、胫骨结节骨牵引、跟骨牵引、颅骨牵引（图80-3-3至图80-3-7）。

（2）局部皮肤消毒、铺巾，局麻至骨膜下。协助医生将牵引针穿过骨质从对侧皮肤穿出。针孔处皮肤用酒精纱布覆盖。

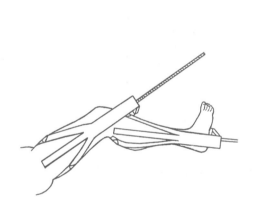

图 80-3-1 持续皮牵引

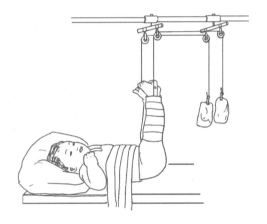

图 80-3-2 小儿股骨干骨折悬吊牵引

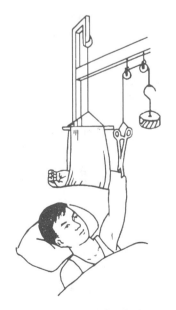

图 80-3-3 尺骨鹰嘴牵引

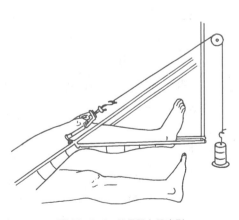

图 80-3-4 股骨髁上骨牵引

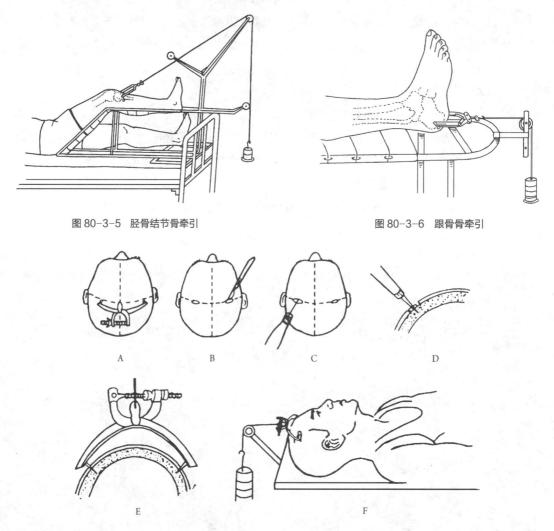

图 80-3-5　胫骨结节骨牵引　　　　　　　　　　　图 80-3-6　跟骨骨牵引

图 80-3-7　颅骨牵引
A.定位方法；B.皮肤切口；C.钻孔角度；D.钻孔深度；E.牵引弓的安装；F.颅骨牵引状况

（3）装上相应的牵引弓，系上牵引绳，通过滑车，加上所需重量进行牵引。

（4）牵引针的两端套上软木塞或有胶皮盖的小瓶，以免刺伤皮肤或划破被褥。

（5）颅骨牵引，用安全钻头钻穿颅骨外板，将牵引弓两侧的钉尖插入此孔，旋紧固定螺丝，扭紧固定，以防滑脱。

（6）牵引重量根据病情和部位确定，下肢牵引一般是体重的 1/10～1/7。

3.兜带牵引

（1）枕颌兜带牵引：病人取坐位或卧位。用枕颌带兜住下颌及后枕部，定时、间歇牵引。牵引时，注意带子不可压迫两耳及头面两侧（图 80-3-8）。

（2）骨盆悬吊牵引：用骨盆悬吊带通过滑轮及牵引支架进行牵引，适用于骨盆骨折有明显分离移位者（图 80-3-9）。

【操作后护理】

1. 凡新上牵引的病人，应列入交接班项目。

2. 保持有效牵引　包括：①牵引重锤应保持悬空，牵引重量不可随意增减或移去，以免影响骨折的愈合。②牵引绳不可随意放松，不应有其他外力作用，以免影响牵引力。③保持对抗牵

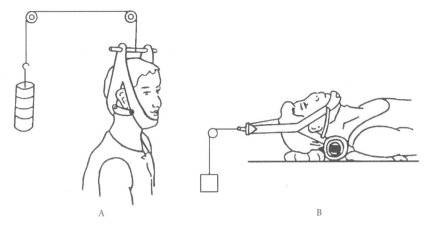

图 80-3-8 枕颌兜带牵引
A. 坐位牵引；B. 仰卧位牵引

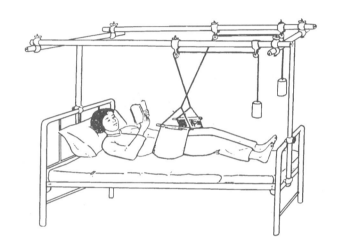

图 80-3-9 骨盆悬吊牵引

引力量。颅骨牵引时应抬高床头，下肢牵引时应抬高床尾。如身体移位，抵住了床头或床尾，应及时调整，以免失去反牵引作用。④牵引期间病人应保持正确位置，牵引方向与被牵引的肢体长轴应成一直线。⑤皮牵引时，注意胶布绷带有无松脱，固定板是否位置正确，应随时调整。

3. 维持有效血液循环　皮牵引时，应密切观察病人患肢血液循环情况。检查局部包扎有无过紧、牵引重量是否过大。如出现青紫、肿胀、发冷、麻木、疼痛、运动障碍，以及脉搏细弱时，应详细检查，分析原因并报告医生。

4. 局部皮肤护理　对胶布牵引病人应注意观察胶布边缘处皮肤有无水疱或皮炎。如有水疱，可用注射器抽吸，并给予换药；如面积较大，应立即去除胶布，暂停牵引，或换用其他牵引方法。

5. 预防感染　骨牵引时，穿针处皮肤应保持清洁，预防感染。每日用 75% 乙醇滴注穿针处；如牵引针有滑动移位，应消毒后予以调整。

6. 避免过度牵引　对骨折或脱位病人，应每日测量肢体的长度，以免牵引过度。在牵引开始数日，可用 X 线透视或摄片，了解骨折对位情况，并及时调整。牵引重量可首先加到适宜的最大量，复位后逐渐减少。对关节挛缩，应以逐渐增加为原则。牵引重量一般为体重的 1/12 ～ 1/7。

7. 预防并发症　对于牵引病人应注意观察并预防足下垂、压疮、坠积性肺炎、泌尿系感染、便秘、血栓性静脉炎等并发症。

二、石膏固定病人护理

医用石膏是天然生石膏经加热脱水而成的熟石膏。当熟石膏遇到水分时，可重新结晶硬化。医学上利用石膏的这一特点进行局部固定、制动，从而起到治疗的效果。随着医用材料技术的发展，临床上也有一些新型的固定材料如低温热塑板、高分子绷带等替代石膏，起到外固定的作用。

【适应证】

1. 骨折复位后的固定。
2. 关节损伤或脱位复位后的固定。
3. 周围神经、血管、肌腱断裂或损伤，手术修复后的制动。
4. 急慢性骨髓炎、骨关节炎症的局部制动。
5. 畸形矫正手术后的固定。

【操作前准备】

1. **解释**　对病人解释操作过程及术中石膏散热属正常现象，并告知病人肢体关节必须固定在功能位或所需的特殊体位，中途不能随意变动，取得病人配合。
2. **摄片**　对患处摄 X 线片，以备术后对照。
3. **皮肤准备**　做好石膏固定处的皮肤准备。用肥皂及清水清洁皮肤并擦干；有伤口者更换敷料；发现皮肤异常应记录并报告医生。
4. **用物准备**　准备好石膏固定用物。
5. **覆盖衬垫**　在打石膏处的皮肤表面覆盖一层衬垫，可用棉织套筒、棉垫或绵纸（图 80-3-10）。

【操作过程】

1. **体位**　摆好病人体位，一般取关节功能位，特殊情况根据需要摆放。

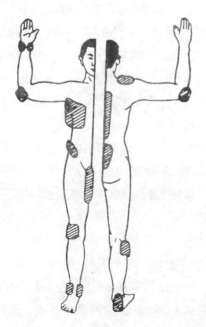

图 80-3-10　身体各骨隆突部位需加衬垫处

2．浸透　石膏水桶内盛水（水温 40℃），将石膏卷平放并完全浸没在水中。等石膏卷浸透后，两手持石膏卷两头取出，挤出过多水分。

3．石膏包扎　使石膏卷贴着躯体向前推动，并边推边在绷带上抚摩以使绷带各层贴合紧密，无缝隙且平滑无褶。推时应以肢体近侧向远侧推，每一圈绷带盖住上一圈绷带的下 1/3。一般包 5～7 层，绷带边缘、关节部及骨折部要多包 2～3 层。切勿将石膏绷带卷翻转扭曲包扎；石膏不可过紧或过松。曲线明显、粗细不匀之处要用来回打折的方法，使绷带贴合体表。

4．捏塑　石膏未定型前，根据局部解剖特点适当捏塑，使石膏在干固过程中固定牢稳而不移动位置。重点注意几个关节部位。

5．包边　将衬垫从内面向外拉出一些，包在石膏边缘，若无衬垫，可用一宽胶布沿石膏边包起来。在石膏表面涂上石膏糊，使表面平滑。

6．标记　用红记号笔在石膏外标记打石膏的日期及预定拆石膏的日期。

7．干燥　可将石膏暴露在空气中使石膏自然风干；天气较冷时可用热风机吹干，注意经常移动以吹及整个石膏；勿用灯烤，易致局部温度过高。注意若石膏未干燥时应用衬垫垫好，以防对骨突部位产生压迫及石膏折断、变形；不可用手指压迫石膏表面，托起时应用手掌而非手指。

8．开窗　需行局部减压、局部检查或伤口引流、换药时，可在石膏上开窗。已经开窗的石膏须用棉花填塞后包好，以防软组织向外突出。

【操作后护理】

1．病情观察

（1）观察皮肤（尤其在石膏边缘处皮肤）有无颜色、温度改变，有无压疮。对于石膏下皮肤可借助反光镜尽量观察。

（2）观察肢体远端有无疼痛、苍白、麻痹、脉搏消失、感觉异常及温度改变等压迫症状。

（3）注意石膏固定肢体的末端血液循环情况，并两侧对比。

（4）注意石膏有无潮湿、污染、变形或断裂；有无过紧或过松；有无异常"热点"。

（5）注意有无生命体征变化；石膏内有无异味；有无血象异常。

（6）躯体石膏固定的病人应注意有无持续恶心，反复呕吐，腹胀及腹痛等石膏综合征的表现。

（7）注意石膏下有无出血或渗血。若血液或渗出液渗出石膏外，用笔标记范围、日期并记录报告医生。必要时协助医生开窗以彻底检查。

2．皮肤护理

（1）对石膏边缘及受压部位的皮肤进行皮肤护理及按摩。

（2）保持石膏末端暴露的手指 / 足趾、指 / 趾甲清洁，易于观察。

（3）髋人字形石膏及石膏背心病人大小便后应清洁臀部及会阴，并注意勿污染及弄湿石膏（图 80-3-11）。

（4）禁止病人将异物放入石膏内、搔抓石膏下皮肤、将石膏内衬垫取出。

（5）在病人翻身时注意扫去床上的石膏渣，保持床单清洁平整。

3．石膏功能维护

（1）保持石膏清洁干燥，及时更换断裂、变形、严重污染的石膏。

（2）石膏绷带未凝结坚固前，不应改变肢体位置，特别是关节部位，以免石膏折断。

4．石膏切开及更换　肢体肿胀时，为防止血管、神经受压，可将石膏切开。切开时注意全

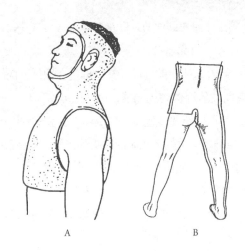

图 80-3-11　躯干石膏
A. 头颈胸石膏; B. 髋人字石膏

层全长切开以充分减压，并注意切剪时勿伤及皮肤。肿胀消退后石膏有松动时，应及时更换石膏，以防止骨折错位。

5. 预防并发症　鼓励病人多喝水，多做深呼吸活动，防止发生坠积性肺炎和泌尿系统染。

6. 指导功能锻炼　指导病人加强未固定部位的功能锻炼及固定部位的肌肉等长收缩；定时翻身；每日坚持进行主动和被动活动，防止肌肉萎缩、关节僵硬、失用性骨质疏松。在医生许可的情况下，鼓励病人自理，以增进病人的独立感及自尊。

7. 石膏拆除　拆除石膏时注意勿伤及皮肤；拆除后先用油脂涂抹局部皮肤，6～8 小时后再用肥皂液清洗，每日按摩局部肌肉。

三、小夹板固定病人护理

小夹板固定是我国独创的利用与肢体外形相适应的特制夹板固定治疗骨折的一种固定方法。

【适应证】

肱骨、尺桡骨、胫腓骨、桡骨远端及踝关节等处骨折复位后固定，防止骨折移位。

【禁忌证】

1. 不能按时观察的病人。

2. 开放性骨折、骨折严重移位、整复对位不佳的病人。

3. 皮肤广泛擦伤、伤肢严重肿胀、已有神经损伤症状及血液循环障碍现象的病人。

4. 伤肢肥胖、皮下脂肪多，因固定不牢易发生延迟连接或不连接者。

【操作前准备】

1. 解释　给病人解释小夹板固定的作用及固定后注意事项，使病人配合。

2. 准备用物　根据骨折部位及病人体形情况，选择适合的小夹板、衬垫、绷带及布带。

3. 患肢准备　用清水或肥皂水清洗患肢，皮肤有损伤、水疱者，应先换药或抽空水疱，并用纱布绷带包扎。

【操作过程】

1. **体位**　正确摆放伤肢体位，将1～2层绵纸或纱套准确地放在肢体骨折的适当位置，用胶布固定在绷带外，以免滑动。

2. **捆扎夹板**　按规定顺序依次安放夹板。放妥后，助手以双手把持夹板。术者用布带或绷带捆扎夹板。先捆中间两道，最后捆近端一道。捆扎时，绕夹板两周后在肢体外侧打结，所有结应打在一条线上，以便调整。

3. **检查**　布带松紧度以能不费力上下移动1cm为宜。

【操作后护理】

1. 术后应抬高患肢，以减轻肿胀。

2. 密切观察，注意患肢末梢血液循环及感觉情况。如出现肿胀、青紫、苍白、麻木、剧痛等，应检查布带松紧度，及时报告医师处理。

3. 防止骨折面移位，上肢固定后用三角巾托起，悬吊于胸前；下肢固定后，搬动时应给予支托。尤其是麻醉未失效时，搬动病人应注意患肢位置，防止骨折移位。

4. 注意观察骨折愈合情况，每周行X线检查，及时调整捆扎布带松紧度，直至临床愈合。

5. 指导病人进行适当功能锻炼。

四、外固定支架病人护理

外固定支架是将骨折两端用针或钉钻入，在皮外将穿入的针或钉固定在外固定架上，使骨折两端良好对位和固定的治疗方法。外固定支架种类很多，包括单边式、双边式、四边式、三角式、全环式与半环式。

【适应证】

1. 开放性骨折的固定及运送。

2. 多段骨折、不稳定的粉碎性骨折及骨折不连病人的固定。

3. 关节融合术后固定。

【操作前准备】

1. 给病人解释外固定支架操作的方法、注意事项，使病人配合。

2. 询问药物过敏史。

3. 准备好外固定支架等用物。

【操作过程】

1. 选择进针部位，注意既不靠近也不远离骨折端。

2. 常规消毒皮肤，铺无菌巾，局麻至骨膜下。

3. 协助医生将固定针穿过骨质，经过骨中部，从对侧皮肤穿出。针孔处皮肤用氯己定或精纱布覆盖。

4. 将固定针固定于支架上，拧紧螺丝，调整好连杆及连杆的关节。

【操作后护理】

1. 每日检查固定针（钉）固定处是否牢固，有无松动，螺丝是否拧紧。

2. 保持固定针处皮肤清洁，每日用1∶1000氯己定或75%乙醇湿敷穿针处，以保护针口；如固定针有滑动移位，应消毒后予以调整。

3. 预防感染　若局部有感染，应扩大针孔引流并遵医嘱使用抗生素。

4. 进行功能锻炼　根据骨折及固定情况，尽早下地负重或不负重活动，注意关节活动锻炼。

五、关节镜诊疗病人护理

关节镜是20世纪关节外科最重要的成就之一。目前可用于膝关节、肩关节、腕关节、髋关节，甚至脊柱和颞颌关节的诊断和治疗，在关节外科领域发挥着重要的作用。

【适应证】

1. 关节疾患，通过无创伤检查仍不能明确诊断者。

2. 为了减少组织创伤，避免术后并发症，加速愈合，需在关节镜导引下进行关节内手术。

3. 关节有炎症，临床观察有必要通过关节镜进行治疗者。

4. 关节粘连的病人，可通过关节镜切除粘连组织，恢复关节活动功能。

【禁忌证】

1. 因关节纤维化和新骨形成致关节活动明显障碍。

2. 有某些疾病及麻醉禁忌证。

3. 在手术区有皮肤及皮下炎症。

4. 急性血栓性静脉炎。

5. 出血性关节炎，慢性疾病，感染和关节僵直。

6. 关节附近的血管瘤，全身情况较差，如冠心病、高血压、出血倾向疾病。

【操作前准备】

1. 术前评估

（1）询问病史：评估病人的全身情况和关节的精确损伤定位，过去史、过去关节镜检查及手术的病史，发病到手术或检查时间，过敏史和用药史。现在还有一些专门用于关节镜术前评估的工具，如Johnson设计关节镜专科病历可辅助进行综合评定，便于术后对比。

（2）护理评估：包括全身情况和局部体征，如压痛及其部位，关节腔积液、滑膜的肿胀情况等，关节的稳定性，有无肿块，肌力有无下降，关节在主动和被动活动时有无异常响声。

（3）辅助检查：X线、CT和MRI检查是常用的辅助检查方法，可为手术提供参考资料。

术前常规做血液和尿液检查，如有滑膜炎的体征应查风湿和类风湿因子、结核菌素试验。如考虑有少数罕见疾病时应加特殊检查，如血友病等。

2. 心理护理　关节镜治疗是一项较新的技术，病人及家属对手术方法和疗效还不十分了解，担心治疗效果不佳、手术造成不良后果，也担心医师的技术水平。针对病人及家属由此产生的恐惧及紧张心理，护士应采用和蔼的态度、通俗易懂的语言耐心细致地向病人说明关节镜手术的目的、意义及基本操作程序，介绍关节镜手术的开展情况及其效果，使其对手术的必要性和手术过程有充分的了解和认识，解除思想顾虑和恐惧心理，使病人以良好的心理状态配合手术和护理治疗。

3. 术前健康教育

（1）教会病人在床上练习肌肉力量的方法，如训练股四头肌的绷腿运动、直腿抬高练习、沙袋练习等，并于术前 3 天开始肌肉力量训练，为术后顺利完成康复计划打下良好的基础。

（2）停用非甾体类抗炎药如布洛芬等，以免造成术中、术后出血。

（3）指导病人练习床上大、小便。

4. 按医嘱留取各项标本，并于术前 1 天做好药物敏感试验，备齐各项常规检查报告。

5. 备皮 为了保证关节镜手术能够顺利进行，预防术后感染的发生，术前皮肤准备极为重要，手术区皮肤如有破损、疖肿等感染灶时暂缓手术。术前准备范围要大，剃毛时注意不要刮破皮肤，以免皮肤破损影响手术。

6. 术前用药 术前一日晚 22 时后禁食禁水，术晨按医嘱给药。

7. 术前仪器、器械准备 仪器设备完好是手术顺利进行的必要条件。术前常规检查关节镜的光源、摄像头及摄像仪是否完好；检查关节镜金属部分的结构是否光洁，外套管接口是否紧密、有无漏水现象，金属芯与鞘套、关节镜与鞘套之间的间隙是否匀称，镜管与鞘套的锁合能力如何；手术钳是否开合自如，查看刨刀、等离子刀消毒日期是否过期；关节镜的镜面有无损伤和隐伤。

【操作过程】

1. 建立静脉通路 关节镜手术一般在连续硬膜外麻醉下进行，故应建立有效的静脉通路，并根据血压调整滴速。

2. 把器械台放在手术床尾，便于取放器械，把光缆、各个导线用止血钳固定于无菌单上并与相应的电源连接。

3. 待手术无菌单铺好后，依次打开光源开关、摄像系统开关，与术者合作调节摄像系统颜色。

4. 摆体位 于手术开始前打好止血带，使用固定器固定好患肢，根据不同的手术部位协助病人摆好体位。

（1）膝关节镜手术时，取健侧卧位，屈膝 45°。

（2）踝关节镜手术时，取仰卧位，屈髋 45°～50°，垫海绵垫防止损伤坐骨神经，用消毒的足牵引套将踝关节间隙拉宽。

（3）髋关节镜手术时，取仰卧位，髋关节轻度牵拉，微屈，稍外展，使前外侧关节囊松弛。

（4）肩关节镜手术时，取健侧卧位，健侧上肢在下，患侧上肢在上，屈膝 30°～45°，胸前及胸后用软垫固定，患肢肩外展 90°，前屈 20°，腕部捆以特制的牵引器，通过支架牵引。

（5）肘关节镜手术时，取仰卧位。

5. 灌注关节镜手术 术中多因关节间隙狭窄或绒毛增生而影响手术视野，因此，良好的关节扩张是关节镜手术成功的必备条件。为使手术顺利进行，首先在手术开始时要采用手法加大关节腔隙和充分灌注，以达到关节扩张的目的。灌注一般用 1～3L 的乳酸林格溶液悬吊在距离病人 1.5m 高处，连接进水管冲洗关节，直至流出的冲洗液清澈。如发生关节灌注不畅，可以提高灌注瓶的高度，将进水口放在关节镜上，并保持出水口的通畅。

6. 插入关节镜行检查和治疗 灌注充分后，接通电源，遵守内侧疾患外侧进，外侧疾患内侧进的原则，插入关节镜及相应的导管或器械，找出病变部位，行局部检查或手术。

【操作后护理】

1. 按麻醉后常规护理 术后平卧6小时，严密观察生命体征变化。

2. 病情观察 术后24小时内应注意观察病人的血压、脉搏、呼吸、神志等，稳定时每小时1次，连续6次后改为2小时1次。严密观察手术切口出血情况及患肢的血液循环情况，警惕血管、神经损伤的可能，发现异常，及时报告医生，协助查明原因，消除病因。

3. 患肢护理 包括：①患肢抬高，促进静脉及淋巴回流；②保持关节接近伸直位以减轻肢体肿胀；③必要时冰袋冷敷关节6~12小时，以减轻肿胀，缓解疼痛，减少出血；④注意观察患肢指（趾）的外周血液循环（皮色、皮温、活动等），防止因包扎过紧而引起血液循环障碍；⑤应用药物和非药物方法，充分镇痛；⑥在镇痛的基础上，待麻醉消失后，进行肌肉关节的适当活动，主动活动为主，被动活动为辅，进一步促进血液及淋巴回流，减轻肿胀。

4. 功能锻炼 根据不同关节镜手术后康复的要求，结合病人的具体病情，制订个体化的功能锻炼方案；按照计划指导、检查、督促病人完成功能锻炼的内容，并且观察病人功能锻炼后的反应；对于锻炼后有异常反应的应及时报告，必要时调整锻炼计划。

5. 并发症的观察

（1）止血带麻痹：术后1~2天内需密切观察止血带麻痹现象。由于手术中长时间使用止血带，麻醉消退后，一定要观察患肢感觉、运动恢复情况。

（2）关节内出血：若术后5~6小时内出现局部剧烈疼痛，关节明显肿胀，局部张力大，温度高，甚至全身发热，多因关节积血所致。此时应立即通知医生，在无菌条件下行关节穿刺抽血或镜下冲洗，术后继续加压包扎。

（3）关节内积液：多在5~8小时后出现，与关节内积血比较，病人仅有关节胀感，疼痛不明显，无全身症状。但应注意观察肢体情况，若关节张力大，肿胀明显，应及时行关节穿刺减压。

（4）感染：注意观察术后病人体温、关节肿胀、疼痛等临床表现。关节镜术后病人体温一般波动不大，多数病人体温不超过38℃。严格无菌操作，预防性使用抗生素可以有效预防感染。

（周兰姝）

◇ 思考题

1. 男性，31岁，右股骨干骨折，医嘱行胫骨结节牵引。

（1）护士在为病人做晨间护理时，发现病人将衣服搭在牵引绳上，为保证牵引效果，护士应对病人实施哪些健康教育？

（2）护士中午查房时，该病人主诉牵引肢体有点麻木、发冷，护士查体发现局部有青紫、肿胀，该病人可能出现了什么问题？护士应如何处置？

2. 男性，18岁，运动中右脚踝损伤，医生拟行石膏固定治疗。

（1）打好石膏后，护士应对该病人实施怎样的健康教育？

（2）康复期，病人感石膏内皮肤奇痒，于是用毛衣针搔抓止痒，针对这种情况，护士应对其实施怎样的护理干预？

第八十一章
骨与关节损伤病人的护理

学习目标

识记

1. 能正确复述以下概念：骨折、开放性骨折、闭合性骨折、完全性骨折、不完全性骨折、骨筋膜室综合征、Colles 骨折、关节脱位、Dugas 征。

2. 能正确描述骨折、关节脱位的定义、分类、骨折的愈合和影响因素。

3. 能说出常见骨、关节损伤的病因、主要症状与体征及常见并发症。

理解

1. 在理解骨折共性临床表现、治疗原则的基础上，比较四肢常见骨折、脊柱骨折及骨盆骨折的特殊症状、体征及并发症，用自己的语言阐述主要异同。

2. 能比较常见脱位的异同点，用自己的语言阐述。

3. 能解释常见骨、关节损伤并发症的发生机制及救治要点。

运用

1. 能根据评估要点对骨、关节损伤病人的病情进行正确评估与判断。

2. 能根据主要的治疗护理措施，为骨、关节损伤病人制订护理计划，提供正确的护理指导。

第一节　概　述

骨的完整性或连续性中断称之为骨折（fracture）。骨折大多由较重的创伤所致。严重的骨折还伴有或导致重要组织或器官损伤，常引起严重的全身反应，甚至危及病人的生命。

【病因】

骨折多因创伤所致，称为创伤性骨折；另有少部分是病理性骨折。常见的致伤因素如下。

1. 直接暴力　外界暴力直接作用于骨骼，使直接撞击的部位发生骨折，常合并软组织损伤或有开放伤口。如汽车车轮碾压小腿引起的胫腓骨骨折。

2. 间接暴力　暴力通过传导、杠杆、旋转或肌肉的收缩作用所造成的远端骨折，骨折发生在作用点以外的部位。例如滑倒时手掌撑地，外力经传导而致肱骨髁上骨折。高处坠落，双足着地导致胸腰段椎体的压缩性骨折；另外，若肌肉突然强烈收缩，也可引起肌肉附着点撕脱性骨折。例如踢足球时股四头肌猛烈收缩致髌骨骨折，上肢进行过猛的投掷动作时可造成肱骨内上髁骨折。

3. 骨骼病变　骨骼在原有病损的基础上，因轻微的外力，或在正常活动中发生骨折，称为病理性骨折。如骨髓炎、骨结核、骨肿瘤并发的骨折。

4. 积累劳损　骨骼某处长久承受一种持续压力，使该处发生骨折，也称为疲劳性骨折。如长距离跑步或行军造成的第二、三跖骨和腓骨下 1/3 处骨干的疲劳性骨折。

【分类】

（一）根据骨折端是否与外界相通分类

1. 闭合性骨折（closed fracture）　骨折处皮肤或黏膜完整，骨折端与外界不相通。

2. 开放性骨折（open fracture）　骨折附近的皮肤或黏膜破损，骨折端与外界相通。骨折端通过脏器与外界相通也属开放性骨折。如合并膀胱尿道破裂的骨盆骨折，合并直肠破裂的尾骨骨折。

（二）根据骨折断裂的程度及形态分类

1. 不完全性骨折（incomplete fracture）　骨的连续性或完整性部分中断，尚有一部分骨组织保持连续，按其形态又分为：

（1）青枝骨折：多发生于儿童。骨骼虽断裂，但因儿童骨质柔韧，不易完全断裂，如同青嫩树枝被折，因而称为青枝骨折。

（2）裂纹骨折：骨质发生裂纹，如同瓷器上的裂纹，无移位，常见颅骨、肩胛骨等处骨折。

2. 完全性骨折（complete fracture）　骨的连续性或完整性完全中断。根据骨折线的方向和形态可分为以下几种（图 81-1-1）：

（1）横断骨折：骨折线与骨干纵轴接近垂直。

（2）斜形骨折：骨折线与骨干纵轴成一定角度。

（3）螺旋骨折：骨折线呈螺旋状，多由于扭转性外力所致。

（4）粉碎骨折：骨折块碎裂成两块以上，多因受较大的直接暴力打击而引起。如骨折线呈 T 形或 Y 形时，又称 T 形或 Y 形骨折。

（5）嵌插骨折：发生在长管骨干骺端坚质骨与松质骨交界处。骨折后，坚质骨嵌插入松质骨

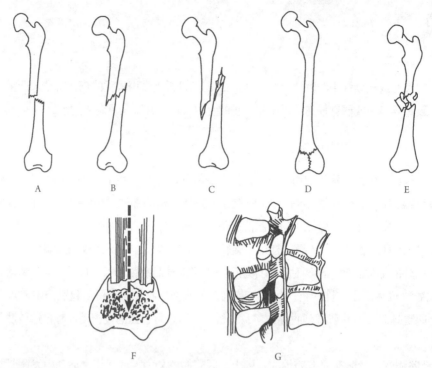

图 81-1-1 完全骨折

A. 横断骨折; B. 斜形骨折; C. 螺旋骨折; D. T形骨折; E. 粉碎骨折; F. 嵌插骨折; G. 压缩骨折

内。常见于股骨颈骨折、肱骨外科颈骨折，多因压缩性间接外力所致。

（6）压缩骨折：松质骨因外力压缩而变形。多见于脊椎骨和跟骨的骨折。

（三）根据骨折的稳定程度分类

1. 稳定性骨折 骨折端不易移位或复位固定后不易再移位的骨折，如横断骨折、青枝骨折、嵌插骨折、裂纹骨折。

2. 不稳定性骨折 骨折断端易移位或复位固定后骨折断端易再发生移位的骨折，如螺旋骨折、斜形骨折、粉碎骨折。

【骨折移位的机制】

大多数骨折的骨折端常常出现不同程度的移位，包括成角、侧方、缩短、分离、旋转移位5种形态，临床上常常几种移位同时存在（图81-1-2）。造成骨折移位的因素主要包括暴力的性质、大小和方向，肌肉的牵拉力、骨折远侧端肢体的重量以及不恰当的搬运及治疗。

【骨折愈合过程】

1. 血肿机化演进期 骨折后，骨断端及周围软组织内血肿形成。由于创伤可致部分软组织和骨组织坏死，引起无菌性炎症反应，炎症刺激间质细胞聚集、增生及血管形成，并向成骨细胞转化。其内的成纤维细胞合成、分泌胶原纤维，并转化为纤维结缔组织。随着成骨细胞向骨折部位移行，形成骨的纤维连接（图81-1-3）。该过程需要2~3周。

2. 原始骨痂形成期 骨断端通过骨膜的成骨细胞形成骨样组织，并逐渐钙化，称为骨膜内骨化，分别形成内骨痂和外骨痂。骨断端的血肿形成纤维组织后，转变为软骨，并经增生钙化而构成桥梁骨痂。内骨痂、外骨痂及桥梁骨痂三者汇集融合，成为骨断端的支持，达到骨折的临床愈合（图 81-1-4）。该过程需要 4～8 周。

3．骨痂改造塑形期 随着肢体的活动和负重，在应力轴线上的骨痂不断地得到加强和改造；在应力线以外的骨痂逐步被清除；使原始骨痂逐渐被改造塑形为永久骨痂。此时称为骨性愈合（图 81-1-5）。该过程需要 8～12 周。

4．骨折临床愈合标准 ①局部无压痛及纵向叩击痛；②局部无反常活动；③X 线片显示骨折线模糊，有连续性骨痂通过骨折线；④外固定解除后伤肢能满足以下要求：上肢能向前平举 1kg 重量达 1 分钟；下肢能不扶拐平地连续步行 3 分钟，且不少于 30 步；⑤连续观察 2 周骨折处不变形。

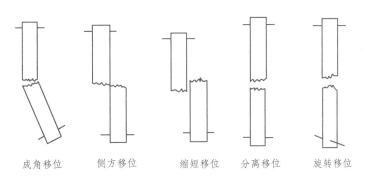

成角移位　　侧方移位　　缩短移位　　分离移位　　旋转移位

图 81-1-2　骨折段 5 种不同的移位

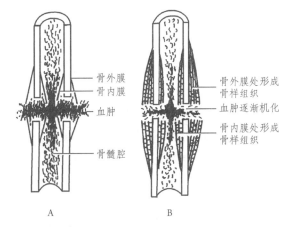

图 81-1-3　骨折愈合过程的血肿机化演进期
A. 骨折后血肿形成；B. 血肿逐渐机化，骨内外膜处开始形成骨样组织

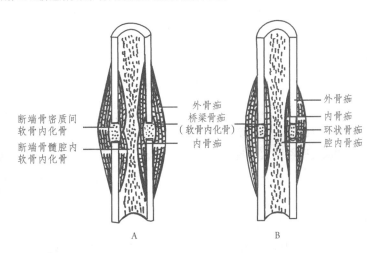

图 81-1-4　骨折愈合过程的原始骨痂形成期
A. 膜内化骨及软骨内化骨过程逐渐形成；B. 膜内化骨及软骨内化骨过程基本完成

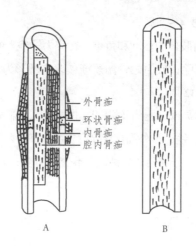

图 81-1-5　骨折愈合过程的骨痂改造塑形期

A. 外骨痂、内骨痂、环状骨痂及腔内骨痂形成后的立体剖面示意图；B. 骨痂改造塑形已完成

【骨折愈合的影响因素】

（一）全身因素

骨折愈合与年龄及健康状况有关。如儿童处于生长发育期，愈合较成人快；营养不良以及各种代谢障碍疾病可影响愈合。

（二）局部因素

1．血液供应　骨折两端的血供良好者，骨折愈合较快。

2．局部软组织损伤程度　软组织损伤或开放损伤的程度越严重，局部的血液供应不足，骨折愈合越慢。

3．骨折断端分离　骨折断端接触面越大、越紧密，越容易愈合。反之，如过度牵引使骨折断端分离或有软组织嵌入，致使复位或固定效果不良，则影响愈合。

4．骨缺损骨　组织缺损过多、骨膜剥离过多直接影响骨折愈合。

5．感染　骨折合并感染是影响骨折愈合的常见因素。

（三）治疗因素

治疗方法与骨折愈合的速度有关，如手术复位较闭合复位愈合时间长，牵拉过度、反复多次的手法复位以及不恰当的功能锻炼等，均可影响骨折的愈合。

【护理评估】

（一）健康史

1．一般情况　病人的年龄、职业特征、饮食结构、有无酗酒嗜好。

2．受伤情况　评估病人受伤的原因、部位和时间、受伤时的体位、外力作用的方向与性质、伤后病人功能障碍及伤情发展情况、急救处理经过等。

3．既往史　评估病人既往健康状况，如有无骨质疏松、骨折病史、近期有无服用激素类药物史等。

（二）身体状况

1．全身症状

（1）体温升高：骨折病人体温一般正常。因大量内出血、软组织损伤后反应所致的体温升高，一般不超过 38℃。

（2）白细胞增多：多数伤后 2～3 天出现白细胞计数增高，此外红细胞沉积率也有增高。

（3）合并伤：多发性骨折病人，易合并其他部位的损伤，也可由骨折断端再次损伤血管、神经等其他组织，出现相应症状和体征。如腰椎骨折合并脾破裂和肾脏损伤，肋骨骨折合并血气胸，骨盆骨折合并尿道损伤等。

（4）并发症：根据并发症发生的时间，分为早期和晚期并发症。早期并发症常见的有休克、脂肪栓塞，晚期并发症常见的有坠积性肺炎、压疮、关节僵直等。

2．局部症状

（1）一般症状

1）疼痛：骨折处压痛明显，疼痛随肢体的运动加剧。固定后疼痛可减轻。肢体远端可有明显叩击痛。

2）局部肿胀和瘀斑：局部软组织损伤后毛细血管破裂出血，组织水肿导致肢体局部肿胀，严重者出现张力性水疱。在封闭空腔内的严重肿胀可引起局部血液循环障碍。

3）功能障碍：由骨折后肢体的支撑和运动功能丧失所致。

（2）骨折特有体征

1）畸形：由于骨折段的移位导致肢体发生缩短、成角、扭曲等外形改变。

2）反常活动：在肢体没有关节的部位出现不正常的假关节样活动。常见于四肢长管骨干完全骨折，此时可发现病人肢体有异常活动出现，并伴有难以忍受的疼痛。

3）骨擦音和骨擦感：骨折端互相摩擦而产生骨擦音和骨擦感。多在搬运病人过程中被感觉或发现。切忌专门做检查来获得此体征，以免加重局部的损伤。

以上 3 种体征，只要发现其中一种，即可确诊骨折。但未见此 3 种体征时，也不排除骨折。如嵌插骨折、裂纹骨折可以没有以上 3 种体征，要注意观察。

3．骨折的并发症

（1）早期并发症

1）休克：多见于开放性骨折、多发性骨折、骨盆骨折和股骨干骨折。因伤后大量出血、剧烈疼痛、合并其他损伤等导致病人休克。

2）血管损伤：肱骨髁上骨折可伤及肱动脉，应检查伤肢桡动脉搏动。胫骨平台骨折可损伤腘动脉，应检查伤肢足背动脉搏动。

3）周围神经损伤：上肢骨折可能损伤桡神经、正中神经和尺神经。

4）脊髓损伤：多发生在颈段和胸腰段脊柱骨折和（或）脱位时，可造成损伤平面以下的躯体截瘫。

5）内脏损伤：肋骨骨折可并发肺实质损伤，引起血胸或血气胸；骨盆骨折可并发后尿道损伤。

6）脂肪栓塞：粗大的骨干骨折，如股骨干骨折处髓腔内血肿张力过大，骨髓被破坏，脂肪进入破裂的静脉窦内，可以发生肺脂肪栓塞。

7）感染：多见于开放性骨折，可发生化脓性感染和厌氧性感染。

8）骨筋膜室综合征（osteofascial compartment syndrome）：是四肢骨筋膜室内的肌肉和神经因急性严重缺血而产生的临床综合征。常发生于前臂和小腿的骨折后。临床表现早期为肢体持续性剧烈疼痛和肿胀，患侧指（趾）呈屈曲状态，肌力减弱、患处皮温增高。不及时处理可发展为远端血液循环不良，不能摸到动脉搏动。最有效的处理方法是早期行筋膜切开减压，可使血液循环得到改善，有效防止肌肉和神经发生缺血性坏死。

（2）晚期并发症

1）压疮：需长期卧床的骨折病人，骨隆突处局部受压，软组织发生血液循环障碍，易发生压疮。

2）缺血性肌挛缩：常为骨筋膜室综合征的严重后果，因骨折后损伤动脉，或外固定过紧导致患肢血供不足，肌肉缺血坏死形成瘢痕组织，逐渐挛缩形成特有畸形，如尺、桡骨骨折后所造成的前臂缺血性肌痉挛，形成特有的爪形手畸形。

3）骨化性肌炎：关节附近的骨折，骨膜剥离后，形成骨膜下血肿。若处理不当，大的血肿经机化、骨化后，在关节附近的软组织内形成骨化样组织，引起疼痛，影响关节活动功能。

4）关节僵硬：受伤肢体长时间固定，缺乏功能锻炼，关节囊和周围肌肉痉挛，使关节内外发生纤维粘连，造成关节僵硬。

5）创伤性关节炎：关节发生骨折后未准确复位，畸形愈合后，因关节面不整齐，可引起创伤性关节炎。

6）缺血性骨坏死：骨折段的血液供应被切断而致骨组织远端坏死时，称缺血性骨坏死。常见的有股骨颈骨折后股骨头缺血性坏死。

（三）辅助检查

评估病人的影像学和实验室检查结果，以判断病情和预后。

（四）心理 - 社会状况

病人的心理状态取决于损伤的范围和程度。多发性骨折病人常常会影响病人以及家庭成员的心理状态和相互关系，因此应评估病人和家属的心理状态、家庭经济情况和社会支持系统。

○ **知识拓展**　　　骨筋膜室综合征的早期诊断和动态监测

目前临床上主要通过临床表现来诊断骨筋膜室综合征，其典型的临床表现为 SP 征，即疼痛（pain）、苍白（pallor）、感觉异常（paresthesia）、麻痹（paralysis）和无脉搏搏动（pulselessness）；然而当"5P"都出现时已经是骨筋膜室综合征的晚期，损伤是不可逆的，此时手术效果差，另外，上述临床表现受主观因素的影响较大，因此灵敏性和特异性较高的客观检测指标对骨筋膜室综合征的早期诊断和监测显得尤为重要。其中骨筋膜室内的压力检测被认为是诊断骨筋膜室综合征更为客观的方法，一般认为前臂和小腿骨筋膜室内压力超过 30mmHg 即可诊断为骨筋膜室综合征。但对于手术切开的临界值判定尚有争议，尽管单独应用 ICP 作为手术切开的临界值较为简便，但其不足之处是没有考虑病人血压对 ICP 的抵消作用。所以目前认为采用舒张压或平均动脉压与 ICP 的压力差作为手术切开指标更为科学。

【常见护理诊断／问题】

1. **急性疼痛**　与骨折、软组织损伤、肌痉挛和水肿有关。

2. **有外周神经血管功能障碍的危险**　与骨和软组织创伤、治疗不当有关。

3. **有感染的危险**　与组织损伤、开放性骨折、牵引或应用外固定器有关。

4. **潜在并发症**：缺血性肌挛缩、关节僵硬。

【计划与实施】

骨折的现场急救原则：先救命后救伤，局部骨折用简单而有效的方法包扎固定后迅速转至医院，以获得及时而有效的全面救治。骨折治疗的基本原则是复位，固定和功能锻炼：①复位：是将移位的骨折断端恢复正常或接近正常的解剖关系，重建骨骼的支架作用。临床上分为手法复位和手术切开复位。②固定：用固定的方法将骨折维持于复位后的位置，待其愈合。分为内固定和外固定。内固定是指利用手术切开，采用钢板螺丝钉、髓内针等材料固定。外固定多采用石膏固定、牵引固定或外固定架固定。③功能锻炼：在不影响固定的前提下，要求尽快恢复患肢肌肉、肌腱、韧带等软组织的舒缩活动，促进肢体功能的尽快恢复，防止发生肌肉萎缩、骨质疏松、肌腱挛缩、关节僵硬等并发症。

经过治疗和护理，病人：①骨折断端得到良好的复位和固定；②疼痛有所缓解，自述疼痛减轻或消失；③无感染发生；④无周围神经血管功能障碍；⑤病人能够面对现实，情绪稳定，了解患肢功能锻炼的相关知识，自理水平提高，积极主动配合治疗、进行功能锻炼。

（一）减轻疼痛

及时的复位、固定是缓解疼痛的根本措施，此外，还可运用以下方法止痛。

1. 物理方法　采用抬高患肢等方法减轻患肢水肿引起的疼痛，通过冷热疗和按摩减轻肌痉挛引起的疼痛。

2. 药物镇痛　按医嘱给予镇痛药物，并注意观察药物效果及有无不良反应的发生。

（二）促进神经、循环功能恢复

1. 体位　合适体位有助于促进静脉回流。根据骨折的部位、程度、治疗方式和有无合并症采取不同的体位。患肢肿胀时应抬高肢体；患肢制动后，关节固定于功能位。

2. 加强观察　观察病人的意识、生命体征、尿量和末梢循环。还应重点观察患肢骨折远端脉搏情况、皮温和色泽、有无肿胀及感觉和运动障碍。

3. 纠正休克及时处理出血　遵医嘱输液、输血，保持血压在正常范围。

4. 保暖　注意室温和躯体保暖，以改善血液循环。

（三）预防感染

1. 监测有无感染的症状和体征　定时测量病人的体温和脉搏；骨折处疼痛进行性加重并呈搏动性疼痛，皮肤红、肿、热、伤口有脓液渗出或有异味时，应警惕是否继发感染。

2. 加强伤口护理　及时更换敷料，保持伤口干燥，清洁伤口时应遵循无菌技术操作原则。

3. 合理应用抗生素　遵医嘱及时和合理安排抗生素药物的应用时间和方式。

（四）健康指导

对于骨折病人来说，功能锻炼是健康指导的重要部分。

1. 肌肉等长收缩练习和关节活动　根据病人情况制订适宜的锻炼和康复计划。除医嘱要求制动的病人外，术后 6 小时均能开始肌肉的等长收缩练习。伤后 2 周，可指导病人活动骨折部位上、下的关节。

2. 辅助器械的使用

（1）拐杖的应用：拐杖是常用的助行器械。护士应告知病人使用的注意事项。如拐杖应加垫，以防滑和避免损伤腋部；当手握把柄时，屈肘不超过 30°。使用拐杖时，要求上肢应有足够的肌力，保证身体平衡和协调能力。拐杖行走时，患肢不能负重。

（2）助行器的应用：助行器常用于老年人，以提供支持和保持平衡。

（3）手杖的应用：当患肢仅需轻微的支持时，可采用手杖。直手杖提供的支持最小，四脚手杖支撑面积大，支持力大。

【护理评价】

经过治疗和护理，病人是否达到：①骨折断端得到良好的复位和固定，能够维持良好的组织灌注，皮温和色泽正常，末梢动脉搏动有力；②疼痛及时缓解，无疼痛的症状与体征；③无骨或软组织感染；④无活动障碍引起的其他并发症；⑤病人了解患肢功能锻炼的相关知识，自我保健意识增加，主动配合治疗、参加功能康复锻炼。

第二节　四肢骨折病人的护理

一、肱骨骨折病人的护理

肱骨骨折（fracture of the humerus），可发生在肱骨外科颈部、肱骨干和肱骨髁上。这些骨折均可能发生血管神经的损伤。

肱骨干骨折是指肱骨外科颈下 1～2cm 至肱骨髁上 2cm 段内的骨折。肱骨干中下 1/3 段后外侧有桡神经沟，此段骨折易损伤桡神经。

肱骨髁上骨折是指肱骨干与肱骨髁交界处发生的骨折。以 5～12 岁儿童居多，约占小儿肘部骨折的 1/3。骨折处理不当，可引起前臂的缺血性肌挛缩，导致爪形手畸形或肘内翻畸形。

【病因与发病机制】

肱骨干骨折可因直接暴力或间接暴力所致。直接暴力多自外侧打击中段，导致横断或粉碎性骨折。间接暴力多由于手掌或肘部着地，力向上传，加之身体的重力，致中下 1/3 段骨折，多为斜形和螺旋骨折。骨折的移位方向与暴力的作用方向、大小和前臂、肘部所处的位置有关，多数有成角、缩短及旋转畸形。

肱骨髁上骨折多由间接暴力所致，根据暴力的不同和骨折移位的方向，可分为屈曲型和伸直型。当跌倒时，手掌着地，暴力经前臂向上传递，身体向前倾，由上向下的体重和冲力将肱骨骨干下部推向前方，使肱骨髁上发生骨折（图81-2-1），称为伸直型骨折。当跌倒时，肘关节屈曲，肘后着地，暴力由后下方向前方撞击尺骨鹰嘴，使肱骨髁上发生骨折，称为屈曲型骨折（图81-2-2）。临床上以伸直型骨折为常见。伸直型骨折，骨折近端向前移位，可压迫或刺伤肱动脉及正中神经，导致缺血性肌痉挛（图81-2-3）。

【护理评估】

（一）健康史

评估病人有无受伤史。详细了解外伤时的情况（如车祸、跌伤、挤压等）；外界暴力的性质（直接暴力或间接暴力）、强度；受伤或现场救治情况。

（二）身体状况

1. 症状　伤后上臂疼痛、肿胀，有皮下瘀斑，活动功能丧失。患侧肘关节处疼痛、肿胀、

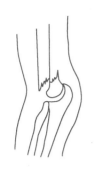

图 81-2-1　肱骨髁上伸直型
骨折典型移位

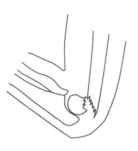

图 81-2-2　肱骨髁上屈曲型
骨折典型移位

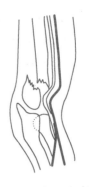

图 81-2-3　肱骨髁上骨折损
伤肱动脉

压痛，肘关节主动活动功能丧失。

2. 体征　肱骨干骨折可出现假关节活动，肱骨干中下 1/3 段骨折易发生桡神经损伤，可出现垂腕，各手指掌指关节不能背伸，拇指不能伸，前臂旋后障碍；肱骨髁上骨折后肘关节处可见畸形，但肘后三角关系正常，这是与肘关节脱位鉴别的关键。如合并桡神经损伤，可出现垂腕，各手指掌指关节不能背伸，拇指不能外展，手背桡侧皮肤感觉减退或消失。如合并正中神经或尺神经损伤，则出现前臂相应的神经支配区域的感觉减弱和运动功能障碍。

（三）辅助检查

肩关节和肘关节的 X 线正位和侧位检查，可确定骨折的类型及移位方向，多表现为骨的连续性中断，骨折断端发生移位。

（四）心理 - 社会状况

评估病人骨折后的反应，以及对肢体骨折后的认识程度。由于病人活动受限，给工作生活带来的不便，容易产生焦虑、烦躁心理。

【常见护理诊断 / 问题】

1. 急性疼痛　与骨折、软组织损伤和水肿有关。

2. 有外周神经血管功能障碍的危险　与肱骨骨折、夹板固定有关。

3. 沐浴 / 穿着自理缺陷　与肱骨骨折、上肢关节活动受限有关。

4. 潜在并发症： 肌萎缩、关节僵硬。

【计划与实施】

治疗原则是尽快使骨折复位。一般采取手法复位，局部肿胀严重，不能进行手法复位者，先进行尺骨鹰嘴骨牵引，待水肿基本消退后，再进行手法复位，X 线摄片确认骨折端对位、对线情况。复位后选择适宜的小夹板或石膏外固定。对肱骨髁上骨折施行手术复位，在直视下进行解剖对位。合并尺、桡神经损伤者，宜采用钢板螺钉内固定。

经过治疗和护理，病人：①疼痛减轻；②保持正确的复位姿势，无骨折周围神经血管功能障碍并发症；③生活需要得到满足；④积极配合医护人员，主动参与有效的功能锻炼。

1. 病情观察

（1）密切观察患肢远端的血液循环、感觉、运动情况，若发现患肢出现手部皮肤苍白、发凉、麻木、被动伸指疼痛、桡动脉搏动减弱或消失等前臂缺血表现，应立即通知医师。注意观察肢体的肿胀程度，严重的肿胀要及时处理，避免引起前臂的骨筋膜室综合征。

（2）定时检查夹板、石膏、绷带等的松紧度是否合适，发现异常及时调整，避免神经、血管受压。

2．疼痛护理　抬高上肢，减轻水肿，缓解疼痛；遵医嘱给予止痛药物。

3．心理护理　耐心解释骨折治疗后的注意事项，消除病人的紧张和焦虑情绪；关心爱护肱骨髁上骨折的患儿，取得患儿的信任与合作。消除患儿在患肢锻炼过程中的恐惧心理。

4．功能锻炼　复位固定后即开始进行主动手指屈伸活动。2～3周后行腕、肘关节的主动活动和肩关节的外展、内收活动。6～8周行肩关节的旋转活动。按照循序渐进的原则进行功能锻炼。

【护理评价】

经过治疗和护理，病人是否达到：①疼痛或不适减轻或消失；②骨折端得到良好的复位和固定，肢体局部无血管和神经的损伤，无并发症发生；③生活需要满足或自理能力提高；④了解功能锻炼的相关知识，积极配合治疗、主动参与康复锻炼。

二、尺、桡骨骨干骨折病人的护理

尺、桡骨骨干骨折（compound fracture of the shaft of the ulna and radius）较多见，约占全身骨折的6%。以青少年多见。如损伤前臂的软组织和血管，可引起骨筋膜室综合征。

【病因与发病机制】

尺、桡骨骨干骨折大多由直接暴力造成，二骨骨折线在同一平面，呈横行、粉碎性或多段骨折，软组织损伤较严重，整复对位不稳定。间接暴力致伤，跌倒时手掌着地，地面的反击力沿腕及桡骨下段上传，致桡骨中1/3部骨折，暴力又通过骨间膜斜行传向远端，造成尺骨低位骨折。在遭受扭转暴力作用时，尺、桡骨在极度旋前或旋后位互相扭转，成螺旋或斜形骨折，其骨折线的方向一致，成角相反，平面不同，复位困难（图81-2-4）。

【护理评估】

（一）健康史

评估病人受伤史。详细了解外伤时的情况（如车祸、跌伤、挤压等）、外界暴力的性质（直接暴力或间接暴力）、强度以及现场救治情况。

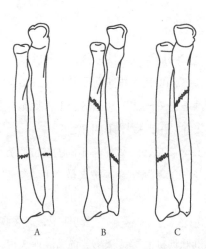

图81-2-4　尺、桡骨骨干骨折的类型
A. 由直接暴力引起的骨折；B. 由间接暴力引起的骨折；C. 由扭转暴力引起的骨折

（二）身体状况

1. 症状 前臂外伤后疼痛，局部肿胀，功能障碍，不能进行肢体的旋转活动。骨折部位出现压痛、叩击痛。

2. 体征 外观有明显畸形，移动患肢时骨擦感明显，不稳定骨折者局部出现反常活动。

（三）辅助检查

X 线片检查应包括肘关节和腕关节，可确定骨折的准确部位、类型和移位方向，以及是否合并桡骨小头脱位或尺骨小头脱位。桡骨干下 1/3 骨折合并尺骨小头脱位，称为盖氏骨折；尺骨上 1/3 骨干骨折合并桡骨小头脱位，称为孟氏骨折。

（四）心理－社会状况

评估病人骨折后的反应，以及对肢体骨折后的认识程度。由于病人活动受限，给工作和生活带来的不便，容易产生焦虑、烦躁心理。

【常见护理诊断／问题】

1. 急性疼痛 与尺、桡骨骨干骨折，软组织损伤和水肿有关。

2. 有外周神经血管功能障碍的危险 与尺、桡骨骨干骨折或骨折固定不当有关。

3. 沐浴／穿着自理缺陷 与尺、桡骨骨干骨折，前臂关节活动受限而影响手的功能有关。

4. 潜在并发症： 关节僵硬、肌萎缩。

【计划与实施】

在外力牵引下进行手法复位。复位后外固定尺、桡骨骨干双骨折移位比较复杂，往往顾此失彼，重点应放在矫正旋转移位，使骨间膜恢复其紧张度，使骨间隙正常，兼顾侧方、重叠和成角移位。背侧面用石膏托或特制小夹板固定腕关节于旋前、屈腕、尺偏位。难以手法复位或复位后不稳定的尺、桡骨骨干双骨折，可行手术切开复位，用钢板螺丝钉或髓内针内固定。

经过治疗和护理，病人：①疼痛减轻；②保持正确的复位姿势；③肢体局部无血管和神经的损伤；④了解康复锻炼的相关知识，积极配合医护人员，主动参与有效的功能锻炼。

1. 病情观察 注意有无疼痛进行性加剧，肢体肿胀，指呈屈曲状态，皮肤苍白发凉、毛细血管充盈时间延长等骨筋膜室综合征早期临床表现，及时做出诊断。定时检查夹板及石膏绷带等固定松紧是否合适，及时给予调整。

2. 疼痛护理 抬高患肢，减轻水肿，缓解疼痛；遵医嘱合理应用药物止痛。

3. 功能锻炼 指导复位固定后的病人进行上臂肌和前臂肌的收缩运动；术后 2 周即开始练习手指屈伸活动和腕关节活动；4 周后开始练习肩、肘关节活动；8～10 周后 X 线摄片证实骨折已愈合，才可以进行前臂旋转活动。去除外固定后，可进行各关节全活动范围的功能锻炼。

【护理评价】

经过治疗和护理，病人是否达到：①疼痛或不适减轻或消失；②骨折端复位固定良好；③肢体局部无血管和神经的损伤；④了解康复锻炼的相关知识，积极配合医护人员，主动参与有效的功能锻炼。

三、桡骨远端骨折病人的护理

桡骨远端骨折系指距桡骨下端关节面3cm以内的骨折。中年人和老年人多见，儿童多为桡骨远端骨骺分离。

【病因和类型】

多由间接暴力所致。如侧身跌倒时手掌着地而引起的桡骨下端骨折，腕部背伸，称为 Colles 骨折。骨折远端向背侧及桡侧移位。跌倒时手背着地，腕部在屈曲位发生的桡骨下端骨折，又称 Smith 骨折，骨折远端向掌侧及桡侧移位。

【护理评估】

（一）健康史

评估病人的受伤史。详细了解外伤时的情况（如车祸、跌伤、挤压等）；外界暴力的性质（直接暴力或间接暴力）、强度；现场救治情况。

（二）身体状况

1. **症状**　腕关节局部疼痛、肿胀，主动活动功能丧失。

2. **体征**　由于骨折远端移向背侧，侧面手腕可呈"餐叉"样畸形；因远端向桡侧移位，且有缩短移位、桡骨茎突上移，正面手腕呈"刺刀"样畸形（图81-2-5）。

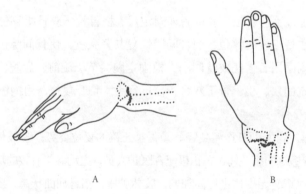

图81-2-5　桡骨下端骨折后的手畸形
A. "餐叉"畸形；B. "枪刺刀"畸形

（三）辅助检查

X线检查可见骨折远端向背侧及桡侧移位的情况。

（四）心理－社会状况

评估病人骨折后的反应，以及对肢体骨折后的认识程度。由于病人活动受限，给工作生活带来的不便，容易产生焦虑、烦躁心理。

【常见护理诊断/问题】

1. **急性疼痛**　与桡骨下端骨折、软组织损伤和水肿有关。

2. **有外周神经血管功能障碍的危险**　与骨折局部水肿或骨折固定不当有关。

3. **沐浴/穿着自理缺陷**　与桡骨下端骨折、手腕关节活动受限而影响手的功能有关。

4．**潜在并发症**：创伤性关节炎、关节僵硬。

【计划与实施】

治疗原则是在局部麻醉下尽快行手法复位，用小夹板或石膏固定3～4周。经过治疗和护理，病人：①疼痛减轻；②保持正确的复位姿势；③肢体局部无血管和神经的损伤；④了解功能锻炼的相关知识。

1．**病情观察**　注意患肢手部血液循环情况，如有肿胀、严重疼痛、麻木、皮肤颜色等情况，立即通知医生及时处理。

2．**疼痛护理**　局部制动，防止腕关节旋后或旋前；用吊带或三角巾将患肢托起，避免患肢下垂引起静脉回流障碍。

3．**功能锻炼**　复位固定后即开始功能锻炼，指导病人用力握拳，充分伸屈五指，以练习手指关节和掌指关节活动及锻炼前臂肌肉的主动收缩；指导病人练习肩关节前屈、后伸、内收、外展、内旋、外旋及环转活动和肘关节屈伸活动。3～4周解除固定后，可以两掌相对练习腕背伸，两手背相对练习掌屈。

【护理评价】

经过治疗和护理，病人是否达到：①疼痛或不适减轻或消失；②病人骨折愈合良好；③没有骨折并发症发生；④了解功能锻炼的知识，并积极进行锻炼。

四、股骨颈骨折

股骨颈骨折（fracture of the femoral neck）是发生于老年人的常见骨折，以女性多见。骨折后的骨折不愈合（占15%）和股骨头缺血性坏死（占20%～30%）是临床治疗中的重点和难点。

【病因与发病机制】

损伤原因主要是在跌倒时，扭转伤肢，暴力传导至股骨颈，引起断裂。老年人骨质疏松，所以只需较小的扭转暴力就能引起骨折。而中青年病人，需要承受较大暴力，才会发生骨折。由于股骨颈骨折后，骨折部位血运差，因此骨折不愈合的机会较多。

股骨颈骨折分类方法有：

1．**按骨折线的部位分为**　①股骨头下骨折；②经股骨颈骨折；③股骨颈基底骨折。其中股骨头下骨折与经股骨颈骨折近端血运严重破坏，易发生股骨头缺血性坏死。股骨颈基底骨折近端血运影响不大，骨折较容易愈合（图81-2-6）。

2．**按骨折线角度大小分为**　①内收型骨折，远端骨折与两髂嵴连线所形成角度Pauwells角，大于50°；②外展型骨折，Pauwells角小于30°。前者骨折线不稳定，后者骨折线较稳定（图81-2-7）。

3．**按骨折移位程度分为**　①不完全骨折；②完全骨折（图81-2-8）。

【护理评估】

（一）健康史

询问病人有无受伤史。详细了解外伤时的情况（如车祸、跌伤、挤压等）；外界暴力的性质（直接暴力或间接暴力）、强度；受伤后的现场救治情况。

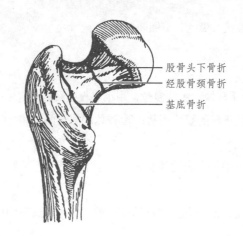

图 81-2-6　股骨颈骨折的不同部位

股骨头下骨折
经股骨颈骨折
基底骨折

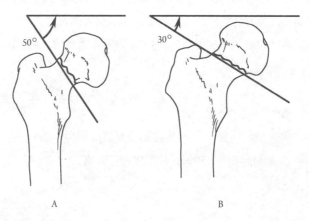

图 81-2-7　股骨颈骨折线与两髂嵴联系所形成的角度，及 Pauwells 角
A. 内收型骨折；B. 外展型骨折

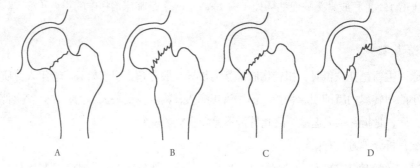

图 81-2-8　股骨颈骨折的移位
A. 不完全骨折；B. 无移位的完全骨折；C. 完全骨折，部分移位；D. 完全骨折，完全移位

（二）身体状况

1. 症状　老年人跌倒后诉髋部疼痛，不能站立或行走。局部疼痛、压痛明显，移动患肢疼痛更明显。

2. 体征　典型体征是患侧下肢呈屈曲、内收、外旋和短缩畸形。

（三）辅助检查

髋部的 X 线正位和侧位检查，可确定骨折的类型及移位方向。

（四）心理－社会状况

评估病人骨折后的反应，以及对肢体骨折后的认识程度。股骨颈骨折多为老年人，由于骨折后病人活动受限，生活不便，长期卧床给家人带来不少负担，因此病人及其家属容易产生焦虑、烦躁心理；由于对骨折预后了解不够，部分病人丧失生活的信心，产生悲观或恐惧心理；需要施行手术治疗的病人，尤其需作人工关节置换的，会对手术产生恐惧心理，部分病人面对昂贵的医疗费用产生无助感。

【常见护理诊断／问题】

1. **焦虑** 与缺乏疾病相关知识、不了解预后有关。

2. **有皮肤完整性受损的危险** 与长期卧床、体位固定有关。

3. **躯体活动障碍** 与限制性卧床，不能活动有关。

4. **如厕／沐浴／穿着自理缺陷** 与股骨颈骨折后行走、活动受限有关。

5. **潜在并发症**：肺部感染、下肢静脉栓塞。

【计划与实施】

股骨颈骨折的治疗原则：因股骨头近侧缺血，骨折不易愈合，故要求及时准确复位，牢固固定，以尽早建立骨折端供血。早期治疗方法分为非手术治疗（牵引复位）以及手术切开复位（经皮加压螺纹钉固定术）。后期发生股骨头缺血坏死或骨折不愈合者，可施行人工股骨头置换或全髋关节置换术。

通过治疗和护理，病人：①焦虑减轻；②能够保持适当的体位，防止骨折移位；③皮肤完整无破损；④并发症被有效预防和及时发现处理；⑤了解功能锻炼的相关知识。

1. 心理护理 采用现身说法的方式向病人宣传成功的病例及病情好转的信息，帮助病人树立治疗疾病的信心和勇气。

2. 体位患肢制动时，卧床时两腿之间放一枕头，使患肢呈外展中立位，采用下肢支架或皮牵引的病人应保持患肢于合适位置；卧硬板床休息，防止骨折移位，更换体位时，应避免患肢内收、外旋或髋部屈曲；尽量避免搬运或移动病人，必要时应注意髋关节与患肢整体托起，防止关节脱位或骨折断端造成新的损伤。

3. 并发症的预防与护理 对长期卧床的老年病人，定时给予翻身拍背，按摩骨隆突处，并鼓励病人咳嗽咳痰，防止压疮及坠积性肺炎的发生；给予高蛋白、高维生素、含粗纤维的饮食，保持大便通畅，多饮水，预防泌尿道感染。

4. 牵引的护理 行牵引的病人参照牵引的护理措施。牵引固定期间，加强生活护理，鼓励咳嗽排痰，预防肺炎、泌尿系统感染、压疮等并发症。

5. 功能锻炼

（1）股四头肌的等长收缩：每天多次，每次 5～20 分钟，防止下肢静脉血栓、肌萎缩和关节僵硬，锻炼前后注意观察病人的感觉、运动、温度、色泽及有无疼痛和水肿。

（2）髋关节功能锻炼：行人工髋关节置换术 1 周后，帮助病人进行床边髋关节活动，活动的范围、幅度和力量应循序渐进。

（3）转移和行走训练：非手术治疗的病人 8 周后可逐渐从床上坐起，告知病人坐起时双腿不能交叉盘腿，3 个月后可使用拐杖等辅助器械，患肢在不负重情况下可练习行走；行人工髋关节置换术的病人，2～3 周时允许下床后，指导病人正确使用助行器等其他器械辅助行走，骨折完全愈合后患肢方可负重。

【护理评价】

经过治疗和护理，病人是否达到：①焦虑有所减轻；②能保持合适体位；③皮肤完整无破损；④并发症被有效预防和处理；⑤了解有关功能锻炼的知识，能主动配合训练。

五、股骨干骨折

股骨干骨折（fracture of the femoral shaft）是指股骨小转子以下，股骨髁以上部位的骨折，约占全身骨折的 6%，多见于青壮年。内出血可达 500～1000ml，出血多者可导致休克。

【病因与发病机制】

多由强大的直接或间接暴力造成。直接暴力引起股骨横断或粉碎骨折，间接暴力引起股骨的斜形或螺旋骨折。

股骨上 1/3 骨折是近端受髂腰肌、臀中肌、臀小肌外旋肌群的作用而屈曲、外旋、外展，而远端受内收肌群的牵引而向后上移位。股骨中 1/3 骨折是骨折端移位无一定规律性，视暴力方向而定，形成成角畸形。股骨下 1/3 骨折是远端受腓肠肌的牵拉向后移位，有时压迫或损伤腘动脉、腓总神经。近端内收向前移位（图 81-2-9）。

【护理评估】

（一）健康史

询问病人有无受伤史。详细了解外伤时的情况（如车祸、跌伤、挤压等）、外界暴力的性质（直接暴力或间接暴力）、强度以及现场救治情况。

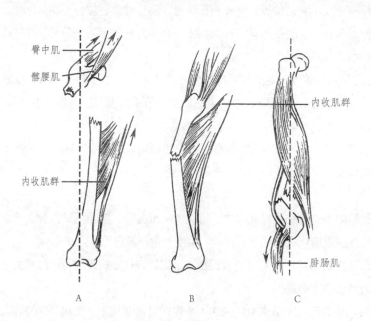

图 81-2-9　股骨干骨折移位方向
A. 股骨干上 1/3 骨折; B. 股骨干中 1/3 骨折; C. 股骨干下 1/3 骨折

（二）身体状况

1. 症状 局部疼痛，肿胀和畸形较明显，活动障碍。

2. 体征 远端肢体异常扭曲，有反常活动，勿有意测试骨擦音。中下1/3骨折应注意检查肢体远端血运和皮肤感觉，股骨干骨折可因出血量大而出现休克征象。

（三）辅助检查

X线检查可明确骨折部位、类型及移位情况。

（四）心理－社会状况

评估病人骨折后的反应，以及对肢体骨折后的认识程度。由于病人活动受限，给工作和生活带来不便，容易产生焦虑、烦躁心理。

【常见护理诊断/问题】

1. 急性疼痛 与股骨干骨折有关。

2. 有外周神经血管功能障碍的危险 与股骨干骨折搬运或处治不当有关。

3. 躯体活动障碍 与股骨干骨折、牵引或石膏固定有关。

4. 潜在并发症：肌萎缩、关节僵硬。

5. 知识缺乏：缺乏与本损伤有关的治疗、护理以及康复知识。

【计划与实施】

股骨干骨折治疗原则：积极预防创伤后有效循环血量减少或剧烈疼痛引起的休克，在生命体征平稳的基础上尽快促使骨折复位。3岁以内儿童，一般用垂直悬吊皮牵引，将两下肢向上悬吊，牵引重量以能使臀部稍稍悬离床面为宜。骨牵引适用于成人各类型的骨折，其中横断骨折需待重叠畸形矫正后行手术复位。切开复位内固定适用于非手术治疗失败、伴有多发损伤或血管神经损伤者。

经过治疗和护理，病人：①疼痛或不适减轻或消失；②肢体局部无血管和神经的损伤；③生活需要满足或自理能力提高；④没有骨折并发症发生；⑤了解康复锻炼的相关知识。

1. 预防休克 警惕有无合并内脏损伤。对于开放性骨折或合并内脏损伤者，密切观察生命体征和有无休克征象；快速建立静脉通道，及时补液，维持有效循环血量；积极抗休克治疗，待生命体征平稳后进行手术清创、骨折内固定。

2. 牵引护理 行牵引的病人参照牵引的护理措施。

3. 体位 保持患肢于外展中立位，抬高患肢，促进静脉回流，减轻患肢肿胀和疼痛。牵引时应注意检查局部皮肤有无受压，腓骨小头处应垫棉垫保护，以免损伤腓总神经，导致足背伸无力，出现垂足畸形。

4. 伤口护理 观察伤口引流情况，保持敷料干燥，预防切口感染。

5. 功能锻炼 参照股骨颈骨折的功能训练措施。

【护理评价】

经过治疗和护理，病人是否达到：①疼痛或不适减轻或消失；②肢体局部无血管和神经的损伤；③生活需要满足或自理能力提高；④没有骨折并发症发生；⑤了解功能锻炼的相关知识。

六、胫腓骨干骨折

胫腓骨干骨折（fracture of shaft of tibia and fibula）是指胫骨平台以下至踝上的部分发生的骨折。以青壮年和儿童多见。

【病因与发病机制】

大多由直接暴力造成，因胫骨前内侧及腓骨下段都在皮下表浅部位，故常为开放性骨折。间接暴力多由高处坠落、滑倒所致，骨折线呈斜形或螺旋形。

【护理评估】

（一）健康史

评估病人的受伤史。详细了解外伤时的情况（如车祸、跌伤、挤压等）；外界暴力的性质（直接暴力或间接暴力）、强度以及现场救治情况。

（二）身体状况

1. **症状** 局部肿胀、疼痛、局部压痛，功能障碍。

2. **体征** 患肢短缩或成角畸形，出现反常活动，触及骨折端有骨擦感。开放性骨折有时可见到刺破皮肤的骨折端。若出现骨筋膜室综合征，患肢远端有缺血现象，小腿肿胀明显、张力增加、感觉消失。若并发胫动脉损伤，则足背动脉搏动消失，肢端苍白、冰凉。

（三）辅助检查

X线检查可帮助了解骨折及移位情况。

（四）心理 - 社会状况

评估病人骨折后的反应，以及对肢体骨折后的认识程度。由于病人活动受限，给工作和生活带来不便，容易产生焦虑、烦躁心理。

【常见护理诊断 / 问题】

1. **急性疼痛** 与骨折、软组织损伤和水肿有关。

2. **有感染的危险** 与开放性胫腓骨干骨折损伤皮肤有关。

3. **如厕 / 沐浴 / 穿着自理缺陷** 与胫腓骨干骨折、肢体活动受限而影响行走功能有关。

4. **知识缺乏**：缺乏与本损伤有关的治疗、护理以及康复知识。

【计划与实施】

胫腓骨干骨折的治疗原则是恢复小腿长度、骨干对线和负重功能。复位时首先满足于胫骨的复位，然后是腓骨复位。对较稳定的横断骨折和短斜形骨折，采用手法复位后小夹板固定或石膏固定。对于不稳定的长斜形和螺旋形骨折，可采用螺丝钉或加压钢板内固定术。对于较为严重的开放性或粉碎性骨折，采用骨外固定术。

经过治疗和护理，病人：①疼痛减轻；②感染被有效预防和控制，骨折愈合良好；③生活需要得到满足；④了解康复锻炼的相关知识；⑤积极配合医护人员，主动参与有效的功能锻炼。

1. **疼痛护理** 疼痛轻者可采用分散或转移病人的注意力、按摩、热敷等方法进行缓解；缺血性疼痛必须及时解除压迫，松解外固定；如果发生骨筋膜室综合征需及时手术，切开减压后才能缓解疼痛；剧烈疼痛者可给予药物止痛。

2. 外固定护理 施行手法复位、小夹板固定或石膏固定者,根据肢体肿胀情况调整外固定的松紧,避免由于伤肢肿胀严重使外固定相对过紧,造成对局部神经血管的压迫。肢体的高度肿胀尤其需要警惕,注意观察是否会发展为小腿的骨筋膜室综合征。一旦并发骨筋膜室综合征,要及时切开引流、减压,同时应用抗生素控制感染,避免骨髓炎的发生。

3. 术后护理

(1)生命体征观察:对手术后病人加强生命体征的观察,维持生命体征的稳定。

(2)伤口观察:观察局部血液循环、感觉、运动情况。观察有无伤口出血,保持伤口敷料的干燥。

(3)引流:保持术后引流管的通畅,观察引流液的性状。

(4)补液:按照医嘱补足血容量,尤其对术前有休克症状的病人,根据其血压、尿量和周围组织灌流状况调节补液速度,维护血压的稳定。

(5)抗感染:按医嘱合理应用抗生素。

4. 功能锻炼 伤后早期可进行髌骨的被动活动和趾间关节活动;夹板固定期可练习膝踝关节活动。禁止在膝关节伸直状态下旋转大腿,因这时旋转可传到小腿,影响骨折的稳定。外固定去除后,全面练习关节活动,逐步下地行走。

【护理评价】

经过治疗和护理,病人是否达到:①疼痛或不适减轻或消失;②感染被预防和控制,骨折愈合良好;③生活自理能力有所提高;④掌握功能锻炼的知识;⑤积极进行锻炼。

第三节 脊柱与骨盆骨折病人的护理

一、脊柱骨折

脊柱骨折(fracture of the spine),又称脊椎骨折,比较常见,占全身骨折的 5% ~ 6%。最常见的合并症是脊髓损伤(spinal cord injury)。脊髓损伤造成的截瘫,可使病人丧失全部或部分生活能力,还会继发其他合并症,需加强治疗、护理和康复指导。

【病因与发病机制】

绝大多数脊柱骨折由间接暴力引起,如从高空坠落,头肩或臀部着地,身体的重力遇到地面的阻挡,使身体强烈屈曲,常致颈椎或胸、腰段交界处椎骨骨折;弯腰工作时重物落下打击头、肩或背部,使脊椎强烈屈曲,也可产生脊柱损伤。作用于脊柱的暴力,可分为垂直分力和水平分力,垂直分力越大越容易发生压缩骨折,水平分力越大越容易发生脱位。少数骨折是直接暴力所致,如枪弹伤或车祸中的直接撞伤等。

(一)根据受伤时的暴力作用方向分类

1. 屈曲型损伤 最常见,受伤时暴力使身体猛烈屈曲,椎体相互挤压。如单纯椎体压缩性骨折,骨折合并椎体向前脱位,多数发生在胸腰段脊柱。

2. 伸直型损伤 极少见，受伤时颈部呈过伸位承受外力，可导致椎体横行裂开，棘突互相挤压而断裂，或椎体向后脱位。

3. 屈曲旋转型损伤 可见于脊柱矢状面或冠状面的损伤，包括后柱损伤、横突骨折和非对称性前柱骨折。

4. 垂直压缩型损伤 受伤时脊柱承受轴向的垂直力，产生椎体终板骨折和椎体粉碎性骨折，常见于高处坠下，足和臀部着地。

（二）根据受伤程度和部位分类

1. 胸、腰椎骨折与脱位 ①椎体单纯压缩骨折；②椎体粉碎压缩骨折；③椎体骨折脱位。

2. 颈椎骨折与脱位 ①颈椎半脱位；②椎体骨折；③椎体骨折脱位；④寰枢椎骨折与脱位。

3. 附件骨折 常与椎体压缩骨折合并发生，如关节突骨折，椎弓根、横突、棘突骨折等。

（三）根据骨折的稳定程度分类

1. 稳定型骨折 单纯压缩骨折，椎体压缩不超过原高度 1/3，不易发生移位。

2. 不稳定型骨折 椎体压缩超过原高度 1/3 以上的压缩骨折，椎体粉碎骨折、椎体骨折合并脱位等。复位后容易再移位。

【护理评估】

（一）健康史

评估病人的受伤史。详细了解外伤时的情况（如车祸、跌伤、挤压等）；外界暴力的性质（直接暴力或间接暴力）、外力强度的大小和方向，现场救治措施和搬运情况。由于脊柱骨折常伴有其他部位的损伤，因此还应评估病人的生命体征和意识情况；评估呼吸道是否通畅、有无心动过缓和低血压，有无体温调节障碍，有无大小便失禁等情况。

（二）身体状况

1. 症状 受伤部位局部疼痛和活动受限。颈椎骨折病人可有头、颈部疼痛，不能活动；胸腰椎骨折病人可有腰背肌痉挛、疼痛，不能站立或站立时疼痛加剧。

2. 体征 损伤部位的棘突明显压痛。颈、胸、腰段损伤时常有局部肿胀和后凸畸形。严重者常伴随有脊髓损伤，可造成截瘫。

（三）辅助检查

X 线可确定脊柱损伤的部位、类型和移位情况，对指导治疗和估计预后很重要；CT 检查用于检查椎管内有无出血及碎骨片；MRI 检查有助于观察和确定脊髓损伤的程度和范围。

（四）心理 – 社会状况

评估病人骨折后的反应，以及对脊柱骨折后的认识程度。由于损伤后需要卧床休息，活动受限，给生活带来不便，病人容易产生焦虑、烦躁心理。担心脊髓损伤而引起截瘫，病人及其家属格外关注躯体的感觉和运动。感知障碍者产生恐惧感，甚至产生悲观情绪，对生活丧失信心。因缺乏家庭或社会的支持而产生无助和孤独感。

【常见护理诊断 / 问题】

1. 恐惧 与脊髓损伤导致感觉运动功能障碍有关。

2. 有皮肤完整性受损的危险 与活动障碍和长期卧床有关。

3. 潜在并发症：脊髓损伤、关节僵硬、失用性肌萎缩。

【计划与实施】

　　脊柱损伤病人伴有颅脑、胸、腹脏器损伤或合并休克时，首先应处理威胁生命的情况；脊柱骨折病人应卧硬板床，防止损伤加重；较轻的颈椎骨折者可用枕颌吊带行卧位牵引复位，明显压缩移位者可用持续颅骨牵引复位；胸腰椎复位后用石膏背心固定，也可用两桌法或双踝悬吊法复位（图 81-3-1），复位后不稳者可手术治疗，做植骨和内固定；严重的胸、腰椎骨折病人，可通过腰背肌功能锻炼，使骨折获得一定程度的复位。

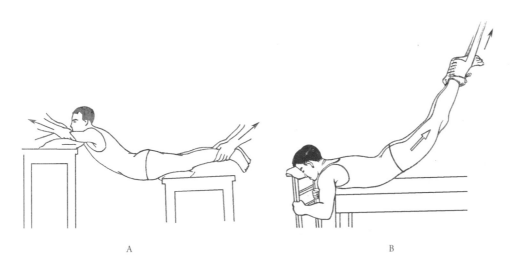

图 81-3-1　胸、腰椎骨折的复位方法
A.两桌复位法；B.双踝悬吊复位法

　　经过治疗和护理，病人：①皮肤完整，无压疮发生；②并发症发生率降到最低；③恐惧感减轻，情绪稳定，能配合治疗与护理。

　　1．正确搬运要求　①搬运工具应选用硬板担架或木板，不可使用软物搬运；②搬运时应注意病人体位，切忌抓起病人四肢抬送，或强拉硬拽其身体某一部分（图 81-3-2）；③禁忌单人背送，避免在背送过程中加剧脊柱骨折的畸形和脊髓神经损伤的程度；④搬运腰椎骨折的病人时至少 2 人，已有颈椎骨折的病人至少需要 3 人搬运，在搬运时采用滚动法或平托法，使病人身体保持平直状态（图 81-3-3）。

　　2．维持躯体正常的功能位　腰胸椎单纯压缩性骨折，应平卧硬板床，骨折部垫枕，使脊柱背伸，同时及早进行腰背肌功能锻炼。及早锻炼可以促进血肿吸收，预防肌肉萎缩，减轻局部水肿，防止损伤后的组织粘连和组织纤维化，达到复位和治疗的目的。

　　3．牵引护理　对于颈椎骨折或脱位病人采用颅骨牵引复位，具体措施参照牵引术的护理。

　　4．皮肤护理　保持皮肤完整性，预防压疮发生。

　　（1）轴线翻身：损伤早期应每 2～3 小时翻身一次，分别采用仰卧和左、右侧卧位。侧卧位时两腿之间应垫软枕，定时观察皮肤的情况。

　　（2）保持病床清洁干燥和舒适：保持个人清洁卫生和床单平整干燥，注意保护骨隆突部位，定时对受压部位进行按摩。有条件者可使用特制翻身床、充气床垫等。

　　5．并发症的预防和护理

　　（1）脊髓损伤：①搬运时应避免脊柱骨折断端移位，损伤脊髓；②观察病人皮肤的颜色、温度和有无体温调节障碍；③对已发生脊髓损伤者，做好相应的护理（参照"脊髓损伤"）。

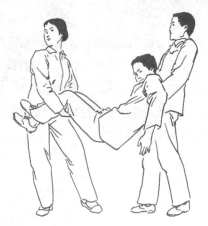

图81-3-2 脊柱骨折不正确搬运法

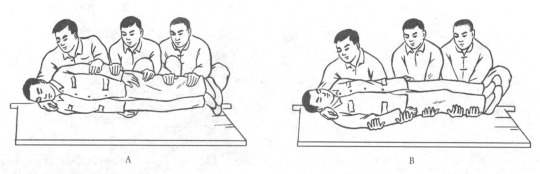

图81-3-3 脊柱骨折病人正确搬运法
A. 滚动法；B. 平托法

（2）关节僵硬和肌肉萎缩：①瘫痪肢体的关节保持功能位，防止关节屈曲、过伸或过展；②定时进行全身所有关节的全范围被动活动和按摩，以促进血液循环；③根据脊椎骨折的部位及程度，选择相应的腰背肌功能锻炼。

6. 心理护理 向病人和家属解释相关治疗、护理和康复的方法和意义，以取得配合。帮助提高病人及其家属的自我照顾能力和社会适应力，从而减轻病人的恐惧和无助感。

【护理评价】

经过治疗和护理，病人是否达到：①皮肤完整，无压疮和感染发生；②并发症发生率降到最低，无脊髓损伤、关节僵硬和肌肉萎缩的发生；③能主动配合治疗和护理，情绪稳定，恐惧和无助感有所减轻。

二、脊髓损伤

脊髓损伤是脊柱损伤最严重的后果。多发生于颈椎下部和胸腰段骨折脱位或附件骨折，移位的椎体向后或骨片突入椎管，压迫脊髓和马尾神经，产生不同程度的脊髓损伤。

【病因和病理】

受伤平面以下感觉、运动、反射完全消失，括约肌功能完全丧失，称完全性截瘫，部分丧失称不完全截瘫。

按脊髓和马尾损伤的程度可分为：

1. 脊髓震荡　最轻微的脊髓损伤，损伤后脊髓暂时性功能抑制，呈弛缓性瘫痪，损伤平面以下的感觉、运动、反射及括约肌功能全部丧失，常在很短时间内恢复，无组织形态学病理变化。

2. 脊髓挫伤　脊髓实质性破坏，外观完整，内部可有出血、水肿、神经细胞破坏和神经传导纤维束的中断。轻者为少量点状出血和水肿，重者可有成片出血，导致脊髓软化及瘢痕形成。

3. 脊髓断裂　脊髓的连续性中断，可为完全性或不完全性。不完全性常伴挫伤，断裂者预后极差。

4. 马尾损伤　在第2腰椎以下的椎体骨折脱位，可引起马尾损伤，导致损伤平面以下感觉、运动、反射消失。

除上述各种病理生理变化外，各种脊髓损伤后均可立即发生损伤平面以下的暂时性弛缓性瘫痪，属于失去高级中枢控制的一种病理生理现象，称为脊髓休克。

【护理评估】

（一）健康史

评估受伤的时间，受伤的原因和部位，受伤时的体位，急救的情况，搬运和送运方式；评估是否伴有生命体征、意识的异常；评估有无感觉和运动功能障碍；评估呼吸道是否通畅、有无心动过缓和低血压，有无体温调节障碍，有无大小便失禁。

（二）身体状况评估

1. 症状　脊髓损伤由于损伤部位、损伤原因和程度不同，可出现不同的神经系统损伤体征。表现为受伤平面以下，单侧或双侧感觉、运动、反射的全部或部分丧失，常伴膀胱平滑肌麻痹和排尿反射消失，导致尿潴留，出现充盈性尿失禁。

2. 体征　瘫痪早期多呈弛缓性瘫痪，然后逐渐转为痉挛性瘫痪。弛缓性瘫痪病人表现为肌张力降低和反射减弱，痉挛性瘫痪病人表现为肌张力增强和反射亢进。C_8以上水平损伤者可出现呼吸肌瘫痪，病人表现为极度呼吸困难，若不及时气管切开可危及病人生命；C_8以下水平损伤者可出现肩部以下的四肢瘫，大小便功能丧失。胸髓损伤者，损伤平面以下的感觉、运动和大小便功能均丧失。第1腰椎骨折可造成脊髓圆锥损伤，表现为会阴部皮肤鞍状感觉缺失，大小便失禁，性功能障碍，双下肢的感觉和运动正常。马尾神经损伤表现为受伤平面以下弛缓性瘫痪，感觉和运动功能障碍，括约肌功能丧失，腱反射消失。

脊髓半横切损伤时，损伤平面以下同侧肢体的运动和感觉消失，对侧肢体的痛觉和温度觉消失，称为脊髓半切征。

（三）辅助检查

CT检查用于检查椎管内有无出血；MRI检查有助于观察和确定脊髓损伤的程度和范围。

（四）心理-社会状况

评估病人受伤后的心理反应，对功能失调的感性认识和面对现实的承受能力，病人及其家属对疾病治疗的态度。由于担心脊髓损伤而引起截瘫，病人及其家属格外关注躯体的感觉和运动。感知运动障碍者产生恐惧感，甚至产生悲观情绪，对生活丧失信心；因缺乏家庭或社会支持系统而产生无助感或孤独感。

【常见护理诊断/问题】

1. 气体交换障碍　与脊髓损伤、呼吸肌麻痹、清理呼吸道无效有关。

2. **体温过高或过低**　与脊髓损伤、自主神经系统功能紊乱有关。

3. **尿潴留**　与脊髓损伤有关。

4. **有皮肤完整性受损的危险**　与感觉缺失和活动障碍有关。

5. **体像紊乱**　与瘫痪、躯体活动障碍有关。

【计划与实施】

脊髓损伤的治疗原则是尽早解除对脊髓的压迫，保证脊髓功能尽可能恢复。对椎体骨折或骨折脱位，应尽早施行闭合复位或手术复位，避免进一步的脊髓损伤；加强功能锻炼，预防并发症。

经过治疗和护理，病人：①能够保持呼吸道通畅，维持呼吸功能正常；②保持体温在正常范围；③维持正常的排尿功能或建立膀胱的反射性排尿功能；④能面对现实，自信心有所增强；⑤未发生压疮。

1. **保证有效的气体交换**　长期卧床易发生呼吸道分泌物梗阻，应经常改变体位；定期指导病人做深呼吸、用力咳嗽，轻轻叩击胸背部，促进肺膨胀和排痰；若痰液不易咳出时，可采用雾化吸入，在吸入液中加抗生素、地塞米松和糜蛋白酶等药物，使分泌物稀释，便于排出；当病人发生肺不张，用导管插入气管吸出分泌物，必要时协助医生通过支气管镜吸痰；实施气管插管或气管切开术的病人，应妥善固定管道，定时湿化，避免气道干燥。

2. **生活护理**　尽量帮助病人取合适卧位，减轻不适症状；加强营养，增强机体抵抗力，鼓励病人多饮水、多吃新鲜水果和蔬菜，保持大便通畅；瘫痪肢体保持关节于功能位，防止关节屈曲、过伸或过展，定时被动活动和按摩，避免压疮发生；鼓励病人在病情允许的情况下自主活动，提高其生活自理能力。

3. **维持正常体温**　颈脊髓损伤后，多数病人出现中枢性高热，体温高达40℃。对高热病人，除了给予降温措施外，还要注意补充水、电解质，维持机体的体液平衡，同时注意皮肤和口腔护理。对脊髓损伤导致低温的病人，应采取保暖升温措施。

4. **预防泌尿系统并发症**　泌尿道感染是截瘫病人常见的并发症。截瘫早期要做好留置导尿的护理，导尿管每周更换1次，操作时应严格遵守无菌技术操作原则，预防泌尿系逆行感染。需持续引流尿液者，2~3周后应定时开放导尿管，一般每4~6小时开放1次，以预防泌尿系感染和膀胱萎缩，有利于训练膀胱反射或自律性收缩功能。鼓励病人多饮水，必要时每日行膀胱冲洗1~2次，有利于冲出尿中废物沉渣。

5. **预防压疮**　截瘫病人皮肤失去感觉，自主神经功能紊乱，局部缺血，容易发生压疮，好发部位多在骨突起处。间歇性解除压迫是有效预防压疮的关键，应每2~3小时翻身一次，有条件者可使用特制翻身床、小垫床、电脑分区域充气床垫、波纹气垫等，减轻局部压迫。保持皮肤干燥，并在周围轻轻按摩，对面积较大、组织坏死较深的压疮，则应按外科原则处理创面。

6. **心理护理**　向病人和家属做好健康宣教，介绍有关治疗、护理和康复的方法和意义，以取得配合。帮助提高病人与家属的社会适应力、自我照顾能力。对于孤独无助的病人，帮助建立社会支持系统，促进病人早期回归家庭与社会。

7. **健康指导**　向病人家属解释并强调生活照顾对病人的意义，教会病人家属有关的护理技能，调动病人主动参与锻炼的积极性，鼓励病人在病情许可下做未瘫痪肌肉和关节的主动锻炼。根据康复情况，教会病人安全使用轮椅、拐杖等辅助行走工具。

【护理评价】

经过治疗和护理，病人是否达到：① 呼吸道通畅，呼吸功能正常；② 体温在正常范围；③ 建立膀胱的反射性排尿功能；④ 能正确面对现实，自信心有所增强。⑤ 未发生压疮。

三、骨盆骨折

骨盆骨折（fracture of the pelvis）多由强大暴力挤压或直接撞击骨盆所致，多数情况下为复合伤。

【病因与发病机制】

由于骨盆多为松质骨，骨折后本身出血较多，其邻近有动脉及静脉丛，而这些静脉丛多无静脉瓣阻挡回流，骨折后可引起大量失血，导致休克。骨盆内有其他重要器官存在，骨折往往合并这些脏器损伤。如骨盆骨折常合并膀胱、尿道、女性阴道及直肠损伤。根据骨折移位情况划分为压缩型骨盆骨折、分离型骨盆骨折以及中间型骨盆骨折，后者为稳定性骨折，移位最严重的是分离型骨盆骨折。

【护理评估】

（一）健康史

评估病人的受伤史。详细了解外伤时的情况（如车祸、跌伤、挤压等）；外界暴力的性质（直接暴力或间接暴力）、强度；现场救治情况。

（二）身体状况

1. **症状** 局部疼痛、运动受限。有时可见耻骨联合、腹股沟及会阴部肿胀、皮下淤血；骨盆骨折出血量大时，可出现休克。

2. **体征** 骨盆挤压试验、骨盆分离试验阳性。耻骨联合有直接或间接压痛。若合并膀胱、尿道损伤则出现血尿或无尿；合并直肠损伤，会出现血便；女性骨盆骨折合并阴道损伤会出现阴道出血。

（三）辅助检查

X 线和 CT 检查可了解骨盆骨折及骨折类型。

（四）心理 - 社会状况

评估骨盆骨折后病人的心理反应，以及对骨折后的认识程度。由于骨盆骨折后需要卧床治疗，病人活动受限，给工作和生活带来不便，容易产生焦虑、烦躁心理。担忧治疗预后，惧怕今后站立不起来，影响家庭生活。家属会担心病人功能障碍而产生巨大的心理压力。

【常见护理诊断 / 问题】

1. **外周组织灌注无效** 与骨盆损伤、出血有关。

2. **排尿障碍 / 排便失禁** 与膀胱、尿道、腹内脏器或直肠损伤有关。

3. **有皮肤完整性受损的危险** 与长期卧床和活动障碍有关。

4. **潜在并发症**：肺部感染、下肢静脉栓塞。

【计划与实施】

骨盆骨折的治疗原则是：首先处理休克和各种危及生命的并发症，然后再处理骨折。经过治疗和护理，病人：①维持正常的组织灌注；②皮肤完好，无压疮发生；③维持正常的排尿和排便功能；④并发症得到有效控制和预防；⑤掌握功能锻炼的知识，并积极进行锻炼。

1．维持正常的组织灌注　密切观察生命体征变化，及时发现和处理血容量不足；快速建立静脉通道，及时遵医嘱输血和补液；协助医师做好术前准备，及时止血和处理其他器官损伤。

2．维持排尿、排便通畅　观察病人有无排尿困难、尿量及色泽；留置导尿的病人应加强尿道口和导尿管护理；鼓励病人多食富含膳食纤维的食物，多饮水，防止便秘发生；便秘病人可遵医嘱给予通便药物。

3．皮肤护理　协助病人更换体位，骨折愈合后方可向患侧卧位；保持皮肤清洁卫生；保持床单平整干燥；定时按摩受压部位，防止压疮发生。

4．功能锻炼　骨盆骨折没有移位者，伤后一周可做半卧练习，并做髋关节、膝关节的伸展运动，2～3周后下床站立，缓慢行走。3～4周后练习正常行走。骨折移位明显者，伤后2周开始做半卧练习，并练习股四头肌的收缩，3周练习做髋关节、膝关节的伸展运动，6～8周扶拐杖行走，逐步过渡到正常行走。

【护理评价】

经过治疗和护理，病人是否达到：①维持正常的组织灌注，血压平稳；②皮肤完好，无压疮发生；③排尿排便功能正常；④并发症得到有效控制和预防；⑤掌握功能锻炼的知识，并积极进行锻炼。

第四节　关节脱位病人的护理

一、概　述

骨的关节面失去正常的对合关系称为关节脱位（dislocation of joint）。失去部分正常对合关系，称为半脱位。脱位以损伤性脱位最多见，多发生于青壮年，老年人较少见，儿童以先天性脱位多见。上肢关节脱位多于下肢关节脱位。

【病因和分类】

（一）按发生脱位的原因分类

1．损伤性脱位　暴力作用于正常关节引起的脱位。

2．先天性脱位　胚胎发育异常或胎儿在母体内受到外界因素影响引起的脱位。例如髋臼发育不良的先天性髋脱位。

3．病理性脱位　因关节结构遭受病变破坏引起的脱位。例如关节结核或类风湿关节炎所致的脱位。

4．习惯性脱位　由于创伤造成关节脱位时，关节囊及韧带在骨性附着处被撕脱，使关节存在不稳定因素，轻微的外力作用可导致再脱位，称为习惯性脱位。多见于肩关节。

（二）按脱位后的时间分类

1. 新鲜脱位 脱位时间未满 3 周。

2. 陈旧性脱位 脱位时间超过 3 周。

（三）按脱位后皮肤是否破损分类

1. 闭合性脱位 脱位处皮肤完整。

2. 开放性脱位 脱位处皮肤破损，关节腔与外界相通。

【病理生理】

创伤性关节脱位后，关节囊破裂，关节腔周围积血。血肿机化后形成肉芽组织，然后发展成为纤维组织，导致关节粘连。脱位可伴有关节邻近韧带、肌肉和肌腱损伤，也可伴有骨折及血管、神经损伤。

【护理评估】

（一）健康史

评估病人的受伤经过，有无关节反复脱位的病史，有无关节和骨端的病变，如肿瘤、炎症等。

（二）身体状况

1. 症状 关节疼痛、肿胀、局部压痛及关节功能障碍。

2. 体征 除一般症状外，关节脱位有以下特有体征。

（1）畸形：脱位的关节处于明显畸形，移位的关节头端可在异常位置摸到，肢体可变长或缩短。

（2）弹性固定：脱位后由于关节囊周围韧带及肌肉的牵拉，使患肢处于异常位置，被动活动时感到有弹性阻力。

（3）关节盂空虚：关节脱位后可在体表摸到关节所在的部分有空虚感。

（三）辅助检查

X 线检查可确定脱位的方向、程度、有无合并骨折等。

（四）心理 - 社会状况

评估病人对关节脱位后的反应，如焦虑、恐惧心理；评估关节脱位后对病人生活、工作以及身体状况的影响；评估病人对治疗的态度和行为表现。

【常见护理诊断 / 问题】

1. 急性疼痛 与关节脱位引起局部组织损伤及神经受压有关。

2. 有外周神经血管功能障碍的危险 与关节移位压迫血管、神经有关。

3. 有皮肤完整性受损的危险 与关节固定有关。

4. 知识缺乏： 缺乏复位后治疗及功能锻炼的相关知识。

【计划与实施】

关节脱位的处理原则包括复位、固定和功能锻炼。①复位：包括手法复位和切开复位，以手法复位为主。复位时间越早越容易，效果也越好。如果脱位时间较长，关节周围组织挛缩、粘连，空虚的关节腔被瘢痕组织充填，则给手法复位造成一定困难。对于合并关节内骨折，经手法复位失败者、有软组织嵌入、手法难以复位者或陈旧性脱位手法复位失败者，可行手术切开复位。②固定：复位后将关节固定于稳定位置 2 ~ 3 周，使损伤的关节囊、韧带、肌肉等软组织得以修复。固定的时间根据具体的脱位情况而定，太长易发生关节僵硬，太短则损伤的关节囊达不到修复，容易形成习惯性脱位。陈旧性脱位手法复位后，固定时间应适当延长。③功能锻炼：在固定期间要经常进行关节周围肌肉的伸缩活动和患肢其他关节的主动活动。固定解除后，逐步进行脱位关节的主动功能锻炼，切忌粗暴地被动活动，可用理疗、按摩等手段，促使关节功能早日恢复。

经过治疗和护理，病人：①疼痛减轻；②并发症得到有效控制和及时处理；③皮肤没有压疮和感染；④了解关节脱位的预防和康复知识。

1. 疼痛护理　早期复位固定，可减轻疼痛；移动病人时，应帮助病人固定患肢，避免活动患肢加重疼痛；疼痛剧烈时，可遵医嘱应用镇痛药减轻疼痛，促进病人的舒适和睡眠。

2. 病情观察　定时观察患肢末端的血液循环状况。若患肢出现苍白、发冷、动脉搏动消失，提示有血管损伤，及时通知医师配合处理；动态观察患肢的感觉和运动情况，了解神经损伤的程度和恢复情况。

3. 维持皮肤的完整性　对使用牵引或石膏固定的病人，应注意观察皮肤的色泽和温度，避免皮肤受压；需要长时间卧床的病人，应定期翻身，保护受压部位，保持床铺清洁、干燥和平整，防止压疮的发生。

4. 提供相关知识　向病人及其家属讲解关节脱位治疗和功能锻炼的知识；指导病人进行正确的功能锻炼，严防强力拉伸关节，加重关节损伤；对于习惯性脱位的病人，应消除发生再脱位的原因，避免复发。

【护理评价】

经过治疗和护理，病人是否达到：①疼痛减轻或消失；②无周围神经、血管功能障碍发生的迹象；③皮肤无压疮和感染发生；④了解关节脱位预防和康复知识。

二、肩关节脱位

肩关节是全身活动范围最大的关节，由于肩胛盂面积小而浅，肱骨头相对大而圆，周围的韧带较薄弱，关节囊松弛，使肩关节的结构不稳定，容易发生肩关节脱位（dislocation of shoulder joint）。

【病因与发病机制】

肩关节脱位多由间接暴力所致。当跌倒时手掌撑地，肩关节外展、外旋，使肩关节前方关节囊破裂，肱骨头滑出肩胛盂出现脱位。肩关节脱位分为前脱位、后脱位、下脱位和盂上脱位，以前脱位为多见。前脱位根据肱骨头的位置可分为喙突下脱位，盂下脱位和锁骨下脱位。脱位时可合并肱骨大结节撕脱骨折。

【护理评估】

（一）健康史

评估病人的受伤经过，有无关节反复脱位的病史，有无关节和骨端的病变，如肿瘤、炎症等。

（二）身体状况

1. 症状　患肩疼痛、肿胀、运动功能受限。

2. 体征 肩部三角肌塌陷，失去正常轮廓，外观呈方肩畸形（图81-4-1），肩峰下关节盂空虚，在关节盂以外可触及肱骨头，上臂呈弹性固定于半外展位。典型体征是搭肩试验（Dugas征）阳性，即患侧手掌搭于健侧肩部时，肘部不能紧贴胸壁，如果肘部紧贴胸壁，患侧手掌无法搭于健侧肩部，而正常情况下则可以做到。

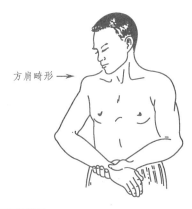

方肩畸形 →

图81-4-1　肩关节脱位病人的姿势及方肩畸形

（三）辅助检查

X线检查可确定脱位的方向、程度、有无合并骨折等。

（四）心理－社会状况

1. 评估病人对关节脱位后的反应，如焦虑、恐惧心理。

2. 评估关节脱位后对病人生活、工作以及身体状况的影响。

3. 评估病人对治疗的态度和行为表现。

【常见护理诊断／问题】

1. 急性疼痛 与关节损伤脱位有关。

2. 有外周神经血管功能障碍的危险 与关节移位压迫血管、神经有关。

3. 知识缺乏：缺乏有关肩关节脱位康复护理的知识。

【计划与实施】

肩关节脱位后的治疗目标是尽早施行手法复位，原则是使脱位的关节端按原来脱出的途径复位，复位时禁忌动作粗暴导致骨折或血管神经的损伤。

复位的手法常采用手牵足蹬法（Hippocrates法）（图81-4-2）。病人靠床沿仰卧，操作者站在或半坐在患侧床沿，用近侧的一足放置于病人患侧腋下，双手握住患肢用力牵拉，与足蹬腋窝的推动力形成对抗牵引，在牵拉状态下内收、内旋上臂，即可复位。复位后将关节固定于内收、内旋位，屈肘90°，患侧腋下置一棉垫，前臂用三角巾悬吊固定3周。如合并有肱骨大结节撕脱骨折，应延长固定时间。

经过治疗和护理，病人：①疼痛减轻；②无血管及臂丛神经的损伤；③了解肩关节脱位的预防和康复知识。

1. 疼痛护理 应帮助病人固定患侧肩关节，避免活动患肢加重疼痛；疼痛剧烈时，可遵医嘱应用镇痛药。

2. 病情观察 定时观察患肢的感觉和运动情况，了解是否有臂丛神经损伤的情况。

3. 功能锻炼 固定期间可活动腕部与手指，指导病人作肱二头肌的收缩动作。解除固定后，

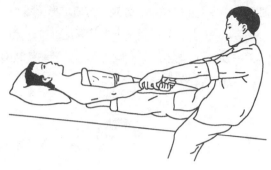

图 81-4-2　肩关节前脱位 Hippocrates 法复位

鼓励病人主动进行肩关节全方位活动的功能锻炼。

【护理评价】

经过治疗和护理，病人是否达到：①疼痛减轻或消失；②无周围神经、血管功能障碍发生的迹象；③了解肩关节脱位功能锻炼的相关知识。

三、肘关节脱位

肘关节脱位（dislocation of elbow joint）发生率仅次于肩关节脱位。肘关节脱位可分为前脱位、后脱位和侧脱位，以后脱位最为常见。发生脱位后应及早复位，延迟复位可引起长期肘关节肿胀和关节活动受限，还可能因过度肿胀而减少前臂的血液循环，产生前臂缺血性挛缩。

【病因与发病机制】

多由间接暴力所致。病人跌倒时，肘关节位于伸直位，手掌着地，暴力传递至尺、桡骨上端，尺骨鹰嘴突产生杠杆作用，使尺、桡骨近端脱向肱骨远端后上方，形成常见的后脱位。如果肘关节从后方受到直接暴力作用，产生尺骨鹰嘴骨折和肘关节前脱位，相对少见。肘关节后脱位可使肱动脉和神经损伤。

【护理评估】

（一）健康史

评估病人受伤史，是否受到外界暴力打击，跌倒受伤情况；有无骨关节其他疾病，如关节结核、化脓性关节炎、肿瘤等。

（二）身体状况

1. **症状**　肘关节肿胀、疼痛、功能障碍。

2. **体征**　肘关节呈半屈曲位，尺骨鹰嘴后突明显，肘后三角关系失去正常；后脱位合并正中神经损伤，可表现为拇指、示指、中指感觉迟钝或消失，形成典型"猿手"畸形；后脱位合并尺神经损伤，可表现为手部尺侧皮肤感觉消失，形成典型"爪状手"畸形。

（三）辅助检查

X 线检查了解脱位情况及有无合并骨折。

（四）心理-社会状况

评估病人对肘关节脱位后的反应，如焦虑、恐惧心理；评估肘关节脱位后对病人生活、工作以及身体状况的影响；评估病人对治疗的态度和行为表现。

【常见护理诊断/问题】

1. **急性疼痛**　与关节损伤脱位有关。

2. **有外周神经血管功能障碍的危险**　与关节移位压迫血管、神经有关。

3. **知识缺乏**：缺乏有关肘关节脱位康复护理的知识。

【计划与实施】

肘关节脱位后的治疗原则是尽早实施手法复位。复位失败或超过3周的陈旧性肘关节脱位应施行手术复位。复位后用长臂石膏托固定肘关节于屈曲90°位，前臂用三角巾悬吊，固定3周。

经过治疗和护理，病人：①疼痛有所减轻；②无血管及臂丛神经的损伤；③了解肘关节脱位的预防和康复知识。

1. **疼痛护理**　应帮助病人固定患侧肘关节，避免活动患肢加重疼痛；疼痛剧烈时，可遵医嘱应用镇痛药。

2. **病情观察**　定时观察患肢的感觉和运动情况，若发现患肢苍白、发冷、动脉搏动减弱或消失，提示患肢血液循环障碍；了解是否有肘正中神经和尺神经损伤的征象，发现异常及时通知医师给予早期处理。

3. **功能锻炼**　固定期间即开始肌肉伸缩锻炼，并活动各手指与腕关节。解除固定后应尽早练习肘关节屈、伸和前臂旋转活动。强行肘关节活动不仅无法达到预期恢复功能的目的，反而会损伤周围的软组织，形成血肿，进而可演变成骨化性肌炎，使关节丧失功能。

【护理评价】

经过治疗和护理，病人是否达到：①疼痛减轻或消失；②无周围神经、血管功能障碍发生的迹象；③了解肘关节脱位功能锻炼的相关知识。

四、髋关节脱位

髋关节由股骨头和髋臼构成，髋臼为半球形，深而大，能容纳股骨头的大部分，属杵臼关节，周围有坚强的韧带及肌肉保护，结构稳固，脱位的发生率较低。髋关节脱位（dislocation of hip joint）多由强大的外力作用导致脱位。按股骨头脱位后的位置可分为后脱位、前脱位和中心脱位，其中后脱位最为常见，脱位时可造成关节囊撕裂和股骨头骨折，有时合并坐骨神经损伤。

【病因与发病机制】

髋关节后脱位常由于强大暴力引起，如发生交通事故时，病人膝、髋关节处于屈曲位，暴力作用使大腿急剧内收、内旋，使股骨头从髋关节囊的后下部薄弱处脱出。另外，外力直接作用于屈曲的膝部，使股骨头向后冲破关节囊造成髋关节后脱位。

【护理评估】

（一）健康史

评估病人的受伤经过，暴力的大小、作用方向，评估有无髋关节和股骨的病变，如肿瘤、炎症等。

（二）身体状况

1．**症状** 患侧髋关节疼痛，主动活动功能丧失，被动活动时引起剧痛。

2．**体征** 患侧下肢呈屈曲、内收、内旋和短缩畸形（图81-4-3）。外观臀后隆起，可触及脱位的股骨头。

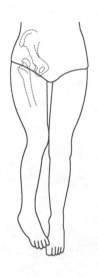

图81-4-3 髋关节后脱位典型畸形

（三）辅助检查

X线检查了解脱位及有无合并髋臼或股骨头骨折。

（四）心理–社会状况

评估病人及其家属对脱位的心理反应，对复位后康复知识的了解程度。

【常见护理诊断/问题】

1．**急性疼痛** 与髋关节脱位引起局部组织损伤及神经受压有关。

2．**有外周神经血管功能障碍的危险** 与关节移位压迫血管、神经有关。

3．**有皮肤完整性受损的危险** 与长期卧床和活动障碍有关。

4．**知识缺乏**：缺乏髋关节脱位复位后治疗及功能锻炼的相关知识。

【计划与实施】

髋关节脱位后的治疗原则是尽早复位，力争在24小时内复位，超过24小时后复位非常困难。常用的复位方法有提拉法（Allis法）（图81-4-4）和旋转法。复位后置下肢于外展中立位，皮肤牵引3~4周。

经过治疗和护理，病人：①疼痛有所缓解；②无血管及神经的损伤；③皮肤没有压疮和感染；④了解髋关节脱位的预防和康复知识。

1．**疼痛护理** 应帮助病人固定患侧髋关节，避免活动患肢加重疼痛；疼痛剧烈时，可遵医嘱应用镇痛药。

2．**病情观察** 定时观察患肢末端的血液循环状况。若患肢出现苍白、发冷、动脉搏动消失，提示有血管损伤，及时通知医师配合处理；动态观察患肢的感觉和运动情况，了解神经损伤的程度和恢复情况。

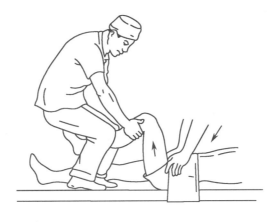

图 81-4-4 Allis 法

3. 维护皮肤的完整性 皮牵引时应注意观察皮肤的色泽和温度，避免皮肤受压；牵引卧床期间，应定期翻身，保护受压部位，保持床铺清洁、干燥和平整，防止压疮的发生。

4. 提供相关知识 固定期间可进行下肢肌肉的舒缩活动以及固定范围以外关节的活动；拆除固定后，逐步进行肢体的主动功能锻炼，防止关节粘连僵直和肌肉萎缩。

【护理评价】

经过治疗和护理，病人是否达到：①疼痛减轻或消失；②无周围神经、血管功能障碍发生的迹象；③皮肤无压疮和感染发生；④了解髋关节脱位功能锻炼的知识。

（岳树锦）

◇ **思考题**

1. 男性，20 岁，胫腓骨骨折，入院第 2 天出现患肢小腿部剧烈疼痛、进行性加重、严重肿胀、足趾麻木，足背动脉搏动微弱等症状。

（1）根据临床症状和体征，该病人可能发生了什么问题？

（2）导致病人出现患肢小腿部剧烈疼痛进行性加重、严重肿胀、足趾麻木，足背动脉搏动微弱的可能原因有哪些？

（3）针对该病人的情况，如果处理不及时，可能会发生哪些并发症？

2. 女性，70 岁，走路时不慎摔倒，自感左髋部疼痛，不能站立，移动左腿时疼痛更为明显，左下肢呈屈曲、内收、外旋畸形。X 线检查显示左股骨颈骨折。

（1）针对该病人应遵守的治疗原则是什么？

（2）若该病人采用的是非手术治疗，转移和行走训练的护理要点是什么？

3. 男性，54 岁，从高空坠落后送至医院就诊。体检发现胸部压痛、双下肢瘫痪，大小便失控。X 线摄片提示：T_{4-5} 骨折，合并脱位。

（1）搬运病人时，应采取哪种搬运方法？

（2）该病人卧床期间可能合并哪些并发症？如何预防？

（3）为了避免损伤后出现不可逆性瘫痪，应采取哪些预防措施？

4. 男性，22岁，运动时不慎向后跌倒，摔伤右肩部，检查发现右肩部方肩畸形，肩关节空虚，弹性固定，Dugas征阳性，诊断为肩关节脱位。

（1）该病人首选哪项处理方法？

（2）复位后应采取哪些护理措施？

第八十二章
骨与关节感染病人的护理

学习目标

识记　1. 能正确复述以下概念：急性骨髓炎、慢性骨髓炎、化脓性关节炎、骨与关节结核。

2. 能正确复述骨髓炎术后引流管的护理要点及关节穿刺或冲洗的护理要点。

理解　1. 能比较以下疾病在病理特点、临床表现和治疗原则方面的异同点，并用自己的语言阐述：急性骨髓炎和慢性骨髓炎、髋关节脱位与髋关节结核。

2. 能理解常见骨、关节感染的发病机制。

运用　1. 能系统全面地对常见骨、关节感染病人实施评估，拟订相应的护理计划并给予健康指导。

2. 能运用所学知识，为骨、关节感染病人实施正确的局部穿刺与灌洗。

82章

第一节　骨髓炎病人的护理

骨髓炎（osteomyelitis）是指由骨组织（骨髓、骨质与骨膜）的化脓性感染而引起的炎症。骨髓炎是一种常见病，好发于儿童，若得不到及时、正确的治疗，将严重影响健康和劳动能力，甚至危及生命。本病按其临床表现可分为急性和慢性骨髓炎。急性骨髓炎常发生在骨骼生长最为活跃的时期。慢性骨髓炎多由急性化脓性骨髓炎没有正确和彻底的治疗，或未经治疗转变而成。

【病因】

（一）急性血源性骨髓炎

多见于12岁以下的儿童和青少年，好发于长骨的干骺端，其发生与以下因素有关。

1. 血源性感染　是最常见且最严重的感染途径。最常见的致病菌是金黄色葡萄球菌、溶血性链球菌等。病人发病前通常有未经治疗的感染病灶，如脓肿、疖、痈、中耳炎、龋齿、咽喉炎、扁桃体炎、上呼吸道感染等，由于细菌的感染力很强，可进入血液循环形成菌血症，这是形成急性血源性骨髓炎的先决条件。在局部或全身抵抗力降低的情况下，如营养不良、过度劳累时即可发病。

2. 外伤性感染　即细菌由伤口直接侵入骨内，如开放性骨折、外科手术后继发的骨髓炎，又称局部性骨髓炎。

3. 外来性骨髓炎　是由压疮或异物感染等邻近软组织感染直接蔓延至骨骼引起的感染，如脓性指头炎引起指骨骨髓炎。

（二）慢性骨髓炎

多数由急性化脓性骨髓炎演变而来，即在急性期症状消退或手术治疗伤口痊愈后，仍残留有病灶，每当机体抵抗力降低或局部受轻伤时，再次急性发作。

【病理】

急性血源性骨髓炎的主要特点是骨质破坏、坏死和反应性骨质增生同时存在。早期以骨的破坏、坏死为主，随后出现增生，后期有新骨形成，成为骨性包壳。骨内感染灶形成后，因引流不畅，多有严重的毒血症表现，以后随着脓肿的扩大，感染沿局部阻力较小的方向蔓延。

慢性骨髓炎的主要特点是形成死骨、死腔和窦道。在早期急性发作时，未能控制的感染使原来的干骺端形成大块死骨，虽有脓液流出形成慢性窦道，但仍有炎症反应、充血，大块死骨不能经瘘管流出而长期存留。死骨的周围有炎症肉芽组织，被新生骨的包壳所包绕而形成死腔。有时大片死骨不易被吸收，骨膜下新骨不断形成，可将大片死骨包裹起来，形成死骨外包壳。包壳常被脓液侵蚀，形成瘘孔，经常有脓性分泌物自瘘管流出。10年以上的长期慢性炎症和反复的急性发作，可使皮肤色素沉着，瘘管经久不愈，脓液反复刺激皮肤，久而久之可发展为鳞状上皮细胞癌。

【护理评估】

（一）健康史

询问病人在3～4周前有无身体局部感染的病史，如脓肿、疖、痈、中耳炎、龋齿、咽喉炎、扁桃体炎、上呼吸道感染等。评估病人近期有无创伤史，如开放性骨折、外科手术等。评估病人目前身体情况，是否有营养不良、过度劳累等身体抵抗力降低的状况。

（二）身体状况

1. 急性血源性骨髓炎　主要表现为脓毒血症和局部炎症。

（1）全身症状：起病急，多有高热，体温可达 39～40℃，小儿可出现烦躁不安，甚至惊厥，严重时可出现昏迷或感染性休克。

（2）局部症状：早期患处可有持续性剧痛，活动时加剧，附近肌肉痉挛。局部皮温增高，有深压痛，但早期尚无明显肿胀。数日后，局部皮肤红肿，发红，多已形成骨膜下脓肿。脓肿穿破骨膜进入软组织后，压力降低，疼痛缓解，但软组织受累的症状明显，局部出现红、肿、热、痛，触之有波动感。脓液进入骨髓腔后，整个肢体都疼痛肿胀，骨质因炎症而变得疏松，易发生病理性骨折。

2. 慢性骨髓炎　病人皮肤上可有经久不愈的窦道，周围皮肤有色素沉着，窦道有炎症肉芽组织和脓液渗出，用探针经窦道可探至骨髓。处于静止期时，可无全身症状，瘘口暂时封闭。当病人的抵抗力降低时，局部感染可急性发作，出现红肿、疼痛、流脓等表现，并可伴有寒战、发热等全身中毒症状，原窦道口处有波动感，并有积脓现象。患肢可因炎症刺激致使肢体伸长，或由于骨折、脱位而缩短、畸形等。若影响关节，可导致关节的活动受限，严重的可出现关节畸形强直。有少数慢性窦道长期不愈者，可因脓液刺激而发生鳞状上皮细胞癌。

（三）辅助检查

1. 血常规检查　急性期白细胞计数可达（30～40）×10^9/L，中性粒细胞占 90% 以上，血红蛋白可降低，病人可有贫血。

2. 血培养　主要目的是获得致病菌，在寒战高热期抽血培养或初诊时每隔 2 小时抽血培养 1 次，可以提高血培养阳性率。

3. X 线检查

（1）急性骨髓炎：感染早期即在发病后 2 周内骨骼无明显变化，3 周后可见干骺端有虫蚀样破坏，骨脱钙和骨膜反应，随着时间的推移，骨质增生更加明显，形成包壳，并有死骨和死腔的存在，说明病变已进入慢性阶段。

（2）慢性骨髓炎：可见有骨骼增粗和死骨形成，在死骨的周围有一暗区即为死腔和肉芽组织，再外层为增生的包壳。骨包壳骨质疏松而死骨更致密。若有病理性骨折，可见畸形愈合。若关节破坏，则可见关节间隙狭窄，甚至骨性畸形融合。

（四）心理－社会状况

评估病人对于骨髓炎以及骨髓炎治疗是否存在恐惧心理，是否因为惧怕治疗所带来的不适而延误治疗。评估病人的经济状况、医疗付费情况以及家庭对病人的支持程度。

【常见护理诊断／问题】

1. 体温过高　与化脓性感染有关。

2. 急性／慢性疼痛　与炎症刺激及骨髓腔内压力增加有关。

3. 营养失调：低于机体需要量　与疾病消耗和病人不能摄入足够营养有关。

4. 躯体活动障碍　与疼痛和炎症有关。

5. 潜在并发症：骨折。

【计划与实施】

急性骨髓炎的处理原则是积极控制感染，及时切开引流，防止死骨形成，预防中毒性休克。

慢性骨髓炎的处理原则是手术治疗为主，尽早清除死骨，消灭骨死腔，根治感染源，预防病理性骨折。经过治疗和护理，病人：①体温维持在正常范围；②疼痛减轻或消失；③感染得到控制；④创面逐渐愈合。

（一）发热的护理

骨髓炎病人多有发热，对高热病人应及时给予物理降温，可在额头部置冰袋，或用50%乙醇擦浴，或根据医嘱给予药物降温，在降温过程中，当病人出汗较多时，要注意观察，以防止发生虚脱。

（二）缓解疼痛

1. 患肢应妥善固定，以减轻疼痛和预防病理性骨折。对于固定的病人，应按牵引或石膏护理常规进行。

2. 抬高患肢以利于静脉血回流，减轻肿胀或疼痛。

3. 保护患肢，尽量减少物理刺激，搬动患肢时应动作轻柔，以防诱发病理性骨折。

4. 床上安置护架，避免棉被直接压迫患处，加重疼痛。

（三）维持营养平衡

因骨髓炎急性期能量消耗增多，造血系统破坏，加上营养摄入不足，容易导致营养失衡，因此要维持营养平衡。若病人能进食，应给予病人易消化的高蛋白、高维生素食物，一般给予流质或半流质。若病人不能进食，应输注静脉营养液。营养液中氨基酸与葡萄糖的含量按蛋白热量150～200kcal的比例配制。也可给予配制合理的高热量脂肪乳剂。

（四）局部制动

局部制动可以减轻疼痛，预防病理性骨折、关节脱位，并有利于炎症消退，可应用夹板、石膏托或皮肤牵引等方法。在制动期间应指导病人强化肌肉的等长收缩，如上臂悬吊、股四头肌收缩等。未固定的关节如无禁忌则应进行主动活动。

（五）用药治疗与护理

骨髓炎为全身感染的一部分，需及早联合应用足量而有效的抗菌药物，尽快控制感染。在进行药物治疗时，护士应了解药物的作用、副作用，并按时给予抗生素，以保持血中的浓度，达到治疗目的。对于局部脓肿，可给予抽吸并注入抗生素以进行局部治疗。

药物治疗应连续用药超过3～4周，若停药过早，急性症状可能会复发或转为慢性骨髓炎。停用抗生素应具备以下条件：①体温正常；②局部症状、体征消失达2～3周或以上；③白细胞计数及分类均正常；④在X线片上可见到修复现象。

（六）手术治疗与护理

手术治疗原则：急性脊髓炎主要有引流术和开窗减压术。慢性脊髓炎手术后必须解决3个问题：清除病灶、消灭无效腔和伤口闭合。清除病灶主要是在骨壳上开洞，进入病灶内清除死骨与炎性肉芽组织；消灭无效腔的方法主要是采用碟形手术和肌瓣填塞，也可采用庆大霉素－骨水泥珠链填塞和二期植骨；若病灶清除后遗留骨缺损，传统采用皮瓣进行填充，目前新方法采用抗生素磷酸钙人工骨进行填充；伤口的闭合主要指伤口应该一期缝合，并留置负压吸引管。

1. **手术前护理** 执行一般术前护理常规。

2. **手术后护理**

（1）注意观察病人的生命体征：如再次发现有寒战、发热、脉快、局部红肿并有压痛时，应及时报告医生，并及时采取处理措施。

（2）引流管的护理：手术清除病灶后，将2根直径为3～5mm的引流管平行放置于腔内。一根作为入水管，置于高位。另一根用负压吸引置于低位，以便将灌入伤口的液体引流出来，使残腔能保持清洁及无菌。术后引流管的护理如下：

1）入水管的输液瓶应距床 60 ~ 70cm，引流袋应低于患肢 50cm。

2）准确记录注入量和引流量，保持出入量平衡。注意观察引流液的颜色、性状与量。如出现滴入不畅或引流困难，应立即检查是否有血凝块堵塞或管道受压扭曲，及时排除故障，保证冲洗引流。

3）术后 24 小时可有较多渗血，每隔 2 ~ 3 小时应快速滴注半分钟，以免渗血凝固堵塞管道。术后 3 日内冲洗液量要多，滴入速度要快，每日 5 ~ 7L，以利于冲洗出脱落的组织屑和血块，3 日后即可减量。

4）可根据细菌培养和药物敏感试验在冲洗液中加入适当抗生素。一般情况下每日可给予 0.9% 氯化钠溶液 3000 ~ 5000ml 加庆大霉素 16 万 U 或青霉素 81 万 U。

5）术后 7 ~ 10 天，当病人体温正常，伤口局部无炎症，流出的液体清澈透亮时可先停止冲洗，继续吸引 1 ~ 2 天后，伤口内若无渗出物时可拔出负压引流管。

（七）健康指导

1. 若体温升高、伤口愈合后又出现红、肿、热、痛、有分泌物等，应立即返院诊治。

2. 加强营养，增强机体抵抗力。

3. 遵照医嘱进行肢体康复运动。

4. 使用合适的辅助器械。

5. 避免患肢负重直至骨愈合，并防止跌倒后出现病理性骨折。

【护理评价】

经过治疗和护理，病人是否达到：① 体温降至正常；② 疼痛减轻或消失；③ 创面愈合；④ 无并发症发生。

第二节　化脓性关节炎病人的护理

化脓性关节炎（suppurative arthritis）是指发生在关节腔内的化脓性感染，多发生于儿童，常发生在髋关节和膝关节，男性多于女性。

【病因】

致病菌多为金黄色葡萄球菌，占 85% ~ 90%，其次为白色葡萄球菌、脑膜炎球菌及大肠埃希菌等。主要是由体内其他部位化脓性病灶的细菌经血液循环进入关节腔所致，也可为关节开放性损伤、关节手术或关节穿刺继发感染，或是从周围软组织感染蔓延而来。

【病理】

化脓性关节炎病变的发展可分为 3 个阶段：

1. **浆液性渗出期**　此期关节滑膜充血、水肿，有大量白细胞浸润，关节腔内有浆液性渗出液。此阶段关节软骨尚无破坏，若能及时治疗，关节功能可完全恢复。

2．浆液纤维素性渗出期　此期炎症继续发展，渗出液增多，为浆液纤维素性，黏稠且内含大量的炎症细胞、脓细胞和纤维蛋白。中性粒细胞坏死后释放出大量溶酶体，破坏关节软骨；纤维蛋白的沉积影响软骨代谢并造成关节粘连。可遗留不同程度的关节功能障碍。

3．脓性渗出期　此期渗出液转为脓性，脓液内含有大量细菌和脓细胞，关节液呈黄白色，关节软骨溶解，滑膜被破坏，关节囊和周围软组织发生蜂窝织炎。由于关节重度粘连呈纤维性或骨性强直，治愈后遗留关节功能障碍。

【护理评估】

（一）健康史

询问病人近期有无身体局部感染，如脓肿、疖、痈、咽喉炎、扁桃体等。了解病人近期有无受过外伤，如开放性关节内骨折、关节刺伤等。询问病人近期是否做过外科手术。

（二）身体状况

1．全身症状　发病急骤，食欲缺乏，乏力，病人可有全身毒血症的反应，体温高达 39℃以上，可出现谵妄与昏迷，小儿可有惊厥。

2．局部症状　受累关节处疼痛剧烈、红肿、皮温增高。受累关节处于半屈曲畸形位，关节活动受限。关节各方向压痛为阳性。关节腔有积液，呈波动感，浮髌试验阳性。髋关节肿胀压痛多不明显，但有活动受限，特别是内旋受限更为明显。

（三）辅助检查

1．实验室检查　白细胞计数及中性粒细胞增高，血沉增快，血培养为阳性。

2．X 线检查　早期可见关节肿胀、积液，关节间隙增宽，关节周围软组织肿胀，但骨骼无异常改变。以后关节间隙变窄，软骨下骨质疏松破坏。晚期可有增生和硬化，关节软骨面破坏，关节间隙消失，关节发生纤维性或骨性融合。

3．关节穿刺　关节穿刺和关节液检查是确定诊断和选择治疗方法的重要依据。根据病变所处的不同阶段，关节液可分为浆液性、黏稠混浊或脓性。早期多为浆液性液体，后期多为黏稠脓性液体。涂片检查可发现大量白细胞、脓细胞和细菌。

（四）心理－社会状况

评估病人对于治疗是否存在恐惧心理，是否因为惧怕治疗所带来的不适而延误治疗。了解病人的经济状况及医疗费支付能力的情况。

【常见护理诊断／问题】

1．体温过高　与关节化脓性感染有关。

2．急性／慢性疼痛　与关节感染有关。

3．躯体活动障碍　与疼痛和活动受限有关。

【计划与实施】

早期诊断和治疗是治愈感染，保全关节功能的关键，原则是应用广谱抗生素控制感染，消除局部感染病灶，合并全身支持治疗。对关节化脓严重者可行关节切开引流术。当关节有畸形时，应用牵引逐步进行矫正。对于牵引不能矫正且功能障碍严重者，可作关节矫形术。经过治疗和护理，病人：①体温恢复正常；②疼痛减轻；③关节功能得到恢复。

（一）一般护理

1. 降温 对高热病人应采取有效的物理或药物降温措施。

2. 全身支持疗法 充分休息。遵医嘱合理输液输血，注意水、电解质平衡。预防压疮及口腔感染，给予易消化的富含蛋白质和维生素的饮食。

3. 创面护理 保持创面清洁，及时更换敷料，观察引流液性状，及时发现引流管阻塞导致关节腔内脓液积聚引发的感染。

4. 止痛 可先采取非药物措施，如听音乐等转移注意力的方法，若无效可采用药物止痛。

5. 病情监测 严密监测病人的生命体征，观察病人局部情况，如有无波动感，以判断有无脓肿形成，如已形成脓肿，应及时通知医生。

（二）局部肢体制动

病人应卧床休息，采用石膏托、夹板或牵引等限制患肢活动，可减少炎症的扩散，减轻肌肉痉挛及疼痛，防止畸形及病理性脱位，减轻对关节软骨面的压力及软骨破坏。一旦急性炎症消退或伤口愈合，可进行关节的自动及轻度的被动活动，以恢复关节的活动度。如 X 线显示关节软骨面已有破坏或骨质增生，关节强直已不可避免时，应保持患肢于功能位。

（三）抗生素的使用

首先应作穿刺抽脓，根据细菌培养和药物敏感试验结果，遵医嘱合理应用抗生素。症状与体征消失后仍继续应用 2 周。

（四）关节穿刺或冲洗的护理

吸出脓液并局部注入抗生素或局部连续冲洗是目前治疗化脓性关节炎最为有效的方法。其目的是吸出关节渗出液，及时冲洗出纤维蛋白和白细胞释放的溶酶体等有害物质，避免对关节软骨造成不可逆的损害。

对较小而浅表的关节，可每日作 1 次关节穿刺，尽量吸出关节内液体，用无菌生理盐水反复冲洗直至干净后，向关节腔内注入抗生素，直到关节积液消退，体温正常，细菌培养为阴性。

对于较大的关节，如膝、肩关节等，经关节穿刺证实有关节积液后，可选择一个穿刺点用套管针做关节穿刺，然后插入 2 根硅胶管并留置在关节腔内。一根做滴入管，每日滴入抗生素溶液或无菌生理盐水 2000～3000ml。另一根为排出管，连接于负压吸引装置，连续冲洗直至炎症完全控制（图 82-2-1）。

经关节穿刺及关节内注射抗生素治疗或置管持续冲洗仍不能控制病情时，应及时切开关节，清除脓液及坏死组织，并用大量生理盐水冲洗，可局部使用抗生素。术中也可置入引流管，以便术后进行持续冲洗和负压引流。

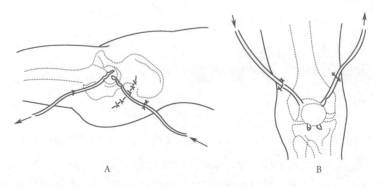

图 82-2-1　化脓性关节炎持续冲洗、负压引流
A. 髋关节；B. 膝关节

（五）功能锻炼

急性期病人可作患肢肌肉等长收缩和舒张运动，局部炎症消退后，关节无明显破坏者可进行关节屈伸功能锻炼。

（六）健康指导

1. 加强营养，增强机体抵抗力。

2. 遵医嘱进行关节功能锻炼。

3. 若体温升高、伤口愈合后又出现红、肿，热、痛、有分泌物等，应立即返院诊治。

【护理评价】

经过治疗和护理，病人是否达到：①体温降至正常；②疼痛减轻；③关节功能得到最大限度的恢复。

第三节　骨与关节结核病人的护理

骨与关节结核（bone and joint tuberculosis）曾是常见的感染性疾病，由于抗结核药物的使用和生活条件的改善，骨与关节结核的发生率明显下降。但近年来，由于耐药性细菌的增加，使骨与关节结核的发病率有所上升。骨与关节结核好发于儿童与青少年，30岁以下的病人占81%。骨与关节结核好发部位是脊柱，约占50%，其次是膝关节、髋关节和肘关节。

一、脊柱结核病人的护理

【病因】

脊柱结核占全身关节结核的首位，其中椎体结核约占99%，在整个脊柱中，腰椎结核发病率最高，胸椎次之，颈椎和骶尾部较少。脊柱结核多继发于呼吸道和消化道结核。结核菌从原发病灶进入血液循环，少数可通过淋巴、胸膜或淋巴结而播散到全身各脏器。多数播散灶被人体中的吞噬细胞所消灭，而极少数播散灶潜伏下来，一旦人体抵抗力降低，如营养不良、免疫抑制等不利因素出现，潜伏感染灶中的结核菌繁殖，突破包围的组织而发病，出现临床症状。

【病理】

椎体结核按原发病灶部位，可分为中心型和边缘型椎体结核。

1. **中心型椎体结核**　多见于10岁以下的儿童，好发于胸椎。病灶位于椎体中心部位，特征为以骨质破坏为主，可出现死骨，死骨吸收后遗留空洞。椎体被压缩成楔形，也可侵及椎间盘和邻近椎体。

2. **边缘型椎体结核**　多见于成人，好发于腰椎，往往两相邻椎体同时受累。以溶骨性破坏为主，很少出现死骨，易侵犯椎间盘，引起椎间隙狭窄。此型可形成冷脓肿，冷脓肿可沿前纵韧带或骨膜下蔓延，形成椎旁脓肿。胸椎结核脓肿常局限于椎旁。腰椎结核脓肿常沿筋膜间隙流注，形成腰大肌脓肿或腹股沟部、腘窝部脓肿。颈椎结核常形成咽后脓肿。脓肿可穿破皮肤形成窦道。

【护理评估】

（一）健康史

询问病人及其家庭成员有无结核病史及结核病接触史；评估病人全身状况，如有无发热、贫血、消瘦等；了解病人有无其他慢性疾病史，如糖尿病、营养不良性疾病、慢性肾衰竭等；掌握病人既往用药情况，包括医生处方用药和病人自己服用的药物，询问病人是否长期服用抗结核病药物、免疫抑制药物等。

（二）身体状况

1. **全身症状** 早期无明显全身症状，活动期病人可有低热、脉快、食欲缺乏、消瘦、盗汗、全身无力等表现。儿童多有高热及毒血症症状。

2. **局部症状**

（1）疼痛：初期疼痛多不明显，待病变发展刺激或压迫其邻近的神经根时可出现疼痛。主要以轻微的钝痛为主，卧床休息时疼痛减轻，在咳嗽、打喷嚏或翻身时疼痛可加重。为了减轻疼痛，患部肌肉一直处于痉挛状态。疼痛可沿脊神经放射。

（2）姿态异常：颈椎结核病人可有斜颈畸形，或头前屈，病人以双手托住下颌，活动明显受限。胸椎、腰椎结核病人站立或走路时，尽量将头和躯干后伸，坐时常用手扶椅，以减轻体重对受累椎体的压力。病人从地上拾物时采取屈髋、屈膝、挺腰下蹲，一手撑大腿，另一手去拾地上物品的姿势，这种特殊姿态称为拾物试验阳性。

（3）脊柱畸形：视诊和触诊时可发现病椎棘突后凸畸形明显。由于病椎周围肌群的保护性痉挛，受累部脊柱活动受限。

（4）寒性脓肿：脊柱结核由于脓肿常局限在病灶附近，且一般没有红热，故称寒性脓肿。C_4以上结核的寒性脓肿可出现在咽后壁，睡眠时鼾声增大，甚至可出现呼吸与吞咽困难。咽部检查时可见咽后壁膨隆，触之有波动感。C_5以下结核的寒性脓肿可出现在颈部两侧和锁骨上窝。胸椎结核的寒性脓肿可出现在背部或相应肋间神经走行部位。腰椎结核可形成腰大肌脓肿或腹股沟部、腘窝部脓肿。骶尾椎结核病人应作直肠指检，以发现脓肿。

（5）瘫痪：脊柱结核常易并发截瘫，病人最早出现的症状为束带感，脊髓病变及括约肌功能改变出现较晚，同时可有自主神经功能障碍及反射改变。

（三）辅助检查

1. **实验室检查** 血白细胞计数一般正常，仅有少数人有白细胞计数升高，可有轻度贫血，血沉静止期一般正常，活动期明显增快，该指标是用来检测病变是否静止和有无复发的重要指标。C反应蛋白的高低与疾病的炎症反应程度关系密切，可用于结核活动性及临床治疗疗效的判定。

（1）结核菌素试验：在感染早期结核菌素试验常为阴性，强阳性对成年人有助于支持结核病的诊断，对儿童特别是1岁以下可作为结核诊断的依据。

（2）脓液或关节液涂片检查：脓液或关节液找到抗酸杆菌和结核分枝杆菌培养阳性是结核病诊断的重要指标，对诊断具有重要意义。

（3）结核分枝杆菌DNA检测：采用聚合酶链反应技术检测结核分枝杆菌DNA，具有特异性强，敏感性高的特点，是结核病原学诊断的重要参考。

2. **病理检查** 病变部位穿刺活检以及手术后病理组织学检查是确诊的重要方法，病理学检查见到典型结核性肉芽肿，且通过抗酸染色或其他细菌学检查证据证明为结合分枝杆菌感染，是确诊的依据。

若根据临床表现和术中所见考虑为结核，而病理检查未见到典型的结核性组织改变，涂片或结核菌培养的细菌学证据，也可以确立结核诊断。

3．影像学检查

（1）X线检查：中央型椎体结核可见椎体中央变薄和骨质破坏，侧位片更为清晰，可见小死骨或椎体呈楔形改变。边缘型椎体结核者，早期相邻椎体边缘有骨质破坏，椎间隙变窄或消失。颈椎结核可见咽后或食管后脓肿，胸椎结核可见球形、梭形或烟筒形椎旁脓肿，腰椎结核可见腰大肌膨隆。

（2）CT检查：可显示病灶位置有无空洞或死骨。

（3）MRI检查：具有早期诊断价值，主要用于观察脊髓有无受压或变性。

（四）心理－社会状况

评估病人对疾病的反应，如是否有自卑、沮丧、焦虑、抑郁等情绪。评估病人的生活方式、社会角色等是否受到疾病的影响。了解病人家庭成员情况，是否有家庭、社会的支持。

【常见护理诊断／问题】

1．**躯体活动障碍**　与制动、手术或截瘫有关。

2．**低效性呼吸型态**　与颈椎结核及咽后壁寒性脓肿有关。

3．**营养失调：低于机体需要量**　与疾病消耗和病人不能摄入足够营养有关。

4．**知识缺乏**：缺乏用药知识。

5．**焦虑**　与疾病易反复、治疗时间长有关。

【计划与实施】

脊柱结核的治疗应整体与局部兼顾，即在全身抗结核治疗的前提下，配合休息、营养、局部制动及手术治疗，目的是根除病灶、治疗神经功能障碍和防止脊柱畸形。

非手术治疗包括营养及支持疗法。对贫血病人可间断输血，合理应用抗结核药物。病人需要长期卧硬板床休息，或用石膏背心或支具固定3个月以上，可在医师指导下定时起床活动。

手术治疗应尽可能彻底清除病变组织，包括脓肿死骨及坏死的椎间盘，清除对脊髓的压迫因素。术前必须使用抗结核治疗3周以上，术后还需继续抗结核治疗6个月以上及全身支持疗法。手术适应证包括：①骨与关节结核伴有明显的死骨及大脓肿形成；②脊柱结核有脊髓受压表现者；③单纯性滑膜结核经药物治疗效果不佳，即将发展为全关节结核者；④单纯性骨结核髓腔内积脓、压力过高者；⑤窦道流脓经久不愈者。手术类型包括切开排脓术、病灶清除术和矫形手术。

经过治疗和护理，病人：①对治疗充满信心；②基本掌握抗结核药物治疗的常识，能正确说出结核药物的毒副反应及预防措施；③营养状况有所改善，体重不再下降或增加至正常范围。

（一）维持有效气体交换

1．**严密观察病情**　定时测定生命体征，注意观察呼吸频率和节律。若术后出现呼吸困难，应及时通知医生，协助处理。

2．**吸氧**　为气急或呼吸困难的病人及时供氧。

3．**保持呼吸道通畅**　指导病人有效咳嗽和咳痰；定时翻身拍背，以松动分泌物，便于咳出，必要时给予雾化吸入稀释痰液。

（二）休息与局部制动

休息可使机体代谢降低，消耗减少，有利于体力的恢复，防止结核菌的扩散。病人应在阳光充足、通风良好、清洁卫生、安静舒适的环境中治疗与休养，要有充足的睡眠。病情好转后可适当进行活动,如做操、散步等,切忌剧烈活动。

局部固定可使受累的关节活动减少,负重减轻,既能防止病变扩散,又能减少疼痛和肿胀,有利于组织修复。脊椎结核病人脊柱不稳或出现脊髓压迫时,应绝对卧硬板床休息,起床活动时需穿戴支架。

(三)改善病人营养状况

鼓励病人多食高热量、高蛋白、高维生素饮食,每日摄入的总热量应在 2000～3000cal;对于食欲较差的病人,可根据医嘱进行营养支持;对严重贫血或低蛋白血症的病人,可遵医嘱给予输血或人体白蛋白。

(四)用药治疗与护理

抗结核的药物治疗详见第十四章第六节"肺结核病人的护理"。

(五)手术治疗的护理

1. 手术前护理 术前应积极改善病人的营养状况,纠正贫血,增强病人的抵抗力;进行有效抗结核药物治疗 2～4 周。

2. 手术后护理 严密观察病人病情,监测生命体征的变化,观察肢体的知觉和运动情况;行脊柱结核病灶清除术的病人,术后在给予翻身时要稳而轻,采取"轴线翻身"的原则,保证脊柱在一直线上,防止脊柱扭转;病情稳定后,护士应指导病人在床上做抬头、扩胸、深呼吸和上肢运动,以增强心肺功能和上肢的肌力。

(六)心理护理

脊柱结核病人由于患病时间长,往往存在着自卑、沮丧、焦虑、抑郁等情绪。护士和家庭成员应该主动倾听病人的感受,帮助病人树立战胜疾病的信心。

(七)健康指导

1. 用药指导 出院后继续服药 2 年左右,要向病人及其家属告知坚持服药的重要性和停药的严重后果,详细解释用药原则、不良反应及保存方法。

2. 定期复诊 遵医嘱定期到医院复查;服药期间若出现耳鸣、听力异常等药物毒副作用,立即停药并复诊。

3. 手术后康复 术后继续卧硬板床休息 3 个月,3 个月后可在床上活动,半年后方可离床活动,避免胸腹部屈曲和植入骨脱落。

【护理评价】

经过治疗和护理,病人是否达到:①焦虑减轻,对治疗有信心;②能掌握抗结核药物治疗的常识,并能正确说出结核药物的毒副反应及预防措施;③营养改善,体重不再下降或增加至正常范围。

二、髋关节结核病人的护理

髋关节结核占全身骨、关节结核的第 3 位,多见于儿童和青少年,以单侧病变多见。

【病理】

以单纯滑膜结核多见,很少形成脓肿或窦道。单纯骨结核好发于髋臼,其次为股骨颈和股骨头,常形成脓肿,位于股三角部和大转子附近。脓肿溃破后形成窦道,继发感染。病变继续发展，将导致全关节结核、病理性脱位等。

【护理评估】

（一）健康史

询问病人有无结核病史；评估病人全身状况；了解病人既往用药情况。

（二）身体状况

1. 全身症状 午后潮热、盗汗、倦怠、全身无力、食欲缺乏、体重减轻等全身表现。

2. 局部症状

（1）疼痛：早期症状为髋部疼痛，可放射至膝部，故儿童常诉同侧膝部疼痛，疼痛随病变的发展而加重，甚至出现跛行。小儿则表现为夜啼。

（2）肌肉痉挛：疼痛引起的肌肉痉挛，虽然起到防止肢体活动的保护作用，但长期痉挛和失用可使肌肉萎缩，股四头肌萎缩尤为明显。

（3）畸形：常见有髋关节屈曲、内收、内旋畸形和患肢短缩。可见托马斯征阳性和4字试验检查阳性。4字试验检查方法是病人仰卧，患侧下肢蜷曲，使外踝搭在对侧髌骨上方，检查者下压患侧膝部，因疼痛致膝部不能接触床面者为阳性。

（4）窦道形成：晚期常有窦道形成，大多在大粗隆或股内侧，关节有合并感染。

（三）辅助检查

1. X线检查 局部早期有股骨头及髋臼骨质疏松，晚期因软骨破坏，关节间隙变窄，骨质可有不规则破坏，有死骨或空洞，股骨头、颈甚至完全破坏，但少有新骨形成，可有病理性脱位。

2. CT和MRI 能清楚显示髋关节内积液及微小病灶。

（四）心理 - 社会状况

评估病人对疾病的反应；评估病人的生活模式、社会角色等是否受到疾病的影响；了解病人家庭成员情况，是否有家庭、社会的支持，家庭成员是否能督促病人按时服药等。

【常见护理诊断 / 问题】

1. 慢性疼痛 与髋关节结核病变有关。

2. 躯体活动障碍 与结核病变导致关节畸形、疼痛有关。

3. 营养失调：低于机体需要量 与疾病消耗和病人不能摄入足够营养有关。

4. 知识缺乏： 缺乏用药的有关知识。

【计划与实施】

髋结核的治疗应整体与局部兼顾，即在全身抗结核的前提下，配合休息、局部制动及手术治疗。非手术治疗：①抗结核药物治疗一般维持2年；②有屈曲畸形者可作皮牵引，畸形矫正后以"人"字形石膏固定3个月；③单纯性滑膜结核可用抗结核药物关节腔内注射。手术治疗：对有手术指征的病人，可采取髋关节滑膜切除术、病灶清除术、髋关节融合术、人工全髋关节置换术和转子下矫形截骨术。

经过治疗和护理，病人：①疼痛有所改善；②能够维持髋关节的运动功能；③基本掌握抗结核药物治疗的常识；④病人的营养状况有所改善。

（一）抗结核治疗

在结核病灶活动期和手术前、后均需应用抗结核药物。抗结核的药物治疗详见第十四章第六节"肺结核病人的护理"。

（二）牵引

牵引可纠正部分或全部屈曲挛缩及肌肉痉挛引起的关节畸形。牵引病人的护理详见本章概论部分有关内容。

（三）改善病人营养状况

详见脊柱结核病人的护理。

（四）手术治疗

单纯滑膜结核，经非手术治疗无效者应尽早采用滑膜切除术。单纯骨结核有脓肿、死骨者，亦应早期作病灶清除术。活动期全关节结核行病灶清除术，体力劳动者常同时作植骨融合术。对于轻体力工作者，不必行关节融合术，以保留部分髋关节活动功能。

1. 手术前护理 术前应积极改善病人的营养状况，纠正贫血，增强病人的抵抗力；进行有效抗结核治疗。

2. 手术后护理 严密观察病人病情，监测生命体征，特别是血压的变化以防发生休克；术后用髋"人"字形石膏固定3个月；在不承重情况下早期活动，可保全关节部分或大部活动功能。

（五）健康指导

指导病人注意休息，避免过度劳累，增强机体抵抗力。进食高蛋白、高热量、高维生素饮食，忌生冷食物。抗结核药物治疗要坚持联合用药、足量、足疗程的原则，病人不得随意减量或停药。叮嘱病人出院后3个月到医院复查。

【护理评价】

经过治疗和护理，病人是否达到：①疼痛有所减轻；②髋关节躯体活动障碍有所改善；③能掌握抗结核药物治疗的常识，并能正确说出抗结核药物的毒副反应及预防措施；④营养改善，体重不再下降或增加至正常范围。

（岳树锦）

◇ 思考题

1. 女性，17岁，诊断为腰椎结核。体检显示，病人脊椎后凸畸形，弯腰动作受限，X线片可见$L_{1、2}$椎体有溶骨性破坏，椎间盘受累。

（1）若该病人采取了植骨融合术，术后应采取哪些护理措施？

（2）病人出院时应做哪些健康指导？

2. 男性，10岁，膝关节上方剧痛3天，略肿，有深压痛，皮肤无明显发红，关节活动略受限，体温39℃，脉搏100次/分，血白细胞18×10^9/L，中性粒细胞为90%，血沉81mm/h，X线照片未见异常。

（1）该病人目前主要的护理诊断有哪些？

（2）针对该病人，应采取怎样的护理措施？

第八十三章
颈肩痛与腰腿痛病人的护理

学习目标

识记

1. 能准确复述颈椎病、椎间盘突出症的概念、分类、病因及主要病理改变。

2. 能准确说出颈椎病的术前准备及术后常见并发症。

3. 能准确说出腰椎间盘突出症的术后常见并发症以及功能锻炼的方法。

理解

1. 能比较不同类型颈椎病的特点、治疗与护理的异同点。

2. 能阐述腰椎间盘突出症非手术治疗与手术治疗的适应证与护理措施的异同点。

3. 能比较颈椎前路手术、后路手术、前后路联合手术以及微创手术治疗与护理的异同点。

运用

能运用所学知识对颈椎病、椎间盘突出症病人实施全面的护理评估、制订护理计划、实施围术期护理和健康教育。

颈肩痛与腰腿痛是一组临床常见症状，病因复杂，以损伤和退行性变为主。颈肩痛是指颈、肩、肩胛等处疼痛，有时伴有一侧或两侧上肢痛或颈髓损害症状。腰腿痛是指下腰、腰骶、骶髂、臀部等处的疼痛，可伴有一侧或两侧下肢痛、马尾神经症状。二者相当常见，临床表现多样、病程长、治疗困难，严重影响病人的工作和生活。本章主要介绍其中最具代表性的颈椎病及腰椎间盘突出症。

第一节　颈椎病病人的护理

颈椎病（cervical spondylosis）系指因颈椎间盘退行性变，继发椎间关节改变，刺激或压迫相邻脊髓、神经、血管等组织，引起的一系列症状和体征。颈椎病多发生于 40～60 岁中老年人，好发部位为 $C_{5\sim6}$、$C_{6\sim7}$。

【病因】

（一）颈椎间盘退行性变

颈椎间盘发生退行性变是引起颈椎病的最基本原因。随着年龄增长，纤维环和髓核含水量减少，张力下降、失去弹性，椎间隙狭窄，关节囊、韧带松弛，进一步引起椎关节及韧带增生、变性、钙化，最终导致脊髓、神经、血管受刺激或压迫的表现。

（二）损伤

1. **头颈部外伤**　在脊椎退变、失稳的基础上，头颈部的外伤更易诱发颈椎病的发生和复发。交通意外时突然刹车，运动员在竞赛前未做好充分的准备活动时，突然使颈部过度前屈、后伸或侧弯，还有不得法的推拿按摩、牵引等，都会导致颈椎损伤。

2. **慢性劳损**　不良的睡眠姿势，枕头的高度及位置不妥，长期处于不良坐姿，尤其是经常低头工作者，颈椎病发病率高。其原因是长期低头造成颈后肌肉韧带组织的劳损，而且在屈颈状态下，椎间盘内压大大高于正常体位，都会加速退行性变的发展过程。

（三）颈椎先天性椎管狭窄

先天性颈椎管矢状径小于正常值（14～16mm），即使轻微的退行性变也会引起临床症状，或受外伤甚至轻伤时更易发病。

【病理分型】

颈椎病是颈椎间盘退行性变，继发椎间关节改变，引起的一系列临床症状。根据其对脊髓、神经、血管等重要组织的压迫情况，主要分为颈型、神经根型、脊髓型、椎动脉型、交感神经型5 种类型，临床上把以神经根型为主，同时伴有其他类型表现的称为复合型颈椎病。极少数病人椎体前方骨赘增生压迫食管引起吞咽不适，可归为"食管型颈椎病"。

1. **颈型颈椎病**　30～40 岁女性多见，急性发作时俗称"落枕"，是在颈部肌肉、韧带、关节囊急慢性损伤以及颈椎及周围关节退行性变的基础上，机体受到风寒侵袭、疲劳、睡眠姿势不当等影响，颈部肌肉、韧带、神经受牵张或压迫所致。多夜间或晨起发病，可自行缓解和反复发作。

2.神经根型颈椎病　在颈椎病中发病率最高，占 60%~70%，是由于颈椎间盘侧后方突出、钩椎关节或关节突关节增生、肥大，刺激或压迫了颈神经根所致。

3.脊髓型颈椎病　占颈椎病的 12%~20%，颈椎退变的结构压迫脊髓所致，是比较严重的一种类型。

4.椎动脉型颈椎病　此型是由于颈椎退行性变而导致椎动脉扭曲受压引起，由于椎动脉供应脑部不同部位血流，因此一旦受压出现的症状十分复杂。

5.交感型颈椎病　发病机制未明，通常认为是颈椎旁交感神经节后纤维受到刺激所致。由于交感神经受到刺激，引起它所支配的内脏、腺体、血管的功能障碍。

【护理评估】

（一）健康史

询问病人的职业和工作体位，询问病人何时出现首个不适症状，是突然开始还是渐进发展，当时有无受到外伤、外力的重击或其他意外事件的发生。使用过哪些方法来缓解症状，是否使用药物，休息或活动后是否会缓解症状等。

（二）身体状况

颈椎病的临床表现依病变部位、受压组织以及压迫轻重的不同而有所不同。其症状有的可以自行减轻或缓解，亦可反复发作。个别病例症状顽固，严重影响病人的生活及工作。注意询问病人症状的性质及程度，如疼痛是尖锐痛还是钝痛，是否有放射性疼痛，哪些因素会使症状加重。

1.颈型颈椎病　颈项强直、疼痛，可延及整个背部，颈部活动受限，呈斜颈姿势，需要转动颈部时往往躯体随之转动，有的病人可出现头晕、上肢疼痛、胀麻。

2.神经根型颈椎病　开始主要表现为颈肩痛，短期内加重并向上肢放射，受压神经根不同，受累的皮肤节段也有所不同。可出现皮肤麻木、过敏等异常感觉，上肢肌力下降、手指不灵活，头部或上肢突然受牵拉或姿势不当可发生触电样锐痛。上肢牵拉试验和压头试验阳性。

3.脊髓型颈椎病　主要表现为上肢麻木、僵硬、手握力减退、精细动作失调；下肢无力、活动不便、步态不稳、有踩棉花样感觉；后期出现尿频、排尿排便困难甚至大小便功能障碍。

4.椎动脉型颈椎病　主要表现有偏头痛、恶心、呕吐、耳鸣、听力减退、视力障碍、发音不清、眩晕以及猝倒等。猝倒往往发生在病人突然转动颈部时，因肢体无力而摔倒，神志多清醒，起来后可正常活动。

5.交感型颈椎病　主要表现有：①交感神经兴奋症状：头痛、头晕、恶心呕吐；视力下降、眼后部胀痛、瞳孔扩大或缩小；听力下降、耳鸣、发音障碍；血压升高、心前区疼痛、心律失常以及多汗等。②交感神经抑制症状：头晕、畏光、流泪、血压下降、心动过缓等。

（三）辅助检查

1.影像学检查　颈椎侧位片可见颈椎曲度改变，失去正常的生理性前凸，甚至有时可出现反常弯曲。另外在侧位片上还可见颈椎椎间隙变窄及椎体前后缘有骨质增生，斜位片上可见椎间孔前后径变小。MRI 可见脊髓受压、椎间盘变性及突出的情况。

2.肌电图检查　可以判定有无神经根损害。

（四）心理-社会状况

护士应评估病人的年龄、职业、既往史、婚姻状况、社会支持系统和常用的应对机制，以及颈椎病相关的一些症状给病人带来的种种不良情绪。由于颈椎病是慢性病且具有一定的危险性，病人往往异常焦虑，担心病情会逐渐加重甚至会发生瘫痪。一些症状明显或者手术失败的病人容易悲观厌世，失去对生活的信心。另外颈椎病的特点是时发时止，时轻时重，单凭一两次治疗不能完全治愈，因此很多病人出现烦躁情绪，总希望能得到灵丹妙药，一下子治愈，容易听信偏方，贻误病情。

【常见护理诊断 / 问题】

1. **急性 / 慢性疼痛**　与颈椎间盘突出、神经根受压有关。
2. **低效性呼吸型态**　与手术后颈髓水肿、植骨脱落、颈部水肿有关。
3. **躯体活动障碍**　与神经根受压、牵引或手术有关。
4. **焦虑**　与疾病的反复且具有一定的危险性有关。
5. **有感染的危险**　与周围神经、血管功能损伤等有关。

【计划与实施】

颈椎病的治疗，包括非手术和手术疗法，颈型、神经根型、椎动脉型、交感神经型以非手术疗法为主，脊髓型确诊后应及时手术治疗。

经过治疗和护理，病人：①疼痛及其他压迫症状减轻；②焦虑减轻；③手术后无并发症的发生；④恢复日常生活及工作。

（一）非手术治疗 / 术前病人的护理

1. **心理护理**　对病程较长的病人予以重视，必要时进行抗抑郁治疗。护士应该告知病人颈椎病的一般常识，它虽然危险但并不危及生命，所以病人不必过分担忧，只要到医院去接受正规的治疗，大部分病人在非手术治疗下，其临床症状可完全消失。

2. **卧床休息**　各型颈椎病的急性发作期或者初次发作的病人，都要注意适当休息，病情严重者应卧床休息 2 ~ 3 周。

3. **配戴颈围和颈托**　颈托适用于各型颈椎病人，它可以制动和保护颈椎，减少对神经的刺激、有利于组织水肿的消退，还可以巩固疗效，防止颈椎病的复发。以下几种病人要特别注意配戴颈托：①神经根型或椎动脉型颈椎病伴有严重根性疼痛或眩晕症状的病人；②经手术治疗后颈椎尚不够稳定者；③部分椎管明显狭窄所致的脊髓型病变病人，由于年迈体弱或不符合手术适应证而进行对症治疗者。长期应用颈托可引起颈肌无力和颈椎活动不良，因此配戴时间不宜过长，在应用期间应经常进行功能锻炼，或配合其他治疗，如牵引、理疗等。急性期过后，要及时去除。一般来说，病情较轻的病人，可于白天外出时尤其是乘车时配戴，休息时去除。

4. **物理治疗**　常用的包括颈部牵引、超声波、红外线治疗、针灸、推拿等。

（1）颈部牵引治疗主要是枕颌带牵引，包括坐位牵引及卧位牵引两种。一般牵引重量为自身体重的 10% ~ 20%，时间 20 ~ 30 分钟，每天一次，10 ~ 15 天一个疗程。牵引可以限制颈部活动，有利于水肿的消退；还可以解除颈部肌肉的痉挛，增大椎间隙和椎间孔，从而减少对椎间盘的压力，缓解神经根所受到的刺激和压迫。

（2）直流电离子导入疗法、超声波疗法、磁疗、针灸、电疗、光疗、蜡疗、激光照射等可以消除神经根及周围软组织的炎性水肿，改善局部血液供应和营养状况，缓解颈部肌肉痉挛等。应注意有的病人大量理疗后，神经根及周围组织更加充血，症状加重，遇到这种情况时应及时调整治疗方案。

（3）专业的推拿按摩可以减轻肌痉挛，改善局部血液循环，手法要轻柔，可配合理疗进行，一般每日 2 次，每次 20 ~ 30 分钟。脊髓型颈椎病、椎管内肿瘤、椎体及附件有骨性破坏以及咽喉、颈部有急性炎症的病人不宜用推拿及手法治疗。

5. 运动疗法 适度的运动可以增强颈背肌的肌力，使颈椎稳定、改善椎间关节的功能，减少神经刺激，消除疼痛。常用的类型有颈椎柔韧性训练、肌力训练、颈椎矫正训练等，可徒手或持器械进行。另外，跑步、游泳、球类等全身性运动也是颈椎病常用的运动治疗方式。

6. 药物治疗 非甾体类消炎镇痛药物（NSAIDs）/COX-2抑制剂、阿片类止痛药、神经营养药物等有助于减轻急性症状。

（二）手术治疗病人的护理

手术治疗的适应证为：①经过正规非手术治疗而无效的神经根性颈椎病，根性疼痛仍持续，而且严重影响到病人的日常生活和工作；②脊髓型颈椎病，经造影显示有部分或完全梗阻者，经非手术治疗无效，或者症状进行性加重者；③颈椎病引起多次颈性眩晕，晕厥或猝倒，经非手术治疗无效者；④有明显的交感神经症状，经非手术治疗无效者。

手术治疗方法包括：颈椎前路开放手术、颈椎后路开放手术、经皮微创手术等。

颈椎的微创手术主要针对单节段或双节段椎间盘病变等较小范围的软性压迫，利用重要的神经血管和肌肉解剖间隙入路可以减少对脊柱的破坏，避免损伤邻近的软组织，有利于保持脊柱的稳定性和促进术后的康复，安全可靠。微创手术的方式主要包括：经皮（percutaneous）、内镜（endoscopic）和通道（minimal access）技术，常用的有经皮微创颈椎间盘射频消融术、激光减压术、内镜下颈椎间盘切除、植骨融合术等。

1. 术前护理 由于颈椎病手术难度较大，风险高，在术前护士应协助医生做好充分的准备工作。

（1）心理护理：向病人及家属做好思想工作，讲明手术的必要性、手术方式及术中、术后可能发生的问题，打消病人对手术的恐惧心理，增强病人战胜手术的信心。

（2）术前训练：包括气管食管推移训练、俯卧位训练、呼吸训练、床上大小便训练等。

1）气管食管推移训练：主要是为行前路手术的病人做准备，预防术中持续牵拉颈部器官引起的心率、血压波动以及呼吸困难等并发症。方法：气管食管推移训练一般在手术前5～7天开始，病人取仰卧位，肩下垫枕头，头后仰，帮助病人用2～4指指端在切口侧将气管食管持续向非手术侧缓慢推移，使病人逐渐适应并尽可能避免牵拉过程中断，开始每天3次，每次15～20分钟，以后每天逐渐延长推移时间，增加到每天3～5次，每次60分钟，训练到气管被推移过中线持续1小时以上，病人无明显不适，手术部位结缔组织达到松弛状态。体形较胖、颈部粗短者，推移训练应适当加强。老年体弱者训练时应注意动作轻柔、逐渐适应，以免发生意外。

2）俯卧位训练：主要为行后路手术的病人做准备，后路手术时间较长，容易引起呼吸道阻塞，造成呼吸停止，因此术前训练很重要。方法：术前2～3天开始训练，护士指导病人每次俯卧10～30分钟，每天2～3次，以后可逐渐增加到每次3～4小时，以适应术长时间俯卧位。

3）呼吸训练：颈椎手术后由于疼痛，病人不敢进行深呼吸以及咳嗽、咳痰，不利于肺的膨胀及呼吸道分泌物的排出。尤其是颈椎前路手术操作的刺激还可能增加呼吸道分泌物的产生。这些都可能导致手术后肺部感染、肺不张等并发症甚至窒息而危及生命。因此应对病人进行呼吸训练。方法：吸烟病人术前应戒烟两周，训练时护士指导病人采取半卧位或坐位，进行深而慢的呼吸，吸气后屏气3～5秒，再慢慢呼气，尽量将气呼尽。做两次深呼吸后，用力将痰从肺部咳出。

4）床上大小便训练：颈椎手术后，病人颈部制动且卧床时间较长，为避免术后在床上不能排便，护士应在术前指导病人进行床上使用便器的训练。

（3）安全护理：病人往往存在四肢无力、容易摔倒或转颈时猝倒，护士应指导病人使用浴室、走廊、厕所的扶手，穿平底鞋、不自己倒开水、椎动脉型颈椎病病人避免颈部过快转动和屈曲，以防摔倒。

2．术后护理 颈椎病手术的成功与否，除手术本身外，术后护理及功能锻炼至关重要。

（1）颈部制动：病人带颈托或头部固定器，固定头颈部可以减少出血、防止所植骨块或人工关节的滑出，以免出现呼吸困难。床旁备好气管切开包、静脉切开包、氧气瓶和吸引器，如果病人出现呼吸困难，颈部增粗者要立即采取措施，拆除缝线放出积血或作气管切开。

（2）严密观察病情：每 30～60 分钟测量血压 1 次，病情稳定后可改为每 4 小时 1 次。密切观察脊髓及周围组织水肿所致症状，有无呼吸困难，肢体活动情况等，按医嘱给予减轻水肿的药物。

（3）引流管的护理：妥善固定引流管，保持适当负压吸引，维持有效引流，观察和记录引流液的性质和量，每日更换引流袋。当引流液颜色转淡，引流量逐渐减少可以拔管。微创手术出血较少，通常第二天可以拔管。

（4）鼓励病人咳嗽和深呼吸：以预防肺部感染及肺不张。

（5）严密观察有无并发症发生，及早发现及早通知医生。

微创手术后并发症主要有：神经损伤、血管损伤、内脏损伤和感染。有一部分病人术后可能再次出现颈椎病症状而转做开放手术。

开放性手术后常见并发症如下。

1）颈部血肿：是最严重的并发症之一，病人于术后 48 小时内出现颈部肿胀、呼吸困难。需床边行紧急切口开放减压血肿清除，然后行手术探查、清创缝合。

2）喉头水肿、气管痉挛：常见于术前准备不足者，术中强力牵拉气管、喉头而受损。多发生于后半夜睡眠期间，迷走神经兴奋性增高，痰液瞬间堵塞气道，发生呼吸骤停而猝死。应充分作好术前准备，术后密切观察，常规在病人床旁备气管切开包。

3）脑脊液漏：术中损伤硬膜或切开硬膜再缝合，均可导致脑脊液漏。病人可有波动性头痛、耳鸣、恶心、呕吐等脑脊液漏的表现，切口周围皮肤隆起、有波动感或引流管内有大量淡红色清亮液体流出。发现脑脊液漏应及时通知医生处理，抬高床尾，去枕仰卧 7～10 天，监测并补充电解质及预防感染，必要时手术探查并修补硬脊膜。

4）植骨块移位：由于植骨块嵌插不牢、颈部外固定不可靠，均可发生植骨块松动或脱出。主要表现为颈部及咽喉部疼痛，咽喉部卡压感，吞咽困难，X 线检查可以证实。术后注意体位护理。

5）感染：包括取骨区和植骨区的感染。植骨区感染多发生于术后 4～5 天，病人主诉颈部疼痛，逐渐加重而呈剧痛，夜间尤甚。

6）喉上神经的损伤：上颈椎部位容易发生喉上神经的损伤，表现为病人术后在饮水及食用流质时发生呛咳。

7）喉返神经的损伤：下颈椎部位的手术容易发生喉返神经的损伤，主要表现为病人术后出现声音嘶哑等发音障碍，一般术后 1～3 个月后便可恢复。

8）Horner 综合征：表现为患侧瞳孔缩小，上睑下垂和眼球内陷，主要是因为交感神经节受损所致。

9）其他并发症：颈神经根粘连、脊髓损伤、钢板螺钉松动、食管瘘等。

（6）术后功能锻炼：拆线后根据病人病情和手术情况用石膏或颈托进行固定，一般需 2～3 个月。术后 3 天内，卧床进行四肢肌肉舒缩和关节活动；术后第 3 天起，戴颈围在床上半卧位或在床边进行四肢肌肉舒缩和关节伸屈活动，活动量应循序渐进，术后 1 周，戴颈围下地活动。颈椎植骨者一周后戴颈围半卧位，两周后髂骨取骨处拆线，可下地活动。微创手术病人根据病情和术中情况决定卧床休息的时间，一般病人可以第二天带颈托下床活动，术后带颈托 3～4 周。

（三）健康指导

出院前护士应明确病人和家属的需求，给病人相关指导，主要为病人日常生活中应注意的事项。

1. 纠正不良姿势 日常生活中注意保持正确的姿势，伏案工作一般应采取自然端坐位，上身挺直，头部略微前倾，眼和桌面保持 33cm 左右的距离，调整工作台高度和倾斜度，使头、颈、胸部保持正常生理曲线。当头颈部向某一方向转动过久之后，应向另一相反方向转动，并可进行颈部前屈、后伸、侧屈及伸展锻炼，这样既有利于颈部保健，也利于消除疲劳。睡眠时选择合适的枕头，长度 40～60cm，高 10cm 左右，以中间高、两端低为宜。

2. 避免外伤 乘车时注意系安全带并避免乘车时睡觉，以免急刹车时颈部肌肉松弛损伤颈椎。推拿按摩时注意手法轻柔，避免损伤椎间盘和关节。

3. 避免风寒、潮湿 夏季注意避免空调直吹颈部，出汗后不可吹凉风和用冷水冲洗。

4. 适度的体育运动和功能锻炼 出院后继续进行功能锻炼，增加颈部肌肉力量，体力恢复后可逐渐进行慢跑、游泳、球类等体育运动。

5. 使用颈围 术后 3 个月内继续使用颈围，逐步解除固定，先在睡眠时去除颈围，适应一段时间后，白天间断使用，直到完全去除。

6. 定期复查 出院后在第 3 个月、6 个月、12 个月回医院复查。微创手术后病人应注意观察颈椎病症状复发的情况，及时回医院复诊。

【护理评价】

经过治疗和护理，病人是否达到：①主诉疼痛减轻至无痛；②主诉焦虑减轻；③手术后无并发症的发生；④恢复日常生活及工作。

第二节　腰椎间盘突出症病人的护理

腰椎间盘突出症（herniation of lumbar disc）是指腰椎间盘的纤维环破裂和髓核组织突出，压迫和刺激相应水平的神经根，从而引起一系列症状和体征（图 83-2-1）。95% 的腰椎间盘突出发生在 $L_{4～5}$，$L_5～S_1$ 椎间盘，病人年龄一般在 18～60 岁，男性多于女性。

【病因】

1. 椎间盘的退行性变 是导致椎间盘突出的最主要原因。

2. 外伤 外伤是椎间盘突出的主要诱因，掷铁饼时脊柱轻度负荷和躯干快速旋转可引起椎间盘纤维环水平破裂，跳高、跳远时脊柱所受压力可引起软骨终板破裂。

3. 过度负荷 从事重体力劳动者、汽车驾驶员等可因过度负荷造成椎间盘严重退变和突出。

4. 妊娠 妊娠期间整个韧带系统处于松弛状态，后纵韧带松弛易于使椎间盘膨出。

5. 遗传因素 腰椎间盘突出症有家族发病的报道，也可显示有 IX 型胶原基因变异。印第安人、因纽特人和非洲黑种人发病率较其他民族的发病率明显偏低。

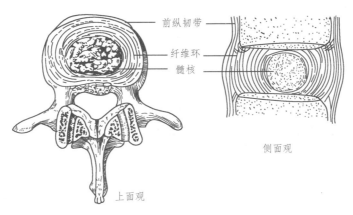

图 83-2-1　椎间盘构成

6. 其他因素　长期吸烟可使椎间盘营养不良，促进椎间盘的退变。寒冷和潮湿可引起小血管收缩及肌肉痉挛，使椎间盘的压力增加，从而导致髓核的破裂。腰骶部先天性发育异常也是导致椎间盘突出的原因之一。

【病理】

腰椎间盘突出症的病理变化可分为以下几种类型：

1. 膨出型　纤维环部分破裂，但表层完整，髓核局限性隆起，表面光滑。这一类型经过非手术治疗，大部分可以缓解或治愈。

2. 突出型　纤维环完全破裂，髓核突向椎管，但后纵韧带完整。此类型常需手术治疗。

3. 脱出型　突出的髓核穿破后纵韧带，呈菜花样，根部仍在椎间隙内。需手术治疗。

4. 脱垂游离型　大块髓核组织脱离椎间盘，穿破纤维环和后纵韧带，完全突入椎管内。需手术治疗。

5. Schmorl 结节及经骨突出型　Schmorl 结节是指髓核经上、下软骨终板的裂隙突入椎体松质骨内；经骨突出是指髓核沿椎体软骨终板和椎体之间的血管通道向前纵韧带方向突出。一般无症状，不需手术治疗。

【护理评估】

（一）健康史

在询问病人的健康史时，应重点询问腰椎间盘突出症的危险因素，包括病人的年龄、身高及体重；病人的职业及工作体位，是否长期从事重体力劳动或从事经常弯腰的工作；病人有无腰部急性或慢性损伤；有无家族史；有无其他疾病史，如糖尿病等。

（二）身体状况

约 95% 的腰椎间盘突出症发生在 $L_{4\sim5}$ 或 $L_5 \sim S_1$ 椎间盘，病人多有腰腿痛的表现。

1. 腰痛　多数病人先有腰痛，过一段时间后才出现腿痛。疼痛范围较广泛，主要在下腰部及腰骶部，以持续性的钝痛最为常见，不同病人疼痛的轻重程度差别很大。多数病人站立疼痛重而坐卧位时疼痛轻，不能远距离步行，但可以骑自行车远行。

2. 坐骨神经痛　主要从腰骶、臀后部、大腿后外侧、小腿外侧至足跟部或足背部的放射性神经痛。病人为了减轻疼痛被迫采取腰部前屈、屈髋位，以松弛坐骨神经的紧张。当病人咳嗽、打喷嚏、用力排便时，腹内压增高引起疼痛加剧。坐骨神经痛主要是突出的椎间盘或髓核组织压迫和刺激引起神经根炎症、水肿及缺血造成的。

3. 马尾神经症状 多见于向正后方突出的髓核压迫马尾神经而引起的大小便功能障碍、性功能障碍等。马尾神经症状的加重是急症手术的重要指征。

4. 体征

（1）腰部压痛：压痛点常在病变棘突旁，有时会向同侧臀部和下肢沿坐骨神经分布区放射。

（2）腰椎侧弯：是姿势代偿性畸形，可以缓解腰痛。如椎间盘突出在神经根肩部，则上身弯向健侧；椎间盘突出在神经根腋部，则上身弯向患侧，可以辅助诊断。

（3）腰部活动受限：病人普遍存在不同程度的腰部活动受限，由于前屈位使髓核进一步向后移位并增加对受压神经根的牵张，因而腰部前屈受限最明显。

（4）直腿抬高试验和加强试验阳性：详见第八十章第二节"运动系统疾病病人的评估"。

（5）神经系统表现：感觉、运动和反射异常。受压神经根支配的皮肤节段会出现感觉的变化，先为感觉过敏，后为感觉迟钝或消失。L_5 神经根受累者，感觉改变在小腿前外侧及足内侧；S_1 神经根受累者，感觉改变在外踝、足的外侧。前者伴有蹬趾背伸无力，后者伴跖屈无力。踝反射异常提示 S_1 神经根受累。

（三）辅助检查

1. X 线平片检查 正位片可见脊柱侧弯畸形，椎间隙左右宽度不一致；侧位片可见腰椎生理前凸减小或消失，严重者甚至后凸，椎间隙表现为前窄后宽。另外可见椎体前、后上下缘骨质增生，呈唇样突出。

2. CT 检查 可清楚地显示椎间盘突出的部位、大小、形态和神经根、硬脊膜囊受压移位的情况。并可同时显示椎板及黄韧带肥厚、小关节增生肥大、椎管及侧隐窝狭窄等情况。

3. MRI 检查 能清楚显示解剖结构，了解椎间盘退变、髓核突出的情况，并发现椎管内其他占位性病变。

4. 其他检查 肌电图检查通过测定神经根所支配肌肉出现失神经波来判定受损的神经根，进而推断腰椎间盘突出及其部位。另外还有造影检查、超声检查、放射性核素扫描等。

（四）心理－社会状况

评估病人对疾病的反应、采取的态度及应对能力。评估病人的社会支持系统。对于病程反复的慢性病人来说，由于疼痛会给日常生活带来不便，病人因此会有自责、自卑、焦虑等心理变化，护士应在诊断和治疗阶段给予病人支持。

【常见护理诊断／问题】

1. **急性／慢性疼痛** 与椎间盘突出刺激了邻近组织的神经纤维有关。
2. **焦虑** 与缺乏诊断及治疗的相关知识有关。
3. **躯体活动障碍** 与椎间盘突出引起腰、腿疼痛有关。
4. **潜在并发症**：神经根粘连、肌肉萎缩等。

【计划与实施】

腰椎间盘突出症的治疗包括非手术治疗和手术治疗。81%～90% 的病人可经非手术治疗缓解或治愈。

经过治疗和护理，病人：①腰腿疼痛及其他症状减轻；②焦虑减轻；③无手术并发症出现；④能进行日常的基本生活及活动。

（一）非手术治疗病人的护理

非手术治疗的指征是：①初次发病、病程较短者；②休息后症状可缓解者；③由于全身疾病或局部皮肤疾病不能手术者；④不同意手术者。

1. 休息与活动 卧床休息可以使肌肉、韧带、关节囊松弛，关节间隙增大，使局部的充血、水肿获得改善，进而减轻对神经根的压迫和刺激。同时，卧床休息时椎间盘内压力最低，有利于突出物的"还纳"。卧床休息时要求完全、持续和充足，护士应从以下几方面指导病人：

（1）卧硬板床：褥子薄厚、软硬应适度，床的高度要略低一些，最好能使病人刚坐起时，双脚就可着地。

（2）仰卧位时髋、膝关节应保持一定的屈曲位：这样可使腰椎前凸变平，而且可以避免下肢肌肉的牵拉。

（3）教会病人正确的下床方法：协助抬高床头，病人先移向床的一侧，将腿放于床的一侧，胳膊将身体支撑起；移坐在床的一侧，将脚放在地上，利用腿部肌肉收缩使身体由坐位改为站立位，然后再用拐杖等支撑物支持站立。躺下时按相反的顺序依次进行。

（4）避免过度下蹲：大小便时，最好使用坐式便器，如病人必须在床上使用便盆时，最好有一可以支持或牵拉的物品，以支持病人将臀部抬起。

（5）功能锻炼：卧床休息一般不超过2周，护士应指导病人进行未固定关节的全范围活动以及腰背肌的功能锻炼，若病人不能进行主动练习，在病情许可的情况下，可由医护人员或家属帮助病人活动各关节、按摩肌肉，以促进血液循环，防止肌肉萎缩和关节僵直。

2. 牵引治疗 骨盆牵引可以使椎间隙增宽，减少椎间盘内压，扩大椎管内容量，从而减轻对神经根的刺激和压迫。牵引时病人仰卧，床尾抬高15～25cm，以产生对抗牵引力，用骨盆带固定在病人骨盆处，通过滑轮及绳索，利用重锤的力量进行牵引，牵引的重量一般按体重的1/10～1/8计算。牵引时护士应注意牵引锤保持悬空，同时应保护病人骨突部，以防止压疮发生。持续骨盆牵引效果较间断牵引法好，孕妇、高血压、心脏病病人禁用。

3. 配戴腰围 配戴腰围的主要目的就是制动，也就是限制腰椎的屈曲活动，以使损伤的腰椎间盘可以局部充分休息，为病人机体恢复创造良好的条件。使用腰围时护士应指导病人注意以下几点：

（1）腰围的规格应与病人自身的腰长度及周径相适应，腰围的上缘需达肋下缘，腰围下缘至臀裂。腰围后侧不宜过分前凸，一般以平坦或略向前凸为宜。

（2）腰围佩戴的时间要根据病情适当掌握，在腰部症状过重时，如无不适感觉应经常佩戴，不要随意取下。病情较轻的病人，可在外出时尤其是要较久站立或较长时间坐位时配戴。应注意过长时间地使用腰围，可以使肌肉及关节活动大幅度降低，从而继发肌肉失用性萎缩以及腰椎各关节不同程度的强直，因此配戴腰围的时间最长不应超过3个月。

（3）佩戴腰围后仍要注意避免腰部过度活动，一般以完成正常的日常活动及工作活动为度。

4. 药物治疗 可使用非甾体类抗炎药，此类药物主要作用为解热、镇痛、抗炎。常用的代表性药物有阿司匹林、布洛芬、保泰松等。护士应指导病人在用药过程中注意监测药物不良反应，主要为胃肠不适或溃疡；其他较少见的有头痛、头晕，肝、肾损伤，血细胞减少，水肿，高血压及过敏反应等。硬脊膜外注射类固醇药物可抑制神经末梢的兴奋性，同时改变局部血运、消炎、止痛。

5. 理疗 理疗和推拿、按摩可使痉挛的肌肉松弛，进一步减轻椎间盘压力，但应注意手法要轻柔，避免加重损伤。对神经损害严重者，如广泛感觉减退、肌肉瘫痪，尤其是有排大小便功能障碍者，不宜推拿。对伴有椎管狭窄者，推拿效果差，有时推拿反而使症状加剧，故不宜采用推拿疗法。另外还有电疗、光疗、热疗、磁疗等。

6. 心理护理 鼓励病人表达感受，多与家属、病友及医护人员交流，帮助病人解决问题，减轻其焦虑，增强自信心。

（二）手术病人的护理

手术治疗的目的是减轻神经根所受的压力，进而解除病人的疼痛。其适应证是：①症状严重，反复发作，经过半年以上非手术治疗无效，病情逐渐加重，影响工作生活；②中央型突出，有马尾综合征、括约肌功能障碍者，应急诊手术；③有明显神经受累者。

手术方式包括开放性手术、微创手术、椎间盘假体置换术。此三类手术方式均有较好的手术效果。手术效果随术后随访时间的延长，手术疗效有所下降，手术方式的选择更需关注其中远期效果。如显微腰椎间盘切除术，术后 6 个月内再突出发生率为 21%，微创手术引起大血管和神经损伤、腰椎间盘假体置换返修率远多于微创手术和开放手术，表示此类手术的技术尚待完善。

1. 术前护理

（1）心理支持：腰椎间盘突出症病人由于病程较长，反复发作，需手术治疗者往往症状较重，要求手术尽快解除痛苦，但对手术后的效果及术后需长时间卧床，生活不能完全自理而顾虑重重。因此术前护士应对病人进行心理指导：①鼓励病人与家属的交流，使家属能够帮助病人克服困难及压力。同时介绍病人与病友进行交流，以增加病人的自尊和自信心。②介绍减少疼痛发作的措施，减轻病人的心理负担和躯体不适。③鼓励病人及其支持系统成员参与病人的治疗活动，督促或陪同病人治疗，以助提高治疗效果。

（2）评估病人的临床症状，如疼痛性质、范围、感觉丧失区域及肢体麻木程度等，并做详细的记录，以便与术后进行比较。

（3）根据病人对手术的了解程度，向病人解释手术方式及术后暂时出现的问题，如疼痛、麻木等。训练正确翻身、床上使用便盆、正确上下床及直腿抬高的方法，为术后下地活动增强信心（详见非手术治疗病人的护理）。

（4）指导病人进行腰背肌锻炼，具体锻炼的方法为五点支撑法和三点支撑法（详见术后护理），每日锻炼数十次。

2. 术后护理

（1）体位护理：病人由手术室回病房，应用 3 人或 4 人搬运法将病人移至病床上，搬运过程中注意保持身体轴线平直。术后 24 小时内病人平卧为主，以压迫伤口，利于止血。手术 24 小时后，护士应每隔 2～3 小时协助病人翻身。翻身时护士应采取轴线翻身的原则：指导病人双手交叉于胸前，双腿中间放软枕，一名护士托扶病人的肩背部，另一名护士托扶病人的臀部及下肢，同时将病人翻向一侧，在病人头下、肩部、臀部及胸前垫枕头以支持体位，保持脊柱平直。

（2）观察并记录病情变化：①观察生命体征及神经功能：病人返回病房后，应每 1～2 小时测量体温、脉搏、呼吸、血压各一次，24 小时平稳后改为每 6 小时测量一次；观察病人下肢皮肤的颜色、温度和感觉及运动恢复情况。②引流情况：注意无菌操作，妥善固定防止脱出，避免引流管扭曲、打折，按时挤压引流管，保持引流通畅，密切观察引流液的颜色、性质及量，及时准确记录，术后第二天，如果引流量小于 50ml、颜色淡红，则可拔除引流管。③切口：观察手术切口敷料有无渗湿，渗出液的量、颜色、性质；渗湿后应及时更换敷料，以防感染。

（3）并发症的观察：微创手术的并发症较少，主要是血管神经损伤和感染，开放性手术的常见并发症如下：①感染：椎间隙感染是手术的严重并发症，护士应严密注意观察；若病人于术后

1～3天内突然出现腰部剧烈疼痛或下肢疼痛，活动加剧，不敢翻身并有低热、白细胞计数增高等，应考虑到术后椎间隙感染，立即报告医生；②神经根水肿、粘连：如术后病人出现原麻木区和疼痛均不消失，或较前加重时，护士应考虑到神经根水肿、粘连的可能；③脑脊液漏：见本章第一节"颈椎病病人的护理"。

（4）指导病人进行功能锻炼

1）直腿抬高锻炼：术后第2天引流管拔除后，护士应鼓励病人主动直腿抬高，每次抬高30°～70°，协助病人做下肢的屈伸移动可牵拉神经根，并使神经根有1cm范围的移动，可防止术后神经根的粘连。

2）四肢肌肉关节的功能锻炼：指导病人卧床期间坚持每日活动四肢，以防失用性肌萎缩、肌力减退等。活动踝关节、膝关节以免影响日后下地行走。嘱病人做扩胸、深呼吸，以增加肺活量，促进换气功能，预防肺部并发症。教会病人自行按摩腹部，以增加腹肌的张力，减少腹胀、尿潴留及便秘的发生。

3）腰背部肌锻炼：术后第7天开始，其目的在于增强腰背肌肌力，使肌肉韧带的弹性恢复，保持腰椎生理前凸，以增强脊柱的稳定性。锻炼腰背肌的方式有很多种。飞燕式：俯卧位进行，头、双臂、双腿后伸；五点式：平卧位进行，头、双肘、双足跟支撑，挺起胸腹；三点式：平卧位进行，头、双足跟支撑挺起（图83-2-2）。应严格掌握循序渐进的原则，次数由少到多，幅度由小到大，时间由短到长，以锻炼时不加重疼痛或稍有轻微感觉能忍受为准。

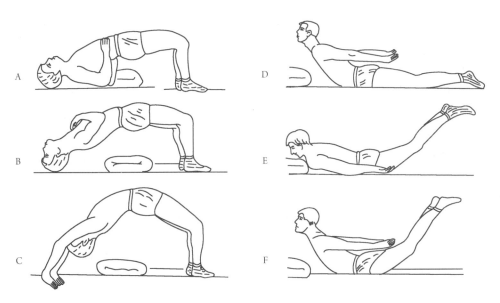

图83-2-2　腰背肌锻炼法

4）行走训练：一般开放手术病人卧床2周后可以戴腰围下床活动，微创手术可以更早下床，但是具体还要根据手术情况决定是否缩短或延长卧床时间。正确指导病人起床：起床前先穿戴好腰围，抬高床头，半卧位30秒；然后移向床侧，将腿放下床沿，用手臂撑起身体坐在床边休息30秒；无头晕等不适后，可协助病人用腿部的力量站立；躺下时顺序相反。

（三）健康指导

1．活动指导　病人出院后的一切活动要严格遵照医生及护士的要求。术后第1周，病人可做短距离散步，可以坐车，但不可驾驶车辆。应避免举重物，不可爬楼梯，可自行淋浴，但不可参加运动。术后第2周，病人可坐、站、散步等，但如感觉疲倦，需稍作休息，这一时期病人仍不可参加运动。术后第3~8周，病人能从事一些轻松的工作，但应避免弯腰、举重物、腰部旋转等。术后第12周，可逐渐恢复以往的工作量，但仍需注意避免由高处搬重物。继续坚持功能锻炼半年以上，术后半年到一年，仍需要避免腰部的过度劳累，以防手术后肌肉未痊愈前，再受到损伤而造成疾病复发或脊椎的伤害。

2. 日常生活中应注意的事项

（1）采取正确的体位：站立时膝关节微屈，缩紧腹部肌肉以缩拢臀部，尽量使下背部平直。需长时间站立时，可两腿交替活动以减少髋部及脊椎的负重。坐位时应尽量保持上身的平直，最好使用有靠背的椅子，这样使腰背部有所依靠，以减轻其负担。

（2）坐具的选择：坐具应以高矮合适并有适当后倾角的靠背为佳，椅子的靠背以后倾100°左右，高20~25cm为宜。椅子的高度以能使病人膝部屈曲90°~100°，两足能平放地面为宜。

（3）床的选择：睡床应保证病人在仰卧位时能保持腰椎生理前凸，侧卧位时不使脊柱侧弯为宜。硬板床最好，绷紧的床次之。软钢丝床由于在病人仰卧位时可使脊柱呈弧形，易使腰部肌肉、韧带、骨关节等疲劳，因而不宜使用。

（4）采取正确的姿势弯腰搬重物：弯腰搬物时，正确的姿势是先将身体尽可能靠近物体，屈曲膝关节和髋关节，充分下蹲后，将物体拾起，放于膝上，然后挺直胸、腰部，站起并将物体搬起来。错误的搬运姿势是直腿站立，在不屈曲膝关节和髋关节的情况下弯腰搬取物体。

（5）加强劳动保护及防护：如若在寒冷潮湿的环境中工作后，应坚持洗热水澡以祛寒除湿，消除疲劳。另外，勿穿拖鞋及高跟鞋，以使身体重心平衡。

（6）指导病人继续加强背肌锻炼：主要目的是加强病人腰背部肌肉的力量。

3. 定期复查 出院前护士应嘱病人术后2~3个月复诊，如发现腰背部疼痛、下肢疼痛、麻木、感觉异常等，及时与医生联系。

【护理评价】

经过治疗和护理，病人是否达到：①疼痛或不适减轻；②焦虑减轻；③没有手术并发症出现；④能进行日常基本生活及活动。

（韩　晶）

◇ 思考题 ....

1. 女性，68岁，退休工人，因颈肩部疼痛，左上肢麻木，步态不稳1年余，加重2个月入院。1年前病人无明显诱因出现颈肩部疼痛，左上肢麻木，症状持续性发作，行理疗及推拿治疗无效、症状加重并逐渐出现步态不稳，易跌倒。入院后行颈椎MRI检查，诊断为脊髓型颈椎病。

（1）病人拟行颈椎后路手术，手术前，护士需对病人进行哪些训练？

（2）手术后第4天，病人主诉颈部疼痛加重，夜间无法入睡，敷料干燥无渗血，切口无红肿，护士应如何进行护理？

（3）术后1周，病人疼痛、麻木不适完全消失，康复出院。出院前护士应如何对病人进行出院指导?

2. 女性, 51 岁, 个体经营者, 因右臀部胀痛 1 年, 腰骶部伴右小腿外侧麻木、胀痛 8 个月, 加重 20 天而入院。CT 检查示 L_{4-5} 椎间盘突出, 行腰部牵引 1 个月, 封闭治疗 2 次, 均无效。行推拿等治疗后, 症状仍持续加重, 并出现右小腿外侧疼痛, 行走约 100m 即出现跛行, 休息片刻后缓解。20 天前病人病情进一步加重, 不能独立下床活动, 疼痛无法耐受。入院查体: 腰部活动度严重受限, $L_4/L_5/S_1$ 棘间压痛, 无叩击痛, 直腿抬高试验: L 70° (−), R 20° (+), 跟腱反射: L (++), R (−), 右下肢肌力明显下降。

(1) 病人入院后择期行后路椎板开窗减压髓核切除术, 护士应怎样进行术前准备?

(2) 手术后第 3 天, 护士发现病人引流管引流淡红色液体, 约 400ml, 切口敷料渗湿, 应如何处理?

(3) 病人手术后 12 天康复出院, 请为其制订一份出院后健康指导。

第八十四章
骨肿瘤病人的护理

学习目标

识记
1. 能正确描述骨肿瘤的病理分类与好发部位。
2. 能正确说出骨肿瘤化疗的护理要点和截肢术的护理要点。

理解
1. 能比较骨肉瘤与骨巨细胞瘤局部症状、体征及X线表现的异同点。
2. 能用自己的语言说出骨肉瘤和骨巨细胞瘤的治疗原则及健康教育要点。

运用
能对骨肿瘤病人实施系统全面评估，准确判断骨肿瘤的类型，并制订相应的护理计划。

84章

骨肿瘤是指发生在骨内或起源于各种骨组织成分的肿瘤，分原发性和继发性两大类。前者发生率为 2/10 万～3/10 万人口，约占全部肿瘤的 2%。原发性骨肿瘤根据其组织形态、细胞的分化程度以及细胞间质的类型，分为良性、恶性和交界性 3 类，以良性为多见。继发性骨肿瘤是身体其他组织和器官的肿瘤通过血液或淋巴转移至骨组织，而发生骨破坏性疾病，多属恶性。年龄与解剖部位对肿瘤的诊断具有一定意义，良性骨肿瘤多见于儿童和青少年，纤维肉瘤以及软骨肉瘤多见于中年人群，骨髓瘤以老年多见；许多恶性肿瘤好发于长骨的干骺端，如股骨下端，胫骨上端和肱骨的上端。本章以骨肿瘤中常见的恶性肿瘤骨肉瘤和骨巨细胞瘤为主来阐述骨肿瘤病人的护理。

骨肉瘤（osteosarcoma）是恶性程度较高的骨肿瘤，其发病率在原发恶性骨肿瘤中占首位，多见于 15～25 岁的青少年，男性多于女性；好发于生长活跃的长管状骨干骺端，70% 发生在股骨下端和胫骨上端。

骨巨细胞瘤（giant cell tumor）是一种良性的、局部侵袭性的肿瘤，为我国常见的骨肿瘤病。好发于 20～40 岁年龄组，性别差异不大，好发部位在股骨下端和胫骨上端。

【病理】

1. 骨肉瘤来源于间质细胞，恶性细胞直接形成类骨样组织，因此又称为成骨肿瘤。根据骨肉瘤内纤维组织、软骨、骨组织所占的比例不同，肿瘤可呈粉红色、灰白色或"鱼肉样"改变，肿瘤切面上常见黄白色的钙化点和坏死组织。肺转移的发病率高，多数病人死于肺转移。

2. 骨巨细胞瘤起源于骨髓结缔组织间质细胞，以基质细胞和多核巨细胞为主要结构，是一种介于恶性与良性之间的溶骨性肿瘤。根据病理改变临床上将骨巨细胞瘤分三级：Ⅰ级，基质细胞正常，有大量多核巨细胞；Ⅱ级，基质细胞密集，多核巨细胞数量减少；Ⅲ级，以基质细胞为主，多核巨细胞数量很少，并有明显肉瘤证据。因此，Ⅰ级为良性，Ⅱ级为侵袭性，Ⅲ级为恶性。病理分级对治疗有较大参考价值。

【护理评估】

（一）术前评估

1. 健康史

（1）一般资料：了解病人年龄、性别、职业、工作环境和生活习惯等；判断有无发生骨肿瘤的相关因素，如接触化学致癌物、放射线等；评估是否有食欲缺乏、低热和肢体疼痛等病史。

（2）既往史：有无肿瘤病史或手术治疗史；有无其他系统疾病；有无外伤史；有无遗传性疾病。

（3）家族史：家族中有无类似病史者。

2. 身体状况

（1）局部

1）疼痛和压痛：骨肉瘤的疼痛特点是早期为间断性疼痛，渐转为持续性剧烈疼痛，夜间疼痛加重而影响睡眠；骨巨细胞瘤疼痛表现为局部压痛，伴皮温升高，瘤内出血或病理性骨折时可引起剧烈疼痛。护士应注意评估疼痛的部位、性质、程度、持续时间、局部有无压痛、缓解疼痛的措施是否有效。

2）肿块与肿胀：逐渐长大的包块是诊断骨肿瘤的依据。生长迅速的恶性肿瘤多表现为长管状骨干骺端一侧肿胀，当肿瘤穿破骨膜时可形成较大的弥散性肿胀，迅速发展成肿块，表面皮肤温度高，静脉怒张，可出现震颤和血管杂音。骨巨细胞瘤主要表现为局部肿胀，局部可触及乒乓球样感觉的肿块，其程度与肿瘤生长的速度有关，若侵及关节软骨可影响关节功能。骨肉瘤表现为骨端近关节处可见肿块，有压痛，皮温高，伴静脉怒张和病理性骨折。

3）压迫症状：恶性骨肿瘤发展巨大时，可压迫血管、神经、肌肉，产生相应症状，脊柱肿瘤可压迫脊髓而并发截瘫。

4）活动受限：靠近关节的骨肿瘤，可影响关节的正常活动。肢体活动受限多为疼痛剧烈而引发的保护性反应。

5）病理性骨折与脱位：肿瘤生长可破坏骨质，密质变薄，骨的坚固性减弱，可发生病理性骨折。骨端肿瘤骨质破坏严重，可导致关节的病理性脱位。

6）转移和复发：恶性骨肿瘤可经血流或淋巴转移到其他部位，如肺转移。恶性骨肿瘤治疗后仍有复发的可能性。骨肿瘤肺转移的发生率较高，发生肺转移病人可出现咳嗽、胸闷、气短等症状。

（2）全身：评估病人对手术治疗的耐受力，重要脏器功能状态及全身营养状况等。恶性肿瘤的晚期可有贫血、消瘦、食欲缺乏、体重下降等表现，要评估病人有无肿瘤远处转移的迹象。

3. 辅助检查　包括影像学检查、生化检查和病理组织检查。

（1）X线检查：骨肉瘤X线片显示长管状骨干骺端骨质浸润性破坏，边界不清，可有排列不整齐、结构紊乱的肿瘤骨。骨膜下的三角状新骨，称Codman三角，沿新血管沉积的反应骨和肿瘤骨，呈"日光放射"现象（图84-1-1）。周围有软组织肿块阴影。骨巨细胞瘤X线片显示病灶在骨端，呈偏心性溶骨性破坏，病灶区骨密质膨胀变薄，呈肥皂泡样改变（图84-1-2），当破溃后肿瘤可侵入软组织。CT和MRI检查可明确肿瘤的部位、大小、范围以及对关节腔和周围软组织的侵犯程度。

（2）生化检查：血清碱性磷酸酶在骨肉瘤中有明显升高，男性酸性磷酸酶的升高提示转移瘤来自前列腺癌，尿Bence-Jones蛋白阳性可提示骨髓瘤的存在。现代生物技术检测发现部分骨肿瘤中有常染色体异常，能帮助诊断和进行肿瘤分类，并更精确地预测肿瘤的行为。

（3）病理组织检查：局部穿刺病理组织检查可确定肿瘤的性质。

4. 心理-社会状况

（1）认知程度：评估病人对疾病预后、拟采取手术方案、化疗方案以及术后康复知识的了解和掌握程度。

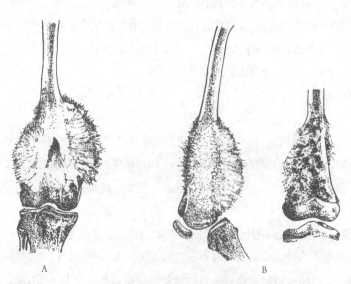

图84-1-1　股骨下段骨肉瘤
A. 可见日光放射状阴影；B. 可见骨破坏和骨膜增生

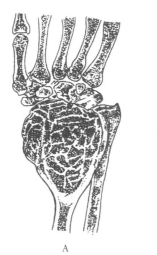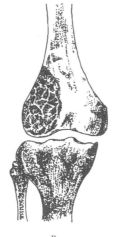

图 84-1-2　桡骨下端巨细胞瘤

A. 桡骨远端骨巨细胞瘤；B. 股骨下段骨巨细胞瘤

（2）心理承受程度：大多数病人在确诊后常出现恐惧、焦虑、失望等情绪反应，担心治疗效果，甚至丧失生活的信心，精神委靡不振。病人害怕失去肢体、害怕手术，担心医治无效，对死亡产生预感性悲哀。要评估病人的心理变化，了解病人对手术及手术可能导致的并发症、自我形象紊乱和生理功能改变的心理承受能力。

（3）社会支持系统：家属对本病及其治疗方法、预后的认知程度及心理承受能力；家庭对病人的手术、化疗和放疗费用的经济承受能力。

（二）术后评估

1. **手术情况**　手术的方式、术后伤口和引流管情况。

2. **康复状况**　肢体残端的愈合情况，局部血液循环及肢体功能状态。

3. **心理认知状况**　了解病人及家属对术后健康教育内容的掌握程度和出院前的心理状况。

【常见护理诊断 / 问题】

1. **恐惧 / 焦虑**　与肢体功能丧失或对治疗预后的担心有关。

2. **慢性疼痛**　与肿瘤浸润或压迫周围组织或神经有关。

3. **躯体活动障碍**　与疼痛或肢体功能受损有关。

4. **睡眠型态紊乱**　与夜间肿瘤疼痛有关。

5. **有感染的危险**　与手术创伤、放化疗期间抵抗力降低有关。

6. **知识缺乏**：缺乏疾病的治疗与术后功能锻炼和化疗的有关知识。

7. **潜在并发症**：病理性骨折。

【计划与实施】

骨肿瘤的治疗首要方法是手术治疗。根据肿瘤的性质、发病部位、浸润范围和有无转移，选择不同的手术方法。恶性骨肿瘤多采用手术、化疗、放疗以及免疫疗法等综合治疗手段。骨巨细胞瘤一般采用局部切除加灭活处理，再用松质骨和骨水泥填充，对于恶性无转移者，可行根治性切除或截肢术。骨肉瘤术前先进行大剂量化疗，然后根据肿瘤浸润范围做根治性瘤段切除、灭活再植或植入假体的保肢手术，无保肢条件者行截肢术（amputation）。

经过治疗和护理，病人：①能够面对现实，情绪稳定，积极乐观地配合治疗；②疼痛减轻或消失；③睡眠质量改善；④无感染发生；⑤无病理性骨折发生；⑥了解患肢功能锻炼和化疗的相关知识，积极主动进行功能锻炼。

（一）术前护理

1. 心理护理　了解病人的心理变化，安慰病人并给予心理支持，减轻焦虑，使病人情绪稳定，积极配合治疗。注意社会因素对病人的影响，作好家属的心理指导与咨询工作，缓解家属的心理压力，使其在治疗期间理解和支持病人。

2. 协助检查　对病人预定要做的诊断检查，给予详细解释，如穿刺活检或切开活检。耐心讲解检查的目的和必要性、检查过程和注意事项，以减轻病人焦虑，使其能积极配合。

3. 手术准备　为防止术后伤口感染，术前3日每日用肥皂水清洗局部，术前1日肥皂水清洗后局部备皮，然后用碘伏消毒，以无菌巾包扎；术前一周开始指导病人作肌肉的等长收缩锻炼，为手术后康复活动打基础。骨肉瘤病人由于疾病本身，以及手术或化疗反应的影响，生活自理能力下降，应加强病人的生活护理。

4. 疼痛的护理　提供舒适的体位，指导病人作肌肉松弛活动；适当给予止痛药物，遵医嘱合理使用，可采用WHO推荐的癌性疼痛三阶梯疗法，用药后注意观察不良反应。

5. 改善营养状况　病人因疼痛和心理负担而影响食欲，常出现不同程度的营养不良，应鼓励病人摄入足够的营养，给予高热量、高蛋白、高维生素饮食，必要时可给予静脉高营养。

6. 化疗病人的护理

（1）心理支持：手术前后实施大剂量的化疗，有利于骨肉瘤的根治。多数病人对化疗引起的外观上改变非常担忧，应充分理解病人的心理反应，鼓励病人表达心理的忧虑和恐惧，并给予安慰和心理支持。对秃发病人说明是暂时的，停药后头发可再生，可建议病人戴假发或帽子修饰，对于面部的色素沉着，可化淡妆掩饰。

（2）观察药物毒性反应：了解化学治疗药物的作用和毒性反应，观察抗癌药物对骨髓功能的损害程度，定时检查病人的血常规。血小板减少者，注意观察有无皮肤瘀点、牙龈出血、鼻出血等，必要时输注血小板。白细胞减少时，要防止继发性感染，必要时采取保护性隔离措施。病人常出现恶心、呕吐、厌食等消化道反应，在化疗后半小时可适量给予镇静止吐药。呕吐频繁者，注意监测体液平衡，必要时给予补液，保证病人的营养和水分供给。

（3）给药注意事项：化疗药物在使用时应严格遵守给药途径，根据药物代谢特点可采取静脉滴注、静脉推注给药；化疗药物的剂量要准确，根据体重计算每次化疗的用量；化疗药物应现用现配，避免稀释时间长而降低疗效；同时使用几种药物时，每种药物之间应用等渗溶液隔开；化疗药物对血管有刺激作用，病人化疗的时间一般都在半年以上，因此必须保护好血管，可采用经外周静脉置入的中心静脉导管（peripherally inserted central venous catheters，PICC）技术，能很好地保护血管，避免多次静脉穿刺的痛苦。若没有条件应用PICC技术时，血管选择应从肢体的远端到近端。输液时，先用等渗溶液，确认针头在血管中再输入化疗药物，防止药液外渗。一旦发生外渗，立即用50%硫酸镁溶液湿敷，防止皮下组织坏死；护士在操作时注意保护自己，应戴口罩、帽子、橡胶手套，着长袖白衣，用过的注射器应放入防泄漏的容器中，隔离处理。

（4）饮食指导：对化学治疗引起的消化道功能反应，如恶性、呕吐、厌食等症状应采取相应护理措施。如在应用化疗药物前30分钟应用止吐药，在化疗前24小时及化疗后72小时内进食清淡食物，避免饮用咖啡及食用辛辣和油腻性食品，少食多餐。化疗期间摄入足够的水分，根据饮食习惯选择高蛋白、高维生素、高热量的食物，多食瓜果蔬菜，保证营养。

（5）活动和休息：指导病人活动，避免患肢负重，以免发生病理性骨折或关节脱位；可利用轮椅帮助病人外出，保证一定的户外活动时间。注意保持环境的清洁安静，对于因疼痛不适无法休息和睡眠的，必要时睡前给予适量的镇静止痛药物，保证病人的休息。

（二）术后护理

1. 病情观察 密切观察病人体温、脉搏、呼吸、血压；观察患肢有无疼痛及疼痛变化；伤口内引流管是否通畅，创口有无渗液、渗血，渗出量及其性质；观察局部组织反应、肿胀程度、表面皮肤的血运和温度、有无全身反应；观察远端肢体是否肿胀，有无感觉、运动异常和毛细血管充盈异常。

2. 疼痛护理 手术后的切口疼痛可影响病人生命体征的平稳、影响病人的饮食、睡眠和休息，从而影响伤口的愈合，应重视术后的疼痛控制，积极采取止痛措施。参考术前疼痛的护理措施。

3. 生活护理 由于手术病人需卧床休息，护士应作好生活护理，勤巡视，协助家属照顾和满足病人的日常需求，如大小便、饮食等。

4. 保肢术后病人的护理

（1）肢体循环的观察：骨肿瘤切除后，无论是同种异体骨移植还是人工假体置换，应密切观察术侧肢体的肤色、皮肤温度、末梢血液循环情况。若术后早期出现肢体麻木，肢体疼痛等症状，提示血管危象发生，应及时发现并告知医生进行探查手术。

（2）伤口渗出和引流的护理：定期观察和记录伤口敷料渗出情况，若伤口进行性渗出增多，提示引流不畅；由于异体骨移植术后会出现排斥反应，在术后 7～14 天渗出量较多，应定期检查引流管固定和通畅情况，嘱病人在肢体活动中有意识地保护引流管，一旦发现引流管脱落和堵塞，及时告知医生采取相应处理。

（3）感染的预防与护理：由于同种异体骨对于机体来说属于异物，若局部组织血液循环不良或不能严格执行无菌操作，均可能发生感染。应密切监测体温的变化，并严格执行无菌技术操作原则，遵医嘱合理使用抗生素。

（4）功能锻炼：指导病人建立早期活动、晚期负重的锻炼原则、循序渐进地进行功能锻炼，术后 48 小时开始练习肌肉的等长收缩，改善血液循环，增加肌肉力量，防止关节粘连，减少肌肉失用性萎缩；术后 3 周可进行患处远侧和近侧关节的活动，术后 6 周，进行重点关节的活动，加大活动范围。必要时辅助理疗、利用器械进行活动。

（5）假体的康复指导：指导病人术后卧床期间的肢体位置和搬动方法，以免脱位，一旦发生脱位，立即制动，以减轻疼痛，防止血管和神经损伤，协助医生做好下一步处理。

5. 截肢术后病人的护理

（1）心理支持：术后使病人身体外观发生变化，对病人心理造成巨大打击，病人往往产生压抑、悲哀的情绪反应，要理解病人的烦躁、易怒行为，用耐心、爱心和细心对待病人，并鼓励家属多关心病人，给予心理和精神上的支持。指导病人注意仪表修饰，积极参加社会活动，逐渐恢复正常的生活，最终病人能通过自我调节，正确面对现实。

（2）防止伤口出血：注意截肢病人术后残端的渗血情况，常规床边备止血带，以防残端血管结扎线脱落导致大出血而危及生命。观察引流液的量和性质，创口渗血较多者可用棉垫加弹性绷带加压包扎，如创口出血量大，在肢体近侧用止血带止血，并告知医生，及时处理。

（3）局部观察：观察肢体残端有无水肿、发红、水疱、皮肤坏死、并发感染，是否存在残肢疼痛加重现象。大腿截肢者应防止髋关节屈曲、外展挛缩，小腿截肢术后要避免膝关节屈曲挛缩。

（4）幻肢痛的护理：幻肢痛是病人感到已切除的肢体仍然有疼痛或其他不适感觉。让病人正确面对现实，从内心承认并接受截肢的事实。可对残肢端进行热敷，加强残肢运动，感到疼痛时让病人自己轻轻按摩残肢端，从空间和距离确认中慢慢消除幻肢感，从而消除幻肢痛这个主观感觉。必要时可使用一些镇静药帮助病人睡眠。对于长期的顽固性疼痛，可行神经阻断手术来消除疼痛。

（5）指导病人进行残肢锻炼：大腿截肢病人易出现屈髋外展畸形，要及早进行内收后伸的练习。一般手术2周后拆线，随即可在病人截肢的残端制作临时假肢，促进早期进行功能锻炼，消除肿胀，促进残端成熟，增强局部肌力。为了保持关节活动范围，鼓励病人使用辅助设备来协助运动（例如扶车、拐、手杖、吊架），鼓励病人早期下床活动，反复进行肌肉强度和平衡锻炼，为安装假肢做准备。

（6）活动和休息：对于不能下床走动的病人，可用轮椅推送病人到室外活动。当病人无法休息和睡眠时，安排一个安静而舒适的环境，指导病人作松弛活动，可在睡前服用镇静药物，以保证睡眠质量。

6. 健康指导

（1）身心健康：使病人保持稳定情绪，消除消极的心理反应，积极、乐观地面对生活，树立战胜疾病的信心。

（2）提高生存质量：向病人宣教保证营养物质摄入和增强抵抗力的重要性。消除病人对疼痛的恐惧，引导病人摆脱精神和身体的紧张感，合理使用药物镇痛或其他综合镇痛法，减轻或消除疼痛。

（3）指导功能锻炼：根据病人的情况制订康复锻炼计划，指导病人进行各种形式力所能及的功能锻炼，恢复和调节肢体的适应功能，最大限度地让病人提高生活自理能力。

（4）指导使用助行器：指导病人正确使用各种助行器，如拐杖、轮椅等，锻炼使用助行器的协调性、灵活性，尽快适应新的行走运动方式。

（5）复诊：按照出院医嘱，按时进行复查和化疗。如发现特殊情况和病情变化，应随时到医院就诊。

【护理评价】

经过治疗和护理，病人是否达到：①情绪稳定，积极配合治疗；②疼痛及时缓解，无疼痛的症状与体征；③睡眠良好；④肢体活动功能保持良好，未发生感染；⑤未发生病理性骨折；⑥病人对患肢功能锻炼和化疗的相关知识了解，积极主动地参加功能康复锻炼。

（岳树锦）

◇ 思考题

1. 男性，27岁，右膝关节外上方肿痛3个月，膝关节伸屈活动受限，X线显示右股骨下端有骨质破坏灶，边缘膨胀，中央有肥皂泡样改变，向内已超过中线，远端距关节面不足1cm，无骨膜反应。

（1）根据上述体征和检查，应采取的治疗原则是什么？

（2）针对该病人应采取哪些护理措施？

2. 男性，27岁，左股骨近端肿痛1个月，表皮温度高，静脉怒张，X线检查显示左股骨近端有骨质破坏区，边界不清，有三角形骨膜反应，临床诊断为骨肉瘤，病人知晓诊断一直消极治疗，悲观失望，并自杀未遂。

（1）若该病人实施了同种异体骨复合人工关节修复术，术后你应该如何指导该病人摆放身体姿势来避免关节脱位？

（2）针对该病人的心理反应，你想采取哪些心理干预措施？

第八十五章
关节炎与结缔组织疾病
病人的护理

第一节　类风湿关节炎病人的护理

类风湿关节炎（rheumatoid arthritis，RA）是一种以累及周围关节为主的多系统性、炎症性的自身免疫性疾病。临床上以慢性、对称性、周围性多关节病变为其主要特征。表现为受累关节疼痛、肿胀及功能下降。病变呈发作与缓解交替进行，当炎症破坏软骨和骨质时，出现关节畸形和功能障碍。

本病在世界各地均有发病，但各个国家和地区的患病率不同，我国的患病率为 0.32% ~ 0.36%，低于欧美国家白种人的发病率 1%。成人任何年龄均可发病，81% 的发病年龄为 35 ~ 50 岁，女性高于男性 2 ~ 3 倍。

【病因与发病机制】

（一）病因

病因尚不清楚，可能与下列因素有关。

1. 感染因子　目前虽然还未证实有导致本病的直接感染因子，但一些细菌、病毒、支原体、原虫等感染可诱发 RA，导致 RA 的病情进展，在某些易感或遗传背景的人群中引起发病。

2. 遗传倾向　流行病学调查表明 RA 有一定的遗传倾向，RA 的家族及同卵双胞胎中 RA 的发病率约为 15%。用分子生物检测法发现 RA 易感基因位于 HLA-DR4。此外，DQ、HLA 以外的 T 细胞受体基因、TNF 基因、性别基因等与 RA 的发病、发展有关。因此，RA 是一个多基因的疾病。

（二）发病机制

RA 的发病机制虽不十分清楚，但多数人认为这是一种免疫介导的自身免疫性疾病。当抗原进入人体后，首先被巨噬细胞吞噬，经消化、浓缩后与其细胞膜的 HLA-DR 分子结合形成复合物，若此复合物被其 T 细胞的受体所识别，则该 T 辅助淋巴细胞被活化，分泌细胞因子、生长因子及各种介质，引起一系列免疫反应。一方面 B 细胞激活分化为浆细胞，分泌大量免疫球蛋白，其中有类风湿因子（rheumatoid factor，RF）和其他抗体，免疫球蛋白和 RF 结合形成免疫复合物，激活补体，引起炎症反应，还可造成关节破坏和关节外病变。

细胞因子是细胞之间相互作用的重要介质，由不同的但已活化了的细胞所分泌，如活化了的巨噬细胞能分泌白介素 1（IL-1）、IL-6、肿瘤坏死因子（TNF）等，活化了的淋巴细胞则分泌 IL-2、IL-3、IL-4、γ- 干扰素等。细胞因子一方面使活化了的巨噬细胞、淋巴细胞持续被活化，造成慢性病程；另一方面也产生很多临床表现，如 IL-1 可促使前列腺素代谢引起炎症变化；促进胶原酶产生造成关节破坏、骨和软骨的吸收；使肝细胞合成急性期蛋白导致发热；促使某些细胞因子（如 IL-6）等的分泌，加重 RA 炎症和关节破坏。

【病理】

RA 的基本病理改变是滑膜炎。急性期以渗出和细胞浸润为主要表现，滑膜下层血管充血，内皮细胞肿胀，间质水肿，中性粒细胞浸润；病变晚期，滑膜增厚，滑膜细胞由正常的 1 ~ 3 层增厚至 5 ~ 10 层，增生的有 A 型、B 型细胞，但以 A 型细胞为主，形成许多绒毛样突起，突向关节腔内，或侵入到软骨和软骨下的骨质。增生的滑膜细胞具有很强的破坏性，是造成关节破坏、关节畸形和功能障碍的病理基础。在滑膜下层有大量淋巴细胞浸润，其中大部分为 $CD4^+T$ 细胞，其次为 B 细胞和浆细胞。病人关节腔可出现大量积液，尤其在急性期，积液中含有大量炎症细胞，主要为中性粒细胞，还可见到大量 T 细胞，少量巨噬细胞和 B 细胞。

血管炎可发生在病人关节外的任何组织，累及中小动脉和（或）静脉。血管管壁淋巴细胞浸润、内膜增生，导致血管腔狭窄或堵塞。类风湿结节是血管炎的一种表现，结节中心为纤维素样坏死组织，周围有上皮样细胞浸润，排列成环状，外被以肉芽组织，肉芽组织间有大量的淋巴细胞和浆细胞。常见于关节伸侧受压部位的皮下组织，亦见于肺、胸膜、心包、心肌等。

【护理评估】

（一）健康史

询问病人有无引起本病的诱因，如感染、寒冷、潮湿、疲劳、营养不良、精神刺激等，亲属中有无患有本病；发病前有无发热、全身不适；关节疼痛的特点、部位，有无晨僵现象等；经过哪些治疗与护理，疗效如何等。

（二）身体状况

本病起病方式常缓慢、隐匿，在出现明显的关节症状前，部分病人可有乏力、低热、全身不适、体重下降、食欲缺乏等症状。少数病人起病急剧，在数天内出现多个关节症状。

1. 关节表现　主要侵犯小关节，尤其是手关节，如腕、掌指关节和近端指间关节，其次是趾、膝、踝、肘、肩等关节。此外，颈椎、颞颌关节也可累及。可分为滑膜炎症状与关节结构破坏的表现，前者经过治疗后有一定可逆性，但后者却很难逆转。其表现主要有：

（1）晨僵：是指病变关节经过一段时间的静止和休息后，自觉病变关节僵硬，如胶黏着样的感觉，难以达到平时关节活动范围的现象，通常在活动后缓解或消失，由于晨起时表现最明显，称晨僵。见于 95% 以上的病人，常作为观察本病活动性指标之一。晨僵持续时间与关节炎症的程度呈正比。

（2）关节疼痛：往往是最早的关节症状，多呈对称性、持续性，但时轻时重，常伴压痛。

（3）关节肿胀：凡受累关节均可出现肿胀，多因关节腔内积液或关节周围软组织炎症引起，多呈对称性。近端指间关节炎性肿大而附近肌肉萎缩，关节呈梭形而称为梭状指。

（4）关节畸形：晚期由于滑膜炎的绒毛破坏了软骨和软骨下的骨质结构，造成关节纤维性或骨性强直，加之关节周围的肌腱、韧带受损，使关节不能保持在正常位置，出现手指关节半脱位，如屈曲畸形、尺侧偏斜、天鹅颈样畸形等。关节周围肌肉的萎缩、痉挛使畸形更为加重。

（5）功能障碍：关节肿痛和结构破坏均可引起关节的活动障碍。关节功能障碍一般分为 4 级，即：Ⅰ级，能胜任日常生活中各项活动；Ⅱ级，生活自理和工作，非职业活动受限；Ⅲ级，生活自理，但职业和非职业活动受限；Ⅳ级，生活不能自理，且丧失工作能力。

（6）特殊关节的表现：颈椎受累可出现颈痛、活动受限，关节脱位可出现脊髓受压表现。肩、髋关节最常见的症状是局部疼痛和活动受限。髋关节常表现为臀部和下腰部疼痛。颞颌关节表现为咀嚼或说话时疼痛加剧，甚至出现张口受限。

2. 关节外表现

（1）类风湿结节：是本病较特异的皮肤表现，20%～30% 的病人可出现此症状，类风湿结节的出现提示病情活动。结节呈圆形或椭圆形，质硬、无压痛、对称分布、直径数毫米至数厘米，一个或数个位于皮下，常附着于骨膜上。浅表结节多见于前臂伸面，肘部鹰嘴附近，枕、跟腱等关节隆突部位及受压部位的皮下；深部结节可出现在肺部，结节可发生液化，咳出后形成空洞。

（2）类风湿血管炎：是关节外损害的基础，其典型的病理改变为坏死性血管炎，主要累及病变组织的动脉，可出现在病人的任意组织和器官。如甲床或指端小血管炎，少数发生局部缺血性坏死；皮肤溃疡；周围神经病变；内脏动脉炎包括肺间质病变、胸膜炎、心包炎、肾脏病变（不常见且症状轻）等；眼部可引起巩膜炎，表现为眼红、眼痛等，如不治疗可引起巩膜软化。

（3）其他：部分病人可出现小细胞低色素性贫血，系因病变本身或因服用非甾体抗炎药而造成胃肠道长期少量出血所致。30%～40%病人可出现干燥综合征，干燥性角结膜炎是最常见的眼部受累表现，症状为眼干、眼烧灼感、异物感或有分泌物。RA伴有脾大、中性粒细胞减少，有的甚至出现贫血和血小板减少，称费尔蒂（Felty）综合征。长期RA可并发肾淀粉样变性。另外，抗风湿药物也可引起肾损害。

（三）辅助检查

1. 血液检查　有轻至中度贫血。活动期血小板可增多，白细胞及分类多正常，血沉增快，C反应蛋白增高。70%病人血清RF阳性，RF是一种自身抗体，可分为IgM型、IgG型、IgA型及IgE型，在临床上常规测得的是IgM型RF，其数量与本病的活动性和严重性成正比。RF阳性还见于慢性感染（肝炎、结核）、其他结缔组织病，但结合临床表现，高滴度的IgM型RF对RA的诊断具有相对特异性。抗角蛋白抗体阳性率为30%～60%，特异性高达90%以上。70%病人的血清中可出现各种不同类型的免疫复合物，特别是活动期和RF阳性病人。血清补体在活动期和急性期常升高，伴血管炎者补体可下降。20%～30%的RA病人抗核抗体阳性。有关节外表现的RA病人抗核抗体阳性率更高。

2. 关节滑液　关节腔滑液正常不超过3.5ml，本病病人滑液常增多，滑液中白细胞高达$2×10^9/L$及以上，中性粒细胞占优势。

3. 关节X线检查　以手指和腕关节的X线摄片最有价值。片中可见关节周围软组织的肿胀阴影，根据关节破坏情况可分为四期。Ⅰ期：关节端骨质疏松；Ⅱ期：关节间隙因软骨破坏变窄；Ⅲ期：关节面出现虫凿样破坏性改变；Ⅳ期：晚期关节半脱位和关节破坏后的纤维性及骨性强直。

4. 类风湿结节的活检　通过病理检查有助于诊断。

（四）心理–社会状况

由于本病会出现病情反复发作，顽固的关节疼痛，并有轻重不等的关节畸形和功能障碍，大多数病人常常会出现焦虑、悲哀、孤独、愤怒、恐惧等心理反应，特别是出现关节畸形和功能障碍后，病人生活逐渐不能自理，会产生绝望、对生活丧失信心等心理表现。护士还应评估社会支持系统，了解病人的经济水平、家庭和社会支持情况，特别是对于不能自理者如没有足够的支持系统，会增加病人的心理和生活负担。

【常见护理诊断／问题】

1. **慢性疼痛**　与关节肿胀、炎症有关。

2. **躯体活动障碍**　与疼痛及关节活动受限有关。

3. **沐浴／穿着／进食／如厕自理缺陷**　与关节僵硬、疼痛、关节畸形有关。

4. **焦虑**　与疾病反复发作、疼痛、迁延不愈有关。

5. **体像紊乱**　与关节畸形有关。

【计划与实施】

RA目前尚无根治及预防的方法。治疗措施包括药物治疗、外科手术治疗及其他治疗，主要治疗措施是药物治疗。治疗目标为缓解症状，控制炎症，保护受累关节功能，促进已破坏骨关节的修复。

经过治疗和护理，病人能够：①关节疼痛缓解或消失；②躯体及关节活动能力增强；③生活能自理；④心理状态平稳，能正确对待疾病；⑤了解疾病的治疗及自我保健知识。

（一）药物治疗与护理

治疗 RA 的药物包括非甾体抗炎药（NSAIDs）、缓解病情抗风湿药（DMARDs）、生物制剂、糖皮质激素和植物制剂。

1. 非甾体抗炎药（NSAIDs） 作用机制为抑制环氧合酶的作用，减少前列腺素的产生，减弱前列腺素对缓激肽等致炎介质的增敏作用，其抗风湿作用主要用于抗炎。此类药可减轻关节肿痛，是改善关节炎症状的常用药，但不能控制病情，需与缓解病情抗风湿药同服。常用药物有：

（1）塞来昔布：每日剂量 200 ~ 400mg，分 1 ~ 2 次服用，有磺胺过敏者禁用。

（2）美洛昔康：每日剂量 7.5 ~ 15mg，分 1 ~ 2 次服用。

（3）双氯芬酸：每日剂量 75 ~ 150mg，分 1 ~ 2 次服用。

（4）吲哚美辛：每日剂量 75 ~ 100mg，分 3 次服用。

（5）布洛芬：每日剂量 1.2 ~ 3.2g，分 3 ~ 4 次口服。

（6）萘普生：每日剂量 0.5 ~ 1.0g，分 2 次口服。

使用时应指导病人在饭后或睡前服用；使用后应观察有无严重的胃肠道反应、精神神经症状及出血倾向等，当出现以上症状时，应通知医师并立即停药。一般不宜同服两种 NSAIDs。老年人宜选用半衰期短的 NSAIDs 药物；对有溃疡病史者，宜服用减少胃肠道不良反应的药物。

2. 缓解病情抗风湿药 本类药除能改善关节症状外，还能阻止关节结构的破坏，因此需早期应用来控制 RA 活动性，大多数病人需至少两种缓解病情抗风湿药（disease-modifying anti rheumatic drugs, DMARDs）联合应用才能达到治疗效果。常用的有甲氨蝶呤、柳氮磺吡啶、抗疟药、金制剂、青霉胺、环孢素以及新型免疫抑制剂来氟米特等。使用这类药时，应注意观察常见的不良反应，如肝损害、胃肠道反应、脱发、骨髓抑制、性腺毒性、出血性膀胱炎等，临床可出现恶心、口炎、口腔异味、味觉消失、腹泻、转氨酶升高、蛋白尿、血尿、白细胞或血小板减少、月经减少、停经、精子活力及数目降低等。指导病人用药期间注意观察药物的副作用，定期监测肝肾功能、血常规等，如出现严重不良反应应立即停药并及时处理。鼓励病人多饮水，以促进药物代谢产物排出，为减轻胃肠道反应可饭后服药，向病人及家属讲解所用药物的作用及不良反应。

3. 生物制剂 临床应用的主要为肿瘤坏死因子 α（TNF-α）拮抗剂，包括依拉西普、阿达木单抗和英夫利昔单抗。依拉西普 25mg，每周 2 次或 50mg，每周一次皮下注射；阿达木单抗 40mg，每 2 周皮下注射一次；英夫利昔单抗 3 ~ 10mg/kg 稀释后静脉注射，输注时间不应少于 2 小时，在首次给药后的第 2 周和第 6 周及以后每隔 8 周各给予一次相同剂量静脉注射一次。该类药物主要的不良反应为注射部位的皮疹、感染及过敏反应，应加强观察。

4. 糖皮质激素 抗炎作用强，能快速缓解症状，但不能根本控制疾病，停药后症状易复发。长期用药可造成停药困难，易出现不良反应，适用于伴有关节外表现的重症 RA、经正规缓解病情抗风湿药治疗无效者。一般可使用泼尼松 5 ~ 15mg/d，症状控制后逐渐减量，每日 ≤ 7.5mg/d 维持。

5. 植物制剂 常用的有雷公藤总苷片和帕夫林。雷公藤总苷一般 20mg 口服，每天 3 次，可导致女性停经、男性精子数量减少、肝损害、胃肠道反应等，用药后应定期监测肝、肾功能；帕夫林是在白芍总苷中提取的，具有抗炎和免疫调节作用，用法为每次 2 粒，口服，每日 3 次，主要观察有无胃肠道反应。

（二）外科手术治疗

外科手术包括关节置换和滑膜切除术，前者适用于较晚期有畸形并失去功能的关节。其主要适应证有：严重畸形引起日常生活功能障碍；神经压迫或有压迫的危险；持续性滑膜炎。

（三）疼痛的护理

1．评估关节疼痛的部位、程度、关节活动的情况，注意有无关节外症状如胸痛、心前区疼痛、腹痛、头痛、发热、呼吸困难等。

2．遵医嘱使用镇痛药物。

3．卧床休息，协助病人采取舒适体位，使用床上支架避免盖被压迫疼痛关节。对受损关节正确使用夹板，局部可用理疗，如热敷、热水浴、红外线、超短波等，以减轻疼痛。

4．晨僵病人早晨起床后可行热水浴，或用热水浸泡僵硬的关节，然后活动关节，夜间睡眠时戴弹力手套保暖。

（四）关节功能障碍的护理

1．**急性期**　指导病人保持关节功能位，为防止关节畸形，膝下可放一小枕，使关节处于伸展位，足底放足板，防止足下垂。

2．**缓解期**　指导病人坚持功能锻炼，其目的是预防关节失用。鼓励病人及早下床活动，必要时协助病人行走，根据需要提供适当的辅助工具，如手杖、扶车等。指导病人在坐、立、行或卧位时保持正确的体位或姿势。肢体锻炼由被动到主动，活动强度以病人能耐受为限，指导病人每天定时做全身和局部相结合的主动活动，如转颈、挺胸、肢体屈伸、散步、手部抓握、提举等活动，也可配合按摩、理疗等增加局部血液循环、松弛肌肉，避免肌肉萎缩、关节僵直。

（五）自理能力的培养

鼓励病人自理，将病人经常使用的物品放于病人易取的地方，必要时给予帮助。培养病人自理能力，进行日常生活训练，如穿衣、进食、如厕、行走等。

（六）心理护理

本病是慢性病，但通过药物和锻炼可以缓解症状，良好的心态可促进康复，因此护士应鼓励病人发挥健康肢体的作用，尽力做到生活自理，积极参加工作与生活，体现生存的价值。积极调动病人的支持系统，指导家属给予病人物质与精神支持，并做好生活护理。经常与病人沟通，了解病人的心理和需求，解除其不良心理状态。

（七）健康指导

1．**疾病知识指导**　让病人了解疾病相关知识，如临床表现、病程进展、治疗与护理方案。教育病人遵医嘱服药，了解药物的作用与副作用，不得自行停药、换药、调整药量。指导病人进餐时用药以减轻胃部不适。如复发应及时就医，定期复查。

2．**避免诱因**　如感染、寒冷、潮湿、过多劳累等，注意保暖。

3．**加强锻炼**　强调休息与治疗性锻炼的重要性，每天坚持锻炼，增强机体抵抗力，保护关节功能，促进关节功能恢复，防止肌肉萎缩和关节失用。

4．**保护关节**

（1）避免关节畸形，如拧干毛巾时用压挤的方法而非拧绞，平卧时膝下勿垫枕。

（2）使用大关节完成任务，如从椅子上站起来时，用手掌支撑而非手指支撑，用两臂而非手指提洗衣篮等。

（3）将力量分布在众多关节，而不只是对少数关节施压，如拖动物体而非抬着物体，尽量将包靠近身体等。搬运物品时，可选用手推车。

（4）经常改换姿势，避免长时间保持一种姿势或动作，如避免长时间拿书或手握方向盘，避免过长时间握铅笔或用刀削蔬菜。

（5）避免重复运动，包括避免长时间进行编织工作，用真空吸尘器打扫房间时，中间应休息一会儿等。

（6）改变做事的方式，减少对关节的压力，如避免干重活，尽可能取立位而非坐位。

5. 保持乐观情绪　对于关节畸形致残病人，鼓励生活自理，参加力所能及的工作及活动，实现自我价值。

6. 其他　鼓励病人家属积极参与治疗，如果 RA 急性发作时应立即重返医院进行治疗。

【护理评价】

经过治疗和护理，病人是否达到：①主诉疼痛或不适减轻或消失；②关节活动增加或使用合适的器具增加活动；③生活能自理；④焦虑减轻或消失；⑤主动配合治疗和护理，了解自我保健知识。

（徐　蓉）

第二节　系统性红斑狼疮病人的护理

系统性红斑狼疮（systemic lupus erythematosus，SLE）是一种累及全身多系统、多器官的自身免疫性结缔组织病。其特点为病人血清中存在大量不同的以抗核抗体为主的自身抗体，临床表现为多系统和多脏器的功能损害。本病病程迁延，病情反复发作。

SLE 全球平均患病率为（12～39）/10 万，我国患病略约为（30～70）/10 万，临床上以女性多见，尤其好发于 20～40 岁的育龄女性。

【病因】

本病病因不明，目前认为可能与遗传、性激素、环境等因素有关。

1. 遗传　下述提示 SLE 与遗传有关：①SLE 同卵孪生的患病率约为 50%，而异卵孪生仅 1%～3%；②5%～13% 的 SLE 病人可在一、二级亲属中找到另一 SLE 病人；③SLE 病人的子女中，SLE 的发病率约为 5%；④SLE 的易感基因，如 HLA-DR$_2$、HLA-DR$_3$ 阳性，C4a、C1q、C1r/s 和 C2 天然缺陷的人群患病率明显高于正常人群。

2. 性激素　SLE 好发于育龄妇女，育龄妇女患病率与同龄男性之比为 9:1，在儿童及老年人中女性患病率与男性之比为 3:1。SLE 不论男女均有雌酮羟基化产物增加，妊娠可诱发本病或加重病情，提示 SLE 的发病与雌激素有关。已有研究显示，SLE 病人体内雌性激素水平增高，雄性激素水平降低。

3. 环境　日光、药物、感染、食物等环境因素与 SLE 有关。

（1）日光：约 40% 的 SLE 病人对日光过敏。日光照射不但可以使 SLE 皮疹加重，而且可以引起疾病复发或恶化，被称为光敏感现象。紫外线照射可使 DNA 解聚为胸腺嘧啶二聚体，后者抗原性强，可刺激机体的免疫系统产生大量自身抗体。

（2）感染：在 SLE 病人血清中，抗病毒抗体滴度增高，提示 SLE 与病毒感染有关。临床上

SLE 病人常常因为感染，特别是上呼吸道感染而诱发疾病复发或加重。

（3）食物：食用含有补骨脂素的食物（如芹菜、无花果等）具有潜在增强 SLE 病人的光敏作用。蘑菇、某些食物染料（如酒石酸类物质）及烟草含有可诱发 SLE 的联氨基团。另一类胺，L–刀豆素（存在于苜蓿类的种子和新芽以及多数豆荚类植物中）也与 SLE 有关。

（4）药物性狼疮：含有芳香族胺基团或联胺基团的药物如氯丙嗪、肼屈嗪、异烟肼、青霉胺、普鲁卡因胺等可以诱发药物性狼疮。

【发病机制】

本病发病机制可能是在各种内因和外因作用下，激发机体免疫功能紊乱或免疫调节障碍而出现的一种自身免疫性疾病。一般认为，外来抗原（如病原体、药物等）引起人体 B 细胞活化，易感者因免疫耐受性减弱，B 细胞通过交叉反应与模拟外来抗原的自身抗原结合，并将抗原提呈给 T 细胞，使之活化，在活化的 T 细胞刺激下，B 细胞产生大量不同类型的自身抗体。自身抗原与自身抗体结合形成免疫复合物，沉积于靶组织，激活补体，引起炎症介质释放而损伤组织。

【病理】

SLE 的病理表现为血管炎或血管病变，可出现在机体任何组织器官。中小血管因免疫炎症反应而出现管壁的炎症和坏死，继发的血栓使管腔变窄，导致局部组织缺血和功能障碍。特征性病变为：

1. **狼疮小体** 又叫苏木紫小体，由于细胞核受抗体作用变性为嗜酸性团块，为蓝染的圆形或椭圆形物质，为诊断 SLE 的特征性依据。

2. **"洋葱皮样"病变** 指小动脉周围出现显著的向心性纤维增生，常见于脾中央动脉，以及心瓣膜的结缔组织反复发生纤维蛋白样变形而形成赘生物。此外，心包、心肌、肺、神经系统等亦可出现上述基本病理变化。

3. **狼疮肾炎** 几乎所有狼疮病人都可发现肾损伤，称狼疮性肾炎。狼疮性肾炎的病理改变可位于肾小球、肾间质、肾小管及肾血管，WHO 将其分为以下 6 型：① Ⅰ 型：正常或轻微病变型；② Ⅱ 型：系膜病变型，细胞增多局限于血管系膜，毛细血管无改变；③ Ⅲ 型：局灶增殖型，部分肾小球硬化和（或）坏死；④ Ⅳ 型：弥漫增殖型，几乎所有肾小球且每个肾小球大部分受累，表现为炎症细胞浸润，细胞在毛细血管内或外增生，形成新月体，基膜增厚，伴肾小球硬化；⑤ Ⅴ 型：膜性病变型，基膜均匀增厚，上皮层有免疫球蛋白沉着，肾小球细胞增生不明显；⑥ Ⅵ 型：肾小球硬化型，属晚期病变。

【护理评估】

（一）健康史

询问与本病发病有关的病因及诱因，如有无日光过敏、妊娠、药物、精神刺激、病毒感染等，是否有亲属患有本病，此次起病的时间、特点、病情、病程及治疗的情况。

（二）身体状况

SLE 临床表现复杂多样，起病可为暴发性、急性或隐匿性。

1. **全身症状** 低、中度热。此外，还可出现疲倦、乏力、厌食、体重下降等症状。

2. **皮肤与黏膜** 81% 病人可出现皮肤损害，表现为皮肤暴露部位出现对称性皮疹，最具特征性者为颊部蝶形红斑，红斑从鼻梁向两侧面颊部展开，呈蝶形，色鲜红或紫红，为水肿性红斑，与疾病活动有关。病情缓解时，红斑可消退，留有棕黑色素沉着。此外，病人还可出现盘状红斑，指掌部、甲周红斑、面部、躯干出现皮疹、水疱、大疱等。约40%病人有光过敏现象，在受日光照射后出现面部红斑。40%病人有脱发，还可表现出网状青斑、口腔溃疡、雷诺现象等。

3.关节与肌肉 关节常受累，多表现为关节痛。常受累的关节为指、腕、膝关节，呈对称性、游走性关节疼痛，不伴骨质侵蚀、软骨破坏及关节畸形。部分病人出现肌痛和肌无力。

4.肾脏 几乎所有病人均可出现肾脏损害和肾组织的病理改变，但只有75%的病人出现明显的临床表现。狼疮肾炎表现为急性或慢性肾炎、肾病综合征等，临床上出现蛋白尿、血尿、管型尿、肾性高血压、氮质血症，晚期发生尿毒症。尿毒症是SLE病人死亡的常见原因。

5.心血管 约30%病人有心血管表现，其中以心包炎最常见，病人有心前区疼痛或无症状；10%病人有心肌损害，出现心律失常、心前区不适等；约10%可引起周围血管病变，如血栓性静脉炎等。

6.肺 病人可发生狼疮肺炎，出现发热、咳嗽、胸痛、呼吸困难等，病变多位于双下肺，约35%病人出现双侧、中少量胸腔积液。

7.消化系统 约30%病人有食欲缺乏、腹痛、腹泻、呕吐、腹水等，甚至是部分病人的首发症状，少数可并发急性胰腺炎、肠梗阻、胃肠道出血、坏死等，部分病人可有肝大，肝损害，血清转氨酶升高，常无黄疸。

8.神经系统 约25%的病人有神经系统损害，可累及神经系统任何部位，以脑受累最多见，称为神经精神狼疮，常提示病情活动，表现为幻觉、妄想等精神障碍症状或头痛、呕吐、偏瘫、癫痫、意识障碍等。引起外周神经病变者较为少见。

9.血液系统 活动性SLE病人约60%有贫血，10%为自身免疫性溶血性贫血（Coombs试验阳性），约40%病人白细胞减少或淋巴细胞绝对数减少，约20%病人有血小板减少，约20%病人有无痛性轻至中度淋巴结肿大。约15%病人有脾大。

（三）辅助检查

1.一般检查 血常规和尿常规异常提示血液系统和肾受损，血沉可增快。

2.免疫学检查

（1）自身抗体：病人血清中可查到多种自身抗体，抗核抗体（ANA）几乎见于所有SLE病人，是SLE的筛选试验，但其特异性低；抗dsDNA抗体，多出现在活动期，是诊断SLE的标记抗体之一；抗Sm抗体特异性达99%。此外，还有抗RNP抗体、抗SSA（Ro）抗体、抗SSB抗体、抗红细胞抗体、抗血小板相关抗体等。

（2）补体：补体检测常用的有C3、C4、CH50。补体下降尤其是C3下降为SLE活动期的指标之一。

（3）狼疮带试验：是指用免疫荧光法检测皮肤的真皮和表皮交界处有无免疫球蛋白沉积，狼疮带试验阳性提示SLE活动期，SLE阳性率为50%。

3.肾穿刺活组织病理检查 通过肾穿刺活组织检查，有利于诊断与治疗。

4.其他 X线、CT、超声心动图检查有助于早期发现肺部、脑部、心脏等部位的病变。

（四）心理-社会状况

由于本病反复发作，伴有关节疼痛和脏器功能受损等，需要长期治疗，病人和家属不仅要经受由于疾病导致的日常生活、工作、学习、社会活动的改变，而且还要承受沉重的精神和经济负担。因此，病人和家属可产生各种负性的心理反应，如紧张、焦虑、悲观、绝望、忧伤、恐惧等，产生应对行为不足甚至无效。所以护士应注意评估病人及家属对疾病的认知程度、态度、心理反应及家庭经济情况等，评估病人的年龄、职业、既往史、婚姻状况、社会支持系统和常用的应对机制。

【常见护理诊断/问题】

1. **皮肤完整性受损**　与疾病所致的血管炎症反应有关。

2. **慢性疼痛**　与自身免疫导致关节病变有关。

3. **口腔黏膜受损**　与疾病所致的口腔溃疡有关。

4. **体温过高**　与病情活动或感染有关。

5. **焦虑**　与疾病反复发作、迁延不愈及多脏器损害等有关。

【计划与实施】

SLE 目前虽不能根治，但经合理治疗与护理后可以控制病情，达到临床缓解，故应早期诊断，早期治疗，预防诱发因素。治疗原则是疾病活动期且病情重者，应给予药物控制，病情缓解后，进行维持治疗。

经过治疗和护理，病人能够：①进行皮肤自我护理，受损的皮肤恢复正常；②主诉关节或肌肉疼痛减轻或消失；③预防潜在并发症的发生；④自觉采取预防措施；⑤正确、客观地对待疾病。

（一）治疗与护理

1. **糖皮质激素**　是目前治疗 SLE 的主要药物。长期使用激素会出现不良反应，如易发生感染、向心性肥胖、高血压、消化性溃疡、骨质疏松、股骨头坏死等，护理过程中应密切观察药物副作用，出现异常及时通知医生并处理。

2. **免疫抑制剂**　病情反复、重症病人需加用免疫抑制剂。常用的有环磷酰胺、硫唑嘌呤和雷公藤总苷等。环磷酰胺的不良反应为白细胞减少、胃肠道反应、脱发、肝损害、出血性膀胱炎等；硫唑嘌呤的不良反应主要为骨髓抑制、肝损害及胃肠道反应等；雷公藤总苷对狼疮肾炎有一定疗效，但不良反应较大，可导致女性停经、男性精子数量减少、肝损害、胃肠道反应等，用药后应定期监测肝、肾功能。

3. **非甾体类抗炎药**　常用药物有阿司匹林、吲哚美辛、布洛芬、萘普生等，用于发热、关节肌肉疼痛而无明显内脏和血液病变的轻症病人。有肾脏受累病人慎用，因能使肾功能恶化。此类药可引起胃肠道反应，宜饭后服用。

4. **抗疟药**　羟氯喹或氯喹口服后主要积聚于皮肤，能抑制 DNA 与抗 DNA 抗体的结合，具有抗光敏和控制 SLE 皮疹的作用。长期服药可引起眼底病变，用药超过 6 个月者，应至少每年检查眼底；有心动过缓或有传导阻滞者禁用抗疟药。

5. **血浆置换**　通过清除血浆中免疫循环复合物、游离的抗体、免疫球蛋白及补体成分，使血浆中的抗体滴度减低，并改善单核－吞噬细胞系统的吞噬功能，对于 SLE 危重病人或经多种治疗无效的病人有迅速缓解病情的功效。行血浆置换前，应准备好所需的各种物品、药品及急救仪器等；行血浆置换时，做好消毒隔离，严密观察病情变化、有无出血、过敏反应等，必要时监测血钾、出凝血时间等；治疗结束后，应做好交接班。

（二）皮肤黏膜受损的护理

1. **避免接触紫外线**　床位安置于背阳的病室中，挂窗帘，避免阳光直接照射，病室不使用紫外线消毒。嘱病人勿晒太阳，外出穿长袖长裤，戴墨镜，戴宽边太阳帽或使用遮阳伞，禁日光浴。

2. 皮损的护理 皮损处可用清水清洗，用温水湿敷红斑处，每日 3 次，每次 30 分钟，可促进局部血液循环。局部避免使用碱性肥皂、化妆品、染发剂或其他化学药品，可外用类固醇激素霜剂涂擦。

3. 口腔溃疡的护理 保持口腔清洁，有口腔黏膜破损时，每日晨起、睡前和进餐前后用漱口液漱口，有口腔溃疡者可局部用中药冰硼散或锡类散涂敷溃疡部，促进溃疡面的愈合。合并口腔感染者，可局部使用抗生素。

4. 脱发的护理 指导病人避免引起脱发的因素，如染发、烫发等，鼓励病人用头巾、帽子、戴假发等方法掩盖脱发，维护自尊。

5. 雷诺现象的护理 病人应注意肢体末梢的保暖，避免在寒冷空气中暴露过久。避免使用收缩血管的药物、饮用咖啡和吸烟，必要时遵医嘱使用血管扩张剂。

（三）疼痛的护理

保持舒适的体位，缓解疼痛；遵医嘱给予非甾体类抗炎药，根据病情选用理疗如热敷、热水浴、红外线等，必要时遵医嘱使用非麻醉止痛药；指导病人使用放松术，分散注意力，缓解疼痛。

（四）发热的护理

给予优质高蛋白、高维生素饮食，少食多餐，忌食芹菜、无花果、蘑菇、烟熏食物及辛辣等刺激性食物，鼓励多饮水。遵医嘱给予退热药、非甾体类抗炎药。高热者给予物理降温等措施，避免酒精擦洗。

（五）肾损害的护理

1. 休息 疾病活动期应卧床休息，减少消耗，保护脏器功能。

2. 加强营养 肾功能不全者，应限制水钠摄入，低盐、优质低蛋白饮食。必要时静脉补充营养。

3. 病情观察 定时测量生命体征、体重变化、观察水肿的程度、尿量、尿液检查结果，监测血电解质、肌酐、尿素氮。慢性肾衰竭时按慢性肾衰竭的护理来进行。

（六）神经系统损害的护理

观察病人的精神状态及神经系统活动，及早发现精神障碍及神经系统损害的表现，及时与医生联系。当病人出现精神障碍及神经系统损害时需专人护理，将室内危险物品搬离，为病人提供安全、良好的环境和护理。遵医嘱给予激素、免疫抑制剂等。

（七）心理护理

SLE 病人由于病情迁延不愈，常有沉重的精神和经济负担，因此在护理过程中应给予病人和家属心理及情感等更多的支持、关心与帮助，认真倾听病人和家属的意愿，满足其需求。指导家属给予病人精神支持和生活照顾，减轻病人心理负担，使病人保持心情舒畅，增强战胜疾病的信心。

（八）健康指导

1. 向病人及家属讲解疾病的基本知识 向病人讲解 SLE 的病因、临床表现、治疗及自我保健知识等，并告知本病的发病规律和特点。让病人及家属做好长期治疗的思想准备，定期复查。如疾病发作应及时治疗，同时也应让病人及家属了解本病若能及时正确有效治疗，避免诱发因素，病情可长期缓解，病人可以正常生活。鼓励病人树立信心，保持乐观积极的心态，为病人创造有利于身心健康的氛围。

2. 避免一切可能诱发本病的因素 如日晒、感染、过度疲劳、妊娠、精神刺激、手术、预防接种等，禁用诱发本病的药物如避孕药、普鲁卡因胺、异烟肼、肼屈嗪等。在疾病的缓解期，病人可逐步增加活动，病情稳定后，可参加一部分社会活动和工作，但要注意劳逸结合，避免过度劳累。

3. **注意个人卫生** 学会皮肤护理，避免皮损和感染。

4. **用药注意事项** 坚持按医嘱服药，不得自行减量或停药，注意观察药物的疗效和不良反应。

5. **其他** 育龄妇女应避孕，待病情长期稳定后可在医生指导下考虑生育。

【护理评价】

经过治疗和护理，病人是否达到：①保持皮肤黏膜的完整性；②疼痛或不适减轻或消失；③体温正常，无并发症发生或是并发症得到控制；④主动配合治疗和护理；⑤焦虑减轻或消失。

（徐　蓉）

第三节　骨关节炎病人的护理

骨关节炎（osteoarthritis，OA）又称退行性关节病，以慢性、非进行性、非炎症性关节软骨受损或关节部位骨质增生为特点，是老年人最常见的关节疾患之一。骨关节炎常累及髋关节、膝关节及手指的近端和远端指间关节，也可累及其他膝关节、第一跖趾关节、颈椎和腰椎等。骨关节炎可从20岁开始发病，但大多数无症状，一般不易发现，患病率随着年龄增长而增加，女性比男性多见。据世界卫生组织统计，50岁以上人群中，骨关节炎的发病率为50%；55岁以上的人群中，发病率为81%。目前我国骨关节炎病人超过了1亿，但随着我国人口的老龄化，这一比例还将继续上升，将成为世界上本病病人数最多的国家之一。

【病因与发病机制】

骨关节炎的主要病理改变为关节软骨退行性变性破坏和软骨下骨硬化或囊性变，以及关节边缘韧带附着处和软骨下骨质反应性增生形成骨赘。目前骨关节炎的确切病因尚不知晓，一般认为关节损伤是对物理刺激的一种反应，这种刺激会破坏骨末端关节处的关节软骨。关节软骨发生很多生化、结构和代谢改变，细胞因子也发挥十分重要的作用。软骨是骨的保护垫，可以使得关节活动更为顺滑。当软骨受损时，关节末端增生并失去正常形态。软骨进一步破坏，骨末端开始相互摩擦造成疼痛。除此以外，受损关节组织还会释放前列腺素或因骨赘形成或关节积液，这也是造成本病产生疼痛和肿胀的原因。骨关节炎疾病发生与发展过程中非单一因素所致，既有全身性因素的参与，又有局部因素作用，其危险因素包括年龄、性别、肥胖、遗传易感性、反复的关节损伤、关节变形、伴随疾病及生活方式等相关因素。

1. **年龄** 骨关节炎的发生与年龄密切相关。虽然青年人也会患骨关节炎（通常是由于外伤），但本病多见于老年人。

2. **性别** 45岁以下时男性患骨关节炎比较常见，但45岁以后，女性发病率更高。尤其是女性手部的骨关节炎非常常见。

3. **关节损伤或过度使用** 活动超出了关节周围肌肉和韧带的承受能力，造成关节软骨的损伤，加大了该关节患骨关节炎的概率。某些关节过度使用可能也会使骨关节炎发生的危险性增加。

4. 肥胖超重 由于关节承重的增加，导致骨关节炎发病概率增高。膝关节是体重的主要承重关节，中年或老年时体重超重是骨关节炎最大的危险因素。减肥有助于预防骨关节炎的发生，体重减轻 5kg，即可使膝关节的骨关节炎发生概率降低 50% 左右。

5. 关节对位 如果关节移位或对位不齐，可引起关节面负重线不正，软骨及关节内容物的耐受力降低，造成关节不稳，致使软骨面与关节囊、韧带的附着处发生代偿性或保护性骨质增生，如膝内翻、髋关节脱位，这类病人相应的关节都容易患骨关节炎。

6. 遗传 易感性胶原是软骨的组成成分，其相关基因的缺陷可造成软骨的退化。对高比例、早发性、严重性骨关节炎的家系研究发现，骨关节炎的发生与 II 型前胶原的常染色体显性突变有关。并且一个关节发生骨关节炎，往往会累及其他关节骨关节炎的发生。

7. 关节疾病史 患急性或慢性化脓性关节炎、关节结核、类风湿关节炎等疾病后，由于软骨已受到不同程度损伤，改变了软骨的正常结构，增加了患骨关节炎的危险。

8. 医源性因素 如长期服用糖皮质激素或关节内注射激素，引起关节软骨剥脱病。

【护理评估】

（一）健康史

询问病人既往疾病史，是否有受伤的情况，有无长期服用激素；有无引起本病的诱因，如感染、寒冷、潮湿、疲劳、营养不良、精神刺激等，亲属中有无患有本病；发病前有无发热、全身不适；关节疼痛的特点、部位，有无晨僵现象等；经过哪些治疗与护理，疗效如何等。

（二）身体状况

1. 关节疼痛 疼痛是该病的主要症状，也是导致功能障碍的主要原因。特点为隐匿发作、持续钝痛，多发生于活动以后，休息可以缓解。随着病情进展，关节活动可因疼痛而受限，甚至休息时也可发生疼痛。睡眠时因关节周围肌肉受损，对关节保护功能降低，病人可能疼醒。

2. 晨僵和黏着感 晨僵提示滑膜炎的存在，但和类风湿关节炎不同，时间比较短暂，一般不超过 30 分钟。黏着感指关节静止一段时间后，开始活动时感到僵硬，如黏住一般，稍活动即可缓解。多见于老年人下肢关节。

3. 其他症状 随着病情进展，可出现关节挛曲、不稳定、休息痛、负重时疼痛加重。由于关节表面吻合性差、肌肉痉挛和收缩、关节囊收缩以及骨刺等引起机械性闭锁，可发生功能障碍。

总之，关节受累的特点有：①任何关节均可受累；②肩、肘、腕、踝相对受累较少；③手部：远端指间关节（Heberden 结节）和近端指间关节（Bouchard 结节）受累较多，掌指关节受累较少；④髋关节：腹股沟痛，首先失去内旋功能；⑤膝关节：一侧关节间隙变窄（与 RA 区别）；⑥足：通常发生在第一跖趾关节；⑦腰椎：常见，尤以除 $L_{4\sim5}$、$L_5\sim S_1$ 部位多见，小关节及椎间盘纤维软骨退行性变，可能还伴有椎间盘突出或脱出，因此而造成的骨质增生可能引发神经受压，如坐骨神经痛（椎间盘突出或后侧骨赘）、神经性跛行（椎管狭窄）等；⑧颈椎：常见，尤其是下位颈椎，颈部疼痛。

（三）辅助检查

1. 实验室检查 血常规、蛋白电泳、免疫复合物及血清补体等指标一般在正常范围。伴有滑膜炎的病人可出现 C 反应蛋白（CRP）和血细胞沉降率（ESR）轻度升高。

2. X 线检查 可发现关节间隙不对称、狭窄，骨质硬化、关节周围骨内囊状改变、关节边缘性唇样变增生和骨桥、骨赘形成，伴有关节积液，有时关节腔出现游离体或关节变形。

3. CT 和 MRI 检查　能清晰显示关节病变，椎间盘突出，MRI 还可发现软骨破坏、韧带病变、滑囊炎、滑膜病变等，大大提高了骨关节炎的早期诊断率。

（四）心理 – 社会状况

由于本病会出现病情反复发作，顽固的关节疼痛，并有轻重不等的关节畸形和功能障碍。疼痛很大程度上受心理因素影响，大多数病人可能会长期处于焦虑、恐惧等心理状态，特别是出现关节畸形和功能障碍后，病人生活逐渐不能自理，会产生绝望、对生活丧失信心等心理抑郁表现。护士还应评估社会支持系统，了解病人的经济水平、家庭和社会支持情况。

【常见护理诊断 / 问题】

1. 慢性疼痛　与关节肿胀、炎症及活动限制有关。

2. 躯体活动障碍　与疼痛及关节活动受限有关。

3. 沐浴 / 穿着 / 进食 / 如厕自理缺陷　与关节僵硬、疼痛、关节畸形有关。

4. 焦虑　与疾病反复发作、疼痛、迁延不愈有关。

5. 体像紊乱　与关节畸形有关。

【计划与实施】

骨关节炎是骨关节生理性退化的表现，尚无逆转或中止该病进展的药物。治疗的目的是减轻疼痛，缓解症状，阻止和延缓疾病的发展，保护关节功能，以防残疾。通常采用综合治疗，包括病人教育、药物治疗、理疗及手术治疗。经过治疗和护理，病人能够：①疼痛或不适减轻或消失；②关节活动增加或使用合适的器具增加活动，生活能自理；③情绪稳定，能主动配合治疗和护理。

（一）非药物治疗与护理

初次发病、症状不重者应首选非药物治疗。包括：①病人的疾病教育：适当休息，减少不合理运动；对于体重超标者应减肥，将体重控制在标准体重范围内；②物理治疗：适当的热敷、理疗、针灸等；③使用拐杖，减少负重；④如有关节内翻或外翻畸形，可使用相应的矫形支具或矫形鞋；⑤人性化的社会支持，如电话联系、随访等；⑥适当的有氧锻炼计划，肌肉强化练习。

（二）药物治疗与护理

非药物治疗无效时应选择药物治疗。

1. 局部药物治疗　可有效缓解关节轻至中度疼痛，且较少发生药物不良反应。对于表浅部位的骨关节炎，首选局部药物治疗，可使用各种消炎止痛药的乳胶剂、膏剂、贴剂等。

2. 全身镇痛药物　对于中至重度疼痛，可联合使用局部药物与口服非甾体抗炎药。一般选用对乙酰氨基酚，每日最大剂量不超过 4000mg。效果不佳时，可根据具体情况使用非选择性非甾体抗炎药和选择性 COX-2 抑制剂。尽可能使用最低有效剂量，避免过量或同类药物重复或叠加使用。用药期间，注意观察病人的药物疗效及不良反应，并指导病人在用药 3 个月后，复查血常规、大便常规、大便潜血及肝肾功能。当治疗无效或不能耐受此类药时，可使用其他镇痛药物，如：曲马多、阿片类镇痛药，或对乙酰氨基酚与阿片类的复方制剂。

3. 关节腔注射透明质酸钠　透明质酸钠为关节腔滑液的主要成分，为软骨基质的成分之一，在关节起到润滑作用，减少组织间的摩擦。如口服药物治疗效果不显著，可联合关节腔注射透明质酸钠类黏弹性补充剂，关节腔内注入后可明显改善滑液组织的炎症反应，增强关节液的黏稠性和润滑功能，保护关节软骨，促进关节软骨的愈合与再生，缓解疼痛，增加关节的活动度。关节腔内注射透明质酸钠，每次 25mg，1 次 / 周，连续 5 周。应注意严格无菌操作，注射前抽吸关节液。

（三）手术治疗与护理

严重的骨关节炎病人在保守药物治疗无效而日常活动进行性受限的情况下，应到骨科就诊，考虑手术治疗。骨关节炎手术治疗的方法：①游离体摘除术；②关节清理术；③截骨术；④关节融合术；⑤关节成形术（人工关节置换术等）。手术治疗的途径主要通过关节镜（内镜）和开放手术，因此严格的手术指征就显得非常重要。

（四）健康指导

1. **营养平衡**　多食富含胶原蛋白和钙的食品，如牛奶、猪皮、蛋类、豆制品、蔬菜和水果，必要时要补充钙剂，以确保骨关节代谢的正常需要。另外，经常食用生姜、大蒜、洋葱、樱桃、绿茶、甜椒等可有效减轻关节疼痛和肿胀。

2. **保护关节**　尽量穿长裤，也可以带护膝，防止受潮受凉，每天可定时进行关节的热敷和按摩，以改善血液循环，改善关节功能。减轻肿胀，热敷较湿敷为好，如热气浴、温泉浴、矿泉浴、漩涡浴等，也可用热毛巾湿敷。不过需注意：①如果关节有红肿时应暂停热疗；②高血压、心脏病者慎用；③夏天气温高时更需注意（急性期停止热敷）。

3. **减轻关节负担**　肥胖会诱发膝关节骨关节炎的发生，故肥胖者应积极减轻体重，以减轻关节负重。平时生活中应注意减轻关节负重，提东西最好不要超过 3kg，尽可能避免爬高或搬重物等。

4. **运动适宜**　尽量选择节奏缓慢、运动量适宜和关节负重小并适合自己的锻炼方式，如游泳、打太极拳等；避免关节过度劳累，特别是已患有骨关节炎者；更要注意避免关节负荷过重的锻炼，如长跑、登山和频繁上下楼梯，以及在坑洼路面长时间步行和反复下蹲的锻炼。进行体育锻炼应避免过量，减少关节软骨的磨损，不得已上下台阶时最好扶楼梯或使用手杖。疼痛缓解后，每日平地慢走 1 ~ 2 次，每次 20 ~ 30 分钟。

5. **合理使用支具**　如夹板、护膝带等，可增加关节的稳定性。使用手杖、拐杖以减轻关节负重。不过，睡眠时切记不要在膝下垫枕，以免导致屈曲畸形。

6. **加强锻炼**　可进行膝部力量锻炼以及膝关节活动范围训练，如直腿抬高运动、负重直腿抬高运动、卧床屈髋屈膝运动等。

7. **避免创伤**　及时正确治疗关节创伤，伤后应及时采用拐杖、助行器等，减少关节受损。

8. **矫正畸形**　及早进行下肢及关节矫形，包括膝内翻、膝外翻、髋关节发育不良、髋关节半脱位等。积极防治关节炎症性疾病，避免继发骨关节炎。一旦关节、脊柱劳累或轻度受损，应及时休息，并予以热敷、理疗等。

9. **预防为主**　保持积极乐观的情绪，提高防病治病意识，多晒太阳，以防止骨质疏松的发生。

【护理评价】

经过治疗和护理，病人是否达到：①主诉疼痛或不适减轻或消失；②关节活动增加或使用合适的器具增加活动，生活能自理；③情绪稳定，能主动配合治疗和护理。

（徐　蓉）

第四节　痛风病人的护理

痛风（gout）是由于单钠尿酸盐沉积于骨关节、肾脏、皮下等部位所引发的慢性炎症和组织损伤，与嘌呤代谢紊乱和（或）尿酸排泄减少所致的高尿酸血症直接相关，属于代谢性风湿病范畴。该病好发于 40~50 岁的男性，男女比例约为 20∶1。

【病因与发病机制】

（一）病因

根据病因，痛风可分为原发性和继发性两大类，其中以原发性痛风占绝大多数。原发性痛风由遗传因素和环境因素共同致病，具有一定的家族聚集性，除极少数是先天性嘌呤代谢酶缺陷所致，绝大多数病因未明，常与肥胖、糖脂代谢紊乱、高血压、动脉硬化和冠心病等聚集发生。继发性痛风则主要是由于肾脏疾病引起尿酸排泄障碍、骨髓增生性疾病及放疗致尿酸生成增加、某些药物抑制尿酸的排泄、长期高嘌呤饮食等多种原因所致。

（二）发病机制

痛风的发病机制尚未完全阐明，目前认为痛风与高尿酸血症形成，析出尿酸盐结晶沉积在组织致急、慢性炎症和组织损伤有关。

1. 高尿酸血症的形成　尿酸是嘌呤代谢的终产物，主要由人体细胞代谢分解的核酸和其他嘌呤类化合物以及食物中所含的嘌呤经过酶的作用分解而来，导致高尿酸血症的原因主要为尿酸排泄减少和尿酸生成增多。

（1）尿酸排泄减少：尿酸排泄障碍是引起高尿酸血症的重要因素，包括肾小球滤过率减少、肾小管重吸收增多、肾小管分泌减少以及尿酸盐结晶沉积。据估计，80%~90% 的高尿酸血症具有尿酸排泄障碍，尤以肾小管分泌减少最为重要。

（2）尿酸生成增多：主要由嘌呤代谢所需要的酶缺陷所致，包括：①磷酸核糖焦磷酸合成酶活性增高；②磷酸核糖焦磷酸酰基转移酶的浓度或活性增高；③次黄嘌呤－鸟嘌呤磷酸核糖转移酶部分缺乏；④黄嘌呤氧化酶活性增加；⑤其他。

2. 痛风的发生　临床上 5%~20% 高尿酸血症者发生痛风。在 pH7.4、温度 37℃及血清钠正常的情况下，血尿酸的饱和浓度约为 420μmol/L（7mg/dl）；当血尿酸浓度高于此值或在酸性环境下，尿酸可析出结晶，沉积在无血供（如软骨）或血供较少的部位（如肌腱、韧带），严重及患病时间长者，也可在中央大关节及实质器官如肾脏中沉积，尿酸盐结晶造成组织病理学改变，导致痛风性关节炎、痛风性肾病和痛风石等。急性关节炎是由于尿酸盐结晶沉积引起的急性炎症反应。长期尿酸盐结晶沉积形成的异物结节即痛风石。痛风性肾病也是痛风特征性病理变化之一。

【护理评估】

（一）健康史

询问病人有无引起本病的诱因，如高蛋白、高嘌呤饮食、酗酒、创伤、受寒、过度疲劳、精神紧张、感染、服用某些抑制尿酸排泄的药物等；了解病人家族中有无其他成员患有此病；询问病人有无糖脂代谢紊乱、高血压、动脉硬化、冠心病等疾病史；评估病人此次起病时间、特点、病情、病程及治疗情况等。

（二）身体状况

1. **无症状高尿酸血症期** 仅有血尿酸持续性或波动性增高。从尿酸增高到出现症状，时间从数年至数十年不等，部分病人可终身不出现症状，其症状的出现与高尿酸血症的水平和持续时间有关。

2. **急性关节炎期** 病人多在午夜或清晨突发关节剧痛，局部不能忍受被单覆盖或周围震动。常以第一跖趾关节为首发关节，也可发生于足弓、足踝、膝、腕、指和肘关节，多为单个关节受累，偶可同时累及多个关节，累及大关节时，可伴有关节腔积液。此外，部分病人可伴有发热、乏力、心率加快、头痛等全身表现。此期症状一般经 1～2 天或数周可自然缓解，缓解时局部偶可出现特有的脱屑和瘙痒表现，而后多因受寒、劳累、饮酒、高蛋白、高嘌呤饮食以及外伤、手术、感染等复发。

3. **痛风石与慢性关节炎期** 痛风石是由尿酸盐沉积所致，是痛风的特征性临床表现，常见于耳廓、跖趾、指间和掌指关节，呈黄白色大小不一、形状不对称的隆起，严重时患处皮肤菲薄、发亮，破溃排出白垩样尿酸盐结晶碎块，且患处一旦形成瘘管，很难愈合。随着病情的进展，痛风反复发作，受累关节可发生永久性破坏性关节畸形，出现慢性关节症状，表现为关节肿痛、僵硬、畸形以及周围组织的纤维化和变性等。

4. **肾病变**

（1）痛风性肾病：起病隐匿，临床表现为尿浓缩功能下降，出现夜尿增多、低比重尿、低分子蛋白尿、脓尿、轻度血尿及管型等。晚期可致肾小球滤过功能下降，出现肾功能不全及高血压、水肿、贫血等。少数病人可出现急性肾衰竭，表现为少尿或无尿等。

（2）尿酸性肾石病：10%～25% 的痛风病人并发尿酸性尿路结石。结石较小者多无明显症状；较大者可出现肾绞痛、血尿、排尿困难等症状。

（三）辅助检查

1. **实验室检查**

（1）血尿酸测定：高尿酸血症是痛风最重要的生化基础。正常成年男性血尿酸值为 208～416μmol/L（3.5～7.0mg/dl），女性为 149～358μmol/L（2.5～6.0mg/dl），绝经后接近男性。

（2）尿尿酸测定：低嘌呤饮食 5 天后，留取 24 小时尿，若测得尿酸值超过 3.57mmol（600mg），即可认为尿酸生成增多。

（3）关节液或痛风石内容物检查：急性关节炎期，行关节穿刺抽取关节液，在偏振光显微镜下，关节液中或白细胞内可见负性双折光针状尿酸盐结晶，阳性率约为 90%。穿刺或活检痛风石内容物，亦可发现同样形态的尿酸盐结晶。此项检查具有确诊意义。

2. **影像学检查**

（1）X 线检查：急性关节炎期可见关节周围软组织肿胀；慢性关节炎期可见关节间隙狭窄、关节面不规则、痛风石沉积，典型者骨质呈虫蚀样或穿凿样缺损、边缘呈尖锐的增生硬化。

（2）CT 及 MRI 检查：CT 扫描受累部位可见不均匀的斑点状高密度痛风石影像；MRI 的 T_1 和 T_2 加权图像呈斑点状低信号。

（四）心理－社会状况

痛风病人往往会因疾病所致的疼痛、活动受限等出现急躁易怒、烦闷失眠等情况；同时，部分病人因该疾病长期反复发作，以及由此导致的经济压力和社会支持减少而表现出焦虑不安、悲观、绝望等负性情绪。

【常见护理诊断／问题】

1．**急性／慢性疼痛** 与尿酸盐结晶沉积在关节引起炎症反应有关。

2．**躯体活动障碍** 与关节受累致疼痛、畸形有关。

3．**体温过高** 与炎症反应有关。

4．**焦虑** 与病情反复发作有关。

5．**知识缺乏**：缺乏疾病治疗和自我护理知识。

【计划与实施】

痛风目前尚无根治方法，其治疗目标为：①迅速有效地控制痛风急性发作；②预防急性关节炎复发，预防痛风石的沉积，保护肾功能、预防心血管疾病及脑血管疾病的发病；③纠正高尿酸血症，阻止新的尿酸盐晶体沉积，促使已沉积的晶体溶解；④治疗其他伴发的相关疾病。

经过护理，病人：①关节疼痛减轻或消失；②关节活动改善或恢复；③体温维持在正常范围内；④焦虑情绪缓解，能以积极的心态坚持治疗；⑤了解疾病的相关知识、治疗过程及预防措施。

（一）一般护理

指导病人注意休息，避免劳累。急性发作期，宜卧床休息，抬高患肢，避免受累关节负重，必要时在病床上安放支架支托盖被，减少患部受压。痛风石严重时，可能导致局部皮肤溃疡发生，应注意维持患部清洁，避免发生感染。

（二）药物治疗与护理

1．**急性关节炎期的治疗与护理**

（1）非甾体抗炎药：各种非甾体抗炎药均可有效缓解急性痛风性关节炎症状，为急性痛风性关节炎的一线用药，如吲哚美辛、双氯芬酸钠、美洛昔康、依托考昔等。此类药物对胃黏膜有一定的损害，宜在饭后服用，在服药期间，应密切观察病人有无活动性消化溃疡或消化道出血的发生。

（2）秋水仙碱：可抑制白细胞的趋化作用，对缓解炎症及疼痛有特效，是治疗急性痛风性关节炎的传统药物。但该药副作用繁多，宜首选口服用药，若病人口服后立即出现恶心、呕吐、腹泻等严重胃肠道反应，可改为静脉用药，但静脉用药可引起脱发、肝损害、骨髓抑制、肾衰竭、癫痫样发作、甚至死亡等严重不良反应，因此，使用时必须严密监测和观察有无上述反应，一旦出现，应及时停药，且治疗无效者，亦不可再重复用药。此外，静脉用药应避免外漏，以免引起组织坏死。

（3）糖皮质激素：治疗痛风急性发作有明显的疗效。当病人不能耐受非甾体抗炎药、秋水仙碱或出现肾功能不全时，可应用中小剂量的糖皮质激素，口服、肌注、静脉均可。该药停药后症状易"反跳"，护士应密切注意有无症状的"反跳"现象；若同时服用小剂量秋水仙碱，可预防症状"反跳"。

2．**发作间歇期与慢性关节炎期的治疗与护理**

（1）促进尿酸排泄药：如丙磺舒、磺吡酮、苯溴马隆、活性炭类吸附剂等，此类药物适用于肾功能正常或轻度受损、每天尿尿酸小于 600mg、无肾结石者。服用丙磺舒、磺吡酮、苯溴马隆等药物的病人可出现皮疹、发热、胃肠道反应等不良反应，服用期间，应嘱病人多饮水，口服碳酸氢钠等。

（2）抑制尿酸合成药：如别嘌醇、奥昔嘌醇、非布索坦等，此类药物适用于每天尿尿酸超过

1000mg、肾功能受损、有泌尿系结石史、使用排尿酸药无效者。服用别嘌醇的病人可出现皮疹、发热、胃肠道反应、肝损害、骨髓抑制等不良反应，有肾功能不全者，宜减半服用。

3. 伴发疾病的治疗与护理 痛风常伴发代谢综合征中的一种或数种，如高血压、高脂血症、肥胖症、2型糖尿病等。因此，在治疗痛风的同时，应积极治疗相关伴发疾病。在治疗这些疾病的药物中有些兼具弱的降尿酸作用，值得选用，但不主张用于仅有痛风而无相关伴发疾病者的治疗，如非诺贝特、阿托伐他汀等降脂药，氯沙坦、氨氯地平等。

4. 无症状高尿酸血症的治疗与护理 血尿酸水平在535μmol/L（9mg/dl）以下、无痛风家族史者一般无需用药治疗，但应控制饮食，避免诱因，并密切随访；反之应使用降尿酸药物。若同时伴发高血压、糖尿病、高脂血症、心脑血管病等，应在治疗伴发病的同时，适当使用降尿酸药降低血尿酸。

（三）饮食护理

1. 限制总热量 总热量应限制在5020～6276kJ/d（1200～1500kcal）；碳水化合物占总热量的50%～60%，以维持体重在理想体重范围内。

2. 控制蛋白质 供给每日可供给的蛋白质量可根据病人的体重按比例来计算，1千克体重可摄取0.8～1g蛋白质，全天总量控制在40～65g，且应以牛奶、蛋类为主，若选用瘦肉或鸡鸭肉等，应煮沸后去汤食用。

3. 限制脂肪的摄入 脂肪可减少尿酸的排除，因此，痛风病人每日摄入的脂肪量应控制在60g以下，合并高脂血症者，每日摄入的脂肪量应控制在50g以下。

4. 限制嘌呤食物的摄入 痛风病人应尽可能食用不含嘌呤或嘌呤含量低的食物，可有限量地选用嘌呤含量中等的食物，但应避免进食高嘌呤食物。常见食品嘌呤含量分类如下：①不含嘌呤或含嘌呤极少的食物；②低嘌呤食物，即每100g食物含嘌呤少于75mg；③嘌呤含量中等的食物，即每100g食物含嘌呤75～150mg；④高嘌呤食物，即每100g食物含嘌呤150～1000mg。

5. 增加碱性食物的摄入 鼓励病人多食碱性食物，如牛奶、鸡蛋、马铃薯、柑橘类水果以及各类蔬菜，有助于使尿液的pH维持在7.0以上以减少尿酸盐结晶的沉积。

6. 多饮水 鼓励病人多饮水，使每日尿量保持在2000ml以上，以促进尿酸排泄，减少尿酸盐在肾脏内的沉积。

7. 限制饮酒 痛风病人应限制饮酒，尤其是啤酒。酒中所含的乙醇代谢产生乳酸，可抑制肾脏对尿酸的排泄，且啤酒中本身含有较高含量的嘌呤。

○ **知识拓展**　　常见食物中不同嘌呤含量的分类

不含嘌呤或含嘌呤极少的食物

（1）五谷类：如大米、小米、大麦、小麦、荞麦、高粱、玉米、精白粉、富强粉、面粉、通心粉、面条、精白面包、馒头、苏打饼干、黄油小点心等。

（2）蔬菜类：如白菜、卷心菜、胡萝卜、芹菜、莴苣、茄子、甘蓝、番茄、黄瓜、苦瓜、冬瓜、南瓜、丝瓜、西葫芦、萝卜、山芋、土豆、泡菜等。

（3）水果类：各种新鲜水果及干果类。

（4）蛋、乳类：各种蛋类、鲜奶、炼乳、乳酪、酸奶、麦乳糖等。

（5）饮料类：汽水、可可、咖啡、果汁、茶等。

（6）其他：各类油脂、巧克力、红枣、蜂蜜、花生酱、果酱等。

低嘌呤食物（＜75mg/100g）

（1）蔬菜类：青豆、四季豆、豌豆、菜豆、芦笋、菜花、菠菜、蘑菇等。

（2）肉食类：青鱼、鲱鱼、鲑鱼、鲫鱼、金枪鱼、白鱼、龙虾、蟹、牡蛎、羊肉、火腿、鸡、熏肉、牛肉汤等。

（3）其他：麦麸等。

嘌呤含量中等的食物（75～150mg/100g）

主要为肉食类，如鲤鱼、鲈鱼、梭鱼、鳗鱼、鳝鱼、熏火腿、猪肉、牛肉、牛舌、小牛肉、兔肉、鹿肉、肉汤、鸡汤、鸭、鹅、鸽子、鹌鹑、野鸡、火鸡等。

高嘌呤食物（150～1000mg/100g）

凤尾鱼、沙丁鱼、浓肉汁、动物脑、动物内脏等。

（四）心理护理

1. 采集能反映病人心理状态的各种信息　通过观察病人有无异常的各种表情动作和倾听病人主述或其亲属的反映等，及时发现病人存在的心理问题，并找出原因，对病人进行针对性的心理指导。

2. 有针对性地进行痛风相关知识讲解　给病人讲解痛风的相关知识，可以缓解病人因对疾病的不了解所致的焦虑与恐惧心理，帮助病人树立战胜疾病的信心，以平和及积极的心态接受各种治疗。

3. 关爱病人　痛风的治疗是终身性的，其心理状况也很容易因疾病的反复发作而出现反复。护士需要真诚、耐心地关爱、帮助和鼓励病人，使病人的心理始终处于接受治疗的最佳状态。

4. 与社会团体沟通　社会支持系统对痛风病人保持良好的心理状态非常重要。应该经常鼓励病人的亲朋好友给病人提供更多的关心和照顾，增强其自尊感和被爱感；同时，动员病人单位或相关部门的力量来关爱病人，给予病人经济上的保障，缓解或消除其经济压力。

（五）病情监测

1. 观察并记录受累关节的数目，关节红、肿、热、痛、功能障碍的程度及演变特点与过程。

2. 观察有无痛风石的症状、体征，记录痛风石的部位。

3. 监测病人生命体征，观察有无发热等全身症状。

4. 定期监测病人血、尿尿酸水平的变化。

（六）健康指导

1. 疾病相关知识宣教　向病人及其家属介绍疾病相关知识，说明痛风是一种终身性疾病，但是经过积极有效的治疗，病人可维持正常的生活和工作。

2. 饮食指导　指导病人严格控制饮食，避免进食高蛋白、高嘌呤的食物，戒烟、限酒，鼓励病人每天饮水至少2000ml，尤其是在服用促进尿酸排泄药物期间，多饮水有助于尿酸的排泄。

3. 适度运动与保护关节　指导病人急性发作期尽量避免受累关节的活动，缓解期避免受累关节负重，但可根据自身耐受情况进行适宜的运动，若运动后疼痛超过1～2小时，应暂时停止此项运动。病人需保持着软底鞋。

4. 避免诱发因素　指导病人尽量避免酗酒、创伤、受寒、过度疲劳、精神紧张、感染、服用某些抑制尿酸排泄药物等诱发因素。

    5. 自我病情监测   指导病人自我监测有无局部不适感、头痛、失眠、性格改变或消化道等发作前驱症状；定期用手触摸检查耳轮及手、足关节处是否产生痛风石；定期门诊随访复查血尿酸。

【护理评价】

    通过治疗和护理，病人是否达到：①关节疼痛减轻或消失；②关节活动改善或恢复；③体温维持在正常范围内；④焦虑情绪缓解，能以积极的心态坚持治疗；⑤了解疾病的相关知识、治疗过程及预防措施。

（陈 红）

◇ **思考题**

    1. 女性，63岁，间断性全身对称性大关节疼痛4年余，晨僵1~2小时不等2年，加重伴手、足关节肿胀、握拳困难10天。实验室检查：ESR 143mm/h，RF 905U/L，血常规：Hb 98g/L，PLT 320×10^9/L，X线：双腕关节间隙变窄，双膝关节髁间棘隆起，增生变尖、关节面虫啮样破坏性改变，病人十分苦恼，担心将来失去自理能力。

    （1）该病人存在哪些护理问题？

    （2）请针对以上护理问题，制订相应的护理措施。

    （3）如何对该病人进行健康指导，提高病人的生活质量？

    2. 女性，27岁。反复发作全身关节疼痛3年，面部红斑2年余，尤其以春夏季为甚。近2个月出现头痛、全身水肿，且尿量减少。查体：T 37.2℃，P 92次/分，BP 195/122mmHg，神志清楚，面部鼻翼可见片状红斑，呈蝶状，双下肢凹陷性水肿。辅助检查：血常规：WBC 6.4×10^9/L，RBC 2.56×10^{12}/L，Hb 73g/L，PLT 118×10^9/L；ESR 100mm/h；血生化：BUN 28.17mmol/L，Cr 323.5μmol/L；RF（＋）；抗双链DNA（＋），抗SM抗体（＋）；尿常规：RBC（＋＋），PRO（＋＋＋），尿沉渣可见颗粒管型。

    （1）该病人首要的护理问题是什么？

    （2）请为她作出健康指导。

    3. 女性，59岁，已绝经，因左膝关节肿痛5天就诊。查体：身高156cm，体重72kg，膝关节活动尚可，行走无明显受限，X线示：左股骨下段骨质斑状硬化，左膝骨性关节炎。

    （1）该病人首要的护理问题是什么？

    （2）针对该病人的病情，请为她制订相应的皮肤黏膜护理措施。

    （3）请为该病人制订一份健康食谱。

    （4）病人出院时，请为她制订一份详细的健康指导。

    4. 男性，44岁，两年来因左足第一跖趾关节疼痛伴低热反复就诊，被诊断为"痛风"。经治疗后，疼痛较前好转。两天前，大量饮酒，其疼痛加剧，活动明显受限，自服镇痛药物后仍缓解不明显前来就诊。查体：T 37.5 ℃，P 63 次 / 分，R 18 次 / 分，BP 123/69mmHg，双足第一跖趾关节肿胀，左侧较明显，双侧耳廓触及绿豆大的结节数个。

（1）该病人的主要护理问题有哪些？

（2）针对该病人的情况，护士应给予哪些护理措施？

第八十六章
骨质疏松症病人的护理

学习目标

识记
1. 能准确地复述骨质疏松症的概念。
2. 能叙述骨质疏松症的分类。

理解
1. 能解释骨质疏松的病因和发病机制。
2. 能阐述骨质疏松症药物治疗的护理要点。
3. 能举例说明预防骨质疏松性骨折的健康指导要点。

运用
能运用所学的知识对骨质疏松症病人的病情进行正确评估与判断，制订针对性的护理计划，提供正确的生活健康指导。

骨质疏松症（osteoporosis，OP）是由各种原因引起的骨代谢性障碍，主要表现为单位体积内骨量降低，松质骨骨小梁变细、断裂、数量减少以及皮质骨多孔、变薄等骨组织显微结构退化，致使骨骼脆性增加并易发生骨折的一种全身性骨骼疾病。骨质疏松症可分为原发性和继发性两大类，原发性骨质疏松症以妇女多见，男女比例分别为 6∶2（Ⅰ型）和 2∶1（Ⅱ型），继发性骨质疏松症男女发病比例无差异。

【病因与发病机制】

骨质疏松症的发生与多种因素有关，但主要与内分泌紊乱、骨代谢局部调节因子调控机制障碍、营养因素及钙摄入减少、饮食及生活习惯、运动负荷减少等因素有关。

1. **内分泌紊乱** 导致骨合成减少老年骨质疏松症的发生与内分泌紊乱有密切关系，女性主要由雌激素缺乏造成，男性则因睾酮水平下降引起。正常情况下，性激素对骨合成和肾上腺皮质酮对骨的抗合成作用处于动态平衡。雌激素缺乏使破骨细胞功能增强，骨合成作用减少，分解增多，日久则产生骨质疏松。此外，雌激素有拮抗甲状旁腺素的骨吸收作用，雌激素降低，骨组织对甲状旁腺素敏感，使更多的钙从骨组织中释放出来，加重了骨吸收。

2. **骨代谢局部调节因子调控机制障碍** 骨组织细胞通过自分泌和旁分泌效应，对前成骨细胞的增殖、分化及成骨细胞和破骨细胞的活动有重要调节作用。这些调节机制障碍可造成骨形成－骨吸收偶联丧失平衡，出现骨吸收增加，导致骨质疏松。与骨质疏松有关的因子有胰岛素样生长因子（IGF）、成纤维细胞生长因子（FGF）、前列腺素（PG）、白介素（IL-1、IL-6）、肿瘤坏死因子（TNF）、转移生长因子（TGF）及骨钙素（BGP）等，这些因子的调节机制很复杂，有些机制还在进一步探讨研究中。

3. **营养因素与钙摄入减少** 钙是骨骼的重要矿物成分，摄入减少是导致骨质疏松的高危因素之一。而 1,25-（OH)$_2$D$_3$ 缺乏致使肠道对钙的吸收减少，导致血钙降低。蛋白质缺乏，骨有机基质生成不良。维生素 C 缺乏影响基质形成，并使胶原组织的成熟发生障碍。饮食中长期缺钙（不足 400mg/d），也可引起继发性甲状腺功能亢进，甲状旁腺素（PTH）分泌增加，促进骨质吸收。

4. **生活习惯** 人的生活习惯与骨质疏松症的发生有一定关系。吸烟、饮酒等不良生活习惯也是诱发骨质疏松发病的高风险因素之一。长期饮酒将导致体内激素分泌紊乱、维生素 D 和钙等代谢异常，并对成骨细胞有毒性作用；吸烟能增加肝脏对雌激素的代谢以及直接导致骨质丢失，另外还能造成体重下降并致提前绝经，易导致骨质疏松。此外，大量饮咖啡、光照少等均为骨质疏松症的易发因素。

5. **运动量减少** 保持正常的骨钙量和骨密度需要不断的运动刺激，缺乏运动就会造成脱钙，出现骨质疏松。绝对卧床不活动者每个月大约可丢失骨质量的 1%。各种原因的失用，如石膏固定、瘫痪或严重关节炎，由于不活动、不负重、对骨骼和成骨细胞的机械刺激减弱，造成肌肉萎缩，骨形成减少，骨质吸收增加。老年骨折病人其骨质疏松发生率更高，而骨痂不易愈合。

6. **药物及疾病** 抗惊厥药，如苯妥英钠、苯巴比妥以及卡马西平，引起治疗相关的维生素 D 缺乏，以及肠道钙的吸收障碍，并且继发甲状旁腺功能亢进。过度使用含铝制酸剂，能抑制磷酸盐的吸收以及导致骨矿物质的分解。糖皮质激素能直接抑制骨形成，降低肠道对钙的吸收，增加肾脏对钙的排泄，引发甲状旁腺功能障碍。长期使用肝素会出现骨质疏松，具体机制未明。

7. **遗传因素** 骨质疏松症以白种人尤其是北欧人种多见，其次为亚洲人，而黑种人少见。多种基因的表达水平和基因多态性可影响峰值骨量和骨转换。遗传因素决定了 70%～81% 的峰值骨量。

上述因素与骨质疏松的发生关系较明确。另外，很多骨质疏松的高危因素和机制还不十分清楚，有待进一步研究。

【分类】

骨质疏松症可分为两大类。

1. 原发性骨质疏松症 它是随着年龄增长必然发生的一种生理性退行性病变，又分为两种亚型，即Ⅰ型和Ⅱ型。Ⅰ型为绝经后骨质疏松症，见于绝经不久的妇女；Ⅱ型为老年性骨质疏松症，多在 70 岁后发生。

2. 继发性骨质疏松症 可见于任何年龄，是由其他疾病或药物等一些因素所诱发，如性腺功能减退症、甲亢、1 型糖尿病、库欣综合征，以及使用糖皮质激素、免疫抑制剂、肝素、化疗药、含铝抗酸剂等药物，或长期卧床、制动等。

【护理评估】

（一）健康史

评估病人的性别、年龄。询问病人疾病史及有无激素类、抗癫痫、含铝抗酸剂、化疗等药物服用史。着重了解病人的生活方式和饮食习惯，是否吸烟、饮酒、晒太阳、喜欢饮咖啡等。其次还要了解家族史，有无脊椎压缩性骨折和髋部及前臂等脆性骨折史。另外，对于女性病人，还要仔细询问是否绝经及绝经的年限及婚育史。

（二）身体状况

1. 疼痛 为最常见的症状，以腰背痛多见，占疼痛病人中的 70% ~ 81%。疼痛沿脊柱向两侧扩散，仰卧或坐位时疼痛减轻，直立时后伸或久立、久坐时疼痛加剧，日间疼痛轻，夜间和清晨醒来时加重，弯腰、肌肉运动、咳嗽、大便用力时加重，不能负重或负重能力下降。一般骨量丢失 12% 以上时即可出现骨痛。早期可无症状，也被称为"寂静之病"，多数病人在严重的骨痛或骨折后才知道自己患了骨质疏松症。

2. 身长缩短、驼背 脊椎椎体前部几乎多为松质骨组成，而且此部位是身体的支柱，负重量大，尤其第 11、12 胸椎及第 3 腰椎，负荷量更大，容易压缩变形，使脊椎前倾，背屈加剧，形成驼背。随着年龄增长，骨质疏松加重，驼背曲度加大，致使膝关节挛拘显著。每人有 24 节椎体，正常人每一椎体高度约 2cm，老年人骨质疏松时椎体压缩，每椎体缩短约 2mm，身长平均缩短 3 ~ 6cm。

3. 骨折 是骨质疏松症最常见和最严重的并发症，当骨量丢失超过 20% 以上时即可能出现骨折，但脊椎压缩性骨折有 20% ~ 50% 的病人无明显症状。病人常因轻微活动或创伤而诱发，咳嗽或打喷嚏、弯腰、负重、挤压或摔倒后发生骨折。骨折部位多为脊柱、髋部和前臂，其中髋部骨折危害最大，其致残率高达 50%，死亡率可达 10% ~ 20%。

4. 呼吸功能障碍 胸、腰椎压缩性骨折，脊椎后凸，胸廓畸形，可使肺活量和最大换气量显著减少，可出现胸闷、气短、呼吸困难等，严重畸形还可引起心排出量下降，心血管功能障碍。

（三）辅助检查

1. 骨量的测定 骨矿含量（bone mineral content，BMC）或骨密度（bone mineral density，BMD）测量是判断低骨量、确定骨质疏松的重要手段，是评价骨丢失率和疗效的重要客观指标。应用影像学测量的方法是目前最基本、最方便、安全性好的一种检查，常用方法包括：X 线平片、放射性核素骨扫描、光子吸收法、定量计算机体层扫描（quantitative computerized tomography，QCT）、双能 X 线骨密度测定（DXA 测定）等。

（1）X 线平片：主要改变是骨小梁减少、变细、皮质变薄，早期可见骨密度减低，透明度加大，水平方向的骨小梁吸收变细、少、分支消失，至后期可见纵行骨小梁也被吸收，抗压能力明显减退。

（2）双能 X 线骨密度测定：BMC 和 BMD 计量单位分别是 g/cm 和 g/cm²。WHO 建议根据 BMD 值对骨质疏松症进行分级，规定正常健康成年人的 BMD 值加减 1 个标准差（SD）为正常值，较正常值降低（1～2.5）SD 为骨质减少；降低 2.5SD 以上为骨质疏松症；降低 2.5SD 以上并伴有脆性骨折为严重的骨质疏松症。

2. 骨转换的生化测定　多数情况下，绝经早期骨质疏松（5 年内）为高转换型，而老年性多为低转换型。

（1）与骨吸收有关的生化指标：包括尿钙 / 尿肌酐比值、抗酒石酸酸性磷酸酶等。晨尿钙 / 尿肌酐正常比值为 0.13±0.01，尿钙排量过多则比值增高，提示有骨吸收率增加的可能。

（2）与骨形成有关的生化指标：包括血清碱性磷酸酶（ALP）、血清 I 型前原基前肽和血骨钙素（BGP）。

（四）心理 - 社会状况

1. 评估骨质疏松症对病人生活、工作、学习以及身体状况的影响。

2. 评估病人对骨质疏松症引起疼痛、行动不便、生活工作能力降低等的反应，如焦虑、抑郁等负性情绪和心理。

3. 评估病人对骨质疏松症的治疗态度和行为表现。

4. 当发生骨折时需限制活动，需评估病人本人的角色适应以及家属等社会支持系统的心理等。

【常见护理诊断 / 问题】

1. 有受伤的危险　与骨质疏松导致骨骼脆性增加有关。

2. 慢性疼痛　与肌肉痉挛、骨折有关。

3. 躯体活动障碍　与骨骼变化引起活动范围受限有关。

4. 潜在并发症：骨折。

【计划与实施】

原发性骨质疏松症的预防比治疗更为重要。因此，应采取综合措施，预防为主，同时积极治疗，达到改善临床症状、降低骨折发生率的目的。

经过治疗和护理，病人能够：①避免引起骨折的活动，预防跌倒及其跌倒导致的骨折；②疼痛缓解；③增加骨骼活动功能，以完成日常生活；④不发生骨折或发生骨折时能得到及时处理。

（一）骨折的预防

骨质疏松症病人若跌倒易发生骨折，好发于脊椎、股骨颈、桡骨下端三个部位。桡骨骨折常见于 50～60 岁者，系跌倒时用手撑地引起桡骨断裂所致；70 岁以后，如不慎跌倒，常来不及反应而跌坐于地上，造成脊椎骨折或股骨颈骨折。预防骨折发生的关键在于预防跌倒。

1. 提高风险防范意识　加强对病人跌倒风险的评估，识别跌倒高风险人群，在病人床头悬挂预防跌倒标识，警示工作人员、病人及家属。当病人使用利尿药或镇静药时，要严密注意其因频繁如厕以及精神恍惚所产生的意外。

2. 安全环境管理 应保证环境安全，病房、浴室、卫生间地面应保持清洁、干燥，水池边及卫生间使用防滑垫；对易发生跌倒的区域应放置"小心滑倒"标识；房间灯光明暗适宜，地灯设施完好；通道避免有障碍物等。

3. 日常生活指导 加强日常生活护理，将日常所需物如茶杯、开水、呼叫器等尽量放置床边，以利于病人取用。衣服和鞋穿着要合宜，大小适中，且有利于活动；洗澡沐浴时，应着防滑拖鞋进入浴室，并使用防滑垫。指导病人维护良好姿势，改变姿势时动作应缓慢，从卧位至下床宜做到 3 个 30 秒，即第一个 30 秒：醒来后在床上躺 30 秒；第二个 30 秒：起来后在床沿两腿下垂坐 30 秒；第三个 30 秒：下地后靠床站 30 秒再行走。必要时可使用手杖或助行器，以增加其活动时的稳定性。

（二）药物治疗与护理

1. 钙剂和维生素 D 的治疗及护理 无论何种类型的骨质疏松均应补充适量钙剂，钙摄入量应 >800 ~ 1200mg/d，一般选择对胃肠道刺激性小的制剂。指导病人服用时要多饮水，以增加尿量，减少泌尿系统结石的形成。服药时间最好在用餐时间外，空腹时服用效果最好。补充钙剂可同时服用维生素 D，以利于钙的吸收。不可和绿叶蔬菜一起服用，以避免形成钙螯合物而影响钙的吸收。

2. 性激素补充疗法及护理雌激素 可抑制破骨细胞介导的骨吸收，增加骨量，是绝经后骨质疏松症的首选用药。按病人的具体情况选择性激素的种类、用药剂量和途径。告知病人必须在医师指导下使用，剂量要准确，不可自行随意增减剂量，并要与钙剂、维生素 D 同时使用，效果更好。

3. 抑制骨吸收药物治疗及护理 二膦酸盐能抑制破骨细胞生成和骨吸收，增加骨密度，缓解骨痛。常用制剂有依替膦酸二钠、帕米膦酸二钠和阿仑膦酸盐。护士应指导病人空腹服用，服药期间不加钙剂，停药期间可给钙剂或维生素 D 制剂。服用阿仑膦酸盐时应晨起空腹整片服用，嘱咐病人不要咀嚼或吮吸药片，以防发生口咽部溃疡，同时饮清水 200 ~ 300ml，至少在半小时内不能进食或喝饮料，也不能平卧，宜采取立位或坐位，以减轻对食管的刺激，如果出现咽下困难、吞咽痛或胸骨后疼痛，应立即告知医师，警惕可能发生食管炎、食管溃疡和食管糜烂等情况，并遵医嘱立即停止用药，给予相应处理。使用降钙素治疗时，对骨质疏松症病人有镇痛作用，能抑制骨吸收，促进钙在骨基质中的沉着，应观察病人有无食欲减退、恶心、颜面和耳潮红等不良反应。

（三）疼痛的护理

为减轻疼痛，可使用硬板床，取仰卧位或侧卧位，卧床休息数天到一周，可缓解疼痛；必要时使用背架、紧身衣等，以限制脊椎的活动度和给予脊椎支持；疼痛部位给予局部肌肉按摩和湿热敷，可促进血液循环，减少因肌肉僵直所引发的疼痛。也可作超短波疗法、微波或分米波疗法、低频及中频电疗法、磁疗法和激光等物理疗法，这些均有消炎和止痛效果。疼痛严重时可根据医嘱使用止痛药、肌肉松弛药或非甾体抗炎药物等。

（四）饮食护理

增加富含钙质和维生素 D 的食物，补充足够维生素 A、维生素 C 及含铁的食物，以有利于钙的吸收。适度摄取蛋白质及脂肪。戒烟酒，忌浓茶，避免咖啡因摄入过多。

（五）心理护理

骨质疏松症病人由于疼痛及害怕骨折，常不敢运动而影响日常生活，当发生骨折时，需限制活动，不仅病人本身需要角色适应，其家属亦要面对此情境，因此，护士要协助病人及家属重新定位其个人的角色和责任，尽量减少对病人康复治疗的影响。

（六）骨质疏松症预防及健康指导

1. 合理膳食指导 病人摄入富含钙、低盐和适量蛋白质、维生素的均衡膳食。富钙食物如乳制品、海产品等。告知病人应戒烟戒酒，不要喝浓茶和大量饮用咖啡。

2. 适当运动 给病人讲解运动的重要性及目的，说明机械负荷可以提高骨转换率，刺激成骨细胞的活性，有利于骨质疏松的防治。多晒太阳，老年人规律的户外活动还有助于锻炼全身肌肉和关节运动的协调性与平衡性，对预防跌倒、减少骨折的发生很有好处。指导病人可进行走路、打太极拳、游泳、慢跑、骑自行车等运动。而打保龄球、高尔夫球、网球会扭曲脊椎；骑马有跌落的危险性，这些运动不可进行。运动要循序渐进，持之以恒。

3. 用药指导 嘱病人按时服用各种药物，学会自我监测药物不良反应。

4. 预防跌倒 加强预防跌倒的宣传教育和保护措施，如家庭、公共场所防滑、防绊、防碰撞措施。

5. 病情监测 定期进行骨密度、血清钙、PTH、性激素及尿液钙检测。

【护理评价】

经过治疗和护理，病人是否达到：①无跌倒及跌倒引起的骨折和受伤；②疼痛缓解；③活动范围逐渐增加，能完成日常生活活动；④发生骨折后能得到及时处理。

（徐　蓉）

◇ 思考题 ···

女性，58岁，绝经5年，反复腰背部疼痛2年余。查体：病人消瘦，背部不能伸直。骨密度测定T值<−2.5，诊断骨质疏松症。

（1）如何评估病人？

（2）该病人存在的护理问题有哪些？

（3）如何对病人进行饮食指导？

（4）你将从哪些方面指导病人预防骨折？

下册中英文名词对照索引

H

T

下册参考文献

1 ········• 崔翰博，张东钰，苏伟.桥本甲状腺炎的研究进展.医学综述，2014，20（6）：1074-1076.

2 ········• 陈灏珠，林果为，王吉耀.实用内科学.北京：人民卫生出版社，2013.

3 ········• 陈孝平，汪建平.外科学.北京：人民卫生出版社，2013.

4 ········• 陈忠华，袁劲.脑死亡临床判断指南.武汉：湖北科学技术出版社，2007.

5 ········• 第四军医大学第一附属医院，第三军医大学第一附属医院，昆明医学院第二附属医院.糖尿病治疗
药物的合理使用.北京：人民卫生出版社，2011：34-43.

6 ········• 丁翠敏，金普乐.肺癌现代非手术治疗.北京：科学技术文献出版社，2008.

7 ········• 葛坚.眼科学.北京：人民卫生出版社，2011.

8 ········• 葛均波，徐永健.内科学.北京：人民卫生出版社，2013.

9 ········• 郭爱敏，张波.成人护理学.北京：人民卫生出版社，2005.

10 ········• 郭爱敏，周兰姝.成人护理学.北京：人民卫生出版社，2012.

11 ········• 归纯漪，薛一帆，葛向煜，等.利用最佳证据规范全喉切除术后患者出院照护计划.护士进修杂志，
2015，30（11）：1038-1041.

12 ········• 韩德民.2011耳鼻咽喉头颈外科学新进展.北京：人民卫生出版社，2011.

13 ········• 郝素芳，浦介麟.2015年ESC室性心律失常治疗和心原性猝死预防指南解读.中国循环杂志，2015，
30（Z2）：37-47.

14 ········• 胡有谷.腰椎间盘突出症.第4版.北京：人民卫生出版社，2011.

15 ········• 黄洁夫.中国器官捐献的发展历程与展望.武汉大学学报（医学版），2016，37（4）：517-522.

16 ········• 韩东一，翟所强，韩维举.临床听力学.第2版.北京：中国协和医科大学出版社，2008.

17 ┄┄• 黄人健，李秀华.外科护理学.北京：人民军医出版社，2013.

18 ┄┄• 江志伟，黎介寿.我国加速康复外科的研究现状.中华胃肠外科杂志，2016，19（3）：246-249.

19 ┄┄• 孔维佳.耳鼻咽喉头颈外科学.第2版.北京：人民卫生出版社，2011.

20 ┄┄• 李凤鸣，谢立信主编.中华眼科学.第3版.北京：人民卫生出版社，2014

21 ┄┄• 李乐之，路潜.外科护理学.第5版.北京：人民卫生出版社，2012.

22 ┄┄• 龙村，侯晓彤，赵举.ECMO——体外膜肺氧合.北京：人民卫生出版社，2016.

23 ┄┄• 陆再英，钟南山.成人内科学.北京：人民卫生出版社，2008.

24 ┄┄• 马玙，朱莉贞，潘毓萱.结核病.北京：人民卫生出版社，2006.

25 ┄┄• 那彦群，叶章群，孙颖浩，等.2014版中国泌尿外科疾病诊断治疗指南.北京：人民卫生出版社，

         2014.

26 ┄┄• 綦迎成，孟桂云.结核病感染控制与护理.北京：人民军医出版社，2012.

27 ┄┄• 唐神结，李亮，高文，许绍发.中国结核病年检（2015）.人民卫生出版社，2016.

28 ┄┄• 田勇泉.耳鼻咽喉头颈外科学.第8版.北京：人民卫生出版社，2013.

29 ┄┄• 王海燕.KDIGO肾小球肾炎临床实践指南.北京：人民卫生出版社，2013.

30 ┄┄• 汪虹，江潮，邵迎新.桥本甲状腺炎诊断及治疗研究进展.黑龙江医学，2015，39（3）：230-232.

31 ┄┄• 中华医学会皮肤性病分会银屑病学组.中国银屑病治疗指南.2013.

32 ┄┄• 王秋菊.新生儿聋病基因筛查——悄然的革命.听力学及言语疾病杂志，2008，16：83.

33 ┄┄• 王增武，董颖.2015年《AHA心肺复苏及心血管急救指南》解读.中国循环杂志，2015，30:8-22.

34 ┄┄• 王巧兮，吴向东，韩艺东，等.如何安全有效栓塞支气管动脉控制大咯血.中国介入影像与治疗学，

         2006，3:108-111.

35 ┄┄• 王宇，姜洪池.外科学.北京：北京大学医学出版社，2009.

36 ┄┄• 吴蓓雯.肿瘤专科护理.北京：人民卫生出版社，2012.

37 ┄┄• 席淑新.眼耳鼻喉口腔科护理学.第3版.北京：人民卫生出版社，2012.

38 ┄┄• 谢惠安，阳国太，林善梓，等.现代结核病学.北京：人民卫生出版社，2002.

39 ┄┄• 熊云新，叶国英.外科护理学.北京：人民卫生出版社，2014.

40 ┄┄• 席淑新.眼耳鼻喉口腔科护理学.第3版.北京：人民卫生出版社，2012.

41 ……… 谢幸，苟文丽.妇产科学.第8版.北京：人民卫生出版社，2014.

42 ……… 杨绍基，任红.传染病学.第8版.北京：人民卫生出版社，2013.

43 ……… 杨勇，李虹.泌尿外科学.第2版.北京：人民卫生出版社，2015.

44 ……… 严碧涯，端木宏谨.结核病学.北京：北京出版社，2003.

45 ……… 尤黎明，吴瑛.内科护理学.北京：人民卫生出版社，2012.

46 ……… 赵堪兴.眼科学.第8版.北京：人民卫生出版社，2013.

47 ……… 赵玉沛，陈孝平.外科学（供8年制及7年制临床医学用）.第3版.北京：人民卫生出版社，2015.

48 ……… 张静平，王宏运.内科护理学.第2版.北京：人民卫生出版社，2014.

49 ……… 张亚卓.内镜神经外科学.北京：人民卫生出版社，2012.

50 ……… 支修益，石远凯.中国原发性肺癌诊疗规范（2015版）.中华肿瘤杂志，2015，37（1）：67-78.

51 ……… 中华人民共和国国家卫生和计划生育委员会.成人糖尿病患者膳食指导.北京：中国标准出版社，

2013：1-9.

52 ……… 中华医学会糖尿病学分会.中国2型糖尿病防治指南（2013年版）.中华内分泌代谢杂志，2014，30

（10）：893-942.

53 ……… 中华医学会糖尿病学分会.中国血糖监测临床应用指南（2015年版）.中华糖尿病杂志，2015，7（10）：

603-613.

54 ……… 中华医学会糖尿病学分会，中国医师协会营养医师专业委员会.中国糖尿病医学营养治疗指南

（2013）.中华糖尿病杂志，2015，7（2）：73-88.

55 ……… 中华医学会糖尿病学分会.中国糖尿病运动治疗指南.北京：中华医学电子音像出版社，2013：

32-88.

56 ……… 中华医学会糖尿病学分会.中国1型糖尿病诊治指南：胰岛素治疗、医学营养治疗、运动治疗、其

他治疗方法.中国医学前沿杂志（电子版），2013，5（11）：48-56.

57 ……… 中华医学会肠内肠外营养学分会，加速康复外科协作组.结直肠手术应用加速康复外科中国专家共

识（2015版）.中国实用外科杂志，2015，35（8）：841-843.

58 ……… 中华医学会.维生素矿物质补充剂在防治年龄相关性白内障中的临床应用.中华临床营养杂志，

2013，21（3）：191-194.

59 ● 中华医学会呼吸病学分会.中国成人社区获得性肺炎诊断和治疗指南（2016年版）.中华结核和呼吸杂志，2016，39（4）：1-27.

60 ● 中华医学会呼吸病学分会.雾化治疗专家共识（草案）.中华结核和呼吸杂志，2014，37（11）：805-808.

61 ● 中华医学会皮肤性病分会银屑病学组.中国银屑病治疗专家共识（2014版）.中华皮肤科杂志，2014，47（3）：213-215.

62 ● 中华医学会心血管病学分会肺血管病学组.急性肺栓塞诊断与治疗中国专家共识.中华心血管病杂志，2015，44（3）：197-211.

63 ● 中华医学会神经病学分会，中华医学会神经病学分会脑血管病学组.中国重症脑血管病管理共识2015.中华神经科杂志，2016，49（3）：192-202.

64 ● 中国加速外科康复专家组.中国加速康复外科围手术期管理专家共识.中华外科杂志，2016，54（6）：413-418.

65 ● 中国脑梗死急性期康复专家共识组.中国脑梗死急性期康复专家共识.中华物理医学与康复杂志，2016，38（1）：1-6.

66 ● 中国高血压基层管理指南修订委员会.中国高血压基层管理指南（2014年修订版）.中华健康管理学杂志，2015，9（1）：10-30.

67 ● 阻塞性睡眠呼吸暂停低通气综合征诊治指南（2011年修订版）.中华医学会呼吸病学分会睡眠呼吸障碍学组.中华结核和呼吸杂志，2012，35（1）：9-12.

68 ● Camm A J, Kirchhof P, Lip G Y, etc.European Heart Rhythm Association; European Association for Cardio-Thoracic Surgery, Guidelines 2010 for the management of Atrial Fibrillation; the Task Force for the Management of Atrial Fibrillation of the European Society of Cardiology (ESC).Eur Heart J, 2010, 31(19): 2369-2429.

69 ● Green, M. Introduction: Infections in Solid Organ Transplantation.American Journal of Transplantation, 2013, 13(s4): 3-8.

70 ● Herdman T & Kamitsuru. Nursing Diagnoses: Defination and Classification 2015-2017. Wiley Blackwell, 2014.

71 ● Nazzareno Galie, Marc Humbert, Jean-Luc Vachieryc, et al. 2015 ESC /ERS Guidelines for the diagnosis and treatment of pulmonary hypertension. European Heart Journal, 2016, 37: 67-119.

72 ● Robert W. Johnson, Andrew S. C. Rice. Postherpetic Neuralgia. N Engl J Med, 2014, 371: 1526-1533.

73 ········• Sandy M, Rohan G, Anne W, et al. Triage, treatment, and transfer evidence—based clinical practice recommendations and models of nursing care for the first 72 hours of admission to hospital for acute stroke. Stroke, 2015: e18—e25.

74 ········• Would Health Organization. Global Tuberculosis Report 2015. Geneva: World Health Organization, 2015.

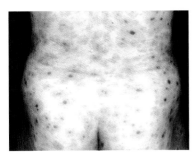

图 60-4-1　二期梅毒斑疹性梅毒疹

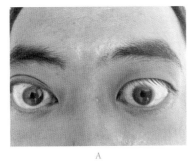

A

B

图 63-3-1　Graves 眼病

A. 患者双侧眼球突出，结膜轻度充血水肿，左眼向内斜视；
B. 患者眼眶 CT 显示眼肌增粗

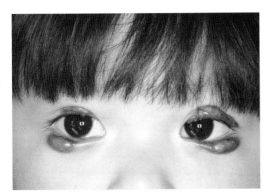

图 77-2-1　睑腺炎患者外观

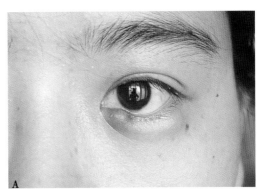

A

图 77-2-2　睑板腺囊肿患者外观

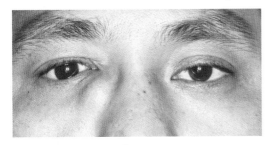

图 77-2-3　泪囊炎患者外观

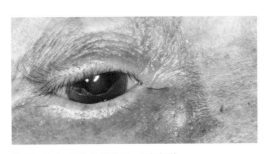

图 77-2-4　右急性泪囊炎，局部红肿

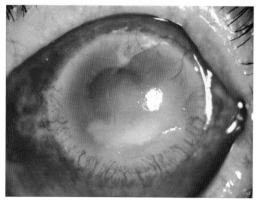

图 77-3-1　细菌性角膜炎，可见眼睑及球结膜水肿，角膜浸润、混浊，新生血管长入

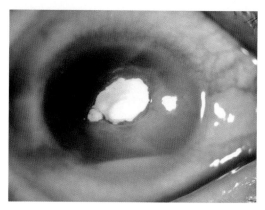

图 77-3-2　真菌性角膜炎

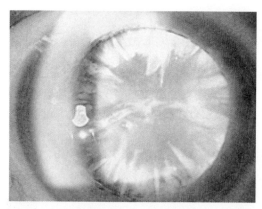

图 77-4-1　初发期：裂隙灯显微镜下的皮质表现，晶状体周边出现楔形混浊

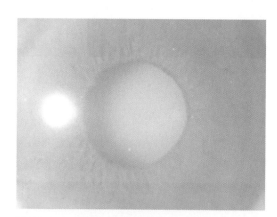

图 77-4-2　膨胀期：新月形虹膜投影

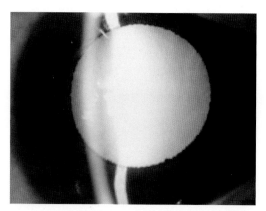

图 77-4-3　成熟期白内障：晶状体完全混浊呈乳白色

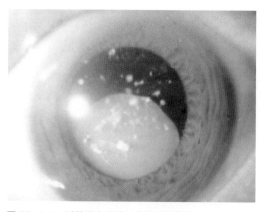

图 77-4-4　过熟期白内障：晶状体核下沉

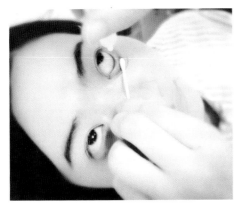

图 77-4-5　滴眼药水法

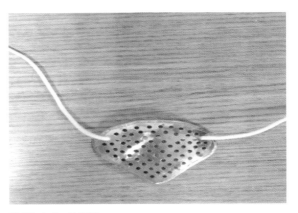

图 77-4-6　铁眼罩

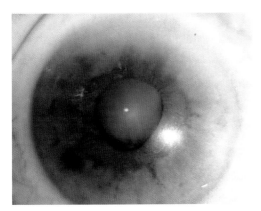

图 77-5-1　外眼像示角膜雾状水肿混浊，瞳
　　　　　孔欠圆、散大，虹膜色素脱落

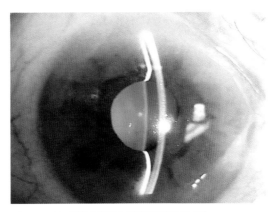

图 77-5-2　眼前节裂隙灯显微镜照相示角膜
　　　　　雾状水肿混浊，前房浅，瞳孔欠
　　　　　圆、散大，虹膜色素脱落

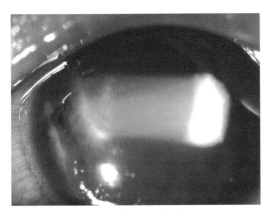

图 77-6-2　裂隙灯显微镜下发现前房发光的
　　　　　白束

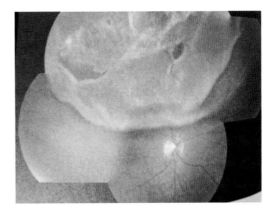

图 77-6-3　孔源性视网膜脱离

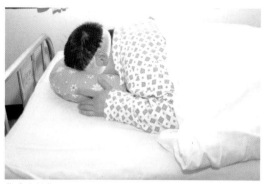
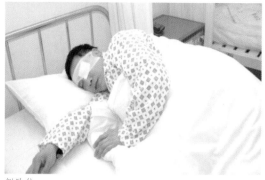

俯卧头低位   侧卧位

图 77-6-4   玻璃体注气或注油术后的俯卧位
和侧卧位

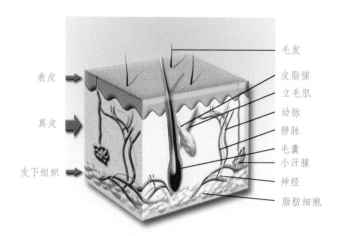

图 79-1-1   皮肤解剖结构的模式图

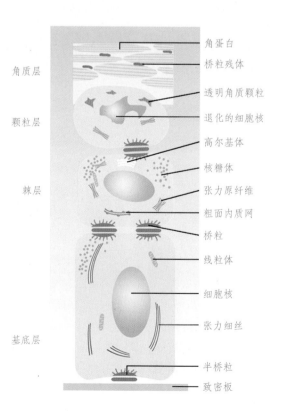

图 79-1-2   角质形成细胞形态结构的模式图

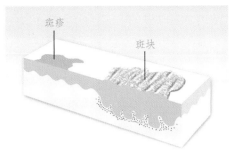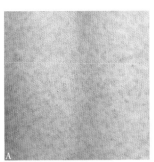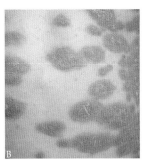

图 79-1-3 斑疹和斑块
　　　　A. 斑疹; B. 斑块

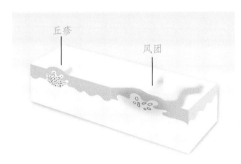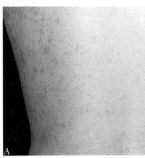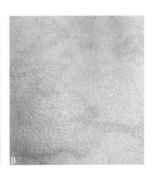

图 79-1-4 丘疹和风团
　　　　A. 丘疹; B. 风团

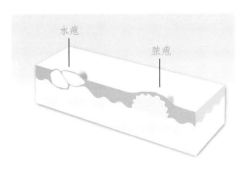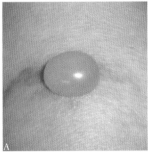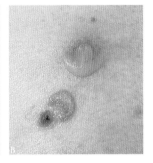

图 79-1-5 水疱和脓疱
　　　　A. 水疱; B. 脓疱

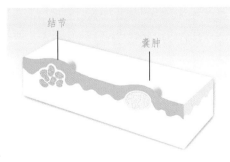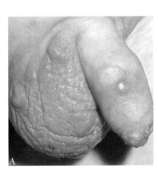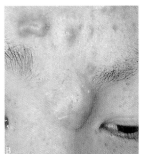

图 79-1-6 结节和囊肿
　　　　A. 结节; B. 囊肿

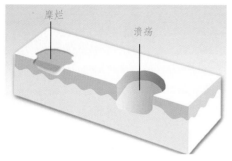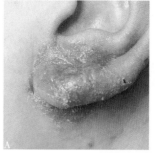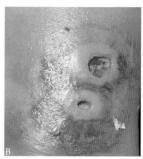

图 79-1-7 糜烂和溃疡
　　A. 糜烂；B. 溃疡

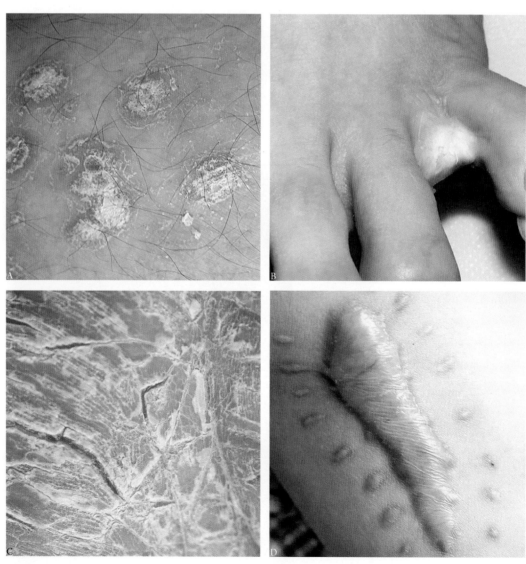

图 79-1-8 继发皮损
　　A. 鳞屑；B. 浸渍；C. 裂隙；D. 瘢痕

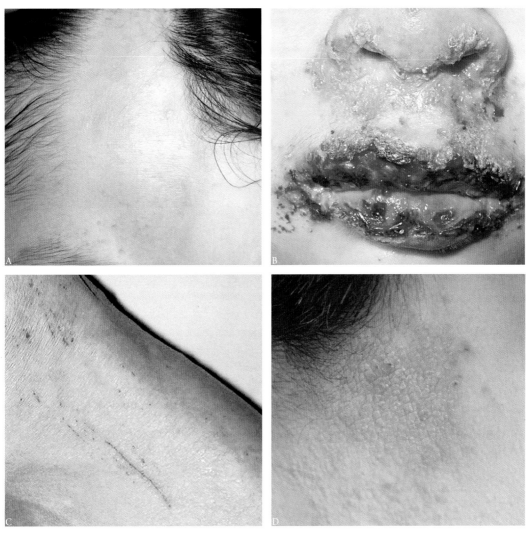

图 79-1-9　继发皮损
　　　　A. 萎缩；B. 痂；C. 抓痕；D. 苔藓样变

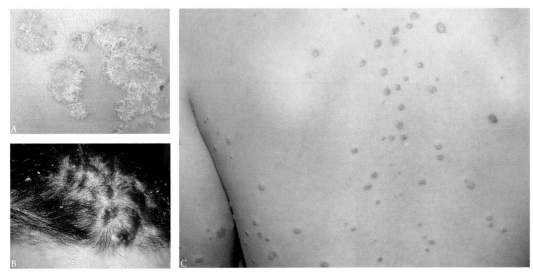

图 79-2-1　寻常型银屑病
　　　　A. 典型皮损；B. 束状发；C. 皮损泛发全身

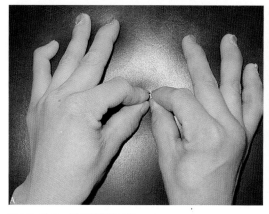
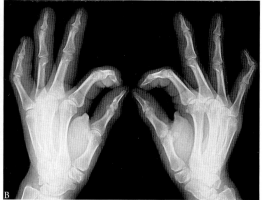

图 79-2-2　关节病型银屑病
　　　　A. 关节病型银屑病；B. 关节病型银屑病 X 线所见

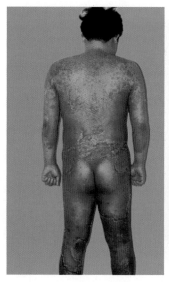
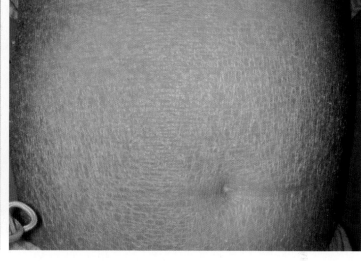

图 79-2-3　红皮病型银屑病

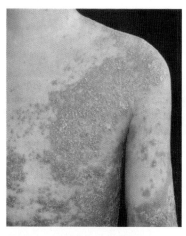
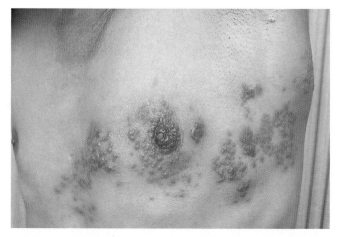

图 79-2-4　泛发性脓疱型银屑病　　　图 79-3-1　带状疱疹

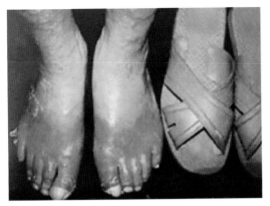

图 79-4-1　接触塑料拖鞋

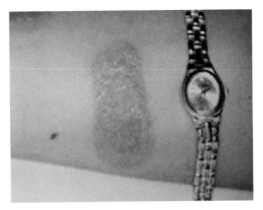

图 79-4-2　接触手表金属扣

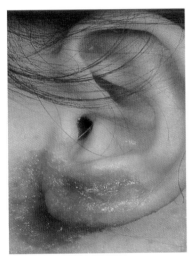

图 79-4-3　接触耳针

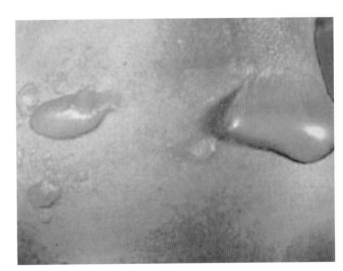

图 79-4-4　接触硫酸

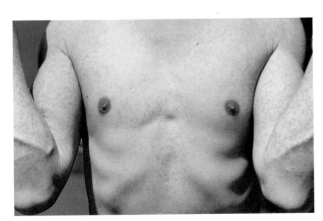

图 79-5-1　麻疹型药疹

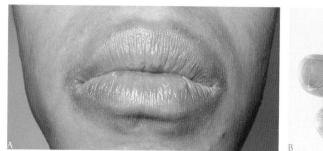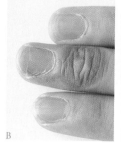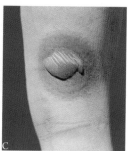

图 79-5-2　固定型药疹

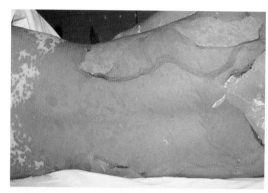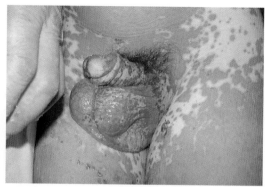

图 79-5-3　大疱性表皮松解型药疹

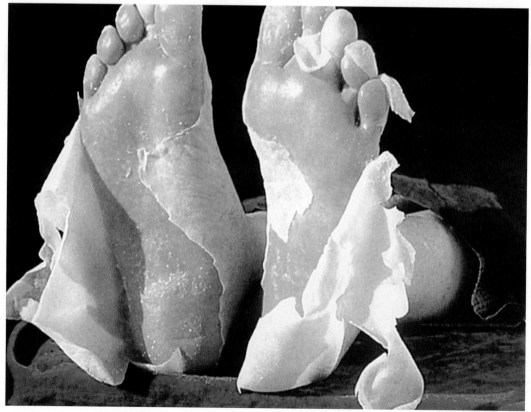

图 79-5-4　剥脱性皮炎型药疹

010